BOUQUINS

COLLECTION DIRIGÉE PAR

GUY SCHOELLER

SIGMUND S. MILLER
ASSISTÉ DE 20 SPÉCIALISTES

ENCYCLOPÉDIE MÉDICALE DE LA FAMILLE

TRADUIT DE L'AMÉRICAIN
PAR GUY SCHOELLER

LE GRAND LIVRE DU MOIS

ÉDITION EXCLUSIVEMENT RÉSERVÉE
AUX ADHÉRENTS DU CLUB « LE GRAND LIVRE DU MOIS »
15 RUE DES SABLONS 75116 PARIS

ISBN : 2-7028-4712-9
Dépôt légal : décembre 2001 - N° d'éditeur : L 08830 (E62)

Sommaire

Introduction

L'originalité de *Symptômes et maladies* est de présenter, en *première partie,* un dictionnaire des symptômes qui se complète, en *deuxième partie,* d'un livre de référence sur les maladies, d'où une consultation rapide et aisée.

La plupart des gens savent peu de choses sur leurs maladies, mais ont une connaissance intime, personnelle et précise de leurs symptômes. En dehors de quelques affections très courantes, aucun malade n'est en mesure de dire précisément de quoi il souffre. Or cette encyclopédie permet à chacun de vérifier très rapidement si ses symptômes sont bénins, sérieux ou graves. Dans les autres encyclopédies médicales, on est obligé de déterminer sa maladie pour ensuite essayer de trouver les symptômes qui y correspondent, recherche à la fois difficile et frustrante.

Cet ouvrage, conçu par des personnalités médicales de premier plan, offre au malade la possibilité d'identifier ses symptômes, de détecter le mal dont il souffre, d'en comprendre la nature et d'y réagir efficacement.

On dit communément qu'une connaissance approximative des choses est pire que l'ignorance. C'est ce genre d'assertion qui, en réalité, fait plus de mal que de bien. En savoir davantage est assurément mieux que de ne rien savoir du tout !

Dans l'état actuel des connaissances médicales, notre compréhension du corps humain est loin d'en embrasser toutes les finesses de fonctionnement. Mais si limitées qu'elles soient, ces connaissances ont tout de même permis de sauver un nombre infini de vies. Ce livre a pour objectif premier de mettre à la portée du lecteur la science des experts.

Nous savons tous que la présence de sang dans les urines est un symptôme alarmant qui peut signaler un cancer et/ou une néphrite. Or en consultant ce livre à la rubrique de la partie *Symptômes* intitulée *Sang dans les urines,* on verra qu'à côté de différentes formes de cancer et de néphrite la présence de sang dans les urines est également un signe assez courant d'affections telles que les calculs ou les tumeurs bénignes dans les reins ou la vessie, les troubles de la prostate, une carence en vitamine K ; certes, il ne s'agit pas là de maladies mineures, mais aucune n'est une menace pour la vie. Voilà le type d'informations que fournit cette encyclopédie.

Ce livre a pour second objectif d'enseigner au lecteur l'immense pouvoir dont il dispose pour combattre une maladie et se maintenir en bonne santé. Le recours à un médecin expérimenté et qui se tient au fait des dernières découvertes est bien entendu la plupart du temps à l'origine de la guérison. Mais les propres efforts du patient, lorsqu'il sait faire appel à sa volonté et aux ressources vitales qui sont en lui, marquent souvent la frontière entre la survie et la mort.

La *deuxième partie* de l'ouvrage se présente comme un livre de référence facile d'accès, recensant près de 500 maladies. Pour la plupart, on s'est efforcé d'en décrire l'origine (quand elle est connue), l'incidence, les formes de contagion (s'il y en a) ; sont indiqués les dangers, les symptômes (de façon plus détaillée que dans la première partie), le traitement, la prévention (quand c'est possible) et le pronostic.

La *troisième partie* regroupe un chapitre sur *Les signes précurseurs*, des *Tables, tests et guides* et un ensemble de *Règles de longévité et de bonne santé*. Suivent un *Glossaire des termes médicaux*, un *Index des symptômes* et un *Index des maladies*.

Le chapitre *Signes précurseurs* fait état des très nombreuses affections permettant de dépister longtemps à l'avance – ce qui est somme toute rassurant – une véritable maladie. Reconnaître à temps ces avertissements peut éviter l'apparition de la maladie ou, en tout cas, atténuer ses conséquences.

Les *Tables, tests et guides* offrent un ensemble d'informations destinées à aider le lecteur à définir son état général et à remédier à ses déficiences.

Les *Règles de longévité et de bonne santé* se placent dans le contexte actuel d'une vie sous pression, qui a fait feu de la plupart des valeurs physiques ou sociales. Alors que la plus grande partie du globe souffre de malnutrition, nous sommes, nous, Occidentaux, suralimentés : trop de sucre, trop de laitages, trop de sel, des additifs de toute sorte qui altèrent la nourriture. Notre consommation de médicaments est excessive, notre manque d'exercice physique confine à l'indolence et nous fait courir le risque d'une profonde dégénérescence. Enfin, nous sommes pour ainsi dire submergés par des formes variées et insidieuses de pollution.

Comment vivre dans un tel monde ? Cela nécessite une vigilance de tous les instants et la volonté d'en payer le prix.

Les vingt et une règles à observer pour conserver sa santé et assurer sa longévité constituent une sorte de guide pour conjurer les dangers de notre époque. L'accent est donc mis sur la prévention plutôt que sur les méthodes thérapeutiques.

Le *Glossaire* définit les termes du langage médical, bien qu'ils soient expliqués dans le texte au fur et à mesure de leur apparition.

Ce livre est l'œuvre commune de médecins confirmés dont la compétence s'appuie non seulement sur leur propre expérience, mais aussi sur l'état des connaissances et des recherches médicales en cours au moment de la publication. Bien entendu, l'ouvrage fera l'objet de remises à jour régulières.

Préface

Ce livre a pour objet de décrire les signes et les symptômes des maladies de l'homme, non de se substituer au médecin en encourageant le profane à poser lui-même son diagnostic et à définir en conséquence son propre traitement. Car il est bien entendu que seul le médecin est qualifié pour le faire.

Toutefois, prévention ainsi que diagnostic et traitement précoce constituent actuellement les deux domaines en pointe de la médecine moderne – domaines où, précisément, le profane et le médecin ont à travailler de concert pour une lutte efficace contre la maladie.

Aussi le lecteur de *Symptômes et maladies : une encyclopédie médicale de la famille* trouvera-t-il ici toutes les informations nécessaires sur les manifestations précoces et plus tardives des maladies afin, nous l'espérons, dc lui permettre de déterminer avec facilité à quel momcnt et quel médecin ou spécialiste il convient de consulter.

Abner J. Delman

Remerciements

Comité éditorial

Charles Henry Bauer
Pédiatre

Randolph M. Chase, Jr
Immunologiste

Charles E. Cherubin
Hépatologue et épidémiologiste

Abner J. Delman
Cardiologue

Julian B. Hyman
Hématologue

John G. Keuhnelian
Urologue

Raphael M. Klapper
Ophtalmologiste

David L. Levin
Cancérologue

Linda Donelle Lewis
Neurologue

Gordon D. Oppenheimer
Urologue

Benjamin N. Park
Endocrinologue

Robert Lee Patterson
Chirurgien orthopédiste

Walter L. Phillipps
Chirurgien de la cage thoracique

Divina Gracia Rualo-Pasigan
Gynécologue-obstétricienne

Louis Arnold Scarrone
Nutritionniste

Marvin Arthur Schneiderman
Cancérologue

Max A. Teslar
Gastro-entérologue

Herbert John Spoor
Dermatologue

Donald R. Weisman
Oto-rhino-laryngologiste

Alfred I. Winkler
Chirurgien-dentiste

Ainsi que le docteur Lyonel Rossant pour son article sur le sida.

Comment utiliser ce livre

Les 600 symptômes regroupés dans cette encyclopédie couvrent pratiquement toutes les maladies connues de l'homme. Dans la première partie, *Symptômes*, les affections sont classées suivant les parties du corps qu'elles atteignent, et présentées dans l'ordre alphabétique à l'intérieur de chaque groupe (le chapitre *Symptômes affectant la totalité du corps* décrit les symptômes qui ne peuvent être associés à une partie précise du corps, par exemple la faiblesse, ou bien la perte de poids). A l'intérieur de chaque catégorie de symptômes sont dénombrées les maladies qui y correspondent avec leurs symptômes particuliers.

Chaque maladie est identifiée par un chiffre de référence qui renvoie à la deuxième partie, *Maladies*, où le classement respecte un ordre numérique.

Les articles sur les maladies sont conçus de façon à mettre en valeur les points auxquels il faut attacher de l'importance, et à toujours donner la réponse à cette question essentielle : Est-ce grave ? Cette maladie peut-elle être considérée avec un détachement mesuré ou bien exige-t-elle une consultation médicale immédiate ? Le danger n'est jamais caché, mais au contraire clairement exposé. Les avis proviennent de médecins qui comptent parmi les esprits les plus éclairés et parfois même parmi les sommités du monde médical.

Première partie
SYMPTÔMES

Table des symptômes

Symptômes affectant la totalité du corps

Symptômes du cerveau et du système nerveux

Symptômes de la face et de la tête

La face

La tête

Symptômes de l'œil

Autour de l'œil

La cornée

Le cristallin

Déviation de l'œil

Douleur oculaire

Le globe oculaire

Symptômes affectant la totalité du corps

Anémie

L'anémie signifie un manque de sang dans l'organisme ou bien une réduction des globules rouges dans le sang, déficience due soit à un mauvais fonctionnement de l'organisme, soit à une maladie, soit à l'absorption de certains médicaments. L'anémie est une maladie en elle-même, mais également le symptôme d'un nombre considérable d'affections. Les symptômes de l'anémie sont les suivants : pâleur de la peau (certaines personnes ayant le teint naturellement pâle, il faut rechercher cette pâleur dans les muqueuses ou les ongles) ; faiblesse intense et fatigue ; essoufflement, étourdissements, assoupissement et tachycardie. *Anémie, Anémie accompagnée de jaunisse, Anémie accompagnée de perte de poids, Anémie accompagnée de perte de poids et tuméfaction des ganglions lymphatiques, Anémie accompagnée de troubles dermiques.*

Anémie

Rhumatisme articulaire aigu et fièvre rhumatismale 127 : Tachycardie, inflammation des articulations, sueurs, malaise, perte de poids, ou poids stationnaire chez un enfant en pleine croissance.

Fibrillation auriculaire 132 : Anémie et irrégularité complète du rythme cardiaque.

Hernie hiatale 149 : Douleur irradiante derrière le sternum, comme s'il s'agissait d'une crise cardiaque. Présence insidieuse de sang dans les selles, provoquant anémie et pâleur. Brûlures d'estomac.

Néphrite chronique 198 : Sang dans les urines, œdème de la face et des chevilles, essoufflement au moindre effort physique, besoin d'uriner en pleine nuit, troubles de la vision dus à un saignement sur la rétine. (Hypertension.)

Néphrose 199 : Œdème de la face et des chevilles, ballonnement abdominal.

Carence alimentaire dans la grossesse 236 : Principalement fatigue et essoufflement.

Anémie 322 : Extrême faiblesse, palpitations, langue flasque, pâle ou douloureuse, cheveux ternes. Parfois, jaunisse, engourdissement des membres, soif, troubles de la mémoire, ongles en cupule (concaves), et finalement état de choc.

Anémie pernicieuse 323 : Tous les symptômes de l'anémie, palpitations, sensation de fourmillement dans les mains et les pieds, douleurs diffuses, langue rouge, douloureuse, enflée, perte de poids, jaunisse, difficultés à marcher, impuissance et frigidité.

Anémie hémolytique 324 : Tous les

symptômes de l'anémie (pâleur, essoufflement, fatigue), jaunisse, étourdissements, évanouissements, pouls accéléré et faible, respiration précipitée, frissons, fièvre, douleurs aux extrémités et dans l'abdomen.
Carences alimentaires dues à un régime végétalien 355 : Les symptômes de l'anémie. Également palpitations, inflammation de la langue, petites convulsions, engourdissements.
Ankylostomiase ou Anémie des mineurs 387 : Fatigue et pâleur extrêmes, souffle court, faiblesse, douloureuse impression de faim, selles noires, ampoules ou boutons sur la plante des pieds, dénutrition.

Anémie accompagnée de jaunisse

Anémie 322 : Extrême faiblesse, palpitations, langue flasque, pâle ou douloureuse, cheveux ternes. Dans certains cas, jaunisse, engourdissement des membres, soif, troubles de la mémoire, ongles en cupule (concaves), et finalement état de choc.
Anémie pernicieuse 323 : Tous les symptômes de l'anémie, palpitations, sensation de fourmillement dans les mains et les pieds, douleurs diffuses, langue rouge et douloureuse, perte de poids, jaunisse, difficultés à marcher, impuissance et frigidité.
Anémie hémolytique 324 : Symptômes anémiques, jaunisse, étourdissements, évanouissements, pouls accéléré et faible, frissons et fièvre, douleurs aux extrémités et dans l'abdomen.
Anémie à hématies falciformes 325 : Symptômes anémiques, jaunisse, douleurs articulaires intenses, troubles de la croissance provoquant un développement des bras et des jambes disproportionné par rapport au tronc. Chez l'enfant : œdèmes des pieds et des mains.
Anémie aplastique 326 : Symptômes anémiques sévères, pigmentation brune de l'épiderme, peau cireuse, saignement du nez et de la bouche, taches bleuâtres et noirâtres sur la peau.
Cancer du foie 433 : Symptômes anémiques, nausées, vomissements, pesanteur abdominale, constipation, douleur sourde dans la région du foie, jaunisse, perte de poids.

Anémie accompagnée de perte de poids

Rhumatisme articulaire aigu et fièvre rhumatismale 127 : Tachycardie, inflammation des articulations, sueurs, malaises, perte de poids ou poids stationnaire chez un enfant en pleine croissance.
Syndrome des gastrectomisés (dumping) 161 : Diarrhées, palpitations, période d'étourdissement pouvant aller d'un léger malaise à une perte totale de conscience, faiblesse et douleur dans la partie supérieure de l'abdomen.
Entérite régionale 168 : Anémie accompagnée de dénutrition, d'arthrite affectant progressivement plusieurs parties du corps, de perte de poids et de crampes abdominales.
Sprue 180 : Diarrhée, selles très claires et d'odeur fétide, graisseuses, mousseuses, estomac ballonné, émaciation, pigmentation brune de l'épiderme, pâleur, anémie, apathie, purpura (hémorragie sous-cutanée formant des petites taches rouges sur la peau), langue rouge et très douloureuse. Chez le petit enfant : retard de croissance accompagné de déformations osseuses et musculaires, fractures spontanées.
Anémie pernicieuse 323 : Symptômes anémiques : palpitations, sensation de fourmillement dans les extrémités, douleurs diffuses, langue rouge et douloureuse, perte de poids, jaunisse, difficulté à marcher, impuissance et frigidité.
Myélomatose diffuse ou maladie de Kahler 419 : Douleurs articulaires et

osseuses intenses, qui s'accroissent au moindre effort physique, œdèmes dans la région des côtes et du crâne, fractures spontanées, anémie sévère. Les os les plus communément atteints sont ceux de la cuisse, du bassin et de la partie supérieure du bras.

Cancer des reins 427 : Présence de sang dans les urines, masse palpable dans la région des reins, douleurs intercostales et lombaires, anémie fréquente.

Tumeur de Wilms 428 : Observée uniquement chez les enfants. Elle s'annonce d'abord par une grosseur importante sur un côté de l'abdomen, la présence fréquente de sang dans les urines, la perte de l'appétit ; plus tard, douleurs, anémie et perte de poids.

Cancer de l'œsophage 429 : Difficultés de déglutition, pesanteur ou douleur gastrique, perte de poids rapide, émaciation, déshydratation, soif, toux, salivation importante et flatulences. Plus tard, anémie, aphonie, fièvre, haleine fétide.

Cancer de l'estomac 430 : Période prolongée d'indigestion, pesanteur gastrique après les repas, rassasiement rapide. Dégoût pour certains aliments, en particulier la viande, surtout la viande rouge. Grande fatigue, perte de poids progressive, vomissements striés de sang, selles noires et goudronneuses. Parfois, le premier symptôme est une douleur subite dans l'abdomen.

Cancer du foie 433 : Nausées, vomissements, sensation de pesanteur dans l'abdomen, constipation, douleur sourde dans la région du foie, jaunisse et perte de poids.

Cancer du côlon et du rectum 434 : Faux besoin d'aller à la selle, troubles intestinaux, rétrécissement des selles, alternance de périodes de constipation et de diarrhée, douleur pendant la défécation. Plus tard, présence permanente de sang dans les selles, perte de poids, crampes, flatulences.

Anémie accompagnée de perte de poids et tuméfaction des ganglions lymphatiques

Tumeurs malignes du système nerveux 413 : Chez le nourrisson et l'enfant : rapide perte de poids, abdomen distendu, affaiblissement, pourtour des yeux décolorés, ganglions lymphatiques gonflés, douleurs osseuses.

Leucémie 415 : Hémorragie généralisée : du nez, des gencives, sous-cutanée (sous forme de petites taches rouges sur le corps), etc., toujours accompagnée d'anémie, pâleur extrême, fatigue, malaise et douleurs articulaires. Chez l'enfant (forme aiguë) : mal de gorge, accélération du pouls, corps d'apparence contusionnée. Chez l'adulte (forme chronique) : ganglions lymphatiques gonflés, sueurs nocturnes, perte de poids.

Maladie de Hodgkin et autres lymphogranulomatoses 416 : Tuméfaction indolore des ganglions lymphatiques du cou (ils atteignent souvent la taille d'une orange). S'ils sont gonflés d'un seul côté, il s'agit de la maladie de Hodgkin, s'ils le sont des deux, il s'agit d'une autre forme de lymphogranulomatose. Parmi les autres symptômes : démangeaisons cutanées, faiblesse, perte de poids, œdème des jambes, difficultés respiratoires, fièvre récurrente persistante.

Anémie accompagnée de troubles dermiques

Endocardite 135 : Symptômes anémiques graves, en particulier fatigue, fièvre intermittente et inexpliquée, douleurs articulaires, éruption sur tout le corps de petites taches rouges ou pourprées, saignement de nez. Présence de sang dans les urines.

Réactions allergiques aux médicaments 289 : Elles peuvent être causées par certains antibiotiques ou par des médicaments arsenicaux ; les analgésiques provoquent également des phénomènes

anémiques ou diverses réactions cutanées.
Pemphigus 297 : Anémie, démangeaisons, éruption sur tout le corps de larges bulles remplies d'un liquide séreux.
Lupus érythémateux 320 : Éruption d'une plaque rouge caractéristique en forme de papillon, la plupart du temps sur la joue ou l'arête du nez, mais parfois aussi ailleurs. Lorsqu'elle se cicatrise, une nouvelle se forme. Ces plaques démangent et sont squameuses. En cas de lupus évolutif ou généralisé, le patient est fiévreux, anémié, émacié. Outre des douleurs articulaires, des complications peuvent s'étendre aux poumons, au cœur et aux reins.
Anémie aplastique 326 : Anémie grave, taches brunes sur la peau, marques noirâtres et bleuâtres sur le corps, saignement du nez et de la bouche.
Bilharziose 383 : Douleurs abdominales, éruption cutanée, œdème de la face, des membres, des parties génitales, fatigue chronique, mauvais état général, anémie.
Maladie de Hodgkin et autres lymphogranulomatoses 416 : Tuméfaction indolore des ganglions lymphatiques du cou (ils atteignent souvent la taille d'une orange). S'ils sont gonflés d'un seul côté, il s'agit de la maladie de Hodgkin, s'ils le sont des deux, il s'agit d'une autre forme de lymphogranulomatose. Parmi les autres symptômes : démangeaisons, faiblesse, perte de poids, œdème des jambes, difficultés respiratoires et fièvre récurrente persistante.

Besoin aigu de sel

Insuffisance surrénale (maladie d'Addison) 344 : Fatigabilité, troubles mentaux et nerveux, vomissements, douleur abdominale, étourdissements, évanouissements, déshydratation, besoin aigu de sel, intolérance au froid, taches noirâtres sur l'épiderme, peau de couleur bronze et/ou bigarrée, perte des poils du pubis.

Coagulation lente du sang

Purpura 328 : Éruption de petites taches rouges qui deviennent pourprées, puis noirâtres. Saignement de la bouche et des muqueuses à la moindre lésion. Douleurs abdominales et articulaires. Coagulation du sang.
Hémophilie 329 : Hémorragies prolongées, parfois incoercibles, déclenchées par la moindre blessure ou coupure. Articulations enflées, douloureuses et déformées.

Contractures

Voir aussi **Tremblement** *et* **Convulsions.**

Une contracture est un mouvement soudain et involontaire d'un muscle, à la différence d'un tremblement qui est un mouvement d'un membre ou d'une partie du corps.

Névralgie (tic douloureux) 4 : Douleur partant du front vers les lèvres, la langue, les gencives ou le nez.
Tics 11 : Secousses de la cuisse, haussements d'épaule, grimaces, clignements des paupières, étirements de la bouche, déglutition, raclements de gorge, hochements de tête.
Rhumatisme articulaire aigu et fièvre rhumatismale 127 : Inflammation des articulations, en particulier autour des chevilles, des poignets, des genoux, accélération du rythme cardiaque. Chorée (danse de Saint-Guy), malaise, pâleur, transpiration, prise de poids ralentie chez un enfant en pleine croissance, éruption cutanée, perte d'appétit. Dans les cas sévères, essoufflement, toux et douleur dans la poitrine.
Urémie 207 : Sévère mal de tête, pupilles rétrécies pouvant annoncer un coma, odeur d'urine de l'haleine, givre uréique, engourdissement, vision double, nausées, vomissements, diarrhée, œdèmes, en particulier de la face.
Carences dues à un régime végétalien

355 : Anémie, palpitations, contractures, inflammation de la langue, troubles nerveux divers.
Carence en sel 356 : Crampes d'estomac, perte d'élasticité de la peau, brutale diminution des mictions, contractures, pouls accéléré et faible ; finalement convulsions.
Poliomyélite 374 : Fièvre élevée, mal de tête sévère, gorge douloureuse, raideur dans la nuque. Dans les cas graves : prostration, contractures douloureuses, faiblesse extrême, déglutition difficile, paralysie de diverses parties du corps.
Typhus 392 : Fièvre élevée pendant dix jours, mal de tête intense, prostration, éruption sur tout le corps de taches roses sombre associées à des pétéchies (petites taches rouge pourpre dues à des hémorragies cutanées), rétrécissement des pupilles, langue blanche et chargée, face empourprée, transpiration abondante quand la fièvre chute. État de stupeur et coma.
Encéphalopathie infantile 406 : Chez le petit enfant : contractures, perte du contrôle musculaire, perte du sens de l'équilibre, paralysie partielle de la face, déglutition difficile, cris aigus, vomissements, sensibilité aux infections, spasticité, jaunisse, développement ralenti.

Contusions sur le corps

Maladie de Cushing 343 : Obésité prédominant au tronc et à la face (face de lune), pilosité excessive, hématomes au moindre choc, troubles des règles chez la femme (arrêt), faiblesse musculaire, fragilité des os.
Leucémie 415 : Chez l'enfant seulement (forme aiguë) : hémorragie généralisée : des gencives, des muqueuses, du nez, cutanée (sous forme de petites taches rouges sur le corps) ; fatigue, douleurs articulaires, malaises, anémie, mal de gorge, pouls accéléré, le corps semble contusionné.

Cris du nourrisson

Rien de plus normal qu'un bébé qui pleure. Mais lorsque ses cris sont faibles, prolongés ou de tonalité inhabituelle, c'est un symptôme de trouble.

Poids faible à la naissance 396 : Cris plaintifs, faiblesse, respiration irrégulière, crâne large, yeux proéminents, estomac saillant, parties génitales petites, prise de poids ralentie.
Colique 401 : Chez le petit enfant : cris excessifs, prolongés, stridents, irritabilité, vomissements, gaz abondants, estomac ballonné.
Encéphalopathie infantile 406 : Chez le petit enfant : cris stridents, vomissements, jaunisse, manque de tonicité et de contrôle musculaire, irritabilité, convulsions, difficulté à se mouvoir, tremblements, déglutition difficile, membres crispés.

Cyanose

La cyanose est provoquée par un manque d'oxygène. C'est un symptôme grave.
Cyanose, Cyanose accompagnée de choc.

Cyanose

Corps étranger dans les bronches 106 : Essoufflement, toux déchirante ramenant du sang, expectorations visqueuses, fièvre élevée, suffocation.
Asthme 108 : Respiration haletante et sifflante. Suivant les malades, pâleur ou bien rougeur accompagnée d'une cyanose. Plus tard, toux ramenant de petites expectorations visqueuses.
Emphysème 113 : Toux asphyxiante ramenant de petites expectorations épaisses et visqueuses. Essoufflement au moindre effort physique, thorax « en tonneau », perte de vitalité.
Œdème du poumon 116 : Respiration difficile, laborieuse, accélérée, toux sifflante et asthmatique ramenant des

expectorations striées de sang, extrémités froides, cyanose, anxiété et oppression dans la poitrine.
Œdème du poumon dû à la haute altitude 116a : Essoufflement, toux avec expectorations striées de sang, respiration bruyante.
Insuffisance cardiaque 126 : Essoufflement au moindre effort, palpitations, transpiration.
Cardiopathies congénitales 128 : Fatigabilité, cyanose, souffle court. Chez le petit enfant : troubles de croissance.
Gastrite aiguë (érosive) 155 : Douleur vive dans l'estomac, syncope, pouls très accéléré, déglutition difficile, soif inextinguible, peau moite, parfois vomissements striés de sang.
Diphtérie 358 : Symptôme caractéristique : formation d'une fausse membrane dans la gorge ; fièvre très élevée, haleine fétide, vomissements. Dans les cas graves, prostration, gorge obstruée, cyanose, difficultés respiratoires, paralysie du palais et du pharynx.
Choléra 364 : Diarrhée soudaine, violente et continue, déshydratation grave, selles à grains riziformes, crampes musculaires dans les jambes et à l'estomac, vomissements violents et répétés, soif intense, cyanose, peau froide, moite et ridée, et finalement syncope.
Coccidioïdomycose 394 : Douleur pulmonaire, malaise profond. Dans sa forme évolutive, faiblesse, souffle court, cyanose, perte de poids, parfois crachements de sang.

Cyanose accompagnée de choc

Atélectasie 114 : Dyspnée sévère, douleur sur le côté atteint, accélération du rythme cardiaque, cyanose, faiblesse et choc.
État de choc 133 : Pâleur extrême, peau froide et moite, cyanose des lèvres, des narines et de l'extrémité des doigts, essoufflement, pupilles dilatées, état d'anxiété ; peut mener au coma.
Embolie pulmonaire 140 : Initialement douleur dans la jambe. Plus tard, dyspnée sévère, douleurs pulmonaires, expectorations striées de sang, choc profond.
Pancréatite aiguë 166 : Douleur atroce dans la partie supérieure de l'abdomen, vomissements violents et abondants, pouls accéléré et faible, taches bleutées sur une peau froide ou moite.

Démarche festinante (allure pressée)

Maladie de Parkinson 1 : Pour éviter de perdre l'équilibre, le malade a l'allure de quelqu'un qui va se mettre à courir. Ses bras n'oscillent pas du tout, son visage est immobile, son regard fixe et il a tendance à baver.

Démarche spasmodique

Raideur de la démarche, pas traînants, pieds semblant se prendre l'un dans l'autre.

Sclérose en plaques 6 : Tremblements des mains, fourmillements dans les extrémités, troubles du contrôle vésical (incontinence), baisse des facultés intellectuelles, troubles de l'acuité visuelle, difficultés d'élocution et démarche spasmodique.

Déshydratation

La déshydratation est une perte importante d'eau dans l'organisme ou les tissus. Elle constitue un ensemble de symptômes, telles l'altération du faciès (visage hâve, creusé, nez saillant et aigu, yeux excavés), la peau livide, les crampes musculaires, les muqueuses desséchées, les urines peu abondantes. Si elle n'est pas traitée sur-le-champ, elle peut aboutir à l'état de choc.
Déshydratation, Déshydratation accompagnée de soif.

Déshydratation

Occlusion dans l'ulcère gastro-duodénal (sténose) 158 : Les vomissements constituent le symptôme majeur. Ils sont accompagnés de déshydratation, d'un ballonnement de l'estomac et d'une éructation fétide.
Gastro-entérite due à des aliments contaminés 163 : Dans les empoisonnements les plus sévères, déshydratation souvent accompagnée d'insuffisance rénale et de choc. Dans les formes bénignes, nausées, vomissements, crampes, diarrhée sans déshydratation. Les symptômes apparaissent douze heures ou plus après absorption de l'aliment infesté.
Sténose ou rétrécissement du pylore 169 : Chez l'enfant : vomissements, constipation, perte de poids, grosseur dans l'abdomen.
Diabète (coma diabétique) 332 : Déshydratation sévère, essoufflement, nausées, vomissements, perte d'équilibre, douleurs abdominales. Parfois état de choc, de stupeur et coma.
Insuffisance surrénale (maladie d'Addison) 344 : Fatigabilité, faiblesse, nausées, vomissements, douleurs abdominales, troubles nerveux et mentaux, intolérance au froid, évanouissements, étourdissements, taches noirâtres sur la peau, pigmentation brune de l'épiderme (peau bronzée).
Cancer de l'œsophage 429 : Déglutition difficile, pesanteur ou douleur gastriques, perte de poids rapide, déshydratation, toux, salivation, ballonnements, aphonie, anémie, fièvre, haleine fétide.

Déshydratation accompagnée de soif

Occlusion intestinale 170 : Douleur intermittente autour du nombril, vomissements abondants, soif, constipation, ballonnement abdominal. A un stade avancé et grave : déshydratation, anxiété, arrêt total des mictions (anurie), choc.
Péritonite 179 : Vomissements persistants, douleur violente dans l'abdomen, abdomen rigide et ballonné, soif importante, hoquet, anxiété et malaise profond.
Diabète insipide 338 : Urines très abondantes (plusieurs litres par jour), besoin d'uriner la nuit (nycturie), déshydratation sévère, soif inextinguible.
Choléra 364 : Diarrhée soudaine, violente et continue, déshydratation grave, crampes musculaires aux jambes et à l'estomac, soif intense, yeux excavés, peau ridée et moite.
Dysenterie bacillaire 366 : Diarrhée continue, sang, pus et mucus dans les selles, douleurs, soif, faux besoins d'aller à la selle, nausées et vomissements.
Cancer de l'œsophage 429 : Déglutition difficile, pesanteur ou douleur gastriques, perte de poids rapide, émaciation, déshydratation, soif, toux, salivation importante, ballonnements. Par la suite, anémie, aphonie, fièvre, haleine fétide.

Douleurs diffuses dans tout le corps

Syphilis tertiaire (tabès) 210 : Perte du sens de l'équilibre, incoordination des mouvements surtout dans l'obscurité, douleurs fulgurantes dans différentes parties du corps et spasmes dans la gorge et l'estomac.
Anémie pernicieuse 323 : Symptômes de l'anémie, palpitations, langue congestionnée, épaisse et douloureuse, perte de poids, jaunisse, sensation de fourmillement surtout aux extrémités, mais aussi ailleurs, difficulté pour marcher, impuissance, frigidité, nausées.
Anémie hémolytique 324 : Symptômes de l'anémie, douleurs dans les extrémités et l'abdomen, jaunisse, évanouissements, pouls accéléré et faible, frissons, fièvre.
Anémie à hématies falciformes 325 : Symptômes anémiques graves, taches brunes sur l'épiderme, saignements du nez et de la bouche, taches bleuâtres et

noirâtres sur la peau, jaunisse. Chez l'enfant, œdème douloureux des pieds et des mains, douleurs articulaires diffuses, développement physique perturbé (bras et jambes anormalement longs par rapport au tronc), douleurs dans tout le corps.
Lymphangite 330 : Traînées rouges partant de la plaie dans l'axe du bras ou de la jambe, tuméfaction des ganglions lymphatiques, frissons, fièvre élevée, mal de tête, douleurs diffuses dans tout le corps.

Faiblesse

Faiblesse, Grande faiblesse, Grande faiblesse et souffle court.

Faiblesse

Tachycardie 130a : Nausées, pâleur. Dans les cas graves : perte de conscience et choc.
Hypertension artérielle 138 : La faiblesse est un symptôme tardif, de même que les étourdissements, le mal de tête et le souffle court.
Atrophie aiguë du foie 193 : Fièvre élevée, mal de tête sévère, jaunisse, faiblesse, vive douleur abdominale, vomissements de substances noires, apathie, état de confusion, hémorragies buccales et sous-cutanées, pupilles dilatées, urines peu abondantes et sanglantes, haleine fétide, pouls accéléré et faible.
Diabète 332 : Soif, miction et faim excessives. Perte de poids, odeur douceâtre et fruitée de l'haleine, troubles de la vision, infections cutanées et/ou vaginales, picotements et crampes dans les jambes, impuissance.
Avitaminose B_2 (riboflavine) 350 : Fissures aux coins des lèvres, troubles oculaires, sensations de brûlure dans les conjonctives, photophobie (intolérance à la lumière), opacification et ulcération de la cornée.
Péllagre (déficit en vitamine du complexe B- niacine) 351 : Perte d'appétit et de poids, taches rouges sur tout le corps devenant brunes et s'écaillant, bords de la langue écarlates, muqueuses et gencives enflammées et écarlates, salivation excessive, diarrhée devenant par la suite sanglante, troubles de la mémoire et instabilité émotionnelle.
Avitaminose C (scorbut) 352 : Saignement des gencives et des muqueuses, hémorragie sous-cutanée, déchaussement des dents, fragilité des os, éruption cutanée. Chez le petit enfant : perte d'appétit et de poids, irritabilité, douleurs sévères dans les jambes et gencives enflées.
Avitaminose D 353a : Chez le nourrisson : agitation, ramollissement des os du crâne, jambes arquées, station debout et marche tardives, troubles de la dentition. Chez l'enfant : scoliose, lordose. Chez l'adulte : faiblesse progressive, douleurs rhumatismales dans le dos, les membres et le bassin.
Hypervitaminose D 353b : Perte d'appétit et de poids, nausées, urines excessives, dépôts jaunes sous la peau, insuffisance rénale.
Mononucléose infectieuse 377 : Sensation de malaise pendant des semaines ou des mois, fièvre quotidienne peu élevée, maux de tête récurrents et quotidiens, gorge douloureuse. Symptôme caractéristique : tuméfaction des ganglions lymphatiques localisés sous la mâchoire ; mais également de ceux des aisselles et de l'aine.

Grande faiblesse

Diabète (choc à l'insuline) 332 : Outre la faiblesse, tremblement, faim et transpiration. Dans les cas sévères : pertes de conscience, convulsions et coma.
Hypoglycémie 333 : Grande faiblesse, palpitations, étourdissements, tremblements, troubles de la vision, mal de tête, incapacité de concentration, syncopes et coma.
Hyperthyroïdie 340 : Goitre, tachycar-

die, sueurs abondantes, peau chaude et moite, extrême faiblesse, appétit accru, perte de poids, irritabilité et nervosité, yeux saillants, hyperactivité, température du corps élevée.
Poliomyélite 374 : Fièvre élevée, mal de tête sévère, gorge douloureuse et raideur extrême de la nuque. Dans les cas graves : grande faiblesse, prostration, contractures douloureuses, paralysie de diverses parties du corps, déglutition difficile.
Grippe 376 : Frissons et fièvre élevée, sévère mal de tête, courbatures. Grande faiblesse et prostration. Fatigue intense, transpiration, toux sèche et pénible, symptômes du coup de froid, face empourprée. La grippe intestinale s'accompagne également de diarrhée et de vomissements.
Dysenterie amibienne 382 : Altération de l'état général, diarrhée sévère, selles glaireuses, sanguinolentes, douleur abdominale sur le côté droit, perte de poids, prostration.
Tumeurs malignes du système nerveux 413 : Chez le nourrisson et l'enfant : perte de poids rapide, distension de l'abdomen, anémie, grave perte de forces, décoloration du pourtour des yeux, tuméfaction des ganglions lymphatiques, douleurs osseuses.
Cancer de la vésicule biliaire 432 : Douleur dans la partie supérieure droite de l'abdomen (près du centre), jaunisse, perte de poids ; éventuellement vomissements, faiblesse progressive.

Grande faiblesse et essoufflement (dyspnée)

Atélectasie 114 : Grande faiblesse et dyspnée très sévère, cyanose, douleur dans un côté de la poitrine, accélération du rythme cardiaque, état de choc.
Coccidioïdomycose 394 : Douleur pulmonaire, toux (ramenant souvent du sang). Dans sa forme évolutive, grande faiblesse, perte de poids, cyanose, essoufflement.

Faim

En l'absence d'autres symptômes, une faim anormale peut être la manifestation de problèmes psychogéniques.

Diabète 332 : Faim, soif et urines excessives, vision trouble, faiblesse, haleine d'odeur douceâtre et fruitée (acétonique), langue rouge, sèche et douloureuse, sensation de fourmillement dans les membres, perte de poids. En cas de choc hypoglycémique (choc de l'insuline) : faiblesse, tremblements, transpiration, faim excessive ; dans les cas graves : perte de conscience et coma.
Fibrose kystique 407 : Chez le nourrisson et l'enfant : développement très ralenti, courbe de poids stationnaire, appétit insatiable, selles abondantes, graisseuses et d'odeur fétide, toux chronique, respiration haletante, estomac saillant, émaciation, sueurs extrêmement salées.

Fatigue

Voir aussi **Faiblesse, Léthargie.**

En l'absence d'autres symptômes, la fatigue est le plus souvent psychogénique.
Fatigue, Fatigue accompagnée d'anémie, Fatigue accompagnée de fièvre, Fatigue accompagnée de mal de tête.

Fatigue

Cardiopathies congénitales 128 : Fatigabilité, cyanose fréquente, souffle court, croissance ralentie de l'enfant.
Botulisme 165 : Les symptômes apparaissent dix-huit à trente-six heures après l'ingestion de l'aliment infesté. Vision double ou trouble, fatigue excessive, pupilles fixes et dilatées, difficultés respiratoires ou d'élocution, nausées, vomissements, diarrhée, crampes, paralysie possible des voies respiratoires.
Insuffisance surrénale chronique (maladie d'Addison) 344 : Fatigabilité,

faiblesse, taches noirâtres sur la peau, pigmentation brune de l'épiderme (peau bronzée), nausées, vomissements, douleurs abdominales, besoin aigu de sel, troubles mentaux et nerveux, perte de poids, perte des poils du pubis, déshydratation, étourdissements, évanouissements.
Aldostéronisme primaire 345 : Fatigue, faiblesse musculaire, torpeur, fourmillements, urines excessives, soif. (Hypertension.)
Avitaminose B_1 (thiamine) 349 : Fatigue, perte d'appétit et de poids. Picotements dans les extrémités, instabilité émotionnelle, crampes musculaires dans les jambes, difficulté à marcher, accélération du rythme cardiaque, difficultés respiratoires, œdèmes atteignant les séreuses.
Avitaminose C (scorbut) 352 : Faiblesse, léthargie, saignements des gencives, cutanés et des muqueuses, déchaussement des dents, épiderme fragilisé. Chez l'enfant : perte d'appétit, difficulté à gagner du poids, irritabilité, gencives gonflées, douleurs osseuses.
Ascaridiose 388 : Douleurs abdominales, dénutrition, perte de poids.
Histoplasmose 393 : Ulcération du nez, de l'oreille, du pharynx, vomissements, diarrhée, selles noires, tuméfaction des ganglions lymphatiques, émaciation. Dans les cas graves, confusion possible avec la tuberculose : toux ramenant des expectorations sanglantes, perte de poids, fatigue extrême et sueurs abondantes.

Fatigue accompagnée d'anémie

Bronchiectasie 105 : Fatigabilité, anémie, toux intermittente ramenant des expectorations d'odeur fétide, essoufflement.
Endocardite 135 : Fatigue, anémie, fièvre inexpliquée, douleurs articulaires, taches sur l'épiderme, doigts déformés, saignement du nez, et sang dans les urines.
Carences alimentaires dans la grossesse 236 : Anémie, essoufflement, fatigue.
Anémie 322 : Symptômes anémiques, palpitations, langue flasque, ou bien rouge et douloureuse, bourdonnements d'oreille, vertiges, ongles en cupule (concaves), cheveux ternes. Dans les cas sévères, jaunisse, engourdissement des membres, soif excessive, troubles de la mémoire et finalement choc.
Anémie à hématies falciformes 325 : Symptômes anémiques sévères, douleurs dans tout le corps, jaunisse, développement physique perturbé (bras et jambes anormalement longs par rapport au tronc). Chez l'enfant : œdème douloureux des pieds et des mains.
Anémie aplastique 326 : Anémie sévère, pigmentation brune sur une peau cireuse, saignements du nez et de la bouche, taches bleuâtres et noirâtres sur la peau.
Carences alimentaires dues à un régime végétalien 355 : Anémie, inflammation de la langue, troubles nerveux. En cas de carence en iode : fatigue, mains et face œdématiées, langue enflée, apathie mentale.
Bilharziose 383 : Fatigue chronique, douleurs abdominales, éruption cutanée, œdème de la face, des membres, des parties génitales, anémie, mauvais état général.
Leucémie 415 : Saignement des gencives, du nez, cutané (sous forme de petites taches rouges), fatigue, douleurs articulaires, anémie et pâleur extrême. Chez l'enfant (forme aiguë) : mal de gorge, corps d'apparence contusionnée, pouls accéléré. Chez l'adulte (forme chronique) : tuméfaction des ganglions lymphatiques, sueurs nocturnes, perte de poids.
Cancer de l'estomac 430 : Brûlures d'estomac, ballonnement abdominal rassasiement rapide après les repas, dégoût soudain pour certains aliments, en particulier la viande, perte de poids progressive, anémie. Souvent, les premiers signes sont une douleur subite dans l'abdomen, des vomissements striés de sang, des selles noires et goudronneuses.

Fatigue accompagnée de fièvre

Pneumonie atypique (virus) 110 : Toux incessante, paroxystique, expectorations peu abondantes, rarement avec du sang, fièvre modérée, fatigue chronique et convalescence prolongée.
Tuberculose pulmonaire 112 : Profonde fatigue, toux légère ou forte, avec crachements de sang, transpiration abondante pendant la nuit, perte d'appétit et de poids, douleur dans la poitrine, parfois fièvre.
Abcès du poumon 115 : Malaise profond, frissons répétés, fièvre élevée, forte toux ramenant du sang, expectorations d'odeur fétide, essoufflement au moindre effort physique.
Rhumatisme articulaire aigu et fièvre rhumatismale 127 : Inflammation des articulations, tachycardie, transpiration, chorée (danse de Saint-Guy), éruption cutanée, saignement du nez.
Grippe 376 : Symptômes d'un coup de froid, fièvre et frissons, face congestionnée, mal de tête sévère, courbatures et douleurs articulaires, transpiration, prostration, fatigue extrême.
Mononucléose infectieuse 377 : Fièvre, mal de tête, gorge douloureuse, ganglions lymphatiques gonflés et douloureux sous la mâchoire, dans le cou, aux aisselles et dans l'aine. Faiblesse et parfois jaunisse.

Fatigue accompagnée de mal de tête

Hypertension artérielle 138 : Mal de tête pulsatile à l'arrière du crâne, apparaissant relativement tard dans le développement de la maladie et se manifestant le matin au réveil, pour ensuite disparaître dans la journée. Par la suite, étourdissements et saignement du nez.
Hépatite infectieuse aiguë 187 et Hépatite sérique 188 : Jaunisse, profonde fatigue, urines foncées, selles claires, papules qui démangent, haleine fétide, douleur dans la région du foie, nausées, vomissements, mal de tête sévère.
Ménopause 221 : Aucun symptôme chez certaines femmes, mais pour la plupart, bouffées de chaleur, frissons, transpiration, migraines, fatigue, mictions fréquentes, étourdissements, palpitations, insomnie, perte d'appétit, dyspepsie, nausées, irritabilité, instabilité émotionnelle, crises de larmes, périodes de dépression et d'anxiété.
Polycythémie ou maladie de Vaquez 327 : Démangeaisons, érythrose (teinte violacée de l'épiderme et des muqueuses, notamment les lèvres et les ongles), étourdissements, mal de tête continu, bourdonnement dans les oreilles, essoufflement, saignement dans le conduit gastro-intestinal provoquant des selles goudronneuses ou avec du sang.
Mononucléose infectieuse 377 : Maux de tête quotidiens et récurrents, fatigue, gorge douloureuse, ganglions lymphatiques gonflés et douloureux sous la mâchoire, sous les aisselles et dans l'aine.

Fièvre

Voir aussi **Frissons et fièvre.**

Fièvre, Fièvre élevée, Fièvre élevée accompagnée de mal de tête, Fièvre élevée « en plateau » (continue), Fièvre élevée et essoufflement, Fièvre erratique (intermittente), Fièvre récurrente.

Avant la prise de température, le thermomètre doit être secoué jusqu'à ce qu'il indique moins de 35 °C. Il faut le laisser en place plusieurs minutes, surtout s'il s'agit d'une prise orale. Chez les enfants ou les personnes qui respirent par la bouche, la prise orale n'est pas recommandée car elle indique une température inexacte. Tout effort physique provoque une hausse de température. Celle-ci est à son plus haut niveau en fin d'après-midi ou en début de soirée. Habituellement, l'élévation de la température est proportionnelle à l'accélération du pouls (1 °C pour 10 pulsations), sauf en cas de tuberculose ou de fièvre rhumatismale où le pouls s'accélère beaucoup plus vite que la montée de fièvre, et en cas de maladies du sang ou virales qui provoquent l'effet inverse. Enfin, il existe des cas d'infection sévère en l'absence de fièvre, spécialement chez les personnes âgées.

Fièvre

Stomatite herpétiforme 80 : Inflammation des gencives, apparition de plaques blanches et d'ulcères sur la muqueuse buccale provoquant une sensation de goût désagréable. Chez les enfants, la douleur peut les empêcher de prendre toute nourriture.
Pneumonie atypique (virus) 110 : Toux modérée bien qu'incessante, paroxystique, expectoration importante mais rarement avec du sang, fièvre persistant environ 10 jours. Convalescence prolongée.
Rhumatisme articulaire aigu et fièvre rhumatismale 127 : Inflammation des articulations, accélération du rythme cardiaque, chorée (danse de Saint-Guy), malaises, pâleur, transpiration, prise de poids très ralentie chez l'enfant, éruption cutanée, perte d'appétit. Dans les cas les plus sévères, essoufflement, toux constante et douleur dans la poitrine.
Péricardite 136 : Fièvre modérée, douleur dans la poitrine, épanchement dans l'abdomen et la poitrine, veines du cou proéminentes.
Phlébite 141 : Fièvre modérée, jambes douloureuses, sensibles et blanchâtres, avec veines saillantes.
Hépatite infectieuse 187 : Fièvre montant à 38,7 °C, sévère mal de tête, jaunisse, profonde fatigue, urines foncées, selles claires, papules rouges qui démangent, douleur dans la région du foie, nausées et vomissements.
Cholécystite 195 : Douleur abdominale aiguë irradiant jusqu'au dos, dans l'épaule droite et le bassin ; transpiration abondante, jaunisse, nausées, vomissements, rythme cardiaque accéléré.
Tuberculose ostéo-articulaire 264 : Œdèmes articulaires indolores. Si la jambe est atteinte : faiblesse, rigidité et boiterie ; si le dos est atteint : rigidité de la colonne vertébrale, changement de posture, fièvre et transpiration nocturne.
Coup de chaleur bénin 313b : Mal de tête, étourdissements, transpiration abondante. La peau est froide et moite. Température modérée. Nausées, évanouissements.
Mononucléose infectieuse 377 : Ganglions lymphatiques gonflés et douloureux principalement dans le cou mais aussi sous les bras et dans l'aine. Gorge douloureuse, faiblesse, fatigue, jaunisse, maux de tête occasionnels.

Fièvre élevée

Une fièvre est considérée élevée lorsque la température monte au-dessus de 39,4 °C en prise orale et au-dessus de 40 °C en prise rectale.

Otite moyenne aiguë 58a : Douleur intense dans l'oreille irradiant dans les tempes et au-dessus de l'os mastoïde, sensation de sifflement dans l'oreille, baisse d'audition.
Mastoïdite 59 : Au début, gorge douloureuse avec une douleur modérée dans l'oreille, qui devient vite intense. Sensibilité et rougeur derrière l'oreille d'où s'écoule une suppuration.
Angine 70 : Fièvre élevée, douleur intense dans la région des amygdales et derrière la mâchoire. Amygdales enflées, très rouges, avec des points blancs ou ambrés. Déglutition pénible.
Rhumatisme articulaire juvénile 260 : Fièvre brutale très élevée, inflammation de l'iris. Plus tardivement, inflammation douloureuse et œdèmes aux articulations.
Ostéomyélite 265 : Douleur vive aux articulations et dans les os, siège de l'affection, fièvre élevée, transpiration, les muscles affectés sont douloureux, enflés, ulcérés.

Scarlatine 359 : Vomissements fréquents, fièvre élevée, gorge douloureuse, langue blanche et pâteuse, quelquefois fausse membrane grisée et jaunâtre dans la bouche, éruption cutanée. Plus tard l'éruption cutanée est suivie d'une desquamation en fines écailles, face rouge, sauf autour de la bouche.
Rougeole 370 : Symptômes d'un coup de froid, toux haletante, points blancs à l'intérieur de la bouche, éruption cutanée brunâtre et rosée, intolérance à la lumière (photophobie).
Roséole 399 : Fièvre élevée accompagnée d'une éruption rosée intense sur le tronc, et moindre sur la face et les extrémités quand la fièvre tombe.

Fièvre élevée accompagnée de mal de tête

Atrophie aiguë du foie 193 : Jaunisse, faiblesse, vive douleur abdominale, vomissement de substances noires, apathie, état de confusion, hémorragies buccales et sous-cutanées, pupilles dilatées, haleine fétide, mictions faibles et présence de sang dans les urines, pouls accéléré et faible.
Érysipèle 300 : Éruption rouge écarlate formant un « placard » sur la face, frissons, fièvre intermittente élevée, œdème de la face, hypertrophie des ganglions lymphatiques.
Coup de chaleur grave (hyperpyrexie) 313a : Mal de tête, étourdissement. Épiderme rouge, cuisant, desséché. Température très élevée, pouls et respiration accélérés.
Varicelle 372 : Chez l'adulte : maux de tête, douleur dans le dos, frissons et fièvre élevée. Éruption évoluant en boutons, en bulles puis en croûtes.
Variole 373 : Fièvre élevée, mal de tête violent dans la région frontale, douleurs musculaires sévères, éruption de taches rouges sur tout le corps évoluant en boutons, puis en bulles et finalement en croûtes d'odeur fétide. Chez l'enfant, convulsions.
Poliomyélite 374 : Fièvre élevée, mal de tête, raideur de la nuque caractéristique et gorge douloureuse. Dans les cas les plus sévères : prostration, douleurs musculaires, contractures, grande faiblesse, paralysie de différentes parties du corps, déglutition pénible.
Fièvre jaune 379 : Fièvre élevée, face congestionnée, prostration, maux de tête intenses, douleurs dans les membres et le dos, urines peu abondantes. Dans la seconde phase de la maladie : jaunisse, vomissements striés de sang noir, hémorragie des muqueuses.
Trichinose 386 : Fièvre élevée, œdème de la face localisé autour des yeux et sur le front, douleurs musculaires diffuses, transpiration abondante, diarrhée, dyspnée dans les cas les plus sévères.

Fièvre élevée « en plateau » (continue)

Encéphalite 8 : Fièvre élevée qui disparaît vers le dixième jour, mal de tête pulsatile, donnant une pénible sensation de battements, manque de vitalité allant de la somnolence à l'état de stupeur. Raideur extrême de la nuque. Dans les cas sévères : délire, convulsions, vomissements. Chez le nourrisson : fièvre élevée brutale, convulsions, voussure de la fontanelle.
Pneumonie 109 : *Voir Frissons intenses et fièvre élevée.*
Fièvre typhoïde 363 : Maux de tête sévères, persistants, surtout dans les régions temporales et frontale, fièvre élevée continue, estomac distendu, petites taches rouges sur l'abdomen qui disparaissent en quelques jours, pouls double faible et lent, diarrhée, saignements du nez, toux légère.
Typhus 392 : Fièvre élevée durant dix jours, accompagnée de maux de tête sévères, prostration, éruption de petites taches rouges qui deviennent écarlates, rétrécissement des pupilles, mictions rares, urines foncées, langue blanche et

râpeuse, contractures musculaires, état de stupeur, délire, coma. Transpiration abondante quand la fièvre baisse.
Maladie de Hodgkin et autres lymphogranulomatoses 416 : Ganglions lymphatiques hypertrophiés mais indolores dans le cou (atteignant parfois la taille d'une orange). S'ils sont enflés d'un seul côté, il s'agit de la maladie de Hodgkin, s'ils le sont des deux, il s'agit d'une autre lymphogranulomatose. Plus tard, tous les ganglions lymphatiques sont atteints. Parmi les autres symptômes : démangeaisons, anémie, faiblesse, fièvre récurrente et perte de poids.

Fièvre élevée et essoufflement

Corps étranger dans les bronches 106 : Fièvre élevée, forte toux ramenant du sang et des expectorations fétides, souffle très court accompagné de cyanose.
Laryngite diphtérique (croup) 107 : Chez l'enfant : fièvre élevée, respiration haletante et sifflante, toux d'abord sèche et asphyxiante, qui devient bientôt rauque avec un mucus tenace. Cyanose, enrouement. Le malade est anxieux et effrayé.
Embolie pulmonaire 140 : Le symptôme important est une dyspnée sévère, aiguë. Une cyanose l'accompagne. Accélération du rythme cardiaque avec pulsations très irrégulières. Douleur dans la poitrine.
Coup de chaleur grave (hyperpyréxie) 313a : Mal de tête, étourdissement, épiderme rouge, cuisant et desséché, température très élevée, pouls et respiration très accélérés.
Diphtérie 358 : Gorge douloureuse, fausse membrane dans la gorge, fièvre élevée. Haleine fétide, déglutition difficile. Dans les cas sévères, prostration, difficultés respiratoires et paralysie du palais.

Fièvre erratique (intermittente)

Méningite 7 : Fièvre intermittente et très élevée, mal de tête intense irradiant dans le cou, vomissements, intolérance à la lumière (photophobie), convulsions, état de confusion, taches sur la peau.
Tuberculose pulmonaire 112 : Profonde fatigue, fièvre intermittente et modérée, toux légère à importante avec expectorations sanguinolentes, sueurs nocturnes, perte de poids, inappétence, douleur dans la poitrine.
Endocardite 135 : Fièvre intermittente, saignements de nez, sang dans les urines, douleurs articulaires, malaise et fatigue profonde. Plus tard, éruption de taches rouge pourpre sur tout le corps et nodosité de la pulpe des doigts qui permettent d'identifier la maladie.
Fièvre récurrente 369 : *Voir Frissons et fièvre*
Malaria 381 : *Voir Frissons intenses et fièvre élevée.*

Fièvre récurrente

Fièvre typhoïde 363 : Fièvre élevée, continue, mal de tête dans les régions frontales et temporales, estomac ballonné, taches rosées sur l'abdomen qui disparaissent en quelques jours, pouls double, faible et lent, diarrhée, saignements de nez, toux légère.
Dysenterie bacillaire 366 : Diarrhée ininterrompue, sang, pus et mucus dans les selles, déshydratation, douleurs abdominales, soif, vomissements. Alternance de périodes de rémission et de rechutes.
Fièvre récurrente 369 : Frissons, fièvre très élevée, maux de tête sévères, rythme cardiaque accéléré, douleurs musculaires et articulaires, transpiration abondante. Récurrence des malaises.
Fièvre jaune 379 : Fièvre très élevée, prostration rapide, maux de tête sévères, douleurs dans le dos et les membres, urines peu abondantes. Après une période de rémission, rechute accompagnée de jaunisse, de vomissements de sang noir et d'hémorragies des muqueuses.
Dengue 380 : Frissons, fièvre élevée, douleurs rétro-orbitaires, musculaires et

articulaires, prostration, éruption sur tout le corps semblable à celle de la rougeole.
Malaria 381 : Frissons violents à faire claquer des dents, fièvre très élevée, transpiration abondante, maux de tête intenses, vomissements, diarrhée, pouls accéléré et respiration rapide.

Frissons et fièvre

Voir aussi **Fièvre.**

Les fièvres provenant d'infections sanguines ou virales causent rarement des frissons.
Frissons et fièvre, Frissons et fièvre accompagnés de mal de tête, Frissons intenses et fièvre élevée.

Frissons et fièvre

Angine 70 : Frissons, fièvre, douleur dans la région des amygdales, dans la partie arrière de la mâchoire ou dans le cou. Déglutition douloureuse. Les amygdales sont tuméfiées avec des pointes blanches et ambrées.
Empyème 119 : Accès de sueur, douleur aiguë du côté affecté, toux sèche et courte, amaigrissement, doigts déformés, malaises importants.
Diverticulite 173 : Douleur dans la partie inférieure gauche de l'abdomen, distension de l'abdomen, nausées et vomissements. Dans sa forme sévère, frissons et fièvre ; dans sa forme chronique, alternance de constipation et de diarrhées.
Fièvre puerpérale 247 : Frissons et fièvre importante, pouls accéléré, douleur abdominale, vomissements.
Prostatite 249 : Poussée fébrile avec frissons, comme pour la grippe, douleur importante entre le scrotum et l'anus, miction difficile et douloureuse allant parfois jusqu'à la rétention d'urine. Présence occasionnelle de sang dans les urines. Peut provoquer l'impuissance.
Orchites (orchites des oreillons) 253 : Douleur et empâtement des testicules et du scrotum, hoquet, vomissements, glandes salivaires gonflées.
Épididymite 254 : Douleur et tuméfaction du scrotum et des testicules.
Anémie hémolytique 324 : Symptômes de l'anémie, jaunisse, évanouissement, étourdissement, pouls accéléré et faible, douleurs abdominales et aux extrémités.
Goutte 334 : Douleur extrêmement vive dans le gros orteil ou dans d'autres articulations qui rougissent et se tuméfient, pouls accéléré, tophi (tumeur indolore) siégeant aux oreilles et aux diverses articulations. L'urine peut être sombre et peu abondante.
Peste 365 : Frissons et fièvre élevée, bubons (ganglions lymphatiques dans l'aine, de la taille d'un œuf, qui suppurent puis crèvent). Accélération du rythme cardiaque, taches noires sur l'épiderme, prostration et coma.

Frissons et fièvre accompagnés de mal de tête

Sinusite 66 : Important écoulement nasal de couleur jaune, céphalée frontale, œdèmes autour des orbites.
Infection aiguë du rein 200 : Douleur rénale de sourde à aiguë irradiant dans la partie inférieure de l'abdomen et dans l'aine. Mictions fréquentes, besoins urgents, urines peu abondantes, brûlantes et avec des dépôts, odeur putride. Très souvent, anurie (absence d'urines), accélération du pouls, nausées et vomissements.
Érysipèle 300 : Éruption cutanée allant du rouge sombre au rouge vif, frissons et fièvre importante, mal de tête intense, œdème de la face, ganglions lymphatiques gonflés.
Coup de soleil 314 : Épiderme rouge à rouge vif, douloureux, irrité ; dans les cas sévères, ampoules, frissons et fièvre accompagnant un mal de tête. Par la suite la peau pèle.
Lymphangite 330 : Frissons et fièvre élevée, traînées rouges partant de la plaie dans l'axe du bras ou de la jambe,

hypertrophie des ganglions lymphatiques, maux de tête, douleur diffuse dans tout le corps.
Fièvre récurrente 369 : Frissons et fièvre élevée, sévère mal de tête, poussées fébriles récurrentes, accélération du rythme cardiaque, douleurs musculaires et articulaires, transpiration abondante.
Variole 373 : Éruption accompagnée de démangeaisons, formation de boutons, puis de bulles et finalement d'une croûte. Chez l'adulte, mal de tête, douleurs diffuses et frissons.
Grippe 376 : Symptômes ordinaires d'un coup de froid, face congestionnée, mal de tête sévère, extrême fatigue, prostration due à la faiblesse, sueurs abondantes.
Dengue 380 : Frissons et fièvre élevée, douleurs derrière le globe oculaire, mal de tête, douleurs musculaires et articulaires intenses provoquant la prostration, éruption comparable à celle de la rougeole.
Toxoplasmose 385 : Frissons, fièvre élevée, tuméfaction des ganglions lymphatiques, maux de tête sévères.

Frissons intenses et fièvre élevée

Pneumonie 109 : Frissons intenses et fièvre, douleur dans la poitrine, toux douloureuse ramenant des expectorations rouillées, respiration et pouls accélérés.
Abcès du poumon 115 : Accès répétés de frissons, fièvre élevée, transpiration abondante, malaises, toux douloureuse, expectoration purulente, fétide et sanguinolente, essoufflement au moindre effort physique, faiblesse et perte de poids.
Angiocholite (cholangite) 196 : Frissons importants, fièvre élevée, jaunisse, selles couleur d'argile.
Empoisonnement du sang 360 : Violents frissons, fièvre élevée et oscillante, mal de tête sévère, période de transpiration abondante, diarrhée, éruption, petites taches pourpres de sang sur la peau, évanouissement.
Malaria 381 : Frissons violents à faire claquer des dents, fièvre élevée, transpiration abondante, mal de tête intense, vomissements, diarrhée, pouls et respiration accélérés.

Givre uréique

Dépôts de cristaux d'urée blancs sur la peau.

Urémie 207 : Mal de tête sévère, pupilles rétrécies pouvant annoncer un coma, odeur d'urine de l'haleine, engourdissement, vision double (diplopie), nausées, vomissements, diarrhée, œdèmes de diverses parties du corps, en particulier de la face.

Hémorragie généralisée

Endocardite 135 : Saignement du nez, des muqueuses, sang dans les urines. Douleurs articulaires, profonde fatigue, éruption sur tout le corps de petites taches rouge pourpre (purpura ou hémorragie sous-cutanée), doigts déformés, fièvre inexpliquée.
Cirrhose du foie 191 : Perte d'appétit, ballonnement, haleine fétide, abdomen distendu. Plus tard, jaunisse grave, émaciation, angiome stellaire (petites taches rouges entourées de lignes rouges partant en étoile). Œdème des pieds et des jambes, veines dilatées sur l'abdomen, hémorragies et sang dans les selles. Chez l'homme, atrophie des testicules et hypertrophie mammaire.
Atrophie aiguë du foie 193 : Fièvre élevée, maux de tête sévères, jaunisse, vive douleur abdominale, vomissements noirs, apathie, état de confusion, hémorragie buccale et sous-cutanée, pupilles dilatées, haleine fétide, sang dans les urines, urines peu abondantes, pouls accéléré et faible.
Anémie aplastique 326 : Pâleur, souffle court, fatigue, palpitations, pigmentation brune sur l'épiderme, peau cireuse, saignements du nez et des gencives, taches ecchymotiques.

Purpura 328 : Apparition sur la peau de petits points violacés (pétéchies, hémorragie sous-cutanée), hémorragies des muqueuses et des gencives accompagnées de petites lésions, douleurs abdominales et articulaires, coagulation très lente du sang en cas de coupures ou de blessures, taches ecchymotiques.
Hémophilie 329 : Hémorragies spontanées, incoercibles, ankylose des articulations.
Avitaminose C (scorbut) 352 : Faiblesse, hémorragie sous-cutanée sous forme de petites taches rouge pourpre (purpura), saignements des gencives et des muqueuses, dents déchaussées, irritabilité de la peau. Chez l'enfant : perte de poids et d'appétit, irritabilité, jambes enflées et très douloureuses.
Avitaminose K 354 : Hémorragie généralisée : nez, gencives, vagin ; présence de sang dans les urines et dans les selles.
Leucémie 415 : Hémorragie généralisée : nez, gencives, muqueuses, cutanée (petites taches rouge pourpre). Parmi les autres symptômes : anémie grave, fatigue, malaises, pâleur extrême. Chez l'enfant (forme aiguë) : maux de gorge, pouls accéléré, corps d'apparence contusionnée. Chez l'adulte (forme chronique) : tuméfaction de ganglions lymphatiques, sueurs nocturnes, perte de poids.

Hoquet

Presque tous les cas de hoquet sont temporaires, sans causes apparentes. Parfois cependant, le hoquet est un symptôme d'affections sérieuses.

Encéphalite B : Fièvre élevée, maux de tête pulsatiles, somnolence pouvant aller jusqu'à l'état de stupeur. Dans les cas sévères : convulsions et délire. Hoquet persistant, raideur de la nuque, vomissements et coma.
Hoquet 12 : La plupart des crises durent moins d'une demi-heure. Les hoquets du nourrisson sont naturels et ne doivent pas être stoppés.
Hernie diaphragmatique ou hiatale 149 : Douleur derrière le sternum irradiant dans l'épaule gauche, accompagnée d'éructation et de hoquet. Brûlures d'estomac, vomissements de sang, petites hémorragies répétées se manifestant dans les selles et qui sont à l'origine des symptômes de l'anémie.
Péritonite 179 : Douleur abdominale insupportable menant à l'état de prostration, ballonnement et rigidité de l'abdomen, vomissements persistants, hoquet, déshydratation. Rythme cardiaque très accéléré, soif. Malaise général intense et anxiété.
Orchites 253 : Chez l'homme : douleur scrotale, bourses rouges et empâtées, frissons et fièvre, vomissements. Parfois, tuméfaction des glandes salivaires et hoquet.

Intolérance au froid

Engelures 313 : Les extrémités atteintes (doigts, orteils, nez, oreilles, pieds) deviennent sensibles, éveillant une sensation de brûlure ou de démangeaison. Puis elles deviennent rouges et enflées. Des ampoules peuvent se former et suinter. Non traitées, les engelures peuvent dégénérer en gelures.
Hypothyroïdie 339 : Chez l'enfant : goitre, retard de croissance, débilité mentale, apathie, manque de vie, œdème des mains et des pieds, épaisseur des traits du visage, peau sèche et ridée, nez épaté, intolérance au froid, cheveux clairsemés, température inférieure à la normale, autour de 35,5 °C, parfois moins. Chez l'adulte : apathie physique et intellectuelle, rythme cardiaque ralenti, obésité, engourdissements, œdème des mains et de la face, surtout autour des yeux, peau sèche, froide et finement ridée. Cheveux ternes, clairsemés, voix rauque, saignement abondant pendant les règles chez la femme, intolérance au froid, température au-dessous de la normale, 35,5 °C, parfois moins. (Augmentation du volume cardiaque.)
Insuffisance surrénale (maladie d'Addi-

son) 344 : Troubles mentaux et nerveux, faiblesse, évanouissements, étourdissements, vomissements, besoin aigu de sel, douleur abdominale, perte de poids, taches noirâtres sur l'épiderme, peau de couleur bronze, ou bien bigarrée, déshydratation, perte des poils du pubis, intolérance au froid.

Œdèmes

Un œdème généralisé est souvent le signe d'un dysfonctionnement rénal provoqué directement par une maladie des reins ou indirectement par toute autre affection atteignant les reins. En l'absence d'autres symptômes, l'affection est proprement rénale.
Œdème généralisé, Œdèmes localisés.

Œdème généralisé

Syndrome prémenstruel 219 : Irritabilité, nervosité, maux de tête, douleur dans la poitrine, manifestations œdémateuses, surtout autour de l'abdomen.
Contraception (la « pilule ») 233 : Œdème généralisé, seins hypersensibles, saignements du vagin, étourdissements, nausées et vomissements.
Toxémie gravidique (prééclampsie) 246 : Prise de poids excessive (à peu près 700 g par semaine), maux de tête sévères et tenaces, troubles visuels, étourdissements, vomissements, jaunisse, engourdissements, amnésie.
Choc anaphylactique 292 : Éruption spectaculaire et œdème généralisé, respiration coupée, pouls accéléré, choc.
Avitaminose B_1 (thiamine) 349 : Perte de poids et d'appétit, perte de sensibilité dans les mains, les jambes et les pieds, palpitations alarmantes, difficultés respiratoires, gonflement et infiltration des tissus, instabilité émotionnelle.

Œdèmes localisés

Insuffisance cardiaque 126 : Essoufflement au moindre effort physique, alternance de respiration accélérée ou ralentie, toux sèche et sifflante, œdèmes des jambes et des chevilles, accélération du pouls au moindre effort, veine jugulaire proéminente.
Cirrhose du foie 191 : Nausées, vomissements, ballonnements, perte de poids. Par la suite, jaunisse sévère, émaciation, abdomen distendu (ascite), angiome stellaire (petites taches rouges sur la peau entourées de lignes rouges partant en étoile), œdème des pieds et des jambes, hémorragie généralisée, sang dans les selles. Chez l'homme, atrophie des testicules, hypertrophie mammaire, perte des poils du pubis, impuissance.
Néphrite aiguë 197 : Urines peu abondantes, présence de sang et d'albumine dans les urines, œdème de la face et des articulations, maux de tête, inappétence, vomissements, langue chargée, hypertension.
Néphrite chronique 198 : Urines excessives, surtout la nuit (nycturie) et sanglantes, œdèmes de la face et des chevilles, ballonnement important de l'abdomen, troubles de la vision dus à un saignement sur la rétine, anémie, souffle court au moindre effort physique. (Hypertension.)
Néphrose 199 : Le plus souvent chez l'enfant : œdème généralisé provenant d'une rétention d'eau dans les tissus (ascite). Bouffissure importante de la face, abdomen distendu, jusqu'à deux fois sa taille normale, œdème des chevilles et des pieds, anémie, pâleur et faiblesse extrêmes.
Anémie à hématies falciformes 325 : Symptômes anémiques graves, douleurs diffuses, douleurs articulaires, jaunisse, troubles de la croissance provoquant un développement des bras et des jambes disproportionné par rapport au tronc. Chez l'enfant : œdèmes douloureux des mains et des pieds.
Bilharziose 383 : Douleurs abdominales, éruption cutanée, œdème de la face, des membres, des parties génitales, anémie, fatigue chronique.

Cancer des os 418 : Douleur dans les os atteints, avec autour des manifestations œdémateuses.

Pâleur

Voir aussi **Anémie.**

La pâleur peut être un symptôme trompeur car certaines personnes ont le teint naturellement pâle. Mais elle est caractéristique d'une maladie lorsqu'elle atteint les muqueuses (conjonctives, c'est-à-dire les membranes internes de la paupière, lèvres, intérieur de la bouche) et les ongles.
Pâleur, Pâleur extrême.

Pâleur

Angine de poitrine 124 : Douleur fulgurante qui se prolonge quelques minutes et irradie du cœur vers l'épaule, le bras ou la mâchoire. Parfois, essoufflement, sueurs froides, palpitations et étourdissements.
Rhumatisme articulaire aigu et fièvre rhumatismale 127 : Rythme cardiaque accéléré, inflammation des articulations, transpiration, malaise, courbe de poids stationnaire chez un enfant en pleine croissance.
Tachycardie 130a : Nausées, faiblesse, et dans les cas extrêmes état de choc.
Fibrillation auriculaire 132 : Pâleur, rythme cardiaque très accéléré et irrégulier.
Endocardite 135 : Anémie grave caractérisée par une intense fatigue, une fièvre récurrente, une douleur dans les articulations, l'éruption de taches écarlates sur tout le corps, la présence de sang dans les urines, des saignements du nez.
Hernie hiatale 149 : Douleur rétrosternale irradiante (semblable aux prémices d'une crise cardiaque). Hémorragies insidieuses se manifestant dans les selles et provoquant anémie et pâleur. Les brûlures d'estomac sont un symptôme fréquent.
Anémie 322 : Pâleur, essoufflement, palpitations, vertiges, bourdonnements dans les oreilles, langue flasque, rouge, douloureuse, brûlante. Dans quelques cas jaunisse, engourdissements dans les membres, soif, troubles de la mémoire, ongles rainés et concaves.
Anémie pernicieuse 323 : Symptômes de l'anémie (pâleur, faiblesse, souffle court), engourdissements, palpitations, langue rouge et douloureuse, jaunisse, difficultés pour marcher, impuissance, frigidité, perte d'appétit et amaigrissement.
Phéochromocytome 346 : Maux de tête récurrents, transpiration abondante, pâleur, tremblements. (Hypertension.)

Pâleur extrême

Mal des transports 61 : Nausées, vomissements, sueurs froides, teint livide et verdâtre, difficultés respiratoires.
Thrombose coronaire 125 : Douleur intense dans la poitrine, sueurs froides, anxiété extrême, pâleur prononcée.
Fibrillation ventriculaire 132a : *Urgence médicale.* Collapsus total, arrêt du pouls, teint livide. Appeler le SAMU.
État de choc 133 : Grande pâleur, peau froide et moite, lèvres et ongles cyanosés, pouls accéléré et faible, essoufflement, anxiété, pupille dilatée ; le patient peut devenir comateux.
Perforation dans l'ulcère gastro-duodénal 160 : Douleur fulgurante et insupportable dans l'estomac, rigidité de l'abdomen, accélération du pouls, poussées fébriles, douleur dans l'épaule. Teint gris et apnée (arrêt de la respiration).

Perte d'appétit

En dehors de toute affection, l'inappétence peut être provoquée par un état dépressif sévère, l'anxiété, la frayeur et les troubles émotifs.
Perte d'appétit, Perte d'appétit et faiblesse, Perte d'appétit et de poids, Perte d'appétit et de poids accompagnée d'une douleur dans la poitrine.

Perte d'appétit

Gastrite aiguë (simple) 155 : Douleur et lourdeur au creux de l'estomac, nausées, vomissements, langue chargée.
Gastrite aiguë (infectieuse et toxique) 155 : Vomissements, sensation d'estomac plein. La perte d'appétit est un symptôme très caractéristique.
Gastrite chronique 156 : Douleur gastrique de moyenne à aiguë, faibles nausées, constipation, ballonnement de l'estomac, mauvais goût dans la bouche, haleine fétide, langue chargée ou rouge à son extrémité.
Néphrite aiguë 197 : Perte d'appétit soudaine, urines peu abondantes et sanglantes, maux de tête sévères, nausées, vomissements, langue chargée, œdème de la face et des chevilles. (Hypertension.)
Ménopause 221 : Parfois asymptomatique, mais dans la plupart des cas : bouffées de chaleur, frissons, transpiration, migraines, fatigue, mictions fréquentes, étourdissements, palpitations, insomnie, perte d'appétit, dyspepsie, vomissements, irritabilité, instabilité émotionnelle, crises de larmes, périodes de dépression et d'anxiété.
Hypervitaminose A 348b : Douleurs articulaires, irritabilité, maux de tête très sévères. Retard de croissance chez les enfants et chute des cheveux.
Avitaminose B1 (thiamine) 349 : Engourdissements dans les mains et les pieds, instabilité émotionnelle, palpitations, difficultés respiratoires, œdème généralisé et écoulement dans les tissus.
Coqueluche 357 : Symptômes d'un coup de froid, toux caractéristique, rauque, expectoration visqueuse, vomissements.

Perte d'appétit et faiblesse

Sprue 180 : Diarrhée, selles dégageant une odeur fétide, claires, grasses ; ballonnements de l'estomac, amaigrissement sévère, pigmentation brune de l'épiderme, pâleur, anémie, apathie, hémorragie sous-cutanée sous forme de petits points rouges, langue rouge et très douloureuse. Chez l'enfant : retard de croissance accompagné de déformations osseuses et musculaires, fractures spontanées.
Hépatite infectieuse aiguë 187 : Nausées à la vue de la nourriture, urine foncée, jaunisse, éruption de taches rouges provoquant des démangeaisons, faiblesse, douleur dans la région du foie, maux de tête, vomissements, nausées.
Pellagre (déficit en vitamines du complexe B- niacine) 351 : Faiblesse, troubles gastriques, taches brunes devenant squameuses sur tout le corps, muqueuses et extrémité de la langue écarlates, inflammation des gencives, salivation excessive, diarrhée et selles devenant sanglantes.
Hypervitaminose D 353 : Nausées, faiblesse, urines excessives, dépôts jaunes sous la peau, insuffisance rénale.
Mononucléose infectieuse 377 : Sensation de malaise qui peut durer des semaines, voire des mois, avec une fièvre matinale faible et des maux de tête quotidiens et récurrents, gorge douloureuse. Le symptôme caractéristique est une intumescence ganglionnaire douloureuse sous les mâchoires, sous les aisselles et dans l'aine.
Ténia (ver solitaire) 390 : Crampes abdominales, diarrhée, fatigue. Fragments du ver visibles dans les selles.
Cancer de la vésicule biliaire 432 : Douleur vive dans la partie supérieure droite de l'abdomen, jaunisse, digestion impossible de certains aliments, faiblesse progressive, vomissements.

Perte d'appétit et de poids

Occlusion dans l'ulcère gastro-duodénal (sténose) 158 : Vomissements, parfois striés de sang, ballonnements de l'estomac, perte d'appétit et de poids, éructation d'odeur fétide, déshydratation.
Sprue 180 : Diarrhée, selles d'odeur fétide, claires et graisseuses, ballonnements de l'estomac, émaciation, pigmentation brune de l'épiderme, pâleur,

anémie, apathie. Hémorragie sous-cutanée sous forme de petites taches rouge pourpre sur la peau, langue rouge et très douloureuse. Chez l'enfant : retard de croissance accompagné de déformations osseuses et musculaires. Fractures spontanées.

Maladie cœliaque 181 : Chez l'enfant : maladie récurrente caractérisée par une infection des voies respiratoires supérieures, diarrhée persistante. Selles abondantes, grasses et dégageant une odeur fétide. Abdomen saillant sur un corps fluet. Fragilité, faiblesse et retard de croissance.

Anémie pernicieuse 323 : Symptômes de l'anémie, palpitations, fourmillement dans les mains et les pieds principalement, éventuellement ailleurs, langue rouge, douloureuse et enflée, jaunisse, difficulté pour marcher, impuissance, frigidité, perte de poids.

Hypopituitarisme 337 : Chez l'enfant : retard de croissance, nanisme. Chez l'adulte : défaut de développement sexuel, petit appétit, perte de poids, apathie, chute des poils du pubis et des aisselles, pouls faible et lent, peau jaunâtre, arrêt des règles chez la femme.

Insuffisance surrénale (maladie d'Addison) 344 : Fatigabilité, perte d'appétit et de poids, pigmentation brune de l'épiderme, nausées, vomissements, douleurs abdominales, besoin de sel, chute des cheveux, déshydratation, étourdissements, évanouissement, troubles mentaux.

Avitaminose B_1 (thiamine) 349 : Perte d'appétit et de poids, engourdissement des mains, des jambes et des pieds. Palpitations, difficultés respiratoires, œdèmes avec écoulement dans les tissus, instabilité émotionnelle.

Avitaminose C 352 : Chez l'enfant : irritabilité, perte d'appétit et de poids, jambes douloureuses et enflées. Chez l'adulte : faiblesse, saignements des gencives et des muqueuses, saignements sous-cutanés, déchaussement des dents, éruption, fractures fréquentes.

Hypervitaminose D 353b : Un excès de vitamine D peut provoquer une perte de poids et d'appétit, des nausées, de la faiblesse, des mictions trop importantes, une insuffisance rénale.

Oxyurose 389 : Douloureuses démangeaisons anales, sommeil sans repos, poids stationnaire. Présence de petits vers blancs dans les selles.

Perte d'appétit et de poids accompagnée d'une douleur dans la poitrine

Tuberculose pulmonaire 112 : Profonde fatigue, transpiration abondante, douleur dans la poitrine, toux ramenant des expectorations sanguinolentes, fièvre, perte d'appétit et de poids.

Empyème 119 : Douleur dans la poitrine, toux courte et sèche, frissons, fièvre, transpiration, rougeur sur les joues, le reste de la face et du corps demeurant pâles, haleine fétide, doigts déformés, perte d'appétit et de poids.

Rhumatisme articulaire aigu et fièvre rhumatismale 127 : Douleurs dans les articulations, accélération du rythme cardiaque, éruption sur tout le corps, perte d'appétit et de poids, chorée (danse de Saint-Guy), perte d'énergie. Il arrive souvent que le malade se plaigne d'une douleur dans la région du cœur.

Endocardite 135 : Éruptions de taches rouge pourpre sur tout le corps, frissons, fièvre, douleurs dans la poitrine et les articulations, fatigue, déformation des doigts, saignements du nez, sang dans les urines, perte d'appétit et de poids. (Hypertrophie de la rate.)

Ulcère de l'œsophage 147 : Point douloureux sous le sternum irradiant dans la poitrine, vomissements souvent striés de sang, diarrhée, brûlures d'estomac, perte d'appétit et de poids.

Œsophagite 148 : Douleur rétrosternale, déglutition difficile, brûlures d'estomac, perte d'appétit et de poids.

Perte de poids

Une perte de poids est toujours un symptôme sérieux : c'est l'un des signes majeurs du cancer ou de tout autre maladie grave. Inexpliquée, elle requiert l'attention immédiate du médecin.

Bien que non répertoriés plus bas, les cancers du col ou du corps de l'utérus, de l'ovaire ou métastasique se traduisent toujours, entre autres symptômes, par une perte de poids.

Perte de poids, Perte de poids et jaunisse, Perte de poids et faiblesse ou fatigue, Perte de poids rapide.

Perte de poids

Diverticule cricopharyngien de l'œsophage 145 : Le patient se plaint essentiellement de difficultés à avaler, d'où une alimentation moindre qui provoque une perte de poids. Toux nocturne et régurgitations.

Ulcère de l'œsophage 147 : Douleur irradiante sous le sternum, brûlures d'estomac, éructation, diarrhée.

Fibrose kystique 407 : Chez le nourrisson et l'enfant : développement ralenti, courbe de poids stationnaire, émaciation, appétit énorme, estomac saillant, selles épaisses, grasses et d'odeur fétide, toux chronique, respiration rapide, sueurs très salées.

Cancer du poumon 411 : Symptômes précoces caractéristiques : toux chronique ramenant du sang, respiration sifflante, enrouement, fièvre persistante, douleur dans la poitrine, sueurs nocturnes, souffle court.

Cancer de la thyroïde 417 : Nodule (petite grosseur) dans la glande thyroïde. Par la suite, enrouement, difficultés respiratoires, déglutition pénible, compression dans le cou, paralysie vocale, perte de poids.

Cancer du col de l'utérus 421 : Troubles des règles, pertes vaginales sanguinolentes, hémorragie après un effort physique ou des rapports sexuels. Par la suite, pertes jaunâtres, douleurs lombaires, troubles urinaires, vomissements, constipation, perte de poids.

Perte de poids et jaunisse

Pancréatite chronique 167 : Perte de poids considérable, douleur de légère à intense dans la région supérieure de l'abdomen, nausées et vomissements, parfois jaunisse, selles graisseuses, mousseuses et d'odeur fétide, pouls rapide.

Cirrhose du foie 191 : Jaunisse, ballonnement abdominal, veines saillantes sur l'abdomen, points rouges auréolés de lignes rosées sur la peau, haleine fétide, émaciation, hémorroïdes. Chez l'homme, hypertrophie des seins, atrophie des testicules, perte des poils du pubis, impuissance.

Anémie pernicieuse 323 : Symptômes anémiques, palpitations, douleur diffuse dans tout le corps, picotements dans les mains, les pieds ou ailleurs, langue rouge et douloureuse, jaunisse, difficulté à marcher, impuissance, frigidité.

Cancer du pancréas 431 : Syndrome douloureux dans la région supérieure de l'abdomen et s'étendant au dos, jaunisse, urines foncées, selles couleur d'argile, perte de poids, indigestions.

Cancer de la vésicule biliaire 432 : Douleur dans la partie supérieure droite de l'abdomen (près du centre), jaunisse, parfois vomissements, faiblesse progressive.

Cancer du foie 433 : Nausées, vomissements, compression dans l'abdomen, douleur sourde dans la région du foie, anémie, jaunisse, constipation.

Perte de poids et faiblesse ou fatigue

Abcès du poumon 115 : Frissons intenses et répétés, fièvre élevée, toux douloureuse, sueurs abondantes, malaise intense, expectorations sanguinolentes et d'odeur particulièrement fétide, souffle court au moindre effort physique, faiblesse.

Entérite régionale 168 : Anémie, dénutrition, arthrite diffuse, abcès autour de l'anus, crampes abdominales.
Diabète 332 : Urines, soif et faim excessives. Perte de poids, faiblesse, haleine d'odeur douceâtre et fruitée, troubles de la vision, langue sèche et douloureuse, impuissance, picotements dans les extrémités.
Hyperthyroïdie 340 : Goitre, rythme cardiaque ralenti, sueurs abondantes, peau chaude et moite, appétit mais perte de poids, yeux saillants, hyperactivité, nervosité et irritabilité.
Dysenterie amibienne 382 : Altération de l'état général, diarrhée sévère, selles glaireuses, sanguinolentes, douleur abdominale sur le côté droit, prostration.
Ascaridiose 388 : Douleur abdominale sourde (colique), dénutrition, fatigue.
Histoplasmose 393 : Ulcérations dans le nez, l'oreille, le pharynx ; selles noires, diarrhée, vomissements, émaciation, tuméfaction des ganglions lymphatiques. Dans les cas sévères, confusion possible avec une tuberculose : expectorations sanguinolentes, perte de poids, toux, extrême fatigue, sueurs abondantes.
Coccidioïdomydose 394 : Douleur pulmonaire, toux (ramenant souvent du sang). Dans sa forme évoluée, grande faiblesse, perte de poids, cyanose, souffle court.
Maladie de Hodgkin et autres lymphogranulomatoses 416 : Ganglions lymphatiques gonflés mais indolores et pouvant atteindre diverses tailles, anémie, mal de reins, œdème des jambes, respiration et déglutition difficiles. Par la suite, démangeaisons insupportables, faiblesse, perte de poids et fièvre récurrente.
Cancer de l'estomac 430 : Brûlures d'estomac, ballonnement abdominal, rassasiement rapide aux repas, fatigabilité, dégoût soudain pour certains aliments (en particulier la viande), perte de poids progressive et anémie. Les premiers symptômes sont souvent une douleur soudaine, des vomissements de sang de couleur noire et des selles goudronneuses.

Perte de poids rapide

Troubles du début de la grossesse 243 : Nausées, vomissements. Dans les cas sévères : perte de poids conséquente, jaunisse, rythme cardiaque accéléré.
Tumeurs malignes du système nerveux 413 : Chez le nourrisson et l'enfant : perte de poids rapide, estomac distendu, anémie, décoloration du pourtour des yeux, tuméfaction des ganglions lymphatiques, douleur osseuse.
Cancer de l'œsophage 429 : Déglutition difficile, compression ou douleur dans la poitrine, salivation excessive, toux, aphonie, perte de poids rapide, émaciation, flatulences, soif, haleine fétide.

Poids et courbe de croissance stationnaires

Bien que le développement d'un enfant se doit d'être continu, il faut toujours se souvenir que le rythme de croissance est rarement constant, même lorsqu'il s'agit d'un enfant en bonne santé. En l'absence de tout autre symptôme, une croissance ralentie ou un poids temporairement stationnaire ne sont généralement pas significatifs de troubles.
Poids et courbe de croissance stationnaires, Poids et courbe de croissance stationnaires avec malformations.

Poids et courbe de croissance stationnaires

Angine (chronique) 70 : Fièvre peu élevée, coups de froid fréquents, gorge douloureuse, manque d'énergie.
Rhumatisme articulaire aigu ou fièvre rhumatismale 127 : Inflammation des articulations, rythme cardiaque accéléré, fatigabilité, transpiration, chorée (danse de Saint-Guy), saignements de nez, éruption de petites taches rouge pourpre sur le corps, déglutition parfois difficile.
Cardiopathies congénitales 128 : Souffle court, cyanose, fatigabilité.

Sténose ou rétrécissement du pylore 169 : Chez le nourrisson : vomissements, grosseur abdominale, déshydratation, constipation, perte de poids.
Mégacôlon ou maladie de Hirschsprung 175 : Constipation, anémie légère, mauvaise nutrition.
Avitaminose A 348a : Cécité nocturne (hyperkératose), épaississement de la cornée, ulcération de la cornée.
Hypervitaminose A 348b : Douleurs dans les articulations, irritabilité, maux de tête sérieux, chute de cheveux, perte d'appétit.
Oxyurose 389 : Vers blancs visibles dans les selles, démangeaisons douloureuses dans la région anale, sommeil agité, perte d'appétit.

Poids et courbe de croissance stationnaires avec malformations

Sprue 180 : Chez l'enfant : retard de croissance, déformations des os et des muscles, fractures spontanées, diarrhées trois ou quatre fois par jour avec des selles grasses, fétides et de couleur claire, langue douloureuse et rouge, ballonnement de l'estomac, corps émacié et petites hémorragies sous-cutanées.
Maladie cœliaque 181 : Enfants : maladie récurrente de l'enfant s'annonçant par une brusque diarrhée qui déclenche une grave infection respiratoire. Les selles sont molles, grasses, d'odeur fétide. Parmi les autres symptômes : faiblesse, perte d'appétit, irritabilité, estomac proéminent sur un corps fluet et grave retard de croissance.
Anémie à hématies falciformes 325 : Symptômes anémiques sérieux, douleurs, douleurs diffuses dans tout le corps, douleurs articulaires, jaunisse, développement physique perturbé, bras et jambes trop longs, tronc trop court. Chez l'enfant, œdèmes douloureux des mains et des pieds.
Hypothyroïdie 339 : Chez l'enfant : goitre, retard de croissance, débilité mentale, apathie, bouffissure de la face, œdème des mains et des pieds, peau desséchée et ridée, nez épaté, température inférieure à la normale (36° centigrade).
Hypervitaminose D 353b : Chez l'enfant : retard physique, perte d'appétit, faiblesse, mictions excessives, perte de poids.
Poids faible à la naissance 396 : Respiration irrégulière, estomac saillant, courbe de poids stationnaire, faiblesse, tête large, yeux proéminents, parties génitales petites.
Fibrose kystique 407 : Nourrissons et enfants : développement ralenti, maigreur extrême, voracité, selles d'odeur fétide, grasses, volumineuses, toux chronique, respiration rapide, nez qui coule, estomac proéminent, sueurs très salées.

Poids faible à la naissance

Le poids à la naissance est considéré comme faible s'il est inférieur à 2,5 kg (5,5 livres).
Poids faible à la naissance 396 : Faiblesse, respiration irrégulière, crâne large, yeux proéminents, prise de poids ralentie, parties génitales petites, estomac saillant.
Mort subite du nourrisson 398 : Aucun symptôme, sinon que le tiers de ces morts subites surviennent chez des nourrissons de faible poids à la naissance.
Arriération mentale 403 : Chez le nourrisson : poids souvent faible à la naissance, taille anormale du crâne, jaunisse. Par la suite, développement ralenti et léthargie.

Prise de poids

Toxémie gravidique (prééclampsie) 246 : Œdème généralisé, mal de tête sévère, troubles visuels, engourdissements, étourdissements, vomissements, douleur abdominale.
Hypothyroïdie 339 : Chez l'adulte : goitre, apathie mentale, affaiblissement

des facultés intellectuelles, rythme cardiaque ralenti, obésité, engourdissement, œdème des mains et facial (particulièrement autour des yeux), peau sèche, froide et rugueuse, voix rauque, sensibilité au froid, troubles des règles chez la femme, cheveux ternes et clairsemés. (Abaissement du métabolisme basal et augmentation du volume cardiaque.)

Maladie de Cushing 343 : Gain de poids prédominant au tronc, au dos et à la face (face de lune), pilosité excessive (hypertrichose), acné, peau fragile (vergeturée), troubles des règles chez la femme, faiblesse musculaire, fragilité des os.

Obésité 347 : (Plus de 20 p. cent d'excès de poids.) Dans les cas sévères, douleurs dans le dos et dans les pieds, essoufflement.

Prostration (collapsus)

Prostration, Prostration accompagnée de douleurs abdominales, Prostration suivie de choc et coma.

Prostration

Abcès du poumon 115 : Toux pénible ramenant des expectorations striées de sang, frissons répétés et intenses, fièvre élevée, malaise important, souffle court au moindre effort physique, perte de poids.

Hépatite toxique 189 : Jaunisse, éruption cutanée et démangeaisons, vomissements et diarrhée.

Diphtérie 358 : Fausses membranes dans la gorge, gorge douloureuse, fièvre, haleine fétide, déglutition difficile. Dans les cas les plus graves : prostration et paralysie du palais ;

Poliomyélite 374 : Fièvre élevée, maux de tête, gorge douloureuse. La raideur de la nuque est fréquemment le symptôme caractéristique. Douleurs musculaires. Dans les cas les plus sévères : prostration, faiblesse extrême, contractures musculaires, paralysie des membres, déglutition difficile, voix nasonnée indiquant une atteinte du tronc cérébral.

Grippe 376 : Frissons, fièvre élevée, maux de tête importants, douleurs dans le dos et courbatures. Grande faiblesse, prostration. Extrême fatigue, transpiration, toux haletante et sèche, symptômes du coup de froid, face congestionnée. En cas de grippe intestinale, diarrhée et vomissements.

Fièvre jaune 379 : Face congestionnée, fièvre élevée, prostration rapide, sévères maux de tête, douleurs dans les membres et le dos, urines peu abondantes. Après une période de rémission, rechute avec jaunisse, vomissements noirs, saignement des muqueuses.

Dengue 380 : Poussée fébrile brutale accompagnée de frissons et de maux de tête importants. Symptôme caractéristique : une douleur derrière l'œil. Douleurs également dans les muscles et les articulations menant à un état de prostration. Après une brève rémission, rechute accompagnée de fièvre et d'une éruption cutanée.

Prostration accompagnée de douleurs abdominales

Gastrite aiguë (érosive) 155 : Vive douleur dans le creux de l'estomac, accélération du rythme cardiaque, cyanose, soif excessive, vomissements de sang, sang dans les selles, estomac rigide et tendu.

Hémorragie massive en cas d'ulcère duodénal 159 : Sang abondant dans les vomissements et dans les selles, transpiration abondante, symptômes de choc.

Syndrome des gastrectomisés (dumping) 161 : Diarrhée soudaine, palpitations, étourdissements allant d'une simple perte d'équilibre jusqu'à l'évanouissement, perte de poids, anémie et faiblesse.

Gastro-entérite aiguë 162 : Ballonnements et crampes de l'estomac, nausées, vomissements, diarrhée, pouls accéléré, faiblesse.

Gastro-entérite staphylococcique 164 : Crampes d'estomac deux à quatre heures après absorption de l'aliment contaminé, suivies de nausées, de vomissements, de diarrhée et de transpiration. Dans les cas sévères, prostration, sang et mucus dans les selles.
Hernie inguinale (dans l'aine) 255 : (Hernie étranglée seulement.) Grosseur soudaine dans l'aine, douleur abdominale importante, évanouissement, vomissements.
Choléra 364 : L'apparition de la maladie est soudaine et violente ; diarrhée ininterrompue, sévère déshydratation, selles volumineuses en forme de grains de riz, vomissements violents, soif intense, cyanose, crampes dans l'estomac et les jambes et finalement collapsus total.
Dysenterie amibienne 382 : Altération de l'état général, diarrhée ininterrompue, selles sanguinolentes, douleur du côté droit de l'abdomen, perte de poids, prostration.
Ténia (ver solitaire) 390 : Crampes abdominales, diarrhée, fatigue extrême, perte d'appétit.

Prostration suivie de choc ou de coma

Fibrillation ventriculaire 132a : *Urgence médicale.* Collapsus total, coma, arrêt du pouls. Fatal si non traité immédiatement.
Occlusion intestinale 170 : Dans les cas persistants, en dehors d'une douleur abdominale, distension de l'abdomen, constipation, vomissements fréquents prenant une couleur brune, soif, fièvre élevée, anurie (absence d'urines), anxiété, hémorragie rectale, déshydratation, collapsus et état de choc.
Empoisonnement du sang 360 : Frissons intenses, fièvre intermittente, maux de tête sévères, périodes de transpiration abondante, diarrhée, hémorragie sous-cutanée sous forme de petites taches rouge pourpre sur la peau, éruption, collapsus dégénérant en état de choc ou en coma.
Gangrène gazeuse 362 : Tuméfaction et œdème se formant à partir d'une plaie très souillée de terre, et produisant à la palpation un crépitement dû à l'infiltration de gaz sous la peau. La peau autour de la plaie est décolorée, puis elle s'assombrit et devient finalement noire. Coma éventuel.
Peste 365 : Apparition brutale. Frissons et fièvre élevée, accélération du rythme cardiaque, démarche incertaine, état de stupeur, prostration. Signe caractéristique : développement de bubons dans l'aine et sous les aisselles (inflammation des ganglions lymphatiques dont la taille varie de celle d'un œuf à celle d'une orange). Ils peuvent suppurer. Petites ulcérations sur la peau qui deviennent noires. Phase finale : état de choc et coma.
Rage 378 : L'endroit de la morsure demeure rouge. État dépressif, irritabilité, puis excitabilité et sauvagerie. Déglutition impossible. Étourdissements, collapsus et coma.
Typhus 392 : Dix jours de fièvre très élevée, douleurs diffuses sur tout le corps, maux de tête sévères, prostration, éruption de petits boutons qui saignent et deviennent écarlates, urines très colorées et peu abondantes, contractures, langue pâteuse et blanche, rétrécissement des pupilles, état de stupeur, delirium, coma. Transpiration abondante lorsque la fièvre cesse.

Rhume

Rhume, Rhume avec fièvre.

Rhume

Rhume de cerveau 63 : Nez bouché, écoulement, éternuement, larmes, gorge irritée.
Rhinite chronique 64 : Goutte au nez, conjonctivite, perte du goût et de l'odorat, écoulement nasal, fréquente irritation de la gorge.
Bronchite aiguë 103 : Symptômes du rhume de cerveau, accompagnés d'une

toux sèche au début, et puis produisant une expectoration jaunâtre, filante et purulente, parfois dyspnée, fièvre peu élevée.
Coqueluche 357 : Quinte de toux, perte d'appétit, expectoration filante, vomissements.
Rubéole 371 : Débute par un petit rhume, puis apparition de ganglions lymphatiques enflés dans le cou, suivie d'une éruption de couleur rosée sur la face et le cou qui se propage sur tout le corps, fièvre peu élevée.

Rhume avec fièvre

Méningite 7 : Les symptômes d'un coup de froid qui s'aggravent rapidement, provoquant une fièvre très élevée, une raideur caractéristique du cou et un mal de tête paroxystique. Chez les enfants, contractures, convulsions, vomissements et délire.
Pharyngite (streptococcique) 73 : Se déclare par les symptômes d'un coup de froid, puis mal de gorge aigu, fièvre élevée, déglutition douloureuse, pouls irrégulier et accéléré.
Laryngite diphtérique (croup) 107 : Toux d'abord sèche et asphyxiante, qui bientôt devient rauque, mucus tenace et visqueux. Respiration haletante, sifflante, fièvre élevée. Dans les cas graves, cyanose. Le malade est anxieux et effrayé.
Pneumonie 109 : Débute comme un coup de froid ordinaire, puis frissons violents, fièvre élevée, douleur dans la poitrine, toux douloureuse avec des expectorations rouillées, respiration haletante et accélération du rythme cardiaque.
Diphtérie 358 : Profonde fatigue succédant aux symptômes d'un coup de froid ordinaire, gorge enflée très douloureuse, déglutition pénible, fausse membrane de couleur grise dans le nez et la gorge.
Fièvre typhoïde 363 : Commence par des symptômes semblables à ceux de la grippe : maux de tête attaquant les tempes et la région frontale, fièvre très élevée « en plateau » (continue), saignements de nez, estomac distendu, état de stupeur, pouls double et peu accéléré, diarrhée, petites taches rosées localisées généralement sur l'abdomen.
Rougeole 370 : On pourrait la confondre avec un simple coup de froid, mais un signe ne trompe pas : l'éruption.
Grippe 376 : Débute comme un rhume de cerveau, mais bientôt le malaise et la fièvre s'accentuent, s'accompagnant de courbatures dans le dos et les jambes ; fatigue extrême et faiblesse.

Rigidité et ankylose

Maladie de Parkinson 1 : Bras raidis, serrés le long du corps, avant-bras repliés, démarche lente et hésitante, tremblement des mains, yeux grands ouverts et regard fixe, étourdissements.
Tuberculose ostéo-articulaire 264 : Articulations enflées mais indolores, colonne vertébrale rigide, déformations des parties atteintes, élévation de la température, sueurs nocturnes.

Sénilité précoce

Hypopituitarisme (nanisme) 337 : Le corps est bien proportionné mais reste petit. Défaut de développement sexuel, apathie, fatigabilité, pouls lent, perte de poids, chute des cheveux, peau ridée, pâle. Évolution offrant l'apparence d'une sénilité précoce.

Soif

Soif intense, Soif intense et urines très abondantes.

Soif intense

Gastrite aiguë (érosive) 155 : Douleur vive à l'estomac, collapsus, vomissements de sang, sang dans les selles, estomac rigide et sensible, soif intense.
Occlusion intestinale 170 : Douleur autour du nombril, constipation, vomis-

sements, abdomen distendu. Dans les cas sévères et persistants, déshydratation, anurie (absence d'urines), soif, anxiété, état de choc.

Péritonite 179 : Douleur très vive dans l'abdomen, qui est rigide et distendu, hoquet, déshydratation, vomissements persistants. Le malade est anxieux et se sent très mal.

Anémie 322 : Symptômes anémiques, soif intense, jaunisse, langue rouge et brûlante, engourdissement des membres, troubles de la mémoire, palpitations, vertige, ongles rainés et concaves, état de choc.

Choléra 364 : Diarrhée continue, selles liquides et abondantes, déshydratation sérieuse, crampes sévères à l'estomac et aux jambes, vomissements violents, yeux révulsés.

Dysenterie bacillaire 366 : Diarrhée continue, sang et mucus dans les selles, crampes sévères à l'estomac, besoin urgent d'aller à la selle mais défécation difficile, nausées, vomissements.

Cancer de l'œsophage 429 : Déglutition difficile, oppression dans la poitrine, salivation abondante, toux, haleine fétide, aphonie, flatulences, soif, amaigrissement sévère.

Soif intense et urines très abondantes

Diabète 332 : Urines très abondantes, soif et faim. Perte de poids, faiblesse, haleine fruitée (odeur acétonique), brouillard devant le yeux, picotements, fourmillements et crampes dans les jambes, complications infectieuses cutanées est vaginales, impuissance. En cas d'acido-cétose progressive (dont l'aboutissement est le coma diabétique), respiration profonde et rapide, déshydratation sérieuse, vertiges, peau terne, nausées et vomissements, douleur abdominale, yeux révulsés, soif intense, état de stupeur, de choc et coma.

Diabète insipide 338 : Le symptôme caractéristique est l'augmentation considérable du volume des urines – polyurie diurne, mais aussi nocturne, qui gêne le sommeil du malade ; déshydratation sévère, soif.

Aldostéronisme primaire 345 : Urines excessives, soif, fatigue, faiblesse musculaire, engourdissement et picotement dans différentes parties du corps. (Hypertension.)

Spasticité

Dystrophie musculaire 405 : Chez le petit enfant : difficulté pour marcher et se tenir debout, démarche hésitante, chutes fréquentes, paralysie progressive de la face qui prend l'aspect d'un masque. Plus tard, la paralysie atteint le bassin et les jambes.

Encéphalopathie infantile 406 : Chez le petit enfant : crampes et contractions, perte du contrôle musculaire, démarche hésitante, perte du sens de l'équilibre, manque de vivacité, paralysie partielle de la face, déglutition difficile, cris très aigus, sensibilité aux infections, vomissements, jaunisse, développement ralenti.

Température inférieure à la normale

Une basse température, égale ou inférieure à 35 °C, peut persister plusieurs jours durant après la convalescence d'une grave infection telle que la pneumonie. Mais une chute conséquente de température chez une personne malade est un symptôme alarmant. Une basse température indique également la présence dans l'organisme de poisons affectant la régulation thermique du corps : barbituriques, morphine, opium, alcool, lachlorpromazine (un tranquillisant) et certains anesthésiques. Elle est aussi le signe d'un état de choc après un grave traumatisme ou une opération importante. Enfin, elle affecte les personnes souffrant d'une pancréatite aiguë ou d'un ulcère gastrique.

Hypothyroïdie 339 : Chez l'enfant : parfois un goitre, débilité mentale, retard de croissance, apathie, œdème des mains et des pieds, épaisseur des traits du visage, corps trapu, nez épaté. Température avoisinant 35,5 °C, parfois moins. Chez l'adulte : apathie intellectuelle et physique, pouls lent, obésité, œdème des mains et de la face, surtout autour des yeux, voix rauque, troubles de la menstruation chez les femmes (saignements, perte abondante de sang). Température de 35,5 °C, parfois moins. (Augmentation du volume cardiaque.)

Transpiration

La sudation est une fonction normale de l'organisme en cas de chaleur excessive ou d'effort physique intense. Elle peut aussi être une manifestation d'anxiété, de peur ou de grande émotion et affecte alors plutôt les paumes des mains, la plante des pieds ou les aisselles. L'odeur âcre de la sueur est souvent due à la présence de bactéries. *Transpiration, Transpiration abondante, Transpiration abondante et fièvre, Transpiration et mal de tête, Sueurs nocturnes.*

Transpiration

Mal des transports 61 : Nausées, vomissements, teint verdâtre.
Asthme 108 : Respiration sifflante et haletante, face pâle ou congestionnée et souvent cyanosée. Plus tard, toux ramenant des expectorations denses et abondantes.
Thrombose coronaire 125 : Douleur extrême serrant la poitrine comme dans un étau, dyspnée sévère, pâleur, peur d'une mort imminente, sueurs froides.
Rhumatisme articulaire aigu et fièvre rhumatismale 127 : La transpiration est un symptôme caractéristique. Accélération du rythme cardiaque, inflammation des articulations, chorée (danse de Saint-Guy) chez les enfants de dix à treize ans, prise de poids ralentie, malaise, fatigabilité, petites taches rouge pourpre sur tout le corps (purpura).
Syndrome des gastrectomisés (dumping) 161 : Les symptômes apparaissent un quart d'heure après les repas. Transpiration, palpitations, étourdissements allant jusqu'à la perte de conscience, violente diarrhée.
Gastro-entérite staphylococcique 164 : Crampes d'estomac deux à quatre heures après l'ingestion de l'aliment contaminé, nausées, vomissements, diarrhée, salivation abondante. Dans les cas les plus sévères : sang et mucus dans les selles, prostration et état de choc.
Calculs rénaux 202 : Douleur très vive et intermittente dans la région des reins, qui peut irradier jusqu'à l'aine. Sang dans les urines, frissons, vomissements, transpiration et état de choc.
Règles douloureuses 220 : Malaise, transpiration, crampe abdominale légère ou douloureuse, douleur lombaire.
Ostéomyélite 265 : Douleur intense dans l'os ou l'articulation atteinte, température élevée, transpiration, le muscle atteint est gonflé, rigide, douloureux et suppurant.
Fibrose kystique 407 : Chez l'enfant : voracité, amaigrissement sévère, selles abondantes, grasses et d'odeur fétide, estomac proéminent, toux, respiration haletante.

Transpiration abondante

Œdème du poumon 116 : Respiration difficile, laborieuse, rapide. Sifflements asthmatiques, toux sanglante, cyanose, anxiété, oppression dans la poitrine.
Hémorragie massive dans l'ulcère gastro-duodénal 159 : Sang abondant dans les vomissements et dans les selles, collapsus, transpiration abondante, symptômes de choc.
Coup de chaleur bénin 313b : Maux de tête, étourdissements, transpiration abondante mais température peu élevée, nausées, étourdissements, vertiges, peau moite, froide.

Diabète (choc à l'insuline) 332 : Faiblesse, tremblements, transpiration abondante, sensation de faim. Si le choc est grave, évanouissements et coma.
Hypoglycémie 333 : Faiblesse, étourdissements, palpitations, tremblements, transpiration abondante, troubles de la vision, maux de tête, difficulté de concentration, comportement irrationnel ou psychotique, syncopes, coma.
Hyperthyroïdie 340 : Transpiration abondante, brûlante, peau moite, grande faiblesse, irritabilité, nervosité, accroissement de l'appétit mais perte de poids. Les yeux sont proéminents, le regard est fixe, bouffées de chaleur, hyperactivité, palpitations. Chez la femme, règles peu abondantes (aménorrhée) ; la glande thyroïde est hypertrophiée. (Métabolisme basal élevé.)
Phéochromocytome 346 : Mal de tête intense et pulsatile (impression de martèlement), pâleur, transpiration abondante, palpitations, rougeur et fourmillements dans les extrémités.

Transpiration abondante et fièvre

Pneumonie 109 : Frissons intenses, fièvre élevée, douleur dans la poitrine, toux pénible, expectoration rouillée, respiration et pouls accélérés.
Abcès du poumon 115 : Toux douloureuse ramenant des expectorations. Frissons répétés et intenses, fièvre élevée, malaise important, essoufflement au moindre effort physique, perte de poids.
Empyème 119 : Douleur dans la poitrine, toux sèche, frissons ; joues empourprées sur une face pâle, corps pâle, haleine fétide, émaciation et nodosités de la pulpe des doigts.
Empoisonnement du sang 360 : Frissons intenses, fièvre intermittente, mal de tête sévère, crises de sudation, éruption, hémorragie sous-cutanée sous forme de petites taches rouge pourpre sur le corps, violente diarrhée, collapsus.
Fièvre récurrente 369 : Frissons, fièvre élevée, sévère mal de tête. Crises récurrentes, pouls accéléré, douleurs musculaires et articulaires, transpiration abondante.
Malaria 381 : Frissons intenses à faire claquer des dents, fièvre élevée, transpiration abondante, sévères maux de tête, vomissements, diarrhée, pouls et respiration accélérés.
Trichinose 386 : Fièvre élevée, transpiration abondante, œdème facial localisé sur le front et autour des yeux, douleurs musculaires diffuses, diarrhée. Dans les cas graves, apnée (arrêt de la respiration).
Typhus 392 : Fièvre élevée pendant dix jours (transpiration lorsque la fièvre tombe), maux de tête, hémorragie sous-cutanée sous forme de petites taches rouge pourpre sur tout le corps, rétrécissement des pupilles, urines peu abondantes et très colorées, contractions musculaires, stupeur, délire, coma.

Transpiration et mal de tête

Mal de tête allergique 13c : Douleur pulsatile (pénible impression de battement) qui irradie dans l'œil, le nez, la bouche ou au cou. Pâleur. Sur le côté atteint, les vaisseaux sanguins sont proéminents.
Ménopause 221 : Bouffées de chaleur, frissons, transpiration, mictions fréquentes, mal de tête, étourdissements, anxiété, dépression, dyspepsie.
Acromégalie et gigantisme 336 : Chez un enfant en pleine croissance, le gigantisme se manifeste par un développement anormal du squelette et de la taille. Chez un adulte, l'acromégalie est caractérisée par une hypertrophie de certaines parties du corps, y compris les organes internes. Épaisseur des traits, mains trapues, pieds massifs, voix rauque et basse, maux de tête sévères, crises de sudation et douleurs articulaires.
Grippe 376 : Face rouge, frissons, fièvre élevée, maux de têtes sévères, courbatures et douleurs articulaires, prostration due à la faiblesse et l'extrême fatigue.

Sueurs nocturnes

Tuberculose pulmonaire 112 : Transpiration abondante la nuit. Toux ramenant des expectorations sanglantes, profonde fatigue, perte de poids et d'appétit. Douleur dans la poitrine, perte de vitalité, fièvre élevée au réveil.
Abcès du poumon 115 : Transpiration abondante la nuit. Frissons intenses et répétés, fièvre élevée, toux pénible ramenant des expectorations purulentes, fétides et sanguinolentes, malaise profond, essoufflement au moindre effort physique, faiblesse et perte de poids.
Tuberculose ostéo-articulaire 264 : Inflammation des articulations (indolore). Si la jambe est atteinte, faiblesse, raideur, boiterie ; si le dos est atteint, colonne vertébrale bloquée et déformée par une position antalgique du malade, fièvre et sueurs nocturnes.
Histoplasmose 393 : Ulcérations du nez, des oreilles ou du pharynx, diarrhée, selles noires, tuméfaction des ganglions lymphatiques, émaciation. Cette maladie est souvent confondue avec une tuberculose : toux, expectorations sanglantes, perte de poids, transpiration abondante, extrême fatigue.
Cancer du poumon 411 : Au début, toux légère, sifflante, essoufflement allant en s'aggravant, douleur dans la poitrine, rétrosternale, parfois intolérable. Par la suite, toux persistante, sèche et déchirante. Perte de poids, enrouement, sueurs nocturnes. L'expectoration sanglante est un symptôme habituellement tardif, mais qui peut dans certains cas apparaître dès le début.
Leucémie 415 : Hémorragie généralisée : gencives, nez, cutanée (sous forme de petites taches rouge pourpre sur le corps). Extrême fatigue, pâleur, anémie, douleurs articulaires. Chez l'enfant (forme aiguë) : gorge douloureuse, pouls accéléré, corps d'apparence contusionnée. Chez l'adulte (forme chronique) : gonflement caractéristique des ganglions lymphatiques, sueurs nocturnes, nervosité, perte de poids.

Tremblements

Voir aussi **Contractures.**

Un tremblement est une succession d'oscillations involontaires d'un membre ou d'une autre partie du corps. Passager, il n'a pas d'incidence médicale chez une personne en bonne santé lorsqu'il est dû à l'anxiété, le froid, une extrême fatigue, un âge avancé, un effort physique prolongé ou violent, une excitation ou une frayeur.

L'alcoolisme entraîne le tremblement de la tête, des bras, des mains, des doigts ou de la langue. Ces tremblements s'accentuent le lendemain d'une cuite sévère.

L'hystérie et l'anxiété provoquent un tremblement rapide et imperceptible qui s'accompagne des signes d'une atteinte du système nerveux tels que l'accélération du rythme cardiaque, les palpitations ou les sueurs.

Des drogues comme la morphine ou la cocaïne causent un tremblement rapide de la face et des doigts qui s'amplifie en période de sevrage. L'abus prolongé de barbituriques, de bromures, l'intoxication au mercure ou au plomb (un additif de l'essence) provoquent des tremblements pathologiques.

Maladie de Parkinson 1 : Tremblements saccadés au repos, qui diminuent lors de tout mouvement. Face figée comme un masque, démarche spasmodique.
Sclérose en plaques 6 : Tremblement progressif et généralisé, évoluant en faiblesse et en paralysie, tremblement des mains, démarche spasmodique. Troubles de la vision, paralysie du globe oculaire, troubles de l'élocution, voix monocorde.
Diabète (choc à l'insuline) 332 : Faiblesse, état confusionnel, nervosité, tremblement, transpiration, faim. Dans les cas sévères, perte de conscience et coma.
Hypoglycémie 333 : Faiblesse, vertiges, palpitations, transpiration, troubles visuels, maux de tête, difficulté de concen-

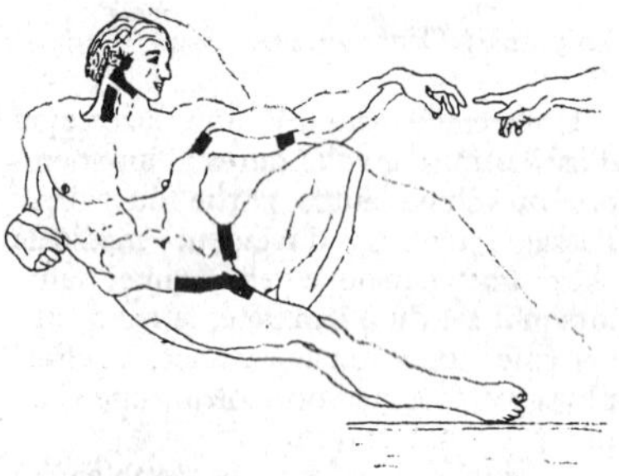

Localisations principales des ganglions lymphatiques

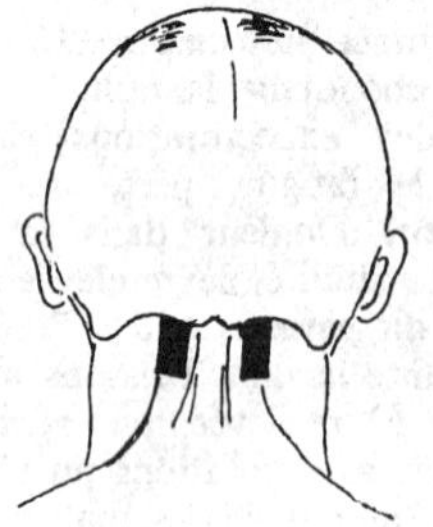

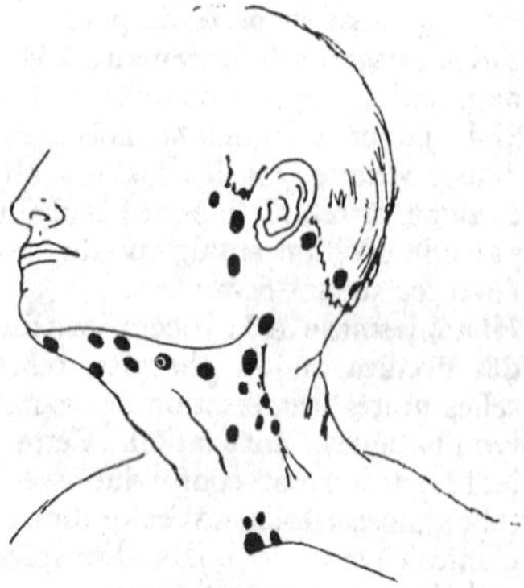

Ganglions lymphatiques de la tête et du cou

tration, comportement irrationnel ou psychotique, syncopes, convulsions, coma.

Hyperthyroïdie 340 : Saillie du globe oculaire, goitre, tremblement des doigts, accélération du rythme cardiaque, transpiration abondante, vomissements, diarrhée, éruptions cutanées, amaigrissement sévère, irritabilité, anémie. (Accélération du métabolisme.)

Phéochromocytome 346 : Mal de tête pulsatile (impression pénible de battements) récurrent, transpiration abondante, pâleur, tremblements. (Hypertension.)

Tuméfaction des ganglions lymphatiques

Les ganglions lymphatiques sont localisés dans le cou, dans les aisselles et dans l'aine. Ils agissent comme de véritables filtres, arrêtant les bactéries de façon à stopper l'infection.

Tuméfaction des ganglions lymphatiques, Tuméfaction douloureuse des ganglions lymphatiques.

Tuméfaction des ganglions lymphatiques

Syphilis précoce 209 : De un à six mois après la contamination, large éruption sur le corps. Ulcérations des muqueuses buccales, douleurs arthritiques, gorge douloureuse, maux de tête intenses. Tuméfaction de tous les ganglions lymphatiques.

Maladie du sérum 288 : Tuméfaction des ganglions lymphatiques, en particulier ceux situés autour du point de l'injection, éruption cutanée type urticaire, inflammation des articulations, fièvre généralement peu élevée mais, dans certains cas, moyenne ou forte.

Pédiculose (infestation par les poux) 310 : Démangeaisons intenses, petites marques rouges (papules) sur le corps, parfois ganglions lymphatiques gonflés, petits boutons. Les poux sont visibles ;

les lentes sont fixées dans les cheveux ou sur les vêtements.

Maladie du sommeil 384 : Perte de poids, léthargie, coma, éruptions cutanées, tremblements musculaires, faiblesse, tuméfaction de tous les ganglions lymphatiques.

Toxoplasmose 385 : Frissons, fièvre élevée, ganglions lymphatiques gonflés, mal de tête sévère.

Histoplasmose 393 : Ulcérations dans l'oreille, le nez, le pharynx, vomissements, diarrhée, selles noires, amaigrissement sévère. Dans sa forme chronique, elle peut être confondue avec la tuberculose : toux ramenant des expectorations sanglantes, perte de poids, transpiration abondante, extrême fatigue.

Tumeurs malignes du système nerveux 413 : Nourrissons, enfants : perte de poids rapide, abdomen distendu, faiblesse, anémie, décoloration autour des yeux, douleurs osseuses. La tuméfaction des ganglions lymphatiques est souvent le premier symptôme.

Leucémie 415 : Hémorragie généralisée : gencives, peau (sous forme de petits points rouge pourpre), nez et autres. Anémie, grande pâleur, malaise, poussées fébriles, douleurs articulaires. Enfant (forme aiguë) : gorge douloureuse, pouls accéléré, corps d'apparence contusionnée. Adulte (forme chronique) : tuméfaction caractéristique des ganglions lymphatiques, sueurs nocturnes et perte de poids.

Maladie de Hodgkin et autres lymphogranulomatoses 416 : Ganglions lymphatiques gonflés mais indolores dans le cou (atteignant la taille d'une orange). S'ils sont gonflés d'un seul côté, il s'agit de la maladie de Hodgkin, s'ils le sont des deux, il s'agit d'une autre lymphogranulomatose. Par la suite, tous les ganglions lymphatiques sont atteints. Parmi les autres symptômes : démangeaisons, anémie, faiblesse, œdème des membres inférieurs, difficultés respiratoires, fièvre récurrente.

Tuméfaction douloureuse des ganglions lymphatiques

Érysipèle 300 : Éruption brutale sur le visage d'une plaque rouge sombre à rouge écarlate entourée d'un bourrelet périphérique, frissons, fièvre élevée, mal de tête intense, œdème de la face, ganglions lymphatiques enflés et douloureux.

Lymphangite 330 : Traînées rouges partant de la plaie dans l'axe du bras ou de la jambe, inflammation des ganglions lymphatiques, frissons, fièvre élevée, douleurs diffuses, mal de tête.

Lymphadénite 331 : Ganglions lymphatiques hypertrophiés et douloureux, épiderme rouge et sensible audessus du ganglion infecté, possibilité d'abcès.

Mononucléose infectieuse 377 : Fièvre, gorge douloureuse, mal de tête, inflammation douloureuse des ganglions lymphatiques, faiblesse, fatigue, éventuellement jaunisse.

Symptômes du cerveau et du système nerveux

Agitation

Hypoxie 122 : Essoufflement à l'effort, perte de la vision nocturne, lèvres cyanosées, étourdissement, palpitations, mal de tête, difficultés de concentration, troubles du jugement, agitation et nausée.
Thrombose coronaire 125 : Douleur écrasante dans la poitrine, pâleur, sueurs froides, anxiété intense, agitation extrême.
Anémie 322 : Grande faiblesse, palpitations, langue flasque, rouge et douloureuse. Dans les cas sévères, jaunisse, engourdissement des membres, pâleur extrême, soif intense, défaillances de la mémoire, stries longitudinales sur les ongles, agitation.
Avitaminose D 353a : Chez le petit enfant : agitation, ramollissement et amincissement des os du crâne, déformation des jambes en arcs, malformations des dents, retard dans l'apprentissage de la station assise, de la station debout et de la marche. Chez l'enfant : scoliose et lordose. Chez l'adulte : douleurs rhumatismales dans le bassin, les membres et la colonne vertébrale, faiblesse progressive.
Tétanos 361 : Raideur de la mâchoire et du cou, appréhension, bâillements, agitation, difficultés de déglutition, mâchoire figée, masque grimaçant continuel, spasmes musculaires atrocement douloureux.
Oxyurose 389 : Les vers sont visibles à l'œil nu dans les selles. Agitation, sommeil perturbé, démangeaisons anales douloureuses, appétit médiocre, difficulté à prendre du poids.
Dysfonctionnement mineur du cerveau 404 : Chez l'enfant : affaiblissement des capacités mentales, bégaiement, hyperactivité, instabilité émotionnelle, mauvaise coordination, nervosité.

Altération des facultés mentales

La plupart des altérations mentales sont dues à des facteurs génétiques ou congénitaux, mais il est des cas où elles sont causées par une maladie. Chez un enfant, un développement général au-dessous de la moyenne (apprentissage du langage et de la marche très en retard par rapport aux autres enfants) constitue habituellement un signe alarmant. L'altération des facultés mentales est généralement accompagné d'instabilité émotionnelle.
Altération des facultés mentales, Altération des facultés mentales et mal de tête.

Altération des facultés mentales

Sclérose en plaques 6 : Capacité d'attention médiocre, difficultés d'élocution, troubles du jugement, troubles de la vision, tremblement des mains, picotements dans les extrémités, démarche spastique.

Adénoïdite 71 : La respiration se fait par la bouche, voix nasonnée, diminution des facultés mentales.

Insuffisance cardiaque 126 : À un stade avancé : troubles du jugement, des facultés mentales et de la mémoire. Les autres symptômes sont un essoufflement prononcé, des veines du cou proéminentes et un œdème des chevilles.

Attaque 139 : Paralysie, troubles de la vision, obscurcissement de l'esprit, perte de l'équilibre, dégradation de la personnalité.

Syphilis tertiaire (paralysie générale) 210 : Mal de tête sévère, relâchement du comportement, perte de mémoire, dégradation sévère des facultés mentales, tremblements de la lèvre et de la langue, sénilité précoce.

Hypothyroïdie 339 : Chez l'enfant : arriération physique et mentale (crétinisme), corps trapu et court, nez épaté, face épaissie, ventre ballonné, peau sèche et rugueuse. Conduite anormalement calme, parfois existence d'un goitre. Température basse. Chez l'adulte : apathie mentale, peau sèche et rugueuse, paupières bouffies, faiblesse musculaire, pouls lent, ralentissement des réflexes, parfois existence d'un goitre, prise de poids.

Arriération mentale 403 : Chez le petit enfant : léthargie, développement lent, taille anormale de la tête à la naissance, courbe de poids lente.

Dysfonctionnement mineur du cerveau 404 : Bégaiement, hyperactivité, instabilité émotionnelle, coordination médiocre, diminution des facultés mentales.

Altération des facultés mentales et mal de tête

Tumeur du cerveau 9 : Maux de tête sévères, vomissements, nausée, étourdissements, convulsions, léthargie. L'affaiblissement de l'acuité mentale est une évolution tardive.

Hypoxie 122 : Affaiblissement des facultés de concentration et de jugement, essoufflement à l'effort, mal de tête, étourdissement, lèvres cyanosées, palpitations, nausée.

Hypoglycémie 333 : Faiblesse, étourdissement, palpitations, tremblements, transpiration, mal de tête, troubles de la vision, incapacité de concentration, étrangetés du comportement, syncopes, coma.

Acromégalie et gigantisme 336 : Chez l'enfant, le gigantisme entraîne un élargissement du squelette et une taille anormale. Chez l'adulte, l'acromégalie produit une hypertrophie des mains et des pieds, une augmentation du volume des organes internes, une voix rauque et basse, des douleurs articulatoires, une hypertrophie et un épaississement de la face, une mâchoire proéminente, des maux de tête sévères, une transpiration excessive et un affaiblissement des facultés mentales.

Anxiété

Anxiété, Anxiété et pâleur ou cyanose.

Anxiété

L'anxiété est habituellement l'expression d'une tension dont l'intensité peut aller d'un simple sentiment de malaise jusqu'à la panique. Elle est un phénomène anormal lorsqu'elle n'est pas reliée directement à une situation réelle. L'anxiété est la réaction la plus courante devant un choc émotionnel. Dans un faible pourcentage de cas, l'anxiété est le symptôme d'une maladie.

Hyperventilation 121 : Oppression dans la région du cœur provoquant l'anxiété, palpitations, évanouissement, engourdissement ou sensation de froid dans les extrémités.

Névrose cardiaque 144 : Douleur diffuse ou intense dans la poitrine, souffle court, anxiété intense et fatigue.
Occlusion intestinale 170 : Douleur dans la région ombilicale, vomissements, constipation, ballonnement abdominal. Dans les cas sévères et persistants, déshydratation, soif, fièvre élevée, anurie. Le patient a un visage très anxieux et les traits qui s'affaissent.
Ménopause 221 : Dépression et anxiété, bouffées de chaleur, transpiration, mictions fréquentes, maux de tête, étourdissements, menstruations irrégulières.
Impuissance 257 : L'anxiété en est la cause principale et le symptôme essentiel. Possibilité de prostatite et d'inflammation des testicules.
Tétanos 361 : Raideur de la mâchoire et du cou, agitation et appréhension, déglutition difficile, puis mâchoire et cou totalement figés, masque grimaçant continuel, corps ravagé par des contractures musculaires provoquant des douleurs atroces.

Anxiété et pâleur ou cyanose

Laryngite diphtérique 107 : Chez l'enfant : débute par les symptômes du coup de froid, puis suffocations, voix rauque, toux rauque (croupale), mucus abondant, voix enrouée, fièvre élevée, cyanose, peur et anxiété.
Abcès du poumon 115 : Le patient est anxieux, pâle, couvert de sueurs, oppressé ; la respiration est difficile, rapide, de type asthmatique. Également cyanose, toux avec expectorations sanglantes, extrémités froides.
Thrombose coronaire 125 : Douleur intense dans la poitrine, sueurs froides, anxiété extrême.
État de choc 133 : Pâleur extrême, peau froide et moite, lèvres, ongles et bout des doigts cyanosés, souffle court, yeux excavés, pouls accéléré et faible, anxiété, coma.

Coma

Voir aussi **Évanouissement.**

Le coma est un état d'altération de la conscience dont le patient ne peut être tiré.
Coma, Coma précédé de stupeur ou de convulsions.

Coma

Épilepsie (grand mal) 2a : Nausée, bourdonnement dans les oreilles, éclairs lumineux devant les yeux, muscles contractés, poings fermés, yeux révulsés, convulsions des muscles et des membres, mousse à la commissure des lèvres, et coma profond.
Tumeurs du cerveau 9 : Le coma est un symptôme tardif. Les symptômes précoces sont les maux de tête et les vomissements.
État de choc 133 : Pâleur extrême, peau moite et froide, lèvres, ongles et bout des doigts cyanosés, pouls accéléré et faible, souffle court, yeux excavés, dilatation des pupilles, état d'anxiété, et finalement coma.
Attaque 139 : Paralysie, coma avec respiration stertoreuse, perte de la parole, de l'équilibre, des sens, de la mémoire, état confusionnel, affaiblissement des facultés intellectuelles. Dans les cas graves, coma récurrent, fièvre élevée persistante, pouls accéléré et respiration rapide.
Atrophie aiguë du foie 193 : Jaunisse, vomissement de substances noires, sévères maux de tête, instabilité émotionnelle, état de confusion, hémorragies sous-cutanées, forte douleur abdominale, sang dans les urines, mictions rares, coma.
Peste 365 : Apparition brutale de la maladie. Frissons, fièvre très élevée, accélération du rythme cardiaque, état de stupeur, prostration. Signe caractéristique : apparition de bubons (inflammation des ganglions lymphatiques

dont la taille varie de celle d'un œuf à celle d'une orange) dans l'aine et sous les aisselles. Les bubons peuvent évoluer vers la suppuration. Pétéchies (petites taches rouges dues à des hémorragies cutanées) devenant noires. Phases finales : état de choc et coma.

Rage 378 : L'endroit de la morsure demeure rouge. État dépressif, irritabilité, puis excitabilité et sauvagerie. Déglutition impossible. Écoulement salivaire, collapsus, et finalement coma.

Coma précédé de stupeur ou de convulsions

Traumatisme cérébral (commotion cérébrale) 10 : Saignements de la bouche, du nez et des oreilles. Dilatation des pupilles, peau pâle et moite, engourdissement, étourdissements, mal de tête. Dans les cas graves, vomissements, dilatation inégale des pupilles et coma.

Urémie 207 : Mictions peu abondantes, mal de tête sévère, altération de la vision, pupilles rétrécies, odeur d'urine de l'haleine, givre uréique sur le corps, œdème de la face, des chevilles et de l'abdomen, vomissements, convulsions, diarrhée.

Toxémie gravidique (éclampsie) 246 : Contractures, convulsions violentes, coma.

Diabète acido-cétose (coma diabétique) 332 : Respiration rapide et haletante, nausée et vomissements, déshydratation importante, douleur abdominale, pâleur de la peau, yeux excavés. Dans le choc à l'insuline : faiblesse, tremblements, sueurs, sensation de faim. Dans les cas graves, évanouissement et coma.

Hypoglycémie 333 : Faiblesse, étourdissements, palpitations, tremblement, transpiration, troubles de la vision, mal de tête, difficulté de concentration, comportement irrationnel ou psychotique, syncopes, convulsions, coma.

Typhus 392 : Fièvre élevée, maux de tête sévères, prostration, éruption de petites taches rouges devenant pourpres, miction peu abondante, tremblements, stupeur, délire, coma. Transpiration importante pendant la défervescence.

Confusion

Attaque 139 : Paralysie, coma, respiration stertoreuse, perte de la parole et de la mémoire, perte du sens de l'équilibre, affaiblissement des facultés intellectuelles. Dans les cas graves, coma récurrent, fièvre élevée persistante, pouls accéléré et respiration rapide.

Atrophie aiguë du foie 193 : Jaunisse, vomissement de substances noires, sévères maux de tête, instabilité émotionnelle, hémorragies sous-cutanées, forte douleur abdominale, mictions peu abondantes, sang dans les urines, coma.

Anémie pernicieuse 323 : Symptômes de l'anémie (pâleur, faiblesse, souffle court), palpitations, saignements de nez, engourdissement, langue douloureuse et rouge, perte de l'appétit, amaigrissement, peau couleur jaune citron. Dans les cas les plus graves, déficience cardiaque, difficulté à marcher, impuissance ou frigidité.

Diabète (choc à l'insuline) 332 : Faiblesse, tremblement, transpiration, sensation de faim. Dans les cas les plus graves, évanouissement et coma.

Convulsions

Convulsions, Convulsions et mal de tête.

Convulsions

Épilepsie (grand mal) 2a : Pendant la crise de convulsions : crispation des mains, secousses des membres, contractures musculaires, face de couleur sombre, incontinence, puis coma profond. Dans la crise non épileptique, le patient ne chute pas mais a une démarche

titubante, fait des mouvements sans but, profère des sons inintelligibles et montre un état confusionnel.
Rhumatisme articulaire aigu et fièvre rhumatismale 127 : Affection très répandue chez les enfants de dix à treize ans. Les crises de chorée durent de six à huit semaines et peuvent réapparaître souvent (contractions nerveuses des muscles, secousses des membres, grimaces). Les autres symptômes sont l'inflammation des articulations, un pouls accéléré et une sudation importante.
Insuffisance rénale aiguë 208 : Convulsions soudaines, mictions très peu abondantes, difficultés respiratoires, état léthargique ou engourdissement, peau et muqueuses desséchées, odeur d'urine de l'haleine, contractures, nausée, vomissements, diarrhée.
Toxémie gravidique (éclampsie) 246 : Les convulsions sont un symptôme tardif et grave ; contractures, coma, cyanose.
Carence en sel 356 : Perte de l'élasticité de la peau, crampes d'estomac, mictions faibles, contractures musculaires, évanouissement, pouls accéléré et finalement convulsions.
Tétanos 361 : Raideur de la mâchoire et du cou, appréhension, agitation, bâillements, difficultés de déglutition, puis paralysie de la mâchoire et du cou, masque grimaçant continuel, contractures musculaires dans le cou et partout ailleurs dans le corps provoquant des douleurs atroces.
Arriération mentale 403 : Anomalies occasionnées au moment de l'accouchement, taille anormale de la tête, jaunisse, poids faible à la naissance. Dans la petite enfance, léthargie, manque de vivacité et de réaction à l'environnement. Acquisition lente des habitudes alimentaires, retard général.
Encéphalopathie infantile 406 : Encéphalopathie infantile : pleurs aigus, jaunisse, manque de vivacité, difficultés motrices, manque de coordination dans les mouvements, tremblements et contractures.

Convulsions et mal de tête

Méningite 7 : Convulsions chez l'enfant, mal de tête intense irradiant jusqu'au cou, cou douloureux et raide, intolérance à la lumière et au bruit, délire, parfois éruption sur tout le corps de petites taches irrégulières rouges ou pourpres, vomissements.
Tumeurs du cerveau 9 : Maux de tête sévères, vomissements, vertiges, convulsions. Plus tard, détérioration mentale.
Urémie 207 : Convulsions soudaines, urines très peu abondantes, mal de tête intense, troubles de la vision, rétrécissement des pupilles, odeur d'urine de l'haleine, givre uréique sur le corps, œdème de la face, des chevilles et de l'abdomen, nausée et vomissements, diarrhée, coma.
Hypoglycémie 333 : Faiblesse, palpitations, tremblements, étourdissements, troubles visuels, transpiration abondante, mal de tête, difficulté de concentration, comportement irrationnel ou psychotique, syncopes, convulsions, et finalement coma.
Variole 373 : Les symptômes initiaux sont une fièvre élevée, des maux de tête violents dans la région frontale, des douleurs musculaires intenses, l'éruption sur tout le corps de petites taches rouges évoluant en boutons, puis en petites vésicules et finalement en croûtes d'une odeur fétide. Chez l'enfant, convulsions.

Délire

Le délire constitue toujours un symptôme sérieux. Il peut apparaître dans toutes les maladies infectieuses accompagnées de fièvre élevée persistante, dans celles affectant le système nerveux (voir plus bas), dans toutes les maladies cérébrales (depuis la tumeur du cerveau jusqu'à la démence sénile).

Il peut être causé par le sevrage en cas d'accoutumance ou de toxicomanie, et par l'absorption des substances suivantes : arsenic, plomb, belladone, quinine, camphre, bromure, ainsi que par une dose trop grande d'insuline, une intoxication par un champignon ou par morsure d'insecte, d'araignée ou de serpent.

L'alcoolisme est la plus courante des maladies pouvant conduire à des accès de délire : le delirium tremens en est une manifestation largement connue. Les autres symptômes du delirium tremens sont un état de confusion extrême, des tremblements et des hallucinations visuelles terrifiantes, qui peuvent durer de quelques heures à plusieurs jours.

Méningite 7 : Mal de tête intense et irradiant, cou raide et douloureux, taches rouges ou pourpres sur tout le corps, photophobie, fièvre élevée, et souvent délire.
Encéphalite 8 : Température très élevée (jusqu'à 42 °C), mal de tête pulsatile intense et ininterrompu, cou raide, vomissements. Le délire est un symptôme fréquent.
Hypoxie 122 : Mal de tête, palpitations, lèvres cyanosées, souffle court. Affaiblissement des facultés intellectuelles et de la capacité de concentration. Le délire est un symptôme fréquent.
Coup de chaleur grave (hyperpyrexie) 313a : Mal de tête, étourdissement, collapsus, pouls accéléré (jusqu'à 160 par minute), respiration très rapide, épiderme rouge, cuisant et desséché, température extrêmement élevée, convulsions, délire, coma.
Fièvre typhoïde 363 : Maux de tête dans les régions frontale et temporales pendant une semaine, fièvre s'élevant jusqu'à 40,5 °C, état semi-conscient du malade, délire, saignements du nez, taches rosées sur le tronc et l'abdomen, ballonnement abdominal, pouls lent, langue blanche et chargée avec les bords rouges, constipation conduisant à des diarrhées sanglantes.
Typhus 392 : Fièvre élevée pendant dix jours, mal de tête intense, prostration, éruption sur tout le corps de petites taches rouges devenant pourpres, rétrécissement des pupilles, urines peu abondantes et fortement colorées, tremblement, face rouge, stupeur, délire, coma. Sueurs abondantes pendant la défervescence.

Dépression

La dépression est un phénomène normal lorsqu'elle est la réponse à une défaillance ou provient d'une tristesse motivée par une situation réelle. Cependant, lorsqu'elle est disproportionnée par rapport à ce qui la cause, ou lorsqu'il n'y a pas de cause connue, c'est une émotion destructrice.

La dépression affecte un grand nombre de gens d'âge moyen, entraînant des perturbations importantes : affaiblissement des facultés intellectuelles, diminution de la libido, troubles digestifs, maux de tête. Chez la femme, elle peut parfois même provoquer un arrêt des menstruations. Son inconvénient le plus grave est qu'elle diminue la capacité de résistance du sujet, le rendant plus vulnérable à toutes sortes de maladies.

Il est également des maladies qui par leur chronicité ou leur présence continue entraînent un état dépressif persistant, en particulier les troubles gastro-intestinaux comme la *Gastrite chronique* **156.**

Mal des transports 61 : Ce trouble passager est toujours marqué par une dépression sévère sans commune mesure avec le degré de gravité du malaise.

Engourdissement

Voir aussi **Stupeur.**

L'engourdissement, quand il est dû à une maladie, est en réalité une forme atténuée de la stupeur. Ces deux termes sont souvent utilisés de façon interchangeable.

Urémie 207 : Urines très peu abondantes, mal de tête sévère, troubles de la vision, rétrécissement des pupilles, odeur d'urine de l'haleine, givre uréique sur le corps, œdème de la face, des chevilles et de l'abdomen, vomissements, diarrhée, convulsions, engourdissement évoluant vers le coma.
Insuffisance rénale aiguë 208 : Urine peu abondante, difficultés respiratoires, léthargie, odeur d'urine de l'haleine, peau desséchée, contractures, vomissements, diarrhée, engourdissement, convulsions.
Diagnostic de la grossesse 234 : Suppression de la menstruation, augmentation du volume des seins, mamelons plus larges, plus foncés et plus sensibles, mictions fréquentes, engourdissement au cours des premiers mois.
Toxémie gravidique (prééclampsie) 246 : Œdèmes sur tout le corps, prise de poids importante, mal de tête sévère et persistant, troubles visuels, amnésie, engourdissement pouvant évoluer en stupeur, vomissements, douleur abdominale, souvent jaunisse.
Anémie 322 : Symptômes de l'anémie, palpitations, vertiges, bourdonnements dans l'oreille, langue douloureuse, irritée et flasque. Dans les cas sévères, jaunisse, engourdissement des membres, soif, affaiblissement de la mémoire, ongles incurvés présentant des stries longitudinales, engourdissement, choc.
Hypothyroïdie 339 : Adultes : apathie, ralentissement de l'activité mentale, peau desséchée et rugueuse, paupières bouffies, faiblesse musculaire, pouls ralenti, réflexes lents, cheveux ternes, voix basse et rauque, température audessous de la normale (35,5 °C et moins). Le patient souffre habituellement d'obésité.
Cancer du cerveau 412 : Mal de tête, vomissements, faiblesse musculaire, troubles de la vision, perte du sens de l'équilibre et de la coordination des mouvements, modifications de la personnalité, engourdissement, léthargie, troubles du comportement.

État de choc

L'état de choc (ou choc) est un ensemble de symptômes pouvant résulter d'une hémorragie massive, d'un traumatisme sévère, d'une opération chirurgicale, de la déshydratation, d'une crise cardiaque, d'une infection grave, d'une intoxication ou d'une réaction à un médicament ou à une drogue. Ses caractéristiques sont les suivantes (voir également *État de choc* **133)** : grande pâleur, bouche desséchée, peau froide et moite, lèvres, ongles, bout des doigts et lobe des oreilles cyanosés, pouls accéléré et faible, dyspnée. Une anxiété pouvant évoluer vers l'apathie est un phénomène habituel. L'état de choc peut s'accompagner d'une dilatation des pupilles et d'une soif intense. En l'absence d'un traitement rapide, le coma, puis la mort peuvent survenir.
État de choc, État de choc et difficulté respiratoire sévère, État de choc et vomissements

État de choc

Accélération du rythme cardiaque (tachycardie) 130a : Dans les cas les plus graves : nausée, faiblesse, pâleur et choc.
Attaque 139 : Paralysie, perte du sens de l'équilibre, mal de tête, troubles de la vision, désordres mentaux, choc et coma.
Anémie 322 : Symptômes de l'anémie. Dans les cas sévères : jaunisse, engourdissement des membres, soif intense, palpitations, langue rouge et brûlante.
Peste 365 : Apparition brutale. Frissons, fièvre très élevée, pouls rapide, stupeur, prostration. Le signe caractéristique est l'apparition de bubons dans l'aine et sous les aisselles (inflammation des ganglions lymphatiques dont la taille varie de celle d'un œuf à celle d'une orange). Les bubons peuvent évoluer vers la suppuration. Pétéchies (petites taches rouges dues à une hémorragie cutanée) devenant noires. Les stades finals sont l'état de choc et le coma.

État de choc et difficulté respiratoire sévère

Atélectasie 114 : Essoufflement sévère, faiblesse, cyanose, douleur d'un seul côté de la poitrine. L'état de choc est fréquent.
Pneumothorax (spontané) 120 : Douleur aiguë de la plèvre du côté atteint, essoufflement sévère, cyanose, prostration et choc.
Embolie pulmonaire 140 : Essoufflement sévère, douleur dans le poumon, cyanose, expectorations sanglantes, choc.
Perforation de l'œsophage ou corps étranger dans l'œsophage 153 : Douleur intense dans la poitrine, souffle court, choc.
Choc anaphylactique 292 : Urticaire géante sur tout le corps, œdème, gêne à la respiration, pouls accéléré et choc.
Diabète (acido-cétose, coma diabétique) 332 : Déshydratation sévère, souffle court, nausée, vomissements, étourdissements, douleur abdominale. Éventuellement choc, stupeur et coma.

État de choc et vomissements

Hémorragie massive dans l'ulcère gastro-duodénal 159 : Sang abondant dans les vomissements et dans les selles, collapsus, sueurs abondantes, symptômes du choc.
Gastro-entérite due à des aliments contaminés 163 : Forme légère : nausée, vomissement, crampes et diarrhée. Forme sévère : insuffisance rénale, déshydratation, choc.
Gastro-entérite staphylococcique 164 : La réaction apparaît deux à quatre heures après l'ingestion de nourriture. Dans les cas sévères, prostration et choc avec sang et mucus dans les selles. Vomissements, crampes, diarrhée, salivation excessive.
Pancréatite aiguë 166 : Douleur brutale dans la partie supérieure de l'abdomen, vomissements, pouls accéléré et faible, cyanose, choc.
Occlusion intestinale 170 : Douleur dans la région ombilicale, vomissements, constipation, ballonnement abdominal, déshydratation, soif. Anxiété, traits creusés, anurie, et finalement choc.
Péritonite 179 : Douleur intense au point de causer un choc, ballonnement abdominal, nausée aiguë, raideur de la paroi abdominale, vomissements persistants, fièvre, yeux excavés, joues creusées, anxiété.
Calculs rénaux 202 : Douleurs spasmodiques atroces dans les reins, irradiant jusqu'à l'aine. Nausée, vomissements, sueurs, frissons, parfois sang dans les urines.

Étourdissement (vertige)

Le vertige n'est pas uniquement le signe alarmant d'un désordre : il constitue aussi un trouble sérieux en soi. Pour une personne excessivement nerveuse il peut être un symptôme presque catastrophique.

Presque tous les cas de vertige sont dus à une perturbation ou à une anomalie du centre de l'équilibre situé dans l'oreille interne. L'étourdissement peut donc être causé par tout trouble affectant l'oreille : *Bouchon de cérumen* **51,** *Perforation du tympan* **56,** *Obstruction de la trompe d'Eustache* **57,** toutes les formes de l'*Otite moyenne* **58,** le *Syndrome de Ménière* **60.**

La fatigue oculaire, le glaucome peuvent également causer parfois des étourdissements.

Une intoxication par surdosage ou intolérance aux produits ci-après peut entraîner une perte du sens de l'équilibre : l'alcool, les salicylates, la quinine, les médicaments contre l'hypertension artérielle, l'opium et la nicotine. Les maladies infectieuses telles que la grippe, la diphtérie, l'encéphalite, la syphilis, de même que les oreillons et la rougeole, peuvent s'accompagner de symptômes de vertige.

L'hypertension ou l'hypotension artérielle, les défaillances cardiaques, l'attaque et la sénilité sont des causes fréquentes d'étourdissement. Les deux formes de l'épilepsie peuvent souvent entraîner des vertiges sévères.
Étourdissement, Étourdissement au changement de position, Étourdissement et mal de tête, Étourdissement et mal de tête sévère, Étourdissement et vomissements.

Étourdissement

Angine de poitrine 124 : Le symptôme essentiel est une douleur intense irradiant du cœur vers l'épaule, le bras ou la mâchoire et durant quelques minutes. Elle s'accompagne de pâleur, de palpitations et d'étourdissement, parfois de transpiration et d'essoufflement.
Attaque 139 : Souvent perte de l'équilibre accompagnée d'un vertige sévère, d'un état confusionnel, de paralysie et de troubles de la vision.
Syphilis tertiaire (tabès) 210 : Perte de l'équilibre quand les yeux sont fermés, douleurs en éclair et spasmes dans différentes parties du corps, douleurs dans la poitrine et dans l'estomac.
Anémie 322 : Symptômes de l'anémie, palpitations, langue flasque ou rouge et brûlante, bourdonnement dans la tête. Dans les cas sévères, jaunisse, étourdissements, engourdissement des membres, soif intense, stries longitudinales sur les ongles, pertes de mémoire et état de choc.
Anémie hémolytique 324 : Tous les symptômes de l'anémie (pâleur, fatigue, essoufflement), jaunisse, étourdissement, évanouissement, pouls faible et accéléré, respiration rapide, frissons, fièvre, douleur dans les extrémités et dans l'abdomen.
Hypoglycémie 333 : Faiblesse, étourdissement, palpitations, tremblements, transpiration, troubles de la vision, mal de tête, incapacité de concentration, comportement irrationnel ou psychotique, syncopes, convulsions, finalement coma.
Dysfonctionnement mineur du cerveau 404 : Chez l'enfant : diminution des capacités mentales, troubles du jugement, bégaiement, hyperactivité, agitation, instabilité émotionnelle, parfois perte du sens de l'équilibre.
Dystrophie musculaire 405 : Chez le petit enfant : difficulté à se tenir debout ou à marcher, faiblesse dans les jambes, démarche hésitante, perte du contrôle des muscles de la face entraînant un faciès inexpressif, puis atteinte de la ceinture pelvienne et des jambes.

Étourdissement au changement de position

Une baisse de la tension artérielle lors d'un changement de position (de la position couchée à la position debout) peut causer chez certains sujets un étourdissement passager. L'étourdissement peut aussi intervenir à un âge avancé en cas de mouvement brusque de la tête (lever la tête par exemple).

En l'absence d'autres signes ou troubles significatifs, ce symptôme est généralement bénin.

Bloc auriculo-ventriculaire 134 : Tout changement soudain de position (se lever brusquement d'un lit ou d'un fauteuil) peut causer un syndrome d'étourdissement et d'évanouissement. Autres symptômes : palpitations, parfois sensation d'omission d'un battement, battements irréguliers dans la poitrine.

Étourdissement et mal de tête

Traumatisme cérébral 10 : Dilatation des pupilles, mal de tête, saignements de la bouche, du nez et des oreilles, peau pâle et moite. Dans les cas plus sérieux, vomissements, perte du sens de l'équilibre, engourdissement, dilatation inégale des pupilles.
Hypoxie 122 : Difficulté de concentration, troubles du jugement, essoufflement à l'effort, mal de tête, lassitude,

étourdissements, lèvres cyanosées, palpitations, nausée, euphorie.

Hypertension artérielle 138 : Pas de symptôme au stade précoce de la maladie ; plus tard, mal de tête pulsatile, fatigue grandissante, étourdissement. Parfois saignements de nez, yeux injectés de sang, pouls accéléré.

Ménopause 221 : Bouffées de chaleur, sueurs, mictions fréquentes, maux de tête, étourdissements, dépression, anxiété, dyspepsie, menstruations irrégulières.

Coup de chaleur grave (hyperpyrexie) 313a : Mal de tête, étourdissement, température très élevée avec absence de transpiration, épiderme rouge, cuisant et desséché, pouls très accéléré, respiration rapide.

Coup de chaleur bénin 313b : Mal de tête, étourdissement, sueurs abondantes, peau froide et moite, température peu élevée ou normale, nausée, évanouissement.

Polycythémie 327 : Peau rouge violacé, lèvres et ongles souvent cyanosés, étourdissement, mal de tête sourd et tenace, fatigue, bourdonnement (tintement) dans les oreilles, insuffisance respiratoire, démangeaisons, hémorragies sur le trajet gastro-intestinal entraînant des selles sanglantes ou goudronneuses.

Hypoglycémie 333 : Palpitations, troubles de la vision, transpiration, incapacité de concentration, comportement irrationnel ou psychotique, syncopes. Dans les cas sévères, convulsions et coma.

Cancer du cerveau 412 : Mal de tête, vomissement, troubles de la vision, perte du sens de l'équilibre. Également tous les symptômes tels que : faiblesse musculaire, hallucination, léthargie, comportement psychotique, etc.

Étourdissement et mal de tête sévère

Tumeurs du cerveau 9 : Apparition lente et progressive de troubles de l'équilibre, de la vue et de l'odorat, faiblesse inexplicable des muscles des extrémités. Plus tard, mal de tête intense et constant, vomissements, convulsions, altération des facultés intellectuelles.

Migraine 13b : Mal de tête profond et intense, douleur irradiant autour de l'œil, nausée, vomissements, photophobie, intolérance au bruit, troubles de la vision, étourdissements.

Toxémie gravidique (prééclampsie) 246 : Œdèmes sur tout le corps, prise de poids, maux de tête sévères et persistants, troubles visuels, vomissements, amnésie, engourdissement, douleur dans la région abdominale, jaunisse.

Étourdissement et vomissements

Syndrome de Ménière 60 : Perte du sens de l'équilibre et vertiges sévères, bourdonnements dans l'oreille, surdité grandissante, nausée, vomissements, impossibilité de placer un doigt sur une partie indiquée du corps.

Mal des transports 61 : Vomissements, teint pâle et verdâtre, étourdissements.

Botulisme 165 : Symptômes apparaissant 18 à 36 heures après l'ingestion des aliments contaminés : fatigue, troubles de la vision, diplopie (vision double), bouche sèche, difficultés d'élocution et de déglutition, affaiblissement des muscles (particulièrement ceux du tronc) entraînant des difficultés respiratoires. Parfois nausées, crampes, diarrhée, pupilles dilatées et fixes.

Contraception (pilule) 233 : Nausée, vomissement, seins douloureux, saignements vaginaux, étourdissements, œdèmes en des parties différentes du corps.

Diabète (coma diabétique, acido-cétose) 332 : Respiration rapide, profonde, bruyante. Déshydratation intense, étourdissements, peau pâle, nausée, vomissements, douleur abdominale, yeux excavés, stupeur, choc, et finalement coma.

Insuffisance surrénale (maladie d'Addison) 344 : Peau couleur bronze, étourdissements, taches brunes plus ou moins foncées sur la peau, intolérance au froid, déshydratation, grande fatigabilité, amaigrissement, vomissements, besoin intense de sel, douleurs abdominales, évanouissement, troubles nerveux et mentaux, chute des cheveux.
Encéphalopathie infantile 406 : Chez le petit enfant et l'enfant : contractures musculaires, tremblement des membres, perte de l'équilibre, spacticité, absence de contrôle musculaire, manque de vivacité, paralysie partielle de la face, difficultés de déglutition, vomissements, jaunisse, convulsions, sensibilité aux infections.

Euphorie

L'euphorie est un état d'excitation, de bien-être exagéré et d'insouciance pouvant être causé par l'alcool et par différentes drogues, mais dû le plus souvent à des troubles mentaux ou à des perturbations cérébrales (ainsi, par exemple, l'« ivresse » boxeur après un coup reçu sur la tête).

Sclérose en plaques 6 : Humeur variant souvent de l'apathie à l'euphorie, démarche spastique, tremblement des mains, troubles de la vision, difficultés d'élocution, mauvais contrôle vésical.
Hypoxie 122 : Mal de tête, lèvres cyanosées, souffle court, accélération du rythme cardiaque, agitation, difficulté de concentration et troubles du jugement, euphorie ou délire.

Évanouissement

L'évanouissement est une forme passagère de la perte de conscience d'où le patient peut être tiré, à la différence du coma. C'est un phénomène assez courant qui affecte particulièrement les sujets sensibles et impressionnables ; les femmes ont par exemple une tendance plus marquée à l'évanouissement que les hommes. Ce symptôme est souvent dû à une raison banale – station debout prolongée, chaleur humide, longues heures de travail, manque de sommeil, locaux surchauffés et insuffisamment ventilés, brusque changement d'altitude (descente et montée trop rapides), exercice physique éprouvant.

L'évanouissement peut être provoqué par un début de grossesse, par la douleur, par une hémorragie, par un coup sévère dans les testicules, dans le plexus solaire ou dans la rotule. Un grand nombre de produits peuvent également être à l'origine d'une perte de connaissance : la plupart des médicaments à action hypotensive, un surdosage d'insuline ou de phénacétine (utilisée dans les médicaments contre les maux de tête), les diurétiques et la procaïne.
Évanouissement, Évanouissement précédé d'étourdissement.

Évanouissement

Hyperventilation 121 : L'évanouissement est généralement précédé par un sentiment d'oppression dans la région du cœur, un pouls accéléré, une respiration profonde et rapide, un engourdissement ou une sensation de froid dans les extrémités.
Ralentissement du rythme cardiaque 130 : Un ralentissement très sensible peut provoquer l'évanouissement.
Accélération du rythme cardiaque 130a : Évanouissement dans les cas extrêmes seulement. Les autres symptômes sont les palpitations, la nausée, la pâleur, un état de faiblesse.
Hernie inguinale (dans l'aine) 255 : (Forme étranglée uniquement.) Grosseur soudaine dans l'aine, douleur abdominale intense, collapsus, évanouissement.
Allergie physique 290 : Souvent réaction violente à l'eau froide pendant la natation, provoquant une urticaire géante, un pouls accéléré, une perte de conscience.

Évanouissement précédé d'étourdissement

Bloc auriculo-ventriculaire 134 : Un changement de position rapide (sauter du lit, se courber brusquement) peut entraîner un engourdissement suivi d'évanouissement.
Attaque 139 : Paralysie des membres ou du globe oculaire affectant un côté du corps, perte de l'équilibre, état confusionnel, mal de tête sévère, troubles de la vision, évanouissement.
Anémie hémolytique 324 : Tous les symptômes de l'anémie (pâleur, difficultés respiratoires, fatigue), jaunisse, étourdissement, évanouissement, pouls faible et accéléré, respiration rapide, frissons, fièvre, douleur dans les extrémités et dans l'abdomen.
Hypoglycémie 333 : Faiblesse, étourdissement, palpitations, tremblements, transpiration, mal de tête, trouble de la vision, concentration médiocre, comportement psychotique ou irrationnel, syncopes, convulsions, coma.
Insuffisance surrénale (maladie d'Addison) 344 : Faiblesse, la peau est bigarrée ou de couleur bronze, taches noires, douleurs abdominales, vomissements, besoin irrépressible de sel, intolérance au froid, déshydratation, étourdissement, évanouissement, troubles mentaux et nerveux, amaigrissement, perte des poils du pubis.

Hyperactivité

Hyperthyroïdie 340 : Goitre, battements de cœur rapides, transpiration importante, peau moite et chaude, faiblesse, nervosité, irritabilité, perte de poids malgré un accroissement de l'appétit, yeux protubérants, hyperactivité, température du corps au-dessus de la normale.
Dysfonctionnement mineur du cerveau 404 : Chez l'enfant : capacités mentales diminuées, bégaiement, agitation, coordination médiocre, instabilité émotionnelle, hyperactivité.

Insomnie

La difficulté à obtenir une durée normale de sommeil est due à des causes multiples. Cette durée varie habituellement de neuf à six heures, parfois même moins, la durée moyenne étant de huit heures. Les besoins de sommeil sont différents en fonction de l'âge : neuf heures pour un adolescent, dix à douze heures pour un enfant, douze heures pour un enfant de quatre ans, quinze heures à l'âge d'un an, dix-huit heures à six mois, et vingt et une heures pour un nourrisson d'un mois.

La plupart des gens sous-estiment la quantité de sommeil qu'ils ont eue, affirmant souvent n'avoir pas fermé l'œil de la nuit alors qu'en réalité ils ont dormi pendant plusieurs heures entrecoupées de périodes d'éveil.

L'une des premières causes de l'insomnie est la gêne et la douleur occasionnées par certaines maladies – troubles gastro-intestinaux, difficultés respiratoires, maladies du cœur ou des reins, anémies, et surtout hypertension artérielle.

L'anxiété est probablement l'un des facteurs les plus courants de l'insomnie, de même qu'un état d'excitation ou de dépression.

L'insomnie peut aussi provenir de causes mineures tenant à une mauvaise hygiène de vie : par exemple, dormir dans une chambre bruyante, mal aérée, à l'atmosphère confinée et surchauffée, porter des vêtements de nuit insuffisants ou au contraire trop chauds, se coucher après un repas très lourd, boire du café ou du thé juste avant d'aller dormir ; elle peut également être causée par la fatigue, et surtout le surmenage.

Certains médicaments, en particulier l'éphédrine et les amphétamines, peuvent être à l'origine d'une nuit incomplète ou sans sommeil.

Chez le petit enfant : les causes sont les troubles digestifs, l'inconfort, la faim, la poussée des dents.

Chez l'enfant : les mêmes que ci-dessus. Certaines maladies (encéphalite par exemple) entraînent fréquemment un décalage du rythme : insomnie durant la nuit et somnolence pendant la journée.

Instabilité émotionnelle

Ménopause 221 : Parfois aucun symptôme, mais chez la plupart des femmes : bouffées de chaleur, frissons, transpiration abondante, mal de tête, fatigue, mictions fréquentes, étourdissements, palpitations, insomnie, perte de l'appétit, dyspepsie, nausée, nervosité, instabilité émotionnelle, crises de larmes, périodes de dépression et d'anxiété.
Hypoglycémie 333 : Faiblesse, palpitations, étourdissement, tremblement, transpiration, troubles de la vision, mal de tête, difficulté de concentration, comportement irrationnel ou psychotique, syncopes, convulsions, finalement coma.
Avitaminose B1 (thiamine) (béribéri) 349 : Perte de l'appétit, amaigrissement, picotements dans les mains, les jambes et les pieds. Palpitation, accélération du rythme cardiaque, difficultés respiratoires, œdème sous-cutané (gonflement des tissus) dû à la présence d'un excès de liquide.
Pellagre (déficit en vitamine du complexe B- niacine) 351 : Perte de l'appétit, amaigrissement, faiblesse, taches rouges sur tout le corps devenant brunes et squameuses. Le bord de la langue, les gencives et les muqueuses deviennent enflammés et écarlates. Salivation excessive, diarrhée avec plus tard apparition de sang dans les selles. Affaiblissement de la mémoire et instabilité émotionnelle.
Rage 378 : L'endroit de la morsure demeure rouge. État dépressif, irritabilité, puis excitabilité et sauvagerie. Déglutition impossible, collapsus, coma.
Dysfonctionnement mineur du cerveau 404 : Chez l'enfant : diminution des capacités mentales, bégaiement, agitation, hyperactivité, manque de coordination des mouvements.
Cancer du cerveau 412 : Mal de tête, vomissements, troubles de la vision. Autres symptômes possibles : faiblesse musculaire unilatérale, perte du sens de l'équilibre, obscurcissement de la conscience, léthargie, hébétude, troubles de la personnalité, comportement obtus et parfois psychotique.

Irritabilité

L'irritabilité due à la fatigue, à un échec ou à une frustration est un phénomène normal du comportement. L'irritabilité existe aussi comme symptôme dans la plupart des troubles mentaux et dans toute perturbation liée à l'angoisse. Dans les troubles ci-après, cependant, l'irritabilité est une caractéristique plutôt qu'une conséquence de la maladie.

Syndrome prémenstruel 219 : Nervosité, maux de tête variables, douleur dans les seins, gonflement en particulier dans la région abdominale.
Ménopause 221 : Chez la plupart des femmes : bouffées de chaleur, frissons, mal de tête, fatigue, miction fréquente, étourdissements, palpitations, insomnie, perte de l'appétit, dyspepsie, irritabilité, crises de larmes, périodes de dépression et d'anxiété.
Anémie 322 : L'irritabilité est un signe spécifique chez le petit enfant, outre la pâleur, l'essoufflement et la fatigue.
Hypervitaminose A 348b : Perte de l'appétit, chute des cheveux, articulations douloureuses, maux de tête sévères, retard de la croissance chez l'enfant, irritabilité.
Avitaminose C (scorbut) 352 : Faiblesse, saignements des gencives et des muqueuses, hémorragies sous-cutanées ; les dents se déchaussent, les os deviennent fragiles, éruption de purpura sur la

peau. Chez le petit enfant : perte d'appétit, irritabilité, articulations gonflées et douloureuses.
Tétanos 361 : Le premier signe est une raideur de la mâchoire (difficulté à ouvrir la bouche, difficultés de déglutition). Agitation, appréhension, raideur des muscles, spasmes, masque grimaçant continuel, bâillements.
Rage 378 : Dépression, irritabilité, puis excitabilité et sauvagerie. La déglutition devient impossible, le malade bave, collapsus, coma.
Colique 401 : Chez le petit enfant : cris et pleurs prolongés et excessifs, agitation et irritabilité, vomissements, diarrhée, gaz intestinaux, estomac ballonné.

Léthargie

Léthargie, Léthargie et altération mentale.

Léthargie

La léthargie est souvent le stade initial de la stupeur (ainsi dans les *Tumeurs du cerveau* **9**, le *Traumastisme cérébral* **10** et le *Cancer du cerveau* **412**) ; elle peut être aussi le signe d'une fatigue chronique ou d'un état de faiblesse après une longue maladie.

Encéphalite 8 : Fièvre élevée (42 °C), cou raide, mal de tête intense, vomissements, léthargie, délire.
État de choc 133 : Pâleur extrême, peau froide et moite, lèvres, ongles et bout des doigts cyanosés, yeux excavés, pouls accéléré et faible, anxiété et coma.
Avitaminose C 352 : (Forme extrême : scorbut.) Faiblesse, fatigabilité, léthargie, saignements des gencives, hémorragies sous-cutanées et dans les muqueuses ; les dents se déchaussent, les os deviennent fragiles. Chez le petit enfant : perte de l'appétit, arrêt de la courbe de poids, gencives gonflées et douloureuses, pieds enflés et douloureux, douleur dans les os.
Rubéole 371 : Gorge légèrement douloureuse, éruption de petites taches roses sur tout le corps, hypertrophie des ganglions lymphatiques du cou (sous la mâchoire). Chez l'adulte : lassitude, raideur des articulations.
Mononucléose infectieuse 377 : Sensation de malaise pouvant durer plusieurs semaines, fièvre légère pendant la journée, maux de tête récurrents, gorge douloureuse. Le symptôme majeur est une hypertrophie douloureuse des ganglions lymphatiques sous la mâchoire, sous les aisselles et dans l'aine.
Encéphalopathie infantile 406 : Chez le petit enfant : spasticité, contractures musculaires, perte du contrôle musculaire, perte du sens de l'équilibre, manque de vivacité, paralysie partielle de la face, difficultés de déglutition, vomissements, sensibilité aux infections, jaunisse.

Léthargie et altération mentale

Sclérose en plaques 6 : État d'apathie ou d'euphorie, tremblement des mains, démarche spastique, troubles de la vision et du jugement, difficultés d'élocution.
Hypothyroïdie 339 : Chez l'enfant : parfois goitre, retard du développement physique et mental, apathie, conduite anormalement calme ; les mains et les pieds sont gonflés, la face est grossie, épaissie, la peau est sèche et rugueuse, le nez est épaté, les cheveux sont rares, la température est anormalement basse.
Arriération mentale 403 : Chez le petit enfant : taille anormale de la tête à la naissance, jaunisse, poids faible à la naissance. L'enfant est léthargique et a un développement lent.
Cancer du cerveau 412 : Mal de tête, vomissements, faiblesse musculaire, affaiblissement de la vision, perte du sens de l'équilibre et de la coordination, modifications de la personnalité, engourdissement, léthargie, comportement désordonné.

Modifications de la personnalité

Sclérose en plaques 6 : Capacité d'attention médiocre, difficultés d'élocution, troubles de la vision, tremblements des mains, démarche spastique.
Tumeurs du cerveau 9 : La détérioration mentale est un symptôme tardif, de même que les maux de tête sévères, la nausée, les vomissements, les étourdissements, les convulsions, la léthargie et l'engourdissement.
Syphilis tertiaire (paralysie générale) 210 : Relâchement général du comportement, défaillance de la mémoire, dégradation de l'acuité mentale, tremblements des lèvres et de la langue, sénilité précoce.
Cancer du cerveau 412 : Mal de tête, vomissements, faiblesse musculaire, perte du sens de l'équilibre et de la coordination, modifications de la personnalité, engourdissement, léthargie, désordre du comportement.
Ménopause 221 : Bouffées de chaleur, anxiété, nervosité, transpiration, mictions fréquentes, maux de tête, étourdissements, dyspepsie, menstruations irrégulières.
Diabète (choc à l'insuline) 332 : Faiblesse, tremblement, transpiration abondante, agitation, état confusionnel, sensation de faim. Dans les cas graves, évanouissement et coma.
Hyperthyroïdie 340 : Goitre, battements du cœur rapides, transpiration abondante, peau brûlante et moite, appétit accru, perte de poids, yeux saillants, faiblesse intense, hyperactivité, température du corps très élevée.
Insuffisance surrénale (maladie d'Addison) 344 : Fatigabilité, peau couleur bronze et/ou bigarrée (alternance de taches sombres et claires), douleur abdominale, envie irrépressible de sel, troubles nerveux, troubles mentaux, intolérance au froid, déshydratation, évanouissement, étourdissements, perte des poils du pubis.

Nervosité

Dans les maladies telles que les *Tumeurs du cerveau* **9** et l'*Attaque* **139,** la nervosité est un symptôme d'appréhension et d'inquiétude.

Sclérose en plaques 6 : Capacité d'attention médiocre, difficultés d'élocution, troubles de la vision, tremblement des mains, picotements dans les extrémités, démarche spastique, nervosité générale.
Hypertension artérielle 138 : La nervosité est un symptôme tardif, de même que le mal de tête, les étourdissements et la fatigue. Il y a rarement des symptômes précoces.
Attaque 139 : Paralysie d'un membre et du globe oculaire, état confusionnel, mal de tête sévère, agitation.
Syndrome prémenstruel 219 : Nervosité, mal de tête de léger à intense, sensation de gonflement (particulièrement à l'abdomen), douleur dans les seins.

Paralysie

Attaque 139 : Atteint parfois tout un côté du corps, mais plus souvent uniquement la jambe ou le bras. Etat confusionnel, perte de la parole, troubles de la vision, vomissements, maux de tête sévères, étourdissements.
Botulisme 165 : La paralysie est un symptôme avancé de la maladie (stades finals).
Réactions allergiques aux médicaments 289 : Certains médicaments décontracturants (favorisant le relâchement musculaire) peuvent occasionner des paralysies prolongées et une inhibition de la respiration.
Diphtérie 358 : Fausse membrane de couleur grise dans la gorge, fièvre élevée, haleine fétide, vomissements. Dans les cas extrêmes, obstruction de la gorge, paralysie du palais et du larynx.
Poliomyélite 374 : Dans les cas graves : raideur du cou, prostration et faiblesse

extrême, muscles douloureux et contractés, fièvre élevée, paralysies disséminées en différentes parties du corps.

Stupeur

Voir aussi **Engourdissement.**

Encéphalite 8 : Cou raide, mal de tête sévère, vomissements, fièvre très élevée, délire, hoquet persistant.

Traumatisme cérébral 10 : Saignement de la bouche, du nez et des oreilles, pupilles dilatées, peau pâle et moite, étourdissement, mal de tête. Dans les cas sévères, vomissements, dilatation inégale des pupilles, stupeur, coma.

Hépatite toxique 189 : Nausée, vomissements, collapsus, diarrhée, jaunisse (toujours). Dans les cas les plus sévères, apathie, stupeur, et coma.

Diabète (acido-cétose, coma diabétique) 332 : Respiration rapide, profonde, bruyante. Déshydratation sévère, étourdissements, peau pâle et terne, nausée, vomissements, douleur abdominale, yeux excavés, stupeur, choc, et finalement coma.

Fièvre typhoïde 363 : Mal de tête tenace dans les régions frontale et temporales, fièvre très élevée persistante, estomac ballonné, taches rosées sur l'abdomen disparaissant au bout de quelques jours, diarrhée, saignements du nez, pouls lent.

Peste 365 : Frissons et fièvre très élevée, pouls accéléré, apparition de bubons (ganglions lymphatiques de la taille d'un œuf apparaissant dans l'aine, pouvant évoluer vers la suppuration et s'ouvrir), taches noires sur la peau, et finalement coma.

Maladie du sommeil 384 : Hypertrophie des ganglions lymphatiques, amaigrissement, éruptions cutanées, tremblements, faiblesse, stupeur et coma.

Typhus 392 : Fièvre élevée, mal de tête sévère, prostration, yeux injectés de sang, face rouge, éruption sur tout le corps de petites taches devenant pourpres et de pétéchies. Pouls accéléré et faible, stupeur pouvant évoluer en coma, contractures musculaires, urines fortement colorées et peu abondantes.

Cancer du cerveau 412 : Mal de tête, vomissements, troubles de la vision, faiblesse dans un seul côté du corps, perte du sens de l'équilibre, hallucinations visuelles, obscurcissement de la conscience, hébétude, comportement confus.

Troubles de l'apprentissage

Dysfonctionnement mineur du cerveau 404 : Erreurs de perception visuelle, troubles de l'attention, hyperactivité, agitation, instabilité émotionnelle, coordination des mouvements médiocre, parfois perte du sens de l'équilibre.

Fibrose kystique 407 : Difficultés de croissance, appétit important, selles grasses et fétides, toux chronique, respiration rapide, nez enrhumé et bouché, irritabilité, abdomen petit et protubérant.

Troubles de l'attention

Dysfonctionnement mineur du cerveau 404 : Erreurs de perception visuelle, difficultés de l'apprentissage, troubles de l'attention, manque de concentration, hyperactivité, agitation, instabilité émotionnelle, mauvaise coordination des mouvements, parfois perte du sens de l'équilibre.

Troubles de la concentration

Dysfonctionnement mineur du cerveau 404 : Erreurs de perception visuelle, difficulté de l'apprentissage, troubles de l'attention, hyperactivité, agitation, instabilité émotionnelle, mauvaise coordination des mouvements, parfois perte du sens de l'équilibre.

Troubles de la mémoire

Les causes des défaillances de la mémoire sont multiples, allant de la simple inattention à la dégénérescence du cerveau. L'inattention peut être due à l'anxiété, à un manque d'intérêt, à des difficultés auditives ou à une condition psychotique. Les traumatismes cérébraux peuvent entraîner une amnésie légère ou sérieuse, dont le degré de gravité ne dépend pas toujours de l'importance de la blessure. Les maladies infectieuses graves (particulièrement la méningite et l'encéphalite), y compris la pneumonie, la typhoïde, la malaria et la septicémie (empoisonnement du sang) peuvent causer des ravages considérables à la mémoire.

La fatigue intellectuelle, les drogues et certains médicaments (usage continu des barbituriques, de la cocaïne, des bromures, l'intoxication à la quinine et à la scopolamine, de trop grandes doses de vitamines A et D), l'artériosclérose cérébrale et un grand nombre d'affections mentales peuvent également entraîner des troubles importants de la mémoire.

Tumeurs du cerveau 9 : Maux de tête intenses et prolongés, nausée persistante, vomissements, étourdissement, convulsions, hallucinations, détérioration des facultés mentales, perte de la mémoire, troubles de la personnalité.
Insuffisance cardiaque 126 : A un stade avancé : affaiblissement des facultés mentales, troubles du jugement et de la mémoire. Les autres symptômes sont un essoufflement prononcé, des veines du cou proéminentes et un œdème des chevilles.
Attaque 139 : État confusionnel, perte de la mémoire, paralysie, mal de tête sévère, troubles de la vision.
Syphilis tertiaire (paralysie générale) 210 : Mal de tête sévère, dégradation de la mémoire suivie de celle de toutes les facultés mentales, relâchement du comportement, tremblements des lèvres et de la langue, sénilité précoce.
Toxémie gravidique (prééclampsie) 246 : Œdèmes sur tout le corps, prise de poids, mal de tête sévère, étourdissement, vomissements, douleur abdominale, amnésie, engourdissement, jaunisse.
Anémie 322 : Symptômes de l'anémie, palpitations. Dans les cas graves, engourdissement des membres, jaunisse, soif intense, vertiges, perte de la mémoire, langue rouge et douloureuse, choc.
Pellagre (déficit en vitamine du complexe B- niacine) 351 : Perte de l'appétit, amaigrissement, faiblesse, taches rouges sur tout le corps devenant brunes et squameuses. Le bord de la langue, les gencives et les muqueuses deviennent enflammés et écarlates. Salivation excessive, diarrhées avec plus tard apparition de sang dans les selles. Perte de mémoire et instabilité émotionnelle.

Troubles de la perception visuelle

Dysfonctionnement mineur du cerveau 404 : Erreurs de perception visuelle, troubles de l'attention, absence de concentration, hyperactivité, agitation, instabilité émotionnelle, coordination médiocre, parfois perte du sens de l'équilibre.
Encéphalopathie infantile 406 : Chez le petit enfant : contractures musculaires, convulsions des membres, perte du contrôle musculaire, spasticité, parte du sens de l'équilibre, manque de vivacité, paralysie partielle de la face, difficultés de déglutition, sensibilité aux infections. Dans la forme ataxique, absence de perception de la profondeur.

Symptômes de la face et de la tête

LA FACE

Bouffissure de la face

Voir aussi **Œdème,** p. 32.

Toute infection dentaire (*Caries dentaires* **89,** *Pulpite* **90,** *Abcès dentaire* **91**) entraîne une enflure de l'endroit affecté.

Stomatite gangreneuse 81 : Apparition de tissus grisâtres et noirs sur la muqueuse de la bouche, les joues sont tuméfiées et rouges, puis deviennent noires ; douleur, fièvre. Relève toujours d'une *Urgence médicale.*
Néphrite aiguë 197 : Œdème de la face et des chevilles, urines sanglantes et peu abondantes, mal de tête sévère, perte brutale de l'appétit, nausée, vomissements, langue chargée. (Augmentation de la tension artérielle.)
Néphrite chronique 198 : Œdème de la face et des chevilles, abdomen ballonné, mictions fréquentes pendant la nuit, urines sanglantes, essoufflement au moindre effort, troubles de la vision dus à des hémorragies dans la rétine, anémie. (Augmentation de la pression artérielle.)
Néphrose 199 : Bouffissure de la face, œdème des chevilles et de l'abdomen, anémie.
Urémie 207 : Bouffissure de la face, œdème des chevilles et de l'abdomen, urines très peu abondantes, maux de tête sévères, convulsions, troubles de la vision, haleine fétide (odeur d'urine), givre uréique sur tout le corps, nausée, vomissements, diarrhées, et finalement coma.
Erysipèle 300 : Œdème de la face, éruption d'une plaque rouge sombre à écarlate limitée par un bourrelet, tuméfaction des ganglions lymphatiques, frissons, fièvre élevée, maux de tête intenses.
Hypothyroïdie 339 : Chez l'adulte : goitre, apathie mentale, torpeur intellectuelle, ralentissement du rythme cardiaque, obésité, bouffissure des mains et de la face, particulièrement autour des yeux, peau sèche et rugueuse, voix rauque, troubles des règles chez la femme (ménorragies), cheveux ternes et clairsemés, intolérance au froid, température du corps au-dessous de la normale.
Trichinose 386 : Œdème autour des yeux et du front, fièvre élevée, muscles douloureux et tuméfiés, douleurs articulaires, transpiration abondante, diarrhée. Dans les cas sévères, difficultés respiratoires.

Bulles ou ulcérations sur la face

Syphilis congénitale 211 : Chez le petit enfant : éruption de bulles sur la face,

les fesses, la plante des pieds et la paume des mains, obstruction nasale, tibias incurvés, symptômes de la méningite. Plus tard, déformations du nez (nez en pied de marmite) et des dents.
Histoplasmose 393 : Ulcérations de l'oreille, du nez, des jambes, du pharynx, du larynx et des extrémités, émaciation, anémie, hypertrophie des ganglions lymphatiques. Nausée, vomissements, diarrhée, selles noires, affaiblissement.

Douleur faciale

Névrite (paralysie de Bell) 3 : Débute par une douleur légère près de l'oreille évoluant en paralysie faciale et entraînant une distorsion du côté atteint de la face. Les paupières ne peuvent plus se fermer, le patient n'arrive pas à sourire, l'élocution est difficile.
Névralgie (tic douloureux, névralgie du trijumeau) 4 : Douleur en éclair se propageant le long du trajet du nerf depuis n'importe quelle région de la tête jusqu'aux lèvres, au nez, à la langue ou aux gencives. La douleur peut être déclenchée dans ces zones par un attouchement, un courant d'air, ou au moment de manger ou de se laver.
Cancer du pharynx (gorge) 438 : Douleur et/ou difficulté de déglutition et de mastication. La douleur peut irradier à tout le côté de la face ; difficultés à ouvrir la bouche ou à tousser, parfois tuméfaction des ganglions lymphatiques du cou. Une grosseur peut apparaître dans la gorge ou sur le dos de la langue.

Épaississement de la face

Acromégalie et gigantisme 336 : Chez l'enfant, le gigantisme entraîne une taille anormale ; chez l'adulte, l'acromégalie se manifeste par les symptômes suivants : épaississement et hypertrophie de la face, des mains et des pieds, augmentation du volume des organes internes, transpiration, mal de tête sévère, douleurs articulaires, mâchoire proéminente, diminution de la libido, détérioration mentale.
Hypothyroïdie 339 : Chez l'enfant : goitre, arriération physique et mentale, apathie, mains et visage bouffis, traits épaissis, peau sèche et finement ridée, nez épaté, ventre ballonné, intolérance au froid, abaissement de la température du corps, cheveux clairsemés.

Faciès adénoïde (hébétude, léthargie, bouche entrouverte)

Adénoïdite 71 : Respiration par la bouche, voix nasonnée, obstruction nasale, diminution des facultés mentales, ronflement, aspect hébété et léthargique.

Faciès figé

Maladie de Parkinson 1 : Yeux grands ouverts, absence de clignement des paupières, fixité du regard, écoulement salivaire de la bouche, attitude rigide, tronc penché en avant, lenteur, démarche à pas traînants, tremblement des mains.
Sclérodermie 321 : Œdème et apparition de taches sur la peau qui devient rouge et brillante, puis dure et cornée, d'abord sur les mains et les pieds et ensuite sur tout le corps. Les doigts sont contractés en griffes, le faciès est figé (masque).
Dystrophie musculaire 405 : Chez le petit enfant : difficulté à se tenir debout et à marcher, démarche hésitante, chutes fréquentes, perte du contrôle musculaire.

Faciès de gnome

Hypervitaminose D 353b : Chez le petit enfant : arriération physique et mentale, accompagnée parfois d'un faciès de gnome.

Fixité

Maladie de Parkinson 1 : Face immobile et figée, yeux grands ouverts, absence de clignement des paupières, souvent fixité du regard. La bouche reste entrouverte, écoulement salivaire ; attitude rigide, tronc penché en avant, démarche à pas traînants, allure festinante, tremblements.

Nodules durs sur la face

Lèpre 368 : Apparition de taches cutanées rouges ou brunes, au centre blanchâtre. Perte de la sensibilité au niveau de ces taches et en différentes parties du corps. Nodules durs localisés surtout au visage mais apparaissant aussi ailleurs sur le corps, atrophie musculaire, formation d'ulcères, enrouement, perte des orteils et des doigts.

Paralysie de la face

Névrite (paralysie de Bell) 3 : Paralysie faciale temporaire, douleur faciale intense, déformation du côté atteint ; les paupières ne se ferment plus, le patient n'arrive pas à sourire, l'élocution est difficile.
Encéphalopathie infantile 406 : Chez le petit enfant : paralysie partielle de la face, contractures musculaires dans les jambes, spasticité, perte du contrôle musculaire et du sens de l'équilibre, absence de vivacité, difficultés de déglutition, jaunisse, voix aiguë, sensibilité aux infections.

Rire sardonique

Tétanos 361 : Raideur de la mâchoire et du cou, agitation, appréhension, bâillements, difficultés de déglutition. Plus tard, cou et mâchoire totalement figés, apparition d'un masque grimaçant continuel (rire sardonique).

Rougeur

Empyème 119 : Douleur dans la poitrine, toux sèche, frissons, fièvre, transpiration, rougeur sur les joues, le reste de la face et du corps demeurant pâle ou gris. Haleine fétide, émaciation, déformation des doigts.
Ménopause 221 : Bouffées de chaleur, transpiration, mictions fréquentes, maux de tête, étourdissements, dépression, anxiété, dyspepsie, menstruations irrégulières et devenant rares.
Diabète (acido-cétose, coma diabétique) 332 : Complication du diabète : respiration rapide, profonde et bruyante, soif intense, mictions fréquentes, déshydratation sévère, nausée, vomissements, peau pâle et terne, stupeur, choc et finalement coma.
Phéochromocytome 346 : Palpitations, mal de tête pulsatile, transpiration, tremblement, nausée et vomissements. (Hypertension artérielle.)
Scarlatine 359 : Rougeur – sauf sur le pourtour de la bouche, dont la pâleur constitue un signe révélateur, vomissements, fièvre élevée, gorge douloureuse, langue blanche et chargée devenant framboisée, formation sur la langue et dans la gorge d'une fausse membrane gris-jaune. Exanthème rouge sur tout le corps, s'effaçant à la pression, puis desquamation en écailles. Apparition de lignes rouge sombre dans les plis de la peau.
Grippe 376 : Symptômes du coup de froid, frissons, fièvre, mal de tête sévère, douleurs musculaires et articulaires, prostration due à la faiblesse, extrême fatigue, transpiration.

Fièvre jaune 379 : Fièvre, prostration, maux de tête sévères, douleurs dans le dos et dans les membres, urines peu abondantes. Après une période de rémission caractéristique, jaunisse, vomissements avec hémorragies de sang noir, hémorragies dans les muqueuses.
Typhus 392 : Fièvre élevée pendant dix jours, mal de tête sévère, prostration, face rouge ou de couleur sombre, éruption sur le corps de petites taches rouges devenant pourpres, pupilles rétrécies, urines peu abondantes et fortement colorées, tremblements, stupeur, délire, et finalement coma. Transpiration abondante pendant la défervescence.

LA TÊTE (LE CRÂNE)

Crâne bombé

Encéphalite 8 : Chez le petit enfant : fontanelles bombées, convulsions, température entre 41 °C et 41,5 °C.
Maladie de Paget 267 : Augmentation disproportionnée du volume du crâne, douleurs osseuses intermittentes, fractures spontanées, troubles de l'audition.

Hypertrophie du crâne

Maladie de Paget 267 : Douleurs osseuses intermittentes, fractures spontanées, augmentation disproportionnée du volume du crâne, diminution de la taille, troubles de l'audition.
Poids faible à la naissance 396 : Chez le petit enfant : respiration irrégulière, augmentation anormale du volume du crâne, yeux saillants, abdomen proéminent, courbe de poids stationnaire.
Arriération mentale 403 : Chez le petit enfant : tête anormalement grosse et poids faible à la naissance, parfois jaunisse, léthargie, développement ralenti, retard dans l'acquisition des habitudes alimentaires.

Inclinaison de la tête avec torsion du cou

Torticolis 271 : Cou raide et douloureux. Rotation et inclinaison anormale de la tête. Impossibilité à remuer la tête.

Mal de tête

Le mal de tête est sans doute le symptôme le plus fréquent chez l'homme : il peut en effet être déclenché par presque tous les troubles affectant l'organisme. Dans nombre de cas, il est aussi l'expression d'une détresse mentale ou d'un choc émotionnel.

Les symptômes varient d'un mal de tête léger à une douleur terrassante et insupportable. Ils peuvent être généralisés à tout le crâne, ou localisés dans les régions frontale, temporale (d'un seul ou des deux côtés) ou occipitale ; ils peuvent être intermittents, récurrents, profonds, pulsatiles, irradiants, écrasants, oppressants. Une maladie accompagnée d'un mal de tête de faible intensité évolue parfois vers une forme grave et, inversement, un trouble associé à un mal de tête sévère peut fort bien demeurer bénin.

Les maux de tête aigus sont souvent liés à une maladie de l'œil, de l'oreille, du nez ou de la gorge, à une infection aiguë ou à un traumatisme. Dans tous ces cas, les autres symptômes de la maladie sont généralement prédominants.

Les maux de tête chroniques peuvent être dus à une détresse affective et mentale, à des troubles endocriniens ou du métabolisme. Ils peuvent être causés par toute forme d'intoxication : air vicié, émanations toxiques, alcool, ammoniaque, barbituriques, benzène, éphédrine, essence, kérosène, morphine, oxyde nitrique, opium, privine, scopolamine, sulfamides, surconsommation de vitamines A ou D, tétracycline, chlorpromazine (utilisée dans les tranquillisants), contraceptifs oraux, surdosage de stéroïdes, etc. (Il existe environ 150 produits chimiques et médicaments pouvant être à l'origine de maux de tête.)

Le mal de tête peut être causé par l'anémie (due à des carences en fer ou en vitamine B_{12}), par la faim et par la fatigue – dans ces deux derniers cas, la prise de nourriture et le repos suffisent pour supprimer la douleur.

La sévérité du mal de tête n'est en général aucunement fonction de celle du désordre qui la cause. Par exemple, il n'est rien de plus atrocement douloureux qu'une migraine ou un mal de tête histaminique (allergique) – troubles désagréables, mais mineurs, alors qu'une affection grave telle que la tumeur cérébrale, bien que souvent accompagnée de douleurs sévères, peut aussi se manifester par un mal de tête trompeusement anodin.

La plupart des maux de tête n'ont pas une signification importante ; certains, cependant, sont révélateurs d'un trouble latent grave. Les exemples suivants sont parmi les plus significatifs :

• Mal de tête sévère apparaissant brutalement et sans raison, en particulier chez un sujet qui habituellement n'en souffre pas.
• Mal de tête accompagné de convulsions, de confusion ou d'une baisse de l'activité mentale.
• Mal de tête accompagné de douleurs oculaires, œil injecté de sang ou dur comme une pierre, mal de tête accompagné de halos colorés autour des lumières.
• Mal de tête qui réveille la nuit.
• Mal de tête s'aggravant tous les jours.
• Mal de tête pulsatile dans la partie postérieure du crâne, apparaissant au lever et disparaissant vers le milieu de la journée.
• Mal de tête aggravé par la toux, par l'effort ou par le fait de se pencher.
• Mal de tête accompagné de fièvre non imputable à une infection connue.
• Tous les symptômes ci-dessus peuvent être l'indication d'un trouble sérieux et requièrent une consultation médicale sans délai.

Convulsions et mal de tête (voir p. 52*), Crampes musculaires (douleurs ou spasmes) et mal de tête (voir* p. 216*), Étourdissement et mal de tête sévère (voir* p. 57*), Fatigue accompagnée de mal de tête (voir* p. 25*), Fièvre élevée accompagnée de mal de tête (voir* p. 27*), Fièvre et mal de tête sévère, Frissons et fièvre accompagnés de mal de tête (voir* p. 29*), Mal de tête irradiant, Mal de tête modéré ou sourd, Mal de tête chez le nourrisson et l'enfant, Mal de tête pulsatile, Mal de tête sévère et intermittent, Mal de tête variable, Transpiration et mal de tête (voir* p. 44*), Vomissements et mal de tête (voir* p. 159*), Vomissements et mal de tête sévère.*

Fièvre et mal de tête sévère

Empoisonnement du sang 360 : Frissons intenses, mal de tête sévère, fièvre oscillante. Périodes de transpiration abondante, diarrhées sévères, purpura (petites taches pourpres sur la peau dues à des hémorragies), collapsus.

Fièvre typhoïde 363 : Intense mal de tête frontal ou temporal, lente montée de la température jusqu'à une fièvre très élevée, pouls double et lent, saignement de nez, diarrhée, petites taches rosées sur l'abdomen.

Fièvre récurrente 369 : Frissons, fièvre très élevée, mal de tête constant, accès de fièvre récurrents, battements du cœur rapides, transpiration abondante, douleurs musculaires et articulaires.

Variole 373 : Fièvre élevée, violent mal de tête frontal, douleurs musculaires intenses ; parfois convulsions (chez l'enfant). Éruption sur tout le corps de petites taches rouges évoluant en boutons, puis en petites vésicules, et finalement en croûtes d'une odeur fétide.

Poliomyélite 374 : Fièvre élevée, mal de tête sévère et constant, cou raide, gorge douloureuse. Dans les formes graves, prostration, faiblesse extrême, douleurs

musculaires aiguës, contractures, paralysie des jambes, des bras et dans différentes parties du corps.
Grippe 376 : Face rouge, frissons et fièvre, mal de tête sévère, douleur dorsale, prostration, fatigue extrême, transpiration.
Fièvre jaune 379 : Face rouge, fièvre, prostration, douleurs dans le dos et dans les membres, urines peu abondantes. La jaunisse apparaît après une rémission temporaire de la maladie. Ensuite, vomissements de sang noir, hémorragies des muqueuses.
Typhus 392 : Mal de tête très sévère, fièvre élevée pendant dix jours, éruption de petites taches rouges devenant pourpres, pupilles rétrécies, urines peu abondantes et fortement colorées, tremblements, langue blanche et chargée, stupeur, délire, coma. Transpiration abondante pendant la défervescence.

Mal de tête irradiant

Névralgie (tic douloureux) 4 : Douleur intense irradiant depuis le nez, les lèvres et la bouche jusqu'aux tempes ou au front. Douleur de courte durée mais survenant fréquemment. Elle peut être déclenchée par la mastication, par un attouchement, par un refroidissement (courant d'air).
Méningite 7 : Mal de tête intense, habituellement généralisé à tout le crâne mais parfois localisé à l'occiput, aggravé au moindre mouvement de la tête et se propageant parfois jusqu'au cou. La raideur de la nuque est un signe caractéristique, accompagné des symptômes suivants : vomissements, fièvre oscillante élevée, apparition de petites taches cutanées rouges ou pourpres, intolérance à la lumière et au bruit, confusion, convulsions, délire et coma.
Encéphalite 8 : Voir *Mal de tête pulsatile.*
Migraine 13b : Signes précurseurs. Douleur profonde et intense irradiant dans la région oculaire. Troubles visuels, intolérance à la lumière vive et au bruit, nausée, vomissements.
Mal de tête allergique 13c : Voir *Mal de tête pulsatile.*
Presbytie 15 : Douleur constante mais rarement sévère due à la fatigue oculaire, irradiant de l'œil jusqu'aux tempes ou à la partie postérieure de la tête. Le mal de tête s'intensifie sous l'effet de la fatigue. La plupart des presbytes y sont sujets.
Glaucome 23a et 23b : Mal de tête dans la région frontale irradiant à l'œil. Douleur oculaire aiguë, globe oculaire dur. Vomissements. Perception de halos colorés autour des lumières.
Artérite temporale 33 : Mal de tête pénible, constant, irradiant à l'œil ; douleur dans la tempe du côté affecté. Les artères et les veines temporales prennent un aspect nodulaire et deviennent douloureuses. Le mal de tête s'intensifie le soir.

Mal de tête modéré ou sourd

Traumatisme cérébral 10 : Mal de tête sourd, étourdissement, parfois perte de conscience. (Le diagnostic de traumatisme léger ou grave ne peut être fait que par le médecin.)
Mal de tête dû à la tension nerveuse 13a : Douleur continue et pesante, localisée dans la partie supérieure du crâne, parfois pulsatile, donnant souvent l'impression d'avoir la tête comprimée par un chapeau trop petit. Les muscles de la mâchoire et du cou, la nuque et les tempes peuvent devenir tendus et douloureux.
Mal de tête menstruel 13d : Généralisé à tout le crâne. Gêne dans la région pelvienne, malaise général.
Mal de tête prémenstruel 13e : Généralisé à tout le crâne. Apparaissant sept à dix jours avant les règles, il s'accompagne d'irritabilité, de légers troubles émotifs et de difficultés de concentration. Il peut se prolonger jusqu'au premier jour des règles.

Mal de tête postcoïtal 13g : Léger mal de tête pulsatile, cessant en général rapidement mais pouvant se prolonger pendant une heure.
Sinusite 66 : Mal de tête localisé en fonction du sinus infecté (habituellement frontal), souvent plus sensible le matin ou par temps humide, donnant généralement l'impression d'avoir la tête comprimée et s'accompagnant d'un écoulement nasal ou dans la gorge. Une atmosphère très polluée ou confinée (fumée, tabagisme) peut suffir à le déclencher. Souvent accompagné de frissons et de fièvre.
Ménopause 221 : Souvent il n'y a aucun symptôme, mais chez la plupart des femmes on observe les manifestations suivantes : bouffées de chaleur, transpiration, fatigue, mictions fréquentes, étourdissements, léger gonflement, palpitations, insomnie, nausée, irritabilité, maux de tête, crises de larmes, périodes de dépression et d'anxiété.
Polycythémie 327 : Peau violacée, lèvres et lit des ongles cyanosés, essoufflement, mal de tête sourd et persistant, bourdonnement dans l'oreille (tintement), démangeaisons sur tout le corps, étourdissement, fatigue, hémorragie sur le trajet du bol alimentaire entraînant des selles sanglantes ou goudronneuses.

Mal de tête chez le nourrisson et l'enfant

Le nourrisson peut exprimer un mal de tête de multiples façons : en roulant la tête, en se frottant l'oreille ou la tête avec la main, en se montrant capricieux et irritable. D'autres symptômes complémentaires aideront à identifier le malaise.

L'enfant souffre le plus souvent de migraines de forme paroxystique, différentes des migraines classiques de l'adulte. En second lieu vient le mal de tête dû à la tension nerveuse, qui apparaît généralement en fin d'après-midi, en particulier en cas de travail scolaire intensif. Ce mal de tête, moins intense que la migraine, est ressenti dans la partie postérieure du crâne, ou donne l'impression d'avoir la tête comprimée par un bandeau. Le repos, allongé sur un lit, et un massage suffisent pour calmer la douleur.

Le mal de tête est souvent l'unique symptôme d'une maladie sous-jacente.

Mal de tête pulsatile

La plupart des fièvres causées par les maladies infectieuses entraînent un mal de tête pulsatile, frontal ou occipital, qui en est cependant rarement le symptôme majeur.

Presque toutes les intoxications entraînent un mal de tête pulsatile. L'alcoolisme aigu (à ne pas confondre avec une simple « gueule de bois ») cause des maux de tête sévères, constants et pulsatiles, qui s'ajoutent aux troubles de coordination musculaire, à la démarche titubante et incertaine, à la diplopie, à un affaiblissement de la conscience et de la perception.

L'intoxication par le monoxyde de carbone se manifeste par une douleur pulsatile sévère dans les régions temporales. Des taches rouge cerise apparaissent sur la face et sur le corps. Les autres symptômes sont l'étourdissement, les pupilles dilatées, une peau de couleur sombre, une rigidité musculaire de la mâchoire. L'intoxication par le plomb peut causer des maux de tête intenses, constants et pulsatiles, des troubles gastro-intestinaux accompagnés de douleurs abdominales, de la formation d'un liséré bleuâtre sur les gencives, et d'une grande faiblesse. L'intoxication par la morphine (y compris la codéine, l'héroïne et autres dérivés) entraîne un mal de tête pulsatile tenace. Les pupilles sont rétrécies en tête d'épingle, ou au contraire dilatées. Le patient est généralement émacié par défaut d'alimentation. Il peut présenter des signes de cyanose.

Encéphalite 8 : Douleur pulsatile extrême apparaissant souvent brutalement, accompagnée de fièvre élevée. Le mal de tête peut irradier au cou. Nuque raide, stupeur, convulsions, vomissements, hoquet persistant.

Migraine 13b : Le patient pressent la survenue de la crise à certains signes précurseurs : fourmillements dans les membres, dépression, bourdonnements dans l'oreille, scintillement de lignes lumineuses devant les yeux. Douleur pulsatile le plus souvent localisée au même endroit, pouvant irradier de l'œil ou vers lui, nausée, vomissements, intolérance à la lumière et au bruit.

Mal de tête allergique 13c : Mal de tête atroce, constant, pulsatile, irradiant parfois au nez, à la bouche, au cou. Habituellement unilatéral. L'œil du côté affecté peut être rouge, injecté de sang, les artères et les veines sont saillantes.

Hypertension artérielle 138 : Les maux de tête n'apparaissent qu'à une phase tardive de la maladie. Ils se manifestent par des douleurs pulsatiles dans la partie postérieure de la tête, qui s'intensifient en cas d'effort et de fatigue ou lorsque le patient se penche. Le mal de tête apparaît fréquemment le matin au réveil et s'atténue durant la journée. Les autres symptômes d'apparition tardive sont l'étourdissement, la fatigue, les saignements de nez.

Urémie 207 : Mal de tête aigu, pulsatile, accompagné de nausée et de vomissements. Le symptôme caractéristique est l'odeur d'urine de l'haleine et de la transpiration.

Coup du lapin 272 : Nuque douloureuse et raide. La douleur peut être légère ou intense, irradiant jusqu'aux mains et causant des picotements et un engourdissement. Troubles visuels et mal de tête pulsatile.

Phéochromocytome 346 : Mal de tête récurrent et pulsatile, accès de transpiration abondante, pâleur et tremblements. (Hypertension artérielle.)

Mal de tête sévère et intermittent

Tumeurs du cerveau 9 : C'est une affection rare. Mal de tête habituellement sévère, parfois modéré. D'abord localisé dans la zone de la tumeur, il se généralise rapidement à tout le crâne. Le mal de tête peut se prolonger quotidiennement pendant plusieurs heures. Un changement soudain de position suffit parfois à le déclencher. Souvent le patient est réveillé par un mal de tête intense. Nausée persistante, vomissements, convulsions, hallucinations. Plus tard, détérioration de la personnalité et des facultés mentales.

Erysipèle 300 : Mal de tête intense, habituellement intermittent, éruption d'une plaque rouge sombre à écarlate limitée par un bourrelet, frissons, fièvre élevée, œdème de la face, tuméfaction des ganglions lymphatiques.

Hypervitaminose A 348b : Rare, due le plus souvent à une surconsommation forcée de vitamine A. Perte de l'appétit, chute des cheveux, douleurs articulaires. Peut parfois prendre l'aspect d'une tumeur cérébrale par les sévères douleurs intra-crâniennes qu'elle entraîne. Chez l'enfant, retard possible de la croissance.

Cancer du cerveau 412 : Vomissements, troubles visuels, perte du sens de l'équilibre, mal de tête sévère et intermittent, léthargie, comportement obtus et psychotique, obscurcissement de la conscience.

Mal de tête variable

Comme son nom l'indique, ce mal de tête peut être de forme et d'intensité variables.

Mal de tête dû à la pilule contraceptive 13f : Ce mal de tête peut apparaître soudainement. Il donne généralement l'impression d'avoir la tête comprimée par un bandeau très serré ; il peut également prendre une forme pulsatile. Il s'accompagne parfois de dépression, d'irritabilité et d'insomnie, d'une tuméfaction et de grosseurs dans les seins. Les effets secondaires peuvent inclure également des décolorations cutanées, des troubles visuels et des saignements vaginaux inhabituels. Consulter un médecin.

Mal de tête postcoïtal 13g : Mal de tête généralement pulsatile mais pouvant également prendre une autre forme. Habituellement léger mais pouvant se prolonger pendant une heure.

Rhume des foins et rhinite allergique 65 : Mal de tête modéré à sévère, généralement limité à la moitié du crâne. Paupières inférieures gonflées, écoulement nasal et larmoiement.

Néphrite aiguë 197 : Mal de tête d'intensité variable, perte d'appétit brutale, urines peu abondantes et souvent sanglantes, œdème de la face et des chevilles, langue chargée, nausée, vomissements. (Augmentation de la pression artérielle.)

Urémie 207 : Mal de tête de modéré à sévère, convulsions, rétrécissement des pupilles, troubles visuels, odeur d'urine de l'haleine, œdème, givre uréique sur le corps, nausée, vomissements, diarrhée, coma.

Syphilis secondaire précoce 209 : Apparaît après la cicatrisation du chancre génital. Maux de tête d'intensité variable mais habituellement sévères, éruption généralisée, ganglions lymphatiques agrandis, ulcères sur la muqueuse buccale, douleurs articulaires, gorge douloureuse, parfois troubles oculaires.

Syphilis tertiaire (paralysie générale) 210 : Mal de tête souvent sévère, relâchement du comportement, tremblements des lèvres et de la langue, défaillance de la mémoire, sénilité précoce, diminution des facultés intellectuelles.

Syndrome prémenstruel 219 : Irritabilité, nervosité, maux de tête de légers à sévères, seins douloureux, tuméfaction de la région abdominale.

Ménopause 221 (voir aussi *Mal de tête dû à la ménopause* **13h**) : Mal de tête d'intensité variable, constant ou intermittent. Les bouffées de chaleur et l'état dépressif sont des symptômes plus caractéristiques.

Troubles mineurs de la grossesse 235 : Constipation, dyspepsie, parfois hémorroïdes, douleurs lombaires, tendance à l'essoufflement, maux de dents, salivation excessive.

Coup de chaleur bénin 313b : Mal de tête, étourdissements, peau froide et moite, transpiration abondante. Température normale ou légèrement élevée, nausée, évanouissement, crampes musculaires.

Vomissements et mal de tête sévère

Traumatisme cérébral 10 : Dans les cas graves : mal de tête intense et constant accompagné de vomissements, léthargie, confusion, dilatation inégale des pupilles (signe de gravité) ; écoulement de sang par le nez, la bouche et les oreilles. Peau pâle et moite. Perte de conscience prolongée.

Attaque 139 : Apparition brutale d'un mal de tête intense localisé à la base du crâne, parfois dans la région temporale. Ensuite, vomissements, étourdissement, troubles visuels, stupeur, paralysie, et coma.

Hépatite infectieuse aiguë 187 et **Hépatite sérique 188 :** Mal de tête sévère, jaunisse, urines foncées, selles décolorées, faiblesse, prurit (démangeaison), sensibilité dans la région du foie, nausée et vomissements.

Atrophie aiguë du foie 193 : Mal de tête sévère, jaunisse, ballonnement abdominal très prononcé, vomissements noirs, instabilité émotionnelle, coma.

Toxémie gravidique (prééclampsie) 246 : Mal de tête intense, œdème généralisé, prise de poids importante, étourdissements, vomissements importants, troubles visuels, amnésie, jaunisse.

Fièvre jaune 379 : Face rouge, fièvre, prostration, douleurs dans le dos et dans les membres, urines rares. La jaunisse apparaît après une rémission temporaire de la maladie. Ensuite, vomissements de sang noir, hémorragies des muqueuses.
Malaria 381 : Frissons à faire claquer des dents, fièvre très élevée, transpiration abondante, vomissements, diarrhée, pouls accéléré, respiration rapide. Le mal de tête est un symptôme majeur.

Ramollissement des os du crâne

Avitaminose D 353a : Chez le petit enfant : agitation, amincissement des os du crâne, jambes arquées, malformations dentaires. Retard dans l'apprentissage de la station assise, de la station debout et de la marche. Également lordose et scoliose.

Vaisseaux sanguins saillants

Mal de tête allergique 13c : Veines et artères temporales saillantes du côté affecté. La douleur irradie à l'œil, au nez, à la bouche ou au cou, transpiration, pâleur.
Artérite temporale 33 : Artère temporale douloureuse et parfois pulsatile, devenant saillante et d'aspect souvent nodulaire. Douleur irradiant dans la région oculaire.

Symptômes de l'œil

AUTOUR DE L'ŒIL (ZONE PÉRIORBITALE)

Décoloration de la zone périorbitale

Un coup reçu dans l'œil a souvent pour effet une décoloration de la zone périorbitale : « l'œil au beurre noir » en constitue l'exemple le plus classique. Cette décoloration peut également survenir dans les cas d'anomalies du sang.

Douleur périorbitale

Souvent causée par la névralgie.

Glaucome 23a et 23b : Douleur oculaire et périorbitale sévère, perception de halos colorés autour des lumières (arcs-en-ciel), perte de la vision, globe oculaire dur, arcade sourcilière douloureuse.

Nodules jaunes autour des paupières

Xanthélasma 38 : Petites taches jaunes non douloureuses et légèrement en relief localisées autour de l'œil.

Hyperlipémie 335 : Petits nodules jaunes non douloureux localisés aux paupières, à la paume de la main, au genou, au coude, à la cuisse et aux tendons du bras et de la jambe.

Paupière inférieure rouge et tuméfiée

Dacryocystite 24 : Également douleur périorbitale, larmoiement abondant et conjonctivite.

LA CORNÉE

Anneau blanc autour de la cornée

Arc sénile 42 : Mince anneau opaque sur le bord de la cornée.

Opacification de la cornée

Glaucome 23a et 23b : Perception de halos colorés (arcs-en-ciel) autour des lumières, troubles visuels, globe oculaire dur comme une pierre, douleur sévère (dans la forme aiguë seulement), arcade sourcilière douloureuse, dilatation des pupilles, vomissements.

Kératite 31 : Vision floue, larmoiement abondant, douleurs oculaires, rougeur, photophobie.
Avitaminose A 348a : Yeux secs, diminution de l'adaptation à l'obscurité. Chez l'enfant, retard de la croissance. Inflammation des reins, peau calleuse.

LE CRISTALLIN

Opacification du cristallin

Cataracte 25 : Perte de la vision progressive et non douloureuse. Opacification sensible du cristallin.

DÉVIATION DE L'ŒIL (STRABISME)

Déviation de l'œil

Loucher est une habitude fréquente chez beaucoup d'enfants ; c'est souvent la conséquence d'une vision floue, mais cela ne constitue pas *en soi* un symptôme significatif.

DOULEUR OCULAIRE

Douleur dans le globe oculaire

La douleur oculaire n'est pas un symptôme caractéristique de toutes les maladies des yeux, mais elle en est une manifestation fréquente.

Les maladies accompagnées d'une fièvre élevée, et en particulier la grippe, la rougeole et la fièvre typhoïde, se manifestent également par une douleur oculaire. Ce symptôme est courant dans la syphilis secondaire ; il est aussi fréquent dans les cas de sinusite.

Glaucome aigu 23b : Douleur sévère, halos colorés autour des lumières, vision floue, mal de tête sévère, vomissements.
Rétinite 28 : Gêne oculaire, vision floue, sensation d'objets déformés (taille et forme), rétrécissement du champ visuel.
Kératite 31 : Globe oculaire douloureux, impression de corps étranger dans l'œil, baisse de l'acuité visuelle, opacification de la cornée, photophobie.

Douleur irradiant du globe oculaire

Paralysie de Bell 3a : Paralysie de la face accompagnée d'une douleur irradiant de l'œil ou se propageant vers lui, déformation de la face. Le patient ne peut pas fermer les yeux ni sourire.
Migraine 13b : Douleur irradiant dans la région oculaire, diplopie, mal de tête intense, cécité partielle temporaire, photophobie, nausée, vomissements.
Iritis 26 : Douleur oculaire irradiant à la tempe, œdème de l'iris qui prend une teinte délavée et terne, vision floue, rougeur, larmoiement, photophobie.
Artérite temporale 33 : Parfois diplopie au début, mal de tête irradiant dans la région oculaire, souvent perte soudaine de la vision, rétrécissement du champ visuel, artère temporale douloureuse, saillante et pulsatile.
Syphilis secondaire précoce 209 : Douleur se propageant vers la région temporale, œdème des paupières, rétrécissement des pupilles, éruption cutanée généralisée, maux de tête sévères, douleurs articulaires, tuméfaction des ganglions lymphatiques.

Douleur dans l'orbite oculaire

A moins qu'elle ne soit causée par une lésion mineure, une douleur dans l'orbite oculaire constitue toujours un symptôme sérieux.

Névrite optique 32 : Les mouvements du globe oculaire sont douloureux, habituellement perte soudaine de la vision, rétrécissement du champ visuel, taches aveugles.
Exophtalmie (saillie de l'œil) 41 : Rétraction de la paupière accompagnée d'une saillie importante de l'œil, absence de clignement, globe oculaire pulsatile. Parfois douleur intense.

Mouvements douloureux du globe oculaire

Iritis 26 : Douleur oculaire irradiant à la tempe, mouvements du globe oculaire douloureux, œdème de l'iris qui prend une teinte délavée et terne, vision floue, rougeur, larmoiement, photophobie.
Névrite optique 32 : Généralement perte soudaine de la vision, rétrécissement du champ visuel, taches aveugles. Les mouvements des yeux sont souvent douloureux.

Photophobie (intolérance anormale à la lumière)

La photophobie est un symptôme très courant dans la plupart des troubles oculaires, mais n'est en elle-même caractéristique d'aucune maladie de l'œil en particulier. Elle se rencontre plus fréquemment chez les sujets blonds et aux yeux très clairs qui ont tendance à être davantage incommodés par les lumières vives.

Les causes normales de la photophobie sont les suivantes : 1) réaction naturelle de l'œil à une lumière inhabituelle – par exemple, éblouissement dû à la neige pouvant entraîner une ophtalmie des neiges ; 2) exposition prolongée à la lumière très vive du soleil ; 3) exposition prolongée à l'obscurité. Dans tous ces cas, l'œil corrige rapidement lui-même la difficulté. La photophobie se rencontre également assez souvent dans certaines névroses (photophobie hystérique).

Méningite 7 : Mal de tête irradiant intense, cou douloureux, éruption sur tout le corps de petites taches rouges ou pourpres. Intolérance au bruit et à la lumière, fièvre oscillante élevée, vomissements.
Avitaminose B_2 (riboflavine) 350 : Troubles visuels et intolérance à la lumière, opacification et ulcération de la cornée, sensation de brûlure dans la conjonctive. Fissures sur la langue et à la commissure des lèvres, bord de la langue rouge pourpre.
Rougeole 370 : Intolérance à la lumière, symptômes du coup de froid, fièvre élevée, toux, petits boutons blancs auréolés de rose à l'intérieur de la bouche, éruption généralisée de petites taches brun rose.

LE GLOBE OCULAIRE

Hypertrophie de l'œil

Hypothyroïdie 339 : Yeux proéminents, retard du développement physique et mental, apathie, peau rugueuse. Chez l'enfant : épaississement de la face et des lèvres, nez épaté.
Hyperthyroïdie 340 : Yeux saillants, troubles visuels, nervosité, intolérance à la chaleur, transpiration, fatigue, amaigrissement, tachycardie.
Cancer de la rétine 414 : Pupille blanchâtre et strabisme (premiers symptômes), puis baisse de la vision, augmentation du volume de l'œil.

Impression de corps étranger dans l'œil

Ce symptôme est le plus souvent causé par la présence d'un corps étranger dans l'œil : poussière ou autre particule étrangère irritant la paupière ou le globe oculaire. S'il n'est pas fiché dans l'œil, le corps étranger peut être expulsé par le flot lacrymal ; si l'irritation persiste, consulter un médecin.

Conjonctivite 21 : Sensation de brûlure dans l'œil, œil injecté de sang, larmoiement.
Kératite 31 : Douleur oculaire, opacification de la cornée, troubles de la vision, photophobie.
Blépharite 36 : Sensation de brûlure dans l'œil, inflammation des paupières, larmoiement, chute des cils, croûtes tenaces sur la paupière, démangeaisons.
Orgelet 37 : Petit furoncle sur le bord de la paupière, démangeaison et œdème de la paupière.

Mouvements involontaires du globe oculaire (nystagmus) et paralysie des muscles de l'œil

Le nystagmus se traduit par des secousses involontaires et rapides du globe oculaire.

Sclérose en plaques 6 : Dans les premières phases, nystagmus ; plus tard, cécité partielle, incapacité à contrôler le globe oculaire, difficultés d'élocution, tremblements des mains, démarche spastique (spasmodique).
Troubles oculaires dus au tabac et à l'alcool 34 : L'alcoolisme chronique peut entraîner une paralysie des muscles oculaires.
Attaque 139 : Paralysie des muscles oculaires, des jambes, des bras, ou de tout le côté du corps. Perte de la parole et de la mémoire. Confusion, maux de tête sévères.

Œil excavé

État de choc 133 : Grande pâleur, peau froide et moite, cyanose (lèvres, ongles et bout des doigts), pouls faible et accéléré, souffle court, dilatation des pupilles, état d'anxiété, coma.
Diabète (acido-cétose, coma diabétique) 332 : Respiration rapide, profonde et bruyante, déshydratation sévère, soif intense, mictions fréquentes, nausée, vomissements, douleur abdominale, peau pâle. Éventuellement stupeur, choc, et coma.
Choléra 364 : Diarrhée constante, profuse et aqueuse, déshydratation rapide, crampes d'estomac sévères, vomissements violents, soif intense, peau moite et finement ridée.

Œil injecté de sang

L'œil injecté de sang peut être le résultat d'un coup, d'une lésion ou de la présence d'un corps étranger.

Intolérance aux lentilles de contact 19 : Irritation et rougeur de l'œil fréquentes.
Conjonctivite 21 : Œil rouge, larmoiement, démangeaison, irritation, puis inflammation et œdème de la paupière.
Trachome 22 : Larmoiement, paupières intumescentes et d'aspect granuleux, pouvant présenter des cicatrices permanentes. Yeux rouges, ulcération de la cornée, diminution de la vision.
Iritis 26 : Douleur oculaire, œil rouge, vision floue, œdème de l'iris qui prend une teinte délavée et terne, larmoiement, photophobie, rétrécissement des pupilles.
Rougeole 370 : Débute comme un coup de froid, puis fièvre élevée, toux sèche et rauque, œil irrité et rouge, intolérance à la lumière, petites taches rouges centrées par un point blanc à la face interne des joues, éruption sur tout le corps d'un exanthème rosé évoluant en petites taches brunâtres légèrement en relief. L'éruption disparaît au bout de quelques jours.
Typhus 392 : Fièvre élevée constante, mal de tête sévère, prostration, yeux injectés de sang, face congestionnée, exanthème généralisé prenant l'aspect de petites taches pourpres dues à des hémorragies cutanées (pétéchies), pouls

accéléré et faible, stupeur pouvant évoluer en coma, contractures, urines peu abondantes et fortement colorées.

Œil saillant

Exophtalmie 41 : Absence de clignement des paupières et saillie importante du globe oculaire.
Hyperthyroïdie 340 : Yeux saillants ou fixes, goitre, tachycardie, transpiration abondante, grande faiblesse, amaigrissement malgré un appétit accru, température du corps au-dessus de la normale, nervosité.

Sensation de brûlure et de picotement

Ce symptôme apparaît dans un grand nombre d'allergies.

Conjonctivite 21 : Également inflammation des paupières, œil injecté de sang.
Blépharite 36 : Inflammation des paupières, larmoiement, chute des cils.
Orgelet 37 : Également inflammation des paupières, petit furoncle rouge sur le bord ciliaire de la paupière.
Avitaminose B_2 (riboflavine) 350 : Faiblesse, bord de la langue enflé, lèvres enflammées et gercées, fissures à la commissure des lèvres ; rougeur et sécheresse de la peau autour du nez, de l'oreille et du scrotum, accompagnée de desquamation. Opacification et ulcération de la cornée, diminution de l'acuité visuelle, photophobie, sensation de brûlure aux yeux.
Rougeole 370 : Débute comme un coup de froid, puis fièvre élevée, toux rauque et sèche, yeux irrités et rouges, photophobie, petites taches rouges avec un point blanc au centre sur la face interne des joues, éruption d'un exanthème rosé évoluant en petites taches brunâtres légèrement en relief. L'éruption disparaît au bout de quelques jours.

Taches opaques ou colorées sur le globe oculaire

La présence de taches brunes sur le blanc de l'œil peut être le signe d'une évolution maligne. Une consultation médicale est nécessaire.

Kératite 31 : Sensation de brûlure, opacification de la cornée, impression d'un corps étranger dans l'œil, larmoiement abondant, douleur oculaire, rougeur de l'œil, photophobie.
Rétinopathie diabétique 45 : Taches rouges et opaques provoquées par la rupture de vaisseaux sanguins. Troubles de la vision pouvant conduire à la cécité.
Ptérygion 43 : Voile blanc triangulaire s'étendant sur la cornée et la pupille.

Tache de sang sur l'œil

Une tache de sang dans l'œil ne doit pas être confondue avec un œil injecté de sang. Elle constitue habituellement un symptôme bénin, qui ne devient sérieux que s'il est accompagné d'une baisse de la vision. Dans ce cas, un examen médical doit intervenir rapidement.

Ulcération du globe oculaire

Ptérygion 43 : Voile blanc triangulaire s'étendant sur la cornée et la pupille.
Avitaminose B_2 (riboflavine) 350 : Ulcération ou opacification de la cornée, diminution de l'acuité visuelle, développement de cataractes, apparition de fissures sur la langue et à la commissure des lèvres, sensation de brûlure dans l'œil.

L'IRIS

Iris de couleur terne et délavée

Iritis 26 : Œdème de l'iris. Douleur oculaire, rétrécissement des pupilles, rougeur, vision floue.
Rhumatisme articulaire juvénile 260 : Fièvre élevée, douleur oculaire irradiant à la tempe, baisse de la vision, rétrécissement des pupilles. Articulations tuméfiées et douloureuses, raideur articulaire le matin.

LARMOIEMENT

Larmoiement excessif

Le larmoiement est un phénomène accompagnant tous les cas d'inflammation oculaire ; il ne constitue pas en soi un symptôme caractéristique d'une maladie. Toute inflammation ou dysfonctionnement de l'œil entraîne habituellement un larmoiement, souvent abondant. Certains troubles ne relevant pas d'une affection oculaire – par exemple, le rhume des foins et l'avitaminose B_2 (riboflavine) – se manifestent également par un larmoiement excessif.

Dacryocystite 24 : Larmoiement abondant, paupière inférieure douloureuse, rouge et tuméfiée, conjonctivite fréquente.

LES PAUPIÈRES

Chute de la paupière (ptôsis) ou rétraction de la paupière

La chute de la paupière est un symptôme caractéristique de la myasthénie grave (affection neuromusculaire). Elle s'observe également dans la paralysie du nerf oculaire.

L'abaissement de la paupière peut aussi apparaître chez des sujets âgés, lorsque la paupière perd de sa tonicité. Ceci est favorisé en particulier par des conditions climatiques défavorables entraînant un larmoiement de l'œil.

Exophtalmie 41 : Protrusion de l'œil accompagnée de douleurs oculaires fréquentes. Dans le cas du goitre exophtalmique, il y a également rétraction et absence de clignement de la paupière.

Contractures de la paupière

Tics 11 : Signe courant de fatigue ou d'une irritation chronique de l'œil. Symptôme fréquent chez les enfants.

Démangeaisons de la paupière

Symptôme caractéristique de la *Conjonctivite* **21**, de la *Blépharite* **36** et du *Trachome* **22.**

Inflammation de la paupière (rougeur)

Symptôme caractéristique de la *Conjonctivite* **21**, du *Trachome* **22**, de la *Blépharite* **36**.

Dacryocystite 24 : Larmoiement abondant, douleur, rougeur et œdème des paupières.
Blépharite 36 : Inflammation du bord de la paupière, chute des cils, croûtes tenaces sur la paupière, larmoiement.
Orgelet 37 : Petit furoncle sur le bord de la paupière, qui est également enflammé et douloureux.
Syphilis secondaire précoce (209) : Iritis, conjonctivite, douleur oculaire, éruption cutanée, mal de tête, douleurs articulaires, tuméfaction des ganglions lymphatiques.

Œdème des paupières

Symptôme constant de la *Conjonctivite* **21**, du *Trachome* **22** et de l'*Orgelet* **37**.

Dacryocystite 24 : Larmoiement abondant, paupière inférieure intumescente, rouge et douloureuse.
Iritis 26 : Douleur oculaire, paupières rouges, œdème de l'iris qui prend une teinte délavée et terne, vision floue, larmoiement, photophobie.
Blépharite 36 : Inflammation et intumescence du bord de la paupière, démangeaisons, chute des cils, croûtes tenaces sur les paupières.
Trichinose 386 : Œdème de la face, surtout autour des yeux et au front, fièvre élevée, muscles tuméfiés et douloureux, transpiration abondante, troubles gastro-intestinaux, nausée, et parfois diarrhée. Dans certains cas, souffle court.

Paupière douloureuse

Trachome 22 : Intumescence, ulcération et aspect granuleux de la paupière. Baisse de la vision, apparition d'une ulcération de la cornée.
Orgelet 37 : Inflammation et intumescence de la paupière, petit furoncle sur le bord palpébral.

Paupière granuleuse

Trachome 22 : Intumescence et ulcération de la paupière supérieure. Troubles de la vision, ulcération de la cornée.

Petit furoncle sur la paupière

Orgelet 37 : Paupière intumescente, rouge et douloureuse.

LES PUPILLES

Décoloration des pupilles (pupilles blanchâtres)

Cancer de la rétine 414 : Décoloration des pupilles (pupilles blanchâtres) et strabisme constituent les premiers signes de la maladie. Plus tard, perte de la vision et hypertrophie du globe oculaire.

Dilatation des pupilles

Traumatisme cérébral 10 : Pupilles inégalement dilatées, peau froide et moite, écoulement sanglant du nez, de la bouche et des oreilles. Mal de tête, étourdissement, vomissements, engourdissement, coma.
Glaucome 23a et **23b :** A un stade avancé, les pupilles peuvent être dilatées. Glaucome aigu : douleur oculaire sévère, halos colorés autour des lumières, globe oculaire dur, vision floue, arcade sourcilière douloureuse.
État de choc 133 : Grande pâleur, peau froide et moite, lèvres, ongles et bout des doigts cyanosés, souffle court, yeux excavés, pouls faible et rapide, état d'anxiété, coma.
Botulisme 165 : Dilatation des pupilles, vision floue, diplopie, difficulté d'élocution, paralysie respiratoire, respiration difficile, bouche desséchée, crampes, vomissements, diarrhée, nausée intense.
Atrophie aiguë du foie 193 : Fièvre élevée avec mal de tête sévère, jaunisse, faiblesse, douleur abdominale sévère, vomissements noirs, apathie, confusion, hémorragies sous-cutanées, saignements de la bouche, dilatation des pupilles, haleine fétide, urines sanglantes et rares, pouls faible et accéléré. (Augmentation de volume du foie.)

Rétrécissement des pupilles

L'usage de drogues présentant un phénomène d'accoutumance (morphine, opium, héroïne, et même codéine) peut avoir pour effet un rétrécissement des pupilles ; ce symptôme n'est cependant pas toujours très fiable. Les toxicomanes portent souvent des lunettes noires non pas tant pour cacher un rétrécissement des pupilles, mais surtout parce que leurs yeux présentent une grande sensibilité à la lumière.

Mal de tête allergique 13c : Également mal de tête pulsatile et parfois irradiant, pâleur, transpiration, veines et artères saillantes.
Iritis 26 : Douleur oculaire, rougeur, vision floue, larmoiement, photophobie, œdème de l'iris qui prend une teinte délavée et terne, rétrécissement des pupilles.
Urémie 207 : Rétrécissement des pupilles et diplopie. Œdème de la face et des chevilles, diarrhées, mal de tête sévère, urines rares, nausée et vomissements, odeur d'urine de l'haleine, givre uréique, convulsions, et finalement coma.
Syphilis secondaire précoce 209 : Douleur oculaire irradiant aux tempes, rétrécissement des pupilles, éruption cutanée généralisée, mal de tête sévère, tuméfaction des ganglions lymphatiques, douleurs articulaires.
Typhus 392 : Fièvre élevée pendant dix jours, mal de tête sévère, prostration, éruption de petites taches rouges devenant pourpres, rétrécissement des pupilles, urines rares et fortement colorées, tremblements musculaires. Transpiration abondante pendant la défervescence.

TROUBLES DE LA VISION

Cécité

Beaucoup de troubles oculaires et de maladies systémiques peuvent conduire à la cécité, mais seulement en l'absence d'un traitement approprié. Seule une très faible partie d'entre eux n'est pas susceptible d'être traitée. Plus de quatre-vingt-dix p. cent des cas de cécité sont le résultat tragique d'une négligence, l'acuité visuelle pouvant presque toujours être préservée à condition que le traitement intervienne rapidement.

Peuvent conduire à une cécité totale les affections suivantes : le *Trachome* **22,** le *Glaucome* **23a** et **23b,** la *Rétinite pigmentaire* **29,** le *Névrite optique* **32,** l'*Artérite temporale* **33,** les

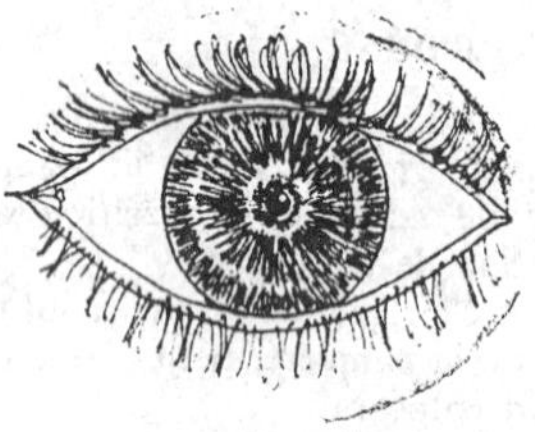

Pupille rétrécie

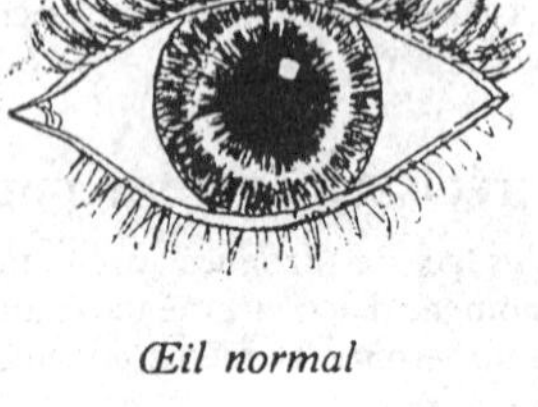

Œil normal

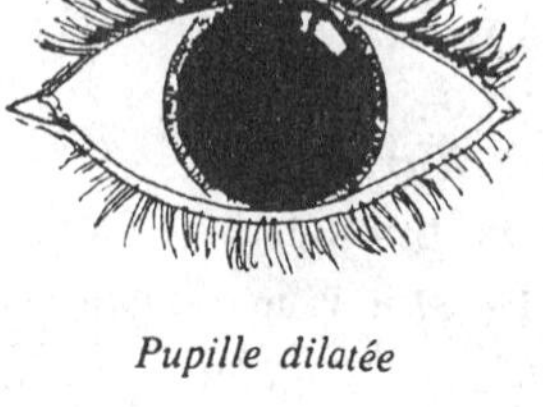

Pupille dilatée

Troubles oculaires dus au tabac et à l'alcool **34**, la *Rétinopathie diabétique* **45**, l'*Artério-athérosclérose* **47** et **123**, la *Syphilis tertiaire* **210**, le *Cancer de la rétine* **414**.

Cécité nocturne

Chroroïdite 27 : Vision floue, taches sur le globe oculaire, zones aveugles dans le champ visuel, parfois impression d'éclairs lumineux.
Avitaminose A 348a : Yeux secs, ulcération de la cornée. Chez l'enfant, retard de la croissance, inflammation des reins, peau calleuse.

Déformation de la couleur

Due habituellement à quelque forme d'intoxication. Une trop grande consommation d'alcool peut aussi être à l'origine de ce symptôme, de même que les hallucinogènes comme le LSD ou la mescaline.

Déformation des objets (taille et forme)

Chroroïdite 27 : Zones grises ou vides dans le champ visuel, vision floue, parfois impression d'éclairs lumineux.
Rétinite 28 : Impression d'objets déformés (taille et forme), vision floue et rétrécissement du champ visuel.

Diplopie (vision double)

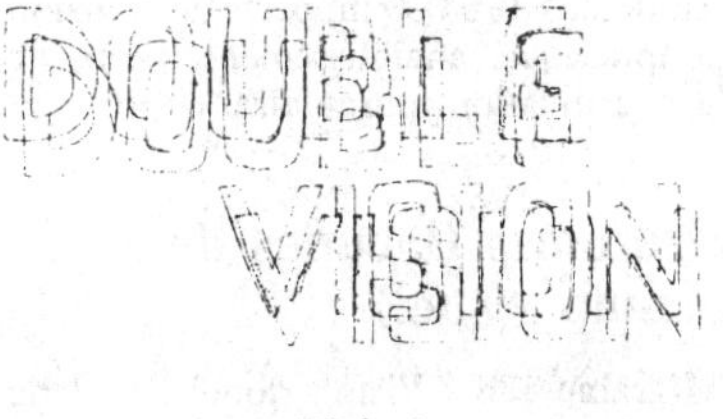

Diplopie

Nombre de médicaments d'utilisation courante tels que les barbituriques, la digitaline (traitement de l'insuffisance cardiaque), l'insuline, la scopolamine, l'ergot, le Dilantin, l'antipyrine et la caféine peuvent être à l'origine de phénomènes de diplopie.

Sclérose en plaques 6 : Vision floue, perte de vision partielle, paralysie partielle du globe oculaire et diplopie. Également tremblements des mains, démarche spastique, engourdissement, difficultés d'élocution.
Migraine 13b : Cécité partielle temporaire accompagnée souvent de diplopie, mal de tête intense irradiant à l'œil, nausée, vomissements, photophobie très prononcée.
Artérite temporale 33 : La diplopie peut se manifester au début de la maladie. Douleur oculaire irradiant à la tempe, artère temporale douloureuse, saillante et pulsatile. Peut entraîner des pertes de la vision fréquentes.
Troubles oculaires dus au tabac et à l'alcool 34 : L'intoxication par l'alcool méthylique commence par la diplopie et peut aller jusqu'à la perte de la vue.
Troubles oculaires dus aux effets secondaires des médicaments d'usage courant 35 : La diplopie peut être causée par des produits comme la cocaïne, la morphine et la pilule contraceptive (chez certaines femmes).
Botulisme 165 : Vision floue, diplopie, pupilles fixes et dilatées, difficultés respiratoires et de la phonation, crampes, diarrhée, nausée, vomissements. Paralysie respiratoire. Les symptômes apparaissent 18 à 36 heures après l'ingestion des aliments contaminés.
Urémie 207 : Odeur d'urine de l'haleine. Diplopie, rétrécissement des pupilles, œdème de la face et des chevilles, nausée, vomissements, diarrhée, mal de tête sévère, urines peu abondantes, givre uréique, convulsions, et éventuellement coma.
Toxémie gravidique (prééclampsie) 246 : Diplopie, taches devant les yeux, baisse

de vue. Œdème généralisé, augmentation importante du poids, mal de tête sévère et persistant, étourdissement, vomissements, nausée.
Cancer du cerveau 412 : La diplopie est un symptôme distinctif. Également mal de tête, vomissements, faiblesse musculaire, généralement baisse de la vision, perte du sens de l'équilibre et de la coordination, modifications de la personnalité, léthargie, désordres du comportement.

Perte progressive de la vision

Glaucome 23a et 23b : Dans la forme chronique, la baisse de la vision peut être lente, insidieuse et non douloureuse. Dans la forme aiguë, douleurs oculaires sévères, halos colorés autour des lumières (arcs-en-ciel), arcade sourcilière douloureuse, globe oculaire dur, dilatation des pupilles, vision floue.
Cataracte 25 : La perte de la vision est graduelle et non douloureuse. L'opacification progressive du cristallin peut être observée aisément.
Syphilis congénitale 211 : Opacification de la cornée, larmoiement abondant, douleur oculaire, perte lente de la vision. Également déformation du nez (nez en pied de marmite).
Cancer du cerveau 412 : Mal de tête, vomissements, faiblesse musculaire, baisse de la vision, diplopie, perte du sens de l'équilibre et de la coordination motrice, modifications de la personnalité, engourdissement, léthargie, désordres du comportement.
Cancer de la rétine 414 : Pupille blanchâtre et strabisme (premiers signes). Baisse de la vision, hypertrophie du globe oculaire.

Perte rapide de la vision

L'attaque entraîne souvent une perte rapide de la vision.
Névrite optique 32 : Douleur orbitale au moindre mouvement de l'œil. Généralement perte soudaine de la vision.
Artérite temporale 33 : Douleur irradiant à la tempe, artère temporale douloureuse, saillante et pulsatile. Une perte brutale de la vision peut survenir. Diplopie au début.
Troubles oculaires dus au tabac et à l'alcool 34 : L'intoxication par l'alcool méthylique entraîne une perte rapide de la vision.
Syphilis tertiaire 210 : Mal de tête sévère, perte de mémoire, perte du sens de l'équilibre, baisse rapide de la vision, douleurs sévères et spasmes généralisés.

Rétrécissement du champ visuel

Glaucome 23a et 23b : Rétrécissement progressif du champ visuel. Dans la forme aiguë, douleur oculaire sévère, halos colorés autour des lumières (arcs-en-ciel), arcade sourcilière douloureuse, vision floue.
Rétinite 28 : Sensation d'objets déformés (taille et forme), vision floue.
Rétinite pigmentaire 29 : Vision « en tunnel » (rétrécissement progressif du champ visuel).
Névrite optique 32 : Douleur oculaire au moindre mouvement de l'œil, baisse brutale de la vision.
Artérite temporale 33 : Débute souvent par des phénomènes de diplopie ; douleur irradiant de l'œil à la tempe, artère temporale douloureuse, saillante et pulsatile, baisse brutale de la vision.
Hypoxie 122 (mal des montagnes) 122a : Au-dessus de 5 000 m, perte de la vision périphérique, affaiblissement, perte de la coordination musculaire.

Scotomes (lacunes dans le champ visuel)

Migraine 13b : Vision double, mal de tête irradiant aux yeux, photophobie,

nausée, vomissement, étourdissement. Les scotomes sont habituellement temporaires.
Glaucome 23a et **23b :** Halos colorés autour des lumières (arcs-en-ciel), vision floue, arcade sourcilière douloureuse, globe oculaire dur, pupille dilatée.
Troubles oculaires dus au tabac et à l'alcool 34 : L'alcool méthylique peut entraîner la cécité, et dans les cas les moins graves, l'apparition de scotomes.
Rétinopathie diabétique et troubles oculaires 45 et **332 :** Diminution de la vision, habituellement à un stade avancé de la maladie.
Artério-athérosclérose 47 et **123 :** Apparition possible de scotomes, habituellement à un stade avancé de la maladie.
Attaque 139 : Les scotomes ou la cécité sont des symptômes fréquents.
Cancer de la rétine 414 : Chez le petit enfant de moins de quatre ans : cécité progressive, strabisme chronique. L'hypertrophie du globe oculaire est un signe plus tardif.

Vision floue

Vision floue, Vision floue et diplopie, Vision floue et douleur oculaire, Vision floue de loin, Vision floue de près.

Vision floue

Choroïdite 27 : Apparition de zones grises ou de vides dans le champ visuel, vision floue prononcée, parfois éclairs lumineux.
Rétinite 28 : Vision floue, rétrécissement du champ visuel, sensation d'objets déformés.
Troubles oculaires dus aux effets secondaires des médicaments d'usage courant 35 : Sensibilité à la belladone et à l'atropine (ou consommation exagérée), utilisation prolongée de la cortisone et de la plupart des tranquillisants.
Rétinopathie diabétique 45 et **332 :** Baisse de la vision due au diabète (stade avancé). Vision floue. (Voir *Diabète* **332.**)
Néphrite chronique 198 : Hémorragies de la rétine entraînant une vision floue. Œdème de la face, des chevilles et de l'abdomen. Urines sanglantes, essoufflement au moindre effort, anémie.
Coup de chaleur bénin 313b : Transpiration abondante, peau froide et moite, évanouissement, faiblesse, vision floue, pas d'augmentation sensible de la température.
Hypoglycémie 333 : Faiblesse, étourdissement, palpitations, tremblements, transpiration, maux de tête, concentration médiocre, comportement irrationnel ou psychotique, syncopes, coma.
Avitaminose A 348a : Yeux secs, vision floue, diminution de l'adaptation à l'obscurité, opacification de la cornée, peau sèche et rugueuse. Chez l'enfant : retard de la croissance.
Avitaminose B_2 (riboflavine) 350 : Faiblesse, langue tuméfiée et aux bords enflammés, lèvres gercées, fissures à la commissure des lèvres ; rougeur, sécheresse et desquamation de la peau autour du nez, de l'oreille et du scrotum, opacification et ulcération de la cornée.

Vision floue et diplopie (vision double)

Sclérose en plaques 6 : Dans une première phase, mouvements involontaires du globe oculaire ; plus tard, vision floue pouvant évoluer vers une cécité partielle. Parfois diplopie, difficulté à contrôler les mouvements du globe oculaire, tremblement des mains, démarche spastique, engourdissement, difficultés d'élocution.
Botulisme 165 : Vision floue accompagnée parfois de diplopie. Pupilles dila-

tées et fixes. Difficultés respiratoires, troubles de la phonation. Crampes, diarrhée, nausée et vomissements. Paralysie respiratoire. Les symptômes apparaissent 18 à 36 heures après l'ingestion des aliments contaminés.
Urémie 207 : Mal de tête sévère, engourdissement, rétrécissement des pupilles pouvant annoncer le coma, contractures musculaires, odeur d'urine de l'haleine, givre uréique, nausée, vomissements, diarrhées. Chez l'enfant, œdème de la face.
Toxémie gravidique (prééclampsie) 246 : Impression de taches devant les yeux, vision floue et diplopie, œdème généralisé, prise de poids importante, mal de tête sévère, étourdissement, vomissements, douleurs abdominales, anémie.

Vision floue et douleur oculaire

Glaucome aigu 23b : Halos colorés autour des lumières (arcs-en-ciel), douleur oculaire sévère, globes oculaires durs comme une pierre, arcade sourcilière douloureuse, vomissements.
Iritis 26 : Douleur oculaire, rougeur, œdème de l'iris qui prend une teinte délavée et terne, intumescence des paupières, larmoiement, photophobie.
Syphilis secondaire précoce 209 : Œdème des paupières, douleur oculaire irradiant à la tempe, éruption cutanée généralisée, tuméfaction des ganglions lymphatiques, douleurs articulaires, mal de tête sévère.

Vision floue de loin

Myopie 14 : La vision de loin est floue ; la vision rapprochée est nette.

Vision floue de près

Presbytie 15 : La vision rapprochée est floue ; la vision de loin est nette.

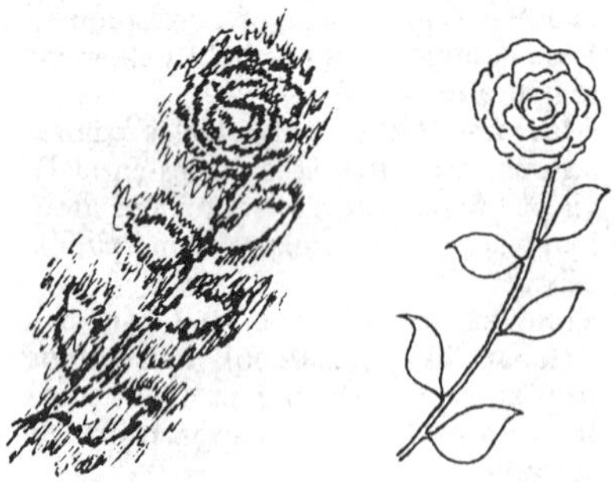

Vision floue

Vision en tunnel

Diminution « en tunnel » du champ visuel (donnant l'impression de regarder à travers deux tubes).

Rétinite pigmentaire 29 : Rétrécissement progressif du champ visuel.

TROUBLES INHABITUELS DE LA VISION

Altération de la perception des couleurs (daltonisme)

Daltonisme 39 : Impossibilité à différencier le rouge et le vert. Dans les formes sévères, absence de la vision colorée. Apparaît principalement parmi la population masculine.

Hallucinations visuelles

Certaines drogues comme le LSD ou la mescaline sont de puissants hallucinogènes ; les hallucinations disparaissent en général au bout de quelques heures, mais elles peuvent parfois se prolonger pendant des semaines ou des mois, provoquant des perturbations mentales désastreuses.

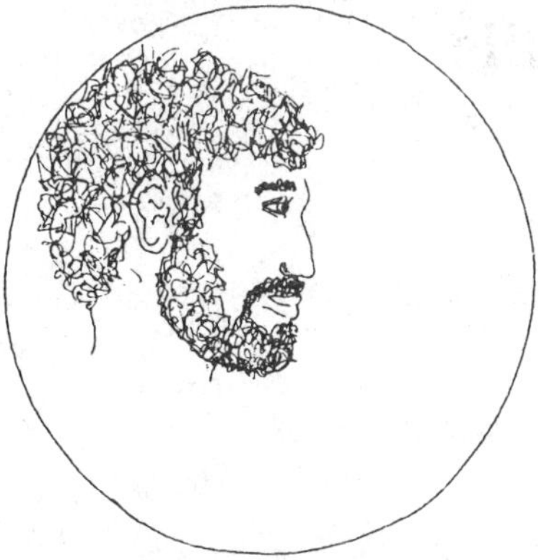

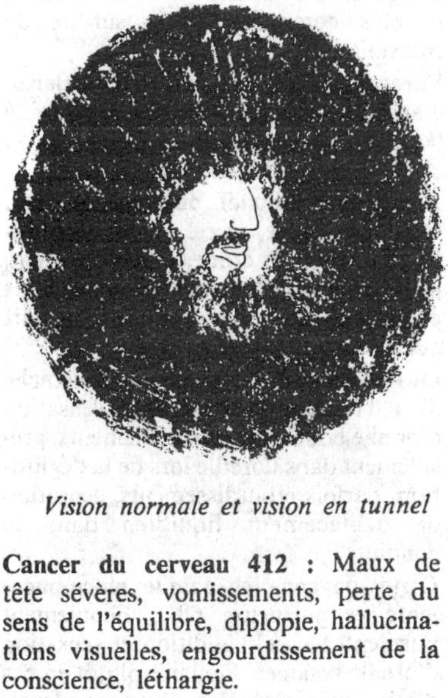

Vision normale et vision en tunnel

Cancer du cerveau 412 : Maux de tête sévères, vomissements, perte du sens de l'équilibre, diplopie, hallucinations visuelles, engourdissement de la conscience, léthargie.

Perception d'étincelles et d'éclairs lumineux

Décollement de la rétine 30 : Perception d'une pluie d'étincelles et d'éclairs lumineux suivie par une sensation de voile s'étendant devant les yeux.

Perception de halos autour des lumières

Glaucome aigu 23b : La perception de halos colorés constitue le symptôme majeur du glaucome. Également douleur oculaire sévère, vision floue, arcade sourcilière douloureuse, dilatation des pupilles, globe oculaire dur.

Perception de taches flottantes

Taches flottantes 40 : Phénomène apparaissant surtout après l'âge de cinquante ans. Les taches (« mouches flottantes ») peuvent être en faible quantité ou nombreuses. Elles peuvent occasionner un gêne ou sembler alarmantes, mais sont sans signification réelle.

Strabisme

Strabisme 20 : Chez l'enfant : altération possible de la vision dans un œil. Chez l'adulte : peut être associé à une diplopie.

Vision jaune

Percevoir tous les objets colorés en jaune est habituellement la conséquence d'une intoxication.

Troubles oculaires dus aux effets secondaires des médicaments d'usage courant 35 : Une utilisation excessive ou une intolérance à la digitaline peuvent provoquer une altération de la vision colorée (le patient voit tout en jaune) et l'impression de percevoir des flocons de neige.

Symptômes de l'oreille

Baisse d'audition

Nombre de maladies systémiques présentant des manifestations fiévreuses peuvent être à l'origine d'une baisse d'audition, les oreillons en particulier. Mais la grippe, la scarlatine, la méningite ainsi que la malaria, la fièvre typhoïde et la syphilis acquise ou congénitale entraînent également des surdités irrémédiables, dites de perception (atteinte des nerfs). Aussi les patients souffrant de telles affections doivent-ils être particulièrement vigilants et se soumettre très tôt à un contrôle médical régulier.

Une femme enceinte contractant la rubéole (surtout au cours du troisième mois) court le très grand risque de faire naître un enfant sourd (voir *Rubéole chez la femme enceinte* **244**). Les nouveau-nés prématurés ou de faible poids ont une tendance à la surdité.

Surdité de perception 49 : Voix grave, surdité aux fortes intensités et à des sons tels que le *p*, le *k*, le *t* et le *g*. Les autres sons sont perçus normalement.

Otosclérose 50 : Baisse progressive de l'audition, surdité aux sons graves, distorsion de la perception des sons, bourdonnements, sensation d'oreille bouchée, voix devenant inaudible.

Bouchon de cérumen 51 : C'est la cause la plus commune de la surdité de transmission.

Furoncle du conduit auditif 52 : Baisse d'audition, douleur, sensation d'oreille bouchée. Le conduit peut être enflé ou obstrué. Écoulement éventuel.

Perforation (aiguë) du tympan 56 : Douleur atroce, perte d'audition, résonance dans le crâne, étourdissement, parfois vomissements. Écoulement éventuel de sang par le conduit auditif.

Obstruction de la trompe d'Eustache 57 : Troubles de l'audition, sensation d'oreille bouchée, bourdonnements, grésillement dans l'oreille lors de la déglutition, parfois étourdissements, sensation de déplacement liquidien dans le conduit.

Otite moyenne chronique muco-purulente et purulente 58 : Écoulement purulent, baisse d'audition et sensation d'oreille bouchée. Douleur plutôt en cas d'otite moyenne chronique purulente.

Syndrome de Ménière 60 : Perte du sens de l'équilibre et vertiges constituent les symptômes essentiels. Également, surdité légère, sensation d'oreille bouchée, bourdonnements, nausées et vomissements.

Maladie de Paget 267 : Douleurs osseuses intermittentes, fractures spontanées, augmentation disproportionnée du volume du crâne, diminution de la taille, troubles de l'audition.

Bourdonnements d'oreille

Les bourdonnements ou sifflements dans l'oreille constituent le symptôme de très nombreux troubles auriculaires. Associés à d'autres symptômes, ils permettent de déterminer l'affection avec plus de précision. Les sons vont du sifflement aigu au vrombissement et peuvent être continus ou intermittents ; leur intensité varie d'un jour à l'autre.

Des maladies sans rapport comme la syphilis, l'hypertension, l'artériosclérose, l'athérosclérose, la méningite, les réactions allergiques et l'hystérie comptent les bourdonnements d'oreille parmi leurs symptômes.

Ces bourdonnements peuvent également être des effets secondaires de nombreux médicaments (quinine, streptomycine, morphine, digitaline, aspirine) ou la conséquence d'un abus de tabac et d'alcool. Toutefois, certains de ces médicaments sont vitaux pour soigner de graves maladies ; aussi les effets secondaires sont-ils minimes par rapport au bénéfice retiré.

Otosclérose 50 : Baisse insidieuse de l'audition, surdité aux sons graves, bourdonnements, distorsion de la perception des sons, sensation d'oreille bouchée, voix devenant inaudible.

Perforation (aiguë) du tympan 56 : Douleur sévère, perte de l'audition, résonance dans le crâne. Écoulement éventuel de sang par le conduit auditif.

Obstruction de la trompe d'Eustache 57 : Troubles de l'audition, sensation d'oreille bouchée, grésillement dans l'oreille lors de la déglutition, sensation de déplacement liquidien dans le conduit.

Otite moyenne aiguë 58a : Douleur intense « en coups de poignard » pouvant être continue ou intermittente et irradier sur le côté du crâne, bourdonnements. *N.B.* : Les bourdonnements sont aussi fréquents en cas d'otite moyenne chronique muco-purulente ou purulente.

Syndrome de Ménière 60 : Perte du sens de l'équilibre (vertiges) comme symptôme essentiel ; également, surdité légère, bourdonnements allant en s'intensifiant, nausées, vomissements.

Démangeaisons dans l'oreille

Mycose de l'oreille 54 : Démangeaisons intenses dans et autour du conduit auditif. Présence possible de petites particules grises ou noires dans l'oreille. Douleurs légères.

Distorsion de l'audition

Otosclérose 50 : Baisse insidieuse de l'audition, surdité aux sons graves, distorsion de la perception des sons, bourdonnements, sensation d'oreille bouchée, voix devenant inaudible.

Douleur d'oreille (otalgie)

Douleur d'oreille de faible à modérée,
Douleur d'oreille intense.

Douleur d'oreille de faible à modérée

Furoncle du conduit auditif 52 : Douleur, baisse d'audition, sensation d'oreille bouchée. Le conduit peut être enflé ou obstrué.

Otite externe 53 : Douleurs modérées mais qui peuvent être vives.

Mycose de l'oreille 54 : Douleur légère mais démangeaisons intenses dans et autour du conduit auditif. Parfois, présence de petites particules grises ou noires dans l'oreille.

Barotraumatisme aérien 62 : La douleur est fréquente chez les personnes sensibles, particulièrement chez celles qui souffrent d'une infection des voies respiratoires supérieures.

Amygdalite 70 : Douleur irradiante dans la gorge. Fièvre élevée, déglutition difficile, amygdales congestionnées, enflées et ulcérées.
Abcès dentaire (pulpite) 91 : Douleur irradiante de la dent infectée.
Affection de l'articulation temporo-maxillaire 102 : Impossibilité d'ouvrir complètement la bouche, douleur vive dans l'articulation des maxillaires et dans l'oreille lors de l'élocution ou de la mastication. Le côté atteint de la face est douloureux.
Cancer de la langue 436 : Un cancer de la partie inférieure de la langue entraîne des douleurs dans la gorge et dans l'oreille.
Cancer du pharynx (gorge) 438 : Douleurs dans la gorge et l'oreille, déglutition difficile, difficulté à ouvrir la bouche, toux, tuméfaction des ganglions lymphatiques.

Douleur d'oreille intense

Otite externe 53 : Parfois douleur vive et fièvre élevée. Habituellement, pas de fièvre et douleur légère.
Perforation du tympan 56 : Douleur atroce, perte d'audition, résonance dans le crâne, étourdissement, parfois vomissements. Écoulement éventuel de sang par le conduit auditif.
Otite moyenne 58 : Douleur « en coups de poignard » qui peut être continue ou intermittente, et irradier sur le côté du crâne. Sensation d'oreille bouchée, bourdonnements, sensibilité autour de l'os mastoïde, fièvre élevée.
Mastoïdite 59 : Douleur très vive, fièvre élevée, zone congestionnée derrière l'oreille. Parfois, raideur de la nuque, gorge douloureuse.

Écoulement d'oreille

Otite moyenne chronique muco-purulente 58b : Écoulement muco-purulent permanent, sensation d'oreille bouchée, perte d'audition, douleur rare.
Otite moyenne chronique purulente 58c : Douleur vive, sensation de compression dans l'oreille, perte d'audition, écoulement purulent.
Mastoïdite 59 : Débute par une gorge douloureuse et une douleur peu importante dans l'oreille, qui s'amplifie et s'accompagne d'une poussée congestive derrière l'oreille. Écoulement, parfois important.

Furoncles dans l'oreille

Furoncle du conduit auditif 52 : Le furoncle entraîne de vives douleurs, une baisse d'audition et une sensation d'oreille bouchée. Le conduit peut être enflé ou s'obstruer ; écoulement éventuel.

Grosseur sur l'oreille

Goutte 334 : Concrétions d'acide urique (tophi) sur les oreilles et aux articulations, douleur et tuméfaction du gros orteil et des articulations, accélération du pouls, urines foncées et peu abondantes.

Malformations de l'oreille

Malformations de l'oreille 55 : Elles peuvent être congénitales, mais le plus souvent résultent d'un traumatisme. Non traitées, elles peuvent évoluer en « oreille en chou-fleur ».

Masse dans l'oreille moyenne

Otite moyenne chronique purulente 58b : Un écoulement purulent constant peut provoquer le développement du cholestéatome, masse de cellules épidermiques qui, à partir de la perforation, atteint les cavités de l'oreille moyenne. Sans intervention chirurgicale, ces complications peuvent être fatales. Sensation d'oreille bouchée et baisse d'audition.

Saignement d'oreille

Traumatisme cérébral 10 : Dans les cas graves, écoulement de sang par la bouche, le nez et les oreilles. Dilatation inégale des pupilles. Confusion, mal de tête intense, vomissements, coma.
Perforation du tympan 56 : Douleur atroce, perte de l'audition, résonance dans le crâne, étourdissement, parfois vomissements. Écoulement éventuel de sang par le conduit auditif.

Sensation d'oreille bouchée

Otosclérose 50 : Perte insidieuse de l'audition, en particulier des sons graves, bourdonnement dans l'oreille, distorsion du son, voix s'affaiblissant progressivement, sensation d'oreille bouchée.
Furoncle du conduit auditif 52 : Douleur dans l'oreille, baisse d'audition, sensation d'oreille bouchée, conduit auditif enflé ou obstrué. Écoulement éventuel.
Obstruction de la trompe d'Eustache 57 : Troubles d'audition, sensation d'oreille bouchée, grésillement dans l'oreille lors de la déglutition, parfois étourdissements, bourdonnements, sensation de déplacement liquidien dans le conduit.
Otite moyenne aiguë 58a : Sensation d'oreille bouchée, douleur « en coups de poignard » continue ou intermittente et pouvant irradier sur le côté du crâne, tintements et bourdonnements, sensibilité autour de l'os mastoïde, fièvre élevée.
Otite moyenne chronique muco-purulente 58b : Écoulement purulent, sensation d'oreille bouchée, rarement douleur.
Otite moyenne chronique purulente 58c : Sensation d'oreille bouchée, perte d'audition, écoulement, sensation de déplacement liquidien dans le conduit.
Syndrome de Ménière 60 : Légère surdité, perte du sens de l'équilibre et vertiges constituent les principaux symptômes. Également, bourdonnements allant en s'intensifiant.

Sensibilité derrière l'oreille

Otite moyenne aiguë 58a : Le signe avant-coureur est une douleur intense, en « coups de poignard », continue ou intermittente, qui peut irradier sur le côté du crâne. Sensation d'oreille bouchée, bourdonnements, fièvre élevée et sensibilité autour de l'os mastoïde.
Mastoïdite 59 : Douleur intense, fièvre élevée, rougeur derrière l'oreille et sensibilité à la palpation, parfois raideur de la nuque, gorge douloureuse.

Tuméfaction du conduit auditif

Furoncle du conduit auditif 52 : Douleur dans l'oreille, baisse d'audition, sensation d'oreille bouchée, conduit enflé ou obstrué. Écoulement éventuel.

Voix faible

Surdité de transmission 48 : Le patient qui entend sa propre voix très amplifiée a tendance à parler bas. Ce symptôme se rencontre en cas de maladie entraînant la surdité de transmission : otite moyenne, mastoïdite, obstruction de la trompe d'Eustache, furoncles ou grosseurs dans le conduit auditif et bouchon de cérumen.
Otosclérose 50 : Baisse progressive de l'audition, surdité aux sons graves, bourdonnements, voix de plus en plus inaudible.

Voix forte

Surdité de perception 49 : Pour compenser la perte d'audition de sa propre voix, une personne atteinte de surdité de perception aura tendance à parler fort.

La presbyacousie (surdité de la vieillesse) accentue la surdité de perception. Quant au syndrome de Ménière, les malaises qui le caractérisent finissent par entraîner cette forme de surdité.

Certains médicaments aggravent la surdité de perception : par exemple la streptomycine et la gentamicine (des antibiotiques), l'arsenic, le mercure, la mescaline, l'abus d'aspirine. L'abus d'alcool a les mêmes effets.

La pollution par le bruit est certainement une des causes les plus fréquentes de la baisse d'audition. Même une explosion isolée peut entraîner des troubles auditifs sévères. Sans aucun doute, écouter aujourd'hui la musique rock interprétée et écoutée à pleine puissance provoque des dommages considérables.

Symptômes du nez

Écoulement nasal (rhinorrhée)

Rhume de cerveau 63 : Rhinorrhée et obstruction nasale constituent les symptômes majeurs. Éternuements et laryngite très fréquents.
Rhinite chronique 64 : Également obstruction nasale, écoulement postnasal, gorge douloureuse, maux de tête intermittents.
Rhume des foins et rhinite allergique 65 : Rhinorrhée aqueuse profuse, larmoiement, éternuements violents, démangeaisons du nez et de la gorge.
Sinusite 66 : Écoulements épais et jaunâtres continus. Maux de tête constants et récurrents, écoulement postnasal, parfois œdème des paupières, frissons et fièvre.
Polypes des fosses nasales 69 : Écoulement abondant, obstruction nasale, perte de l'odorat, maux de tête.
Bronchite aiguë 103 : Le symptôme majeur est la toux, d'abord sèche et sans expectoration, puis douloureuse et accompagnée d'expectorations muco-purulentes de blanches à jaunâtres. La toux s'intensifie pendant la nuit. La maladie commence par les symptômes d'un rhume de cerveau. La fièvre peut être forte et prolongée.
Syphilis congénitale 211 : Chez le petit enfant : reniflements, éruption de bulles sur la face, les fesses, la paume des mains et la plante des pieds, symptômes de la méningite, tibias incurvés. Plus tard, déformation du nez (nez en pied de marmite) et des dents.
Fibrose kystique 407 : Chez le petit enfant et l'enfant : courbe de croissance stationnaire, appétit excessif, selles grasses et d'odeur fétide, toux chronique, respiration asthmatique, rhinorrhée, irritabilité, abdomen mince et protubérant.

Écoulement postnasal

Rhinite chronique 64 : Rhinorrhée et obstruction nasale, respiration par la bouche.
Déviation de la cloison 67 : Également obstruction de la narine.
Écoulement postnasal 68 : Expectorations, raclements de gorge constants, accompagnés parfois de toux ou de sensation d'étouffement.

Élocution nasonnée

Adénoïdite 71 : Respiration par la bouche, ronflement, diminution des facultés mentales.
Amygdalite purulente (phlegmon de l'amygdale) 72 : Élocution nasonnée, tuméfaction de la gorge, douleur sévère du côté affecté, difficulté à ouvrir la bouche, fièvre. Relève d'une *Urgence médicale.*

Poliomyélite 374 : Fièvre élevée, gorge douloureuse, douleurs musculaires. La raideur du cou est un symptôme capital. Dans les cas graves, prostration, faiblesse extrême, contractures musculaires, paralysie des bras et des jambes. Difficulté d'élocution et voix nasonnée sont les signes précurseurs d'une atteinte du tronc cérébral.
Bec-de-lièvre 397 : Outre la malformation de la bouche, les symptômes sont une incapacité à la succion et à la déglutition, des problèmes dentaires, une voix nasonnée, éventuellement une infection de l'oreille.
Cancer du pharynx (gorge) 438 : Élocution nasonnée, obstruction nasale, douleur dans le nez et dans la gorge, saignement de nez, difficultés de déglutition.

Éternuement

L'éternuement peut être dû à une irritation. Un changement de température, l'exposition à un soleil intense, la présence d'un corps étranger dans les fosses nasales, les fumées ou les émanations dégagées par certaines usines et par un grand nombre de produits chimiques peuvent causer des crises d'éternuements sévères.

L'éternuement est avant tout le symptôme du rhume de cerveau, du rhume des foins ou de l'asthme.

Démangeaison nasale

Souvent causée par une pilosité excessive à l'intérieur de la narine.
Rhume des foins et rhinite allergique 65 : Également démangeaisons de la gorge, rhinorrhée profuse, larmoiement, éternuements violents.

Douleur nasale

Névralgie (tic douloureux) 4 : Douleur aiguë se propageant en éclairs le long du trijumeau (cinquième nerf crânien), du front jusqu'au nez, aux lèvres ou à la langue.
Cancer du pharynx (gorge) 438 : Élocution nasonnée, obstruction nasale, douleur dans le nez et dans la gorge, difficulté de déglutition.

Malformation du nez

Syphilis congénitale 211 : Chez le petit enfant : bulles ou éruption cutanée sur la face, les fesses, la paume des mains et la plante des pieds, reniflements, symptômes de la méningite, tibias incurvés, puis déformations du nez (nez en pied de marmite) et des dents.
Hypothyroïdie 339 : Chez l'enfant : parfois existence d'un goitre, arriération physique et mentale, mains et pieds bouffis, épaississement de la face, nez épaté, peau sèche et devenant ridée, température inférieure à la normale, intolérance au froid, abdomen proéminent, apathie.

Nez rouge

Couperose 294 : Nez bulbeux et rouge, face congestionnée avec rougeur prédominant dans la partie médiane (longitudinale), pustules, pellicules.

Obstruction nasale (respiration par la bouche)

Rhume de cerveau 63 : Obstruction nasale, rhinorrhée, éternuements, gorge irritée.
Rhinite chronique 64 : Rhinorrhée constante, respiration par la bouche, écoulement postnasal, gorge douloureuse, maux de tête intermittents.
Déviation de la cloison 67 : Obstruction de la narine et écoulement postnasal.
Polypes des fosses nasales 69 : Obstruction et écoulement nasal excessif, perte de l'odorat, mal de tête.

Adénoïdite 71 : La respiration par la bouche constitue le premier symptôme ; élocution nasonnée, obstruction nasale, diminution des facultés mentales, ronflement.
Cancer du pharynx (gorge) 438 : Saignements de nez, douleur dans le nez et dans la gorge, élocution nasonnée, difficulté de déglutition.

Perte de l'odorat (anosmie)

Le rhume de cerveau et la rhinite chronique peuvent tous deux affaiblir temporairement le sens de l'odorat. Lorsque la perte de l'odorat se prolonge de façon persistante, elle est plutôt le signe d'une *Sinusite* **66** ou de *Polypes des fosses nasales* **69**.

Le sens du goût des aliments est en réalité une combinaison de l'odorat et du goût ; la langue seule ne peut distinguer que le sucré, le salé et l'amer. Une perte de l'odorat signifie également une diminution considérable du goût. (Pour la *Perte du goût,* voir *Symptômes de la langue.*)

Adénoïdite 71 : Respiration par la bouche, voix nasonnée, obstruction nasale, diminution des facultés mentales, ronflement, bouche entrouverte, visage léthargique.

Ronflement

Le ronflement est dû à une vibration du voile du palais ou au relâchement plus ou moins long de la luette ; il est souvent causé par le fait de dormir sur le dos, la bouche ouverte, en respirant en partie par la bouche et en partie par le nez. Toute obstruction nasale favorise également le ronflement. Chez les enfants, il est souvent dû à une hypertrophie des amygdales et des adénoïdes.

Les personnes souffrant d'obésité et les gens âgés ont une tendance plus marquée au ronflement ; celui-ci est également un phénomène courant dans les états d'ivresse et chez les patients qui sont sous anesthésie. Il n'est gênant que pour les tiers qui le subissent – le dormeur n'en a quant à lui jamais conscience – et peut être aisément évité en modifiant la position sur le dos.

Dans les cas de coma, le ronflement est un symptôme grave.

Traumatisme cérébral 10 : La perte de conscience associée au ronflement est un signe de gravité. Il y a généralement un écoulement de sang de la bouche, du nez ou des oreilles.
Polypes des fosses nasales 69 : Obstruction et écoulement nasal abondant, perte de l'odorat, mal de tête, parfois ronflement.
Adénoïdite 71 : Respiration par la bouche, élocution nasonnée, affaiblissement des facultés intellectuelles.
Attaque 139 : Le ronflement traduit la gravité de l'attaque si le patient est dans le coma.

Saignement de nez (épistaxis)

Le saignement de nez est rarement l'indication d'une maladie sérieuse, bien qu'il puisse sembler alarmant chez un enfant ou un adulte jeune. Chez les adultes d'âge moyen, le saignement de nez est assez souvent un signe d'hypertension artérielle. Il peut s'observer également en cas de rhume du cerveau, de scarlatine et de grippe. Il se manifeste parfois après un fort accès de rhume des foins, une crise de toux ou un éternuement violent. Il peut apparaître aussi chez les gens qui ont une tendance prononcée à se mettre les doigts dans le nez, ou chez ceux dont les vaisseaux sanguins du nez sont plus fragiles et se rompent plus facilement. Un saignement de nez peut être enfin dû – mais très rarement – à une tumeur maligne du nez.

Traumatisme cérébral 10 : En cas de traumatisme sévère : saignement de nez, de la bouche et des oreilles. Les pupilles sont dilatées (une dilatation inégale des pupilles est un signe de gravité), la peau est pâle et moite, engourdissement, coma.

Rhumatisme articulaire aigu et fièvre rhumatismale 127 : Les saignements de nez sont une manifestation fréquente. Inflammation des articulations, battements du cœur rapides, transpiration, éruption cutanée, malaise.

Endocardite 135 : Saignement de nez et/ou présence de sang dans les urines (hématurie). Généralement fièvre, douleurs articulaires, anémie, fatigue, éruption de petites taches rouges sur le corps.

Hypertension artérielle 138 : Les saignements de nez sont un symptôme tardif, de même que le mal de tête et l'étourdissement. Le saignement de nez traduit ici une tentative de l'organisme pour réduire la tension artérielle.

Anémie pernicieuse 323 : Saignements de nez fréquents, symptômes de l'anémie, palpitations, douleur généralisée à tout le corps, sensation de picotements, langue rouge et douloureuse, amaigrissement, jaunisse, impuissance et frigidité, difficulté à marcher.

Anémie aplastique 326 : Symptôme d'une anémie sévère (pâleur, souffle court), fatigue, peau cireuse, pâleur et pigmentation brune de l'épiderme, saignement du nez et de la bouche, taches bleuâtres et noirâtres sur la peau.

Avitaminose K 354 : Saignements de nez et des gencives, hémorragies vaginales et gastriques. Sang dans les urines.

Fièvre typhoïde 363 : Maux de tête constants et sévères dans la région frontale ou temporale, fièvre persistante très élevée, pouls lent et double, diarrhée, petites taches rosées sur l'abdomen, estomac ballonné, saignements de nez, langue chargée et au bord rouge.

Leucémie 415 : Hémorragies générales et prolongées du nez, des gencives et des muqueuses, hémorragies sous-cutanées (petits points rouge pourpre). Anémie aiguë, fatigue, malaise profond, grande pâleur. Chez l'enfant : (forme aiguë) gorge douloureuse, pouls accéléré, corps d'apparence contusionné. Chez l'adulte : (forme chronique) tuméfaction caractéristique des ganglions lymphatiques, sueurs nocturnes, amaigrissement.

Cancer du pharynx (gorge) 438 : Élocution nasonnée, obstruction nasale, douleur du nez, saignements.

Symptômes de la bouche, de l'haleine et des lèvres

LA BOUCHE

Bâillement

Tétanos 361 : Raideur de la mâchoire et du cou, bâillements, difficulté de déglutition. Plus tard, masque continuel (rictus) provoqué par la contracture douloureuse des muscles de la mâchoire. Spasmes musculaires généralisés.

Bec-de-lièvre (fente du palais)

Bec-de-lièvre 387 : La malformation de la bouche s'accompagne d'une incapacité à la succion et à la déglutition, de problèmes dentaires, éventuellement d'une infection de l'oreille, et d'une voix nasonnée.

Bouche sèche

La cause la plus normale d'une bouche sèche est l'appréhension, sentiment expérimenté par chacun à un moment ou à un autre de la vie. L'hystérie et certaines formes de névroses peuvent également entraîner une diminution de la salivation. Le tabagisme produit les mêmes effets, ainsi que des médicaments comme l'atropine et la belladone, utilisés dans le traitement des troubles gastro-intestinaux, des spasmes musculaires et pour favoriser la dilatation des pupilles.

La plupart des maladies infectieuses aiguës et des diabètes comptent parmi leurs symptômes les moins significatifs une diminution de la salivation.

Muguet 78 : Muqueuse buccale – y compris la face intérieure des lèvres, la langue et les gencives – entièrement recouverte de plaques blanchâtres se transformant en ulcérations superficielles, bouche sèche.
État de choc 133 : Bouche sèche, pâleur extrême, peau froide et moite, lèvres, ongles et bout des doigts cyanosés, souffle court, dilatation des pupilles.
Botulisme 165 : Sécheresse intense de la bouche, diplopie ou vision floue, pupilles dilatées et fixes, difficultés respiratoires ou troubles de la phonation, crampes, diarrhées, nausée, vomissements, paralysie des voies respiratoires.
Oreillons 375 : Tuméfaction douloureuse des glandes salivaires sous la mâchoire et dans le cou, difficulté à ouvrir la bouche ou à avaler des aliments acides, salivation diminuée (bouche sèche) ou profuse. Langue chargée.

Douleur dans la bouche

Stomatite aphteuse (ulcération buccale) 79 : Apparition de vésicules très douloureuses à l'intérieur de la bouche, se transformant en ulcérations blanches sur fond rouge, de forme ovoïde.

Stomatite herpétiforme 80 : Plaques blanchâtres et ulcérations douloureuses à l'intérieur de la bouche, inflammation des gencives. Le patient est malade et fiévreux.

Stomatite traumatique 82 : Salivation excessive, mauvaise haleine, muqueuse buccale douloureuse.

Lichen plan buccal 83 : Traînées bleuâtres et blanchâtres sur la muqueuse buccale, accompagnées de démangeaisons, bouche rêche. Muqueuse buccale douloureuse dans la forme érosive.

Gingivite (forme leucémique) 100 : Gencives tuméfiées, douloureuses et décolorées, hémorragies gingivales.

Pellagre (déficit en vitamine du complexe B- niacine) 351 : Faiblesse, amaigrissement, éruption cutanée de petites taches symétriques rouges devenant brunes et squameuses, inflammation des gencives, muqueuse buccale devenant écarlate et douloureuse, salivation excessive. Plus tard, diarrhée sanglante.

Cancer de la bouche 437 : Débute souvent par une plaque ou une excroissance molle et blanchâtre à l'intérieur de la bouche, qui grossit et devient dure. Protubérances irrégulières et ulcérations fissurées sensibles à la langue. L'excroissance peut être accompagnée ou non d'hémorragie. Les muscles de la mâchoire deviennent raides. La douleur est un signe tardif.

Fausse membrane dans la bouche

Voir aussi **Gorge** *dans les* **Symptômes du cou, de la gorge et du larynx.**

Stomatite ulcéro-membraneuse 77 : Gencives douloureuses, hémorragies gingivales, mauvaise haleine, ulcérations sur la muqueuse buccale, difficulté à parler ou à avaler. Fausse membrane de couleur gris sale.

Fissures à la commissure des lèvres

Perlèche 76 : Inflammation de la commissure des lèvres qui devient rouge vif, apparition de fissures et d'ulcérations douloureuses.

Avitaminose B_2 (riboflavine) 350 : Fissures à la commissure des lèvres, opacification ou ulcération de la cornée, photophobie, sensation de brûlure dans l'œil, troubles de la vision.

Gangrène de la bouche

Stomatite gangreneuse 81 : Apparition de tissus gris ou noirâtres sur la muqueuse buccale. La face externe des joues est rouge et tuméfiée, puis devient noire. Douleur et fièvre. Relève toujours d'une *Urgence médicale.*

Hémorragie buccale

Traumatisme cérébral (commotion) 10 : En cas de traumatisme sévère : écoulement de sang du nez, des oreilles et de la bouche, pupilles dilatées ou de taille inégale (signe de gravité), engourdissement, confusion, vomissements et coma.

Atrophie aiguë du foie 193 : Mal de tête sévère, jaunisse, fièvre élevée, faiblesse. Douleur abdominale sévère, apathie, confusion, hémorragies sous-cutanées et buccales, dilatation des pupilles, urines rares et sanglantes, pouls accéléré et faible. (Hypertrophie du foie.)

Anémie aplastique 326 : Symptômes d'une anémie sévère, saignements du nez et de la bouche, pigmentation brune

de l'épiderme, taches bleuâtres et noirâtres sur la peau.
Purpura 328 : Éruption sur la peau de petites taches rouges devenant pourpres et se transformant ensuite en taches bleuâtres et noirâtres, hémorragies de la bouche et des muqueuses au moindre traumatisme, douleurs abdominales et articulaires, coagulation lente du sang.
Fièvre jaune 379 : Fièvre élevée, face congestionnée, prostration, mal de tête sévère, douleurs dans le dos et dans les membres, urines peu abondantes. Après une période de rémission, vomissements de sang noir et hémorragies des muqueuses.
Cancer de la thyroïde 417 : Goitre, enrouement, difficulté de déglutition, paralysie vocale, expectorations muco-sanglantes, crises de suffocation, amaigrissement.
Cancer de la bouche 437 : Débute par une plaque molle et blanchâtre à l'intérieur de la bouche, qui grossit ensuite et devient dure. Il peut y avoir des fissures ou ulcérations irrégulières (sensibles à la langue), accompagnées ou non d'hémorragie. Raideur des muscles de la mâchoire. La douleur est un signe tardif.

Lésions de la muqueuse buccale (inflammation, ulcérations, taches, tumeurs)

Lésions de la muqueuse buccale, Lésions blanchâtres de la muqueuse buccale.

Lésions de la muqueuse buccale

Perlèche 76 : Commissure des lèvres rouge vif, puis apparition de fissures et d'ulcérations cuisantes et douloureuses.
Stomatite ulcéro-membraneuse 77 : Ulcération et fausse membrane sur la muqueuse buccale. Les autres symptômes sont les suivants : salivation excessive, mauvaise haleine, hémorragies gingivales, difficulté à parler ou à avaler.
Stomatite aphteuse (ulcération buccale) 79 : Vésicules à bord rouge sur la muqueuse buccale, se transformant ensuite en ulcérations de forme ovale. Apparaissent isolément ou sous forme groupée.
Tumeur de la bouche 85 : Toute lésion ne présentant aucun signe de cicatrisation au bout de cinq jours est suspecte de cancer.
Mucocèle 88a : Petite tumeur ronde, bleutée et translucide à l'intérieur de la bouche.
Gingivite 100 : Lésions variées pouvant être causées par différentes maladies systémiques. Diabète : polypes interdentaires et inflammation sévère des gencives ; leucémie : gencives décolorées, tuméfiées et douloureuses ; scorbut : taches bleu noirâtre sur les gencives et la muqueuse buccale ; pellagre : ulcérations sur les gencives et la muqueuse buccale, langue lisse de couleur rouge vif, lèvres fissurées. La grossesse peut entraîner une tuméfaction des gencives et la formation de pseudo-tumeurs.
Syphilis précoce 209 : Syphilis primaire : chancre génital. Syphilis secondaire : éruptions diverses en différentes parties du corps, ulcérations buccales accompagnées d'un suintement grisâtre, mal de tête sévère, douleurs articulaires, gorge douloureuse, troubles oculaires.
Pellagre (déficit en vitamine du complexe B- niacine) 351 : Perte de l'appétit, amaigrissement, faiblesse, taches rouges sur le corps devenant brunes et squameuses, inflammation du bord de la langue, des gencives et des muqueuses qui prennent une couleur écarlate, salivation excessive. Plus tard, diarrhée sanglante, pertes de mémoire et instabilité émotionnelle.

Lésions blanchâtres de la muqueuse buccale

Muguet 78 : Muqueuse buccale – y compris la face interne des joues et des lèvres, les gencives, la langue ou le palais – recouverte de plaques blanches comme du lait caillé, se transformant ensuite en ulcérations superficielles.
Stomatite herpétiforme 80 : Le patient est malade et fiévreux. Plaques blanches et ulcérations sur la muqueuse buccale, inflammation des gencives ; toute la bouche est douloureuse.
Lichen plan buccal 83 : Traînées bleuâtres et blanchâtres sur la muqueuse buccale et/ou à la face interne des lèvres. Il peut y avoir également des plaques blanchâtres. Bouche rêche, démangeaisons, douleur dans la forme érosive.
Leucoplasie 84 : Survient le plus souvent chez les hommes d'âge moyen ou avancé : formation de plaques blanchâtres à l'intérieur de la bouche, habituellement sur la langue et la face interne des joues. Ces plaques sont dures et cornées, parfois fissurées et couvertes d'ulcérations. Elles peuvent avoir une couleur jaunâtre. La douleur est un signe tardif.
Rougeole 370 : A la face interne des joues, taches de Köplik : petites auréoles rosées centrées par un point blanc (symptôme précoce de la rougeole). Plus tard, éruption de petites taches rose-brunâtre sur tout le corps. La maladie débute par le symptôme du coup de froid ; fièvre élevée, toux, photophobie.
Cancer de la bouche 437 : Débute souvent par une excroissance ou une tache molle et blanchâtre, qui grossit et devient dure, accompagnée ou non d'hémorragies. Protubérances irrégulières et ulcérations fissurées sensibles à la langue. Raideur des muscles de la mâchoire ou spasmes musculaires. La douleur est un signe tardif.

Œdème à l'intérieur de la bouche

Gingivite (forme leucémique) 100 : Gencives tuméfiées, décolorées et douloureuses. Œdème important.

Pâleur autour de la bouche

Scarlatine 359 : Face rouge à l'exception de la zone autour de la bouche qui reste pâle, gorge douloureuse, vomissements, fièvre élevée, langue blanche et chargée devenant framboisée, fausse membrane de couleur gris-jaune dans la gorge et dans la bouche. Éruption généralisée de taches rouges s'effaçant à la pression. Plus tard, desquamation et traces rouge sombre dans les plis de la peau.

Salivation (ptyalisme)

Salivation exagérée, Salivation et difficulté de déglutition.

Salivation exagérée

En l'absence d'un trouble physique, la salivation exagérée peut être due à une émotion violente, à un choc, ou à une anxiété chronique. Elle peut également apparaître sans raison précise, généralement chez des personnes d'âge moyen, au tempérament très nerveux. La salivation exagérée est aussi l'une des manifestations mineures de la grossesse, parfois un symptôme d'hypertension artérielle, et souvent le signe caractéristique du tabagisme.

La salivation peut être causée par l'ingestion ou l'application externe des produits suivants : la pilocarpine (utilisée dans le traitement du glaucome), le mercure, les iodures, les bromures, l'antimoine, les sels de cuivre.

Épilepsie 2 : Face de couleur sombre, contractures musculaires, bras et jambes

agités de secousses, mains crispées, incontinence urinaire, hypersalivation, écoulement de salive, et convulsions.
Encéphalite 8 : Fièvre élevée, mal de tête pulsatile, engourdissement, stupeur, cou raide, salivation exagérée.
Stomatite ulcéro-membraneuse 77 : Également saignement des gencives, mauvaise haleine, ulcération de la bouche.
Stomatite traumatique 82 : Salivation profuse causée par une lésion d'origine mécanique (appareil dentaire mal fixé, dent cassée), mauvaise haleine, bouche douloureuse.
Ulcère de l'œsophage 147 : Douleur irradiant à l'arrière du sternum, brûlures d'estomac, amaigrissement, hypersalivation, diarrhée.
Gastro-entérite staphylococcique 164 : Nausée, vomissements, crampes, diarrhée, hypersalivation, transpiration. Dans les cas sévères, prostration et choc.
Troubles mineurs de la grossesse 235 : Dyspnée légère, douleurs lombaires, mal de tête, veines variqueuses, hémorroïdes, dyspepsie, salivation exagérée.
Pellagre (déficit en vitamine du complexe B- niacine) 351 : Perte de l'appétit, amaigrissement, petites taches rouges sur le corps devenant brunes et squameuses. Les bords de la langue et les muqueuses deviennent écarlates, inflammation des gencives, hypersalivation. Plus tard, diarrhées sanglantes.

Salivation et difficulté de déglutition

Glossites 87 : Ulcération de la langue, salive épaisse, difficulté de déglutition.
Oreillons 375 : Tuméfaction douloureuse des glandes salivaires sous l'oreille, difficulté à ouvrir la bouche ou à avaler des aliments acides. Salivation anormale, insuffisante ou exagérée. Langue chargée.
Rage 378 : D'abord dépression, irritabilité se transformant en excitation et sauvagerie, hypersalivation, écoulement salivaire, déglutition impossible, collapsus, coma.
Cancer de l'œsophage 429 : Dysphagie, gêne importante dans la gorge, salivation abondante, toux, perte de la voix, flatulence, soif, émaciation, perte de poids, haleine fétide.

L'HALEINE

Haleine douceâtre

Hépatite infectieuse aiguë 187 et **Hépatite sérique 188 :** Jaunisse, urines foncées, selles décolorées, prurit (démangeaison), haleine douceâtre et fétide, sensibilité dans la région du foie, troubles gastro-intestinaux.
Diabète 332 : Soif excessive, augmentation de volume des urines, augmentation de l'appétit, amaigrissement, haleine douceâtre et fruitée, troubles de la vision, picotements et crampes musculaires dans les jambes, infections cutanée et vaginale, impuissance.

Haleine ayant une odeur d'urine

Urémie 207 : Urines très peu abondantes, haleine fétide ayant une odeur d'urine, givre uréique, œdèmes en différentes parties du corps, maux de tête sévères, troubles visuels ou diplopie, rétrécissement des pupilles, nausée, vomissements, diarrhée, convulsions, coma.
Insuffisance rénale aiguë 208 : Urines peu abondantes, difficultés respiratoires, odeur d'urine de l'haleine, léthargie, peau et muqueuses desséchées, vomissements, diarrhée, convulsions.

Mauvaise haleine (halitose)

Une mauvaise haleine peut être le symptôme de troubles divers, depuis les

plus bénins jusqu'aux plus sérieux. Certains aliments donnent une odeur caractéristique à l'haleine (oignon, ail, alcool, etc.). Les causes de la mauvaise haleine sont multiples : médicaments, tabagisme, infection des gencives, matières en décomposition dans la bouche ou le rhino-pharynx (débris alimentaires, caries dentaires). Les *cancers du poumon* **411**, *de l'œsophage* **429**, *de la langue* **436**, *de la bouche* **437**, *du pharynx (gorge)* **438** et *du larynx* **439** ont tous parmi leurs symptômes une haleine fétide.
Mauvaise haleine, Mauvaise haleine et saignement des gencives, Mauvaise haleine et toux.

Mauvaise haleine

Écoulement postnasal 68 : Expectorations, raclements de gorge constants, mauvaise haleine, en particulier dans la forme chronique.
Angine 70 : Écoulement nasal constant dans la forme chronique. Fièvre peu élevée, baisse de l'énergie.
Adénoïdite 71 : Due à la respiration par la bouche. Ronflement.
Stomatite gangreneuse 81 : Tissus nécrosés sur les gencives et la muqueuse buccale, mauvaise haleine. Relève d'une *Urgence médicale.*
Stomatite traumatique 82 : Douleur dans la bouche, salivation excessive, mauvaise haleine.
Glossite (chronique) 87 : Langue tuméfiée et flasque portant l'empreinte des dents, goût fétide dans la bouche, mauvaise haleine.
Gastrite chronique 156 : Constipation, vomissements sanglants, sang dans les selles, douleur donnant une sensation de brûlure irradiant souvent de l'abdomen à la poitrine et au dos, teint jaunâtre, langue chargée, bords de la langue rouges, mauvais goût dans la bouche, haleine fétide, aigreurs d'estomac, flatulence. Morosité, état dépressif.
Cirrhose du foie 191 : Nausée, vomissements, flatulence, amaigrissement. Plus tard, jaunisse sévère, émaciation, haleine fétide, ascite (épanchement liquide entraînant une distension de l'abdomen), angiomes stellaires (points rouges entourés d'un faisceau de lignes rouges s'étendant en étoile), œdème des jambes et des pieds, dilatation des veines sur l'abdomen, hémorragies générales, sang dans les selles. Chez l'homme, hypertrophie mammaire, atrophie des testicules, perte des poils du pubis et impuissance.
Atrophie aiguë du foie 193 : Mal de tête sévère avec fièvre élevée, jaunisse, faiblesse, douleur abdominale sévère, vomissements noirs, apathie, confusion, hémorragies buccale et sous-cutanée, dilatation des pupilles, urines rares et sanglantes, pouls faible et accéléré. (Hypertrophie du foie.)
Diphtérie 358 : Gorge douloureuse, formation d'une fausse membrane dans la gorge, haleine fétide, fièvre, difficultés de déglutition. Dans les cas sévères, prostration, difficultés respiratoires.

Mauvaise haleine et saignement des gencives

Stomatite ulcéro-membraneuse 77 : Symptômes majeurs : gencives douloureuses, saignement gingival, salivation excessive, mauvaise haleine. Ulcérations sur la muqueuse buccale et formation d'une membrane gris sale.
Parodontolyse (pyorrhée) 101 : L'écoulement de pus autour des dents entraîne une haleine désagréable. Il y a habituellement un saignement gingival, une rétraction (résorption) des gencives et la formation de cavités (clapiers) d'où s'écoule le pus.

Mauvaise haleine et toux

Bronchite aiguë (bronchite fétide) 103 : Toux douloureuse ramenant une expectoration fétide.
Bronchiectasie 105 : Toux avec expectoration d'odeur nauséabonde. Haleine

fétide très marquée, cyanose, souffle court, grande fatigue.
Tuberculose pulmonaire 112 : L'odeur de l'haleine dépend de l'état des cavités dans les poumons. Les autres symptômes sont : la toux, les expectorations sanglantes, les sueurs abondantes, une baisse importante de vitalité et d'énergie, la dyspnée.
Abcès du poumon 115 : Toux ramenant une expectoration sanglante et d'odeur particulièrement nauséabonde. Le poumon est gangrené. Également dyspnée, prostration, frissons et fièvre.
Empyème 119 : Douleur aiguë dans le côté, toux sèche, frissons et fièvre, profond malaise, émaciation, haleine fétide.
Cancer du poumon 411 : Douleur dans la poitrine, toux, respiration sifflante, dyspnée s'aggravant. La douleur dans la poitrine (rétrosternale) peut être sourde ou aiguë (en coup de poignard).

LES LÈVRES

Lésions des lèvres ou autour des lèvres

Perlèche 76 : Commissure des lèvres de couleur rouge vif, fissurée et ulcérée. Toute l'aire est cuisante et douloureuse.
Herpès labial 80a : « Boutons de fièvre » sur les lèvres ou dans la zone périlabiale, qui s'ouvrent et se dessèchent en formant des croûtes.
Syphilis précoce 209 : Ulcérations dures et indolores sur les organes génitaux ou autour de la bouche. Plus tard (syphilis secondaire), éruption cutanée en différentes parties du corps, ulcérations de la bouche, maux de tête sévères, gorge douloureuse, douleurs articulaires, troubles oculaires.
Cancer de la peau 409 : Placard blanc ou rouge sombre, dur, qui évolue brusquement vers une ulcération et la formation d'une croûte dure. Survient fréquemment à la lèvre inférieure.
Cancer de la lèvre 435 : Ulcération squameuse localisée au point de contact entre la peau et la lèvre, saignant facilement. Peut également survenir sous la forme d'une fissure, d'un nodule dur, d'une élevure à la surface cornée et irrégulière ou d'une vésicule, accompagnés éventuellement d'ulcération et de saignement.

Lèvres cyanosées

Bronchite chronique 104 : Toux paroxystique, respiration sifflante, souffle court, thorax « en tonneau », lèvres et ongles cyanosés.
Hypoxie 122 : Palpitations, essoufflement à l'effort, mal de tête, étourdissement, difficulté de concentration, troubles du jugement, malaise général, faiblesse, lèvres cyanosées.
État de choc 133 : Pâleur extrême, lèvres, ongles, bout des doigts et lobe des oreilles cyanosés, peau froide et moite, pouls accéléré et faible, dyspnée, yeux excavés, dilatation des pupilles, état d'anxiété, finalement coma.

Lèvre fendue

Bec-de-lièvre 397 : La malformation physique de la lèvre et du palais s'accompagne d'une incapacité à la succion et à la déglutition, de problèmes dentaires, éventuellement d'une infection de l'oreille, et d'une voix nasonnée.

Lèvres fissurées et rouges (lèvres gercées)

La chéilite (inflammation des lèvres) peut être due à une exposition à des conditions atmosphériques sévères, ou à une réaction allergique aux colorants utilisés dans les rouges à lèvres et dans certains dentifrices. Elle peut être causée également par une allergie aux vernis à ongles chez les femmes ayant l'habitude d'appuyer leur menton sur la paume de la main, les ongles étant alors en contact avec les lèvres.

Gingivite (dans la pellagre) 100 : Lèvres et gencives fissurées et rouges, sensation de brûlure (gencives et langue), langue rouge, lisse et ulcérée.

Avitaminose B_2 (riboflavine) 350 : Faiblesse, langue tuméfiée et aux bords enflammés, lèvres gercées, fissures à la commissure des lèvres, opacification et ulcération de la cornée, peau sèche, rouge et squameuse autour du nez, de l'oreille et du scrotum.

Symptômes de la langue

La langue est, de même que les yeux, un indicateur précieux des troubles affectant divers autres organes. Elle est souvent le baromètre de l'état de santé général de l'organisme.

Normalement, la langue présente une surface rose, humide et nette. Une langue légèrement chargée ou légèrement fissurée n'a généralement pas de signification précise. Certaines personnes peuvent vivre toute leur vie avec une langue chargée, alors que pour d'autres ce peut être le symptôme d'une affection sérieuse. La modification de la couleur de la langue peut être due à l'ingestion de certains aliments ou de médicaments.

La douleur est souvent causée par l'ingestion de substances irritantes : boissons trop chaudes, mets fortement épicés, tabac, blessure occasionnée par une arête de poisson, etc. L'habitude consistant à placer un cachet d'aspirine contre une dent douloureuse a souvent pour résultat une irritation de la muqueuse et de la langue.

Anomalies du goût (perte du goût, altération du goût, mauvais goût dans la bouche)

Le goût des aliments résulte en réalité d'une combinaison des sens gustatif et olfactif. Les papilles gustatives de la langue (qui en comporte plusieurs milliers) ne distinguent que les quatre goûts salé, sucré, acide et amer. Une infection des voies respiratoires supérieures peut entraîner la perte de l'un de ces sens. Un grand nombre d'anomalies du goût sont dues aux *Glossites* **87.**

Perte du goût : La *Migraine* **13b** inhibe souvent le sens du goût et de l'odorat ; la *Paralysie de Bell* **3a** peut entraîner une paralysie de certaines parties de la langue ; tous les cancers de la bouche peuvent conduire à une diminution de l'activité des papilles gustatives. Beaucoup de formes de *Glossite* **87** peuvent affaiblir le goût, de même que le *Rhume de cerveau* **63.**

Altération du goût : Pour une raison qui reste inconnue, la grossesse entraîne fréquemment une altération du goût. Les lésions cérébrales peuvent causer des hallucinations gustatives. L'altération du goût s'observe également dans certaines formes d'hystérie.

Mauvais goût dans la bouche : Ce symptôme peut être dû à un grand nombre d'affections localisées dans la bouche : *Caries dentaires* **89,** *Abcès dentaire* **91,** *Gingivite* **100,** *Parodontolyse (pyorrhée)* **101,** *Stomatite ulcéro-membraneuse* **77,** *Stomatite herpétiforme* **80,** *Stomatite gangreneuse* **81,** ainsi que la plupart des cancers de la bouche et les différentes formes de *Glossite* **87**.

Ce symptôme s'observe également dans un grand nombre d'affections gastro-intestinales, notamment la *Gastrite chronique* **156**, la *Sténose ou rétrécissement du pylore* chez l'adulte **169** et le *Cancer de l'estomac* **430**, ainsi que dans les infections des voies respiratoires – en particulier la *Bronchiectasie* **105**, la formation de cavernes dans la *Tuberculose pulmonaire* **112** et l'*Abcès du poumon* **115** – où il ne constitue cependant qu'une manifestation mineure de la maladie.

Difficultés d'élocution (bégaiement, scansion)

Le bégaiement peut se manifester chez la plupart des enfants âgés de deux à quatre ans. Les parents ne doivent pas y porter une attention exagérée, ni s'en inquiéter outre mesure. Le développement intellectuel de l'enfant peut être plus rapide que celui de l'élocution, mais le retard de celle-ci sera aisément rattrapé. Se moquer du bégaiement de l'enfant ou lui en faire reproche ne peut conduire qu'à aggraver le phénomène. Les parents doivent avant tout s'efforcer d'en comprendre la cause. Ce défaut d'élocution disparaît en général avec l'âge ou lorsque l'enfant devient plus calme.

Maladie de Parkinson 1 : Lenteur de tous les mouvements, masque de la face, attitude rigide, tronc penché en avant, démarche spastique, tremblements apparaissant au repos et diminuant au cours des mouvements, élocution lente et embarrassée.
Sclérose en plaques 6 : Tremblement intentionnel, tremblement généralisé, démarche spastique, troubles visuels, paralysie totale ou partielle du globe oculaire, voix monocorde, scansion (élocution lente, syllabe par syllabe).
Ankyloglossie 86 : Difficultés d'élocution.
Dysfonctionnement mineur du cerveau 404 : Erreurs de perception visuelle, troubles de l'apprentissage, inattention, manque de concentration, hyperactivité, agitation, instabilité émotionnelle, mauvaise coordination motrice, parfois perte du sens de l'équilibre.

Hypertrophie de la langue (tuméfaction de la langue)

L'hypertrophie de la langue peut être congénitale ; la tuméfaction de la langue peut être due à une morsure (lors de la mastication ou dans une crise épileptique), à une blessure occasionnée par une arête de poisson, à une irritation causée par un cachet d'aspirine appliqué contre une dent douloureuse, ou à une intoxication insidieuse par le mercure. La réaction à un sérum animal peut s'accompagner d'une tuméfaction de la langue.

Glossites 87 : Dans certaines formes chroniques de glossite, la langue devient tuméfiée et flasque, et porte l'empreinte des dents. Une forme non rare de glossite peut produire une tuméfaction très importante de la langue, entraînant des difficultés de mastication, de déglutition et d'élocution ; elle occasionne parfois une obstruction des voies respiratoires qui relève toujours d'une *Urgence médicale.*
Troubles de la digestion 154 : La langue n'est pas tuméfiée mais présente une gêne. Elle reste pâle, flasque et porte l'empreinte des dents.
Syphilis tertiaire 210 : L'une des complications de la syphilis tertiaire se manifeste par la formation de gommes (tumeurs qui se ramollissent et s'ulcèrent) en différentes parties du corps, dont la taille va de celle d'une tête d'épingle à celle d'une balle de tennis. Les gommes atteignant la langue entraînent une augmentation du volume de celle-ci et peuvent devenir cancéreuses.

Acromégalie et gigantisme 336 : Taille anormalement grande, agrandissement du squelette, hypertrophie des mains, des pieds, de la face et de la langue, mâchoire proéminente, augmentation de volume des organes internes, détérioration mentale, douleurs articulaires, maux de tête sévères.
Hypothyroïdie 339 : Crétinisme chez l'enfant ; chez l'adulte, apathie mentale, ralentissement de l'activité intellectuelle, obésité, mains et face bouffies, hypertrophie de la langue, peau sèche et rugueuse, cheveux ternes et clairsemés, intolérance au froid.

Langue bleutée

Une langue bleutée peut être le signe d'une mauvaise circulation sanguine, d'une affection cardiaque ou d'un trouble respiratoire, notamment de l'asthme. Toute forme de cyanose peut également se manifester par une coloration bleutée de la langue.

Langue brunâtre

Une langue brunâtre et généralement chargée peut être due à l'application de collutoires libérant de l'oxygène ou à l'utilisation prolongée d'antibiotiques. Elle s'observe parfois dans les phases avancées de certaines fièvres et peut être un symptôme sérieux, en particulier si elle s'accompagne de sécheresse et de tremblements.

Langue chargée

Symptôme apparaissant dans toutes les fièvres, dans la dyspepsie et dans la plupart des affections de la bouche.

Gastrite chronique 156 : Langue chargée, bords de la langue rouges. Brûlures d'estomac et douleur épigastrique pouvant irradier à la poitrine ou au dos ; s'accompagne fréquemment de vomissements sanglants, de sang dans les selles, de mauvais goût dans la bouche, de flatulence et d'un état dépressif.
Néphrite aiguë 197 : Urines rares et sanglantes, œdème de la face et des chevilles, perte brutale de l'appétit, nausée et vomissements.
Diabète (acido-cétose, coma diabétique) 332 : Respiration rapide, profonde et bruyante, déshydratation sévère, étourdissement, langue chargée, peau pâle, douleur abdominale, yeux excavés, nausée, vomissements, stupeur, choc, et finalement coma.
Oreillons 375 : Tuméfaction douloureuse des glandes salivaires, langue chargée, difficulté à ouvrir la bouche et à avaler des aliments acides. Bouche sèche, ou au contraire salivation abondante.

Langue douloureuse

Névralgie (tic douloureux) 4 : Inflammation du nerf facial depuis le front jusqu'au nez, à la bouche ou à la langue.
Leucoplasie 84 : Taches blanches ou blanc jaunâtre apparaissant sur la langue et en différents endroits de la bouche et devenant dures et cornées (kératinisation), avec parfois fissuration et ulcération. La douleur est un symptôme tardif.
Glossodynie 87a : Peut être due à une cause locale, à des troubles systémiques ou psychosomatiques. Sensibilité particulièrement importante aux mets chauds et épicés.
Grenouillette 88 : Kyste translucide situé sous la langue et contenant un liquide clair et visqueux, non douloureux tant qu'il n'y a pas inflammation.
Gingivite (gingivite dans la pellagre) 100 : Lèvres fissurées et rouges, langue rouge, lisse et cuisante, ulcérations dans la bouche.
Anémie pernicieuse 323 : Symptômes de l'anémie, langue rouge et douloureuse, sensation de picotements et douleurs en différentes parties du corps, palpitations, amaigrissement, jaunisse, difficulté à marcher, impuissance ou frigidité, nausée.

Trichinose 386 : Les larves ont tendance à se fixer dans les muscles sub-linguaux, qui deviennent sensibles à la pression et douloureux. Œdèmes et douleurs en différentes parties du corps. Transpiration abondante. Difficultés respiratoires dans les formes graves.
Cancer de la langue 436 : Débute par une irritation de la surface ou du bord de la langue, suivie par l'apparition d'une grosseur légère et moyennement douloureuse. L'évolution de la tumeur est accompagnée de la formation de nodules durs et d'une ulcération occasionnant des douleurs sévères. Un cancer localisé à l'arrière de la langue entraîne également des douleurs dans la gorge.

Langue fissurée (fissures profondes seulement)

Leucoplasie 84 : Taches blanches ou blanc jaunâtre à l'intérieur de la bouche et sur la langue, devenant dures et cornées avec parfois fissuration et ulcération de la langue. La douleur est un symptôme tardif.
Langue scrotale 87b : Langue sillonnée de plis irréguliers partant de son centre.
Avitaminose B_2 (riboflavine) 350 : Faiblesse. Apparition de fissures à la commissure des lèvres, opacification ou ulcération de la cornée, photophobie, conjonctivite, troubles de la vision.

Langue géographique

Langue géographique (glossite bénigne) 87c : Taches non dures dessinant des formes rose rouge et blanches sur une langue blanchâtre et dépapillée ; leur configuration varie d'un jour à l'autre. La langue est dite géographique car les taches apparaissent comme une montagne sur une carte en relief.

Langue jaune

La coloration jaune de la langue est un symptôme de la jaunisse. Il convient d'examiner et de contrôler les autres signes de coloration jaune.

Langue lisse et brillante

S'observe souvent chez les personnes âgées (atrophie des papilles de la langue).

Anémie pernicieuse 323 : Pâleur, faiblesse, souffle court, palpitations, fourmillements et engourdissement des mains et des pieds, langue douloureuse, rouge et lisse, perte de l'appétit, amaigrissement, peau de couleur jaunâtre. Dans les cas sévères, il peut y avoir défaillance cardiaque, impuissance ou frigidité, nausée, vomissements et confusion mentale.

Langue noire

Langue noire pileuse 87d : Allongement des papilles de la langue entraînant une sensation de chatouillement ou de gêne. Coloration noire de la langue. *N.B. :* Une thérapie antibiotique intensive peut, en détruisant la flore buccale, favoriser l'apparition d'une mycose entraînant une coloration noire de la langue. Cette coloration disparaîtra d'elle-même.

Langue pâle

Anémie 322 : Pâleur généralisée (peau, conjonctives palpébrales, gencives, ongles). Langue épaisse, pâle, flasque et portant l'empreinte des dents. Les autres symptômes sont : le vertige, des battements de cœur rapides accompagnés d'élancements, des bourdonnements d'oreille, la perte de la libido, des stries longitudinales sur les ongles.

Langue pâteuse

Une langue pâteuse est en général sans signification importante ; elle peut indiquer que le sujet dort la bouche ouverte, qu'il n'a pas mangé depuis longtemps, ou qu'il souffre de troubles digestifs mineurs. En certaines occasions elle peut être le signe d'affections plus sérieuses.

Gastrite chronique (simple) 155 : Brûlures d'estomac et lourdeur épigastrique, perte de l'appétit, langue pâteuse, nausée et vomissements, parfois mal de tête et vertige.
Scarlatine 359 : Vomissements, fièvre élevée, gorge douloureuse, langue lourde, pâteuse et recouverte d'un enduit blanchâtre, papilles rouges et agrandies (langue blanche et framboisée). L'enduit blanchâtre s'efface et laisse apparaître une langue rouge framboisée. Formation d'une fausse membrane gris jaunâtre dans la gorge et dans la bouche. Exanthème généralisé, s'effaçant à la pression. Plus tard, la peau desquame et pèle. Face rouge à l'exception d'une zone pâle autour de la bouche.
Fièvre typhoïde 363 : Débute par les symptômes de la grippe. Maux de tête sévères et persistants dans la région frontale ou temporale. Fièvre très élevée, saignement de nez, pouls lent et double, diarrhée, ballonnement abdominal ; la langue est recouverte d'un enduit blanc (parfois brunâtre) respectant les bords, qui eux-mêmes sont rouges.

Langue rouge écarlate (langue rouge vif, langue rouge fraise, langue framboisée)

Gastrite chronique 156 : Douleur dans l'estomac de faible à aiguë, légère nausée, perte de l'appétit, constipation, ballonnement abdominal, mauvais goût dans la bouche, haleine fétide et langue chargée.
Sprue 180 : Diarrhées trois à quatre fois par jour, selles graisseuses décolorées et putrides. Abdomen ballonné, émaciation, petites hémorragies sous-cutanées, langue rouge et douloureuse, flatulence, apathie. Chez l'enfant, retard de la croissance, fractures spontanées.
Anémie pernicieuse 323 : Symptômes de l'anémie, palpitations, picotements dans les mains, les pieds et en différentes parties du corps, langue rouge et douloureuse, amaigrissement, difficulté à marcher, impuissance, frigidité, nausée.
Diabète 332 : Mictions très fréquentes, sensation de soif et de faim ; amaigrissement, faiblesse, haleine douceâtre et fruitée, vision floue, picotements dans les extrémités, crampes musculaires dans les jambes, complications cutanées affectant les organes génitaux, langue rouge, sèche et douloureuse.
Pellagre (déficit en vitamine du complexe B- niacine) 351 : Faiblesse, maux de tête, amaigrissement, éruption de taches cutanées rouges devenant brunes et squameuses. Muqueuses et bords de la langue devenant rouge écarlate, inflammation des gencives, diarrhées, puis apparition de sang dans les selles, perte de mémoire et instabilité émotionnelle.
Scarlatine 359 : Fièvre élevée, gorge douloureuse, vomissements, langue lourde, blanche et chargée avec des papilles agrandies et rouges. L'enduit blanc s'efface rapidement, laissant apparaître une langue rouge framboisée ; formation d'une membrane gris jaunâtre dans la bouche. Éruption d'un exanthème formé de petits points denses et serrés sur tout le corps. Face rouge à l'exception d'une zone pâle autour de la bouche.

Langue rouge magenta

Avitaminose B_2 (riboflavine) 350 : Faiblesse, bords de la langue rouge pourpre et fissurés. Généralement apparition de fissures à la commissure des lèvres, opacification ou ulcération de la cornée, photophobie, conjonctivite.

Tremblement de la langue

Un état d'anxiété peut entraîner un tremblement de la langue et des lèvres, accompagné de tachycardie, de transpiration et de troubles digestifs. Le sevrage ou la privation de cocaïne et d'opium s'accompagne de tremblements des mains, des lèvres et de la langue. La toxémie de l'urémie entraîne également des tremblements des mains, des lèvres et de la langue. Ce symptôme s'observe fréquemment dans l'alcoolisme.

Cirrhose du foie 191 : Nausée, vomissements, flatulence, amaigrissement, jaunisse, émaciation, épanchement massif de liquide dans la cavité abdominale, angiomes stellaires, gynécomastie chez l'homme, impuissance, saignements de nez, tremblements de la langue.
Syphilis tertiaire (paralysie générale) 210 : Tremblements de la langue et des lèvres, maux de tête sévères, dégénérescence de la mémoire et des facultés intellectuelles, relâchement du comportement.

Ulcérations et tumeurs de la langue

Une dent ébréchée ou cassée entraîne une ulcération qui guérit rapidement dès que la dent est soignée ou enlevée. Des ulcérations s'observent également dans la variole et en cas de troubles digestifs.

Leucoplasie 84 : Taches blanchâtres à l'intérieur de la bouche, à la face interne des joues ou sur la langue, apparaissant généralement chez les hommes d'âge moyen ou avancé. Ces taches se transforment en plaques dures et cornées d'aspect jaunâtre, accompagnées parfois de fissuration et d'ulcération. La douleur est un signe d'apparition tardive.
Tumeurs de la bouche 85 : Toute ulcération de la langue ou de la muqueuse buccale qui ne cicatrise pas au bout de cinq jours peut être suspecte de cancer.
Grenouillette 88 : Kyste translucide situé sous la langue et contenant un liquide clair et visqueux. Kyste indolore et non cancéreux.
Syphilis tertiaire 210 : Tumeur molle et ulcérée (gomme) sur la langue, pouvant apparaître également en différentes parties du corps. Cette ulcération peut durcir, puis elle s'ouvre en formant une cavité profonde. Elle n'est pas douloureuse et généralement ne grossit pas. Les gommes réagissent bien au traitement antisyphilitique.
Histoplasmose 393 : Ulcérations du nez, des oreilles, des jambes, du pharynx, du larynx et des extrémités. Fièvre irrégulière, émaciation, anémie, tuméfaction des ganglions lymphatiques, nausée, vomissements, diarrhées noires, affaiblissement.
Cancer de la langue 436 : La tumeur est généralement précédée par une irritation sur la langue ou sur le bord de celle-ci, suivie d'une petite grosseur faiblement douloureuse. La tumeur devient ensuite dure, ulcérée et douloureuse. Un cancer localisé à l'arrière de la langue entraîne des douleurs également dans la gorge et dans l'oreille.

Symptômes des dents, des gencives et de la mâchoire

LES DENTS

Bruxisme (grincement de dents)

Bruxisme 99 : Apparaît généralement pendant le sommeil. Le bruxisme peut à la longue atteindre la pulpe, entraîner un déchaussement des dents et éventuellement toucher le nerf.

Cavité dans la dent

Caries dentaires 89 : Destruction généralisée d'une dent. L'atteinte de la pulpe entraîne des douleurs d'intensité variable.

Déchaussement des dents

Parodontolyse (pyorrhée) 101 : Formation dans la gencive de culs-de-sac interdentaires profonds entraînant des saignements et un déchaussement des dents.
Avitaminose C (scorbut) 352 : Faiblesse, saignement des gencives, hémorragies sous-cutanées, hémorragies dans les muqueuses, fragilité osseuse, déchaussement des dents. Chez le petit enfant, perte de l'appétit et amaigrissement, œdème des membres inférieurs, jambes très douloureuses, irritabilité.

Décoloration des dents (dents jaunes)

Ce n'est pas un signe pathologique. La décoloration d'une ou de plusieurs dents peut être due à l'effet de certains médicaments, au tabagisme, parfois à un brossage excessif pouvant entraîner l'usure de l'émail en plusieurs parties de la dent, laissant apparaître la dentine jaune sous-jacente. Le vieillissement entraîne également une usure progressive de l'émail, découvrant partiellement la dentine.

Déformation des dents

Syphilis congénitale 211 : Chez le petit enfant : éruption cutanée ou bulles sur la face, les fesses, la paume des mains et la plante des pieds, tibias incurvés, symptômes de la méningite, reniflements. Plus tard, nez en pied de marmite et déformation des dents.
Avitaminose D (rachitisme) 353a : Chez le petit enfant : agitation, ramollissement et amincissement des os du crâne, jambes arquées, malformation des dents. Retard dans l'apprentissage de la marche, de la station debout et de la station assise. Plus tard, scoliose (incurvation de la colonne vertébrale).

Dent incluse

Éruption dentaire et inclusion de dent de sagesse 98 : Non-éruption ou éruption partielle d'une dent de sagesse, qui reste en totalité ou en partie enfouie dans l'arcade osseuse de la mâchoire. Gencive douloureuse et enflammée dans la partie concernée.

Dentition (éruption des dents)

La première dentition est généralement plus sensible et plus douloureuse que l'éruption des dents permanentes. Elle s'accompagne de salivation et d'une tendance à la mastication : le petit enfant mâchonne ou mord tout ce qu'il peut se mettre dans la bouche. La dentition n'entraîne pas de poussée fébrile chez l'enfant.

Désagrégation de la dent

Caries dentaires 89 : Processus aboutissant à la destruction de la substance dure de la dent. Une carie non traitée peut entraîner l'atteinte de la pulpe.
Abrasion dentaire 92 : Usure de la substance dentaire au bord de la gencive (due en particulier à un brossage horizontal), entraînant des échancrures en V.

Lésion des dents

Fracture ou fêlure de la dent 95 : Le cas échéant, l'atteinte de la pulpe (souvent non apparente pour le patient) entraîne une infection suivie de pulpite avec formation d'un abcès.

Mal de dent

Le mal de dent est parfois occasionné par une cavité creusée trop près de la pulpe ou par une surchauffe de la fraise.

Caries dentaires 89 : Une carie non soignée aboutit à la formation d'une cavité profonde dans la dentine, entraînant une atteinte du nerf.
Pulpite 90 : Douleur aiguë, lancinante ou pulsatile, souvent difficile à localiser. La douleur s'intensifie sous l'effet du froid.
Abcès dentaire 91 : Douleur intense et constante, gonflement de la face du côté affecté. Dent hypersensible au contact, inflammation des gencives ; dans les formes chroniques, fistule sur la gencive. La douleur s'intensifie sous l'effet de la chaleur.
Éruption dentaire et inclusion de dent de sagesse 98 : Une dent de sagesse incluse peut entraîner un mal de dent, accompagné d'une inflammation douloureuse de la gencive dans l'aire concernée.
Troubles mineurs de la grossesse 235 : Gêne respiratoire légère, veines variqueuses, hémorroïdes, salivation exagérée, dyspepsie, mal de tête, douleurs lombaires, mal de dents.

Occlusion dentaire défectueuse

Occlusion dentaire défectueuse 93 : Contact imparfait entre les dents des mâchoires supérieure et inférieure.

Sensibilité de la dent

Un brossage trop énergique ou trop fréquent peut entraîner l'usure de l'émail et rendre la dent sensible.

Pulpite 90 : Douleur aiguë, lancinante ou pulsatile, souvent difficile à localiser. La dent est particulièrement sensible au froid.
Abcès dentaire 91 : Infection dans la racine de la dent, entraînant une douleur intense et constante et une enflure de la face du côté affecté. Dent particulièrement sensible à l'occlusion, qui entraîne des douleurs très vives. Inflammation des gencives, fistule dans les formes chroniques. La douleur s'intensifie sous l'effet de la chaleur.

Abrasion dentaire 92 : Usure de la substance dentaire au bord de la gencive, due à un mauvais brossage (horizontal au lieu de vertical), à des traumatismes engendrés par des épingles ou des aiguilles tenues entre les dents, ou à l'habitude de mâcher du tabac ou de fumer la pipe. Échancrures en V au bord de la dent et de la gencive.

LES GENCIVES

Gangrène des gencives

Stomatite gangreneuse 81 : Apparition de tissus gris ou noirs sur les gencives et la muqueuse buccale. La face externe des joues est tuméfiée, rouge et luisante, puis noire. Relève d'une *Urgence médicale.*

Gencives douloureuses

Névralgie (névralgie du trijumeau) 4 : Élancements douloureux sur le trajet du nerf du front à la face (lèvres, nez, langue ou gencives).
Stomatite ulcéro-membraneuse 77 : Les gencives sont douloureuses, spongieuses, et saignent au moindre contact. Membrane grise ou jaunâtre recouvrant la muqueuse buccale, parfois ulcérations.
Stomatite herpétiforme 80 : Le patient est malade et fiévreux ; gencives douloureuses, plaques blanchâtres et ulcérations sur la muqueuse buccale.
Complications de l'extraction dentaire 94 : Douleur généralisée, pouvant devenir sévère en cas « d'alvéole sèche », s'accompagnant éventuellement d'un gonflement des tissus et d'hémorragies.
Éruption dentaire et inclusion de dent de sagesse 98 : Inflammation douloureuse de la gencive avoisinante.
Gingivite (forme leucémique) 100 : Gencives enflammées, tuméfiées et décolorées, saignement gingival. L'inflammation peut s'étendre à toute la cavité buccale.

Hémorragies de la cavité alvéolaire

Complications de l'extraction dentaire 94 : Hémorragies d'intensité variable durant quelques heures ou pendant une période prolongée, accompagnées éventuellement de douleur et d'une tuméfaction de la cavité alvéolaire.

Hémorragie des gencives (saignement des gencives)

Hémorragie des gencives, Hémorragie des gencives et hémorragies générales.

Hémorragie des gencives

Une brosse à dent à poils durs, un brossage trop vigoureux ou trop fréquent peuvent occasionner un saignement des gencives.

Stomatite ulcéro-membraneuse 77 : Gencives douloureuses, spongieuses et saignant au moindre contact. Membrane grisâtre ou jaunâtre sur la muqueuse buccale, parfois ulcérations de la muqueuse. Élocution ou déglutition parfois douloureuses.
Gingivite 100 : Les gencives sont enflammées dans la partie en contact avec les dents ; elles sont tuméfiées et saignent au moindre contact. Dans le scorbut, apparition de taches bleues et pourpres sur la gencive et sur la muqueuse buccale.

Dans la pellagre, ulcérations des gencives et de la muqueuse buccale, langue rouge, lisse et cuisante. Lèvres rouges et gercées.

Dans la gingivite de la grossesse, apparition de petites tumeurs sur des gencives hypertrophiées, saignement gingival.
Parodontolyse (pyorrhée) 101 : Hémorragies des gencives, formation de poches profondes dans les gencives (culs-de-sac), déchaussement des dents.

Hémorragie des gencives et hémorragies générales

Anémie aplastique 326 : Pâleur, souffle court, fatigue, palpitations, pigmentation brune sur une peau pâle et cireuse, saignement de nez et des gencives, taches noires et bleuâtres.

Purpura 328 : Petites taches rouge bleu sur la peau, hémorragies des muqueuses et des gencives au moindre traumatisme. Douleurs abdominales et articulaires, coagulation lente du sang en cas de coupure ou de blessure, taches bleu noirâtre.

Hémophilie 329 : Hémorragies au moindre traumatisme en tout endroit du corps, y compris les gencives.

Avitaminose C (scorbut) 354 : Faiblesse, hémorragies sous-cutanées (petites taches rouge pourpre), hémorragies des muqueuses et des gencives ; déchaussement des dents, fragilité osseuse, éruption cutanée. Chez le petit enfant, perte de l'appétit, amaigrissement, irritabilité, jambes tuméfiées et très douloureuses.

Avitaminose K 354 : Hémorragies générales : gencives, nez, vagin, sang dans les urines et dans les selles.

Leucémie 415 : Fatigue, malaise général, palpitations, saignements du nez et des gencives, hémorragies sous-cutanées (taches punctiformes rouge pourpre). Corps se marquant facilement d'ecchymoses, gorge douloureuse, amaigrissement, sueurs nocturnes, pouls accéléré, douleurs articulaires.

Poches dans les gencives

Gingivite 100 : Formation de poches entre les dents et la gencive, tuméfaction et saignement des gencives.

Parodontolyse (pyorrhée) 101 : Formation de profonds culs-de-sac entre les dents et la gencive accompagnée de pus, entraînant un déchaussement des dents.

Rétraction des gencives

Parodontolyse (pyorrhée) 101 : Formation de culs-de-sac dans les gencives, entraînant une rétraction des gencives. Déchaussement des dents, souvent difficultés de mastication.

Tuméfaction des gencives (inflammation)

Stomatite herpétiforme 80 : Fièvre, inflammation des gencives, apparition de plaques blanches et d'ulcérations sur la muqueuse buccale, entraînant une haleine fétide. Chez l'enfant, la douleur peut être sévère au point de l'empêcher de manger.

Abcès dentaire 91 : Également douleur intense et constante. Dent sensible au contact et à la chaleur.

Complications de l'extraction dentaire 94 : Gencives tuméfiées, hémorragies de la cavité alvéolaire.

Éruption dentaire et inclusion de dent de sagesse 98 : L'inclusion d'une dent de sagesse entraîne un mal de dents accompagné d'une tuméfaction et d'une inflammation douloureuse de la gencive avoisinante.

Gingivite 100 : Gencives très rouges et saignant au moindre contact. Dans le diabète : gencives tuméfiées, abcès et polypes interdentaires. Dans la leucémie : gencives tuméfiées, décolorées et douloureuses. Dans la pellagre : saignement gingival, gencives tuméfiées et ulcérées, lèvres rouges et gercées, langue rouge, lisse et vernissée.

Pellagre (déficit en vitamine du complexe B- niacine) 351 : Perte de l'appétit, amaigrissement, faiblesse, taches rouges sur le corps devenant brunâtres et squameuses, muqueuses et bords de la langue écarlates, gencives tuméfiées, hypersalivation, diarrhée, puis apparition de sang dans les selles. Défaillance de la mémoire et instabilité émotionnelle.

Tumeurs, ulcérations et fistules sur les gencives

Stomatite ulcéro-membraneuse 77 : Gencives douloureuses, spongieuses et saignant au moindre contact. Membrane grise ou jaunâtre sur la muqueuse buccale, accompagnée parfois d'ulcérations.
Abcès dentaire 91 : Douleur intense et constante, enflure de la face dans la zone affectée, dent hypersensible au contact, gencives tuméfiées, formation d'une fistule. La douleur s'intensifie sous l'effet de la chaleur.
Gingivite 100 : Dans le diabète : Inflammation sévère des gencives, formation d'abcès et de polypes interdentaires. Dans la pellagre : lèvres rouges et gercées, langue rouge, vernissée, lisse et cuisante, ulcérations des gencives et de la muqueuse buccale. Gingivite de la grossesse : tuméfaction des gencives et formation de grosseurs.

LES MÂCHOIRES

Douleur dans la mâchoire

Amygdalite purulente (phlegmon de l'amygdale) 72 : Tuméfaction importante du côté affecté de la bouche, douleur sévère localisée dans la partie postérieure de la mâchoire, muscles de la mâchoire tendus. Parfois incapacité à ouvrir la bouche ; difficultés de déglutition. Tuméfaction du voile du palais et de la luette, ainsi que des ganglions lymphatiques dans le cou. Relève d'une *Urgence médicale.*
Affection de l'articulation temporo-maxillaire 102 : Le patient ne peut fermer complètement la bouche, douleur sévère de l'articulation maxillaire perturbant la parole et la mastication. Le côté affecté de la face est douloureux.
Oreillons 375 : Tuméfaction douloureuse des glandes salivaires sous l'oreille. Difficulté à ouvrir la bouche et à avaler des aliments acides. La salivation peut être abondante ou insuffisante, bouche sèche, langue chargée.
Cancer du pharynx (gorge) 438 : Douleur à la mastication et à la déglutition, gêne dans la gorge, difficulté à ouvrir la bouche ou à tousser. La douleur peut irradier à un côté de la face ; tuméfaction des ganglions lymphatiques du cou.

Mâchoire proéminente

Acromégalie et gigantisme 336 : Élargissement du squelette, taille anormalement grande, hypertrophie des mains, des pieds, de la face et des organes internes, mâchoire proéminente, perte de la libido, détérioration mentale, transpiration, douleurs articulaires.

Raideur de la mâchoire

Amygdalite purulente (phlegmon de l'amygdale) 72 : Tuméfaction importante du côté affecté de la bouche, douleur sévère dans la mâchoire et dans la partie postérieure de celle-ci, difficulté de déglutition. Tuméfaction du voile du palais et de la luette, ainsi que des ganglions lymphatiques dans le cou. Relève d'une *Urgence médicale.*
Tétanos (trismus) 361 : Raideur des muscles de la mâchoire et du cou pouvant se transformer en une constriction permanente, intense et très douloureuse des mâchoires. Difficulté à avaler, bâillements ; le visage prend une expression figée (rire sardonique), spasmes musculaires extrêmement douloureux et généralisés, agitation, appréhension.
Cancer de la bouche 437 : Débute par une plaque ou une excroissance molle et blanchâtre à l'intérieur de la bouche, dont les protubérances irrégulières sont sensibles à la langue. La plaque grossit, devient dure, fissurée et ulcérée. Le processus peut s'accompagner ou non d'hémorragies. Raideur de la mâchoire ou spasmes musculaires. La douleur est un signe tardif.

Symptômes du cou, de la gorge et du larynx

LE COU

Cou raide et/ou douloureux

La raideur du cou peut être le signe d'affections bénignes ou de maladies graves. Dans ce dernier cas, elle n'est jamais un symptôme isolé, mais celui dont le malade se plaint le plus souvent.

Dormir dans une mauvaise position ; l'exposition au froid (cou raide au réveil) ; un furoncle dans le cou ; tout traumatisme du cou (y compris les luxations et les fractures) ; une torsion anormale du cou, par exemple lorsqu'on fait une marche arrière en voiture, ou lors de tout mouvement inhabituel du cou ; un glissement de disque dans la partie supérieure de la colonne vertébrale ; parfois l'amygdalite, la scarlatine, la fièvre typhoïde, la diphtérie et l'arthrite sont autant de facteurs qui provoquent la raideur ou la douleur du cou.

Méningite 7 : Raideur du cou résultant habituellement d'une céphalée irradiante. Fièvre élevée oscillante, petites taches rouge pourpre sur le corps, vomissements, convulsions et coma fréquent.
Encéphalite 8 : Mal de tête irradiant, raideur du cou, engourdissement, stupeur, convulsions, vomissements.
Torticolis 271 : Cou raide et douloureux, tordu sur le côté de façon anormale, rotation difficile de la tête.
Coup du lapin 272 : Raideur de la nuque et douleur dans le cou de faible à atroce. La douleur peut irradier dans les mains, provoquant picotement et engourdissement. Mal de tête pulsatile (impression pénible de battement), troubles visuels.
Tétanos 361 : Raideur de la mâchoire et du cou, déglutition difficile. Par la suite, la mâchoire et le cou se figent dans une contraction douloureuse, spasmes musculaires généralisés atrocement douloureux, expression figée du visage (« rire sardonique »), anxiété profonde.
Polio 374 : Fièvre élevée, mal de tête sévère, gorge douloureuse, raideur caractéristique du cou, douleur musculaire. Dans les cas graves, prostration, faiblesse extrême, contractures musculaires, paralysie des membres ou de différentes parties du corps.

Grosseur dans le cou

Hypothyroïdie 339 : Chez l'enfant : parfois goitre, arriération physique et mentale, enfant anormalement doux et peu exigeant, pieds et mains enflés, traits du visage épaissis, peau sèche devenant finement ridée, température inférieure à la normale (35,5 °C ou moins), nez épaté, cheveux clairsemés. Chez l'adulte : apathie, torpeur intellectuelle, faiblesse musculaire, rythme cardiaque ralenti, obésité, mains enflées et visage bouffi, surtout autour des yeux, voix rauque et basse, ongles décolorés, peau sèche, froide et rugueuse comme du papier de verre, cheveux cassants et clairsemés, abaissement de la température du corps.

Hyperthyroïdie 340 : Goitre, rythme cardiaque accéléré (tachycardie), transpiration abondante, grande faiblesse, peau chaude et moite, nervosité, irritabilité, grand appétit mais perte de poids, tremblements, yeux saillants, hyperactivité, sensation de chaleur excessive.

Goitre 341 : L'unique symptôme est l'apparition du goitre. S'il est gros, il risque de provoquer des difficultés respiratoires ou de déglutition.

Oreillons 375 : Tuméfaction des glandes salivaires sous l'oreille ou sous la mâchoire, difficulté à ouvrir la bouche et à avaler des aliments acides. Salivation rare ou bien abondante, langue chargée.

Cancer de la thyroïde 417 : Goitre, enrouement, difficulté de déglutition, paralysie des cordes vocales, expectoration de mucus sanguinolent, crises de suffocation, perte de poids.

Tuméfaction des ganglions lymphatiques du cou

Voir aussi **Symptômes affectant la totalité du corps.**

Amygdalite purulente 72 : Tuméfaction importante du côté atteint de la bouche, douleur sévère localisée dans la partie postérieure de la mâchoire. Parfois incapacité à ouvrir la bouche. Déglutition difficile ; tuméfaction du voile du palais et de la luette. Relève d'une *Urgence médicale.*

Lymphadénite 331 : Ganglions lymphatiques gonflés dans le cou ou ailleurs, palpables et sensibles ; la peau qui les recouvre est également rouge et sensible ; peut évoluer vers la suppuration.

Scarlatine 359 : Fièvre élevée, gorge douloureuse, éruption cutanée devenant squameuse et s'écaillant, face congestionnée sauf autour de la bouche, augmentation de volume des ganglions lymphatiques du cou.

Rubéole 371 : Éruption de taches rosées sur tout le corps, tuméfaction des ganglions lymphatiques du cou et de la mâchoire. Chez l'adulte, lassitude et légère raideur des articulations.

Mononucléose infectieuse 377 : Fièvre, gorge douloureuse, mal de tête, tuméfaction douloureuse des ganglions lymphatiques du cou, des aisselles et de l'aine, faiblesse, fatigue, parfois jaunisse.

Maladie de Hodgkin et autres lymphogranulomatoses 416 : Tuméfaction indolore des ganglions lymphatiques du cou (atteignant parfois la taille d'une orange). S'ils sont gonflés d'un seul côté, il s'agit de la maladie de Hodgkin, s'ils le sont des deux, il s'agit d'une autre lymphogranulomatose. Par la suite, tous les ganglions lymphatiques du corps sont atteints. Démangeaison, anémie, faiblesse, perte de poids, fièvre récurrente persistante, œdème des jambes, difficultés respiratoires.

Cancer de la glande thyroïde 417 : Croissance progressive d'une tumeur thyroïdienne. Par la suite, enrouement, difficultés de déglutition et de respiration, compression dans le cou. Paralysie des cordes vocales, perte de poids, expectoration de mucus sanguinolent et crachement de sang.

Cancer du pharynx (de la gorge) 438 : Mastication ou déglutition douloureuse et difficile. Douleur irradiant sur le côté de la face, douleur d'oreille, difficulté à ouvrir la bouche ou à tousser, tuméfaction des ganglions lymphatiques du cou, voix nasonnée, saignement de nez.

Vaisseaux sanguins proéminents dans le cou

Mal de tête allergique 13c : Veines et artères proéminentes dans le cou et les

tempes, mal de tête pulsatile irradiant dans le nez, la bouche, le cou ou les yeux.
Œdème du poumon 116 : Respiration difficile, laborieuse, accélérée, avec un sifflement asthmatique, toux ramenant du sang, cyanose, extrémités froides, anxiété et oppression dans la poitrine.
Insuffisance cardiaque 126 : Dyspnée sévère à l'effort, œdème des chevilles, veine jugulaire ou autre saillante, troubles de la mémoire et diminution des facultés intellectuelles.
Péricardite 136 : Épanchement dans la poitrine et l'abdomen, douleur dans la poitrine, fièvre modérée. Veines saillantes dans le cou.

LA GORGE

Difficulté de déglutition (dysphagie)

C'est un symptôme largement répandu d'affections multiples allant des maladies nerveuses à l'obstruction des voies respiratoires. Certaines personnes souffrent d'une gêne permanente à la déglutition et ont besoin d'une assistance médicale pour y remédier.

La dysphagie peut être provoquée par un bec de lièvre, la bouche sèche (salivation insuffisante pour favoriser la déglutition), l'intoxication au plomb et l'alcoolisme (l'un et l'autre entraînant des complications neurologiques qui provoquent, entre autres, une déglutition douloureuse).
Difficulté de déglutition, Difficulté de déglutition et enrouement, Difficulté de déglutition et fièvre, Difficulté de déglutition et perte de poids, Difficulté de déglutition et régurgitations ou vomissements.

Difficulté de déglutition

Stomatite ulcéro-membraneuse 77 : Fausse membrane dans la gorge, gencives douloureuses, saignement gingival, mauvaise haleine, ulcérations dans la bouche, déglutition douloureuse.
Glossite 87 : Langue ulcérée, douloureuse, parfois enflée, entraînant une mastication, une déglutition et parfois une élocution douloureuses. Salive épaisse.
Anévrisme 142 : Un anévrisme dans la poitrine provoque une toux métallique, une gêne à la déglutition, un pouls accéléré, une douleur paroxystique irradiant aux épaules, une dyspnée.
Tumeur bénigne de l'œsophage 150 : La difficulté de déglutition est le symptôme principal ; compression au niveau de l'œsophage – plus la tumeur est volumineuse, plus la compression est forte.
Boule hystérique 152 : Pas de causes physiques. Le sujet avale avec difficulté tout aliment, qu'il soit liquide ou solide, lui laissant l'impression d'avoir un corps étranger arrondi au fond de la gorge.
Goitre 341 : Un gros goitre dans le cou peut provoquer une gêne à la respiration et à la déglutition.
Cancer du pharynx (gorge) 438 : Douleur ou gêne à la mastication ou à la déglutition, difficulté à ouvrir la bouche ou à tousser. La douleur peut irradier sur un côté de la face. Parmi les autres symptômes, douleur d'oreille, tuméfaction des ganglions lymphatiques du cou, voix nasonnée, saignement de nez.

Difficulté de déglutition et enrouement

Laryngite 74 : Dans sa forme aiguë, déglutition difficile, enrouement, douleur dans la gorge.
Cancer de la thyroïde 417 : Goitre, enrouement, paralysie des cordes vocales, expectorations sanglantes, perte de poids, gêne à la déglutition, crises de suffocation.
Cancer du larynx 439 : L'enrouement est le symptôme principal. Mucus épais dans la gorge entraînant un raclement de gorge constant. Par la suite, toux

continuelle, difficulté de déglutition et de respiration, douleur d'oreille (otalgie).

Difficulté de déglutition et fièvre

Angine 70 : Fièvre élevée, amygdales douloureuses, tuméfiées, avec parfois des points blancs ou ambrés, déglutition douloureuse.

Amygdalite purulente 72 : Incapacité à ouvrir la bouche, déglutition presque impossible, tuméfaction importante de la partie affectée de la gorge, douleur irradiant dans le cou, fièvre élevée. Relève de l'*Urgence médicale.*

Pharyngite 73 : Gorge sèche et fortement enflammée, sensation de boule dans la gorge à la déglutition, points blancs dans la gorge.

Laryngite aiguë 74 : Enrouement et besoin constant de se racler la gorge. Gorge douloureuse.

Diphtérie 358 : Gorge douloureuse, fausse membrane dans la gorge, fièvre élevée, haleine d'odeur fétide. Dans les cas graves : prostration, difficultés de déglutition, de respiration, paralysie du palais.

Tétanos 361 : Raideur de la mâchoire et du cou, anxiété. Par la suite, contraction figée de la mâchoire et du cou, déglutition impossible, spasmes musculaires atrocement douloureux dans tout le corps, rictus particulier (« rire sardonique »). Habituellement fièvre élevée.

Polio 374 : Fièvre élevée, maux de tête sévères, gorge douloureuse. Dans les cas grave, nuque raide, douleur musculaire, contractures, difficulté de déglutition, voix nasonnée, prostration, faiblesse extrême, paralysie des membres et d'autres parties de l'organisme.

Rage 378 : L'endroit de la morsure reste rouge ; dépression, irritabilité conduisant à un état d'excitation et de sauvagerie, écoulement salivaire, déglutition impossible, collapsus et perte de conscience.

Difficulté de déglutition et perte de poids

Œsophagite 148 : Difficulté de déglutition accompagnée de brûlures d'estomac, douleur intense derrière le sternum, perte d'appétit et de poids.

Maladie de Hodgkin et autres lymphogranulomatoses 416 : Tuméfaction indolore des ganglions lymphatiques atteignant une taille variable, anémie, mal de dos, œdème des jambes, difficulté de déglutition et de respiration. Par la suite, démangeaisons intenses, faiblesse, perte de poids et fièvre récurrente persistante.

Cancer de l'œsophage 429 : Difficulté de déglutition, oppression vague sous le sternum, perte de poids rapide, déshydratation, salivation, toux, flatulences, aphonie, anémie, fièvre, haleine d'odeur fétide.

Difficulté de déglutition et régurgitations ou vomissements

Diverticule cricopharyngien de l'œsophage 145 : Le malade se plaint principalement d'une dysphagie qui empire progressivement au fur et à mesure des déglutitions pour les rendre quasiment impossibles. Gargouillement persistant provenant de la poche de l'œsophage pendant que la malade mange ou boit, régurgitations, toux nocturne, perte de poids.

Achalasie de l'œsophage 146 : Déglutition douloureuse, régurgitation des aliments. Douleur derrière le sternum s'étendant souvent à toute la région abdominale et irradiant dans la mâchoire, le dos et le cou. La douleur est susceptible d'être confondue avec une attaque cardiaque.

Hernie hiatale 149 : La difficulté de déglutition est un symptôme tardif. Avant qu'elle n'apparaisse, le malade souffre d'une douleur derrière le sternum. Parmi les autres symptômes, brûlures d'estomac, vomissements de sang, hémorragie insidieuse se manifestant dans les selles, pâleur.

Gastrite aiguë (érosive) 155 : Douleur intense dans l'estomac, collapsus, accélération du pouls, cyanose, soif excessive, peau moite, abdomen dur et sensible.

Botulisme 165 : Les premiers signes sont l'étourdissement, la fatigue et une vision floue ou double. La bouche se dessèche, la déglutition ou l'élocution deviennent difficiles ; vomissements et diarrhée sévères, et très souvent obstruction des voies respiratoires.

Fausse membrane dans la gorge

Diphtérie 358 : Fièvre élevée, gorge douloureuse, haleine d'odeur fétide, développement d'une fausse membrane visqueuse dans la gorge, la bouche et même le nez, qui peut obstruer les voies aériennes. Dans les cas graves, prostration, cyanose, obstruction du pharynx et paralysie du palais, des nerfs oculaires, du larynx et autres.

Scarlatine 359 : Fièvre élevée, gorge douloureuse, vomissements, fausse membrane dans la bouche et la gorge, langue blanche et chargée, devenant par la suite framboisée. Éruption généralisée d'exanthème cutané s'effaçant à la pression. La peau pèle et s'écaille. Face rouge sauf autour de la bouche.

Gorge douloureuse

Gorge douloureuse, Gorge douloureuse et fièvre.

Gorge douloureuse

Syphilis précoce 209 : Premier stade : ulcération sur le pénis ou les parties génitales (chancre génital). Deuxième stade : Éruptions diverses sur tout le corps, ulcération de la bouche, mal de tête intense, douleurs articulaires, gorge douloureuse, troubles oculaires.

Syphilis tertiaire (tabès) 210 : Crises de spasmes douloureux dans la gorge et/ou dans l'estomac, douleurs fulgurantes dans différentes parties du corps réapparaissant épisodiquement, perte de l'équilibre lorsque le malade ferme les yeux.

Rubéole 371 : Éruption de taches rosées sur tout le corps, tuméfaction des ganglions lymphatiques sous la mâchoire et dans le cou. Chez l'adulte, lassitude, léger mal de tête, raideur des articulations.

Leucémie 415 : Hémorragie généralisée : nez, gencives, cutanée (sous forme de petites taches rouge pourpre). Profonde fatigue, malaise, douleurs articulaires, anémie sévère accompagnée d'une grande pâleur. Chez l'enfant (forme aiguë) : gorge douloureuse, corps d'apparence contusionnée, rythme cardiaque accéléré. Chez l'adulte (forme chronique) : tuméfaction caractéristique des ganglions lymphatiques, sueurs nocturnes, difficulté respiratoire, perte de poids.

Cancer de la langue (localisé à la partie arrière de la langue) 436 : Douleur dans la gorge et dans l'oreille.

Cancer du pharynx (gorge) 438 : Douleur ou gêne à la mastication et à la déglutition, malaise diffus dans la gorge, difficulté à ouvrir la bouche ou à tousser, mal d'oreille. La douleur dans la gorge peut irradier sur un côté de la face, les ganglions lymphatiques du cou peuvent gonfler ; saignement de nez.

Cancer du larynx 439 : Les symptômes caractéristiques les plus communs et les plus précoces sont l'enrouement, la dyspnée et la dysphagie ; mauvaise haleine, mucus visqueux dans la gorge entraînant un raclement de gorge constant, gorge douloureuse et mal d'oreille.

Gorge douloureuse et fièvre

Angine 70 : Douleur intense dans la région des amygdales et à l'arrière de

la mâchoire. Amygdales enflées, très rouges, striées de petits points blancs ou ambrés. Difficulté de déglutition, fièvre élevée.
Amygdalite purulente 72 : Incapacité à ouvrir la bouche, quasi-impossibilité à avaler, tuméfaction importante des parties affectées de la gorge, douleur irradiant dans le cou, fièvre élevée. Relève de l'*Urgence médicale.*
Pharyngite (streptococcique) 73 : Gorge desséchée et brûlante, sensation de grosseur dans la gorge, déglutition difficile et douloureuse, points blancs dans la gorge, fièvre pouvant être élevée.
Laryngite 74 : Enrouement, besoin constant de se racler la gorge. Douleur dans la gorge.
Diphtérie 358 : Fausse membrane dans la gorge, fièvre élevée, haleine d'odeur fétide, déglutition difficile. Dans les cas graves, prostration, difficulté respiratoire.
Scarlatine 359 : Fièvre élevée, vomissements, langue blanche et chargée devenant par la suite framboisée, fausse membrane dans la gorge, éruption sur tout le corps d'exanthème cutané s'effaçant à la pression. Face rouge sauf autour de la bouche.
Polio 374 : Fièvre élevée, mal de tête sévère, nuque raide (signe caractéristique), gorge douloureuse. Dans les cas graves, douleurs musculaires et contractures, faiblesse intense, paralysie de différentes parties du corps.
Mononucléose infectieuse 377 : Fièvre, mal de tête, gorge douloureuse, tuméfaction douloureuse des ganglions lymphatiques du cou, des aisselles et de l'aine, faiblesse ; parfois, jaunisse.

Gorge enflammée

Angine 70 : Douleur intense dans la région des amygdales et à l'arrière des mâchoires. Les amygdales sont enflées, très rouges, striées de petits points blancs ou ambrés. Difficulté de déglutition, fièvre élevée.
Pharyngite (streptococcique) 73 : Gorge desséchée et brûlante, sensation de grosseur dans la gorge, déglutition difficile et douloureuse, points blancs dans la gorge, fièvre pouvant être élevée.

Gorge enflée

Amygdalite purulente 72 : Tuméfaction importante des régions affectées de la gorge et du cou. Douleur sévère, déglutition impossible, fièvre élevée, incapacité à ouvrir la bouche. Relève d'une *Urgence médicale.*
Pharyngite (chronique) 73 : Gorge enflée, mucus dense, visqueux, difficile à expulser et provoquant des nausées.
Diphtérie 358 : Fièvre élevée, gorge enflée et douloureuse, fausse membrane dans la gorge, haleine d'odeur fétide. Dans les cas graves, prostration, difficultés respiratoires.
Scarlatine 359 : Fièvre élevée, vomissements, langue blanche et chargée, devenant par la suite framboisée, fausse membrane dans la gorge, éruption sur tout le corps, face rouge sauf autour de la bouche.

Irritation dans la gorge

Le *rhume de cerveau* **63** et le *rhume des foins* **65** provoquent tous deux une irritation dans la gorge. Avaler quelque chose de dur ou de pointu peut laisser une trace d'éraflure, d'irritation, quand ce n'est pas l'objet lui-même qui reste bloqué dans l'œsophage. Habituellement, il suffit d'avaler par-dessus un peu de pain ou de riz cuit, par exemple, ou bien quelques gorgées d'eau pour soulager la douleur. Si la sensation persiste plus d'une journée, il faut consulter un médecin.

Mucus visqueux dans la gorge

Pharyngite (chronique) 73 : Mucus très dense, difficile à expulser, inflammation

du fond de la gorge, nausées provoquées par la présence du mucus.
Laryngite diphtérique (croup) 107 : Débute par les symptômes du coup de froid, fièvre élevée, respiration haletante, cyanose, mucus visqueux et tenace au fond de la gorge, toux rauque sans expectoration, enrouement.
Cancer du larynx 439 : Enrouement persistant (pendant des semaines), mucus visqueux entraînant un raclement de gorge constant. Par la suite, toux continuelle, difficultés respiratoires, douleur d'oreille.

Points blancs dans la gorge

Angine 70 : Frissons, fièvre élevée, douleur dans la région des amygdales, à l'arrière des mâchoires ou dans le cou. Déglutition difficile, amygdales tuméfiées et striées de petits points blancs ou ambrés.
Pharyngite 73 : Gorge desséchée et brûlante, sensation de grosseur dans la gorge, déglutition difficile et douloureuse. La fièvre peut être élevée.

Raclement de gorge

Tics 11 : Le raclement de gorge, aussi bien que la déglutition, ou d'autres gestes tels que les grimaces, les hochements de tête et les mouvements saccadés de la cuisse sont des habitudes d'origine nerveuse.
Écoulement postnasal 68 : Expectorations éventuellement accompagnées de toux.
Laryngite 74 : Enrouement qui peut se compliquer de difficultés de déglutition, de fièvre et d'une douleur dans la gorge.
Cancer du larynx 439 : Le signe majeur est un enrouement continuel ou intermittent, présence dans la gorge d'un mucus visqueux entraînant un raclement de gorge constant. Par la suite, douleur d'oreille, altération de la voix, difficulté respiratoire.

Ulcérations dans la gorge

Histoplasmose 393 : Ulcérations dans le larynx et le pharynx ou bien sur le nez, les oreilles, les jambes et les extrémités. Fièvre oscillante, émaciation, anémie, tuméfaction des ganglions lymphatiques, nausées, vomissements, diarrhée avec selles noires, affaiblissement.

LE LARYNX

Enrouement

L'enrouement est un symptôme dont les causes peuvent tout aussi bien être insignifiantes que graves. Les nodules vocaux, affection bénigne de la voix touchant en particulier les orateurs, les chanteurs ou les personnes qui crient trop fort ou trop longtemps, sont une cause courante d'enrouement. Celui-ci est le symptôme de nombreuses infections des voies respiratoires supérieures telles que la rougeole, le rhume de cerveau, la grippe, le phlegmon des amygdales et la diphtérie. Les polypes, les nodules fibreux du larynx, l'hypertrophie de la glande thyroïde et certaines formes de l'hystérie provoquent également des altérations de la voix. Quelle qu'en soit la cause, un enrouement qui ne disparaît pas au bout d'une semaine doit être soumis au contrôle du médecin. (L'examen est simple et facile à pratiquer.)

Laryngite 74 : Formes aiguë et chronique : le symptôme le plus important est l'enrouement et le besoin constant de se racler la gorge. Dans les cas sévères, fièvre, douleur dans la gorge, difficulté de déglutition.
Tumeurs bénignes du larynx 75 : Enrouement et autres altérations de la voix.
Laryngite diphtérique (croup) 107 : Débute par les symptômes d'un coup

de froid, fièvre élevée, respiration suffocante, mucus visqueux et tenace au fond de la gorge, toux rauque improductive, enrouement et voix éteinte. Vive anxiété du malade.

Anévrisme (aorte thoracique) 142 : Douleur constante ou paroxystique dans la poitrine irradiant dans les deux épaules, le dos et le cou. Essoufflement, voix enrouée, toux métallique, gêne à la déglutition.

Hypothyroïdie 339 : Chez l'adulte : goitre, altération des facultés intellectuelles, rythme cardiaque ralenti, obésité, œdème des mains et de la face (particulièrement autour des yeux), peau sèche, froide, rugueuse comme du papier de verre, cheveux ternes et clairsemés, voix rauque, ongles décolorés, température inférieure à la normale.

Lèpre 368 : Macules érythémateuses (taches rouges et/ou brunes sur la peau, avec un centre blanchâtre) pouvant s'ulcérer, enrouement, perte de la sensibilité dans différentes parties du corps. Nodules durs se développant sur la face et le corps, atrophie musculaire, perte des doigts et des orteils.

Cancer du poumon 411 : Toux chronique ramenant du sang, douleur thoracique, respiration sifflante, essoufflement, enrouement, fièvre persistante, sueurs nocturnes, perte de poids.

Cancer de la thyroïde 417 : Goitre, difficulté de déglutition, paralysie des cordes vocales, expectoration de mucus sanguinolent, crises d'asphyxie, perte de poids.

Cancer de l'œsophage 429 : Difficulté de déglutition, oppression ou douleur derrière le sternum, émaciation, déshydratation, soif, toux, salivation abondante, flatulences. Par la suite, anémie, aphonie, fièvre, haleine fétide.

Cancer du larynx 439 : Le signe majeur est un enrouement soit continuel, soit intermittent, durant près de trois semaines. La présence d'un mucus visqueux entraîne un besoin constant de se racler la gorge. Par la suite, toux continuelle, douleur d'oreille, difficulté respiratoire.

Troubles de l'élocution

Voir aussi **Difficultés d'élocution.**

Sclérose en plaques 6 : Les symptômes secondaires sont une voix monocorde, la scansion (élocution lente, syllabe par syllabe), une démarche spastique, un tremblement des mains, des troubles visuels.

Ankyloglosse 86 : La langue est rattachée trop près de son extrémité au plancher de la bouche, ce qui provoque des difficultés d'élocution.

Attaque 139 : Perte du sens de l'équilibre et de la mémoire, confusion, étourdissements, paralysie, troubles visuels et difficulté d'élocution plus ou moins grave.

Dysfonctionnement mineur du cerveau 404 : Chez l'enfant : capacités mentales diminuées, bégaiement, hyperactivité, agitation, instabilité émotionnelle, mauvaise coordination motrice.

Symptômes de la poitrine

GÉNÉRAL

Déformations du thorax

Bronchite chronique 104 : Déformation du thorax « en tonneau » due au rétrécissement des voies respiratoires, toux paroxystique violente jusqu'à l'expectoration. Essoufflement, particulièrement à l'effort, respiration sifflante. Dans les formes extrêmes, cyanose.
Asthme 108 : Dilatation de la poitrine, respiration haletante, difficile, sifflante, face pâle, rouge ou cyanosée en fonction de l'intensité de la crise. Plus tard, toux sévère ramenant des expectorations tenaces.
Emphysème 113 : Difficultés respiratoires entraînant un thorax « en tonneau », essoufflement à l'effort, difficulté d'expiration, toux sévère et épuisante ramenant une expectoration peu abondante et épaisse. Diminution de la capacité vitale.

Douleur thoracique

La douleur thoracique n'est pas toujours le symptôme d'une crise cardiaque. Elle apparaît dans un nombre considérable de maladies sans relation aucune avec une affection cardiaque. Les douleurs thoraciques peuvent être sans signification importante, comme celles causées par le café ou le tabac chez les sujets sensibles. La douleur est rarement sévère ; elle est habituellement sourde et difficile à définir.

Dans l'*Hyperventilation* **121,** ce symptôme peut sembler alarmant – sentiment de suffocation et d'oppression dans la poitrine accompagné de tachycardie, pouvant entraîner un état de panique et même un évanouissement. L'hyperventilation ne constitue pas une affection sérieuse, sauf pour les nageurs.

Les douleurs thoraciques doivent être examinées avec soin en fonction de leur type, de leur caractère et de leur localisation.

Douleur thoracique d'origine cardiaque et circulatoire, Douleur thoracique susceptible d'être confondue avec une crise cardiaque, Douleur thoracique d'origine respiratoire.

Douleur thoracique d'origine cardiaque et circulatoire

Angine de poitrine 124 et **Thrombose coronaire 125 :** Douleur constrictive, serrant la poitrine comme dans un étau ; le patient la décrit habituellement en serrant le poing. Le plus souvent, la douleur irradie vers l'épaule et descend le long du bras vers le poignet ; elle est localisée habituellement du côté gauche, mais peut aussi apparaître du côté droit ; elle peut se propager jusqu'à la mâchoire. Si la crise dure quelques minutes seulement, c'est une angine de poitrine ; si elle se prolonge au-delà d'une demi-heure, il s'agit d'une thrombose coronaire, auquel cas la douleur est aussi plus intense. Les autres signes d'une crise cardiaque sont la pâleur, le choc, la cyanose, la dyspnée.

De façon caractéristique, le patient atteint d'une crise cardiaque reste allongé immobile. Autre distinction importante, le médicament utilisé dans le traitement de la crise d'angine de poitrine – la nitroglycérine – restera sans effet dans le cas d'une thrombose coronaire.

Il peut y avoir également nausée et vomissements.

Rhumatisme articulaire aigu et fièvre rhumatismale 127 : Douleur et sensibilité dans la région du cœur. Un rythme cardiaque accéléré et irrégulier peut être un symptôme significatif. Articulations douloureuses et souvent tuméfiées. Parfois éruption sur le corps de petites taches rouges et pourpres. Saignements de nez, chorée (danse de Saint-Guy), transpiration, perte d'appétit, fièvre.

Endocardite (bactérienne) 135 : Douleur dans la région du cœur, température oscillante, saignements du nez et de la bouche, hématurie (sang dans les urines). Petites taches rouges sur tout le corps, anémie prononcée, hippocratisme digital (doigts en massue).

Péricardite 136 : Douleur sévère et lancinante, dont le signe distinctif est qu'elle peut être soulagée par un changement de position. Les veines du cou peuvent être turgescentes ; plus tard, dyspnée. (À l'auscultation, on note le symptôme caractéristique d'un épanchement liquide dans l'abdomen ou la cavité thoracique. L'examen au stéthoscope fait apparaître un bruit de frottement.)

Embolie pulmonaire 140 : Douleur dans la région pulmonaire, mais le symptôme majeur est la difficulté respiratoire. Dans la forme sévère : cyanose et choc. (L'auscultation au stéthoscope révèle des bruits de crépitements appelés râles et un rythme cardiaque de galop.)

Anévrisme 142 et Syphilis cardio-vasculaire 210 : Douleur violente, paroxystique, irradiant vers les épaules, le dos et le cou. Dyspnée, voix rauque, toux métallique. Déglutition devenant difficile.

Douleur thoracique susceptible d'être confondue avec une crise cardiaque

Douleur d'origine cardiaque

- Douleur intense et violente, donnant la sensation d'avoir la poitrine serrée dans un étau.
- Douleur habituellement localisée au tiers supérieur du sternum.
- Douleur s'aggravant toujours à l'effort.
- Dans la majorité des cas, douleur irradiant du cœur.
- Pas d'aggravation de la douleur au mouvement des épaules.
- Douleur jamais modifiée par la respiration.
- Douleur très rarement soulagée par les vomissements, l'éructation ou l'émission de gaz.

Douleur d'origine non cardiaque

- Douleur sourde, gênante, spasmodique, en coups de poignard.
- Douleur souvent localisée dans la partie inférieure du sternum, dans la région épigastrique ou sous le sein gauche.
- Douleur ne s'aggravant pas en général à l'effort. Dans la névrose cardiaque, l'exercice physique peut contribuer à la soulager.
- Douleur pouvant parfois irradier du cœur mais plus souvent se propageant vers lui.
- Dans beaucoup de cas, aggravation de la douleur au mouvement des épaules.
- Douleur souvent aggravée par la respiration.
- Dans les douleurs thoraciques dues à des troubles digestifs : soulagement

intervenant en cas de vomissements ou d'émission de gaz.

Névrite 3 : Douleur dans le cou ou la colonne vertébrale pouvant simuler celle d'une crise cardiaque. La douleur n'irradie pas du cœur mais se propage vers lui. Elle ne s'aggrave pas à l'effort.

Névrose cardiaque 144 : Le patient se plaint habituellement d'une sensibilité dans la région du cœur, d'une douleur rapide, en coup de poignard, ou d'une douleur imprécise (aucune de ces douleurs n'est caractéristique d'une crise cardiaque). La douleur ne s'aggrave jamais à l'effort (parfois l'exercice physique apporte au contraire un soulagement). Tous les autres symptômes peuvent être présents : transpiration, pâleur, anxiété extrême. Le médecin pourra aisément déterminer le diagnostic.

Achalasie de l'œsophage 146 : Douleur rétrosternale irradiante, simulant une crise cardiaque. Les signes distinctifs sont la difficulté de déglutition et la régurgitation, qui ne sont jamais symptomatiques d'une crise cardiaque. La douleur ne s'aggrave pas à l'effort.

Ulcère de l'œsophage 147 : Douleur épigastrique irradiant vers le dos ; elle apparaît rapidement après l'ingestion de nourriture (peut être confondue avec celle d'une crise cardiaque). Brûlures d'estomac, éructations, vomissements souvent sanglants, hypersalivation, amaigrissement, diarrhée.

Œsophagite 148 : Douleur rétrosternale sévère souvent confondue avec celle d'une crise cardiaque. Difficulté de déglutition, brûlures d'estomac, amaigrissement dû à une maladie prolongée.

Hernie hiatale 149 : Douleur rétrosternale allant du simple endolorissement à une douleur violente irradiant souvent vers l'épaule gauche (caractéristique d'une crise cardiaque). A la différence de la crise cardiaque, la douleur ne s'aggrave pas à l'effort. La douleur apparaît rapidement après l'ingestion de nourriture. Les symptômes premiers sont les brûlures d'estomac ; symptôme plus important : les vomissements sanglants. Peut s'accompagner de façon insidieuse d'hémorragies intestinales et de sang dans les selles entraînant les symptômes de l'anémie. Plus tard, difficultés de déglutition.

Indigestion 154 : Nausée, flatulence, compression d'air dans la région du cœur pouvant causer des brûlures d'estomac et une douleur épigastrique assez sévère pour simuler une crise cardiaque. La douleur ne s'aggrave pas à l'effort.

Cholécystite 195 : Une inflammation aiguë de la vésicule biliaire peut souvent prendre le masque d'une crise cardiaque. La douleur est sévère, violente, localisée dans la partie inférieure du sternum ou dans la région sous-costale ; elle est profonde, souvent spasmodique et peut irradier vers le dos ou l'épaule. Transpiration abondante, tachycardie, jaunisse, fièvre. La jaunisse n'apparaît jamais dans la crise cardiaque.

Bursites 263 : Dans certains cas, la douleur peut irradier de l'épaule vers la poitrine (direction contraire de celle de la crise cardiaque). La douleur est aggravée aux mouvements des épaules, ce qui la distingue d'une douleur cardiaque.

Cancer de l'œsophage 429 : Sentiment de compression ou vagues douleurs épigastriques, amaigrissement rapide, émaciation, déshydratation, soif, toux, hypersalivation, flatulence. Plus tard, anémie, perte de la voix, fièvre, haleine fétide.

Douleur thoracique d'origine respiratoire

La douleur causée par la toux ou la respiration est presque toujours due à une affection respiratoire.

Pneumonie 109 : Douleur pulmonaire et thoracique. Débute par des frissons intenses, une fièvre élevée, une toux douloureuse ramenant une expectoration couleur rouille ; respiration rapide, tachycardie.

Pneumonie par aspiration et pneumonie huileuse 111 : Fièvre, douleurs thoraciques, dyspnée et toux.
Tuberculose pulmonaire 112 : Douleur thoracique accompagnée de toux ramenant des expectorations sanglantes. Fatigue sévère, sueurs profuses, diminution de la capacité vitale, amaigrissement.
Atélectasie 114 : Douleur localisée d'un côté de la poitrine, dyspnée sévère, tachycardie, faiblesse, cyanose, choc.
Pleurésie 118 : Douleurs soudaines, parfois légères mais le plus souvent aiguës, en coups de poignard. Dyspnée, toux. L'ensemble des symptômes est aggravé par l'inspiration et la toux.
Empyème 119 : Douleur thoracique intense du côté atteint, toux courte et sèche, frissons, fièvre, transpiration, pâleur, émaciation, hippocratisme digital (doigts en massue), malaise profond.
Pneumothorax 120 : Douleur thoracique sévère, aiguë, aggravée par l'inspiration, irradiant parfois vers l'épaule. Dyspnée, toux sèche, sans expectoration. Anxiété.
Cancer du poumon 411 : Douleurs thoraciques, dyspnée sévère, toux chronique avec expectorations sanglantes, sueurs nocturnes, enrouement, fièvre persistante, yeux excavés.

RESPIRATION

Dyspnée (difficulté respiratoire)

Dyspnée, Dyspnée et crises d'asphyxie, Dyspnée accompagnée de toux.

Dyspnée

Insuffisance cardiaque 126 : Respiration rauque, variant d'un rythme lent à un rythme rapide. Veine jugulaire saillante, œdème des chevilles et des jambes.
Insuffisance rénale aiguë 208 : Anurie ou oligurie, présence de particules dans les urines, nausée, vomissements, diarrhée, engourdissement, convulsions, contractures, haleine ayant une odeur d'urine, peau et muqueuses sèches.
Diabète (acido-cétose, coma diabétique) 332 : Complication tardive, précédant la stupeur, l'état de choc et le coma. Auparavant, déshydratation sévère, respiration rapide, profonde et bruyante, étourdissement, nausée, vomissements, douleurs abdominales, soif intense, mictions très fréquentes.
Goitre 341 : L'existence d'un goitre important dans le cou peut avoir une incidence sur la respiration et la déglutition.
Avitaminose B_1 (thiamine) 349 : Fatigue, perte de l'appétit, amaigrissement, engourdissement et picotements dans les mains, les jambes et en différents endroits du corps, crampes dans la jambe, difficulté à marcher, accélération du rythme cardiaque, difficulté respiratoire, œdème dû à un excès de liquide dans les tissus, instabilité émotionnelle.
Maladie de Hodgkin et autres lymphogranulomatoses 416 : Hypertrophie indolore des ganglions lymphatiques, anémie, douleur dorsale, œdème des jambes, difficultés respiratoires et de déglutition. Plus tard, prurit sévère, amaigrissement, faiblesse et fièvre récurrente persistante.
Cancer du pharynx (gorge) 438 : Généralement, absence de symptômes précoces. S'ils se manifestent, ils comprennent des saignements de nez, une élocution nasonnée, des difficultés respiratoires, une douleur dans la gorge pouvant se propager à un côté de la face, et une mauvaise haleine.

Dyspnée et crises d'asphyxie

Laryngite diphtérique (croup) 107 : Chez l'enfant : respiration haletante et stridente, toux, mucus visqueux et tenace, fièvre élevée. Cyanose dans les formes sévères. Anxiété, appréhension. Risque d'asphyxie. Peut relever d'une *Urgence médicale.*

Asthme 108 : Respiration sifflante, haletante, difficile, crises parfois proches de la suffocation, poitrine dilatée, transpiration, face congestionnée ou pâle. Dans les cas sévères, cyanose. Plus tard, toux accompagnée d'expectorations épaisses.
Œdème du poumon 116 : Gêne respiratoire, respiration difficile, rapide et sifflante, cyanose, expectoration sanglante, extrémités froides, pâleur et transpiration. Anxiété, sentiment d'oppression dans la poitrine.
Œdème du poumon dû à la haute altitude 116a : Respiration bruyante et difficile, toux avec expectoration sanglante, cyanose et prostration.
Pneumothorax (intense) 120 : Souffle court, respiration très difficile, douleur thoracique sévère en coups de poignard, s'intensifiant à l'inspiration. La douleur peut se propager à l'épaule ; toux sèche et pénible sans expectorations. Anxiété.
Hyperventilation 121 : Accélération du rythme cardiaque, respiration rapide et profonde, oppression dans la poitrine, syncope, engourdissement des extrémités.
Botulisme 165 : Dans la phase initiale, difficulté respiratoire ; plus tard, paralysie des voies respiratoires. Les symptômes apparaissent 18 à 36 heures après l'ingestion des aliments contaminés. Sécheresse extrême de la bouche, diplopie ou vision floue, pupilles dilatées et fixes, nausée, vomissements, crampes, diarrhée.
Choc anaphylactique 292 : Défaillance respiratoire pouvant entraîner l'asphyxie, urticaire géante, œdèmes sur tout le corps, pouls accéléré et choc.
Diphtérie 358 : Gorge douloureuse, fausse membrane dans la gorge, fièvre élevée, difficulté de déglutition et gêne respiratoire, risque d'asphyxie, paralysie du palais, haleine fétide.
Cancer de la thyroïde 417 : Goitre, enrouement, difficulté de déglutition, paralysie des cordes vocales, crises d'étouffement et amaigrissement.

Dyspnée accompagnée de toux

Laryngite diphtérique (croup) 107 : Chez l'enfant : respiration haletante et stridente, toux croupale, mucus visqueux et tenace, fièvre élevée. Dans les formes sévères, cyanose, anxiété et appréhension. Peut relever d'une *Urgence médicale.*
Asthme 108 : Respiration sifflante, haletante et difficile, crises d'étouffement parfois proches de la suffocation, poitrine dilatée, transpiration, face congestionnée ou pâle. Cyanose dans les formes sévères. Plus tard, toux ramenant des expectorations épaisses.
Œdème du poumon 116 : Respiration difficile, et rapide et sifflante, cyanose, expectorations sanglantes, extrémités froides, pâleur, transpiration. Le patient est anxieux, sentiment d'oppression dans la poitrine.
Œdème du poumon dû à la haute altitude 116a : Respiration bruyante et difficile, toux ramenant une expectoration sanglante, cyanose, prostration.
Pneumothorax 120 : Souffle court et difficulté respiratoire, douleur thoracique sévère en coups de poignard, s'intensifiant à l'inspiration. La douleur peut se propager à l'épaule ; toux sèche et pénible sans expectoration. Anxiété.
Cancer du poumon 411 : Toux chronique accompagnée d'expectorations sanglantes, respiration sifflante, dyspnée sévère, enrouement, douleur thoracique, sueurs nocturnes, yeux excavés, fièvre persistante.
Cancer du larynx 439 : Le signe majeur est un enrouement qui persiste au-delà de deux semaines. Mucus visqueux dans la gorge, entraînant des expectorations et des raclements de gorge. Plus tard, toux continuelle, difficulté de respiration, douleur dans l'oreille.

Polypnée (essoufflement)

L'essoufflement est un symptôme important qui ne doit jamais être négligé, sauf lorsqu'il est dû à des facteurs non pathologiques tels que la course à pied, un exercice physique soutenu, la peur, l'excitation, les rapports sexuels, l'escalade en montagne, le séjour en haute altitude, et le tabagisme. L'essoufflement est également l'un des signes de l'urémie et de l'insuffisance rénale aiguë, les autres symptômes de ces maladies étant cependant plus significatifs. Une dyspnée légère peut aussi être l'une des manifestations précoces de la grossesse. *Polypnée et douleur thoracique ou abdominale, Polypnée et douleur thoracique ou abdominale accompagnée de toux, Polypnée et fatigue, Polypnée et fièvre, Polypnée à l'effort, Polypnée et palpitations ou tachycardie, Polypnée et toux, Polypnée et toux avec expectoration sanglante.*

Polypnée et douleur thoracique ou abdominale

Atélectasie 114 : Dyspnée intense, cyanose, douleur thoracique du côté affecté, faiblesse, tachycardie, choc.
Angine de poitrine 124 : Douleur intense dans la poitrine durant quelques minutes seulement, déclenchée habituellement par un effort physique ; dyspnée, pâleur, sueurs froides, palpitations.
Thrombose coronaire 125 : Douleur intense, prolongée, constrictive, serrant la poitrine comme dans un étau, dyspnée sévère, sueurs froides, pâleur, tachycardie, douleur irradiant parfois vers le bras, le cou ou la mâchoire. Impression angoissante de mort imminente.
Péricardite 136 : A un stade avancé de la maladie, la dyspnée constitue un symptôme distinctif. Douleur sévère dans la poitrine, fièvre modérée.
Embolie pulmonaire 140 : La dyspnée constitue un symptôme majeur ; elle est intense, accompagnée de cyanose. Douleurs dans la poitrine et tachycardie.
Névrose cardiaque 144 : La dyspnée en est le signe prédominant, mais elle ne se manifeste pas spécifiquement à l'effort. Tachycardie, douleur vague et non irradiante dans la poitrine, grande anxiété et fatigue.
Perforation de l'œsophage et/ou corps étranger dans l'œsophage 153 : Également douleur sévère dans la poitrine et choc.
Hémorragie massive dans l'ulcère gastro-duodénal 159 : Vomissements abondants de sang, selles sanglantes, pouls accéléré et faible, pâleur, collapsus, douleur irrégulière, étourdissement et choc.

Polypnée et douleur thoracique ou abdominale accompagnée de toux

Pleurésie 118 : Pleurésie sèche : dyspnée sévère, douleur thoracique en coups de poignard aggravée par l'inspiration et la toux, irradiant souvent vers l'épaule, le cou et l'abdomen. Pleurésie séro-fibreuse : respiration rapide et courte, douleur thoracique à l'inspiration ou lorsque le patient se tourne, toux, capacité vitale diminuée.
Pneumothorax 120 : Essoufflement, difficulté respiratoire, douleur thoracique aiguë s'aggravant à l'inspiration, et irradiant parfois vers l'épaule, toux quinteuse sans expectoration. Anxiété.
Rhumatisme articulaire aigu et fièvre rhumatismale 127 : Inflammation des grandes et des petites articulations, plus particulièrement au niveau des chevilles, des genoux et des poignets, tachycardie, chorée (danse de Saint-Guy), malaise, pâleur, sueurs abondantes, difficulté à prendre du poids, érythème cutané, perte d'appétit. Dans les formes sévères, dyspnée, toux, douleur dans la poitrine.
Perforation dans l'ulcère gastro-duodénal 160 : Le patient a le souffle court, son teint est gris cendre. Douleur brutale et atroce dans l'estomac, abdomen tendu et dur, douleur à l'extrémité des épaules, pouls accéléré, augmentation de la température.
Syphilis tertiaire (syphilis cardio-vas-

culaire) 210 : Également douleur paroxystique violente dans la poitrine irradiant vers les deux côtés, toux métallique, pouls accéléré.
Coccidioïdomycose 394 : Douleur pulmonaire, toux souvent accompagnée d'expectorations sanglantes, dyspnée, malaise général, faiblesse, cyanose, amaigrissement.
Cancer du poumon 411 : Toux chronique (avec plus tard des expectorations sanglantes), douleur thoracique, respiration sifflante, dyspnée sévère, enrouement, sueurs nocturnes, fièvre persistante, yeux excavés.

Polypnée et fatigue

Bronchiectasie 105 : Essoufflement pouvant être sévère, cyanose, anémie, grande fatigue. Dans les formes avancées, toux avec expectoration abondante et d'odeur fétide.
Tuberculose pulmonaire 112 : Toux irritante ou sévère ramenant une expectoration sanglante, profonde fatigue, amaigrissement et perte d'appétit, sueurs nocturnes abondantes, douleur thoracique, diminution de la capacité vitale.
Cardiopathies congénitales 128 : La dyspnée est un symptôme caractéristique, cyanose, fatigabilité.
Carences alimentaires dans la grossesse 236 : Également anémie et fatigue.
Anémie hémolytique 324 : Tous les symptômes de l'anémie (pâleur, essoufflement, fatigue), jaunisse, étourdissement, évanouissement, pouls accéléré et faible, douleurs dans les extrémités et à l'abdomen.
Polycythémie 327 : Coloration rouge bleuté de la peau, prurit, hémorragies gastro-intestinales entraînant des selles sanglantes ou goudronneuses, fatigue, étourdissements, mal de tête constant.
Obésité 347 : (Plus de vingt-cinq p. cent d'excès pondéral) Dans les formes sévères, dyspnée et fatigue, dos et pieds douloureux. Arthrite fréquente.
Cancer du poumon 411 : Douleur dans la poitrine, toux, respiration sifflante, haleine fétide, dyspnée. Plus tard, toux persistante, aggravation de la gêne respiratoire, douleur rétrosternale lancinante, sueurs nocturnes abondantes, amaigrissement, enrouement et fatigue.

Polypnée et fièvre

Corps étranger dans les bronches 106 : Polypnée sévère, cyanose, toux grasse avec expectoration sanglante et d'odeur fétide, fièvre élevée.
Pneumonie 109 : Frissons intenses, fièvre élevée, douleur thoracique, toux douloureuse avec expectoration abondante, pouls rapide.
Pneumonie par aspiration et pneumonie huileuse 111 : Également toux.
Abcès du poumon 115 : Frissons sévères et répétés, fièvre élevée, toux douloureuse, sueurs abondantes, malaise général. Expectoration sanglante et d'odeur nauséabonde.
Rhumatisme articulaire aigu et fièvre rhumatismale 127 : Dans les formes les plus sévères, dyspnée, toux et douleurs thoraciques. Inflammation des articulations, transpiration, tachycardie, chorée (danse de Saint-Guy), érythème cutané, perte d'appétit, pâleur.
Péricardite 136 : À un stade avancé de la maladie, la dyspnée constitue un signe distinctif. Douleurs sévères dans la poitrine et fièvre modérée.
Coup de chaleur grave (hyperpyrexie) 313a : Mal de tête, étourdissement, absence de transpiration, peau sèche, brûlante et rouge, température très élevée, pouls accéléré et respiration rapide.
Malaria 381 : Frissons à faire claquer des dents, fièvre élevée, sueurs abondantes, mal de tête sévère, vomissements, diarrhée, pouls accéléré.
Trichinose 386 : Œdème des paupières, muscles douloureux et tuméfiés, transpiration abondante, diarrhée. Dyspnée dans les formes sévères.

Polypnée à l'effort

Bronchite chronique 104 : Maladie s'aggravant progressivement, respiration sifflante, toux paroxystique ; thorax « en tonneau », cyanose.

Emphysème 113 : Essoufflement au moindre effort, difficulté respiratoire à l'expiration, toux exténuante avec expectoration peu abondante et épaisse, thorax « en tonneau ».

Abcès du poumon 115 : Également frissons intenses et répétés, fièvre élevée, toux douloureuse, transpiration abondante, malaise général, expectoration sanglante et d'odeur nauséabonde.

Pneumoconiose 117 : Également toux et respiration sifflante.

Hypoxie 122 : Également cyanose des lèvres, palpitations, étourdissement, mal de tête, difficulté de concentration, troubles du jugement, malaise, nausée, et cécité nocturne.

Insuffisance cardiaque 126 : Essoufflement à l'effort s'aggravant au fur et à mesure de l'évolution de la maladie, accélération et ralentissement paroxystiques de la respiration, respiration sifflante, toux sèche, œdème des chevilles et des jambes, accélération du rythme cardiaque au moindre effort, veine jugulaire saillante.

Néphrite chronique 197 : Essoufflement au moindre effort, nycturie (mictions nocturnes fréquentes), sang dans les urines, œdème de la face, des chevilles et de l'abdomen, anémie, troubles visuels dus à des hémorragies rétiniennes.

Polypnée et palpitations ou tachycardie

Hypoxie 122 : Également lèvres cyanosées, palpitations, étourdissement, mal de tête, difficulté de concentration, troubles du jugement, malaise et nausée.

Angine de poitrine 124 : Douleur intense dans la poitrine durant quelques minutes seulement, déclenchée habituellement par un effort physique. Essoufflement, pâleur, sueurs froides, palpitations.

Insuffisance cardiaque 126 : La dyspnée est un symptôme majeur ; elle peut survenir progressivement ou brutalement, accompagnée d'une respiration sifflante. La dyspnée apparaît habituellement à l'effort, même minime (par exemple, monter un escalier). A un stade plus avancé de la maladie, elle se manifeste également au repos, ou pendant le sommeil, réveillant alors le patient. Palpitations, œdème des chevilles, veines du cou saillantes, diminution des facultés intellectuelles, perte de mémoire.

Rhumatisme articulaire aigu et fièvre rhumatismale 127 : L'essoufflement peut apparaître dans les formes sévères. Inflammation des articulations, transpiration, tachycardie.

État de choc 133 : Pâleur extrême, peau froide et moite, cyanose (lèvres, ongles et bout des doigts), yeux excavés, pouls accéléré et faible, état d'anxiété et coma.

Embolie pulmonaire 140 : La dyspnée est un symptôme majeur. Elle est intense et accompagnée de cyanose. Également douleurs thoraciques et tachycardie.

Anévrisme (artériel) 142 : Dans l'anévrisme de l'aorte thoracique, la dyspnée est un symptôme révélateur. Souvent pouls rapide, toux métallique, difficulté de déglutition.

Névrose cardiaque 144 : La dyspnée en est le signe prédominant, mais elle ne se manifeste pas spécifiquement à l'effort. Tachycardie, douleur vague et non irradiante dans la poitrine, grande anxiété et fatigue.

Coup de chaleur grave (hyperpyrexie) 313a : Mal de tête, étourdissement, absence de transpiration, peau sèche, brûlante et rouge, température très élevée, pouls accéléré, respiration rapide.

Anémie 322 : Symptômes de l'anémie (pâleur, essoufflement, fatigue), langue rouge et cuisante, palpitations, vertige. Dans les formes sévères, jaunisse, engourdissement des membres, soif inhabituelle, perte de mémoire et choc.

Polypnée et toux

Bronchite chronique 104 : Maladie s'aggravant progressivement, respiration sifflante, toux paroxystique violente, thorax « en tonneau », cyanose.
Bronchiectasie 105 : Dyspnée parfois extrême, cyanose, anémie, grande fatigue. Dans les formes avancées, toux intense ramenant des expectorations d'odeur fétide.
Laryngite diphtérique (croup) 107 : Chez l'enfant : respiration haletante et sifflante, toux croupale (rauque), mucus visqueux et tenace, fièvre élevée. Danger d'asphyxie. Dans les formes sévères, cyanose. Anxiété et appréhension. Peut relever d'une *Urgence médicale.*
Pneumonie par aspiration et pneumonie huileuse 111 : Également fièvre.
Emphysème 113 : Essoufflement au moindre effort, difficulté à l'expiration, toux intense et exténuante, ramenant des expectorations épaisses et peu abondantes, thorax « en tonneau », diminution de la capacité vitale.
Pneumoconiose 117 : Également respiration sifflante.
Pleurésie 118 : Pleurésie sèche : dyspnée sévère, douleur thoracique en coups de poignard, aggravée par l'inspiration et la toux et irradiant souvent vers l'épaule, le cou et l'abdomen. Pleurésie séro-fibreuse : respiration rapide et courte, douleur thoracique à l'inspiration et aux mouvements des épaules, toux, diminution de la capacité vitale.
Pneumothorax 120 : Essoufflement, difficulté respiratoire, douleur thoracique aiguë s'aggravant à l'inspiration et pouvant irradier vers l'épaule, toux sèche et pénible sans expectoration. Anxiété.
Insuffisance cardiaque 126 : Essoufflement s'aggravant à l'effort, accélération et ralentissement paroxystiques de la respiration, toux sèche et sifflante, œdème des chevilles et des jambes, accélération du rythme cardiaque au moindre effort, veine jugulaire saillante.
Anévrisme (artériel) 142 : Dans l'anévrisme de l'aorte thoracique, la dyspnée constitue le symptôme majeur. Pouls souvent accéléré, toux métallique, difficulté de déglutition.
Fibrose kystique 407 : Chez le nourrisson et l'enfant : appétit irrépressible, émaciation, selles épaisses, grasses et fétides, toux chronique, respiration rapide, abdomen proéminent.

Polypnée et toux avec expectoration sanglante

Corps étranger dans les bronches 106 : Dyspnée sévère, cyanose, toux profonde ramenant une expectoration sanglante et d'odeur fétide.
Pneumonie 109 : Frissons intenses, fièvre élevée, douleur dans la poitrine, toux douloureuse avec expectoration épaisse, pouls accéléré.
Tuberculose pulmonaire 112 : Toux irritante ou sévère ramenant une expectoration sanglante, profonde fatigue, amaigrissement, perte de l'appétit. Sueurs nocturnes abondantes, douleur thoracique, diminution de la capacité vitale.
Abcès du poumon 115 : Également frissons sévères et répétés, fièvre élevée, toux douloureuse ramenant des expectorations sanglantes et d'odeur fétide, transpiration abondante, malaise profond.
Œdème du poumon dû à la haute altitude 116 : Respiration bruyante et difficile, toux avec expectoration sanglante, cyanose et prostration.
Coccidioïdomycose 394 : Douleur pulmonaire, toux accompagnée souvent d'expectorations sanglantes, dyspnée, faiblesse, cyanose, amaigrissement.
Cancer du poumon 411 : Toux chronique (avec plus tard des expectorations sanglantes), douleur thoracique, respiration sifflante, enrouement, sueurs nocturnes, fièvre persistante, yeux excavés.

Respiration stertoreuse (ronflement)

Dans des circonstances normales, le ronflement (respiration stertoreuse) est le signe d'un sommeil profond, en particulier lorsqu'on dort sur le dos ; il peut également indiquer l'existence de végétations adénoïdes, de polypes ou de toute autre obstruction des fosses nasales. Le ronflement est également un symptôme du coma profond.

Attaque 139 : Le symptôme essentiel est une paralysie frappant une partie quelconque du corps. Respiration stertoreuse en cas de coma. Lorsque le patient est conscient, les symptômes sont la perte de l'équilibre, des troubles de l'élocution et de la mémoire, un état confusionnel, des troubles visuels, des vomissements.
Diabète (acido-cétose, coma diabétique) 332 : Respiration rapide, profonde et bruyante, déshydratation sévère, étourdissement, peau pâle, nausée et vomissements, douleur abdominale, soif intense et mictions fréquentes, yeux excavés, stupeur, choc, et finalement coma.

RYTHME CARDIAQUE

Accélération du rythme cardiaque (tachycardie)

Voir aussi **Palpitations** p. 136.

La tachycardie peut être le symptôme d'affections multiples, des plus bénignes aux plus graves. L'accélération du rythme cardiaque intervient de façon normale dans l'exercice physique, les rapports sexuels, l'excitation, la frayeur ; elle est souvent le signe d'une réaction à certains produits comme la belladone, le tabac, la scopolamine, l'épinéphrine, la benzédrine, la quinine et les oxalates.

La tachycardie apparaît dans la plupart des fièvres et est un symptôme fréquent dans la menstruation, la grossesse, la ménopause et l'obésité ; elle se manifeste souvent par l'absorption d'un repas lourd ou en cas d'effort même minime chez les sujets qui manquent d'entraînement physique. L'accélération du rythme cardiaque peut également se produire sous l'effet de la douleur. La tachycardie est l'un des nombreux symptômes d'affections telles que la gastrite, la perforation dans l'ulcère gastro-duodénal, la pancréatite. Chez les personnes d'un certain âge, une tachycardie persistante est habituellement l'indication d'une affection cardiaque. Les patients atteints de diphtérie ou de grippe souffrent souvent d'une tachycardie importante pendant plusieurs semaines au cours de la convalescence.

La fréquence des pulsations cardiaques est comprise en moyenne entre 65 et 72 par minute chez l'homme, et entre 70 et 80 chez la femme. Chez les personnes d'âge moyen, elle se situe généralement entre 70 et 80 ; et chez les gens âgés, entre 50 et 65. Chez les enfants, les fréquences moyennes sont les suivantes : dans la première année, entre 115 et 130 pulsations par minute ; dans la deuxième année, entre 100 et 115 ; dans la troisième année, entre 90 et 100 ; jusqu'à l'âge de 7 ans, entre 85 et 90 ; jusqu'à l'âge de 15 ans, entre 80 et 85.

Dans la tachycardie, la fréquence des pulsations cardiaques est comprise, chez l'adulte, entre 100 et 250 par minute.
Tachycardie, Tachycardie extrême, Tachycardie accompagnée de douleur thoracique et abdominale, Tachycardie accompagnée de fatigue ou de faiblesse, Tachycardie accompagnée de jaunisse.

Tachycardie

Attaque 139 : Dans les formes graves, tachycardie, fièvre élevée, respiration rapide et stertoreuse, coma récurrent. Le symptôme essentiel est la paralysie.

Également perte du sens de l'équilibre, confusion, troubles de l'élocution et de la mémoire, vertige, vomissements fréquents.
Phlébite 141 : Jambe œdémateuse, blanche, lourde et sensible. La douleur peut être sévère. Les veines superficielles sont proéminentes et la peau dans la zone atteinte devient blanche. La fièvre est peu élevée et le pouls est rapide.
Infection aiguë du rein 200 : Pouls accéléré ; douleur lombaire diffuse, urines peu abondantes et troubles, mictions fréquentes, urgentes et douloureuses, frissons, fièvre et mal de tête.
Allergie physique (hypersensibilité au froid) 290 : Pouls accéléré, urticaire, perte de conscience.
Choc anaphylactique 292 : Pouls accéléré, urticaire géante, œdèmes en différents endroits du corps, gêne respiratoire et choc.
Goutte 334 : Articulation du gros orteil tuméfiée et douloureuse (les autres articulations peuvent aussi être atteintes), grosseurs dans les oreilles et dans les articulations, urines peu abondantes et foncées, pouls accéléré.
Peste 365 : Apparition brutale de la maladie. Frissons, fièvre élevée, pouls accéléré, stupeur et prostration. Le signe majeur est la formation de bubons (ganglions lymphatiques enflammés dont la taille varie de celle d'un œuf à celle d'une orange) dans l'aine et aux aisselles. Les bubons peuvent suppurer et s'ouvrir. Apparition également d'hémorragies cutanées punctiformes formant ensuite des petites taches noires. Les stades finals sont l'état de choc et le coma.
Typhus 392 : Fièvre élevée, céphalée sévère, prostration, yeux injectés de sang, face congestionnée, exanthème formé de petites taches rosées devenant pourpres et centrées par un point rouge, pouls rapide et faible, stupeur pouvant évoluer en coma, contractures musculaires, urines peu abondantes et fortement colorées.

Tachycardie extrême

Accélération du rythme cardiaque (tachycardie) 130a : Habituellement secondaire à une autre affection (fièvre infectieuse, maladie des reins, anémie, intoxication due à un médicament ou à une morsure d'insecte ou de serpent). Si le rythme cardiaque est très rapide, il peut y avoir nausée, faiblesse, pâleur et même perte de conscience. Dans les cas extrêmes, choc. La tachycardie ne s'accompagne pas de douleur. Elle survient le plus fréquemment chez l'adulte jeune et peut durer quelques minutes ou plusieurs heures, parfois même plusieurs jours.
Anévrisme 142 : Tachycardie avec palpitations très sensibles, toux métallique, essoufflement, douleur à l'estomac ou dans la poitrine (en fonction de la localisation de l'anévrisme) irradiant vers le dos.
Hyperthyroïdie 340 : Goitre, apparence figée, nervosité extrême, tremblement des doigts, transpiration, diarrhée.

Tachycardie accompagnée de douleur thoracique et abdominale

Pneumonie 109 : Rythme cardiaque et respiration rapides. Douleur thoracique, frissons, fièvre, toux douloureuse accompagnée d'expectorations épaisses.
Hyperventilation 121 : Rythme cardiaque accéléré, sentiment d'oppression dans la poitrine, engourdissement des extrémités, évanouissement.
Angine de poitrine 124 et **Thrombose coronaire 125 :** Douleur sévère et angoissante dans la poitrine, pouvant irradier vers le bras, la mâchoire ou l'épaule. Si la crise dure quelques minutes seulement, il s'agit d'une angine de poitrine, si elle se prolonge plus longtemps, c'est une thrombose

coronaire. Également tachycardie, pâleur, dyspnée, choc.

Rhumatisme articulaire aigu et fièvre rhumatismale 127 : Inflammation des grandes et des petites articulations, particulièrement au niveau des chevilles, des genoux et des poignets. Tachycardie. Chorée (danse de Saint-Guy), malaise, pâleur, transpiration, courbe de poids stationnaire chez les enfants, éruption cutanée, perte d'appétit. Dans les formes sévères : dyspnée, toux et douleur thoracique.

Embolie pulmonaire 140 : Le symptôme majeur est une dyspnée sévère accompagnée de cyanose, de douleurs thoraciques et d'un rythme cardiaque accéléré et irrégulier.

Perforation dans l'ulcère gastroduodénal 160 : Douleur abdominale violente, abdomen dur et tendu, fièvre, vomissements sanglants, grande pâleur, douleur à l'extrémité de l'épaule et tachycardie.

Fièvre puerpérale 247 : Pouls accéléré, fièvre élevée, frissons et douleurs abdominales.

Carence en sel 356 : Crampes d'estomac, perte de l'élasticité de la peau, mictions très réduites, contractures musculaires, pouls accéléré et faible, finalement convulsions.

Tachycardie accompagnée de fatigue ou de faiblesse

Atélectasie 114 : Également dyspnée sévère, douleur thoracique du côté atteint, faiblesse, cyanose, choc.

Hypertension artérielle 138 : La tachycardie n'est pas toujours un symptôme sûr de la maladie, mais elle est néanmoins fréquente. Les autres symptômes sont le mal de tête pulsatile, l'étourdissement et la fatigue.

Névrose cardiaque 144 : Le pouls accéléré est toujours un signe majeur, mais il est rarement irrégulier comme il peut l'être dans une affection cardiaque. Les douleurs thoraciques ne s'aggravent jamais à l'effort. Dyspnée, angoisse profonde, fatigue.

Diabète (choc à l'insuline) 332 : Faiblesse, transpiration, tremblements, sensation de faim, pouls accéléré. Dans les formes sévères : évanouissement et coma.

Leucémie 415 : Saignement des gencives et du nez, hémorragies sous-cutanées (petites taches rouges), anémie, grande pâleur, douleurs articulaires, fatigue, malaise. Chez l'enfant : (forme aiguë) gorge douloureuse, corps d'apparence contusionnée, tachycardie. Chez l'adulte : (forme chronique) tuméfaction caractéristique des ganglions lymphatiques, amaigrissement, sueurs nocturnes.

Tachycardie accompagnée de jaunisse

Pancréatite chronique 167 : Douleurs abdominales sévères, continues ou intermittentes, nausée, vomissements, frissons, jaunisse, tachycardie et amaigrissement. Les selles sont grasses, mousseuses et d'odeur fétide.

Calculs dans la vésicule biliaire 194 : Colique hépatique, douleur violente siégeant dans la partie supérieure de l'abdomen et irradiant par vagues vers le dos, l'épaule ou la ceinture pelvienne, jaunisse légère, flatulence, pouls accéléré.

Cholécystite 195 : Colique hépatique, douleur violente siégeant dans la partie supérieure de l'abdomen et irradiant vers le dos, l'épaule et la ceinture pelvienne, jaunisse légère, flatulence, éructations, pouls accéléré.

Troubles du début de grossesse 243 : Nausée et vomissements faibles ou violentes. Dans les formes sévères : amaigrissement important, jaunisse et tachycardie.

Anémie hémolytique 324 : Symptômes de l'anémie, jaunisse, évanouissements,

étourdissements, pouls faible et accéléré, frissons et fièvre, douleurs dans l'abdomen et dans les extrémités.
Fièvre récurrente 369 : Frissons, fièvre élevée, tachycardie, mal de tête sévère, vomissements, douleurs musculaires et articulaires, transpiration abondante, éruption de petites taches roses, éventuellement jaunisse. Le signe distinctif est la chute brutale de la fièvre qui prend une valeur normale, puis réapparaît au bout d'une semaine.

Battement supplémentaire (extrasystole, battement prématuré)

Il s'agit d'une contraction prématurée du cœur, se traduisant par une sensation de pause cardiaque (« omission » de battement) suivie d'un choc sourd. Chez certains sujets, il peut y avoir une impression alarmante de coups sourds et mats dans le cœur. Ce symptôme, rarement sérieux, se manifeste souvent chez des sujets indemnes de toute cardiopathie. L'extrasystole peut apparaître de façon occasionnelle ou régulière, et se prolonger plus ou moins longtemps. En l'absence de tout autre symptôme significatif, l'extrasystole peut n'être que la conséquence d'un abus de café, d'alcool ou de tabac, d'une émotion intense – bref, de tout excès.

Bloc auriculo-ventriculaire 134 : Dans cette affection cardiaque, il ne s'agit pas de contraction prématurée, mais d'un battement manquant après deux ou cinq pulsations. Étourdissement, perte de connaissance, particulièrement lors d'un brusque changement de position (par exemple, sauter du lit ou se redresser brutalement).
Diphtérie 358 : Fièvre élevée, difficulté de déglutition, fausse membrane dans la bouche. Dans les formes sévères, difficulté de respiration, sensation d'omission de battement dû à un bloc auriculo-ventriculaire.

Palpitations

Il s'agit d'un terme général recouvrant une multitude de symptômes du rythme cardiaque, depuis l'accélération de la fréquence cardiaque à des battements irréguliers ou très forts. Habituellement, ces symptômes signifient que l'attention du sujet est constamment dirigée sur son cœur, du fait, le plus souvent, de battements très sensibles. Bien qu'étant indolores, les palpitations s'accompagnent d'une sensation de gêne déplaisante.

La plupart des maladies peuvent entraîner ce symptôme. Il accompagne de façon caractéristique certains troubles nerveux et certains phénomènes de dégénérescence. Dans les cardiopathies véritables, les palpitations sont en général un symptôme mineur comparativement à la gêne respiratoire et à la douleur ressenties par le patient.

Pour beaucoup de gens, le cœur est une sorte de « bouc émissaire » qu'ils utilisent pour exprimer leurs problèmes, toute stimulation désagréable pouvant alors déclencher un accès de palpitations. Certaines personnes sont continuellement « à l'écoute » de leur cœur et ont tendance, surtout lorsqu'elles sont couchées, à exagérer l'importance des battements. Les palpitations en elles-mêmes ne sont pas tant le symptôme d'une maladie que celui d'un stress, d'une agression du monde extérieur. Les enfants y sont rarement sujets.

Ce trouble du rythme cardiaque peut être également causé par un grand nombre de substances telles que le thé, le café, l'alcool, des médicaments comme l'étropine, la belladone, l'adrénaline, et l'inhalation de différents gaz. Un effort physique soutenu, en particulier chez les sujets non préparés, peut aussi entraîner des palpitations. Parmi les autres causes connues figurent le séjour dans une pièce chauffée par un appareil à gaz, la dyspepsie, la flatulence, la peur, le choc, la colère, les émotions fortes, les traumatismes, et plus particulièrement l'aérophagie (voir *Table 12*). Un battement supplémentaire ou l'omission d'un battement peuvent se traduire par la perception désagréable, chez le patient, de ses propres battements cardiaques.

Il existe un certain nombre de maladies où les palpitations apparaissent comme un symptôme majeur. Elles sont indiquées ci-dessous.

Hypoxie 122 : Dyspnée à l'effort, mal de tête, étourdissements, trouble du jugement, lèvres cyanosées, difficulté de concentration, malaise et nausée.
Syndrome des gastrectomisés (dumping) 161 : Transpiration, étourdissement pouvant aller jusqu'à la perte de conscience, palpitations, fortes diarrhées.
Ménopause 221 : Asymptomatique dans certains cas, mais chez la plupart des femmes : bouffées de chaleur, transpiration, mal de tête, fatigue, mictions fréquentes, étourdissements, palpitations, perte d'appétit, insomnie, dyspepsie, nausée, irritabilité, instabilité émotionnelle, crises de larmes et périodes de dépression et d'anxiété.
Anémie 322 : Symptômes de l'anémie, langue rouge et douloureuse, vertiges. Dans certains cas, jaunisse, engourdissement des extrémités, perte de mémoire, soif excessive, palpitations, choc.
Anémie pernicieuse 323 : Symptômes de l'anémie, douleurs en différentes parties du corps, picotements dans les mains et les pieds, langue rouge et douloureuse, amaigrissement, jaunisse, palpitations, difficulté à marcher, impuissance et frigidité.
Hypoglycémie 333 : Faiblesse, étourdissement, palpitations, tremblements, transpiration, troubles visuels, mal de tête, mauvaise concentration, comportement irrationnel ou psychotique, syncopes, convulsions, coma.
Hyperthyroïdie 340 : Goitre, tachycardie, transpiration abondante, nervosité, amaigrissement malgré un appétit accru, hyperactivité, yeux saillants, faiblesse.
Phéochromocytome 346 : Mal de tête pulsatile, transpiration, tremblements, rougeur, nausée et vomissements. (Hypertension artérielle.)
Avitaminose B_1 (thiamine) 349 : Perte d'appétit et amaigrissement, fourmillements accompagnés d'engourdissement dans les mains, les jambes et les pieds, instabilité émotionnelle, palpitations angoissantes, respiration difficile, œdèmes et épanchement liquide dans les tissus.

Ralentissement du rythme cardiaque (bradycardie)

La bradycardie est un ralentissement des battements du cœur au-dessous de cinquante pulsations par minute (voir *Ralentissement du rythme cardiaque* **130**). C'est un symptôme indiquant un bon état de santé plutôt qu'une maladie. Elle s'observe de façon caractéristique chez les sportifs entraînés.

La bradycardie peut cependant se manifester chez certains patients souffrant de jaunisse et dans quelques maladies infectieuses. Elle s'observe aussi fréquemment dans les convalescences de maladies longues et sérieuses.

L'intoxication par l'opium (ou l'un de ses dérivés) peut entraîner un ralentissement du rythme cardiaque. Le baryum, le tétraéthyle de plomb, le monoxyde de carbone et les intoxications alimentaires peuvent avoir le même effet.

Hypopituitarisme 337 : Chez l'enfant : arrêt de la croissance, nanisme. Chez l'adulte : fatigabilité, menstruations rares, diminution de la libido, perte des poils du pubis et des aisselles, perte d'appétit et amaigrissement, apathie, pouls lent et faible, intolérance au froid.
Hypothyroïdie 339 : Chez l'adulte : goitre, apathie mentale, lenteur intellectuelle, bradycardie, obésité, engourdissement, bouffissure des mains et du

visage, œdème des paupières ; voix rauque, température au-dessous de la normale et intolérance au froid.

Rythme irrégulier (arythmie cardiaque)

Rhumatisme articulaire aigu et fièvre rhumatismale 127 : Un rythme cardiaque irrégulier et rapide constitue un symptôme majeur. Autres symptômes importants : douleur articulaire migratrice, mobile, articulations tuméfiées et rouges, sensibilité dans la région du cœur, érythème, saignements de nez, chorée (danse de Saint-Guy), pâleur. (A l'auscultation, on entend un rythme unique appelé « galop ».)
Fibrillation auriculaire 132 : Le rythme cardiaque semble très irrégulier et rapide, variant également en amplitude. Pâleur et faiblesse.
Endocardite (bactérienne) 135 : Bien qu'on observe un rythme cardiaque très irrégulier, le symptôme distinctif de l'endocardite est constitué par les douleurs articulaires. Également anémie, fatigue. Les taches érythémateuses sur le corps sont caractéristiques. Il peut y avoir également un hippocratisme digital (doigts en massue), une fièvre initiale inexplicable, des saignements de nez et une hématurie (sang dans les urines).
Péricardite 136 : Forme aiguë : poitrine douloureuse et sensible, épanchement liquide dans la poitrine et dans l'abdomen. Les veines du cou peuvent être dilatées. La fièvre est modérée. Dans les formes extrêmes, dyspnée. (A l'auscultation au stéthoscope, on entend un bruit de frottement caractéristique. Souvent on entend également un rythme unique de galop.)
Embolie pulmonaire 140 : Rythme cardiaque irrégulier et rapide. Également dyspnée, douleur pulmonaire, et cyanose.
Fièvre typhoïde 363 : Céphalées sévères et constantes, frontales ou temporales, fièvre très élevée persistante, diarrhée, pouls double et lent, stupeur, taches rosées sur l'abdomen, saignement de nez, ballonnement abdominal.

LA TOUX

Contrairement à ce que l'on pense habituellement, la toux n'est pas un phénomène nuisible ou pernicieux ; dans la plupart des cas, en effet, elle contribue à libérer les voies aériennes des sécrétions pathologiques qui les encombrent. Il arrive cependant que l'organisme réagisse à la maladie par un état de panique se traduisant par une toux paroxystique n'ayant d'autre effet que de fatiguer le patient. C'est le seul cas où l'élimination de la toux s'impose.

La toux est souvent une simple habitude d'origine psychologique. Une toux apparaissant brutalement chez l'adulte jeune indique assez souvent le début d'une tuberculose et doit faire l'objet d'un traitement rapide. Lorsqu'elle survient pour la première fois chez un adulte d'âge moyen, la toux peut être le signe d'un cancer des bronches. Une toux apparaissant la nuit, lorsque le sujet est en position allongée, est souvent le symptôme d'une *Bronchiectasie* **105.** L'usage répété du tabac entraîne habituellement une toux au réveil.
Toux sèche sans expectoration (toux improductive), Toux avec expectoration (toux productive), Toux avec expectoration sanglante, Toux avec expectoration sanglante et douleur pulmonaire.

Toux sèche sans expectoration (toux improductive)

Pneumonie par aspiration et pneumonie huileuse 111 : Également dyspnée et fièvre.

Empyème 119 : Toux sèche et courte, douleur d'un côté de la poitrine, frissons, fièvre, émaciation, transpiration, hippocratisme digital (doigts en massue), malaise profond.
Pneumothorax 120 : Toux légère. Douleur thoracique intense, aiguë, s'aggravant à l'inspiration et pouvant irradier vers l'épaule ; difficulté respiratoire, essoufflement, anxiété.
Insuffisance cardiaque 126 : Toux sifflante, essoufflement à l'effort, œdème des chevilles et des jambes, accélération importante du rythme cardiaque au moindre effort, accélération ou ralentissement paroxystique de la respiration.
Anévrisme (aorte thoracique) 142 : Toux métallique, pouls accéléré, douleur aiguë irradiant vers les épaules, dyspnée.
Diverticule de l'œsophage 145 : Toux nocturne ; le symptôme essentiel est la dysphagie (difficulté à avaler) ; régurgitations, amaigrissement.
Rougeole 370 : Débute par les symptômes du coup de froid ; ensuite, fièvre élevée, toux sèche et pénible, yeux injectés de sang et irrités, photophobie, petites taches rouges centrées par un point blanc à la face interne des joues, éruption cutanée de petites taches rose brunâtre légèrement en relief et se rejoignant les unes les autres. L'éruption disparaît au bout de quelques jours.
Fibrose kystique 407 : Chez le nourrisson et l'enfant : courbe de poids stationnaire, émaciation, appétit irrépressible, toux chronique, respiration rapide, estomac proéminent, selles grasses, épaisses et d'odeur fétide.

Toux avec expectoration (toux productive)

Écoulement postnasal 68 : Raclements de gorge constants, éventuellement toux avec expectoration peu abondante. Dans les formes chroniques, la mauvaise haleine est un symptôme fréquent.
Bronchite aiguë 103 : Débute comme un rhume de cerveau. Le symptôme majeur est la toux, d'abord sèche et improductive, puis douloureuse et ramenant une expectoration abondante, épaisse, de couleur blanche à jaunâtre. La toux s'aggrave pendant la nuit. Gorge légèrement douloureuse. La fièvre peut être élevée et persistante.
Bronchite chronique 104 : Toux paroxystique violente jusqu'à expulsion de l'expectoration. Dyspnée, particulièrement à l'effort, lèvres et lit des ongles cyanosés par manque d'oxygénation, thorax « en tonneau », diminution du volume respiratoire.
Bronchiectasie 105 : Toux périodique régulière avec expectoration d'odeur nauséabonde, haleine fétide, dyspnée, anémie, fatigabilité.
Laryngite diphtérique 107 : Chez l'enfant : d'abord toux croupale improductive, puis accompagnée d'expectorations épaisses et tenaces. Respiration haletante, bruyante, fièvre élevée. Dans les formes sévères, cyanose. Anxiété et appréhension. Peut relever d'une *Urgence médicale.*
Asthme 108 : Respiration haletante et sifflante, crises parfois proches de la suffocation, poitrine dilatée ; plus tard, toux intense ramenant une expectoration abondante et tenace.
Pneumonie atypique 110 : Toux paroxystique incessante accompagnée d'expectorations abondantes, fièvre modérée, fatigue prolongée pendant une longue convalescence.
Emphysème 113 : Toux exténuante ramenant une expectoration épaisse et peu abondante, dyspnée à l'effort, thorax « en tonneau », cyanose, diminution de la capacité vitale.
Pneumoconiose 117 : A un stade précoce, les affections dues à l'inhalation de poussière se manifestent par une toux sans expectoration. A un stade avancé, toux sifflante pouvant être accompagnée d'expectoration parfois sanglante. La dyspnée est un symptôme apparaissant progressivement.

Coqueluche 357 : Quintes de toux en « chant du coq », expectorations abondantes, vomissements, symptômes du rhume, perte d'appétit.
Cancer de l'œsophage 429 : Difficulté de déglutition, compression ou douleur épigastrique, amaigrissement rapide, émaciation, déshydratation, soif, toux, hypersalivation, flatulence. Plus tard, anémie, aphonie, fièvre, haleine fétide.

Toux avec expectoration sanglante

Corps étranger dans les bronches 106 : Toux violente accompagnée d'expectorations sanglantes et d'odeur fétide, crises de suffocation, respiration très difficile, fièvre élevée, cyanose.
Œdème du poumon 116 : Également respiration difficile, sifflante, de type asthmatique, sensation d'oppression dans la poitrine, extrémités froides. Le patient est pâle, couvert de sueurs et anxieux.
Œdème du poumon dû à la haute altitude 116a : Toux avec expectoration sanglante, respiration difficile et bruyante, faiblesse, cyanose, prostration.
Histoplasmose 393 : Dans la forme sévère, toux avec expectoration sanglante ; également amaigrissement, transpiration abondante, extrême fatigue, selles noires, émaciation, ulcérations du nez, de l'oreille et du pharynx, hypertrophie des ganglions lymphatiques en différentes parties du corps.
Cancer du larynx 439 : Le symptôme majeur est un enrouement persistant pendant plus de deux semaines, mucus épais dans la gorge. Plus tard, toux constante, accompagnée parfois d'expectorations sanglantes ; douleur dans l'oreille et difficulté de respiration.

Toux avec expectoration sanglante et douleur pulmonaire

Pneumonie 109 : Toux douloureuse avec expectorations de couleur rouille ou sanglantes, frissons intenses, fièvre élevée, douleur thoracique, respiration rapide, tachycardie.
Tuberculose pulmonaire 112 : Toux irritante ou sévère ramenant des expectorations sanglantes, profonde fatigue, perte d'appétit, amaigrissement, sueurs abondantes, douleur thoracique, diminution de la capacité vitale.
Abcès du poumon 115 : Toux douloureuse avec expectoration sanglante et d'odeur fétide, frissons sévères et répétés, fièvre élevée, malaise profond, essoufflement à l'effort.
Embolie pulmonaire 140 : Également dyspnée sévère, douleur pulmonaire, tachycardie, cyanose.
Coccidioïdomycose 394 : Toux accompagnée souvent d'expectorations sanglantes, douleur pulmonaire, malaise profond. Dans la forme généralisée : amaigrissement, cyanose, dyspnée.
Cancer du poumon 411 : Toux chronique avec expectoration sanglante, douleur pulmonaire, respiration sifflante, sueurs nocturnes, dyspnée sévère, fièvre persistante, yeux excavés, veines du cou proéminentes, enrouement.

Symptômes de l'appareil digestif

L'ABDOMEN

Ballonnement abdominal (distension de l'abdomen)

Voir aussi **Grosseur ou masse dans l'abdomen,** p. 147.

Chez la femme, le ballonnement abdominal peut être le signe éventuel d'un début de grossesse. Les fibromes de l'utérus et la distension des trompes de Fallope due à la présence du flux menstruel ou de pus peuvent également entraîner un gonflement de la partie inférieure de l'abdomen.

Ballonnement abdominal, Ballonnement abdominal et constipation, Ballonnement abdominal et diarrhée, Ballonnement abdominal chez le nourrisson et l'enfant.

Ballonnement abdominal

Anévrisme (abdominal) 142 : Battements dans l'abdomen sensibles à la palpation, douleur dans le dos et douleur abdominale pouvant être violente. Plus tard, pouls très rapide.

Gastrite chronique 156 : Douleur d'estomac, perte d'appétit, constipation, mauvais goût dans la bouche, haleine nauséabonde, langue chargée ou à l'extrémité rouge.

Occlusion dans l'ulcère gastro-duodénal 158 : Les vomissements sanglants sont un symptôme majeur ; perte d'appétit et amaigrissement, éructations d'odeur fétide, déshydratation.

Péritonite 179 : Douleur intense pouvant provoquer un état de choc ; distension abdominale, nausée intense, vomissements persistants, déshydratation, tachycardie. Toxémie progressive, yeux excavés, joues creusées, anxiété.

Cirrhose du foie 191 : Jaunisse, hypertrophie du foie sensible à la palpation, ballonnement abdominal, angiomes stellaires sur la peau, œdème des pieds et des jambes, émaciation, veines abdominales dilatées, hémorroïdes. Chez l'homme, féminisation ; hypertrophie mammaire, atrophie des testicules et perte des poils du pubis.

Néphrite chronique 198 : Estomac et chevilles enflés, sang dans les urines, nycturie (mictions nocturnes), essoufflement au moindre effort, troubles visuels et anémie.

Cancer de l'ovaire 423 : Ballonnement et douleur abdominale, grosseur dans la région pelvienne, douleur dans le dos, modification des mictions et des selles, seins gonflés et douloureux.

Cancer de l'estomac 430 : Brûlures d'estomac, ballonnement abdominal, satiété précoce aux repas, brusque dégoût pour certains aliments (en particulier la viande), amaigrissement progressif et anémie. Débute souvent par une douleur soudaine ; vomissements sanglants, selles noires, goudronneuses.

Ballonnement abdominal et constipation

Occlusion intestinale 170 : Crampes douloureuses dans la région ombilicale, vomissements sévères, constipation, diminution des mictions. Si l'occlusion persiste, déshydratation, soif, visage creusé, anurie, fièvre, pouls accéléré, choc.
Côlon irritable 172 : Constipation chronique alternant fréquemment avec des diarrhées matinales. Douleur épigastrique d'intensité variable, localisée habituellement dans le supérieur gauche de l'abdomen, ballonnement abdominal et anémie.
Diverticulite 173 : Abdomen distendu et devenant douloureux et sensible, surtout dans le quadrant inférieur gauche. Dans les cas sévères, malaise, frissons et fièvre. Dans la forme chronique, alternance de constipation et de diarrhée.

Ballonnement abdominal et diarrhée

Gastro-entérite aiguë 162 : Ballonnement abdominal, sensibilité dans la région inférieure de l'abdomen, nausée et vomissements, crampes, diarrhée.
Colite ulcéreuse 171 : Le symptôme majeur est une diarrhée (parfois sanglante) et des selles 10 à 20 fois par jour, accompagnée de crampes et de ballonnement abdominal ; sensibilité dans la partie inférieure de l'abdomen, anémie.
Côlon irritable 172 : Constipation chronique alternant fréquemment avec des diarrhées généralement matinales, douleur épigastrique d'intensité variable, localisée habituellement dans le quadrant supérieur gauche de l'abdomen, ballonnement abdominal.
Diverticulite 173 : Trouble général du transit intestinal, abdomen ballonné et devenant douloureux et sensible, particulièrement dans la région inférieure gauche. Dans les formes sévères, malaise, frissons, fièvre ; dans les formes chroniques, constipation pouvant alterner avec des diarrhées.
Sprue 180 : Flatulence, puis diarrhée, selles grasses, claires, mousseuses et d'odeur fétide. Langue rouge et douloureuse, ballonnement abdominal, émaciation, hémorragies sous-cutanées. Chez l'enfant : retard de la croissance, déformations osseuses, fractures spontanées.
Fièvre typhoïde 363 : Fièvre persistante très élevée, sévère mal de tête frontal, pouls double lent, diarrhée, petites taches rosées sur l'abdomen, ballonnement abdominal, saignements de nez, stupeur.

Ballonnement abdominal chez le nourrisson et l'enfant

Mégacôlon ou maladie de Hirschprung 175 : Dilatation de l'abdomen, constipation sévère, retard de croissance.
Maladie cœliaque 181 : Maladie récurrente de l'enfant caractérisée par des diarrhées persistantes, un estomac saillant sur un corps fluet ; retard de croissance, perte d'appétit, amaigrissement et irritabilité.
Néphrose 199 : Distension de l'abdomen, bouffissure de la face, œdème des chevilles, anémie.
Hypothyroïdie 339 : Chez l'enfant : goitre, arriération mentale, mains et pieds bouffis, épaississement de la face, température au-dessous de la normale, ventre proéminent, peau sèche et finement ridée, nez épaté.
Poids faible à la naissance 396 : Chez le petit enfant : inactivité, faiblesse, respiration irrégulière, tête anormalement grosse, yeux saillants, abdomen proéminent, organes génitaux faiblement développés, prise de poids lente.
Colique 401 : Chez le petit enfant : pleurs et cris excessifs et prolongés, irritabilité, diarrhée, vomissements, émission de gaz, abdomen distendu.

Fibrose kystique 407 : Émaciation malgré un appétit vorace, selles grasses et d'odeur fétide, toux, respiration rapide, estomac saillant.

Dilatation des veines abdominales

Cirrhose du foie 191 : Jaunisse, hypertrophie du foie sensible à la palpation, ballonnement, veines abdominales dilatées, angiomes stellaires (petites taches rouges sur la peau entourées de lignes rosées partant en étoile), œdème des chevilles et des pieds, émaciation, haleine fétide, hémorroïdes. Chez l'homme : hypertrophie mammaire, atrophie des testicules et perte des poils du pubis, impuissance.

Douleur ou crampes abdominales

Une douleur dans l'abdomen peut être causée aussi bien par un léger trouble digestif que par des affections graves telles que le cancer de l'estomac. Il est par conséquent important d'évaluer tous les symptômes qui l'accompagnent. Pour faciliter le diagnostic, les douleurs abdominales ont été subdivisées dans les catégories ci-après.
Douleur abdominale, Douleur abdominale sévère, Douleur abdominale et diarrhée, Douleur abdominale et perte de poids, Douleur abdominale et vomissements, Douleur abdominale et vomissements sanglants, Douleur abdominale sévère et vomissements, Douleur abdominale et vomissements accompagnés de fièvre, Douleur abdominale et vomissements accompagnés de jaunisse.

Douleur abdominale

Troubles de la digestion 154 : Légers troubles gastriques, brûlures d'estomac, flatulence, nausée.
Diverticulite 173 : Trouble du transit, douleur apparaissant dans la partie inférieure gauche de l'abdomen, ballonnement abdominal. Parfois une masse est palpable dans le quadrant inférieur gauche. Dans les formes sévères : frissons, fièvre et malaise général. Dans les formes chroniques : alternance de constipation et de diarrhée.
Diverticule de Meckel 174 : Le quart inférieur gauche de l'abdomen est douloureux, sensible et dur ; sang dans les selles.
Angiocholite (cholangite) 196 : Jaunisse sévère, frissons, fièvre élevée, transpiration abondante, douleur dans le quart supérieur droit de l'abdomen, selles claires.
Syphilis tertiaire (tabès) 210 : Crises de spasmes douloureux dans la gorge et l'estomac, douleurs en éclair apparaissant épisodiquement en différentes parties du corps, perte de l'équilibre lorsque les yeux sont fermés.
Anémie hémolytique 324 : Tous les symptômes de l'anémie (pâleur, dyspnée, fatigue), jaunisse, étourdissements, évanouissement, pouls faible et accéléré, respiration rapide, fièvre, douleurs dans les extrémités et l'abdomen.
Purpura 328 : Éruption sur la peau de petites taches rouges devenant ensuite pourpres et noires, hémorragies des muqueuses au moindre traumatisme. Douleur abdominale et articulaire, coagulation lente du sang, selles sanglantes.
Carence en sel 356 : Crampes d'estomac, perte de l'élasticité de la peau, oligurie (diminution sévère de l'émission urinaire), contractures musculaires, évanouissement, pouls accéléré, convulsions.
Bilharziose 383 : Œdème de la face, des membres et des organes génitaux. Également éruption cutanée et douleur abdominale.

Douleur abdominale sévère

Anévrisme (estomac) 142 : Battement et douleur sévère dans l'abdomen, douleur dans le dos, essoufflement et toux métallique.

Perforation dans l'ulcère gastro-duodénal 160 : Le premier symptôme est une douleur brutale et insupportable dans l'abdomen. Le patient est gris cendre. Vomissements possibles, qui s'aggravent en cas de péritonite.

Douleur abdominale et diarrhée

Syndrome des gastrectomisés (dumping) 161 : Crampes après les repas, douleur abdominale, diarrhée intense, transpiration, palpitations.
Gastro-entérite due à des aliments contaminés 163 : Crampes violentes, nausée et vomissements, diarrhée, frissons et fièvre. Les symptômes apparaissent généralement douze heures après l'ingestion des aliments contaminés. Dans la forme sévère : déshydratation, insuffisance rénale et choc.
Gastro-entérite staphylococcique 164 : Crampes violentes, nausée, vomissements, diarrhée, hypersalivation, transpiration. Les symptômes apparaissent habituellement deux à quatre heures après l'ingestion des aliments contaminés. Dans la forme sévère : sang et mucus dans les selles, prostration et choc.
Colite ulcéreuse 171 : Le symptôme majeur est une diarrhée (parfois sanglante) avec des émissions dix à vingt fois par jour ; crampes abdominales légères ou intenses, faux besoins, sensibilité dans la région inférieure de l'abdomen, ballonnement abdominal, mal de tête et insomnie.
Côlon irritable 172 : Constipation chronique alternant parfois avec la diarrhée. Douleurs épigastriques variables localisées habituellement dans la partie gauche de l'abdomen, ballonnement abdominal, mal de tête et insomnie.
Choléra 364 : Diarrhée constante, abondante et aqueuse, déshydratation massive, crampes abdominales sévères, vomissements violents, soif intense, yeux excavés, peau moite et finement ridée.
Dysenterie bacillaire 366 : Diarrhée constante, présence de sang et de mucus dans les selles, faux besoins, vomissements, déshydratation.
Dysenterie amibienne 382 : Douleur dans la partie droite de l'abdomen, altération de l'état général, diarrhée sévère, selles purulentes et sanguinolentes, amaigrissement, prostration.
Ténia (ver solitaire) 390 : Crampes abdominales, diarrhée, perte d'appétit, fatigue. Les anneaux du ver sont visibles dans les selles.
Cancer du côlon et du rectum 434 : Gêne au niveau du rectum ne disparaissant pas à la défécation, rétrécissement des matières fécales, alternance de constipation et de diarrhée, défécation douloureuse, anémie. Plus tard, selles sanglantes persistantes, augmentation des gaz intestinaux, crampes douloureuses et amaigrissement.

Douleur abdominale et perte de poids

Entérite régionale 168 : Crampes abdominales (localisées dans la partie médiane), diarrhée, anémie, dénutrition, douleurs arthritiques migratrices, abcès anal et perte de poids.
Insuffisance surrénale (maladie d'Addison) 344 : Faiblesse, peau bigarrée (taches foncées sur fond plus clair) ou couleur bronze, amaigrissement, besoin irrépressible de sel, étourdissement, évanouissement, douleur abdominale et vomissements, troubles nerveux, intolérance au froid, déshydratation.
Dysenterie amibienne 382 : Douleur dans la partie droite de l'abdomen, altération rapide de l'état général, diarrhée sévère, selles sanglantes et purulentes, amaigrissement, prostration.
Ascaridiose 388 : Douleurs abdominales (« coliques ascaridiennes »), amaigrissement, fatigue.
Cancer du pancréas 431 : Douleur pénible dans la région supérieure de l'abdomen irradiant vers le dos, troubles

digestifs, jaunisse, urines brun foncé, selles couleur d'argile, amaigrissement.
Cancer du côlon et du rectum 434 : Gêne au niveau du rectum ne disparaissant pas après la défécation, rétrécissement des matières fécales, alternance de constipation et de diarrhée, douleurs lors de la défécation, anémie. Plus tard, présence persistante de sang dans les selles, augmentation des gaz intestinaux, crampes douloureuses, amaigrissement.

Douleur abdominale et vomissements

Achalasie de l'œsophage 146 : Douleur rétrosternale irradiante pouvant simuler une crise cardiaque. Les signes distinctifs sont la difficulté de déglutition et la régurgitation, qui ne sont jamais symptomatiques de la crise cardiaque. La douleur ne s'aggrave pas à l'effort.
Gastrite aiguë (simple) 155 : Douleur et sensation de pesanteur au creux de l'estomac, nausée, vomissements, langue chargée.
Gastro-entérite aiguë 162 : Nausée, vomissements, estomac distendu, diarrhée, sensibilité dans la partie inférieure de l'abdomen, pouls rapide, faiblesse, parfois choc.
Diverticulite 173 : Trouble du transit entraînant une douleur dans le quart inférieur gauche de l'abdomen accompagnée parfois de vomissements, abdomen ballonné. Dans la forme chronique, alternance de constipation et de diarrhée. Dans les cas sévères, frissons et fièvre.
Diabète (acido-cétose, coma diabétique) 332 : Douleur abdominale, nausée et vomissements, respiration rapide, profonde et bruyante, déshydratation sévère, étourdissements, peau pâle, soif excessive, mictions abondantes, haleine douceâtre et fruitée, langue chargée, yeux excavés, stupeur, choc, et finalement coma.
Insuffisance surrénale (maladie d'Addison) 344 : Faiblesse, peau bigarrée (alternance de taches foncées et de taches plus claires) ou de couleur bronze, amaigrissement, besoin intense de sel, étourdissement, évanouissement, douleur abdominale et vomissements, troubles nerveux, intolérance au froid, déshydratation.
Dysenterie bacillaire 366 : Diarrhée constante, présence de sang et de mucus dans les selles, soif, faux besoins, vomissements, déshydratation.

Douleur abdominale et vomissements sanglants

Gastrite aiguë (érosive) 155 : Douleur sévère dans l'estomac, accélération du rythme cardiaque, cyanose, difficulté de déglutition, soif excessive, sang dans les selles, parfois vomissements sanglants. L'estomac peut être rigide et sensible ; la peau est froide et moite.
Ulcère gastro-duodénal 157 : Douleur épigastrique pénible et brûlures d'estomac, calmées uniquement par l'ingestion d'aliments et les antacides. Fréquents vomissements sanglants, selles noires.
Cancer de l'estomac 430 : Troubles digestifs prolongés, gêne ou douleur dans la partie supérieure de l'abdomen après l'ingestion de nourriture, satiété précoce aux repas, dégoût inexplicable pour certains aliments, en particulier la viande rouge, vomissements sanglants, anémie, selles noires, goudronneuses. Débute parfois par une douleur soudaine dans l'estomac.

Douleur abdominale sévère et vomissements

Gastrite aiguë (érosive) 155 : Douleur sévère dans l'estomac, accélération du rythme cardiaque, soif excessive, vomissements, collapsus.
Perforation dans l'ulcère gastro-duodénal 160 : Le premier symptôme est une

douleur brutale, insupportable, dans l'abdomen. Le patient est gris cendre. Les autres symptômes sont la dyspnée et la toux. Vomissements possibles s'aggravant en cas de péritonite.

Gastro-entérite staphylococcique 164 : Crampes violentes, nausée, vomissements, diarrhée, hypersalivation, transpiration ; ces symptômes apparaissent deux à quatre heures après l'ingestion des aliments contaminés. Dans la forme sévère, présence de sang et de mucus dans les selles, prostration et choc.

Botulisme 165 : Les symptômes apparaissent 18 à 36 heures après l'ingestion des aliments contaminés. Lassitude, étourdissements, puis nausée, vomissements (parfois violents), crampes sévères, difficultés respiratoires, diplopie (vision double), vision floue, pupilles dilatées et fixes, paralysie respiratoire.

Pancréatite aiguë 166 : Douleur insupportable dans la région supérieure de l'abdomen se propageant souvent vers le dos, vomissements sévères, fréquemment jaunisse ; cyanose, pouls rapide et faible, choc.

Péritonite 179 : Douleur abdominale sévère au point d'entraîner une prostration ou même un état de choc. L'abdomen est dur et distendu. Vomissements persistants. Le patient est dans un état de malaise et d'angoisse profonds, les yeux excavés, les joues creusées ; tachycardie, hoquet, soif, déshydratation.

Calculs dans la vésicule biliaire 194 : Colique hépatique accompagnée de crampes violentes irradiant par vagues vers le dos, l'épaule droite ou la ceinture pelvienne. Jaunisse légère, nausée, vomissements, flatulence, éructations, tachycardie.

Cholécystite 195 : Colique hépatique, crampes violentes et insupportables survenant par vagues et irradiant vers le dos, l'épaule droite ou la ceinture pelvienne. Jaunisse légère, nausée, vomissements, flatulence, éructations, tachycardie.

Hernie inguinale (dans l'aine) 255 : (Hernie étranglée uniquement). Soudaine saillie dans l'aine, douleur abdominale sévère, vomissements, collapsus, évanouissement.

Choléra 364 : Diarrhée constante, abondante et aqueuse, déshydratation sévère, crampes abdominales intenses, vomissements violents, soif extrême, yeux excavés, peau moite et ridée.

Douleur abdominale et vomissements accompagnés de fièvre

Gastro-entérite due à des aliments contaminés 163 : Crampes sévères, nausée et vomissements, diarrhée, frissons et fièvre. Les symptômes apparaissent habituellement douze heures après l'ingestion des aliments contaminés. Dans la forme sévère : déshydratation, insuffisance rénale, choc.

Entérite régionale 168 : Douleur abdominale, masse de forme allongée palpable dans la partie inférieure droite de l'abdomen, diarrhée, vomissements, fièvre. Peau sèche, squameuse et ridée, fistule anale.

Occlusion intestinale 170 : Crampes douloureuses dans la région ombilicale, vomissements grisâtres, puis bruns, constipation opiniâtre, abdomen distendu, brûlures d'estomac, urines peu abondantes. Si l'occlusion persiste, anurie, soif, fièvre élevée, pouls accéléré, expression anxieuse du visage, traits creusés, déshydratation et choc.

Appendicite 178 : Sensation de gêne dans la région ombilicale, puis douleur dans la partie inférieure droite de l'abdomen. Sensibilité et rigidité de la paroi abdominale dans cette zone, nausée et parfois vomissements. Si la fièvre s'élève, la douleur peut s'intensifier. La rupture de l'appendice entraîne une péritonite.

Fièvre puerpérale 247 : Fièvre élevée, frissons, pouls accéléré, douleur dans la région inférieure de l'abdomen, vomissements, pertes vaginales.

Douleur abdominale et vomissements accompagnés de jaunisse

Pancréatite récidivante chronique 167 : Douleur légère ou insupportable dans la région supérieure de l'abdomen, vomissements, jaunisse fréquente, pouls accéléré, selles grasses et mousseuses, amaigrissement.
Atrophie aiguë du foie 193 : Fièvre élevée, mal de tête sévère, jaunisse, douleur abdominale intense, vomissements noirs, apathie, état confusionnel, hémorragies buccales et sous-cutanées, dilatation des pupilles, haleine nauséabonde, urines peu abondantes et sanglantes, pouls faible et rapide.
Toxémie gravidique (prééclampsie) 246 : Manifestations œdémateuses généralisées, prise de poids importante, mal de tête sévère, troubles visuels, étourdissements, vomissements, amnésie et jaunisse. Douleur dans la partie supérieure de l'abdomen.
Cancer du pancréas 431 : Douleur pénible dans la région supérieure de l'abdomen irradiant vers le dos, troubles digestifs, jaunisse, urines brun foncé, selles couleur d'argile, amaigrissement.
Cancer de la vésicule biliaire 432 : Douleur dans la région supérieure droite de l'abdomen localisée près du centre, jaunisse, faiblesse progressive, amaigrissement, parfois vomissements.
Cancer du foie 433 : Pesanteur et douleur abdominale sévère, douleur sourde dans la région du foie, vomissements, jaunisse, constipation, anémie, amaigrissement.

Grosseur ou masse dans l'abdomen

Voir aussi **Ballonnement abdominal.**

Entérite régionale 168 : Douleur abdominale, masse de forme allongée palpable dans la région inférieure droite de l'abdomen, diarrhée.
Sténose ou rétrécissement du pylore 169 : Chez le petit enfant : grosseur palpable dans l'abdomen, vomissements « en fusée », constipation, perte de poids, déshydratation.
Diverticulite 173 : Trouble du transit, douleur apparaissant dans la partie inférieure gauche de l'abdomen, ballonnement. Une masse est parfois palpable dans la région inférieure gauche. Dans les cas sévères, frissons, fièvre, malaise général. Dans la forme chronique, alternance de constipation et de diarrhée.
Kyste de l'ovaire 227 : Souvent asymptomatique. Douleurs dans la région inférieure de l'abdomen, menstruations irrégulières. Apparition de caractères sexuels secondaires appartenant au sexe masculin : voix devenant grave, hirsutisme.
Tumeurs malignes du système nerveux 413 : Chez le nourrisson et l'enfant : la tuméfaction des ganglions lymphatiques en est souvent le premier signe. Masse palpable dans l'abdomen, décoloration et douleur autour des yeux, perte de poids rapide, anémie et fièvre. Il peut y avoir une obstruction des voies urinaires et des troubles respiratoires.
Cancer du rein 427 : Masse palpable dans l'abdomen, douleur lombaire et sang dans les urines en sont les trois symptômes classiques. Également perte de poids et anémie.
Tumeur de Wilms 428 : Chez l'enfant : masse importante localisée dans un côté de l'abdomen, hématurie fréquente (sang dans les urines). Plus tard, douleur, anémie, perte de poids.

Pulsations dans l'abdomen (battement)

Anévrisme (abdominal) 142 : Battement accompagné ou non d'une douleur abdominale intense pouvant irradier vers le dos, dyspnée, toux.

Rigidité abdominale (abdomen contracté)

Gastrite aiguë (érosive) 155 : Douleur sévère dans l'estomac, collapsus, pouls très rapide, cyanose, difficulté de déglutition, soif excessive, peau moite. La gastrite peut être accompagnée de vomissements parfois sanglants.

Perforation dans l'ulcère gastro-duodénal 160 : Douleur brutale et violente dans l'estomac, accélération du pouls et élévation de la température, essoufflement ; le patient est gris cendre.

Diverticule de Meckel 174 : Douleur dans la partie inférieure gauche de l'abdomen, sang dans les selles.

Appendicite 178 : Débute par une sensation de gêne dans la région ombilicale, se transformant rapidement en une douleur aiguë et constante dans le quadrant inférieur droit de l'abdomen (fosse iliaque droite), accompagnée d'une rigidité de la paroi abdominale dans cette zone. Nausée, parfois vomissements, pouls accéléré. Si la fièvre augmente, la douleur s'intensifie et il y a danger de rupture et de péritonite.

Péritonite 179 : Douleur abdominale sévère au point d'entraîner la prostration ou un état de choc. Abdomen dur, distendu, vomissements persistants, pouls accéléré, déshydratation, soif, urines peu abondantes, hoquet. Le patient est dans un état d'angoisse et de malaise profonds.

Sensibilité abdominale

Gastro-entérite aiguë 162 : Sensibilité dans la région inférieure de l'abdomen, ballonnement, vomissements sévères, cyanose, pouls rapide et faible, choc.

Colite ulcéreuse 171 : Le symptôme majeur est une diarrhée (parfois sanglante) avec des selles 10 à 20 fois par jour. Crampes modérées ou sévères, ténesme (besoin permanent et douloureux de défécation), sensibilité dans la moitié inférieure de l'abdomen, ballonnement abdominal, anémie.

Diverticulite 173 : Douleur dans la partie inférieure gauche de l'abdomen ; ballonnement abdominal, nausée, parfois vomissements. Dans les formes sévères, frissons et fièvre ; dans la forme chronique, alternance de constipation et de diarrhée.

Appendicite 173 : Sensibilité et rigidité dans la région inférieure gauche de l'abdomen. Débute par une gêne dans la région ombilicale, se transformant rapidement en une douleur sévère. Nausée, parfois vomissements. Si la fièvre augmente, la douleur s'intensifie et il y a risque de péritonite.

Hépatite infectieuse aiguë 187 et Hépatite sérique 188 : Foie sensible et palpable, jaunisse, urines foncées, prurit, urticaire, faiblesse, céphalée, nausée et vomissements. Dans les cas sévères, selles couleur d'argile.

L'ANUS

Abcès de l'anus

Entérite régionale 168 : Diarrhée, dénutrition, anémie, douleurs arthritiques migratrices, crampes dans la région médiane de l'abdomen, amaigrissement, fistule et abcès anal. Plus tard, masse palpable dans la partie inférieure droite de l'abdomen, douleur, vomissements, peau sèche, squameuse et ridée.

Fistule anale 185 : Rectum douloureux, suintement anal incontrôlable.

Démangeaisons de l'anus

Hémorroïdes 182 : Douleur lors de la défécation, hémorragies dans les selles (sang rouge vif, jamais foncé), démangeaisons de l'anus.

Prurit anal 186 : Démangeaisons intenses de la région péri-anale.

Oxyurose 389 : Démangeaisons intenses et douloureuses, sommeil troublé, mauvais appétit, impossibilité à prendre du poids, vers visibles dans les selles.

Douleur dans l'anus

Hémorroïdes 182 : Douleurs lors de la défécation, hémorragies dans les selles (sang rouge vif, jamais foncé), démangeaisons de l'anus.
Fissure anale 186 : Douleur aiguë, « en coup de poignard », lors de la défécation.
Proctite 184 : Douleur générale dans le rectum et l'anus, ténesme (besoin permanent et douloureux de défécation).
Lymphogranulome vénérien 217 : Petite papule sur les organes génitaux qui passe inaperçue, tuméfaction des ganglions lymphatiques de la région inguinale (aine). Dans les formes sévères, augmentation considérable du volume des organes génitaux (verge et vulve). Fistules « en pomme d'arrosoir » sur les lèvres ; chez les deux sexes, des excroissances peuvent apparaître autour de l'anus. Inflammation de l'anus, rétrécissement du rectum, fièvre, douleurs articulaires, éruptions cutanées.
Troubles mineurs de la grossesse 235 : Hémorroïdes, veines variqueuses, troubles digestifs, mal de tête, douleur dans le dos, dyspnée légère, salivation excessive.

Hémorragie anale

Hémorroïdes 182 : Douleur à la défécation, hémorragies dans les selles (sang rouge vif, jamais foncé), démangeaisons de l'anus.

DÉFÉCATION

Alternance de constipation et de diarrhée

Côlon irritable 172 : Constipation chronique alternant souvent avec une diarrhée généralement matinale, douleur épigastrique localisée habituellement dans la partie supérieure gauche de l'abdomen, ballonnement abdominal, maux de tête, perte d'appétit, fatigue.
Diverticulite 173 : Gêne abdominale se transformant en douleur dans la région inférieure gauche de l'abdomen, ballonnement abdominal. Dans les formes sévères : frissons, fièvre ; plus tard, alternance de constipation et de diarrhée.
Cancer du côlon et du rectum 434 : Gêne au niveau du rectum ne disparaissant pas à la défécation, rétrécissement des matières fécales, alternance de constipation et de diarrhée. Douleur lors de la défécation, anémie. Plus tard, hémorragies dans les selles, augmentation des gaz intestinaux, crampes douloureuses, amaigrissement.

Constipation

Voir aussi **Alternance de constipation et de diarrhée,** ci-contre.

Beaucoup de gens en parfaite santé ne vont pas à la selle tous les jours : une exonération tous les deux jours, par exemple, peut être compatible avec un bon état général. La constipation peut avoir des causes multiples sans rapport avec une maladie réelle : l'inquiétude, l'anxiété, la nervosité sont des facteurs prédisposants. Voir *Table 11, Comment éviter la constipation.*

Les facteurs suivants peuvent contribuer à la constipation :

- Une consommation insuffisante de liquides ou de fibres végétales : ce phénomène s'observe en particulier chez les personnes qui suivent un régime. Une déshydratation excessive peut être due au diabète, ou à une transpiration abondante en cas de grande chaleur ou lors d'un exercice physique intensif.
- La faiblesse des muscles de l'anus, qui peut être due à une grossesse, à l'obésité, à la vieillesse ou à la sédentarité.
- Un abus de laxatifs créant une dépendance de l'organisme.
- La douleur provoquée par les fissures et les hémorroïdes.

• Le fait de négliger le besoin de défécation, caractéristique de personnes très actives ne prenant pas le temps d'aller à la selle au moment adéquat.
• La constipation provenant d'une intoxication peut être identifiée par un liséré bleu apparaissant sur les gencives.
Constipation, Constipation et douleur abdominale.

Constipation

Sténose ou rétrécissement du pylore 169 : Chez le petit enfant : vomissements « en fusée », grosseur dans l'abdomen, déshydratation et perte de poids.
Mégacôlon ou maladie de Hirschprung 175 : Chez le nourrisson et l'enfant : le symptôme majeur est la constipation. Dilatation de l'abdomen due à la non-évacuation des matières fécales, retard de la croissance.
Constipation 176 : Le seul symptôme en est la constipation ; elle ne provoque ni douleur, ni gêne, en dehors d'une certaine anxiété chez le sujet qui en souffre.
Cystocèle et rectocèle 225 : Chez la femme : la constipation est le symptôme majeur en cas de rectocèle.
Troubles mineurs de la grossesse 235 : Dyspnée légère, salivation excessive, dyspepsie, maux de tête de forme et d'intensité variables, douleur dans le dos, mal de dents, constipation.
Cancer du col de l'utérus 421 : Menstruations irrégulières, pertes de sang anormales et hémorragies vaginales après les rapports ou en cas d'effort. Plus tard, pertes jaunâtres, douleur lombaire, mictions irrégulières, nausée, vomissements, constipation et amaigrissement.

Constipation et douleur abdominale

Gastrite chronique 156 : Douleur dans l'estomac, perte d'appétit, distension de l'estomac, mauvais goût dans la bouche, langue chargée et à l'extrémité rouge.
Occlusion intestinale 170 : Crampes douloureuses intermittentes dans la région ombilicale, distension de l'abdomen. Si l'occlusion persiste : fièvre élevée, anurie, pouls accéléré, soif, traits du visage creusés, anxiété, déshydratation et choc.
Côlon irritable 172 : Constipation chronique après une alternance avec la diarrhée, douleur épigastrique dans le quart supérieur gauche de l'abdomen, distension abdominale, perte d'appétit et fatigue.
Cancer de l'utérus 422 : Écoulement de sang survenant entre les règles ou après la ménopause. Des pertes aqueuses et d'odeur désagréable en sont le signe majeur ; mictions irrégulières, constipation, douleurs lombaires et abdominales irradiant vers les hanches et la cuisse.
Cancer du pancréas 431 : Douleur dans la région du pancréas irradiant vers le dos, troubles digestifs, jaunisse, urines brun foncé, selles couleur d'argile, amaigrissement et constipation.
Cancer du foie 433 : Nausée, vomissements, pesanteur dans l'abdomen, douleur sourde dans la région du foie, jaunisse, anémie, constipation, amaigrissement.

Diarrhée

En dehors de la maladie, la diarrhée peut être causée par l'ingestion inconsidérée de fruits non mûrs ou d'aliments mal tolérés par certains sujets (œufs, fraises, fruits de mer, boissons glacées), par un choc émotionnel ou un état d'excitation. Les autres facteurs possibles sont les antibiotiques, les produits à base de mercure et d'arsenic, la saccharine (chez certains individus), l'aspirine (dans beaucoup de cas), les sels d'or, le baryum et le bismuth.
Diarrhée, Diarrhée sanglante, Diarrhée et vomissements, Diarrhée et vomissements entraînant l'état de choc ou le coma.

Diarrhée

Syndrome des gastrectomisés (dumping) 161 : Le symptôme majeur est une diarrhée violente après les repas. Également transpiration, palpitations, vertiges, perte de connaissance.

Sprue 180 : Diarrhée, selles grasses, claires, mousseuses et d'odeur fétide. Langue rouge et douloureuse, abdomen distendu, émaciation, hémorragies sous-cutanées. Chez l'enfant : retard de la croissance, déformations osseuses et musculaires, fractures spontanées.

Maladie cœliaque 181 : Chez l'enfant : maladie récurrente, diarrhée persistante déclenchée par une infection des voies respiratoires supérieures. Les selles sont molles, graisseuses et d'odeur fétide ; l'abdomen est distendu alors que le corps s'amaigrit. Irritabilité, faiblesse, retard de la croissance.

Hépatite toxique 189 : Jaunisse, éruption et démangeaisons cutanées, diarrhée et collapsus.

Hyperthyroïdie 340 : Nervosité, transpiration, intolérance à la chaleur, faiblesse musculaire, fatigue, amaigrissement, règles peu abondantes, diarrhée, peau chaude et moite, tremblements des mains, pouls accéléré, palpitations, yeux saillants, hyperactivité.

Empoisonnement du sang 360 : Frissons intenses, fièvre oscillante, mal de tête sévère, forte diarrhée, périodes de transpiration abondante, éruption de petits points rouge pourpre dus à des hémorragies sous-cutanées, collapsus.

Diarrhée des voyageurs (tourista) 367 : Habituellement le seul symptôme est la diarrhée.

Ténia (ver solitaire) 390 : Crampes abdominales, diarrhée, fatigue extrême, perte d'appétit.

Diarrhée sanglante

Gastro-entérite staphylococcique 164 : Symptômes apparaissant deux à quatre heures après l'ingestion des aliments contaminés : vomissements, crampes, souvent diarrhées sanglantes, salivation, transpiration. Dans les formes sévères, prostration et choc.

Colite ulcéreuse 171 : Le symptôme majeur est une diarrhée avec présence de mucus et de sang dans les selles (qui sont également aqueuses et d'odeur fétide) ; exonération 10 à 20 fois par jour, crampes et distension abdominales, faux besoins. Plus tard, anémie et amaigrissement.

Pellagre (déficit en vitamine du complexe B- niacine) 351 : Amaigrissement, faiblesse, petites taches rouges sur le corps devenant brunes et squameuses, muqueuses et bords de la langue devenant écarlates, inflammation des gencives, salivation, diarrhée, avec plus tard présence de sang dans les selles. Également perte de mémoire et instabilité émotionnelle.

Fièvre typhoïde 363 : Mal de tête constant, frontal et/ou temporal, fièvre élevée persistante, abdomen distendu, pouls dicrote (« double ») et lent, saignements de nez, petites taches rosées sur l'abdomen, diarrhées sanglantes et stupeur.

Dysenterie bacillaire 366 : Diarrhées constantes, sanglantes et mucopurulentes, douleur abdominale, soif, vomissements, déshydratation, ténesme.

Dysenterie amibienne 382 : Altération de l'état général, diarrhée sévère, selles sanglantes et purulentes, douleur abdominale sur le côté droit, prostration, amaigrissement.

Histoplasmose 393 : Ulcérations de l'oreille, du nez, du pharynx, vomissements, diarrhée, selles noires, émaciation, tuméfaction des ganglions lymphatiques. Dans la forme chronique, toux avec expectoration sanglante, transpiration abondante, fatigue extrême, amaigrissement.

Diarrhée infantile 402 : Diarrhée liquide, selles d'odeur fétide contenant du sang et du mucus. Les selles sont souvent de couleur verte. Fièvre et vomissements.

Cancer du côlon et du rectum 434 : Gêne dans le rectum non soulagée par la défécation, modification du transit intestinal, rétrécissement des matières fécales, constipation suivie de diarrhée. Douleur à la défécation, anémie. Plus tard, hémorragies dans les selles, augmentation des gaz intestinaux, crampes, amaigrissement.

Diarrhée et vomissements

Gastro-entérite aiguë 162 : Vomissements, crampes, distension de l'abdomen, diarrhée.
Gastro-entérite due à des aliments contaminés 163 : Les symptômes apparaissent douze heures ou plus après l'ingestion des aliments contaminés : vomissements, crampes, diarrhée, frissons et fièvre. Dans la forme sévère, insuffisance rénale, déshydratation et choc.
Entérite régionale 168 : Diarrhée intense, douleur oscillante dans le quadrant inférieur droit, vomissements, fièvre, masse de forme allongée dans la partie inférieure droite de l'abdomen, fistule anale, peau sèche, squameuse et ridée.
Grippe 376 : Diarrhée et vomissements sont les signes caractéristiques de la grippe intestinale. Ils sont accompagnés de tous les autres symptômes de la grippe – frissons, fièvre élevée, mal de dos, grande faiblesse, prostration – et des symptômes habituels du rhume.
Histoplasmose 393 : Ulcérations des oreilles, du nez et du pharynx, vomissements, diarrhée, selles noires, émaciation, ganglions lymphatiques agrandis. Dans la forme chronique, toux avec expectoration sanglante, transpiration abondante, fatigue extrême, amaigrissement.
Colique 401 : Chez le nourrisson : cris et pleurs prolongés, irritabilité, émission de gaz, diarrhée et vomissements.

Diarrhée et vomissements entraînant l'état de choc ou le coma.

Gastro-entérite staphylococcique 164 : Les symptômes apparaissent deux à quatre heures après l'ingestion des aliments contaminés. Crampes d'estomac, nausée, vomissements, transpiration, parfois hypersalivation. Dans les formes sévères, présence de sang et de mucus dans les selles, prostration et choc.
Botulisme 165 : Symptômes apparaissant dix-huit à trente-six heures après l'ingestion des aliments contaminés : lassitude, étourdissements, puis nausée intense, vomissements, crampes, diarrhée, troubles de la phonation, difficulté respiratoire, diplopie ou vision floue, pupilles dilatées et fixes, paralysie des voies respiratoires.
Urémie 207 : Mal de tête sévère, engourdissement, contractures, vision floue et diplopie. Le rétrécissement des pupilles peut être un signe annonciateur de coma. Également odeur d'urine de l'haleine, givre uréique sur le corps. Chez l'enfant : corps bouffi, œdème de la face.
Insuffisance rénale aiguë 208 : Vomissements, urines rares, haleine ayant une odeur d'urine, difficulté respiratoire, engourdissement, contractures et convulsions. La maladie peut évoluer vers le coma.
Choléra 364 : Diarrhée constante, profuse et aqueuse, déshydratation importante, crampes sévères dans l'estomac et les jambes, vomissements violents, soif intense, yeux excavés, peau moite et ridée. La maladie peut finalement évoluer vers le coma.

Difficulté à la défécation (ténesme rectal)

Le ténesme rectal est un besoin permanent, douloureux et souvent inefficace de défécation. L'accumulation des matières fécales entraîne un ténesme qui sera aisément soigné par le médecin, bien que par beaucoup d'aspects il puisse prendre la forme d'un cancer du rectum. Le ténesme peut être également causé par l'ingestion de fruits non mûrs, ainsi que par l'arsenic, le calomel, la cantharidine et la plupart des purgatifs puissants.

Colite ulcéreuse 171 : Le symptôme majeur est la diarrhée et des selles dix à vingt fois par jour ; crampes et distension abdominale, ténesme fréquent, anémie.
Proctite 184 : Ténesme, douleur générale dans le rectum et l'anus.
Cystocèle et rectocèle 225 : Chez la femme : en cas de rectocèle, ténesme et parfois douleur dans le vagin.
Dysenterie bacillaire 366 : Diarrhée constante (besoins d'aller à la selle n'aboutissant qu'à l'émission de mucus mêlé de sang), douleur abdominale, déshydratation, soif, nausée et vomissements.
Cancer du côlon et du rectum 434 : Rétrécissement des selles, gêne abdominale non soulagée par la défécation, hémorragie du rectum, anémie, difficulté à la défécation, constipation suivie de diarrhée. Plus tard, occlusion intestinale entraînant des gaz, un amaigrissement et des douleurs.

Modification du transit intestinal

Toute modification du transit intestinal se prolongeant plus de dix jours, chez un sujet d'âge moyen, doit faire l'objet d'une consultation médicale. Elle peut être due à un trouble fonctionnel mais peut également constituer le premier signe d'un cancer.

Cancer de l'ovaire 423 : Gonflement anormal, masse dans la région pelvienne, modification des selles et de la miction, pertes de sang fréquentes, seins gonflés et douloureux, accumulation liquide dans l'abdomen.
Cancer du côlon et du rectum 434 : Gêne dans le rectum non soulagée par la défécation, rétrécissement des selles, constipation suivie de diarrhée, douleur à la défécation, anémie. Plus tard, hémorragies persistantes dans les selles émission de gaz, crampes, amaigrissement.

Sang dans les selles, selles noires (mélæna)

Voir aussi **Diarrhée sanglante,** p. 151.

Ce symptôme est différent de celui de la diarrhée sanglante : il s'agit ici d'une évacuation de sang coiffant les selles. Le sang est de couleur rouge vif (lorsqu'il provient du rectum ou de l'anus) ou noir (lorsqu'il provient de l'estomac ou de l'intestin).
Sang dans les selles, Sang dans les selles et douleur abdominale.

Sang dans les selles

Hémorragie massive dans l'ulcère gastro-duodénal 159 : Vomissements sanglants abondants, sang dans les selles, transpiration profuse, collapsus et choc.
Hémorroïdes 182 : Hémorragie de sang rouge vif (jamais noir), douleur à la défécation, démangeaisons de l'anus.
Cirrhose du foie 191 : Amaigrissement, flatulence, haleine nauséabonde, distension de l'abdomen. Plus tard, jaunisse sévère, émaciation, angiomes stellaires (petites taches rouges sur la peau entourées de lignes rosées partant en étoile), œdème des pieds et des jambes, dilatation des veines abdominales, hémorragies générales, sang dans les selles. Chez l'homme : atrophie des testicules.
Polycythémie 327 : Hémorragies gastro-intestinales entraînant des selles sanglantes et goudronneuses, peau violacée, étourdissements, dyspnée, démangeaisons, mal de tête sourd et constant.
Avitaminose K 354 : Hémorragies générales (nez, gencives, vagin), sang dans les urines et dans les selles.
Histoplasmose 393 : Ulcérations des oreilles, du nez, des jambes, du pharynx et des extrémités. Fièvre oscillante, émaciation, anémie, tuméfaction des ganglions lymphatiques. Vomissements, diarrhée, selles noires, extrême faiblesse.

Sang dans les selles et douleur abdominale

Hernie hiatale 149 : Hémorragie insidieuse dans les selles, douleur rétrosternale irradiante, brûlures d'estomac, pâleur.
Gastrite aiguë (érosive) 155 : Sang dans les selles, vomissements de sang, douleur sévère au creux de l'estomac, tachycardie, cyanose, soif, estomac rigide, collapsus.
Ulcère gastro-duodénal 157 : Selles goudronneuses, vomissements accompagnés souvent de sang, sensation de brûlures épigastriques pénibles calmées par l'ingestion d'aliments et les antacides.
Gastro-entérite staphylococcique 164 : Les symptômes apparaissent deux à quatre heures après l'ingestion des aliments contaminés : nausée, vomissements, crampes, diarrhée et transpiration. Dans les cas sévères : prostration, sang dans les selles et choc.
Occlusion intestinale 170 : Douleur intermittente dans la partie médiane de l'abdomen, vomissements de substances brunes, constipation, distension de l'abdomen et brûlures d'estomac. Si l'occlusion persiste, pouls accéléré, extrémités froides, visage anxieux et aux traits creusés, soif, anurie, fièvre élevée, déshydratation et choc.
Diverticule de Meckel 174 : Rigidité abdominale, douleur dans le quadrant inférieur gauche, selles sanglantes.
Purpura 328 : Petites taches rouges lenticulaires et regroupées entre elles, hémorragies des muqueuses et de la bouche au moindre traumatisme, douleur abdominale et articulaire, coagulation lente du sang, taches ecchymotiques bleu-noir et traces de sang dans les selles.
Cancer de l'estomac 430 : Troubles digestifs prolongés, douleur abdominale (partie supérieure) après l'ingestion d'aliments, satiété précoce aux repas, dégoût inexplicable pour certains aliments, en particulier la viande (viande rouge surtout), selles noires, goudronneuses, vomissements sanglants, anémie, amaigrissement progressif. La maladie débute parfois par une brusque douleur abdominale.

Selles anormales

Selles couleur d'argile, Selles anormales de divers aspects.

Selles couleur d'argile

Hépatite infectieuse aiguë 187 et **Hépatite sérique 188 :** Selles claires, couleur d'argile. Autres symptômes : jaunisse, urines foncées, petite érosion cutanée rouge accompagnée de démangeaisons, faiblesse, sensibilité dans la région du foie, mal de tête, troubles gastro-intestinaux.
Angiocholite (cholangite) 196 : Selles couleur d'argile, jaunisse, frissons intenses, fièvre élevée.
Cancer du pancréas 431 : Douleur dans la région supérieure de l'abdomen irradiant vers le dos, troubles digestifs, jaunisse, urine brun foncé, selles couleur d'argile, amaigrissement.

Selles anormales de divers aspects

Pancréatite chronique récidivante 167 : Selles graisseuses, mousseuses et d'odeur fétide, douleur dans la région supérieure de l'abdomen pouvant être légère ou insupportable, vomissements, pouls accéléré, frissons, parfois jaunisse.
Sprue 180 : Selles graisseuses, claires, mousseuses et d'odeur nauséabonde, abdomen distendu, émaciation, hémorragies sous-cutanées. Chez l'enfant : retard de la croissance, déformations osseuses et musculaires, fractures spontanées.
Maladie cœliaque 181 : Chez le nourrisson et l'enfant : selles inconsistantes, graisseuses et d'odeur nauséabonde. Diarrhée persistante déclenchée par une

infection des voies respiratoires supérieures. L'abdomen est distendu alors que le corps s'amaigrit. Irritabilité, faiblesse, retard de la croissance.
Dysenterie bacillaire 366 : Selles sanglantes et muco-purulentes, diarrhée constante, déshydratation, douleur abdominale, soif, vomissements, ténesme.
Diarrhée infantile 402 : Fréquence élevée de selles liquides et d'odeur nauséabonde, souvent verdâtres et contenant du sang et du mucus ; vomissements et fièvre.
Fibrose kystique 707 : Chez le nourrisson et l'enfant : retard de la croissance, appétit vorace, selles graisseuses et d'odeur nauséabonde, toux chronique, respiration rapide, sifflante, écoulement nasal, irritabilité, estomac saillant, corps amaigri.
Cancer du côlon et du rectum 434 : Rétrécissement des selles. Gêne au niveau du rectum ne disparaissant pas à la défécation, douleur lors de la défécation. Constipation suivie de diarrhée, anémie. Plus tard, hémorragies dans les selles, émission de gaz, crampes, amaigrissement.

Vers dans les selles

Oxyurose 389 : Sévères démangeaisons et douleur dans l'anus, sommeil troublé, impossibilité à prendre du poids, vers blancs visibles dans les selles.

GÉNÉRAL

Brûlures d'estomac (pyrosis)

Le pyrosis est une sensation de brûlure rétrosternale dans l'œsophage. Lorsqu'il est sévère, il est souvent confondu avec la douleur d'une crise cardiaque. Les brûlures d'estomac ne sont pas toujours caractéristiques d'une maladie et surviennent parfois chez des individus en bonne santé, mais elles peuvent être également un symptôme significatif de certaines affections graves. La nervosité, les chocs émotifs et l'aérophagie (voir *Table 12, Aérophagie*) entraînent fréquemment des brûlures d'estomac.

Ulcère de l'œsophage 147 : Douleur rétrosternale irradiante, diarrhée, amaigrissement.
Œsophagite 148 : Difficulté de déglutition et brûlures d'estomac, douleur rétrosternale, perte d'appétit et amaigrissement.
Hernie hiatale 149 : Les brûlures d'estomac en sont le premier signe. Douleur rétrosternale sévère pouvant irradier vers l'épaule gauche, vomissements sanglants, hémorragies insidieuses dans les selles.
Troubles de la digestion 154 : Brûlures d'estomac, nausée, flatulence, éructations, gêne abdominale.
Gastrite chronique 156 : Constipation, distension de l'estomac, perte d'appétit, mauvais goût dans la bouche, langue chargée et à l'extrémité rouge, mauvaise haleine. La douleur dans l'estomac peut être de légère à aiguë. Teint pâle et brouillé, irritabilité.
Cancer de l'estomac 430 : Troubles digestifs prolongés, perte d'appétit, gêne ou douleur dans la région supérieure de l'abdomen, satiété précoce aux repas, dégoût inexplicable pour certains aliments, en particulier la viande rouge. Fatigue, anémie, amaigrissement progressif, vomissements sanglants, selles noires et goudronneuses. La maladie débute parfois par une brusque douleur à l'estomac.

Dégoût pour certains aliments

Cancer de l'estomac 430 : Troubles digestifs prolongés, gêne ou douleur après les repas dans la région supérieure de l'abdomen, satiété précoce, dégoût inexplicable pour certains aliments, en particulier la viande rouge, fatigue, vomissements sanglants, selles noires et goudronneuses. la maladie débute parfois par une brusque douleur abdominale.

Flatulence et éructation

L'éructation de gaz n'est pas toujours due à un trouble gastrique ; elle est fréquemment causée par l'aérophagie (déglutition d'air). (Voir *Table 12, Comment éviter l'aérophagie.*) L'aérophagie est un phénomène caractéristique chez les sujets tendus ou névrotiques. Une personne capable d'éructer volontairement y est à coup sûr sujette.

Ulcère de l'œsophage 147 : Douleur rétrosternale irradiante, éructations, vomissements souvent accompagnés de sang, diarrhée, amaigrissement.
Hernie hiatale 149 : Douleur rétrosternale irradiante pouvant simuler une crise cardiaque ; brûlures d'estomac, hémorragies insidieuses dans les selles entraînant pâleur et anémie.
Troubles de la digestion 154 : Éructations, brûlures d'estomac, nausée, gêne abdominale.
Occlusion dans l'ulcère gastro-duodénal 158 : Les vomissements constituent le symptôme majeur ; distension de l'abdomen, éructations d'odeur nauséabonde, déshydratation, amaigrissement.
Sprue 180 : Diarrhée, selles graisseuses, mousseuses et claires, pigmentation brune de la peau, pâleur, anémie, langue rouge et douloureuse, apathie, hémorragies sous-cutanées, estomac distendu et émaciation. Chez l'enfant : retard de la croissance, déformations osseuses et fractures spontanées.
Calculs dans la vésicule biliaire 194 et **Cholécystite 195 :** Douleurs violentes dans la région supérieure de l'abdomen irradiant par vagues vers le dos, les épaules et la région pelvienne. Jaunisse légère, nausée, tachycardie, vomissements, éructations et flatulence.
Colique 401 : Chez le nourrisson : pleurs prolongés, irritabilité, diarrhée, vomissements, émission de gaz, abdomen distendu.
Cancer de l'œsophage 429 : Difficulté de déglutition, douleur dans la poitrine, hypersalivation, toux. Amaigrissement rapide, perte de la voix, flatulence, soif et émaciation, mauvaise haleine.
Cancer du pancréas 431 : Douleur dans la région supérieure de l'abdomen irradiant vers le dos, troubles digestifs, jaunisse, urines brun foncé, selles claires, amaigrissement.
Cancer du côlon et du rectum 434 : Gêne au niveau du rectum ne disparaissant pas à la défécation, rétrécissement des selles, constipation suivie de diarrhée, douleur lors de la défécation, anémie. Plus tard, hémorragies persistantes dans les selles, gaz excessifs, crampes, amaigrissement.

Nausée

Voir aussi **Vomissements,** p. 158.

Nausée et vomissements sont des symptômes apparaissant habituellement ensemble, mais pouvant parfois survenir isolément. Chacun, ou presque, a eu l'occasion de ressentir ce malaise, plus communément appelé « mal au cœur ». Dans certains cas, la nausée n'est pas suivie de vomissements mais reste un symptôme significatif : ainsi, par exemple, dans les *Troubles du début de la grossesse* **243,** les *Calculs de la vésicule biliaire* **194,** la *Gastrite chronique* **156.** La nausée est un symptôme fréquent des phases précoces de l'insuffisance cardiaque et d'un grand nombre de maladies du rein ; elle peut apparaître comme unique premier symptôme du cancer de l'estomac. Cependant, la nausée est en général un phénomène passager apparaissant en réaction à un abus de médicaments, à l'ingestion d'aliments contaminés ou mal tolérés par l'organisme.

Syndrome de Ménière 60 : Légère surdité, perte du sens de l'équilibre, vertiges, bourdonnement d'oreille (tintement), nausée et parfois vomissements.
Pharyngite (chronique) 73 : Gorge enflée, mucus visqueux difficile à expectorer.
Mal des montagnes 122a : Mal de tête sévère, troubles du jugement et de la concentration, cyanose, essoufflement à l'effort, accélération du rythme cardiaque, faiblesse, nausée et agitation.
Accélération du rythme cardiaque (tachycardie) 130a : Nausée, faiblesse, palpitations, pâleur, souvent choc.
Troubles de la digestion 154 : Brûlures d'estomac, flatulence, gêne abdominale, nausée fréquente.
Gastrite aiguë (forme simple) 155 : Douleur ou pesanteur au creux de l'estomac, perte d'appétit, sensation d'estomac plein, nausée, vomissements et langue chargée.
Syndrome des gastrectomisés (dumping) 161 : Le symptôme majeur est une diarrhée violente après les repas ; transpiration, palpitations, étourdissements et perte de connaissance.
Diverticulite 173 : Douleur dans le quadrant inférieur gauche de l'abdomen, distension de l'abdomen, nausée, parfois vomissements. Dans les formes sévères, frissons et fièvre. Dans la forme chronique, alternance de constipation et de diarrhée.
Péritonite 179 : Douleur abdominale intense entraînant un état de choc, distension de l'abdomen, rigidité de la paroi abdominale, nausée aiguë, vomissements persistants, déshydratation, tachycardie, fièvre, soif, yeux excavés, joues creusées, anxiété.
Anémie pernicieuse 323 : Symptôme de l'anémie, palpitations, douleur dans tout le corps, fourmillements, langue douloureuse et rouge sang-de-bœuf, jaunisse, nausée, difficulté à marcher, impuissance et frigidité.
Hypervitaminose D 353b : Perte d'appétit, faiblesse, mictions excessives, dépôts sous-cutanées jaunâtres, insuffisance rénale, amaigrissement, nausée.

Satiété précoce aux repas

Cancer de l'estomac 430 : Troubles digestifs prolongés, gêne après les repas dans la région supérieure de l'abdomen, satiété précoce, dégoût inexplicable pour certains aliments, en particulier la viande rouge. Fatigue, amaigrissement progressif, vomissements sanglants, anémie, selles noires et goudronneuses. Débute parfois par une brusque douleur abdominale.

Trouble de la digestion (dyspepsie)

Les caractéristiques principales de la dyspepsie sont l'acidité, l'émission de gaz, une gêne ou un ballonnement abdominal, des brûlures d'estomac, une nausée accompagnée parfois de vomissements. Ses causes vont des troubles bénins (dans la majorité des cas) jusqu'aux affections graves.

Causes alimentaires : La dyspepsie peut être causée par des aliments insuffisamment cuits ou désagréables au goût, par la tachyphagie (action de manger trop vite), par des repas pris dans un état de fatigue ou de malaise (coup de froid), par l'abus d'alcool, de café, de thé et de tabac.

Causes physiques : Dents en mauvais état, affections de la bouche, constipation tenace, sédentarité ; maladies telles que la tuberculose, l'anémie, les affections du cœur, du foie et des reins.

Causes émotionnelles et mentales : Surmenage, tension intellectuelle prolongée, échec sentimental (tout traumatisme émotionnel), hystérie, anxiété, hypocondrie, choc.

Le système digestif est souvent utilisé comme un « bouc émissaire » chargé des difficultés rencontrées dans la vie quotidienne.

Parodontolyse 101 : Elle se manifeste principalement par un saignement des gencives. La déglutition du pus s'écoulant autour du collet des dents entraîne des troubles gastriques et un mauvais état de santé général.

Troubles de la digestion 154 : Flatulence, brûlures d'estomac, douleur abdominale, nausée, acidité gastrique, parfois vomissements.

Gastrite chronique 156 : Perte d'appétit, pesanteur épigastrique, nausée. Vomissements et douleur ne sont pas des symptômes caractéristiques.

Appendicite (chronique) 178 : Parfois une situation anormale de l'appendice peut entraîner des symptômes ressemblant à ceux de la dyspepsie, en particulier lorsque la douleur peut être soulagée par les antacides. Il peut y avoir flatulence, brûlures d'estomac, nausée, vomissements. La fièvre est un symptôme distinctif qui doit éveiller l'attention.

Calculs dans la vésicule biliaire 194 et **Cholécystite 195 :** Douleur intense dans la région supérieure de l'abdomen irradiant par vagues vers le dos, l'épaule droite et la région pelvienne, jaunisse, nausée, parfois vomissements, tachycardie, éructations et flatulence.

Hydronéphrose 204 : Douleur spasmodique dans la région rénale, pus dans les urines, symptômes dyspeptiques.

Ménopause 221 : Bouffées de chaleur, transpiration, mictions fréquentes, maux de tête, étourdissements, dépression, anxiété, menstruations irrégulières, dyspepsie.

Troubles mineurs de la grossesse 235 : Dyspepsie, mal de tête, douleur dans le dos, essoufflement, veines variqueuses, hémorroïdes, maux de dents, hypersalivation.

Cancer de l'estomac 430 : Des troubles digestifs apparaissant brusquement chez une personne d'âge moyen (le plus souvent chez l'homme) et résistant au traitement ordinaire de la dyspepsie doivent éveiller le doute. S'il y a amaigrissement et anémie, le doute est en général justifié. Le pronostic sera ensuite confirmé par des vomissements sanglants, des selles noires et goudronneuses, des troubles digestifs prolongés et une satiété précoce aux repas. La maladie débute parfois par une brusque douleur abdominale.

Vomissements

Voir aussi **Vomissements** *dans* **Douleur ou crampes abdominales,** p. 143.

Le vomissement est un rejet par la bouche du contenu de l'estomac ; la régurgitation n'est pas un véritable vomissement, car les aliments rejetés n'ont pas encore atteint l'estomac et ne sont pas allés au-delà de l'œsophage. La plupart des troubles de l'œsophage entraînent un phénomène de régurgitation : diverticule de Zenker (diverticule cricopharyngien), achalasie, ulcère de l'œsophage, hernie hiatale, tumeur bénigne, varices et cancer de l'œsophage. La nausée, qui accompagne presque toujours les vomissements, n'est pas un symptôme fréquent de ces affections.

Les vomissements sont caractéristiques de presque toutes les maladies infectieuses graves, en particulier la *Méningite* **7**, l'*Encéphalite* **8**, la *Coqueluche* **357**, la *Scarlatine* **359**, le *Choléra* **364** et la *Fièvre jaune* **379**.

Les vomissements s'observent également dans toutes les affections rénales et urinaires : *Néphrite aiguë* **197**, *Urémie* **207** et *Insuffisance rénale aiguë* **208**. *Vomissements, Vomissements sanglants, Vomissements et mal de tête.*

Vomissements

Traumatisme cérébral 10 : Vomissements, pupilles dilatées ou de taille inégale, parfois écoulement de sang de la bouche, du nez et des oreilles, engourdissement, coma.

Mal des transports 61 : Nausée intense, vomissements, teint pâle et verdâtre, sueurs froides, difficulté respiratoire, prostration.

Thrombose coronaire 125 : Douleur terrassante dans la poitrine, dyspnée, pâleur, sentiment de mort imminente. Parfois vomissements.
Pancréatite chronique récidivante 167 : Douleur habituellement sévère, de durée variable, dans la région supérieure de l'abdomen. Nausée, vomissements, jaunisse, frissons, tachycardie, amaigrissement, selles graisseuses, mousseuses et d'odeur fétide.
Sténose ou rétrécissement du pylore 169 : Chez le petit enfant : les symptômes apparaissent environ quatre mois après la naissance. Vomissements « en fusée », constipation, grosseurs dans l'abdomen, déshydratation et perte de poids.
Cirrhose du foie 191 : Amaigrissement, flatulence, mauvaise haleine, ballonnement abdominal. Plus tard, jaunisse sévère, émaciation, angiomes stellaires (petites taches rouges auréolées de lignes rosées partant en étoile), œdème des pieds et des jambes, dilatation des veines abdominales, hémorragies générales et hémorragies dans les selles. Chez l'homme, atrophie des testicules.
Troubles du début de la grossesse 243 : Vomissements de faibles à pernicieux. Dans des cas rares, amaigrissement, jaunisse et pouls accéléré.
Orchite (orchite des oreillons) 253 : Tuméfaction douloureuse des testicules et du scrotum. Frissons, fièvre, vomissements, hoquet. Également tuméfaction des glandes salivaires.
Cancer du col de l'utérus 421 : Pertes vaginales sanguinolentes, menstruations irrégulières, hémorragies après les rapports sexuels ou un effort physique. Plus tard, pertes jaunâtres, douleur lombaire, constipation, vomissements et amaigrissement.

Vomissements sanglants

Varices œsophagiennes 151 : Vomissements sanglants massifs, anémie et choc.
Gastrite aiguë (érosive) 155 : Douleur sévère dans l'estomac, collapsus, pouls très rapide, cyanose, déglutition difficile, soif, parfois vomissements sanglants et sang dans les selles.
Ulcère gastro-duodénal 157 : Douleur dans la région épigastrique calmée par l'ingestion d'aliments ; vomissements sanglants, selles goudronneuses.
Occlusion dans l'ulcère gastro-duodénal 160 : Les vomissements en sont le symptôme majeur ; abdomen distendu, éructations d'odeur nauséabonde, déshydratation.
Hémorragie massive dans l'ulcère gastro-duodénal 159 : Vomissements de sang abondants, sang dans les selles, transpiration profuse, douleur irrégulière, collapsus et choc.
Perforation dans l'ulcère gastro-duodénal 160 : Douleur abdominale insupportable, vomissements, abdomen rigide, tachycardie, température élevée et visage gris cendre.
Atrophie aiguë du foie 193 : Jaunisse, vomissements noirs, mal de tête sévère, douleur abdominale intense dans la région du foie, haleine fétide, instabilité émotionnelle et coma.
Cancer de l'estomac 430 : Distension de l'abdomen, brûlures d'estomac, satiété précoce aux repas, brusque dégoût pour certains aliments (en particulier la viande), amaigrissement progressif et anémie. Le premier signe est souvent une brusque douleur abdominale ; vomissements sanglants et selles noires et goudronneuses.

Vomissements et mal de tête

Tumeurs du cerveau 9 : Les vomissements constituent un des symptômes les plus importants. Mal de tête sévère, étourdissements, léthargie, somnolence, troubles de la personnalité et détérioration mentale.
Migraine 13b : Les vomissements sont un symptôme essentiel ; ils sont accompagnés de nausée, de troubles visuels et d'un mal de tête sévère.

Glaucome aigu 23b : Mal de tête, baisse de la vision, globe oculaire devenant dur comme une pierre (symptôme important), taches aveugles, dilatation des pupilles, vomissements.
Attaque 139 : Paralysie des membres et/ou des globes oculaires, mal de tête sévère, vomissements, troubles visuels, état confusionnel et coma.
Atrophie aiguë du foie 193 : Jaunisse, vomissements noirs, mal de tête sévère, douleur abdominale intense dans la région du foie, haleine fétide, instabilité émotionnelle et coma.
Néphrite aiguë 197 : Perte d'appétit, mal de tête, vomissements, urines rares, sanglantes ou troubles, œdème des chevilles et de la face, douleur légère dans la région des reins, langue chargée.
Urémie 207 : Mal de tête sévère, vomissements, vision floue et diplopie, haleine ayant une odeur d'urine, givre uréique, diarrhée, contractures musculaires, rétrécissement des pupilles, coma possible. Chez l'enfant : œdème généralisé (en particulier, œdème de la face).
Phéochromocytome 346 : Mal de tête pulsatile, vomissements, transpiration, palpitations, tremblements, rougeur du visage. (Hypertension artérielle.)
Fièvre récurrente 369 : Frissons et fièvre élevée, tachycardie, mal de tête sévère, vomissements, douleurs musculaires et articulaires, éruption érythémateuse sur le tronc et les extrémités, transpiration profuse. Une jaunisse peut parfois apparaître.
Cancer du cerveau 412 : Maux de tête, vomissements, troubles visuels. Autres symptômes possibles : faiblesse musculaire unilatérale, perte du sens de l'équilibre, hallucinations visuelles, obscurcissement de la conscience, comportement obtu et irrationnel, léthargie.

Symptômes des voies urinaires

L'URINE

L'urine est le baromètre de nombreuses maladies ; sa couleur, sa quantité, son absence, son odeur, les sédiments qu'elle contient, les troubles de la miction (incontinence ou miction impérieuse) en sont autant de signes révélateurs.

Le volume normal des urines quotidiennes est d'environ un litre et demi, évacué en quatre à six émissions pendant les heures d'éveil. Chez un sujet en bonne santé, la couleur de l'urine est jaune paille et son odeur peu prononcée.

Couleur, odeur et aspect de l'urine :
Odeur fétide : Infections des reins ou de la vessie.
Odeur fruitée : Diabète.
Odeur de pomme trop mûre : Acidose diabétique, troubles du métabolisme, inanition.
Odeur de poisson : Inflammation de la vessie.
Odeur de foin fraîchement coupé : Diabète.
Jaune pâle : Diabète insipide, absorption excessive de liquide.
Verte ou bleue : Due à l'absorption d'un médicament ou d'un aliment particulier ; ce n'est pas un signe pathologique.
Orange ou jaune foncé : Quantité insuffisante de liquide dans l'organisme, jaunisse possible, ou bien fièvre élevée.
Jaune verdâtre : Jaunisse possible.
Brun foncé ou noirâtre : Jaunisse, intoxication au mercure ou au plomb, hématurie.
Blanc laiteux : Présence de gouttelettes de graisse indiquant un trouble du métabolisme.
Fuligineuse : Présence de sang ou de pus. Un cylindre rouge indique la présence du sang.
Trouble ou opaque : Présence de pus provenant d'une infection, ou présence de phosphate en cas d'urine normale.
Mousseuse : Présence probable de bile (signe d'un dysfonctionnement rénal).
Présence de cyclindres : Signe éventuel d'une néphropathie.
Présence de filaments longs et blancs : Troubles de l'urètre.

Urines foncées

Hépatite infectieuse aiguë 187 et **Hépatite sérique 188 :** Jaunisse, selles de couleur claire, urines foncées, papules rouges et qui démangent, haleine douceâtre et nauséabonde, faiblesse, sensibilité dans la région du foie, mal de tête, nausées.
Angiocholite 196 : Jaunisse sévère, fièvre élevée, transpiration abondante, douleur dans la région supérieure droite de l'abdomen, selles couleur d'argile.
Cancer du pancréas 431 : Douleur

sourde dans la région supérieure de l'abdomen irradiant dans le dos, troubles digestifs, urines brun foncé, selles couleur d'argile, perte de poids.

Urines sanglantes (hématurie)

La présence de sang dans les urines est toujours un symptôme significatif et ne doit en aucun cas être ignorée.
Urines sanglantes, Urines sanglantes et miction douloureuse.

Urines sanglantes

Endocardite 135 : Éruption de petites taches rouge pourpre sur tout le corps, frissons, fièvre, hyppocratisme digital (doigts en massue), saignement de nez, perte de l'appétit, rate hypertrophiée et douloureuse. Présence minime ou très importante de sang dans les urines.
Néphrite aiguë 197 : Urines peu abondantes et fuligineuses, bouffissure de la face, œdèmes des chevilles, mal de tête sévère, perte de l'appétit, nausées, vomissements, langue chargée.
Néphrite chronique 198 : Urines sanglantes et excessives (mictions nocturnes), anémie, troubles visuels, bouffissure de la face, œdème des chevilles, ballonnement de l'estomac, essoufflement à l'effort. (Élévation de la tension artérielle.)
Calculs rénaux 202 : Douleur insupportable dans la région des reins, irradiant dans l'aine, transpiration, frissons, nausées, vomissements, parfois choc.
Avitaminose K 354 : Hémorragies générales : nez, gencives, vagin ; présence de sang dans les urines et dans les selles.
Cancer des reins 427 : Le symptôme premier est la présence de sang dans les urines. Douleurs intercostales et lombaires, grosseur palpable dans la région des reins, anémie.

Urines sanglantes et miction douloureuse

Calculs de la vessie 203 : Émission fréquente et douloureuse d'urines purulentes et sanglantes.
Cystite 205 : Miction fréquente, impérieuse et douloureuse, urines peu abondantes, miction nocturne (nycturie).
Tumeurs bénignes des reins et de la vessie 206 : Le signe premier est la présence de sang dans les urines.
Prostatite 249 : Présence de sang au début ou à la fin d'une miction laborieuse et douloureuse. Rétention urinaire, la vessie ne pouvant complètement se vider. Vive douleur irradiant aux testicules, douleur entre le scrotum et l'anus. Souvent, frissons et fièvre.
Hypertrophie de la prostate 250 : Chez l'homme seulement. Présence éventuelle de sang au début et à la fin d'une miction laborieuse et douloureuse. Rétention urinaire partielle (la vessie ne peut se vider complètement). Parfois, impuissance. Début de miction retardé et fin en goutte-à-goutte. Douleur dans le bas du dos.
Cancer de la prostate 424 : Chez l'homme seulement. Miction de plus en plus laborieuse, de plus en plus fréquente, diminution de la force du jet, rétention urinaire partielle (la vessie ne se vide pas complètement). Par la suite, douleur dans le bas du dos, impuissance et miction douloureuse. Le symptôme le plus important est l'hématurie.
Cancer de la vessie 426 : Au début, hématurie indolore (symptôme majeur). Par la suite, miction douloureuse et de plus en plus fréquente (pollakiurie).
Tumeur de Wilms 428 : Chez l'enfant : le premier signe est une masse abdominale importante localisée sur un côté, présence fréquente de sang dans les urines. Par la suite, douleur, anémie, perte de l'appétit et amaigrissement.

Urines troubles

Infection aiguë du rein 200 : Urines peu abondantes et d'odeur putride. Miction douloureuse, impérieuse et fréquente, douleur irradiant du rein, pouls accéléré, frissons et fièvre.
Infection chronique du rein 201 : Douleur irradiant du rein, miction douloureuse, impérieuse et fréquente, miction nocturne excessive (nycturie).
Calculs de la vessie 203 : Présence de sang, ainsi que de pus et d'albumine dans l'urine, ce qui lui donne un aspect trouble. Miction fréquente et douloureuse.
Hydronéphrose 204 : Présence de pus dans les urines, douleur agaçante, récurrente, spasmodique dans les reins, dyspepsie.
Cystite 205 : Miction fréquente, impérieuse et douloureuse, sensation de brûlure dans l'urètre, urines peu abondantes et purulentes.
Blennorragie 212 : Écoulement blanchâtre ou jaunâtre de l'urètre chez l'homme comme chez la femme. Miction fréquente, impérieuse et douloureuse, urines troubles, rougeur de l'extrémité de l'urètre (hématurie terminale).

LA MICTION

Absence d'urine dans la vessie (anurie)

Voir aussi **Urines peu abondantes (oligurie)**, p. 167.

Relève toujours d'une *Urgence médicale.*

Gastro-entérite due à des aliments contaminés 163 : Les symptômes se manifestent douze heures ou plus après ingestion. Dans la forme bénigne, nausées, vomissements, crampes et diarrhée. Dans la forme sévère : anurie, déshydratation et choc.
Occlusion intestinale 170 : Crampes abdominales, vomissements, constipation, ballonnement abdominal, anxiété. Dans les cas graves et persistants, soif, déshydratation, anurie et choc.
Infection aiguë du rein 200 : Douleur rénale irradiant dans la partie basse de l'abdomen et dans l'aine. Miction impérieuse, fréquente et douloureuse, urines peu abondantes, troubles, d'odeur putride. Également, frissons, fièvre, nausées, vomissements, pouls accéléré. Dans les cas sévères, anurie.

Difficulté à la miction (dysurie)

La dysurie se manifeste par un début de miction pénible, une diminution de la force du jet et une émission goutte-à-goutte.

Sclérose en plaques 6 : Troubles visuels, vision trouble ou cécité brutale et temporaire, tremblement des mains, démarche spastique, difficulté d'élocution, rétention d'urines et légère incontinence.
Infection aiguë du rein 200 : Rein enflammé, sensible, douleur irradiant vers l'aine, pouls accéléré, frissons, fièvre, vomissements, urines d'odeur fétide. Miction douloureuse et fréquente en cas d'atteinte de la vessie.
Cystite 205 : Miction impérieuse et répétée, sensation de brûlure dans l'urètre, surtout en fin de miction, présence de pus dans les urines.
Urétrite non gonococcique 213 : Inflammation du méat urétral, accompagnée chez l'homme d'un écoulement. Chez la femme âgée, l'urétrite sénile et la vaginite sont dues à des carences en œstrogène.
Hypertrophie de la prostate 250 : Chez l'homme seulement. Douleur dans le bas du dos, manifestations d'impuissance, miction laborieuse, éveillant une sensation de brûlure, diminution de la force du jet, fin d'émission en goutte-à-goutte,

la vessie n'est jamais complètement vidée. Parfois, présence de sang dans les urines, et douleur en position assise. **Cancer de la prostate 424 :** Chez l'homme seulement. Miction de plus en plus difficile, fréquence accrue, diminution de la force du jet, vessie pas complètement vidée. Par la suite, miction douloureuse, douleur dans le bas du dos et présence de sang dans les urines (ce dernier symptôme étant le plus significatif, bien que tardif).

Diminution de la force du jet urinaire

Hypertrophie de la prostate 250 : Chez l'homme seulement. Miction laborieuse, provoquant une sensation de brûlure, diminution de la force du jet, fin d'émission en goutte-à-goutte, la vessie ne se vide jamais complètement. Présence fréquente de sang dans les urines, douleur en position assise.
Cancer de la prostate 424 : Chez l'homme seulement. Miction de plus en plus difficile et fréquente, diminution de la force du jet, la vessie ne se vide jamais complètement ; impuissance. Par la suite, présence de sang dans les urines (symptôme le plus significatif, bien que tardif).

Douleur à la miction

Voir aussi **Urines sanglantes et miction douloureuse,** p. 162.

Certaines causes sont toutes simples : un long trajet en voiture ou en deux-roues sur une route en mauvais état, une lésion due à une position trop longtemps écartée des cuisses, les tampons hygiéniques, la « cystite des jeunes mariés ». Lorsque la douleur est intermittente, la tension nerveuse peut en être la cause (souvent liée à des problèmes d'origine sexuelle). La plupart du temps, cependant, la douleur à la miction est due à une infection de l'appareil urinaire.

Infection aiguë du rein 200 : Douleur dans le rein irradiant dans l'abdomen et dans l'aine. Miction fréquente, faux besoins, urines peu abondantes, troubles, d'odeur putride, et provoquant une sensation de brûlure. Également, frissons, fièvre, mal de tête, pouls accéléré, nausées et vomissements.
Infection chronique du rein 201 : Miction nocturne excessive (nycturie), douleur à la miction et reins douloureux, urines troubles, d'odeur âcre.
Calculs de la vessie 203 : Miction fréquente, douleur plutôt en fin d'émission, présence de pus et de sang dans les urines.
Blennorragie 212 : Miction fréquente, impérieuse, éveillant une sensation de brûlure, écoulement blanchâtre ou jaunâtre de l'urètre chez l'homme, du vagin chez la femme.
Trichomonase 214 : Chez la femme : miction douloureuse, pertes jaunâtres, d'odeur nauséabonde, prurit vulvaire. Chez l'homme : miction douloureuse, provoquant une sensation de brûlure, écoulement du pénis plus ou moins abondant, devenant par la suite d'aspect crémeux.
Arthrite gonococcique 262 : Sensation de brûlure aux articulations, apparition d'excroissances osseuses autour des articulations de la main, miction douloureuse, éruption et fièvre. Prostatite chez l'homme, douleur dans la région basse de l'abdomen, pertes vaginales chez la femme.

Émission involontaire d'urine (incontinence)

Un enfant apprend à contrôler sa vessie autour de l'âge de deux ans. S'il est incontinent au-delà de cet âge, il témoigne d'un caractère nerveux, d'un tempérament névrotique, ou peut souffrir d'une anomalie congénitale des voies urinaires. Les lésions de la colonne vertébrale peuvent provoquer l'incontinence.

Épilepsie (grand mal) 2a : La phase prémonitoire peut être annoncée par des nausées, des éclairs lumineux ou bien des troubles gustatifs et olfactifs. Au moment de la crise, perte de conscience, muscles contractés, yeux révulsés, contractures spasmodiques des muscles et des membres, écoulement salivaire, incontinence et pour finir coma profond.
Sclérose en plaques 6 : Troubles visuels (vision trouble ou cécité soudaine), tremblement des mains, démarche spastique, difficulté d'élocution. Rétention urinaire et légère incontinence.
Cystocèle et rectocèle 225 : Chez la femme seulement. Incontinence qui se manifeste particulièrement lorsque la malade éternue, tousse ou rit. Difficulté à la défécation et impossibilité de vider complètement la vessie, douleurs vaginales.

Impossibilité à vider complètement la vessie (rétention urinaire)

Cystocèle et rectocèle 225 : Chez la femme seulement. Cystocèle : incontinence d'urine. Rectocèle : défécation difficile, douleur vaginale.
Prostatite 249 : Chez l'homme seulement. Miction difficile, douloureuse, présence de sang en début et en fin d'émission d'urine, position assise douloureuse, frissons et fièvre.
Hypertrophie de la prostate 250 : Chez l'homme seulement. Miction laborieuse, éveillant une sensation de brûlure, diminution de la force du jet urinaire et fin d'émission en goutte-à-goutte. Présence occasionnelle de sang dans les urines.
Cancer de la prostate 424 : Chez l'homme seulement. Miction de plus en plus difficile et fréquente, diminution de la force du jet urinaire, impossibilité à vider complètement la vessie. Par la suite, miction douloureuse, lombalgies, présence de sang dans les urines (signe caractéristique quoique tardif).

Miction excessive (polyurie)

Voir aussi **Miction nocturne,** p. 166.

En dehors de toute maladie, une miction excessive peut se manifester après la grossesse, une prise prolongée de diurétique ou l'absorption d'aliments riches en eau, comme la pastèque, par exemple.

Migraine 13b : Mal de tête irradiant vers l'œil, difficulté de la vision, étourdissements, nausées, vomissements, frissons, miction excessive.
Diabète 332 : Miction excessive, soif, faim, perte de poids, faiblesse, haleine douceâtre et fruitée, vision trouble, langue rouge et douloureuse, crampes dans les jambes, picotements, impuissance. En cas de crise acidocétosique : respiration rapide et profonde, déshydratation sévère, étourdissements, douleur abdominale, nausées, vomissements, polyurie, stupeur, choc et coma.
Diabète insipide 338 : Le symptôme majeur est une émission abondante d'urine (cinq à huit litres par jour), qui oblige le malade à se réveiller plusieurs fois par nuit ; déshydratation et soif consécutives à cette polyurie.
Aldostéronisme primaire 345 : Miction excessive, soif, faiblesse musculaire, fatigue, torpeur, bourdonnement d'oreille.
Hypervitaminose D : Perte de l'appétit, amaigrissement, nausées, faiblesse, dépôts jaunâtres sous la peau, insuffisance rénale, émission très abondante d'urines.

Miction impérieuse et fréquente (pollakiurie)

Ce symptôme n'est pas obligatoirement associé à une miction excessive. *Miction impérieuse et fréquente, Miction impérieuse et fréquente et urines sanglantes.*

Miction impérieuse et fréquente

Infection aiguë du rein 200 : Urines peu abondantes, troubles et purulentes, dégageant une odeur putride, miction fréquente et douloureuse, rein hypertrophié et douloureux, douleur irradiant dans l'aine, pouls accéléré, frissons et fièvre, mal de tête, nausées, vomissements, malaise profond.
Infection chronique du rein 201 : Miction excessive et douloureuse, nycturie, douleurs diffuses dans les reins, urines troubles et purulentes. (Hypertention artérielle.)
Cystite 205 : Miction fréquente, impérieuse et douloureuse, urines peu abondantes et purulentes.
Blennorragie 212 : Miction impérieuse et fréquente, éveillant une sensation de brûlure, écoulement jaunâtre du pénis ou du vagin.
Ménopause 221 : Bouffées de chaleur, transpiration, maux de tête, étourdissements soudains, dépression, anxiété, troubles digestifs, menstruation irrégulière, miction impérieuse et fréquente.
Prolapsus génital (« descente d'organes ») 224 : Sensation de pesanteur dans la région basse de l'abdomen, douleurs lombaires en position debout ou à l'effort, miction fréquente.
Diagnostic de la grossesse 234 : Absence de menstruation, seins et mamelons plus gros et sensibles, miction excessive.

Miction impérieuse et fréquente et urines sanglantes

Calcul dans la vessie 203 : Présence de pus et de sang dans les urines, miction fréquente et douloureuse.
Prostatite 249 : Miction impérieuse, fréquente et douloureuse, présence occasionnelle de sang au début et à la fin de l'émission d'urines, douleurs vives entre le scrotum et l'anus.
Hypertrophie de la prostate 250 : Miction fréquente, laborieuse, éveillant une sensation de brûlure, diminution de la force du jet, fin d'émission en goutte-à-goutte, impossibilité à vider complètement la vessie, lombalgies, position assise douloureuse, accès d'impuissance et d'éjaculation précoce. Présence occasionnelle de sang en début et en fin d'émission d'urines.
Cancer de la prostate 424 : Chez l'homme seulement. Miction de plus en plus laborieuse et fréquente, diminution de la force du jet, impossibilité à vider complètement la vessie. Par la suite, miction douloureuse, lombalgies, présence de sang dans les urines (symptôme caractéristique mais tardif).
Cancer de la vessie 426 : Urines sanglantes mais miction indolore (symptôme caractéristique). Par la suite, miction de plus en plus douloureuse, fréquente et impérieuse.

Miction nocturne (nycturie)

Voir aussi **Miction excessive,** p. 165.

Néphrite chronique 198 : Nycturie, présence de sang dans les urines, bouffissure de la face, œdème des chevilles, ballonnement important de l'abdomen, baisse de la vision (due à un saignement dans la rétine), anémie, essoufflement à l'effort. (Hypertension artérielle.)
Infection chronique du rein 201 : Nycturie, miction douloureuse, impérieuse et fréquente, urines peu abondantes et troubles, douleurs rénales. (Hypertension artérielle.)
Cystite 205 : Miction fréquente, impérieuse et douloureuse, mais très faible émission d'urines. Dans les cas sévères, présence de sang dans les urines.
Prostatite 249 : Miction impérieuse, fréquente et douloureuse, présence occasionnelle de sang en début et en fin d'émission d'urines. Douleur sévère entre le scrotum et l'anus, frissons et fièvre.

Hypertrophie de la prostate 250 : Miction impérieuse, fréquente et douloureuse, nycturie. Impossibilité à vider complètement la vessie. Présence occasionnelle de sang dans les urines, accès d'impuissance et d'éjaculation précoce parfois douloureuse, douleurs lombaires et dans la région de la prostate, gêne en position assise.
Diabète insipide 338 : Emission très abondante d'urine (cinq à huit litres par jour, parfois plus). Nycturie, déshydratation sévère, soif excessive.

Rein douloureux

Néphrite aiguë 197 : Urines sanglantes ou troubles et peu abondantes, œdème de la face et des chevilles, douleur dans les reins, perte de l'appétit, nausées, vomissements, langue chargée.
Infection aiguë du rein 200 : Douleur irradiant du rein vers l'aine, miction impérieuse, fréquente et douloureuse, urines peu abondantes et troubles, pouls accéléré, profond malaise, mal de tête, frissons, fièvre, nausées et vomissements.
Infection aiguë du rein 201 : Douleur irradiant du rein, urines troubles, miction impérieuse, fréquente, douloureuse, surtout la nuit (nycturie). (Hypertension artérielle.)
Calculs dans les reins 202 : Douleur atroce dans et autour du rein, irradiant dans l'aine, transpiration, frissons, présence de sang dans les urines, choc.
Hydronéphrose 204 : Douleur agaçante et spasmodique dans le rein, présence de pus dans les urines, troubles digestifs.
Hyperparathyroïdie 342 : Le signe majeur est la formation de calculs dans les reins avec tous les symptômes correspondants, tels que la présence de sang dans les urines, une douleur atroce dans et autour des reins irradiant dans l'abdomen, l'aine et les organes génitaux, les nausées, les sueurs, les frissons et l'état de choc.
Avitaminose A 348a : Développement tardif chez l'enfant, cécité nocturne, opacification ou ulcération de la cornée, peau calleuse.

Urines peu abondantes (oligurie)

La diminution de la sécrétion d'urines peut être un symptôme grave et doit immédiatement faire l'objet d'un contrôle médical. Une quantité inférieure à 550 ml par jour est considérée comme dangereuse : elle se rencontre en cas de déshydratation, d'hémorragie importante, de brûlure sévère, de toxémie gravidique, d'avortement septique, de péritonite, de réaction à une transfusion sanguine, de réaction postopératoire, ou encore d'intoxication aux pesticides, aux fongicides, au phosphore ou au tétrachlorure de carbone et même aux sulfamides.

Atrophie aiguë du foie 193 : Fièvre élevée, mal de tête intense, jaunisse, douleur abdominale sévère, vomissements noirs, apathie, confusion, hémorragie sous-cutanée et buccale, pupilles dilatées, haleine fétide, urines peu abondantes et sanglantes, pouls accéléré et faible.
Néphrite aiguë 197 : Diminution de la force du jet urinaire et présence de sang et d'albumine dans les urines, œdème de la face et des chevilles, céphalée, perte brutale de l'appétit, nausées, vomissements, langue chargée. (Hypertension artérielle.)
Infection aiguë du rein 200 : Urines peu abondantes, troubles, d'odeur putride ; douleur rénale irradiant dans l'aine, miction douloureuse, pouls accéléré, frissons, fièvre, mal de tête.
Cystite 205 : Miction impérieuse, fréquente et douloureuse, urines peu abondantes et purulentes.
Urémie 207 : Urines très peu abondantes, haleine d'odeur âcre, givre uréique, manifestations œdémateuses sur

tout le corps, maux de tête sévères, vision trouble ou double, rétrécissement des pupilles, nausées, vomissements, diarrhée, convulsions, coma.

Insuffisance rénale aiguë 208 : Très forte réduction de la sécrétion d'urines, haleine d'odeur âcre, difficultés respiratoires, léthargie, contractures, nausées, vomissements, diarrhée, convulsions.

Goutte 334 : En cas d'atteinte rénale : inflammation très douloureuse du gros orteil et d'autres articulations, pouls accéléré, urines peu abondantes et foncées, grosseurs dans l'oreille et autour des articulations (concrétions d'acide urique ou *tophi*).

Carence en sel 356 : Crampes dans l'estomac, perte de l'élasticité de la peau, urines peu abondantes, contractures musculaires, évanouissements, pouls accéléré, convulsions.

Fièvre jaune 379 : Fièvre élevée, face congestionnée, prostration, mal de tête sévère, douleurs dans le dos et dans les membres, urines peu abondantes. Après une rémission temporaire, rechute avec jaunisse, vomissements striés de sang noirâtre, saignement des muqueuses.

Typhus 392 : Dix jours de fièvre élevée, mal de tête intense, prostration, éruption exanthématique sous forme de taches rosées devenant pourpres, urines peu abondantes, rétrécissement des pupilles, tremblement musculaires, face congestionnée, sueurs abondantes lorsque la fièvre tombe, délire, coma.

Symptômes de l'appareil génital communs à l'homme et à la femme

Chute des poils pubiens

Cirrhose du foie 191 : Atrophie des testicules, impuissance, frigidité, jaunisse, ballonnement de l'estomac et veines saillantes sur l'abdomen, angiome stellaire (petites taches rouges au centre et lignes rosées partant tout autour en étoile), œdème des pieds et des chevilles, amaigrissement, chute des poils du pubis.

Hypopituitarisme 337 : Chez l'enfant : croissance ralentie et nanisme. Chez l'adulte : aménorrhée (troubles de la menstruation) chez la femme, fatigabilité, diminution de la libido, chute des poils axillaires et pubiens, perte de l'appétit, amaigrissement, apathie, pouls faible et ralenti, intolérance au froid.

Insuffisance surrénale (maladie d'Addison) 344 : Fatigabilité, pigmentation brune de l'épiderme (peau bronzée), perte de poids, nausées, vomissements, douleur abdominale, étourdissements, pertes de conscience, déshydratation. Également, peau bigarrée, criblée de taches noirâtres, chute des poils pubiens.

Démangeaisons (prurit) des organes génitaux

Urétrite non gonococcique 213 : Écoulement de l'urètre plus ou moins liquide ou épais, douleur dans l'aine, le pénis ou la vulve ; prurit génital.

Trichomonase 214 : Chez la femme : démangeaisons sur l'urètre ou dans le vagin. Pertes vaginales jaunâtres et d'odeur déplaisante. Miction impérieuse éveillant une sensation de brûlure. Chez l'homme : écoulement plus ou moins abondant, soit liquide, soit crémeux.

Poux du pubis (« morpions ») 311 : Petites taches bleuâtres et prurit sévère dans la région du pubis. Les lentes sont fixées à la peau à la base des poils. Les poux sont visibles à l'œil nu.

Diabète 332 : Faim, soif et miction excessives, perte de poids, prurit génital, haleine douceâtre et fruitée, vision trouble, crampes dans les jambes, sensation de picotement dans les extrémités, impuissance, langue rouge et douloureuse, infections cutanées et vaginales.

Hypertrophie des organes génitaux

Lymphogranulome vénérien 217 : Petite vésicule ou papule dans les organes génitaux qui passe inaperçue, tuméfaction des ganglions lymphatiques de la région inguinale (aine), hypertrophie spectaculaire de la verge ou de la vulve, fistules « en pomme d'arrosoir » sur le clitoris, les lèvres, et autour de l'anus chez les deux sexes, rétrécissement du rectum. Fièvre, frissons, mal de tête, vomissements, douleurs articulaires, éruption.

Odeur nauséabonde des organes génitaux

Voir aussi **Pertes malodorantes,** p. 180.

Une hygiène précaire des organes génitaux (particulièrement chez l'homme non circonsis) ou une quelconque infection vaginale (*Inflammations vaginales* **222,** *Trichomonase* **214**) sont source de « mauvaises odeurs ».

Granulome inguinal 216 : Papules, vésicules, nodules évoluant en ulcérations rouges et suintantes. Formation d'une base granulomateuse tout autour, indolore mais qui saigne facilement. Les ulcérations cicatrisent et prolifèrent simultanément. Odeur acide, âcre autour des organes génitaux.

Organes génitaux faiblement développés

Poids faible à la naissance (prématurité) 396 : Chez le nourrisson : faiblesse, manque d'activité, respiration irrégulière, tête anormalement grosse, yeux proéminents, abdomen saillant, organes génitaux faiblement développés, prise de poids lente.

Perte de la libido

Généralement, la perte de la libido est associée à des déséquilibres d'ordre psychopathologique.

Anémie 322 : Symptômes anémiques, palpitations, langue rouge et douloureuse, vertiges, perte de la libido, ongles rainés et concaves, cheveux ternes. Dans les cas sévères, jaunisse, engourdissement des membres, soif, troubles de la mémoire, état de choc.

Acromégalie et gigantisme 336 : Développement anormal de la taille et du squelette, pieds et mains allongés, hypertrophie de certains organes internes, épaisseur des traits du visage, mâchoires proéminentes, perte de la libido, transpiration abondante, mal de tête sévère, douleurs articulaires, arriération mentale.

Hypopituitarisme 337 : Chez l'enfant : croissance ralentie et nanisme. Chez l'adulte : aménorrhée (troubles de la menstruation) chez la femme, fatigabilité, diminution de la libido, chute des poils axillaires et pubiens, perte de l'appétit, amaigrissement, apathie, pouls faible et ralenti, intolérance au froid.

Plaies, tumeurs et ulcérations sur les organes génitaux

Syphilis précoce 209 : Papule dure et indolore sur le pénis ou la vulve ou autour de la bouche. Au stade secondaire, éruptions plus ou moins étendues sur le corps, ulcérations dans la bouche, céphalées intenses, douleurs articulaires, troubles visuels.

Chancroïde (chancre mou) 215 : Petites vésicules ou petites pustules sur les organes génitaux, qui évoluent vite en ulcérations profondes, sales, douloureuses. Elles peuvent cicatriser rapidement ou bien former une escarre, proliférer vers l'extérieur ou l'intérieur et saignent aisément. Chez l'homme, il peut y avoir constriction de la verge consécutive à un rétrécissement du prépuce, provoquant une érection douloureuse.

Granulome inguinal 216 : Papules, vésicules, nodules évoluant en ulcérations rouges et suintantes. Formation d'une base granulomateuse tout autour, indolore mais qui saigne aisément. Les ulcérations cicatrisent et prolifèrent simultanément. Odeur acide, âcre autour des organes génitaux.

Lymphogranulome vénérien 217 : Petite vésicule ou papule dans les organes génitaux qui passe inaperçue. Par la suite, tuméfaction des ganglions lymphatiques de la région inguinale. Dans les cas sévères, hypertrophie spectaculaire de la verge ou de la vulve, fistules « en pomme d'arrosoir » sur le clitoris, les lèvres, autour de l'anus chez les deux sexes, rétrécissement du rectum. Fièvre, mal de tête, vomissements, éruption.

Tuméfaction des ganglions lymphatiques de la région inguinale

La cause la plus fréquente est une infection du pied.

Syphilis précoce (stade secondaire) 209 : De un à six mois après l'inoculation du chancre syphilitique, large éruption sur le corps, d'aspects variés. Ulcérations dans la bouche, douleurs articulaires, gorge douloureuse et, éventuellement, troubles visuels.
Herpès génital (herpes simplex virus type 2) 212a : Apparition de vésicules douloureuses sur la verge, à l'intérieur du vagin ou sur la partie extérieure des organes génitaux de la femme. Elles peuvent également se former sur les fesses ou les cuisses. Parfois, tuméfaction des ganglions lymphatiques et fièvre. Affection récidivante.
Lymphogranulome vénérien 217 : Petite vésicule ou papule dans les organes génitaux qui passe inaperçue. Dans les cas sévères, hypertrophie spectaculaire de la verge ou de la vulve, fistules « en pomme d'arrosoir » sur le clitoris, les lèvres, et autour de l'anus chez les deux sexes, rétrécissement du rectum. Fièvre, frissons, mal de tête, vomissements, douleurs articulaires, éruption.
Peste 365 : Ganglions lymphatiques de la taille d'un œuf dans l'aine (bubons), frissons, fièvre, accélération du rythme cardiaque, taches noirâtres sur le corps, ulcération et suppuration des bubons, stupeur et coma.
Mononucléose infectieuse 377 : Malaise qui se prolonge des semaines ou même des mois. Fébricule quotidienne, maux de tête récurrents et gorge douloureuse. Le symptôme caractéristique est une inflammation des ganglions lymphatiques situés sous la mâchoire et une tuméfaction de ceux situés dans les aisselles et dans l'aine.

Vésicules sur les organes génitaux

Voir aussi **Plaies, tumeurs et ulcérations sur les organes génitaux,** p. 170.

Herpès génital (herpes simplex virus type 2) 212a : Apparition de vésicules douloureuses sur la verge, à l'intérieur du vagin ou sur la partie extérieure des organes génitaux de la femme. Elles peuvent également se former sur les fesses ou les cuisses. Parfois, tuméfaction des ganglions lymphatiques et fièvre. Affection récidivante.

Symptômes spécifiques de la femme

GÉNÉRAL

Bouffées de chaleur

Ménopause 221 : Bouffées de chaleur, frissons, transpiration, fatigue, miction fréquente, étourdissements, palpitations, irritabilité, instabilité émotionnelle, état dépressif, crises de larmes et anxiété.

Crampes et douleur dans la partie inférieure de l'abdomen

Règles douloureuses 220 : Douleur plus ou moins vive dans la partie inférieure de l'abdomen, irradiant souvent dans les cuisses, lombalgies, saignement profus ou peu abondant, malaise, transpiration.
Prolapsus génital (« descente d'organes ») 224 : Pesanteur dans la partie inférieure de l'abdomen, douleurs lombaires en position debout ou à l'effort, miction fréquente (voir, en troisième partie, *Signes précurseurs*).
Kyste de l'ovaire 227 : La plupart du temps asymptomatique. La malade se plaint le plus souvent d'une gêne dans la partie inférieure de l'abdomen. Ballonnement abdominal et masse palpable. Règles irrégulières. Parfois, absence de menstruation et apparition de caractères sexuels secondaires appartenant au sexe masculin (hirsutisme, voix devenant grave).
Contraception 233 : Le stérilet provoque parfois des crampes dans la partie inférieure de l'abdomen et des saignements.
Avortement spontané 242 : Crampes (habituellement sévères), hémorragie vaginale abondante avec expulsion de caillots de sang.
Grossesse extra-utérine 245 : Absence de règles, douleur vive sur un côté de l'abdomen, pertes de sang.
Décollement prématuré du placenta 248 : Douleurs pelviennes et pertes de sang.
Hernie inguinale 255 : Douleur dans l'aine, grosseur derrière les poils pubiens qui disparaît parfois en position couchée. En cas d'étranglement de la hernie, saillie importante, douleur sévère et collapsus.
Arthrite gonococcique 262 : Articulations rouges, brûlantes, enflammées, douloureuses, production osseuse exubérante aux articulations des mains (ostéophites), urétrite, éruption, fièvre, douleur dans la partie inférieure de l'abdomen, plus vive d'un côté, sensibilité dans la région des ovaires, pertes.

Masculinisation

Les tumeurs de l'hypophyse et des surrénales sont des causes fréquentes de masculinisation.

Kyste de l'ovaire 227 : Le plus souvent asymptomatique. La malade se plaint essentiellement d'une gêne dans la partie inférieure de l'abdomen. Ballonnement abdominal et formation d'une masse palpable dans la région ovarienne, règles irrégulières. Dans certains cas de tumeurs, absence de règles, et apparition de caractères sexuels secondaires appartenant au sexe masculin (hirsutisme, voix devenant grave, etc.).

MENSTRUATION/ RÈGLES

Absence de règles (aménorrhée)

La ménopause précoce en est une cause, plus fréquente qu'on ne veut bien le croire. La contraception par la pilule peut aussi provoquer des périodes d'absence de règles.

Aménorrhée 218 : Absence de flux menstruel, éventuellement tumeur.
Kyste de l'ovaire 227 : Aménorrhée, douleur dans la partie inférieure de l'abdomen. Masculinisation fréquente.
Diagnostic de la grossesse 234 : L'absence de règles chez une femme en bonne santé indique la grossesse. Ensuite, les seins et les mamelons augmentent de volume, la miction devient fréquente. (Voir *Table 16* pour les autres signes.)
Grossesse extra-utérine 245 : Absence de règles, douleur abdominale sévère localisée sur un côté, hémorragies utérines en dehors de la période des règles.

Hémorragies après la ménopause

La ménopause survient rarement de façon brutale et définitive. Son installation est entrecoupée de périodes plus ou moins longues de réapparition des règles. Les œstrogènes administrés après la phase de ménopause confirmée peuvent également favoriser la réapparition du flux menstruel. Toute hémorragie après la ménopause doit faire l'objet d'un contrôle médical.

Cervicite 223 : Inflammation du col utérin entraînant perte et saignement, en particulier après un rapport sexuel. Provoque parfois des douleurs pelviennes.
Fibrome de l'utérus 226 : Tumeur bénigne très répandue et qui peut se manifester à n'importe quel âge. Hémorragies qui peuvent devenir graves et entraîner une anémie.
Kyste de l'ovaire 227 : Douleur dans la partie inférieure de l'abdomen, ballonnement abdominal et formation d'une masse palpable. Après la ménopause, ces tumeurs provoquent des hémorragies. Des signes de masculinisation peuvent aussi se manifester.
Cancer du col de l'utérus 421 : Pertes vaginales sanguinolentes ; par la suite, hémorragies, douleurs dans la région lombaire, troubles urinaires variés, perte de poids.
Cancer de l'utérus 422 : Métrorragies, pertes d'odeur déplaisante. Par la suite, complications urinaires, douleurs dans la région lombaire ou dans la partie inférieure de l'abdomen.
Cancer de l'ovaire 423 : (Les tumeurs bénignes de l'ovaire sont beaucoup plus fréquentes que les malignes. Elles entraînent les mêmes symptômes.) Douleurs dans la partie inférieure de l'abdomen et dans la région lombaire, ballonnement abdominal, grosseur pelvienne et métrorragie. En se développant, la tumeur compresse les organes de l'appareil intestinal et des voies urinaires et y entraîne des complications.

Hémorragie utérine avant l'âge de la puberté

Cancer de l'ovaire 423 : (Les tumeurs bénignes de l'ovaire sont beaucoup plus fréquentes que les malignes. Elles entraînent des symptômes similaires.) Douleurs dans la partie inférieure de l'abdomen et dans la région lombaire. Ballonnement abdominal, grosseur pelvienne, métrorragie. En se développant, la tumeur compresse les organes de l'appareil intestinal et des voies urinaires, y entraînant des complications. Chez l'enfant, ces tumeurs peuvent provoquer une puberté précoce.

Masse (grosseur) dans la région pelvienne

Si les trompes de Fallope sont distendues par le flux menstruel ou la présence de pus, on observera une grosseur dans la région pelvienne.

Fibrome de l'utérus 226 : Miction difficile, douloureuse, métrorragie sont les symptômes les plus communs. Si la tumeur se développe de façon conséquente, on peut observer une grosseur dans la région pelvienne.
Kyste de l'ovaire 227 : Douleur et ballonnement abdominal accompagnés d'une masse dans la région pelvienne. Certaines tumeurs entraînent l'absence de règles et la masculinisation. (Les tumeurs bénignes de l'ovaire sont beaucoup plus fréquentes que les malignes.)
Cancer de l'ovaire 423 : Ballonnement abdominal et douleur, grosseur dans la région pelvienne, lombalgies, modification de la miction et des selles, seins douloureux et qui augmentent de volume, parfois métrorragie et ménorragie. Chez l'enfant, puberté précoce.

Règles anormalement abondantes et prolongées (ménorragie)

L'abondance du flux menstruel peut être provoquée par nombre de maladies infectieuses, telles que la grippe, la scarlatine, la rougeole, la malaria, la variole, la diphtérie, la leucémie, le purpura, l'hypertension (en particulier lors de la préménopause), l'alcoolisme chronique, la cirrhose du foie, l'emphysème, l'hyperthyroïdie et le myxœdème.

Un effort physique violent, une forte émotion, une frayeur, des rapports sexuels excessifs sont souvent suivis d'une ménorragie passagère.

Le port du stérilet entraîne également des règles abondantes.

Cervicite 223 : Règles abondantes, douleur dans les régions pelvienne et lombaire, pertes vaginales, saignements après les rapports sexuels.
Fibrome de l'utérus 226 : Une compression de la vessie entraînera une miction laborieuse et douloureuse ainsi que des hémorragies abondantes.

Règles anormalement peu abondantes et courtes (oligoménorrhée)

Elles peuvent être dues à la lactation mais sont plutôt la conséquence d'un dysfonctionnement glandulaire, de troubles du métabolisme tels que le diabète, l'obésité, la malnutrition, et, le plus souvent, d'un choc émotionnel (problèmes sentimentaux, divorce, choc nerveux).

Hypopituitarisme 337 : Chez l'enfant : développement ralenti et nanisme. Chez l'adulte : règles peu abondantes, fatigabilité, diminution de la libido, chute des poils axillaires et pubiens, perte de l'appétit et amaigrissement, apathie, pouls faible et lent, intolérance au froid.
Hyperthyroïdie 340 : Goitre, agitation, transpiration, intolérance à la chaleur, faiblesse musculaire, fatigue, perte de poids, règles peu abondantes, diarrhée, peau chaude et moite, tremblement des mains, pouls accéléré, palpitations, yeux saillants, hyperactivité.

Règles douloureuses (dysménorrhée)

Des règles douloureuses peuvent être le fait d'une infection mais sont plus souvent dues à un état d'anxiété prolongé, à l'accumulation des soucis quotidiens ou à une vie sexuelle peu épanouissante ou perturbée. Et dans ces conditions, le sédentarisme, le manque d'exercice et la constipation ne peuvent qu'empirer le mal.

Règles douloureuses 220 : Crampes lombaires ou abdominales plus ou moins sévères irradiant dans les cuisses et les jambes, lombalgies. Chez certaines femmes, le flux menstruel est profus, chez d'autres, peu abondant. Beaucoup ressentent un malaise général, accompagné de pâleur et de transpiration.

Règles irrégulières

Ménopause 221 : Règles irrégulières au début jusqu'à disparition complète. Bouffées de chaleur, frissons, transpiration, miction fréquente, migraines, étourdissements, palpitations, instabilité émotionnelle, état dépressif, anxiété, crises de larmes.
Maladie de Cushing 343 : Obésité s'étendant au tronc, au dos et à la face (« face de lune »), hirsutisme, acné, vergetures et manifestations ecchymotiques, irrégularité ou absence de règles, fragilité des os, faiblesse musculaire.
Cancer du col de l'utérus 421 : Pertes sanguinolentes, règles irrégulières, hémorragie après l'effort physique et les rapports sexuels. Par la suite, pertes jaunâtres, douleurs dans la région lombaire, complications urinaires, nausées, vomissements, constipation, perte de poids.
Cancer de l'utérus 422 : Métrorragie et ménorragie, pertes d'odeur déplaisante. Par la suite, complications urinaires, douleur diffuses dans la région lombaire et dans la partie inférieure de l'abdomen.

Syndrome prémenstruel

Troubles survenant environ une semaine avant l'apparition des règles et prenant fin quelques heures avant le flux.

Syndrome prémenstruel 219 : Irritabilité, agitation, céphalées, troubles émotionnels, seins parfois douloureux, tuméfaction de la région abdominale ou d'ailleurs.
Frigidité 230 : Comportements névrotiques ou rapports sexuels douloureux, constriction de l'orifice du vagin, impossibilité de parvenir à l'orgasme, sécheresse vaginale et répugnance pour les relations sexuelles.

PROBLÈMES SEXUELS

Impossibilité de parvenir à l'orgasme

L'orgasme pour une femme est aussi désirable et naturel que pour un homme, quoique pas toujours aussi évident. L'impossibilité de parvenir à l'orgasme s'explique surtout par des raisons d'ordre social, psychologique ou psychique. Une femme qui ne parvient pas à l'orgasme n'est pas nécessairement frigide ; elle peut prendre plaisir aux relations sexuelles mais son appétit risque de rester inassouvi ou inhibé. Nombreuses sont celles qui cherchent à s'en accommoder sans se rendre compte des conséquences pernicieuses d'un tel comportement : la blessure qu'elles s'infligent à elles-mêmes (anxiété, frustration profonde, ressentiments) est probablement aussi douloureuse que celle qu'elles infligent à leur partenaire (détérioration des relations de couple, doute sur sa propre virilité le réduisant parfois à l'impuissance). Une telle incapacité nécessite l'aide d'une personne compétente en la matière.

Frigidité 230 : Comportements névrotiques, syndrome prémenstruel, rapports sexuels douloureux, spasmes douloureux et constriction du vagin, impossibilité de parvenir à l'orgasme, sécheresse vaginale, répugnance pour les relations sexuelles.
Accouplement douloureux avec spasme vaginal 231 : Sécheresse vaginale, vaginisme, séquelles de défloration, cystite, cervicite, infection à trichomonas.
Anaphrodisie 232 : Répugnance pour le sexe masculin, aversion pour les relations sexuelles, frayeur, pruderie, rapports sexuels douloureux.

Frigidité

Voir aussi **Impossibilité de parvenir à l'orgasme,** p. 175.

Les causes de la frigidité sont rarement physiques ; elles sont généralement d'ordre social, psychologique ou psychique et trouvent leur origine dans la honte ou la répugnance pour les relations sexuelles, l'aversion pour le sexe masculin, le souvenir d'expériences sexuelles traumatisantes, le comportement frustrant du partenaire, la peur de la grossesse ou de la maladie, l'anxiété, les carences affectives.

Sclérose en plaques 6 : Tremblements, démarche spastique, incontinence urinaire, troubles visuels, difficulté d'élocution, frigidité.
Anémie pernicieuse 323 : Symptômes de l'anémie, palpitations, douleurs diffuses dans tout le corps, picotements dans les mains, les pieds ou ailleurs, perte de poids, jaunisse, difficulté à marcher, frigidité, impuissance chez l'homme, nausées.

Rapports sexuels douloureux

En dehors de la maladie, la douleur pendant les rapports sexuels peut avoir des causes multiples : séquelle de la défloration, cicatrice d'une lésion provoquée par un accouchement, diaphragme mal posé, hémorroïdes ou fissures anales, ces deux dernières affections pouvant être extrêmement douloureuses et rendre difficiles tout rapport sexuel.

Inflammations vaginales 222 : Pertes vaginales, prurit, parfois rapports sexuels douloureux.
Cervicite 223 : Règles abondantes, douleurs pelviennes et lombaires, pertes vaginales, rapports sexuels douloureux, métrorragie.
Prolapsus génital (« descente d'organes ») 224 : Douleur agaçante dans la partie inférieure de l'abdomen, douleur dans le dos en position debout ou à l'effort, miction fréquente. Si la pénétration de la verge est trop profonde, la partie affaissée de l'utérus est atteinte et entraîne une douleur. (Voir, en troisième partie, *Signes précurseurs.*)
Frigidité 230 : Comportements névrotiques, contraction de l'orifice du vagin, impossibilité de parvenir à l'orgasme, sécheresse vaginale, répugnance pour les relations sexuelles.

Stérilité féminine

La stérilité chez la femme s'explique généralement par une déficience structurelle des organes génitaux. En l'absence de toute déficience, la cause demeure inconnue. De nombreux cas de stérilité féminine relèvent de facteurs d'ordre psychologique.

Stérilité féminine 229 : Obstacle au passage de l'œuf, obstruction des trompes de Fallope, tumeurs et kystes ovariens, déséquilibre hormonal agissant sur l'ovulation, absorption de médicaments facteurs de stérilité tels que la quinine, la scopolamine (tranquillisant), le baryum, l'ergot de seigle et de nombreux autres. Un haut degré d'acidité vaginale tue les spermatozoïdes ; des polypes dans le canal cervical ou un fibrome utérin bloquent la course du spermatozoïde vers l'œuf. Une grossesse extra-utérine, où la fertilisation de l'œuf a lieu ailleurs que dans l'utérus, est un facteur important de stérilité. Enfin, les effets des rayons X peuvent être très néfastes sur la fonction ovarienne.

LES SEINS

Douleur dans le sein

Une douleur dans les seins n'est pas un symptôme courant. Elle peut survenir au moment de la puberté ou dans les premiers mois de contraception par la pilule. En début de grossesse, la femme ressent parfois un picotement plus qu'une réelle douleur dans les seins. En cas de cancer du sein, la douleur se manifeste rarement.

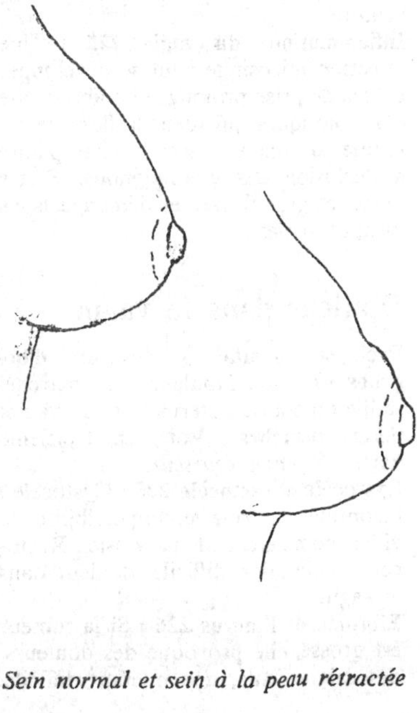

Sein normal et sein à la peau rétractée

Syndrome prémenstruel 219 : Irritabilité, agitation, céphalée, manifestations œdémateuses dans tout l'organisme, parfois seins douloureux.

Écoulement du mamelon

Écoulement de liquide clair ou de lait en période de lactation. Un kyste bénin peut entraîner un écoulement de liquide clair.

Cancer du sein 420 : Tumeur dure et indolore, partiellement adhérente ; il peut y avoir un épaississement, une petite rétraction de la peau au niveau de l'aréole (phénomène de la peau d'orange) et un écoulement du mamelon. Cet écoulement peut être clair ou légèrement sanglant. Il arrive que la tumeur soit douloureuse et ulcérée.

Grosseur dans le sein

Tumeur bénigne du sein 228 : Petite tumeur dure qui grossit souvent pendant les règles ou sous l'effet d'application de compresses chaudes et humides, et ensuite diminue de volume. Requiert néanmoins un examen médical.

Cancer du sein 420 : Tumeur dure et indolore, partiellement adhérente, le plus souvent localisée dans le quadrant supéro-externe du sein. Il peut y avoir un épaississement, une petite rétraction de la peau au niveau de l'aréole (phénomène de la peau d'orange) et un écoulement du mamelon. Il arrive que la tumeur soit douloureuse et ulcérée.

Mamelons aux aréoles élargies et saillantes (mamelons sensibles)

Diagnostic de la grossesse 234 : Élargissement des aréoles du mamelon, seins lourds, tendus, qui augmentent de volume, arrêt des règles, miction fréquente. (Pour les autres signes de grossesse, voir *Table 16*.)

Mamelon rétracté

Cancer du sein 420 : Tumeur dure et indolore, partiellement adhérente, le plus souvent localisée dans le quadrant supéro-externe du sein. Il peut y avoir un épaississement, une petite rétraction de la peau (phénomène de la peau d'orange), un écoulement du mamelon. La tumeur est parfois douloureuse et ulcérée.

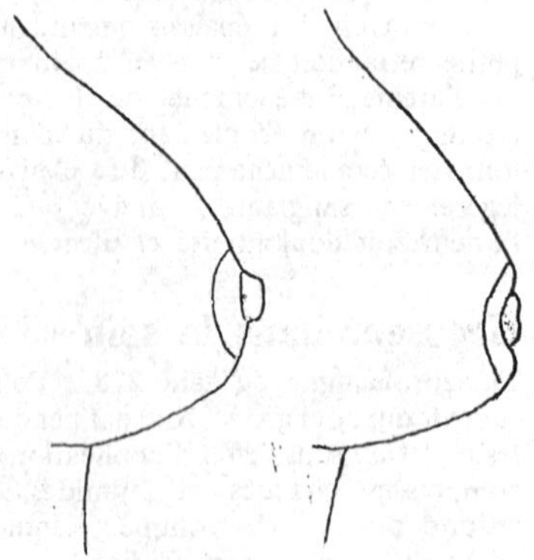

Sein normal et mamelon rétracté

Peau d'orange

Cancer du sein 420 : Voir ci-dessus *Mamelon rétracté.*

Seins lourds

La plupart des femmes qui allaitent leur enfant ont les seins lourds.

Contraception 233 : La prise de la pilule peut entraîner des manifestations œdémateuses généralisées, des saignements, des étourdissements, des nausées, des vomissements ; seins lourds et sensibles.
Diagnostic de la grossesse 234 : Mamelons aux aréoles élargies et saillantes, seins lourds, arrêt des règles, miction fréquente.
Cancer de l'ovaire 423 : Douleur et ballonnement abdominal, masse palpable dans la région pelvienne, douleur dans la région lombaire, modification de la miction et des selles, parfois hémorragies vaginales, seins gonflés et douloureux. Chez l'enfant : puberté précoce.

LE VAGIN

Démangeaisons (prurit) vulvaires

C'est un des symptômes du diabète.

Trichomonase 214 : Prurit vulvaire, pertes jaune verdâtre et d'odeur nauséabonde, miction impérieuse éveillant une douloureuse sensation de brûlure.
Inflammations du vagin 222 : Une infection micosique peut se développer en cas de prise prolongée ou abondante d'antibiotiques qui tuent la flore bactérienne du vagin et laissent le champ libre à l'éclosion des champignons. Pertes blanches granuleuses et démangeaisons insupportables.

Douleur dans le vagin

Prolapsus génital (« descente d'organes ») 224 : Douleur à la marche, saillie du col de l'utérus hors du vagin, pertes blanches. (Voir, en troisième partie, *Signes précurseurs.*)
Cystocèle et rectocèle 225 : Cystocèle : incontinence urinaire, impossibilité de vider complètement la vessie. Rectocèle : défécation difficile, douleur dans le vagin.
Fibrome de l'utérus 226 : Si la tumeur est grosse, elle provoque des douleurs, des saignements, une miction difficile.

Écoulement de sang entre les règles (métrorragie)

Écoulement de sang entre les règles, Écoulement de sang entre les règles et pertes blanches, Écoulement de sang entre les règles et troubles de la miction.

Écoulement de sang entre les règles

Contraception 233 : Le stérilet peut entraîner des saignements et des crampes chez un certain pourcentage d'utilisatrices. La pilule contraceptive provoque aussi parfois des saignements, des nausées, des vomissements, des étourdissements et une sensibilité des seins.
Avortement spontané 242 : Expulsion de caillots de sang, crampes dans la partie inférieure de l'abdomen, hémorragie parfois sévère.
Grossesse extra-utérine 245 : Hémorragie sévère, arrêt des règles, douleur intense sur un côté de l'abdomen.
Placenta praevia et décollement prématuré du placenta 248 : Pas de douleur abdominale en cas de placenta praevia, mais écoulements de sang dans les deux cas.

Écoulement de sang entre les règles et pertes blanches

Cervicite 223 : Saignement et endolorissement après un rapport sexuel, pertes blanches, douleur dans les régions pelvienne et lombaire, règles abondantes.
Cancer du col de l'utérus 422 : Écoulements de sang en dehors de la période des règles ou après la ménopause, pertes liquides et malodorantes (caractéristiques de la maladie), miction irrégulière, constipation, douleur dans la région lombaire et dans l'abdomen irradiant dans les cuisses.

Écoulement de sang entre les règles et troubles de la miction

Les tumeurs bénignes peuvent provoquer des pertes de sang. Une hémorragie dysfonctionnelle (hormonale) peut survenir à tout moment.

Fibrome de l'utérus 226 : Douleur et saignement, miction difficile.
Avitaminose K 354 : Hémorragie générale : nez, gencives, vagin, présence de sang dans les selles et les urines.
Cancer du col de l'utérus 421 : Pertes sanglantes, saignements après les rapports sexuels, ou l'effort physique, règles irrégulières. Par la suite, pertes jaunâtres, douleur dans la région lombaire, troubles de la miction, nausées, vomissements et perte de poids.
Cancer de l'utérus 422 : Métrorragie (écoulements de sang en dehors de la période de règles ou après la ménopause), pertes liquides et malodorantes (caractéristiques de la maladie), troubles de la miction, constipation, douleur dans la région lombaire et dans l'abdomen irradiant dans les cuisses.
Cancer de l'ovaire 423 : Douleur et ballonnement abdominal, formation d'une masse dans la région pelvienne, modification de la défécation et de la miction, seins gonflés et douloureux. Chez l'enfant, puberté précoce.

Pertes blanches (leucorrhée)

Normalement, la sécrétion vaginale ne fait qu'humecter le vagin ; si elle est plus abondante, c'est-à-dire qu'elle macule les sous-vêtements, elle devient un symptôme de trouble (sauf si elle est consécutive à l'inassouvissement d'un besoin sexuel).

Blennorragie 212 : Pertes blanchâtres ou jaunâtres, miction fréquente éveillant une douloureuse sensation de brûlure.

Trichomonase 214 : Pertes jaune verdâtre, malodorantes, prurit vulvaire.
Inflammations du vagin 222 : Pertes blanches, prurit vulvaire.
Cervicite 223 : Saignement et endolorissement après les rapports sexuels, pertes blanches, douleur dans les régions pelvienne et lombaire, règles abondantes.
Prolapsus génital (« descente d'organes ») 224 : Saillie du col de l'utérus hors du vagin, douleur à la marche, pertes blanches.
Cancer du col de l'utérus 421 : Pertes sanglantes, règles irrégulières, saignement après les rapports sexuels ou l'effort physique. Par la suite, pertes jaunâtres, douleur lombaire, troubles de la miction, constipation, nausées, vomissements, perte de poids.
Cancer de l'utérus 422 : Métrorragies (hémorragies entre les périodes de règles et après la ménopause), pertes liquides et malodorantes (caractéristiques de la maladie), troubles de la miction, constipation, douleurs lombaires et abdominales irradiant dans les cuisses.

Pertes malodorantes

Un certain nombre d'affections entraînant des pertes malodorantes sont regroupées sous la rubrique *Inflammations vaginales* 222.

Trichomonase 214 : Pertes jaunâtres ou verdâtres, malodorantes, prurit vulvaire, miction impérieuse éveillant une douloureuse sensation de brûlure.
Cancer de l'utérus 422 : Métrorragies (écoulements de sang entre les périodes de règles et après la ménopause), pertes liquides et malodorantes (caractéristiques de la maladie), troubles de la miction, constipation, douleur dans la partie inférieure de l'abdomen irradiant dans les cuisses.

Saillie hors du vagin

Prolapsus génital (« descente d'organes ») 224 : Saillie du col de l'utérus hors du vagin, douleur à la marche. (Voir, en troisième partie, *Signes précurseurs.*)
Cystocèle et rectocèle 225 : Cystocèle : s'accompagne également d'incontinence urinaire et d'une impossibilité à vider complètement la vessie. Rectocèle : saillie du rectum, problèmes de défécation et douleur dans le vagin. L'urétrocèle, autre chute d'organes, se présente comme une saillie de la paroi de l'urètre en forme de poche.

Vésicules dans le vagin

Herpès génital (herpes simplex virus type 2) 212a : Formation de vésicules douloureuses à l'intérieur du vagin qui s'étendent souvent sur la vulve, et même les fesses et les cuisses. Parfois tuméfaction des ganglions lymphatiques de l'aine et fièvre. Affection récidivante.

Symptômes spécifiques de l'homme

GÉNÉRAL

Douleur dans la région de la prostate

Prostatite 249 : Douleur sévère entre le scrotum et l'anus irradiant vers les testicules, prostate agrandie, mictions fréquentes, difficiles et douloureuses, frissons et fièvre, douleur en position assise. Parfois apparition de sang dans les urines au début et à la fin de la miction.
Hypertrophie de la prostate 250 : Douleur entre le scrotum et l'anus et dans le bas du dos. Présence fréquente de sang dans les urines et le sperme, parfois impuissance et éjaculation précoce, miction laborieuse et douloureuse avec une fin en goutte-à-goutte, rétention urinaire partielle (la vessie ne se vide pas complètement).
Arthrite gonococcique 262 : Arthralgies générales, inflammation d'une articulation qui devient douloureuse, rouge et brûlante (genou, poignet ou cheville), s'accompagnant toujours d'urétrite, avec des mictions douloureuses.
Cancer de la prostate 424 : Miction devenant de plus en plus difficile et fréquente, diminution de la force du jet urinaire, impossibilité à vider complètement la vessie, impuissance. Par la suite, miction douloureuse, douleur dans la région de la prostate et le bas du dos. La présence de sang dans les urines constitue un signe majeur.

Féminisation

L'apparition de caractères sexuels secondaires féminins peut être causée par une hypersécrétion hormonale due à une tumeur des surrénales (comme dans la *Maladie de Cushing* **343**), de l'hypophyse et des testicules. Une dose trop élevée de rayons X dans la région inguinale (aine) peut conduire à une destruction des hormones testiculaires. La castration est également une cause largement connue de féminisation (si elle est pratiquée à un âge précoce).

Cirrhose du foie 191 : Jaunisse, ballonnement abdominal, dilatation des veines abdominales, émaciation, hypertrophie mammaire, atrophie des testicules, impuissance.
Cancer du testicule 425 : Apparition d'une masse testiculaire, dure ou molle, qui grossit. Parfois douleur sourde ou pesanteur dans le creux des reins, difficulté à la miction. Chez l'enfant : puberté précoce ; chez l'adulte : féminisation.

Gêne en position assise

Prostatite 249 : Miction laborieuse et douloureuse, difficulté à vider la vessie, présence de sang au début ou à la fin de la miction, douleur en position assise, frissons, fièvre.

Hypertrophie de la prostate 250 : Miction laborieuse accompagnée d'une sensation de brûlure, difficulté à vider la vessie, fin de miction en goutte-à-goutte. Parfois, présence de sang dans les urines.

Cancer de la prostate 424 : Miction devenant de plus en plus difficile et fréquente, diminution de la force du jet urinaire, impossibilité à vider la vessie. Par la suite, miction douloureuse, douleur en position assise, douleur dans le bas du dos ; la présence de sang dans les urines est le symptôme le plus significatif.

Grosseur dans la région du pubis

Hernie inguinale 225 : Douleur dans l'aine apparaissant à l'effort et irradiant souvent vers le scrotum. Une masse pouvant aller jusqu'à la taille d'un œuf est palpable au niveau du pubis. La grosseur disparaît parfois lorsque le patient est en position allongée. En cas d'étranglement herniaire (constriction) : apparition brutale d'une grosseur importante, douleur sévère, collapsus, évanouissement, vomissements.

PROBLÈMES SEXUELS

Éjaculation précoce

L'éjaculation précoce est l'une des formes de l'impuissance et connaît les mêmes causes que celle-ci. Dans l'éjaculation précoce, l'homme réussit l'érection mais ne peut la maintenir assez longtemps pour avoir un rapport sexuel normal. L'éjaculation précoce est due moins souvent que l'impuissance à des causes d'ordre physique : il n'y a pas ici perte de l'érection mais uniquement incapacité à maintenir l'érection, ce qui est lié à un trouble d'ordre purement psychologique.

Impuissance

L'impuissance signifie l'incapacité chez l'homme à exercer le coït. Plus précisément, ce terme désigne une absence d'érection ou une éjaculation anormale. L'impuissance ne doit pas être confondue avec la stérilité : un homme impuissant peut avoir un sperme normal et, inversement, un homme stérile peut fort bien ne pas être impuissant.

La puissance sexuelle, chez un sujet sain, est sujette à des variations. Tout homme peut expérimenter parfois une impuissance temporaire due à des raisons variées – fatigue, anxiété, appréhension, surexcitation, abus d'alcool. Une verge anormalement petite (phénomène non uniquement physiologique mais aussi psychologique), une forte irradiation par les rayons X et toute maladie chronique sérieuse diminuent la puissance sexuelle. (Voir *Impuissance sexuelle* **257**.) Bien que l'impuissance soit un trouble d'origine avant tout psychologique, elle peut également être causée par un certain nombre de maladies.

Sclérose en plaques 6 : Tremblements des mains, démarche spastique (spasmodique), trouble du contrôle vésical, troubles visuels, difficulté d'élocution, impuissance.

Cirrhose du foie 191 : Jaunisse, ballonnement et dilatation des veines abdominales, taches rouges sur la peau, émaciation, hypertrophie mammaire, atrophie des testicules, perte des poils pubiens, impuissance.

Prostatite 249 : Douleur sévère entre le scrotum et l'anus aggravée par la position assise, frissons et fièvre, mictions très fréquentes. Du sang peut apparaître au début et à la fin de la miction.

Hypertrophie de la prostate 250 : Douleur entre le scrotum et l'anus et dans le bas du dos, aggravée par la position assise. Parfois impuissance et éjaculation précoce. Miction laborieuse accompagnée d'une sensation de brûlure, avec une fin en goutte-à-goutte, impossibilité à vider complètement la vessie. Parfois, présence de sang dans les urines et le sperme.
Anémie pernicieuse 323 : Symptômes de l'anémie, palpitations, douleur généralisée à tout le corps, sensation de fourmillements dans les mains, les pieds et en différentes parties du corps, langue rouge et douloureuse, amaigrissement, jaunisse, difficulté à marcher, impuissance (frigidité chez la femme), nausée.
Diabète 332 : Soif excessive, sensation de faim, mictions fréquentes, amaigrissement, faiblesse, haleine douceâtre et fruitée, vision floue, sensation de picotement, crampes dans les jambes, lésions cutanées, impuissance.
Leucémie 415 : Fatigue chronique profonde, malaise général, pâleur, saignement du nez et des gencives, hémorragies sous-cutanées (taches punctiformes rouges devenant pourpres), amaigrissement, sueurs nocturnes, pouls rapide, douleurs articulaires, impuissance.
Cancer de la prostate 424 : Miction de plus en plus difficile et fréquente, diminution de la force du jet urinaire, impossibilité à vider la vessie, impuissance. Par la suite, miction douloureuse, douleur dans la région de la prostate et dans le bas du dos. La présence de sang dans les urines constitue un signe majeur.

Puberté précoce

Cancer du testicule 425 : Apparition d'une masse testiculaire dure ou molle accompagnée d'une sensation de pesanteur ou de douleur, mal de dos, puberté précoce chez l'enfant et féminisation chez l'adulte.

Stérilité

Stérilité ne signifie pas impuissance : un homme stérile peut tout à fait être capable d'avoir des rapports sexuels normaux. (Voir *Stérilité masculine* **256**.)

Ectopie testiculaire 251 : Absence de l'un des testicules dans la bourse correspondante. Douleur dans le testicule non descendu. Si la position anormale du testicule n'est pas corrigée à un âge précoce, elle peut entraîner la stérilité.
Orchite (orchite des oreillons) 253 : Tuméfaction douloureuse des testicules et du scrotum, frissons et fièvre, hoquets, vomissements, tuméfaction des glandes salivaires. Si les deux testicules sont atteints, il peut y avoir stérilité.

LES TESTICULES ET LE SCROTUM

Atrophie des testicules

Cirrhose du foie 191 : Foie agrandi, de couleur rousse, ballonnement abdominal, dilatation des veines sur l'abdomen, angiomes stellaires (petites taches cutanées rouges entourées de lignes rosées partant en étoile), émaciation, œdème des chevilles et des pieds, hypertrophie mammaire, perte des poils pubiens, atrophie de l'un ou des deux testicules, impuissance.

Douleur testiculaire ou scrotale

Urétrite non gonococcique 213 : Douleur dans le gland de la verge, l'urètre, les testicules, le périnée. Démangeaisons et écoulement urétral.
Ectopie testiculaire 251 : Absence de testicule dans le scrotum, douleur, stérilité possible.

Orchite (orchite des oreillons) 253 : Tuméfaction douloureuse des testicules et du scrotum, frissons, fièvre, hoquet, vomissements, souvent tuméfaction des glandes salivaires.
Épididymite 254 : Douleur testiculaire très vive, tuméfaction du scrotum, frissons et fièvre.
Hernie inguinale 255 : Grosseur dans l'aine accompagnée de douleur irradiant vers les testicules. La grosseur (dont la taille peut atteindre celle d'un œuf) disparaît souvent en position couchée. Elle est aggravée par l'effort.
Cancer du testicule 425 : Apparition d'une masse testiculaire, dure ou molle, qui grossit et est souvent accompagnée d'une douleur sourde. Il peut y avoir également une douleur dans le creux des reins. Chez l'enfant : puberté précoce ; chez l'adulte : une certaine féminisation.

Masse ou grosseur dans le scrotum

Kyste scrotal 252 : Masse ou grosseurs variables dans le scrotum.
Cancer du testicule 425 : Apparition d'une masse testiculaire dure ou molle qui grossit et est souvent accompagnée d'une douleur sourde. Il peut y avoir également une douleur dans le creux des reins. Chez l'enfant : puberté précoce ; chez l'adulte : féminisation.

Testicule non descendu

Ectopie testiculaire 251 : Absence de testicule dans le scrotum, douleur dans le testicule non descendu ; si la position anormale du testicule n'est pas corrigée, elle peut entraîner la stérilité.

Tuméfaction des testicules et du scrotum

Une hydrocèle ou une varicocèle peuvent entraîner une augmentation de volume des bourses (voir *Kyste scrotal* **252**).

Orchite (orchite des oreillons) 253 : Tuméfaction des testicules et du scrotum, douleur testiculaire, frissons, fièvre, hoquet, vomissements.
Épididymite 254 : Douleur testiculaire très vive, tuméfaction du scrotum, frissons et fièvre.

LA VERGE

Écoulement urétral

Blennorragie 212 : Écoulement blanc jaunâtre, sensation de brûlure à la miction.
Urétrite non gonococcique 213 : Écoulement urétral plus ou moins épais, démangeaison du méat (orifice externe de l'urètre). Douleur dans le gland, l'urètre, les testicules et l'aine.
Trichomonase 214 : Écoulement urétral, mictions impérieuses et cuisantes.

Étranglement du gland

Chancre mou 215 : Pustules rouges sur les organes génitaux, se transformant en ulcérations sales et douloureuses. Les ulcérations peuvent cicatriser rapidement ou s'étendre à l'extérieur et à l'intérieur. Constriction du gland dû à un resserrement du prépuce.
Phimosis et circoncision 258 : Étranglement du gland par le prépuce, entraînant une érection très douloureuse.

Incurvation de la verge (« corde dure »)

Il s'agit d'une incurvation douloureuse de la verge à l'érection. Elle apparaît généralement dans les premiers stades de l'*Urétrite aiguë* **213** et s'accompagne d'un écoulement urétral abondant.

Verge douloureuse

Voir aussi **Douleur à la miction,** p. 164.

Les maladies vénériennes entraînant des lésions diverses des organes génitaux entraînent parfois des douleurs. (Voir *Maladies vénériennes, Deuxième partie.*) Des lésions d'origine traumatique, des rapports sexuels violents et certaines formes de leucémie peuvent provoquer un hématome douloureux (tuméfaction ou accumulation bien délimitée de sang).

Toutes les affections de la prostate, ainsi que le cancer de la verge, entraînent des douleurs, parfois intenses.

Calculs de la vessie 203 : Miction douloureuse et fréquente, présence de pus et de sang dans les urines. La douleur se manifeste en particulier après un trajet sur une route en mauvais état (secousses).

Cystite 205 : Mictions douloureuses, impérieuses et fréquentes, urines peu abondantes et purulentes.

Blennorragie 212 : Écoulement blanc jaunâtre.

Urétrite non gonococcique 213 : Douleur dans l'urètre, le gland et les testicules. Écoulement plus ou moins épais et démangeaison du méat (orifice de l'urètre).

Phimosis et circoncision 258 : Étranglement du gland par le prépuce entraînant une érection douloureuse.

Vésicules sur la verge

Herpès génital (herpes simplex virus type 2) 212a : Apparition de vésicules douloureuses sur la verge. Des vésicules peuvent également se former sur les fesses et les cuisses (chez les deux sexes). Parfois, tuméfaction des ganglions lymphatiques dans l'aine accompagnée de fièvre.

Symptômes des cheveux et de la peau

LES CHEVEUX

Calvitie (alopécie)

Il existe de nombreux types d'alopécie, depuis celle circonscrite à des plaques peu étendues jusqu'à la calvitie complète. Chez l'homme, l'alopécie a un caractère héréditaire ; elle peut débuter de façon précoce, mais se manifeste plus souvent dans l'âge mûr. Les autres formes permanentes de calvitie sont dues à la sénescence, à l'absorption de substances telles que le thallium, les sels d'or, l'ergot de seigle, le plomb et la morphine, et à l'exposition aux rayons X. (Voir *Calvitie* **299**.)

Certaines affections du cuir chevelu (teigne) peuvent entraîner une alopécie temporaire. Des bigoudis trop serrés peuvent également causer une chute des cheveux dénudant des petites plaques du cuir chevelu et devenant irréversible en cas d'usage répété. Les teintures, les décolorations, les tractions exagérées par certains types de coiffures (queue-de-cheval) conduisent parfois à une alopécie temporaire, pouvant en certains cas devenir permanente.

Les fièvres élevées (supérieures à 39,4 °C) provoquent une chute des cheveux temporaire ; la repousse intervient généralement après la fin de la maladie.

Lèpre 368 : Le début est insidieux. Taches cutanées rouges et brunes avec un centre blanc. Petits nodules durs localisés au visage, aux pieds et aux jambes. Perte de sensibilité en différentes parties du corps. Enrouement, perte des poils (en particulier les sourcils et les cils), atrophie osseuse, ulcérations, déformation et perte des doigts et des orteils, atrophie musculaire.

Cheveux ternes

Les cheveux sont souvent le reflet de l'état général de l'organisme. Des cheveux devenant brusquement ternes et sans vie indiquent fréquemment l'existence d'un trouble plus sérieux dont on doit s'efforcer de rechercher les symptômes.

Anémie 322 : Syndrome anémique, palpitations, langue rouge et douloureuse, vertiges, perte de la libido, cheveux ternes, ongles en cupule et striés longitudinalement. Dans les formes sévères, jaunisse, engourdissement des membres, soif excessive, perte de mémoire, choc.

Chute des cheveux et des poils

Certaines formes d'intoxication chronique peuvent entraîner une chute des cheveux et des poils : intoxications par l'acide borique, l'ergot de seigle, le plomb, la morphine, exposition prolongée aux rayons X.

Réactions allergiques aux médicaments 289 : L'héparine, médicament anticoagulant, peut avoir pour effet secondaire une chute des cheveux.
Hypothyroïdie 339 : Chez l'enfant : arriération physique et mentale, corps court et trapu, épaississement des traits du visage, nez épaté, abdomen distendu, mains et face bouffies, cheveux clairsemés, température au-dessous de la normale. Chez l'adulte : lenteur intellectuelle, apathie, œdème des paupières, faiblesse musculaire, pouls lent, obésité, cheveux ternes et clairsemés, diminution de la pilosité, ongles décolorés, température au-dessous de la normale.
Hypervitaminose A 348b : Perte d'appétit, douleurs articulaires, irritabilité, céphalées sévères, retard de la croissance chez l'enfant, chute des cheveux.

Développement excessif du système pileux (hirsutisme)

Symptôme en général bénin, l'hirsutisme peut cependant être lié, parfois, à un trouble endocrinien sérieux. Chez la femme, toute anomalie du fonctionnement de l'ovaire engendre fréquemment un développement exagéré du système pileux.

Ainsi, à la ménopause, certaines femmes connaissent-elles un accroissement de la pilosité sur le visage ; la grossesse entraîne parfois – de façon temporaire – un développement excessif du système pileux.

Maladie de Cushing 343 : Obésité s'étendant au visage, au dos et au tronc, hirsutisme, acné, peau se marquant facilement de taches ecchymotiques, faiblesse musculaire, fragilité osseuse ; chez la femme, arrêt des menstruations.

Pellicules

Couperose (rosacée) 294 : Rougeur localisée surtout dans la partie médiane du visage (couperose), nez rouge et bulbeux, pustules acnéiques, pellicules, parfois ulcération de la cornée.
Pellicules 316 : Le seul symptôme (léger et chronique) en est la présence de petites écailles blanches se détachant du cuir chevelu.

LA PEAU

Angiomes stellaires

Les angiomes stellaires sont des petites taches rouges entourées de lignes rosées s'étendant en étoile sur l'épiderme. Ils s'observent fréquemment dans la grossesse.

Cirrhose du foie 191 : Jaunisse, hypertrophie du foie, ballonnement abdominal, œdème des pieds et des jambes, dilatation des veines abdominales. Angiomes stellaires sur la face, le cou, les bras et la partie supérieure du tronc. Également hémorroïdes, haleine nauséabonde. Chez l'homme, il peut y avoir gynécomastie (hypertrophie mammaire), atrophie des testicules et chute des poils pubiens.

Boutons (pustules)

Réaction allergique aux médicaments 289 : (Chlore, iode, fluor). Peut entraîner des éruptions cutanées de type acnéique.
Acné 293 : Pustules, comédons et boutons à pointes blanches sur le visage, laissant des cicatrices et des marques en creux, kystes, peau flasque et huileuse.
Couperose (rosacée) 294 : Rougeur localisée le long de la ligne médiane du visage, nez bulbeux et rouge, pustules, pellicules.

Lichen plan 296 : Éruption de papules planes, polygonales et brillantes de couleur violine, dont la taille varie de celle d'une tête de clou à celle d'une pointe d'épingle, qui se rejoignent et forment des lésions plus étendues. Prurit intense.
Gale 309 : Sillons fins et grisâtres dans l'épiderme, pustules, vésicules, prurit intense. L'acarien peut être observé plus aisément à l'aide d'une loupe.
Maladie de Cushing 343 : Obésité s'étendant au visage (« face de lune »), au tronc et au dos. Hirsutisme, acné, peau se marquant facilement de taches ecchymotiques, faiblesse musculaire, fragilité osseuse. Chez la femme, arrêt des règles.

Bulles et ampoules

La bulle est un soulèvement de l'épiderme rempli de liquide dont la taille varie d'un centimètre et demi à plusieurs centimètres. En dehors des affections indiquées ci-dessous, les bulles et les ampoules sont caractéristiques des brûlures, les dermatoses et des lésions cutanées occasionnées par les méduses.

Pemphigus 297 : Bulles aqueuses volumineuses sur tout le corps, anémie, prurit.
Impétigo 302 : Plaques rouges se transformant en bulles autour de la bouche et des narines, sur les bras et le cuir chevelu (phénomène similaire à celui causé par la teigne). Les bulles grossissent et s'ouvrent en libérant un liquide jaune paille, puis forment des croûtes jaunâtres et prurigineuses.
Engelure 313 : L'endroit atteint devient rouge, enflé et prurigineux ; il peut se recouvrir d'ampoules et évoluer vers la gelure.
Coup de soleil 314 : Peau rouge, douloureuse et cuisante, puis desquamation. Dans les formes sévères : bulles, frissons, fièvre, maux de tête.

Cicatrices et marques sur la peau

Acné 293 : Apparition de pustules, de comédons et de boutons à pointe blanche sur le visage. Par la suite, kystes, cicatrices et marques en creux sur la peau. La face est huileuse et flasque.

Coloration anormale de la peau

Vitiligo 298 : Plaques de peau totalement décolorée (blanche).
Anémie aplastique 326 : Syndrome anémique sévère, pigmentation brune de la peau, saignement du nez et de la bouche, taches ecchymotiques bleu-noir.
Polycythémie 327 : Peau violacée, démangeaisons, mal de tête sourd constant, étourdissements, fatigue, dyspnée, sang dans les selles.
Insuffisance surrénale (maladie d'Addison) 344 : Fatigabilité, faiblesse, peau couleur bronze, amaigrissement, nausée, vomissements, douleur abdominale, besoin irrépressible de sel, troubles nerveux, peau bigarrée (taches foncées sur fond plus clair), perte des cheveux, étourdissements, évanouissement.
Lèpre 368 : Taches cutanées rouges ou brunes avec un centre blanchâtre, perte de sensibilité au niveau de ces taches et en différents endroits du corps, formation de nodules durs sur la face et le corps. Également atrophie musculaire, plaies ouvertes, enrouement, perte des doigts et des orteils.

Comédons et pustules blanches

Acné 293 : Sur le visage : poussée de pustules, de comédons, de boutons à pointe blanche et de kystes, puis cicatrices et marques en creux sur la peau. La peau du visage est généralement huileuse et flasque.

Cors et callosités

Cors et callosités 317 : Les cors durs sont localisés sur le dos des orteils ; ils sont de la taille d'un petit pois et comportent un noyau dur. Les cors mous sont localisés entre les orteils, où l'humidité les préserve de l'induration. Les cors peuvent entraîner une inflammation et une infection sous-jacente. Ils sont douloureux à la pression. La callosité est un épaississement de la peau, habituellement indolore.

Démangeaison (prurit)

Les prurits se manifestant dans une région spécifique du corps sont indiqués dans les chapitres se rapportant à celle-ci (prurit anal, rectal, vaginal, etc.).

Démangeaison sans éruption cutanée, Démangeaison accompagnée d'éruption, Démangeaison intense accompagnée d'éruption, Taches rouges provoquant des démangeaisons sur tout le corps.

Démangeaison sans éruption cutanée (prurit)

Le prurit est habituellement une démangeaison non accompagnée de lésions cutanées visibles. Un prurit localisé ou général dû à une maladie est souvent plus intense et persiste plus longtemps. Le prurit accompagne généralement la jaunisse et peut être un symptôme du diabète, de l'anémie, de la leucémie, de certaines formes de carcinome, de la goutte, des mycoses cutanées et d'allergies alimentaires ou médicamenteuses. Il peut être également un symptôme de psychonévrose et s'observe fréquemment au cours de la grossesse.

Hépatite infectieuse aiguë 187 et **Hépatite sérique 188 :** La jaunisse en est le symptôme majeur. Urines foncées, selles couleur d'argile, perte d'appétit, prurit général accompagné ou non d'éruption, faiblesse, douleurs musculaires, foie douloureux et sensible à la palpation, troubles gastro-intestinaux, mal de tête.

Hépatite toxique 189 : Jaunisse, prurit général, nausée, vomissements, collapsus.

Maladie de Hodgkin et autres lymphogranulomatoses 416 : Tuméfaction indolore des ganglions lymphatiques du cou, qui atteignent souvent la taille d'une orange. Si elle est unilatérale, il s'agit de la maladie de Hodgkin ; si elle atteint les deux côtés, c'est un autre lymphome. Par la suite, tous les ganglions lymphatiques sont atteints. Autres symptômes : démangeaisons cutanées, anémie, faiblesse, amaigrissement, fièvre récurrente persistante, œdème de la jambe, difficulté de la respiration.

Démangeaison accompagnée d'éruption

Voir aussi **Éruption,** p. 191.

Hépatite infectieuse aiguë 187 et **Hépatite sérique 188 :** La jaunisse est un symptôme majeur. Fièvre, mal de tête, perte d'appétit, urines foncées, selles couleur d'argile, fatigue, foie palpable entraînant une sensibilité abdominale, prurit général accompagné ou non d'éruption.

Dermite de contact 286 : Petites vésicules (pouvant s'agrandir), qui s'ouvrent, suintent et forment des croûtes. La zone atteinte est rouge et œdémateuse.

Maladie du sérum 288 : Urticaire, prurit, fièvre pouvant varier de faible à élevée, tuméfaction des ganglions lymphatiques au voisinage de l'endroit d'inoculation, inflammation des articulations.

Pityriasis rosé 306 : Débute par l'apparition d'une large tache circulaire, rouge, légèrement en relief et squameuse (semblable à celles dues à la teigne). Cinq à dix jours plus tard, apparition

d'une multitude de petites taches prurigineuses. Ces plaques ne sont jamais localisées au-dessus du cou ni au-dessous des genoux.
Mycose du pied 308 : Peau fissurée autour des orteils, taches rouges et blanches, démangeaisons. Dans les formes sévères, vésicules.
Engelure 313 : L'extrémité atteinte est rouge, enflée et prurigineuse. Elle peut se recouvrir de phyctènes (ampoules) ; évolution possible vers la gelure.
Lupus érythémateux 320 : Éruption cutanée prenant la forme de placards rouges s'étendant en ailes de papillons sur les joues et l'arête du nez, pouvant être localisés également ailleurs. Tandis que les anciennes taches cicatrisent, de nouveaux placards squameux et prurigineux apparaissent. Dans la forme systémique (disséminée), le lupus érythémateux se manifeste par des douleurs articulaires, des localisations pleurales (pleurésie), cardiaques (insuffisance cardiaque), rénales (néphrite), accompagnées de fièvre, d'anémie et d'émaciation.
Polycythémie 327 : Peau violacée, étourdissements, fatigue, mal de tête sourd constant, démangeaisons, essoufflement, hémorragies sur le trajet gastro-intestinal entraînant des selles sanglantes ou goudronneuses.

Démangeaison intense accompagnée d'éruption

Urticaire 285 : Éruption de papules de taille variable accompagnée de démangeaisons intenses.
Allergie physique 290 : Papules de taille variable localisées dans la zone atteinte. Dans les cas extrêmes, pouls accéléré et perte de conscience.
Eczéma atopique 291 : Taches rouges et squameuses localisées aux coudes, aux genoux, au cou et au visage, croûtes sanguinolentes, démangeaisons intenses, induration de la peau.
Choc anaphylactique 292 : Urticaire géante s'étendant sur tout le corps, obstruction respiratoire avec crises de type asthmatique, œdème généralisé, pouls rapide.
Lichen plan 296 : Papules planes et polygonales de couleur violine, dont la taille varie de celle d'une pointe d'épingle à celle d'une tête de clou. Les lésions sont brillantes et tendent à se rejoindre. Prurit intense.
Mycoses 307 : Éruption sur le corps et le cuir chevelu de taches annulaires rouges accompagnées de vésicules qui grossissent et desquament sur leur bord extérieur tout en cicatrisant au centre. L'infection s'étend à la périphérie. Prurit intense.
Gale 309 : Pustules, vésicules se transformant en sillons fins et grisâtres d'un ou deux centimètres de long. Prurit intense
Pédiculose (infestation par les poux) 310 : Démangeaisons intenses, petites taches rouges à l'endroit de la piqûre, parfois tuméfaction des ganglions lymphatiques, petites papules. Les lentes sont visibles dans les cheveux et sur les vêtements.
Pou du pubis 311 : Démangeaisons intenses, petites taches bleu pâle dans la région pubienne ; les poux sont accrochés à la base des poils, enfonçant leur rostre dans la peau. Les lentes sont visibles.

Taches rouges provoquant des démangeaisons sur tout le corps

Varicelle 372 : Petites taches rouges prurigineuses se transformant en vésicules remplies d'une sérosité claire qui devient trouble ; les vésicules se dessèchent et forment finalement des croûtes. Chez l'adulte, également frissons, mal de tête, douleur dans le dos.
Variole 373 : Débute par une fièvre élevée, un violent mal de tête frontal, des douleurs musculaires intenses, des

convulsions (chez l'enfant) ; éruption de petites taches rouges se transformant d'abord en pustules, puis en vésicules purulentes, et finalement en croûtes d'odeur nauséabonde.

Dépôts cutanés jaunâtres

Xanthélasma (xanthome) 38 : Nodules indolores, plats ou légèrement en relief, localisés aux paupières, dus à un taux élevé de cholestérol dans le sang. Des dépôts jaunâtres peuvent également apparaître aux coudes, aux genoux, aux talons et aux mains.
Hypervitaminose D 353b : Perte d'appétit, amaigrissement, nausée, faiblesse, mictions très fréquentes, insuffisance rénale, dépôts cutanés de calcium jaune blanchâtre.

Desquamation

Coup de soleil 314 : Peau très rouge, douloureuse et cuisante, puis desquamation. Dans les formes sévères : frissons, fièvre, mal de tête.
Scarlatine 359 : Vomissements, gorge douloureuse, fièvre élevée, langue blanche et chargée devenant ensuite framboisée, fausse membrane grisâtre dans la gorge et dans la bouche. Éruption de taches rouges qui s'effacent à la pression. Plus tard, la peau desquame en lambeaux et en fines écailles, face rouge à l'exception d'une zone pâle autour de la bouche.

Éruption cutanée

Le nombre d'affections de la peau et de maladies systémiques pouvant provoquer une éruption cutanée est considérable. Le terme d'éruption est trop vague pour identifier un symptôme. Du point de vue médical, il comporte une certaine notion de rougeur, mais dans son sens général il n'a aucune signification de couleur précise. On s'est efforcé ici de le spécifier en caractérisant le type de l'éruption. (Les éruptions prurigineuses apparaissent sous le symptôme *Démangeaison.*)
Éruption se transformant en bulles ou vésicules, Éruption de taches rouges du type de la rougeole, Éruption de taches rouges devenant pourpres ou noires (hémorragies punctiformes), Éruptions diverses généralisées à tout le corps. Éruptions diverses localisées à une région du corps.

Éruption se transformant en bulles ou vésicules

Impétigo 302 : Éruption érythémateuse (rouge) se transformant en bulles remplies de liquide autour de la bouche, des narines, sur le cuir chevelu et les bras et ressemblant à celles dues à une mycose. Les bulles grossissent, s'ouvrent et libèrent un liquide jaune paille, puis forment des croûtes prurigineuses jaunâtres.
Zona 303 : Débute par les symptômes d'une grippe légère, suivie d'une éruption unilatérale au niveau de la taille, parfois du thorax, du cou ou autour de l'œil ; apparaissent ensuite des petites vésicules douloureuses. Les vésicules se dessèchent et forment des croûtes qui tombent en laissant des cicatrices.
Varicelle 372 : Éruption de petites taches rouges prurigineuses se transformant en vésicules et finalement en croûtes. Ces différents stades peuvent coexister simultanément. Chez l'adulte, la varicelle prend une forme plus sévère, avec mal de tête, douleur dans le dos, frissons et fièvre élevée.
Variole 373 : Fièvre élevée, violent mal de tête frontal, douleur intense dans le dos, douleurs musculaires et pouls rapide. Convulsions chez l'enfant. Éruption de petites taches rouges se transformant en pustules, puis en vésicules ne s'effaçant pas à la pression. Le liquide contenu dans les vésicules devient purulent, puis les vésicules se dessèchent en formant des croûtes d'odeur nausé-

abonde. A la différence de la varicelle, ces différentes phases ne sont jamais simultanées.

Éruption de taches rouges du type de la rougeole

Rougeole 370 : Débute par les symptômes d'un coup de froid ; fièvre élevée, toux, photophobie, puis apparition de taches rosées centrées par un point blanc à la face interne des joues, éruption de petites taches brun-rose sur tout le corps.
Rubéole 371 : Débute par un léger mal de gorge, puis éruption de taches rosées sur tout le corps, hypertrophie des ganglions lymphatiques du cou, raideur articulaire. Chez l'adulte, lassitude et mal de tête.
Dengue 380 : Frissons, fièvre élevée, douleur à l'arrière du globe oculaire, douleurs musculaires et articulaires intenses au point d'entraîner la prostration, éruption du type de celle de la rougeole généralisée à tout le corps.
Roséole 399 : Chez l'enfant : fièvre élevée, jusqu'à 40,5 °C. Lorsque la fièvre tombe, une éruption apparaît sur le thorax et l'abdomen, plus rarement sur le visage et les extrémités. L'éruption prend souvent la forme de taches plus grandes et plus irrégulières que dans le cas de la rougeole.
Varicelle 372 et **Variole 373 :** (Voir *Taches rouges prurigineuses sur tout le corps.*)

Éruption de taches rouges devenant pourpres ou noires (hémorragies punctiformes)

Ceci est généralement le signe d'hémorragies sous-cutanées.

Méningite 7 : Éruption sur tout le corps de petites taches rouges devenant pourpres, fièvre oscillante, mal de tête intense, cou raide, vomissements, délire.
Endocardite 135 : Petites taches rouge pourpre sur tout le corps, fièvre inexplicable, frissons, douleur thoracique et articulaire, fatigue, hippocratisme digital (doigts en massue), perte d'appétit, rate agrandie et douloureuse, saignement de nez et hématurie (sang dans les urines).
Sprue 180 : Diarrhée, selles grasses, mousseuses et claires, langue rouge et douloureuse, estomac distendu, émaciation. Chez l'enfant : retard de la croissance, déformations osseuses et musculaires, fractures spontanées.
Purpura 328 : Éruption de petites taches rouges devenant pourpres, puis se transformant en taches ecchymotiques bleu noir, hémorragies buccales et des muqueuses au moindre traumatisme. Douleur abdominale et articulaire, coagulation lente du sang.
Avitaminose C 362 : Faiblesse, saignement des gencives, hémorragies sous-cutanées, déchaussement des dents, fragilité osseuse. Chez l'enfant : perte d'appétit, amaigrissement, irritabilité, jambes très douloureuses.
Empoisonnement du sang 360 : Frissons intenses, mal de tête sévère, fièvre oscillante, transpiration profuse, éruption cutanée de petites taches devenant noires et bleuâtres dues à des hémorragies punctiformes, diarrhée sévère, collapsus.
Peste 365 : Frissons, fièvre très élevée, tachycardie, bubons (ganglions lymphatiques de la taille d'un œuf apparaissant à l'aine) ; les bubons suppurent et s'ouvrent ; petites taches rouges devenant noires.
Typhus 392 : Fièvre élevée pendant dix jours, mal de tête intense, prostration, éruption de taches rouges et de petits points rouges devenant bleus, rétrécissement des pupilles, urines fortement colorées et peu abondantes, contractures musculaires, langue blanche et chargée, transpiration profuse pendant la défervescence. En l'absence de traitement : stupeur, délire, coma.

Éruptions diverses généralisées à tout le corps

Rhumatisme articulaire aigu et fièvre rhumatismale 127 : L'éruption n'est pas le symptôme le plus significatif. Elle prend la forme de rougeurs qui s'étendent et confluent. Les symptômes majeurs sont les suivants : inflammation des articulations, tachycardie, fatigabilité, impossibilité à prendre du poids, malaise général, transpiration. Danse de Saint-Guy chez les enfants de 10 à 13 ans.
Syphilis précoce (secondaire) 209 : (De un à six mois après la contagion.) Éruptions variées en diverses régions du corps, taches rouge sombre, ulcérations dans la bouche, tuméfaction des ganglions lymphatiques, mal de tête sévère, douleurs articulaires, gorge douloureuse, parfois troubles oculaires.
Syphilis congénitale 211 : Chez le nourrisson : taches rouges surmontées de bulles sur tout le corps, reniflements, tibias incurvés ; par la suite, déformation du nez (nez en pied de marmite) et des dents.
Réactions allergiques aux médicaments 289 : Les barbituriques et les sulfamides peuvent provoquer des éruptions cutanées diverses.
Psoriasis 295 : Petites plaques rouges légèrement en relief recouvertes de squames argentées, hémorragies punctiformes sous les squames. Les plaques confluent pour former de larges placards.
Sclérodermie 321 : La peau enfle, devient marbrée, rouge et amincie, puis durcie, devenant calleuse et rigide. La maladie débute par les mains et les pieds et s'étend ensuite aux autres régions du corps. La face est figée, les mains sont contractées en griffes.
Pellagre (déficit en vitamine du complexe B- niacine) 351 : Perte d'appétit et amaigrissement, faiblesse, taches rouges devenant brunes et squameuses, bords de la langue et muqueuses écarlates, hypersalivation. Par la suite, diarrhée devenant sanglante, perte de mémoire, instabilité émotionnelle.
Scarlatine 359 : Vomissements, fièvre élevée, gorge douloureuse, langue blanche et chargée devenant ensuite framboisée, fausse membrane grisâtre dans la bouche et la gorge. Éruption généralisée s'effaçant à la pression. Face rouge à l'exception du pourtour de la bouche qui reste pâle.
Bilharziose 383 : Rougeur à l'endroit ou le ver a traversé la peau, douleurs abdominales, œdème de la face, des jambes et des organes génitaux, anémie, fatigue chronique, altération de l'état général.
Toxoplasmose 385 : Frissons, fièvre élevée, inflammation du muscle cardiaque, éruption généralisée, tuméfaction des ganglions lymphatiques, mal de tête sévère, hépatite.

Éruptions diverses localisées dans une région du corps

Couperose (rosacée) 294 : Rougeur localisée le long de la partie médiane du visage, nez rouge et bulbeux, pustules, pellicules.
Érysipèle 300 : Éruption œdémateuse de couleur rouge sombre à écarlate sur la face, entourée d'un bourrelet périphérique, frissons, fièvre élevée, mal de tête intense, tuméfaction des ganglions lymphatiques.
Escarre 318 : Peau rouge, brillante et insensible ; ensuite, ulcères étendus et plaies dans la région atteinte : points d'appui des fesses, des talons, des coudes et des omoplates.
Fièvre typhoïde 363 : Symptômes de la grippe, mal de tête frontal intense et persistant, fièvre très élevée continuelle, stupeur, estomac distendu, diarrhée, pouls dicrote (double), saignements de nez, taches rosées localisées surtout à l'abdomen qui disparaissent au bout de quelques jours.
Fièvre récurrente 369 : Frissons, fièvre élevée, tachycardie, mal de tête sévère, vomissements, douleurs articulaires et musculaires, transpiration profuse,

éruption de taches roses sur le tronc et les extrémités. Parfois, jaunisse.

Formation de croûtes sur la peau

Dermite de contact 286 : Petites vésicules qui s'ouvrent, suintent et forment des croûtes ; la zone atteinte est rouge et œdémateuse.
Eczéma atopique 291 : Taches rouges et squameuses localisées aux coudes, aux genoux, au cou et à la face, peau devenant dure, croûtes sanguinolentes, prurit intense.
Impétigo 302 : Plaques rouges se transformant en bulles remplies de sérosité autour de la bouche, des narines, sur le cuir chevelu et les bras (semblables à celles causées par les mycoses). Les bulles grossissent et s'ouvrent, libérant un liquide jaune paille. Formation de croûtes jaunâtres, démangeaisons.
Zona 303 : Débute par les symptômes d'une grippe légère, suivis d'une éruption unilatérale se transformant en une traînée de petites vésicules. L'éruption peut se localiser aussi autour du cou, du thorax ou de l'œil. Les vésicules se dessèchent en formant des croûtes.
Herpes simplex 304 : Démangeaisons et sensation de cuisson autour de la commissure des lèvres (localisation habituelle) suivies de l'éruption de vésicules. Les vésicules se dessèchent, formant ensuite des croûtes jaunâtres.
Varicelle 372 : Éruption de taches rouges prurigineuses sur le corps, puis pustules et vésicules se transformant finalement en croûtes. Chez l'adulte : mal de tête, frissons et douleur dans le dos.
Variole 373 : Débute par une fièvre élevée, un violent mal de tête frontal, une douleur musculaire intense ; convulsions chez l'enfant. Ensuite, éruption sur tout le corps de petites taches rouges se transformant en pustules, puis en vésicules purulentes et finalement en croûtes d'odeur nauséabonde.

Furoncles et anthrax

Furoncles et anthrax 310 : Le furoncle est une grosseur dure, rouge, cuisante et douloureuse ; l'anthrax est une lésion plus large ou regroupant plusieurs furoncles, qui s'ouvre, laissant couler du pus. Septicémie possible.
Diabète 332 : Soif excessive, augmentation de l'appétit, mictions fréquentes. Amaigrissement, faiblesse, troubles visuels, engourdissement, sensation de picotements, crampes dans les jambes, impuissance, furoncles, mycose vaginale.

Grains de beauté

Grains de beauté et taches de naissance (nævi) 315 : Les nævi peuvent être de couleurs variées, depuis les taches pâles ou dépigmentées jusqu'aux grains de beauté marron foncé ou noirs (qui constituent la majorité des cas). Ils peuvent être pileux, plats ou surélevés, et s'observent en n'importe quel point du corps.
Mélanome malin 410 : Modification d'aspect de tout grain de beauté foncé (extension, saignement). Affection rare.

Jaunisse

La jaunisse est une teinte jaune ou jaune verdâtre de la peau. Cette coloration peut également apparaître au niveau de la conjonctive et du blanc de l'œil, ainsi que dans les urines. La jaunisse se manifeste également par la couleur des selles (selles gris pâle ou couleur d'argile). Elle constitue toujours un symptôme sérieux ou significatif, à l'exception de la *Maladie de Gilbert* **190.** *Jaunisse légère, Jaunisse légère et vomissements, Jaunisse sévère, Jaunisse sévère et vomissements.*

Jaunisse légère

Maladie de Gilbert 190 : Le seul symptôme est une jaunisse légère

Réactions allergiques aux médicaments 289 : La chlorpromazine peut provoquer une jaunisse et des troubles hépatiques.
Anémie 322 : Syndrome anémique, vertiges, palpitations, langue rouge et douloureuse. Dans les formes sévères : jaunisse légère, engourdissement des membres, soif excessive, perte de mémoire, choc.
Anémie pernicieuse 323 : Syndrome anémique, palpitations, douleur générale dans tout le corps, langue rouge et douloureuse, sensation de picotements et de fourmillements dans les mains, les pieds et en divers endroits du corps, amaigrissement, difficulté à marcher, nausée, impuissance et frigidité.
Anémie hémolytique 324 : Syndrome anémique, évanouissement, étourdissements, pouls faible et rapide, frissons, fièvre, douleurs dans les extrémités et à l'abdomen.
Anémie à hématies falciformes 325 : Syndrome anémique sévère, douleurs articulaires, développement physique anormal (membres allongés, tronc court), douleur sévère généralisée à tout le corps. Chez le petit enfant : les mains et les pieds sont douloureux et enflés.
Mononucléose infectieuse 377 : Tuméfaction douloureuse des ganglions lymphatiques du cou, des aisselles et de l'aine, faiblesse, fatigue, fébricule, parfois jaunisse légère.
Arriération mentale 403 : Chez le nourrisson : taille anormale de la tête à la naissance, poids faible à la naissance, développement général ralenti.

Jaunisse légère et vomissements

Pancréatite aiguë 166 : Douleur insupportable dans la région supérieure de l'abdomen irradiant souvent vers le dos. Jaunisse, vomissements intenses, cyanose, pouls rapide et faible, choc.
Pancréatite chronique récidivante 167 : Douleur d'intensité variant de faible à insupportable, nausée, vomissements, pouls accéléré, selles grasses et mousseuses, jaunisse fréquente.
Calculs dans la vésicule biliaire 194 : Colique hépatique, douleur violente survenant par vagues dans la région supérieure de l'abdomen et irradiant vers le dos, l'épaule ou la région pelvienne. Jaunisse légère, vomissements, tachycardie, flatulence, éructations.
Cholécystite 195 : Douleur violente survenant par vagues dans la région supérieure de l'abdomen et irradiant vers le dos, l'épaule ou la région pelvienne. Jaunisse légère, vomissements, tachycardie, troubles digestifs.
Troubles du début de la grossesse 243 : Nausée et vomissements de faibles à pernicieux. Dans les formes extrêmes, amaigrissement, jaunisse légère, tachycardie.
Toxémie gravidique (prééclampsie) 246 : Œdème généralisé, prise de poids, maux de tête sévères, troubles visuels, étourdissements, vomissements, jaunisse, amnésie.
Fièvre récurrente 369 : Frissons, fièvre élevée, tachycardie, mal de tête sévère, vomissements, douleurs musculaires et articulaires, transpiration profuse, éruption de taches roses sur le tronc et les extrémités. Parfois, jaunisse.

Jaunisse sévère

Hépatite infectieuse aiguë 187 et Hépatite sérique 188 : Teinte jaunâtre de la peau et des yeux, urines foncées, selles claires, papules rouges et prurigineuses, grande faiblesse, foie agrandi et sensible, mal de tête sévère, troubles gastro-intestinaux.
Cirrhose du foie 191 : Jaunisse sévère, foie agrandi et palpable, ballonnement abdominal, angiomes stellaires (taches rouges entourées de lignes rosées s'étendant en étoile sur la peau), œdème des pieds et des jambes, dilatation des veines abdominales, haleine fétide, hémorroïdes internes, émaciation. Chez l'homme, féminisation, hypertrophie mammaire, atrophie des testicules, impuissance.

Angiocholite (cholangite) 196 : Jaunisse, fièvre élevée, frissons intenses, selles couleur d'argile.
Cancer du pancréas 431 : Douleur pénible dans la partie supérieure de l'abdomen irradiant vers le dos, troubles digestifs, jaunisse, urines brun foncé, selles couleur d'argile, amaigrissement.

Jaunisse sévère et vomissements

Hépatite toxique 189 : Peau et blanc des yeux jaunes, éruption cutanée, nausée, vomissements, diarrhée, collapsus.
Atrophie aiguë du foie 193 : Jaunisse sévère, vomissements noirs, foie douloureux et palpable, maux de tête sévères, haleine fétide, instabilité émotionnelle, coma.
Fièvre jaune 379 : Fièvre élevée, prostration, mal de tête sévère, douleur dans le dos et les membres, face congestionnée, urines peu abondantes. La jaunisse apparaît dans la seconde phase de la maladie, marquée également par des vomissements noirs et des hémorragies des muqueuses.
Cancer de la vésicule biliaire 432 : Douleur dans la région supérieure droite de l'abdomen, près du centre, parfois vomissements, faiblesse progressive. Perte d'appétit, jaunisse.
Cancer du foie 433 : Nausée, vomissements, pesanteur abdominale, constipation, douleur sourde dans la région du foie, jaunisse, anémie, amaigrissement.

Lésions gazogènes

Gangrène gazeuse 362 : Lésion suppurante dont la pression libère du gaz et est accompagnée d'un bruit de crépitement. La plaie est entourée de peau foncée devenant noire.

Nodosités cutanées

Goutte 334 : Douleur extrême dans l'articulation du gros orteil, articulations enflammées et douloureuses, pouls rapide, nodules d'urate de sodium (tophi) localisés au niveau de l'oreille et des articulations.
Lèpre 368 : Plaques cutanées rouges et brunes avec un centre blanc, perte de sensibilité au niveau de ces taches et en différents autres points, nodules durs localisés au visage et en divers endroits du corps, atrophie musculaire, plaies ouvertes, enrouement, perte des doigts et des orteils.
Cancer de la peau 409 : Nodules en forme de perles, qui s'érodent et s'ulcèrent lentement ; peuvent se développer de façon externe ou interne.
Cancer du sein 420 : (Voir *Symptômes spécifiques de la femme.*)

Odeur corporelle

L'odeur corporelle est due à l'activité bactérienne dans la sueur sécrétée par l'organisme. Ceci est particulièrement sensible dans le cas de l'urémie et de la pneumonie. Les localisations usuelles sont les aisselles, la plante des pieds et l'aine. (Voir *Odeur corporelle* **319**.)

Papules

La papule est une petite saillie prurigineuse sur la peau, circulaire, rougeâtre et blanche en son centre.

Urticaire 285 : Éruption de papules de taille variable accompagnée de démangeaisons intenses.
Maladie du sérum 288 : Les papules sont de taille variable ; elles sont accompagnées de démangeaisons intenses.
Allergie physique 290 : Éruption de papules, parfois pouls rapide. Perte de conscience fréquente chez les sujets allergiques au froid brusquement immergés dans l'eau glacée.
Choc anaphylactique 292 : Urticaire géante et œdème généralisé à tout le corps, obstruction respiratoire, pouls rapide, choc.

Pédiculose (infestation par les poux) 310 : Petits points rouges à l'endroit de la piqûre, prurit sévère, parfois tuméfaction des ganglions lymphatiques, petites papules ; les poux et les lentes sont visibles dans les cheveux et les vêtements.

Parasites visibles sur la peau

L'acare qui provoque la gale laisse un mince sillon grisâtre sur la peau. Les traces de piqûres de poux, rouges et prurigineuses, peuvent s'observer en n'importe quel endroit du corps. Le pou du pubis (morpion) est localisé au niveau des poils pubiens, où il forme des taches bleuâtres prurigineuses.

Peau chaude et moite

Hyperthyroïdie 340 : Goitre, tachycardie, peau chaude et moite, nervosité, hyperactivité, amaigrissement malgré un appétit accru, yeux saillants ou fixes, hyperthermie. (Augmentation du métabolisme de base.)

Peau craquelée

Mycose du pied 308 : Peau fissurée et rougie autour des orteils, parfois plaques blanches et vésicules. Démangeaisons intenses.

Peau devenant dure

Eczéma atopique 291 : Plaques rouges et squameuses sur les coudes, les genoux, le cou et la face, croûtes sanguinolentes, démangeaisons intenses, peau devenant dure autour des lésions.
Sclérodermie 321 : La peau enfle, rougit et s'amincit d'abord sur les mains et les pieds, puis en différents endroits du corps. La peau devient dure, calleuse et rigide, le visage est figé, les mains sont contractées en griffes.

Avitaminose A 348a : Retard de la croissance chez l'enfant, cécité nocturne, opacification ou ulcération de la cornée, inflammation des reins, peau cornée.

Peau flasque

Acné 293 : Pustules, comédons, boutons à pointe blanche et kystes laissant des cicatrices et des marques en creux sur le visage. Peau huileuse et flasque.
Carence en sel 356 : Crampes d'estomac, urines rares, contractures musculaires, évanouissement, pouls rapide, finalement convulsions.

Peau foncée (peau brunâtre)

Gangrène gazeuse 362 : Lésion suppurante dont la pression libère du gaz et s'accompagne d'un bruit de crépitement. La plaie est entourée d'une peau foncée qui devient noire. Par la suite, prostration et coma.

Peau froide et moite

État de choc 133 : Grande pâleur, cyanose (lèvres, ongles, lobe d'oreille et bout des doigts), pouls accéléré et faible, dyspnée, yeux excavés, dilatation des pupilles, anxiété, coma.
Gastrite aiguë (érosive) 155 : Douleur abdominale intense, pouls très rapide, collapsus, cyanose, difficulté de déglutition, soif excessive, parfois vomissements sanglants.
Coup de chaleur bénin 313b : Peau froide et moite, transpiration abondante, mal de tête, étourdissements, nausée, évanouissement. Température normale ou fièvre légère. Parfois, crampes musculaires.
Choléra 364 : Apparition brutale de la maladie, diarrhée constante, déshydratation extrême, selles aqueuses contenant des « grains de riz », vomisse-

ments violents, soif intense, cyanose, crampes d'estomac, crampes musculaires dans les jambes, collapsus total.

Peau noircie

Une peau noircie est symptomatique de la gangrène, où elle évolue vers la nécrose et la mortification.

Gangrène gazeuse 362 : Lésion suppurante dont la pression libère du gaz et s'accompagne d'un bruit de crépitement. La plaie est entourée de peau brunâtre qui devient noire. Dans les formes sévères, prostration et coma.

Peau sèche

Insuffisance rénale aiguë 208 : Arrêt total de la miction ou urines très peu abondantes. Présence de particules visibles dans les urines, vomissements, diarrhée, engourdissement, difficulté respiratoire, convulsions, contractures, odeur d'urine de l'haleine et muqueuses desséchées.
Coup de chaleur grave (hyperpyrexie) 313a : Peau brûlante, sèche et rouge, mal de tête, étourdissements, *absence* de transpiration, fièvre élevée, pouls très accéléré, respiration rapide.
Hypothyroïdie 339 : Chez l'enfant : arriération physique et mentale, corps court et trapu, face épaissie, nez épaté, ventre saillant, peau rugueuse et sèche, température au-dessous de la normale. Chez l'adulte : lenteur intellectuelle, apathie, peau sèche, froide et rugueuse, paupières bouffies, faiblesse musculaire, pouls lent, obésité, température au-dessous de la normale.

Peau squameuse

Entérite régionale 168 : Diarrhée, nausée, vomissements, fièvre, masse de forme allongée dans la région inférieure droite de l'abdomen, douleur variable, fistule ou abcès péri-anal, peau sèche et squameuse.
Psoriasis 295 : Plaques rouges légèrement en relief recouvertes de squames argentées. Hémorragies punctiformes sous-jacentes. Les plaques confluent pour former de larges placards.
Pityriasis rosé 306 : Débute par l'apparition d'une large tache circulaire, rouge, légèrement en relief et squameuse (semblable à celles dues aux mycoses) ; cinq à dix jours plus tard, apparition d'une multitude de petites taches prurigineuses sur tout le corps (sauf au-dessus du cou et au-dessous des genoux).
Mycose du pied 308 : Peau fissurée, rouge et squameuse autour des orteils, avec parfois des taches blanches et des vésicules. Prurit intense.
Lupus érythémateux 320 : Éruption de placards rouges et squameux s'étendant en ailes de papillons sur les joues et l'arête du nez, pouvant être localisés également ailleurs. Tandis que les premières taches cicatrisent, de nouveaux placards apparaissent. Dans la forme disséminée (systémique), le lupus érythémateux s'accompagne de douleurs articulaires, parfois de complications pulmonaires, cardiaques et rénales. Le patient est en général émacié, anémié et fiévreux.
Avitaminose B_2 (riboflavine) 350 : Faiblesse, peau sèche, rouge et squameuse autour des narines, des oreilles et du scrotum. Opacification et ulcération de la cornée, troubles de la vision, photophobie, sensation de brûlure dans la conjonctive, lèvres gercées, fissures à la commissure des lèvres.

Petites taches bleuâtres

Pou du pubis 311 : Taches bleuâtres dans la région pubienne provoquant un prurit intense. Les lentes sont accrochées aux poils pubiens.

Petites taches rougeâtres

Pédiculose (infestation par les poux) 310 : Petites taches rouges provoquées par la piqûre du pou, papules, prurit intense, parfois tuméfaction des ganglions lymphatiques. Les poux et les lentes sont visibles dans les cheveux et les vêtements.

Plaies et ulcérations

Ulcérations des organes génitaux (syphilis, chancre mou, granulome inguinal) : voir *Plaies, tumeurs et ulcérations des organes génitaux,* p. 170.

Syphilis tertiaire 210 : Gommes (nodosités évoluant vers le ramollissement et l'ulcération) sur la peau, la langue, les testicules et le foie. Cicatrisation très lente.

Acné 293 : Lésions sur la face et le cou, poussées de pustules, comédons et boutons à pointe blanche, kystes pouvant s'ulcérer, cicatrices et marques en creux sur le visage, peau huileuse et flasque.

Escarre 318 : Peau rouge et brillante sur les fesses, les talons, les coudes et les omoplates, se transformant ensuite en plaies et ulcères étendus.

Lymphadénite 331 : Tuméfaction douloureuse des ganglions lymphatiques. La peau recouvrant les ganglions devient sensible, avec parfois formation d'abcès.

Lèpre 368 : Taches cutanées rouges et brunes avec un centre blanc, perte de sensibilité au niveau de ces taches et en différentes régions, formation de nodules durs sur la face et en divers points du corps, enrouement, plaies ouvertes et ulcérations, perte des doigts et des orteils.

Histoplasmose 393 : Selles noires, diarrhée, vomissements, ulcérations du nez, des oreilles, des lèvres et parfois du pharynx. Émaciation, tuméfaction des ganglions lymphatiques. Dans les formes sévères, toux avec expectoration sanglante, perte de poids, fatigue extrême, transpiration abondante.

Cancer de la peau 409 : Toute tache en relief, blanche ou rouge et dure qui s'étend brusquement et se transforme en ulcère croûteux. La lèvre supérieure est une localisation fréquente.

Sillons ou traînées sur la peau

Gale 309 : Minces sillons cutanés d'une longueur d'un à deux centimètres creusés par l'acare. Également pustules, vésicules, démangeaisons.

Lymphangite 330 : Traînées rouges remontant le long des bras ou des jambes. Tuméfaction des ganglions lymphatiques, frissons, fièvre élevée (de 38,9° à 40,5 °C), douleurs généralisées, mal de tête.

Scarlatine 359 : Fièvre élevée, gorge douloureuse, vomissements, langue blanche et chargée devenant ensuite framboisée. Il peut y avoir formation d'une fausse membrane gris-jaune dans la bouche et dans la gorge. Également éruption cutanée, traînées foncées au niveau des plis de flexion, face rouge, à l'exception du pourtour de la bouche qui reste pâle.

Taches blanches sur la peau

Vitiligo 298 : Dépigmentation de certaine parties de la peau (taches cutanées blanches) non affectée par l'action du soleil.

Mycose du pied 308 : Peau rouge et craquelée avec des plaques blanches autour des orteils. Parfois, formation de vésicules. Démangeaisons intenses.

Gelure 312 : La partie du corps atteinte devient blanche, engourdie et légèrement enflée. Le réchauffement provoque une douleur.

Insuffisance surrénale (maladie d'Addison) 344 : Fatigabilité, faiblesse, peau couleur bronze, taches blanches irrégulières, amaigrissement, vomissements, douleur abdominale, besoin intense de sel, troubles nerveux, évanouissement, étourdissements, déshydratation, petites taches pigmentées sur la peau.

Taches bleu-noir

Anémie aplastique 326 : Symptômes d'une anémie sévère, pigmentation brune de la peau, saignements du nez et de la bouche, taches bleu-noir.
Purpura 328 : Petites taches rouges devenant pourpres, puis se transformant en taches ecchymotiques bleu-noir ; hémorragies buccales et des muqueuses au moindre traumatisme ; douleur abdominale et articulaire, coagulation lente du sang.
Insuffisance surrénale (maladie d'Addison) 344 : Fatigabilité, faiblesse, peau de couleur bronze, amaigrissement, nausée, vomissements, douleur abdominale, troubles nerveux, besoin intense de sel, déshydratation, petites taches pigmentées sur la peau, perte des cheveux, peau bigarrée, étourdissements, évanouissement.

Taches de rousseur (rouges, brunes ou noires)

Les taches de rousseur sont favorisées par l'exposition aux rayons ultraviolets provenant du soleil ou d'une source artificielle. Les sujets blonds et aux cheveux roux y sont particulièrement prédisposés. Une fois apparues, elles deviennent dans la plupart des cas permanentes. Les taches jaunes ou brunes peuvent être nombreuses et prendre des formes irrégulières. Elles sont caractéristiques chez les sujets âgés à la peau claire, mais peuvent aussi apparaître en cas d'exposition exagérée au soleil, dans la grossesse (chloasma ou marque de grossesse) et en réaction à des huiles solaires ou à des médicaments.

Insuffisance surrénale (maladie d'Addison) 344 : Faiblesse, peau de couleur bronze, amaigrissement, vomissements, chute des cheveux, besoin intense de sel, étourdissements, déshydratation, taches de rousseur.

Verrues

Verrues 305 : Excroissances indolores, grisâtres et fermes, dont la taille varie de celle d'une tête d'épingle à celle d'une tête de clou.

Vésicules

Les vésicules sont des petites bulles dont la taille varie de celle d'une pointe d'épingle à celle d'une tête de clou. Elles peuvent apparaître à l'endroit d'une vaccination, d'une piqûre de moustique ou d'autres insectes ainsi que dans nombre d'affections dont certaines sont indiquées ci-après.

Syphilis congénitale 211 : Les symptômes apparaissent environ un mois après la naissance : reniflements, éruption de petites bulles sur la face, les fesses, la plante des pieds et la paume des mains, tibias incurvés (en lame de sabre), méningite, nez en pied de marmite ; parfois perte de la vision, déformation des dents (dent de Hutchinson).
Herpès génital (herpes simplex virus type 2) 212a : Vésicules douloureuses sur la verge, à l'intérieur du vagin ou sur les parties externes des organes génitaux féminins. Des vésicules peuvent également apparaître sur les fesses et les cuisses ; ganglions lymphatiques tuméfiés (à l'aine), fièvre.
Dermite de contact 286 : Petites vésicules (pouvant s'agrandir) qui s'ouvrent, suintent et forment des croûtes ; la zone atteinte est rouge, œdémateuse et prurigineuse.
Réactions allergiques aux médicaments 289 : Les iodures peuvent entraîner l'apparition de vésicules.
Zona 303 : Débute par les symptômes d'une grippe légère, suivis d'une éruption unilatérale au niveau de la taille, du thorax ou du cou ; l'éruption se transforme en une traînée de petites vésicules douloureuses ; elle peut également apparaître autour de l'œil. Les vésicules se dessèchent et forment des croûtes.

Herpes simplex 304 : Prurit et sensation de cuisson autour de la commissure des lèvres, puis éruption de vésicules qui se dessèchent et forment une croûte jaunâtre.
Mycoses 307 : Éruption sur le corps et le cuir chevelu de taches circulaires rouges, très prurigineuses, accompagnées de vésicules qui grossissent et desquament sur leur bord extérieur. Elles cicatrisent au centre alors que l'infection s'étend à la périphérie.
Mycose du pied 308 : Démangeaisons et rougeur de la peau autour des orteils. Dans les formes sévères, la peau se décompose. Également fissures cutanées accompagnées de plaques blanches et parfois de vésicules.
Gale 309 : Pustules, vésicules irradiant le long de sillons grisâtres, prurit intense. L'acare peut être observé à l'aide d'une loupe.
Varicelle 372 : Éruption de taches rouges prurigineuses se transformant en pustules et finalement en croûtes. Chez l'adulte, frissons, mal de tête, douleur dans le dos.
Variole 373 : Débute par une fièvre élevée, un violent mal de tête frontal, des douleurs musculaires intenses ; convulsions chez l'enfant. Ensuite, éruption de petites taches rougeâtres se transformant en pustules, puis en vésicules purulentes, et finalement en croûtes d'odeur nauséabonde.

Symptômes des os, des articulations, des muscles et des extrémités

ARTICULATIONS

Déformation des articulations

Hémophilie 329 : Hémorragies au moindre traumatisme, déformations articulaires dues à des épanchements de sang dans les articulations.

Douleur articulaire aggravée par le mauvais temps

Arthrose 261 : Douleur générale, articulations cuisantes ou tuméfiées, raideur matinale, excroissances osseuses à la périphérie des articulations des mains. Douleur s'aggravant après un effort violent.
Arthrite gonococcique 262 : Douleur générale, articulations des mains cuisantes ou tuméfiées, puis localisation à une grosse articulation, éruption cutanée, fièvre, inflammation de l'urètre. Douleur dans la région inférieure de l'abdomen, pertes vaginales chez la femme, prostatite chez l'homme.

Excroissances osseuses autour des articulations

Polyarthrite rhumatoïde 259 : Crises douloureuses affectant une articulation et débutant par les doigts, raideur matinale, fièvre, transpiration des mains et des pieds, ongles cassants, tuméfaction des tissus environnant l'articulation atteinte. Par la suite, résorption de l'os, atrophie musculaire, déformation des doigts, genoux noueux et tuméfiés, nodosités souscutanées à la périphérie des articulations.

Arthrose 261 : Douleur modérée, arthralgies s'aggravant après un effort violent ; raideur matinale s'atténuant après un exercice physique modéré. Excroissances osseuses à la périphérie des articulations des doigts atteints, douleur articulaire s'aggravant au mauvais temps.

Arthrite gonococcique 262 : Articulations douloureuses et cuisantes, puis inflammation d'une articulation, douleur générale s'aggravant en cas de mauvais temps, éruption, fièvre, inflammation de l'urètre. Chez l'homme, prostatite ; chez la femme, douleur dans la région inférieure de l'abdomen, habituellement plus intense sur un côté, et pertes vaginales.

Goutte 334 : Inflammation de l'articulation du gros orteil et des autres articulations. Frissons et fièvre fréquents. Pouls rapide, nodules d'urate de sodium localisés au niveau de l'oreille ou des articulations.

Inflammation des articulations

Inflammation des articulations accompagnée de fièvre, Inflammation des articulations accompagnée de fièvre modérée, Inflammation des articulations non accompagnée de fièvre.

Inflammation des articulations accompagnée de fièvre

Rhumatisme articulaire aigu et fièvre rhumatismale 127 : Les petites, puis les grosses articulations des chevilles, des genoux et des poignets deviennent rouges et tuméfiées, sensibles ou douloureuses. Tachycardie, chorée (danse de Saint-Guy), malaise général, pâleur, transpiration, courbe de poids stationnaire chez l'enfant, perte d'appétit, éruption cutanée.
Endocardite 135 : Les trois symptômes dominants sont une douleur articulaire, une fièvre oscillante et une éruption sur tout le corps de petites taches rouges devenant pourpres. Parfois, sang dans les urines et saignements de nez.
Rhumatisme articulaire juvénile 260 : Articulations douloureuses, cuisantes et raides, gonflement et sensation de chaleur autour des articulations, fièvre élevée, iritis.
Arthrite gonococcique 262 : Douleur et sensation de cuisson autour des articulations s'aggravant en cas de mauvais temps, éruption cutanée, fièvre, inflammation de l'urètre. Chez l'homme : prostatite ; chez la femme : douleur dans la région inférieure de l'abdomen, habituellement plus intense sur un côté, et pertes vaginales.
Tuberculose ostéo-articulaire 264 : Tuméfaction des articulations non accompagnée de douleur ni de chaleur, limitation des mouvements. Localisation à la jambe : faiblesse, raideur, claudication ; localisation au dos : modification de la posture normale, raideur de la colonne vertébrale ; localisation à la hanche : « cris nocturnes » (l'enfant crie dans son sommeil mais ne se réveille pas). Élévation de la température, sueurs nocturnes.
Ostéomyélite 265 : Douleur profonde dans l'os et les articulations atteintes, fièvre élevée (jusqu'à 40 °C), muscles localement douloureux, raides et tuméfiés, suppuration.
Maladie du sérum 288 : Papules prurigineuses, parfois fièvre légère ou élevée, tuméfaction des ganglions lymphatiques autour du point d'injection, inflammation des articulations.
Lupus érythémateux 320 : Plaques rouges en ailes de papillon sur les joues, l'arête du nez et en divers autres points. Tandis que les anciennes plaques cicatrisent, de nouveaux placards apparaissent. Également peau squameuse, prurit, émaciation, anémie, fièvre. Dans la forme disséminée : douleurs articulaires ; également complications pulmonaires, cardiaques, pleurales, rénales.
Fièvre récurrente 369 : Frissons, fièvre élevée, tachycardie, mal de tête sévère, vomissements, douleurs musculaires et articulaires, transpiration profuse, éruption de taches roses sur le tronc et les extrémités. Une jaunisse peut parfois apparaître.
Dengue 380 : Apparition soudaine de frissons, fièvre élevée, mal de tête sévère. Le symptôme distinctif est une douleur oculaire rétro-orbitale. Douleur articulaire et musculaire intense au point d'entraîner un état de prostration. Après une période de défervescence, la fièvre remonte de façon plus modérée, accompagnée d'une éruption cutanée.
Leucémie 415 : Saignements de nez, hémorragies gingivales et cutanées (petites taches rouges devenant pourpres). Fatigue, pâleur extrême, malaise général, fièvre, syndrome anémique. Chez l'enfant (forme aiguë) : gorge douloureuse, corps se marquant facilement de taches ecchymotiques, pouls accéléré. Chez l'adulte (forme chronique) : tuméfaction caractéristique des ganglions

lymphatiques, sueurs nocturnes, amaigrissement, douleurs articulaires.

Inflammation des articulations accompagnée de fièvre modérée

Phlébite 141 : Jambe blanche, sensible et tuméfiée, douleurs articulaires, dilatation des veines superficielles de la jambe, pouls accéléré, fièvre peu élevée.
Entérite régionale 168 : Arthralgies migratrices, anémie, dénutrition, fièvre légère, abcès péri-anal, amaigrissement, crampes dans la région médiane de l'abdomen.
Syphilis précoce 209 : Premier stade : chancre génital. Second stade (quelques semaines plus tard) : éruptions diverses sur tout le corps, ulcérations de la bouche, douleurs articulaires, maux de tête, gorge douloureuse, troubles oculaires, température peu élevée ou normale.
Polyarthrite rhumatoïde 259 : Articulations douloureuses ou cuisantes, tuméfaction ou chaleur localisée autour des articulations, raideur matinale, transpiration des pieds et des mains, fièvre variable dans son intensité, nodosités à la périphérie des articulations atteintes, genoux enflés.
Anémie à hématies falciformes 325 : Symptômes d'une anémie sévère, parfois fièvre, vives douleurs dans tout le corps, jaunisse, développement physique anormal (bras et jambes allongés, tronc court). Chez le petit enfant : mains et pieds enflés et douloureux.
Goutte 334 : Inflammation de l'articulation du gros orteil et des autres articulations. Parfois, fièvre, frissons. Pouls accéléré, nodules d'urate de sodium localisés au niveau des oreilles ou des articulations.

Inflammation des articulations non accompagnée de fièvre

Arthrose 261 : Douleurs articulaires modérées, s'aggravant après un effort violent ; raideur matinale atténuée par un exercice physique modéré. Excroissances osseuses dans les doigts à la périphérie des articulations atteintes, douleurs articulaires par mauvais temps.
Bursites 263 : L'articulation atteinte est très douloureuse au mouvement ; elle est rouge, chaude et tuméfiée.
Purpura 328 : Petites taches rouges confluant souvent les unes vers les autres, hémorragies de la bouche et des muqueuses au plus léger traumatisme, douleur abdominale et articulaire, coagulation lente du sang, taches ecchymotiques noires et bleues, traces de sang dans les selles.
Acromégalie et gigantisme 336 : Hypertrophie des mains, des pieds, de la face et des mâchoires, voix rauque, céphalées sévères, transpiration excessive, douleurs articulaires, perte de la libido, diminution des facultés mentales.
Hypervitaminose A 348b : Perte d'appétit, chute des cheveux, irritabilité, céphalées sévères, retard de la croissance chez l'enfant, douleurs articulaires.
Avitaminose D 353a : Chez l'adulte : douleurs rhumatismales dans la région pelvienne, les membres et la colonne vertébrale, faiblesse progressive. Chez l'enfant : lordose et scoliose possibles.

LA CHEVILLE

Cheville douloureuse et faible

Entorse de la cheville 280 : Cheville faible, douloureuse et enflée, instabilité articulaire.

Œdème de la cheville

Insuffisance cardiaque 126 : Œdème des chevilles et des jambes, veine jugulaire saillante, respiration difficile, troubles du jugement et de la mémoire.

Néphrite aiguë 197 : Œdème des chevilles et de la face, urines rares et sanglantes, perte d'appétit brutale, nausée, vomissements, langue chargée. (Hypertension.)
Néphrite chronique 198 : Œdème des chevilles et de la face, abdomen distendu, urines rares et sanglantes, essoufflement au moindre effort, mictions nocturnes fréquentes, anémie.
Néphrose 199 : Œdème des chevilles et de la face, abdomen distendu, anémie.
Entorse de la cheville 280 : Cheville douloureuse, faible et enflée, instabilité articulaire.

LA COLONNE VERTÉBRALE

Affections et déviations de la colonne vertébrale

Tuberculose ostéo-articulaire 264 : Tuméfaction parfois indolore des articulations, raideur de la colonne vertébrale, modifications de la posture, fièvre, sueurs nocturnes. Chez l'enfant : cris nocturnes (l'enfant crie dans son sommeil mais ne se réveille pas).
Déviation de la colonne vertébrale 270 : Incurvation latérale (scoliose) et/ou courbure à convexité antérieure (lordose), épaules voûtées.
Avitaminose D 353a : Chez le petit enfant : agitation, amincissement et ramollissement des os du crâne, jambes arquées, retard de la station assise, de la station debout et de la marche. Par la suite, scoliose et lordose possibles.

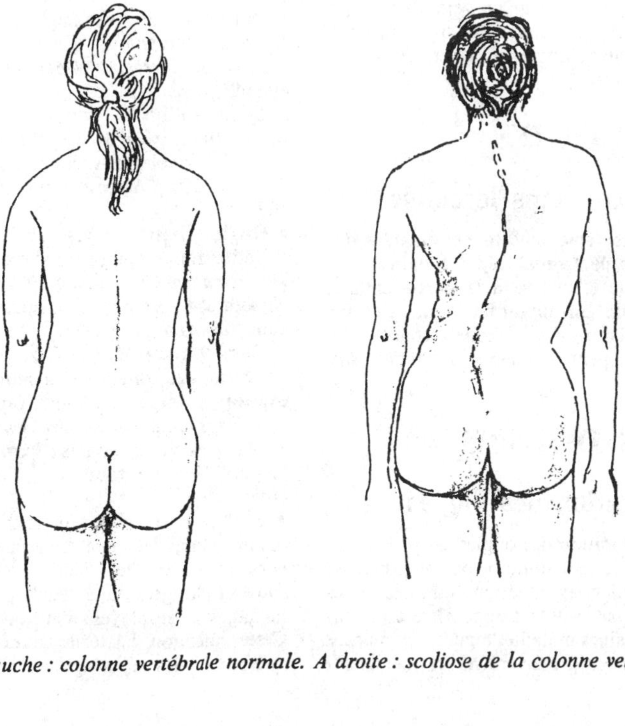

A gauche : colonne vertébrale normale. A droite : scoliose de la colonne vertébrale

Chez l'adulte : affaiblissement progressif et douleurs rhumatismales dans la région pelvienne, les membres et la colonne vertébrale.

Impossibilité à se redresser

Lumbago 268 : Douleur aiguë et insupportable, pouvant évoluer vers une lombalgie chronique. L'apparition peut être brutale, au cours d'un mouvement (le patient se penche et n'arrive plus à se redresser), ou progressive (douleur chronique dans le creux des reins). La douleur peut ensuite disparaître, ou devenir fréquente et chronique.
Hernie discale 269 : Les signes précurseurs sont une rigidité et une douleur lombaire irradiant parfois vers la fesse, la cuisse ou le mollet. La hernie discale peut parfois se produire à l'occasion d'un mouvement latéral, plus souvent lors d'un mouvement vers l'avant (se pencher) qui cloue le sujet au sol, l'empêchant de se redresser.

LE COUDE

Douleur dans le coude

Bursites (épicondylite ou maladie des joueurs de tennis) 263 : Inflammation aiguë de la bourse à la partie externe du coude, entraînant une douleur et une tuméfaction de la zone atteinte. La douleur peut irradier vers l'avant-bras.

LES DOIGTS

Altération des ongles

L'altération des ongles est provoquée par un grand nombre de maladies, en particulier les affections cutanées. Des cannelures peuvent apparaître au début de certaines maladies aiguës, se creusant ensuite progressivement et persistant longtemps après la disparition de la maladie elle-même (pendant cinq ou six mois). Les traumatismes (par exemple, un coup de marteau sur l'ongle) entraînent une décoloration suivie de la chute de l'ongle ; l'onychophagie (habitude de se ronger les ongles) entraîne un ongle court et déchiqueté, la formation de verrues au bord des ongles et, parfois, une infection.

- Tache bleu-noir ou rouge sous l'ongle : Traumatisme.
- Ongle fragile et cassant : Peut être dû à une mycose, mais souvent l'origine est inconnue. L'une des causes possibles est la fréquence des travaux ménagers. La fragilité de l'ongle s'observe plus fréquemment chez les femmes ; l'usage de vernis à ongles et de dissolvants pourrait également être incriminé.
- Ongles rayés de sillons croisés : Soins des ongles excessifs ; cuticules repoussées en arrière trop souvent.
- Ongles et « lit » des ongles cyanosés : *Bronchite chronique* **104** ; également cyanose des lèvres, toux paroxystique et essoufflement.
- Décoloration de l'ongle : Traumatisme ; *Hypothyroïdie* **339** ; *Psoriasis* **295**.
- Ongles friables, fissurés et craquelés : *Psoriasis* **295** ; *Mycose (onychomycose)* **307**.
- Ongle grisâtre : *Mycose* **307**.
- Petite traînée hémorragique sous l'ongle : *Endocardite (subaiguë)* **135** ; *Trichinose* **386** ; traumatisme ; parfois, aucune raison apparente.
- Ongle terne : *Mycose* **307**.
- Chute des ongles : Traumatisme, exposition importante aux rayons X, *Syphilis (syphilis secondaire sévère)* **209**.
- Marques sur les ongles : *Psoriasis* **295** (signe précoce) ; tout type d'affection cutanée.
- Poches purulentes sur le bord des ongles : Peuvent apparaître chez toute personne dont les mains sont très souvent plongées dans l'eau : pêcheurs, ménagères, employés d'entretien, etc. Cette infection bactérienne exige fréquemment des soins médicaux.

• Lunule rouge : Certains cas d'*Insuffisance cardiaque* **126**.
• Ongle se séparant de la matrice : *Psoriasis* **295**.
• Ongles en cupule (incurvation contraire à la normale) et cannelés : *Anémie* **322**.
• Ongle blanc : Teinte plus ou moins blanchâtre de l'ongle dans la *Cirrhose du foie* **191**, l'*Insuffisance cardiaque (chronique)* **126**, la *Tuberculose pulmonaire* **112**, le *Diabète* **332** et la *Polyarthrite rhumatoïde* **259**.

Déformation ou perte des doigts

Polyarthrite rhumatoïde 259 : Débute par une douleur ou une sensation de brûlure dans les articulations, une tuméfaction et une raideur matinale. Par la suite, déformation des articulations des doigts, nodosités sous-cutanées à la périphérie des articulations enflammées.
Arthrose 261 : Articulations douloureuses, cuisantes et tuméfiées, raideur matinale, excroissances osseuses à la périphérie des articulations de la main, douleur s'accentuant à l'effort et en cas de mauvais temps.
Lèpre 368 : Taches rouges et brunes avec un centre blanchâtre, perte de sensibilité au niveau de ces taches et en différents autres points, nodules durs se développant sur la face et en divers endroits du corps, atrophie musculaire, plaies ouvertes, déformation et perte des doigts et des orteils, enrouement.

Hippocratisme digital (doigts en massue, bout des doigts élargi et ongles bombés)

Bien qu'il puisse en de rares cas apparaître sans raison, peut-être de façon héréditaire, l'hippocratisme digital est en général le symptôme d'une maladie. Il s'observe souvent sous une forme atténuée dans l'emphysème, la bronchite chronique, la pleurésie, dans les phases avancées de la tuberculose et dans l'abcès pulmonaire. Il apparaît toujours dans les cardiopathies congénitales, accompagné de cyanose.

Empyème 119 : Douleur aiguë dans le côté affecté de la poitrine, toux sèche et courte, frissons, fièvre, hippocratisme digital, transpiration, émaciation, malaise général.
Endocardite 135 : Douleurs articulaires, fièvre, frissons, petites taches rouges devenant pourpres sur tout le corps, saignements de nez, sang dans les urines, anémie, hippocratisme digital, fatigue extrême.

LE DOS

Dos douloureux

Dos douloureux, Douleur lombaire, Douleur lombaire chez la femme, Douleur lombaire chez l'homme.

Dos douloureux

Le « mal de dos » est un des symptômes les plus communément répandus. Il peut être causé par la fatigue, par un travail musculaire exagéré dû à un effort ou à un exercice physique inhabituels, ou être l'expression de difficultés d'ordre psychologique (dépression, anxiété, sentiment de frustration). Il accompagne parfois l'ulcère gastro-duodénal, la pancréatite, le pneumothorax, et apparaît fréquemment chez les femmes après la ménopause.

Bronchite aiguë 103 : Douleur dans les muscles et dans le dos, toux douloureuse et épuisante, expectoration jaunâtre, épaisse et purulente.
Troubles mineurs de la grossesse 235 : Dyspnée légère, dyspepsie, mal de tête, douleur dans le dos, veines variqueuses, hémorroïdes.

Ostéoporose vertébrale 266 : Douleur rachidienne chronique, dos voûté, diminution de la taille, fragilité osseuse, fractures spontanées.
Obésité 347 : (Plus de vingt p. cent d'excès pondéral.) Dans les formes sévères, dyspnée, dos et jambes douloureux, arthrite.
Varicelle 372 : Éruption de taches prurigineuses sur tout le corps, se transformant d'abord en pustules, puis en vésicules, et finalement en croûtes. Chez l'adulte : également frissons, mal de tête, douleur dans le dos.
Variole 373 : Fièvre élevée, violent mal de tête frontal, douleur intense dans le dos, muscles douloureux, pouls accéléré, convulsions chez l'enfant. Éruption de petites taches rougeâtres se transformant en pustules, puis en vésicules ne s'effaçant pas à la pression, remplies d'une sérosité qui devient purulente ; les vésicules se dessèchent en formant des croûtes d'odeur nauséabonde et des cicatrices.
Grippe 376 : Frissons, fièvre élevée, mal de tête sévère, douleurs intenses dans le dos et les muscles. Faiblesse extrême et prostration. Grande fatigue, transpiration profuse, toux sèche et pénible, face congestionnée. La grippe intestinale entraîne également des diarrhées et des vomissements.
Fièvre jaune 379 : Fièvre, face rouge, prostration, mal de tête sévère, douleurs dans le dos et dans les membres, urines peu abondantes. Dans la seconde phase de la maladie : jaunisse, vomissements de sang noir, hémorragies des muqueuses.
Maladie de Hodgkin et autres lymphogranulomatoses 416 : Tuméfaction indolore des ganglions lymphatiques, anémie, mal de dos, œdème des jambes, respiration et déglutition difficiles. Plus tard, prurit sévère, faiblesse, amaigrissement et fièvre récurrente persistante.
Cancer du rein 427 : Les trois symptômes classiques sont le mal de dos, une grosseur dans l'abdomen et la présence de sang dans les urines. Également amaigrissement et anémie.
Cancer du pancréas 431 : Douleur dans la région supérieure de l'abdomen irradiant vers le dos, troubles digestifs, jaunisse, urines foncées, selles couleur d'argile, amaigrissement.

Douleur lombaire

Anévrisme 142 : Douleur thoracique sévère s'étendant à la région lombaire, pouls rapide, dyspnée.
Lumbago 268 : Impossibilité de se redresser après s'être penché. Douleur chronique dans le creux des reins.
Hernie discale 269 : Douleur lombaire irradiant vers la fesse, la partie arrière de la cuisse et le mollet.

Douleur lombaire chez la femme

Règles douloureuses 220 : Crampes d'intensité légère à sévère dans la région inférieure de l'abdomen, dans la région lombaire et les cuisses ; règles peu abondantes ou profuses, malaise général, transpiration.
Cervicite 223 : Douleur dans la région pelvienne et lombaire, règles abondantes, leucorrhée, saignements après les rapports sexuels.
Prolapsus génital (« descente d'organes ») 224 : Douleur lombaire accentuée par la station debout ou l'effort, mictions fréquentes, pesanteur dans la région inférieure de l'abdomen, prolapsus.
Cancer du col de l'utérus 421 : Pertes de sang, menstruations irrégulières, saignements après les rapports sexuels ou à l'effort. Par la suite, pertes devenant jaunâtres, douleur lombaire, troubles de la miction, vomissements, constipation, amaigrissement.
Cancer de l'utérus 422 : Pertes de sang en dehors des règles ou après la ménopause. Pertes aqueuses d'odeur nauséabonde (symptôme significatif), troubles de la miction, constipation, douleur lombaire ou abdominale irradiant vers la hanche et la cuisse.

Cancer de l'ovaire 423 : Abdomen gonflé et douloureux, masse volumineuse dans la région pelvienne, douleur lombaire, modification du transit intestinal et de la miction, parfois pertes de sang, seins tuméfiés et douloureux ; chez l'enfant, puberté précoce.

Douleur lombaire chez l'homme

Hypertrophie de la prostate 250 : Miction laborieuse et cuisante, incapacité à vider complètement la vessie, fin de miction en goutte-à-goutte. Parfois, sang dans l'urine et impuissance.
Cancer de la prostate 424 : Miction devenant de plus en plus difficile et fréquente, diminution de la force du jet urinaire. Incapacité à vider entièrement la vessie. Impuissance. Par la suite, miction douloureuse, douleur lombaire et sang dans les urines (signe majeur).
Cancer du testicule 425 : Apparition d'une masse testiculaire molle ou ferme qui augmente de volume. Parfois, douleur sourde dans le scrotum, douleur lombaire fréquente. Miction difficile. Chez l'enfant : puberté précoce ; chez l'adulte : féminisation.

Grosseur dans la région lombaire

Cancer du rein 427 : Sang dans les urines, douleur dans la colonne vertébrale, masse palpable dans la région rénale, anémie.

L'ÉPAULE

Affaiblissement des muscles de l'épaule

Dystrophie musculaire 405 : Type facio-scapulo-huméral : les épaules et les bras sont atteints davantage que les jambes, le patient ne peut soulever les bras au-dessus de la tête, faciès figé et inexpressif. Après l'adolescence, la maladie peut s'étendre à la région pelvienne et aux jambes.

Douleur dans l'épaule

Perforation dans l'ulcère gastro-duodénal 160 : Douleur brutale et violente dans l'estomac, abdomen rigide, accélération du pouls et élévation de la température, teint gris cendre, dyspnée. Douleur dans l'extrémité de l'épaule.
Bursites (épaule) 263 : L'articulation atteinte est rouge, chaude, tuméfiée et très douloureuse au mouvement.
Épaule bloquée 273 : Douleur profonde dans l'épaule pouvant s'étendre aussi au bras, à la poitrine et au dos. Le symptôme majeur est la limitation des mouvements de l'épaule, due au blocage de l'articulation. Le patient ne peut supporter la position couchée. La douleur s'aggrave durant la nuit.
Luxation de l'épaule 274 : Mouvements douloureux, déformation de l'épaule ; l'un des bras semble plus court que l'autre.

Épaule bloquée

Épaule bloquée 273 : Douleur profonde dans l'épaule pouvant s'étendre au bras, à la poitrine et au dos. Le symptôme essentiel est la limitation des mouvements de l'épaule, due au blocage de l'articulation. Le patient ne peut supporter la position couchée. La douleur s'aggrave durant la nuit.

Épaules voûtées

Ostéoporose de la colonne vertébrale 266 : Douleur rachidienne chronique, diminution de la taille, fragilité osseuse.
Déviation de la colonne vertébrale 270 : Incurvation latérale (scoliose) et/ou courbure à convexité antérieure (lordose), épaules voûtées.

Luxation de l'épaule

Luxation de l'épaule 274 : Mouvement douloureux, déformation de l'épaule ; l'un des bras semble plus court que l'autre.

LES EXTRÉMITÉS

Engourdissement

Névrite 3 : Douleur et engourdissement débutant aux doigts et aux orteils et s'étendant au bras et à la jambe, accompagné d'une tuméfaction de la zone atteinte.
Sclérose en plaques 6 : Engourdissement des membres, faiblesse d'un ou de plusieurs membres allant parfois jusqu'à la paralysie. Tremblements de la main, démarche saccadée, troubles du jugement, faible capacité d'attention, périodes d'apathie ou d'euphorie, troubles de la vision, difficulté d'élocution, incontinence urinaire.
Thrombo-angéite oblitérante 137 : Crampes dans les jambes, engourdissement des membres inférieurs, claudication intermittente. Le pied est froid. En position basse, le pied et les orteils sont rouges, en position haute ils deviennent blancs.
Gelure 312 : La zone atteinte devient blanche, engourdie, légèrement enflée. Douleur lors du réchauffement.
Anémie 322 : Syndrome anémique, palpitations, vertiges, langue rouge et douloureuse, ongles en cupule et striés longitudinalement, perte de la libido, cheveux ternes. Dans les formes sévères, jaunisse, engourdissement des extrémités, perte de mémoire, soif.
Anémie pernicieuse 323 : Syndrome anémique (pâleur, faiblesse, dyspnée), palpitations, saignements de nez, engourdissement, langue rouge et douloureuse, perte d'appétit, amaigrissement, peau couleur jaune citron. Dans les formes sévères, insuffisance cardiaque, difficulté à la marche, impuissance ou frigidité.
Diabète 332 : Appétit accru, soif excessive, mictions fréquentes, engourdissement, sensation de picotements et de fourmillements.
Aldostéronisme primaire 345 : Fatigue, faiblesse musculaire, engourdissement, picotements en différents points du corps, mictions excessives, soif.
Avitaminose B_1 (thiamine) 349 : Perte d'appétit, amaigrissement, picotements ou engourdissement des extrémités, instabilité émotionnelle, palpitations, difficulté de la respiration, œdème et épanchement séreux dans les tissus.
Lèpre 368 : Taches cutanées rouges et brunes avec un centre blanchâtre. Perte de la sensibilité au niveau de ces taches et en différents autres points, développement de nodules durs sur la face et en diverses régions du corps, atrophie musculaire, plaies ouvertes, enrouement, perte des doigts et des orteils.

Extrémités froides

Œdème du poumon 116 : Extrémités froides, respiration difficile, rapide, sifflante, de type asthmatique. Cyanose, toux accompagnée d'expectoration sanglante, oppression dans la poitrine. Le patient est anxieux, pâle et couvert de sueur.
Hyperventilation 121 : Extrémités froides ou engourdies, tachycardie, respiration rapide et profonde, sensation d'oppression dans la poitrine, évanouissement.
Thrombo-angéite oblitérante 137 : Le pied atteint est froid, sensibilité au froid, crampes et engourdissement des jambes, claudication intermittente.
Névrose cardiaque 144 : Douleur thoracique vague et non irradiante, extrémités froides, dyspnée, étourdissements légers, fatigue, grande anxiété.
Occlusion intestinale 170 : Dans les cas persistants : douleur dans la région médiane de l'abdomen, accompagnée de constipation, de vomissements devenant brunâtres, et d'hémorragies du rectum.

Plus tard, vomissements de plus en plus intenses, fièvre élevée, soif, anurie, visage anxieux et aux traits creusés, pouls rapide, déshydratation, collapsus, et choc.
Engelures 313 : La zone atteinte devient rouge, prurigineuse et enflée, puis se couvre de phyctènes (ampoules). En l'absence de traitement, peut évoluer vers la gelure.

Gelure d'une extrémité

Gelure 312 : La zone atteinte devient blanche, engourdie et légèrement enflée. La douleur n'apparaît qu'au réchauffement.
Engelures 313 : Pas de gelure, mais refroidissement suffisant pour entraîner une rougeur accompagnée de prurit et de tuméfaction ; ensuite, la zone atteinte se recouvre de phyctènes (ampoules). En l'absence de traitement, peut évoluer vers la gelure.

Rougeur accompagnée d'une sensation de cuisson et de prurit

Gelure 312 : Le signe annonciateur est une sensation de picotement et d'engourdissement dans l'orteil, le doigt ou le lobe de l'oreille. La peau devient rouge violacé, cuisante et prurigineuse, parfois enflée. Par la suite, l'extrémité gelée devient blanche.
Engelures 313 : L'extrémité atteinte est cuisante et prurigineuse, puis devient rouge, enflée, et se recouvre parfois de phyctènes (ampoules). Par temps très froid, évolution possible vers la gelure.

Sensation de picotements (fourmillements)

Anémie pernicieuse 323 : Syndrome anémique, douleur générale dans tout le corps, langue rouge et douloureuse, amaigrissement, jaunisse, picotements dans les mains, les pieds et en différents points du corps, nausée, difficulté à marcher, impuissance ou frigidité.
Diabète 332 : Augmentation de l'appétit, soif excessive, mictions fréquentes, engourdissement, sensation de picotements dans les extrémités, amaigrissement, infections cutanées et vaginales, faiblesse, haleine fruitée, troubles visuels, langue rouge, douloureuse et sèche, impuissance.
Aldostéronisme primaire 345 : Fatigue, faiblesse musculaire, engourdissement, picotements, mictions et soif excessives.
Avitaminose B_1 (thiamine) 349 : Perte d'appétit, amaigrissement, sensation de picotement ou engourdissement dans les extrémités, instabilité émotionnelle, palpitations, difficulté de la respiration, œdème et épanchement séreux dans les tissus.

LE GENOU

Genou bloqué

Maladie de Legg-Perthes 276 : Claudication, douleur légère dans la hanche, jambe douloureuse. La douleur est souvent limitée au genou.
Lésion du ménisque 279 : Le genou s'affaisse brusquement et se bloque. Il peut s'agir d'une hydarthrose (épanchement de liquide dans l'articulation) ou d'une lésion du ménisque (« genou du footballeur »).

Genou douloureux (genou enflé)

Polyarthrite rhumatoïde 259 : Douleur articulaire à la périphérie d'une articulation, débutant par les doigts ; raideur matinale ; fièvre, transpiration des pieds et des mains, fragilité des ongles, tuméfaction des tissus entourant l'articulation atteinte. Par la suite, rétrécissement osseux, atrophie musculaire, doigts déformés, genoux déformés et enflés, nodosités sous-cutanées autour des articulations.

Bursite 263 : Bursite du genou (« genou de la ménagère ») : genou enflé sur l'avant, cuisant, rouge et douloureux, particulièrement au mouvement.

LA HANCHE

Douleur dans la hanche

Luxation congénitale de la hanche 275 : Chez l'adulte : douleur dans la hanche, sciatique, déplacement du fémur.
Maladie de Legg-Perthes 276 : Douleur légère dans la hanche, habituellement douleur dans l'aine, claudication sensible, limitation des mouvements. Souvent le seul signe est une douleur dans le genou.
Avitaminose D 353a : Chez l'adulte, et principalement chez la femme : douleurs rhumatismales dans le bassin, les membres et la colonne vertébrale, affaiblissement progressif (ostéomalacie).

Luxation de la hanche

Luxation congénitale de la hanche 275 : Chez le nourrisson : asymétrie des fesses et des cuisses ; chez l'enfant, forte claudication. Chez l'adulte : douleur dans la hanche, sciatique, déplacement du fémur.

LA JAMBE ET LA CUISSE

Affaiblissement de la jambe

Thrombo-angéite oblitérante 137 : Crampes dans la jambe, en particulier pendant la marche. La jambe s'affaisse parfois brusquement pendant la marche ou la station debout, engourdissement, claudication intermittente ; jambe froide, très sensible au froid.
Phlébite 141 : Œdème, jambe très douloureuse, blanche, veine superficielle proéminente avec décoloration de la zone atteinte.
Tuberculose ostéo-articulaire 264 : Tuméfaction des articulations atteintes, parfois sans chaleur ni douleur locale, limitation des mouvements, jambe raide et faible, claudication, élévation de la température, sueurs nocturnes. S'il y a une douleur de la cuisse, l'enfant crie dans son sommeil sans se réveiller.
Dystrophie musculaire 405 : Chez le petit enfant : difficulté à se tenir debout et à marcher, démarche hésitante, chutes fréquentes, faciès figé ; perte du contrôle musculaire affectant d'abord la face, puis la ceinture pelvienne et les jambes.

Claudication

Thrombo-angéite oblitérante 137 : Le pied atteint est froid ; crampes et engourdissement de la jambe, pied sensible au froid, claudication intermittente.
Tuberculose ostéo-articulaire 264 : Affaiblissement de la jambe, raideur, claudication, tuméfaction de l'articulation (sans chaleur ou douleur locales), élévation de la température, sueurs nocturnes.
Maladie de Legg-Perthes 276 : Douleur légère dans la hanche ; parfois la douleur est localisée uniquement au genou. Claudication sensible.

Douleur (crampe) dans la cuisse et la jambe

Voir aussi **Crampes musculaires,** p. 216.

Une douleur dans la jambe se manifestant sans cause apparente est un phénomène fréquent chez les personnes extrêmement nerveuses ; c'est aussi un symptôme secondaire des oreillons, de la rougeole et de la variole.
Douleur (crampes) dans la cuisse et la jambe, Douleur sévère dans la cuisse et la jambe.

Douleur (crampes) dans la cuisse et la jambe

Rhume de cerveau 63 : Douleurs vagues dans le dos et les jambes, rhinorrhée, obstruction nasale.
Maladie de Legg-Perthes 276 : Douleur dans la jambe, claudication, douleur légère dans la hanche. Souvent la douleur est localisée uniquement au genou.
Pieds plats 281 : Fatigue rapide à la marche, parfois crampes nocturnes dans la jambe, douleur dans la voûte plantaire irradiant vers le mollet.
Diabète 332 : Soif excessive, augmentation de l'appétit, mictions fréquentes ; amaigrissement, faiblesse, furoncles, mycose vaginale, troubles visuels, engourdissement, picotements et crampes dans les jambes, impuissance.
Obésité 347 : (Plus de vingt p. cent d'excès pondéral.) Douleurs dans le dos et dans les jambes. Dans les formes sévères, essoufflement, arthrite.
Avitaminose C 352 : Faiblesse, saignement des gencives, hémorragies cutanées, hémorragies des muqueuses, déchaussement des dents. Chez le petit enfant : jambes gonflées et douloureuses.
Avitaminose C 353a : Chez l'adulte : faiblesse progressive, douleurs rhumatismales dans la région pelvienne, les membres et la colonne vertébrale. Chez l'enfant : lordose et scoliose.
Choléra 364 : Apparition brutale de la maladie, diarrhée constante, déshydratation intense, selles aqueuses contenant des « grains de riz », vomissements violents, soif intense, cyanose, crampes dans l'estomac et les jambes, collapsus total.
Fièvre jaune 379 : Fièvre élevée, face rouge, prostration, céphalée sévère, douleur dans le dos et les membres, urines peu abondantes. Dans la deuxième phase de la maladie : vomissements de sang noir, hémorragies des muqueuses.

Douleur sévère dans la cuisse et la jambe

Sciatique 5 : Douleur aiguë débutant dans la fesse et s'étendant le long de la cuisse jusqu'à la cheville et le bord externe du pied. La douleur peut disparaître, puis revenir. Un éternuement, accès de toux ou un effort l'aggravent.
Thrombo-angéite oblitérante 137 : Crampes dans la jambe, en particulier pendant la marche, claudication, affaissement brusque de la jambe pendant la marche, engourdissement, pied froid et sensible au froid.
Phlébite 141 : Jambe œdémateuse, très douloureuse, blanche ; veine superficielle proéminente avec décoloration de la zone atteinte.
Anévrisme (dans la cuisse) 142 : Pulsations visibles et sensibles dans la cuisse.
Syphilis tertiaire (tabes dorsalis) 210 : Perte du sens de la position et de l'équilibre, douleurs en éclair dans les chevilles, les genoux, les jambes et les poignets, crises douloureuses ou spasmodiques atteignant n'importe quel endroit du corps.

Jambes arquées

Avitaminose D 353a : Chez le petit enfant : agitation, ramollissement et amincissement des os du crâne, malformations dentaires, jambes arquées, retard dans l'apprentissage de la station assise, de la station debout et de la marche. Chez l'enfant : lordose et scoliose.

Jambe blanche

Phlébite 141 : Jambe œdémateuse, très douloureuse et blanche, veine superficielle proéminente avec décoloration de la section atteinte.

Œdème de la jambe

Voir aussi **Œdème de la cheville.**

Insuffisance cardiaque 126 : Œdème des chevilles et des jambes, veine jugulaire

saillante, dyspnée, troubles de la mémoire et du jugement.
Phlébite 141 : Œdème de la jambe et de la cuisse accompagné d'une sensation de pesanteur, jambe blanche et très douloureuse, veine superficielle proéminente et décolorée.
Anévrisme (dans la cuisse) 142 : Pulsations artérielles (battements) visibles et sensibles dans la cuisse, œdème.
Cirrhose du foie 191 : Œdème des pieds et des jambes, jaunisse, foie gros et palpable, ballonnement abdominal, mauvaise haleine, hémorroïdes. Chez l'homme : hypertrophie mammaire, atrophie des testicules, impuissance, chute des poils pubiens.
Maladie de Hodgkin et autres lymphogranulomatoses 416 : Ganglions lymphatiques agrandis et indolores, anémie, mal de dos, jambes gonflées, difficultés de déglutition et de respiration. Par la suite, prurit sévère, faiblesse, amaigrissement, fièvre intermittente persistante.

Veine proéminente sur la jambe

Phlébite 141 : Veine superficielle de la jambe devenant proéminente (aspect différent des veines variqueuses, qui sont noueuses et sinueuses) et parfois décolorée. La jambe est œdémateuse, très douloureuse et blanche.
Varices 143 : Veines dilatées, sinueuses et décolorées, ulcération fréquente.
Troubles mineurs de la grossesse 235 : Veines légèrement variqueuses, hémorroïdes, dyspepsie, douleur dans le dos, hypersalivation, maux de tête.

Vésicules sur les cuisses

Herpès génital (herpes simplex virus type 2) 212a : Apparition de vésicules sur la verge et à l'intérieur du vagin. Les vésicules peuvent s'étendre également à la fesse et à la cuisse.

LES MAINS

Hypertrophie des mains

Acromégalie et gigantisme 336 : Hypertrophie des mains, des pieds, de la face et de la mâchoire. Voix rauque, céphalée sévère, transpiration excessive, douleurs articulaires, perte de la libido et diminution des facultés intellectuelles.

Mains bouffies

Anémie à hématies falciformes 325 : Symptômes d'une anémie sévère, douleurs générales, jaunisse, bras et jambes allongés, tronc court, arthrite. Chez le petit enfant : mains et pieds bouffis et douloureux.
Hypothyroïdie 339 : Chez l'enfant : arriération physique et mentale, corps trapu et court, épaississement de la face, nez épaté, ventre saillant, peau rugueuse et sèche, température au-dessous de la normale, goitre. Chez l'adulte : lenteur intellectuelle, apathie, peau rugueuse, sèche et froide, œdème des paupières et des mains, affaiblissement musculaire, pouls lent, obésité, température inférieure à la normale.

Paralysie

La morphine et la cocaïne peuvent entraîner une paralysie des mains, en particulier en période de sevrage.

Maladie de Parkinson 1 : Paralysie de la main, démarche lente et à pas traînants, attitude rigide, tronc penché en avant, yeux fixes, absence de clignement des paupières, faciès inexpressif, écoulement salivaire.
Sclérose en plaques 6 : Tremblement intentionnel des mains et de la tête, tremblement musculaire, démarche titubante, troubles de la vision et de la phonation, incontinence urinaire, impuissance ou frigidité.

LA MARCHE

Démarche « en canard »

Dystrophie musculaire 405 : Type de Duchenne : ne frappe que les garçons ; l'enfant éprouve des difficultés à se tenir debout et à marcher, démarche gauche, « en canard », faiblesse des jambes, chutes fréquentes, lordose, scoliose, crampes musculaires douloureuses.

Fatigue anormale ou douleur lors de la marche

Pieds plats 281 : Chez certains sujets, fatigue rapide lors de la marche. Douleur dans la voûte plantaire irradiant au mollet et dans la région lombaire.
Anémie pernicieuse 323 : Syndrome anémique, palpitations, douleur générale dans tout le corps, picotements dans les mains, les pieds et en différents points du corps, langue rouge et douloureuse, jaunisse, amaigrissement, fatigue anormale à la marche, impuissance ou frigidité.
Avitaminose B_1 (thiamine) 349 : Perte d'appétit, amaigrissement, picotements et engourdissement des mains, des pieds et des jambes, palpitations intenses, respiration difficile, œdème et épanchement séreux dans les tissus, instabilité émotionnelle.

LES MUSCLES

Atrophie musculaire

L'atrophie musculaire s'observe dans un grand nombre de maladies chroniques (tuberculose, ankylostome, malaria, diabète, dysenterie amibienne, sprue). Elle peut être due à une non-utilisation provenant d'une immobilisation prolongée, comme dans le cas d'une fracture d'un os long, et apparaît comme une conséquence fréquente du vieillissement. Une lésion ou une affection des nerfs périphériques peuvent également entraîner une atrophie musculaire. L'abus de certains médicaments et les intoxications chroniques par l'arsenic, le plomb, l'essence contenant du plomb, le mercure, l'ergot de seigle et les sulfamides provoquent parfois des lésions nerveuses graves entraînant une dégénérescence musculaire.

Névrite 3 : Les nerfs sensitifs atteints deviennent douloureux sur tout leur trajet, avec une sensation de picotements, un engourdissement et une perte de la sensibilité tactile. Si les nerfs moteurs sont atteints, le muscle s'affaiblit, et s'il n'est pas traité, s'atrophie.
Thrombo-angéite oblitérante 137 : Crampes intermittentes dans la jambe lors d'un exercice physique, engourdissement, jambe devenant froide. L'oblitération des vaisseaux sanguins peut entraîner l'atrophie musculaire et la gangrène.
Avitaminose B_1 (thiamine) 349 : Fatigue, perte d'appétit et amaigrissement, fourmillements et engourdissement des mains et des pieds, instabilité émotionnelle, crampes dans la jambe, difficulté à marcher, dégénérescence musculaire, tachycardie, difficulté respiratoire, œdème interstitiel.
Lèpre 368 : Le début est insidieux. Taches cutanées rouges et brunes avec un centre blanc. Nodules durs sur la face, les pieds et les jambes, perte de la sensibilité en divers points du corps, dégénérescence osseuse, plaies ouvertes, déformations et perte des doigts et des orteils, atrophie musculaire.
Poliomyélite 374 : Fièvre élevée, mal de tête sévère, gorge douloureuse, douleur musculaire. La raideur de la nuque est un signe essentiel. Par la suite, prostration, faiblesse extrême, atrophie musculaire, contractures, paralysie des bras et des jambes. Difficultés d'élocution et voix nasonnée indiquent une atteinte du tronc cérébral.
Dystrophie musculaire 405 : Type de Duchenne : l'enfant éprouve des difficultés à marcher et à se tenir debout,

démarche « en canard ». L'atrophie des muscles entraîne une lordose ou une scoliose ; crampes douloureuses, difficulté à se lever. Le type facio-scapulo-huméral atteint les épaules et le haut des bras, le faciès est inexpressif ; la maladie débute dans l'adolescence ; elle s'étend ensuite à la ceinture pelvienne et aux jambes.
Encéphalopathie infantile 406 : Chez le nourrisson et l'enfant : la spasticité est le symptôme le plus courant ; elle affecte les jambes davantage que les bras. Difficulté d'élocution et de déglutition, tremblements, rigidité et perte du contrôle musculaire.

Crampes musculaires (douleur ou spasme musculaire)

Une crampe musculaire est une contraction soudaine d'un muscle, si douloureuse qu'elle empêche tout mouvement. La plupart du temps, elle est causée par la fatigue musculaire. Les « crampes de chaleur » sont dues à une diminution du sel dans l'organisme. La fatigue chronique engendrée par certains métiers nécessitant une station debout continuelle (vendeurs, peintres en bâtiment) est également une cause fréquente, de même que la déshydratation due à une fièvre prolongée. L'anxiété, le stress sont des facteurs non négligeables. Les crampes musculaires sont des symptômes courants de la goutte et de l'urémie.
Crampes musculaires (douleur ou spasme musculaire), Crampes, douleurs ou spasmes musculaires et mal de tête.

Crampes musculaires (douleur ou spasme musculaire)

Rhume de cerveau 63 : Symptômes du rhume, douleur vague dans la plupart des muscles.
Bronchite aiguë 103 : Douleurs dans les muscles et dans le dos ; toux rauque et douloureuse, symptômes du rhume, expectoration jaunâtre, profuse et épaisse.
Ostéomyélite 265 : Douleur intense dans les os et les articulations, fièvre très élevée, muscle adjacent raide, tuméfié, suppurant et douloureux.
Avitaminose B_1 (thiamine) 349 : Fatigue, perte d'appétit et amaigrissement, picotements et engourdissement des mains et des pieds, instabilité émotionnelle, crampes dans les jambes, difficulté à marcher, tachycardie, respiration difficile, œdème interstitiel.
Trichinose 386 : Œdème de la face (paupières et front), fièvre élevée, muscles douloureux et tuméfiés, transpiration abondante, diarrhée. Dans les formes sévères : essoufflement.

Crampes, douleurs ou spasmes musculaires et mal de tête

Hépatite infectieuse aiguë 187 : La jaunisse est le symptôme majeur. Fièvre, mal de tête, perte d'appétit, urines foncées, selles couleur d'argile, fatigue, prurit général, foie hypertrophié palpable, entraînant une sensibilité de la région abdominale.
Tétanos 361 : Le premier signe important est la raideur de la mâchoire, entraînant une difficulté à ouvrir la bouche et à avaler. Agitation, anxiété, contractures et spasmes musculaires, faciès figé (rire sardonique), crises de bâillements.
Fièvre récurrente 369 : Frissons, fièvre très élevée, mal de tête intense, tachycardie, douleurs musculaires et articulaires, transpiration profuse. Accès fébriles répétés.

Élongation musculaire

Une élongation musculaire peut être due à une brusque torsion du bras, par une glissade ou par un faux pas entraînant un brusque étirement du muscle qui soutient la cheville. La marche, bien que douloureuse, reste possible. (Une élongation n'est jamais aussi sérieuse qu'une entorse.) Le traitement comprend la mise au repos du muscle intéressé, l'application de compresses tièdes et d'un bandage de protection.

Faiblesse musculaire

La faiblesse, et même l'atrophie musculaires peuvent résulter d'une non-utilisation du muscle, volontaire ou due à une maladie ou à un traumatisme. Tous les muscles du corps doivent être utilisés et exercés afin de conserver une tonicité normale.

Névrite 3 : L'état des muscles dans la région atteinte va de la faiblesse à l'atrophie, accompagnées d'une douleur intense le long du trajet du nerf. Souvent, perte de la sensibilité tactile.
Thrombo-angéite oblitérante 137 : Faiblesse musculaire de la jambe, claudication, crampes et engourdissement de la jambe, qui devient froide.
Maladie de Cushing 343 : Obésité de la face, du tronc et du dos, hirsutisme, corps se marquant facilement de taches ecchymotiques, faiblesse musculaire, fragilité osseuse, arrêt des règles, apparition d'un diabète.
Aldostéronisme primaire 345 : Fatigue, faiblesse musculaire, engourdissement et picotements, soif, mictions très fréquentes.
Cancer du cerveau 412 : Mal de tête sévère, vomissements, troubles de la vision, faiblesse musculaire unilatérale, perte du sens de l'équilibre, hallucinations visuelles, obscurcissement de la conscience, engourdissement, comportement obtus et psychotique, léthargie.

Muscles tuméfiés

Ostéomyélite 265 : Le muscle recouvrant la région atteinte est raide, tuméfié et douloureux. Douleur intense dans l'articulation et l'os, fièvre élevée, transpiration.
Trichinose 386 : Parfois asymptomatique, mais le plus souvent s'accompagne d'un œdème aux paupières et au front, d'une fièvre élevée, d'une douleur et d'une tuméfaction musculaires, de transpiration abondante et de diarrhée. Dans les formes sévères : essoufflement.

Perte de la coordination musculaire

Mal des montagnes 122a : Au-delà de 5 000 mètres d'altitude, les grimpeurs peuvent souffrir d'une perte de la vision périphérique, de troubles visuels et d'un manque de coordination musculaire.
Dystrophie musculaire 405 : Chez le petit enfant : difficulté à se tenir debout ou à marcher, démarche « en canard », chutes fréquentes, visage figé ; perte de la coordination musculaire, d'abord au niveau de la face, puis de la ceinture pelvienne et des jambes.
Encéphalopathie infantile 406 : Chez le petit enfant : contractures musculaires, spasticité, perte du sens de l'équilibre, perte de vivacité, paralysie partielle de la face, cris et pleurs aigus, difficultés de déglutition, vomissements, hypersensibilité aux infections.

LES ORTEILS

Orteil douloureux

Oignon 282 : Gêne et douleur à la marche, protubérance sur le bord externe de l'articulation du gros orteil, douleur dans l'articulation.
Ongle incarné 284 : Ongle douloureux, difficulté à marcher, sensibilité de la zone atteinte.
Goutte 334 : Douleur extrême dans l'articulation du gros orteil, inflammation et douleur articulaires, pouls rapide, nodules d'urate de sodium localisés au niveau de l'oreille et des articulations, urines foncées et peu abondantes.

Protubérance sur l'articulation de l'orteil

Oignon 282 : Gêne et douleur à la marche, grosse protubérance sur le bord externe de l'articulation du gros orteil, douleur dans l'articulation.

LES OS

Déformations osseuses ou musculaires

Sprue 180 : Diarrhée avec des exonérations trois à quatre fois par jour, selles grasses, claires et mousseuses, gaz intestinaux, langue rouge et douloureuse, estomac distendu, émaciation, hémorragies sous-cutanées (petites taches pourpres ou noires). Chez l'enfant : retard de la croissance, déformations osseuses et musculaires, fractures spontanées.
Syphilis congénitale 211 : Chez le petit enfant : tibias incurvés, éruption cutanée, bulles sur la face, les fesses, la paume des mains et la plante des pieds, reniflements. Plus tard, déformations du nez (nez en pied de marmite) et des dents.
Avitaminose D 353a : Chez le petit enfant : agitation, amincissement et ramollissement des os du crâne, jambes arquées. Retard de l'apprentissage de la marche, de la station debout et de la station assise. A un âge plus avancé : malformation des dents, scoliose et lordose. Chez l'adulte : faiblesse progressive, douleurs rhumatismales dans la région pelvienne, les membres et la colonne vertébrale.
Lèpre 368 : Taches cutanées rouges ou brunes avec un centre blanc, perte de la sensibilité au niveau de ces taches et en différents autres points, nodules durs se développant sur la face et en diverses régions du corps, atrophie musculaire, plaies ouvertes, enrouement, perte des doigts et des orteils.

Douleurs osseuses

Ostéomyélite 265 : Douleur intense dans les os et les articulations adjacentes, les muscles avoisinant sont tuméfiés, raides et douloureux. Fièvre élevée, transpiration.
Maladie de Paget 267 : Douleurs osseuses intermittentes et migratrices, fractures spontanées, augmentation disproportionnée du volume du crâne, troubles de l'audition.
Tumeurs malignes du système nerveux 423 : Amaigrissement rapide, estomac distendu, affaiblissement. La métastase se trouve habituellement au niveau de l'os, entraînant des douleurs osseuses. Décoloration autour de l'œil, affaiblissement, anémie, tuméfaction des ganglions lymphatiques.
Cancer des os 418 : Douleur dans l'os, augmentation de volume du membre atteint. Les zones vulnérables sont la cuisse, le haut des bras, la hanche et la jambe.
Myélomatose diffuse 419 : Douleur osseuse profonde, souvent extrêmement vive et s'aggravant à l'effort. Fractures spontanées, anémie sévère. Les localisations les plus fréquentes sont la cuisse, la région pelvienne et le haut des bras.

Fractures spontanées (fragilité osseuse)

Sprue 180 : Diarrhée trois à quatre fois par jour, gaz intestinaux, selles grasses, claires et mousseuses, langue rouge et douloureuse, estomac ballonné, émaciation, hémorragies sous-cutanées (taches cutanées noires ou pourpres). Chez l'enfant : retard de la croissance, déformations osseuses et musculaires, fractures spontanées.
Ostéoporose vertébrale 266 : Douleur dans le dos, douleur rachidienne chronique, épaules voûtées, diminution de la taille.
Maladie de Paget 267 : Douleurs osseuses intermittentes et migratrices, fragilité osseuse, augmentation disproportionnée du volume du crâne, troubles auditifs.

Maladie de Cushing 343 : Obésité localisée à la face, au dos et au tronc, hirsutisme, corps se marquant facilement de taches ecchymotiques, arrêt des règles, faiblesse musculaire, fragilité osseuse.
Myélomatose diffuse 419 : Douleur osseuse profonde, souvent extrêmement vive et s'aggravant à l'effort, fractures spontanées, anémie sévère. Les localisations les plus fréquentes sont la cuisse, la région pelvienne et le haut des bras.

LES PIEDS

Hypertrophie des pieds

Acromégalie et gigantisme 336 : Hypertrophie des pieds, des mains, de la face et de la mâchoire inférieure, voix rauque, mal de tête sévère, transpiration profuse, douleurs articulaires, perte de la libido, diminution des facultés mentales.

Œdème du pied

Cirrhose du foie 191 : Œdème des pieds et des jambes, ballonnement abdominal, angiomes stellaires (taches rouges entourées de lignes rosées s'étendant en étoile sur la peau), émaciation, dilatation des veines abdominales, mauvaise haleine, hémorroïdes. Chez l'homme : hypertrophie mammaire, atrophie des testicules, chute des poils pubiens, impuissance.
Anémie à hématies falciformes 325 : Symptômes d'une anémie sévère, douleur générale dans tout le corps, jaunisse, arthrite, développement physique anormal (bras et jambes allongés, tronc court). Chez l'enfant : pieds et mains enflés et douloureux.
Hypothyroïdie 339 : Chez l'enfant : arriération physique et mentale, corps court et trapu, épaississement de la face, nez épaté, ventre proéminent, hypothermie. Chez l'adulte : lenteur intellectuelle, apathie, œdème des paupières, faiblesse musculaire, obésité, hypothermie, pouls lent.

Pieds plats

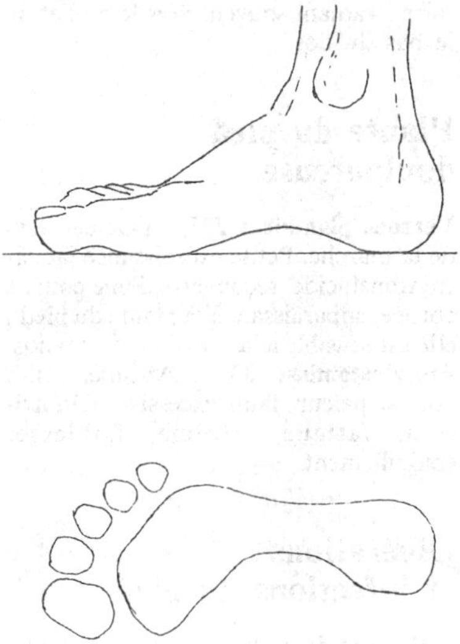

Pied normal

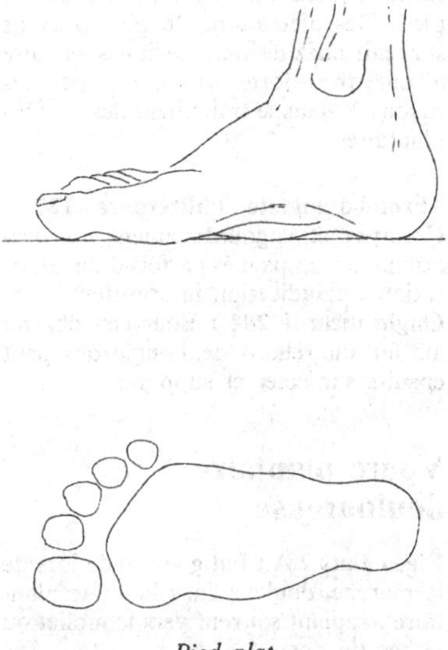

Pied plat

Pieds plats 281 : Fatigue rapide lors de la marche, douleur dans la voûte plantaire irradiant souvent vers le mollet ou le bas du dos.

Plante du pied douloureuse

Verrues plantaires 283 : Douleur lors de la marche. Petite excroissance jaunâtre translucide, recouverte d'une couche cornée, apparaissant à la plante du pied ; elle est sensible à la pression et au poids.
Ankylostomiase 387 : Anémie, selles noires, pâleur, faim excessive, dénutrition, fatigue extrême, faiblesse, essoufflement.

Ulcérations et infections du pied

Il existe de multiples causes d'ulcérations et/ou d'infections du pied : le diabète, les gommes (ulcérations molles) apparaissant au cours de la syphilis tertiaire (tabès), la lèpre, les mycoses du pied. Des ulcérations du pied peuvent survenir chez les paraplégiques, et suite à une trop forte irradiation par les rayons X dans le traitement des verrues plantaires.

Thrombo-angéite oblitérante 137 : Crampes et engourdissement du pied atteint, accompagnés parfois d'une ulcération : claudication intermittente.
Ongle incarné 284 : Bourrelet charnu autour du rebord de l'ongle qui peut ensuite s'infecter et suppurer.

Voûte plantaire douloureuse

Pieds plats 281 : Fatigue rapide lors de la marche, douleur dans la voûte plantaire irradiant souvent vers le mollet ou le bas du dos.

LE POIGNET

Douleur dans le poignet (poignet gonflé)

Entorse du poignet 278 : Taches ecchymotiques bleu rougeâtre, douleur intense accompagnée d'un gonflement du poignet. (La plupart des entorses du poignet, chez l'adulte, sont en fait des fractures.)

Grosseur dans le poignet

Kyste du poignet 277 : Grosseur indolore à la face dorsale du poignet.

LA TAILLE DU CORPS

Augmentation de la taille

Acromégalie et gigantisme 336 : Taille anormalement grande, hypertrophie des mains, des pieds et des organes internes, mâchoire proéminente, perte de la libido, détérioration mentale, maux de tête, douleurs articulaires.

Diminution de la taille

Ostéoporose de la colonne vertébrale 266 : Douleur rachidienne chronique, épaules voûtées, fragilité osseuse, diminution de la taille.
Maladie de Paget 267 : Douleurs osseuses intermittentes et migratrices, fractures spontanées, augmentation disproportionnée du volume du crâne, diminution de la taille, troubles auditifs.
Hypopituitarisme 337 : Vieillissement précoce, diminution de la libido, fatigue, apathie, amaigrissement, chute des poils pubiens, pouls lent. Chez l'enfant : arrêt de la croissance, nanisme harmonieux (corps bien proportionné mais petit).

Deuxième partie
MALADIES

1. Le cerveau et le système nerveux

Linda Donelle Lewis

Le cerveau, s'il est le siège de la pensée, est aussi l'ordinateur de notre corps. Et un ordinateur capable d'accomplir le travail du cerveau humain – en supposant qu'il puisse être construit – serait d'une longueur à peu près égale à la distance entre Paris et Versailles, et sa hauteur atteindrait celle de la Tour Eiffel... On comprendra donc que la complexité du cerveau dépasse largement le cadre de cet ouvrage – et de quelque ouvrage que ce soit.

Le cerveau compte plus de 12 milliards de cellules qui fonctionnent comme des batteries, des résistances, des transformateurs, des connecteurs. Si l'on considère qu'un poste de télévision ordinaire comporte moins de 25 résistances et transformateurs, on comprendra aisément l'incroyable complexité de cette masse compacte de matière vivante pesant à peine plus de 1,4 kg qui occupe le crâne.

La « partie automatique » du cerveau assure l'ensemble des fonctions « ménagères » du corps : elle organise, planifie et dirige toutes les activités telles que le fonctionnement du cœur, le rythme de la respiration et les milliers d'autres tâches que l'organisme nécessite sans relâche. Le besoin de sommeil que l'on éprouve n'est pas tant dû à la fatigue de notre corps qu'à celle de notre cerveau. En effet, le corps ne demande guère plus d'une heure de repos, alors que certaines parties du cerveau en exigent sept ou huit.

Il peut sembler miraculeux que cet étonnant organe connaisse si peu de défaillances, compte tenu de sa complexité fondamentale. Il arrive bien sûr des accidents de parcours, dont la plupart du temps nous ignorons la cause. Mais ces dysfonctionnements peuvent souvent être évités, ou même soignés.

Maladie de Parkinson 1

Cette affection chronique du système nerveux central est caractérisée par une rigidité musculaire associée à une réduction des mouvements. Bien que sa cause reste inconnue, il est possible que la maladie soit due à un facteur chimique : en effet, les intoxications par l'oxyde de carbone et le manganèse, et l'abus prolongé de tranquillisants produisent un tableau clinique similaire.

La maladie de Parkinson n'est ni contagieuse, ni héréditaire. Elle n'affecte pas de façon sensible les facultés mentales ou la mémoire, mais peut altérer profondément l'élocution du fait de la rigidité de la langue et de la bouche.

L'une des particularités de cette maladie est le faible nombre de patients atteints qui souffrent en même temps d'hypertension artérielle.

Danger : La maladie de Parkinson ne « tue » pas, mais elle peut transformer le malade en un invalide. Elle produit des lésions progressivement dégénératives : à mesure qu'elle évolue, le patient a de plus en plus de difficultés à s'habiller, se raser, se laver, écrire, entrer ou sortir d'une voiture, se retourner dans son lit, et même manger. Lorsqu'elle atteint la gorge et les muscles du cou, le patient est en danger de malnutrition. La dégénérescence musculaire est une autre évolution sérieuse de la maladie.

Symptômes : La maladie de Parkinson est caractérisée par la lenteur et la réduction des mouvements. Le visage est immobile, les yeux grands ouverts, sans clignement des paupières, le regard est souvent fixe. La bouche reste entrouverte et la salivation s'accompagne d'un écoulement baveux. Le maintien est rigide, les bras raidis et repliés très près du corps d'une façon presque simiesque. Le patient marche à petits pas traînants, le tronc penché en avant, dans une constante recherche de son centre de gravité qui le conduit parfois à adopter une allure pressée (festinante) comme pour éviter de tomber. Le balancement des bras est réduit. Souvent le patient ne peut arrêter sa course, comme s'il allait tomber la tête la première, à moins qu'il ne rencontre un obstacle pour le freiner.

Le tremblement des mains est particulièrement sensible au repos, et le patient ne parvient à l'arrêter que pour de brefs instants et au prix d'un immense effort. Il disparaît pendant le sommeil et s'intensifie au contraire sous l'effet de la fatigue ou d'un choc émotif.

Traitement : Récemment encore il n'existait que des médications palliatives, jusqu'à la mise au point, ces dernières années, de la lévodopa, qui permet à présent de soulager les malades dans les deux tiers des cas. En outre, une nouvelle approche chirurgicale, consistant à « geler » une zone précise du cerveau, semble assez prometteuse. A l'aide d'un certain nombre de médicaments complémentaires, il est possible de soulager les symptômes ou de maintenir la maladie dans des limites raisonnables.

Le patient doit rester actif et s'entraîner à faire certains exercices. Par exemple, presser une balle de caoutchouc plusieurs fois par jour fait travailler les mains et les doigts ; faire des grimaces, se distordre le visage, sourire, aidera les muscles raidis de la face. La pose du lion du yoga peut également contribuer à détendre le visage – bouche grande ouverte, langue tirée au maximum, muscles de la face et du cou tendus, mains déployées en avant. Le but recherché est de composer une figure aussi féroce que possible, comme si on essayait brusquement d'effrayer quelqu'un. La pose doit être gardée environ quatre secondes, après quoi le patient se relâche lentement. Cet exercice doit être répété plusieurs fois.

Le patient devra inventer des exercices adaptés à chacune de ses faiblesses musculaires, afin de renforcer ses muscles et mieux contrôler ses mouvements. S'il peut aller dans un centre de gymnastique, il pourra s'entraîner avec des bicyclettes fixes, des rameurs, des poulies et des barres.

L'exercice est sa thérapie la plus importante.

Pour les patients dont les muscles sont particulièrement raidis, il peut être efficace de recourir à la physiothérapie. Les massages doivent être vigoureux, et une large place doit être faite aux exercices d'élongation, qui sont d'une importance primordiale pour arrêter le processus de raidissement et de paralysie musculaire et articulaire.

Une attitude positive, déterminée et énergique du patient contribuera puissamment à lutter contre la paralysie et à l'empêcher de le transformer en un invalide.

Pronostic : Bien que la guérison complète soit encore impossible, on peut ralentir l'évolution de la maladie, offrant ainsi à ceux qui en souffrent des perspectives favorables.

Épilepsie 2

L'épilepsie est une maladie vieille comme le monde. Elle connaît trois formes principales : le *Grand mal* **2a**, le *Petit mal* **2b**, et les *Crises psychomotrices* **2c** (crises du lobe temporal). L'épilepsie n'est pas une maladie mentale mais résulte d'une anomalie du système nerveux central se manifestant sous la forme de crises épisodiques. Près d'un quart des malades souffrant d'épilepsie présentent une cause spécifique – tumeur ou lésion cérébrale. Dans les autres cas, on ne trouve aucune origine précise. Cette maladie comporte cependant une certaine notion liée à l'hérédité. Les enfants de deux personnes ayant des tendances à l'épilepsie dans leur hérédité auront une probabilité plus forte de devenir épileptiques.

En dehors des périodes de crises, le patient est mentalement et physiquement normal, et il peut mener la vie de tout le monde.

Il existe d'autres maladies présentant des crises convulsives épileptiformes, mais les convulsions y sont d'une nature différente et le traitement de la maladie causale entraîne leur disparition. Elles ne sont pas chroniques. Toutes les affections du système nerveux central peuvent être à l'origine de crises convulsives : la méningite, l'encéphalite, l'abcès du cerveau, le tétanos, la rage, la syphilis nerveuse, l'attaque, l'éclampsie et le coup de chaleur, ainsi que les troubles liés au sevrage (chez les toxicomanes) et l'intoxication par un grand nombre de substances et médicaments tels que le camphre, la strychnine et le plomb.

L'épilepsie peut apparaître clairement à l'encéphalographie. Elle existe à tous les âges, mais frappe plus particulièrement les sujets jeunes.

Danger : Dans un faible nombre de cas, l'épilepsie peut entraîner une détérioration mentale aggravant considérablement l'état du malade. L'une des évolutions les plus sérieuses de la maladie est l'état de mal épileptique, dans lequel plusieurs crises se succèdent à très court terme. L'état de mal peut être mortel.

Grand mal 2a

Le grand mal (crises motrices majeures généralisées) est la plus importante et la plus commune des formes de l'épilepsie. La crise peut y débuter par une période prémonitoire, l'aura, au cours de laquelle le patient ressent certaines modifications particulières. Les signes avant-coureurs peuvent être une nausée, la perception d'éclairs lumineux, des bourdonnements d'oreille, des troubles sensitifs, olfactifs ou gustatifs : odeur de brûlé, de pluie, picotements ou sensation de chaleur en certains points du corps. Ces signes peuvent apparaître quelques heures ou quelques secondes avant la survenue de la crise.

La crise est parfois annoncée par un cri profond (le cri épileptique) associé à une perte de conscience simultanée suivie d'une chute. Tous les muscles sont tendus, contractés ; les mains sont crispées, les yeux révulsés. Cet état dure quelques secondes, puis vient une phase de convulsions musculaires avec des secousses des membres ; les yeux roulent dans tous les sens, de l'écume apparaît à la bouche. Le patient semble véritablement possédé. Les convulsions s'accompagnent de phénomènes d'incontinence embarrassants (urines ou selles). La fréquence des secousses diminue, puis le malade tombe dans un coma profond, à l'issue duquel il se réveille souvent hébété, courbatu et souffrant d'un mal de tête sévère ; s'il y arrive, il peut dormir pendant une durée prolongée. La teinte sombre qu'avait prise son visage s'éclaircit. La crise dure de deux à cinq minutes.

Petit mal 2b

Observé surtout chez l'enfant, il se manifeste par des crises durant entre cinq et dix secondes, rarement plus d'une demi-minute. Il débute et cesse brusquement, se traduisant par une brève dissolution de la conscience. Le malade devient pâle, ses yeux sont fixes et inexpressifs ou clignent rapidement. L'activité qu'il avait avant la survenue de la crise s'interrompt, puis reprend aussitôt que l'accès est passé. Le petit mal affecte très rarement des sujets âgés de plus de vingt ans. Les crises peuvent se succéder rapidement plusieurs fois par jour.

Crises psychomotrices 2c (crises du lobe temporal)

Ces crises sont loin d'être aussi graves que le grand mal. Généralement, le patient ne chute pas, mais il ne comprend pas ce qu'on lui dit et est complètement déconnecté de tout ce qui l'entoure. Parfois il chancelle, marche sans but, profère des sons inintelligibles, mâchonne, se livre à des mouvements sans objet. Il peut être dans un état d'engourdissement ou de stupeur, ou au contraire manifester une émotivité et une violence incontrôlables. La crise dure de deux minutes à une demi-heure, parfois même – mais rarement – une journée entière.

Traitement : La mise au point du Dilantin, de la Mysoline et du Zarontin, associés au phénobarbital, a représenté un progrès considérable dans le traitement de l'épilepsie, permettant de contrôler la maladie et de réduire la fréquence des crises. Lorsque celles-ci surviennent, il faut s'efforcer de diminuer les risques, pour le patient, de se blesser dans sa chute. Une fois que la crise a débuté, rien ne peut l'abréger ou en diminuer l'intensité. Les premiers soins consistent à étendre le patient sur le dos ou sur le côté, la tête repliée pour l'empêcher d'avaler ses vomissements, et à desserrer ses vêtements.

Dans beaucoup de cas, la crise est déclenchée par certains facteurs connus, tels qu'une profonde fatigue due à une tension physique ou émotionnelle. Il va sans dire qu'il faut s'efforcer de les éviter.

Le patient doit s'attacher à mener une vie aussi normale que possible, en s'abstenant simplement de certaines activités pouvant être dangereuses pour lui ou pour son entourage – par exemple, conduire une voiture ou piloter un avion. Toute forme de détente lui est autorisée, il peut pratiquer à peu près tous les sports, y compris la natation (jamais seul).

Le malade se trouve confronté essentiellement à un problème psycho-social – il est conscient de son handicap, et souvent en a honte. Une protection excessive de la part de ses proches, trop d'attention à son égard peuvent lui être néfastes. Il lui faut surmonter lui-même ses difficultés et vivre avec les contraintes qu'elles lui imposent. Il doit lutter pour préserver ses droits d'être humain, en dépit des crises dont il est l'objet, et comprendre que s'installer dans une forme d'invalidité revient à une défaite non seulement devant la société, mais aussi vis-à-vis de lui-même.

Prévention : Il n'en existe pas pour les formes d'épilepsie dont on ignore l'origine ; dans le cas des crises convulsives dues aux maladies mentionnées plus haut, un traitement précoce de la cause peut contribuer considérablement à en prévenir l'apparition. (Voir *Troisième partie, Signes précurseurs, Épilepsie* **2a.**)

Pronostic : Les nombreux médicaments à présent disponibles permettent de contrôler les manifestations épileptiques et d'éviter de façon souvent durable leur répétition. Ce résultat ne peut être obtenu qu'à la condition d'une application rigoureuse du traitement prescrit.

Névrite 3

La névrite est une inflammation d'un seul ou de plusieurs nerfs (polynévrite) pouvant affecter n'importe quelle partie de l'organisme. C'est un terme général recouvrant des affections dont les causes sont multiples.

1. Cause mécanique : Blessure ; compression d'un nerf pendant le sommeil ; effort violent ; mauvaise position entraînant des crampes : par exemple, utilisation prolongée d'un outil pesant (perceuse), position penchée continuelle (cas de l'agriculteur).

2. Cause vasculaire : Obstruction d'une artère.

3. Cause infectieuse : Invasion par des germes attaquant les nerfs (diphtérie, botulisme).

4. Cause toxique : Intoxications par le plomb, l'arsenic, le mercure, l'étain, le zinc, le bismuth, le cuivre, le manganèse, l'alcool, le monoxyde de carbone, le tétrachloride de carbone, etc. C'est l'une des causes principales de la polynévrite, intervenant aussi bien en cas d'absorption de doses massives qu'en cas d'intoxication insidieuse par de faibles quantités absorbées de façon prolongée.

5. Troubles du métabolisme : Diabète, goutte, etc. En particulier, les maladies entraînant des carences alimentaires, et plus spécialement celles à l'origine d'un déficit en vitamine B_1 (thiamine).

Danger : La névrite est une affection extrêmement douloureuse ; non traitée, elle peut aboutir à une atrophie et à une déformation musculaire, perspective déplaisante qui peut généralement être évitée. Lorsque la névrite s'accompagne d'une douleur irréductible intense, on doit examiner l'éventualité d'une tumeur maligne.

Symptômes : Les nerfs sensitifs deviennent douloureux sur tout leur trajet. Autres symptômes caractéristiques : picotements, engourdissement, sensation de brûlure, perte de la sensibilité tactile ou insensibilité à la chaleur et au froid.

Si les nerfs moteurs (nerfs attachés au muscle) sont atteints, on observe un affaiblissement musculaire allant souvent jusqu'à la paralysie. En l'absence de traitement, les muscles diminuent de volume et s'atrophient.

Dans la polynévrite, la douleur, l'engourdissement ou les picotements débutent habituellement par les doigts et les orteils, s'étendant ensuite au bras et à la jambe. Les douleurs peuvent varier d'une sensation désagréable de vifs picotements à une douleur aiguë, en coup de poignard. Elles s'accentuent parfois pendant la nuit ; les changements de température peuvent également avoir une influence.

Les symptômes sous-jacents de toutes les autres formes de névrite sont ceux de la maladie causale.

Paralysie de Bell 3a

Inflammation du nerf facial (nerf moteur des muscles de la face), dont la cause réelle est inconnue. La paralysie faciale peut suivre une exposition prolongée au vent ou au froid. Cette forme de névrite débute par une douleur légère dans la région de l'oreille ; la paralysie de la face intervient ensuite en quelques heures ou en l'espace d'une journée, entraînant une déformation du côté atteint. Le malade ne peut plus fermer les yeux ni sourire, son élocution est embarrassée, il s'alimente difficilement.

Traitement : Il importe d'abord d'identifier et de traiter la maladie causale. Le traitement de la névrite elle-même comprend le repos au lit, une gymnastique douce et des bains chauds à température constante. Les applications de chaleur locale ne devront pas être faites directement sur la peau nue, l'insensibilité de la zone affectée pouvant conduire à des brûlures sévères.

Il faut éviter que le malade soit comprimé dans ses vêtements, et surtout ne pas garder le bras ou la jambe immobilisés, ceci pouvant conduire à une paralysie des articulations.

Les palliatifs immédiats sont l'aspirine, la codéine, ou tout autre médicament que le médecin jugera utile. A l'issue de la phase aiguë, des massages et des stimulations électriques peuvent être bénéfiques. Il est impératif d'exercer toutes les articulations concernées, de façon à leur conserver leur mobilité. Le malade commencera ces exercices le plus rapidement possible, en veillant à éviter tout mouvement brusque ou violent.

Le régime alimentaire doit être riche en protéines et bien équilibré. Des vitamines complémentaires seront nécessaires en cas de névrite causée par une intoxication, une maladie infectieuse ou un trouble du métabolisme. (De trop grandes quantités de vitamine A peuvent cependant être nocives pour l'organisme.)

Aussitôt passé la phase aiguë de la maladie, des exercices musculaires actifs seront substitués à la gymnastique douce pour éviter l'atrophie des muscles atteints.

Prévention : La vigilance et un traitement rapide de la maladie sous-jacente peuvent contribuer de façon appréciable à prévenir l'apparition de symptômes désagréables.

Pronostic : Si le traitement est immédiat, les crises ne laissent pas de séquelles importantes. Dans les cas les moins graves, le rétablissement est rapide, mais si la maladie causale demeure, la réapparition des crises est plus que probable. Une ferme détermination de venir à bout de cette affection par l'exercice physique et par le traitement de la cause conduit dans la majorité des cas à un rétablissement durable.

Névralgie 4
(tic douloureux de la face, névralgie du trijumeau)

La névralgie est une douleur survenant sur le territoire d'un nerf en n'importe quel endroit du corps. La forme la plus courante en est le tic douloureux de la face, ou névralgie du trijumeau, qui entraîne des douleurs faciales parmi les plus atroces qu'on puisse imaginer. La névralgie ne cause pas d'atrophie ou de déformations des zones atteintes. Elle peut survenir à tout âge, mais s'observe le plus souvent après cinquante ans. La cause en est inconnue.

Danger : La survenue de la crise, son intensité et son évolution sont totalement imprévisibles.

Symptômes : Une douleur tranchante, en éclairs, se propage le long du trajet du nerf, depuis le sommet du crâne jusqu'à la face ; elle dure environ une minute. Les crises douloureuses peuvent être espacées de plusieurs semaines ou de mois entiers. A mesure que la maladie progresse, la fréquence des crises augmente.

La douleur peut être localisée au front, à la lèvre, au nez, à la langue et aux gencives, intervenant souvent au moment de manger.

Le tic douloureux peut être déclenché par un attouchement du nez ou des lèvres, ainsi qu'au moment de se laver le visage, de respirer de l'air froid, de manger ou de parler.

Traitement : Des applications locales de chaleur ou de froid, associées à de l'aspirine ou à tout autre antalgique, peuvent apporter un soulagement. Certaines procédures médicales peuvent également être appliquées, par exemple la section du trijumeau ou l'infiltration alcoolique des branches du nerf, intervention efficace mais pouvant entraîner chez le patient une sensation nouvelle, étrange et tout à fait indescriptible.

Parmi les médicaments les plus fréquemment utilisés, on peut citer le Dilantin, d'efficacité moyenne, et le Tégrétol, beaucoup plus puissant mais que les médecins hésitent souvent à prescrire car il entraîne parfois une anémie.

Prévention : Étant donné qu'on ne sait pratiquement rien sur l'origine de ce mal, il n'existe pas de moyens de prévention efficaces.

Pronostic : Si le patient préfère ne pas se soumettre aux interventions drastiques susceptibles de guérir le mal, il peut utiliser des traitements moins énergiques qui atténueront l'intensité des crises, l'objectif étant de maintenir les manifestations de la maladie dans des limites tolérables.

Sciatique 5

Inflammation le long du nerf sciatique – le nerf le plus volumineux de l'organisme, qui va de la fesse jusqu'au pied. La sciatique atteint davantage les hommes que les femmes, dans une tranche d'âge se situant entre trente et cinquante ans.

La cause la plus fréquente en est une compression de la racine du nerf due à une rupture ou à un glissement du disque intervertébral, ou à une arthrose. D'une façon générale, toute compression du nerf due aux causes les plus variées (vaisseaux sanguins dilatés, constipation, tumeur ou infection d'un organe avoisinant) peut entraîner les mêmes effets.

L'immobilisation occasionnée par un long trajet en voiture, le soulèvement d'un poids important peuvent favoriser l'apparition d'une sciatique (voir *Table 15 – Comment soulever un poids important*).

La sciatique peut être aggravée par l'exposition au froid et à l'humidité, par un travail musculaire excessif durant la phase aiguë ou par une mauvaise attitude statique.

Danger : La sciatique ne présente pas de risque vital et n'affecte pas la longévité, mais c'est une maladie éprouvante par les douleurs extrêmement vives qu'elle provoque.

Symptômes : Le symptôme premier de la sciatique est une douleur intense qui part de la fesse et suit le trajet du nerf. La douleur s'atténue ensuite, ou disparaît, puis revient avec la même intensité.

S'il s'agit d'une sciatique vertébrale due à une atteinte de la racine du nerf, la douleur peut être aggravée par un éternuement, une quinte de toux, lors de a défécation ou de tout autre effort. Si ıa sciatique est causée par une hernie discale ou un glissement du disque intervertébral (souvent dus au soulèvement d'un objet pesant), la douleur est en général très aiguë, en coups de poignard.

Le nerf devenant sensible sur tout son trajet, la douleur entrave les mouvements de la jambe. Lorsque le patient tend la jambe, il ressent comme une pointe douloureuse dans la fesse.

Traitement : Le repos au lit sur un matelas dur, un oreiller placé sous le genou, l'immobilisation du dos par un corset, un lombostat de soutien pour les reins soulageront le malade. Un traitement local par la chaleur – boules d'eau chaude, cataplasmes, couverture électrique, diathermie – peut être salutaire, associé à de l'aspirine.

L'acupuncture, enfin, est parfois utilisée avec succès.

Prévention : Soulever les objets pesants d'une façon correcte. Éviter les mauvaises attitudes statiques. En position assise, se tenir le dos droit et non contracté, jamais sur une seule fesse ou sur le bord de la chaise.

Pronostic : La guérison de la sciatique ne peut intervenir qu'après identification et traitement de sa cause.

Sclérose en plaques 6

Cette maladie chronique du système nerveux central est caractérisée par une diminution de l'activité musculaire et de la coordination motrice évoluant vers une dégénérescence du tissu nerveux. La sclérose en plaques affecte la totalité du corps. Elle se manifeste principalement chez des sujets âgés de trente à quarante ans.

La cause de la maladie demeure inconnue. Les théories abondent – infection par un virus, conséquence d'une lésion, trouble de la coagulation du sang – mais elles restent des suppositions non vérifiées par les faits.

L'espérance de vie moyenne, une fois la maladie déclarée, est de vingt ans environ. Certains malades vivent beaucoup plus longtemps, certains connaissent des périodes de rémission s'étendant sur vingt ans ou davantage, certains, enfin, souffrent de crises aiguës répétées entraînant une aggravation rapide de la maladie. La sclérose en plaques est une maladie étrange et imprévisible, résistant à ce jour à tous les efforts de la science médicale.

Danger : L'évolution de la maladie est des plus variables. Le risque majeur est une atrophie musculaire pouvant conduire à l'infirmité.

Symptômes : Les premiers symptômes, qui se manifestent parfois plusieurs mois ou plusieurs années avant que la maladie ne se déclare, comprennent de légers troubles visuels, une paralysie passagère du globe oculaire, une fatigabilité inhabituelle du bras ou de la jambe apparaissant souvent à la marche, des troubles du contrôle vésical ou de la miction, des étourdissements et de légers troubles émotifs inexplicables.

Le premier symptôme précis de la maladie, une fois celle-ci déclarée, est un affaiblissement musculaire progressif évoluant vers des tremblements ou des secousses incontrôlables et, parfois, la paralysie. La maladie peut entraîner une cécité temporaire d'un œil, un engourdissement d'un membre. Il arrive fréquemment que les premiers symptômes régressent et disparaissent, puis se manifestent à nouveau des mois ou des années plus tard, accompagnés de symptômes complémentaires.

L'une des particularités de cette maladie est l'alternance déconcertante des périodes de rémission et de rechute.

Le tremblement des mains est un symptôme fréquent. Il s'agit d'un tremblement « intentionnel », où la main, ferme au repos, se met à trembler lorsque le patient veut faire un mouvement délibéré, par exemple prendre un verre.

A mesure que la maladie s'aggrave, la démarche devient parfois raide, hésitante et titubante.

Chez l'homme, l'impuissance se développe ; chez la femme apparaît une insensibilité vaginale. On observe des troubles du contrôle vésical ou intestinal. Le malade a des sensations de fourmillements dans les extrémités, s'étendant parfois à tout un côté du corps. L'activité intellectuelle diminue, le patient peut être gagné par un état d'apathie ou d'euphorie, sa capacité d'attention s'affaiblit.

Les troubles de la vue s'aggravent avec la progression de la maladie : diminution de la vision parfois même cécité partielle, diplopie (vision double), paralysie oculomotrice. On constate également une élocution souvent indistincte, avec des difficultés à relier les syllabes entre elles.

Traitement : Il n'existe pas de traitement médical spécifique. Le bon sens suggère d'éviter les stress, la fatigue, le surmenage, les chocs émotifs. Si les membres sont affaiblis ou paralysés, des massages peuvent être bénéfiques. L'exercice, la remise en condition des muscles et la physiothérapie ont une importance considérable pour arriver à un certain rétablissement.

L'action des médicaments ne semble guère probante. Des produits à base de cortisone sont parfois utilisés en cas de crise particulièrement aiguë, mais leur efficacité est faible, et le danger qu'ils représentent non négligeable.

Prévention : Voir *Troisième partie, Signes précurseurs, Sclérose en plaques* 6.

Pronostic : Si le patient a une attitude psychologique positive, il peut non seulement faire régresser la maladie et éviter l'invalidité, mais également empêcher la survenue de nouvelles crises. Tout ce que le patient pense pouvoir l'aider doit être essayé. Il doit prendre une part résolument active dans la lutte contre la maladie, car les rémissions partielles sont courantes, et il arrive qu'elles soient totales.

La sclérose en plaques n'apparaissant pas, en général, chez les individus nés sous les tropiques, beaucoup de médecins conseillent en dernier ressort à leurs patients le séjour dans un pays à climat tropical ; cependant il n'existe pas de données statistiques pouvant confirmer la valeur de cette pratique.

Méningite 7
(méningite cérébro-spinale, méningite épidémique)

Inflammation des méninges (enveloppes fibreuses recouvrant le cerveau) due à une infection bactérienne, virale ou mycotique (méningite des mycoses) véhiculée par le courant sanguin depuis diverses régions du corps.

Il existe plusieurs variétés de méningite présentant des symptômes similaires. La forme la plus courante est la méningite méningococcique, également appelée méningite cérébro-spinale ou méningite épidémique. La méningite tuberculeuse, causée par le bacille de la tuberculose, frappe surtout les enfants entre un et cinq ans. Les méningites pneumococcique, staphylococcique et grippale sont des formes non épidémiques de la maladie qui surviennent principalement chez les enfants.

La forme staphylococcique est particulièrement grave, car le germe présente une très grande résistance aux antibiotiques et requiert un soin extrême de la part du médecin dans le choix du médicament germicide adapté à chaque cas particulier.

La méningite peut être l'une des complications de l'oreille moyenne (otite), des mastoïdites, des amygdales, des sinusites, ou même d'une infection consécutive à une lésion du cuir chevelu. Toute complication septique se propageant dans le sang peut transporter l'infection jusqu'au cerveau.

Contagion : De même que le rhume, la méningite peut être transmise par la toux ou par un simple éternuement. Le porteur qui transmet le germe de la méningite peut être cliniquement sain, c'est-à-dire héberger le microbe sans être atteint par la maladie. Il peut propager ainsi la méningite durant des mois (jusqu'à une année entière), tout en demeurant lui-même en parfaite santé.

Durant une épidémie, la maladie peut atteindre environ 30 p. cent de la population exposée. Les grandes épidémies du passé ont disparu, mais il arrive que des petites épidémies se propagent dans les écoles, les prisons, les institutions militaires.

Danger : La méningite est une *urgence médicale.* Il n'y a pas si longtemps, on comptait environ 90 p. cent d'issues fatales. Si celles-ci ne représentent plus aujourd'hui que 4 p. cent des cas, la méningite reste une maladie pouvant être mortelle en l'absence d'un traitement approprié. Certains cas, s'ils sont traités incorrectement ou tardivement, peuvent laisser des séquelles durables et pénibles, telles que différents degrés de cécité, de surdité, de paralysie ou d'arriération mentale. Parfois la méningite a une évolution tellement rapide qu'une issue fatale peut intervenir en quelques heures. Toute présomption de méningite doit immédiatement faire l'objet d'un recours au médecin.

Symptômes : La méningite débute parfois par des symptômes insignifiants et trompeurs, à la façon d'un rhume, puis se manifeste brutalement par une fièvre oscillante très élevée. Une septicémie (contamination du sang par des bactéries) apparaît très rapidement. La maladie s'accompagne de façon caractéristique d'un mal de tête intense, tenace et irradiant ; le cou est raide et douloureux. Les vomissements sont fréquents.

On observe souvent une intolérance à la lumière et au bruit. Chez les enfants plus particulièrement, la méningite peut s'accompagner de contractures, de convulsions, de délire et de vomissements. Un état de confusion et de faiblesse, des accès de délire, et parfois le coma sont des signes de gravité supplémentaires.

Un autre symptôme permettant d'identifier une méningite méningococcique aiguë est l'éruption sur tout le corps de petites taches irrégulières pourpres ou rouges. Il peut y avoir également des « boutons de fièvre » autour des lèvres.

La forme tuberculeuse de la méningite est difficile à maîtriser et demande une vigilance et des soins médicaux constants.

Le médecin devra procéder à un prélèvement du liquide cérébro-spinal afin de déterminer la forme et le type de méningite.

Traitement : Injections intraveineuses de pénicilline, de sulfamides et autres antibiotiques. Dans les cas très graves, une thérapie à base de cortisone peut être salvatrice.

La méningite est une maladie hautement contagieuse, qui doit être traitée avec le maximum de précautions. Les matières fécales et les urines, ainsi que les linges utilisés pour les soins, doivent être brûlés. Le malade doit être gardé dans une certaine forme d'isolement. Il a besoin de boire beaucoup et doit recevoir une alimentation calorique suffisante. Des sédatifs sont parfois utilisés pour favoriser le repos. L'aspirine peut être utile pour soulager les maux de tête et la fièvre. Les yeux du patient doivent être protégés de la lumière vive et le bruit doit être limité au minimum. Dans certains états comateux ou semi-comateux, une sonde est parfois nécessaire pour continuer à assurer l'alimentation du malade.

Avant de se prononcer sur la guérison, il est nécessaire d'effectuer un prélèvement du liquide cérébro-spinal pour s'assurer qu'aucun des germes incriminés ne demeure dans l'organisme.

Prévention : Un parent vigilant peut sauver la vie d'un enfant en appelant immédiatement le médecin en cas d'augmentation brutale de la fièvre s'accompagnant d'une raideur de la nuque, d'un mal de tête sévère et d'hémorragies punctiformes sous-cutanées. La rapidité du diagnostic et du traitement est un facteur capital pour éviter des complications sérieuses ou même une issue fatale. Ne doivent approcher du malade que ceux qui le soignent, tout objet utilisé par le patient doit être stérilisé ou brûlé.

Tout enfant ou adulte ayant une infection de l'oreille interne ou une mastoïdite devra se prémunir contre la méningite en allant voir un médecin sans tarder et en se conformant strictement aux prescriptions de celui-ci. La méningite frappant principalement en hiver, il convient de prendre des précautions particulières durant cette saison. (Voir *Troisième partie, Signes précurseurs, Méningite* 7.)

Pronostic : La méningite n'est plus la maladie terrifiante qu'elle a été dans le passé, mais elle reste une affection dangereuse. Avec un diagnostic rapide et des soins immédiats, le pronostic est à présent très favorable.

Encéphalite 8

L'encéphalite est causée par un virus entraînant une inflammation de la substance cérébrale. Parfois elle peut être une complication de la grippe, de la rougeole, de la varicelle, de la méningite et de la coqueluche. L'encéphalite est une maladie contagieuse.

Il existe plusieurs formes de cette maladie : encéphalite Saint-Louis, encéphalite équine occidentale, encéphalite équine orientale, et quelques autres. Elle est également appelée parfois « maladie du sommeil », mais ne doit pas être confondue avec la maladie du sommeil africaine, beaucoup plus grave, qui est transmise par la mouche tsé-tsé.

L'encéphalite s'observe plus fréquemment sous une forme épidémique que sporadique.

Danger : L'encéphalite a un taux élevé de mortalité et de morbidité. Son degré de gravité dépend pour beaucoup de la virulence de la maladie et de l'âge de celui qu'elle frappe, les plus jeunes et les plus âgés étant naturellement davantage exposés. Certaines formes particulièrement pernicieuses peuvent entraîner la mort en quelques heures.

L'encéphalite ne laisse généralement pas de séquelles permanentes ; dans un faible pourcentage de cas, elle entraîne une diminution de l'acuité mentale, des troubles du caractère ou du comportement se prolongeant durant toute la vie.

Symptômes : Chez le nourrisson : la maladie se manifeste brutalement par une fièvre élevée (39,4° à 41 °C) qui dure environ deux jours, accompagnée habituellement de convulsions et d'une saillie des fontanelles (espace compris entre les os du crâne). La fièvre diminue au bout d'une semaine environ.

Chez l'enfant et l'adulte : fièvre élevée, de l'ordre de 39,4 °C, revenant généralement à la normale au bout d'une dizaine de jours. Le mal de tête est sévère, incessant, de forme pulsatile. On observe souvent une tendance à l'assoupissement pouvant aller jusqu'à l'état de stupeur. Les cas les plus graves peuvent s'accompagner de coma, de délire et de convulsions, de troubles oculaires et d'affaiblissement musculaire, de hoquets persistants et d'hypersalivation. On note parfois la présence des symptômes caractéristiques des affections du cerveau : raideur de la nuque et vomissements.

Traitement : Il n'existe pas de traitement spécifique valable. Le médecin peut prescrire uniquement des mesures visant à soulager le malade : calme et repos au lit, surveillance du transit intestinal, application de compresses froides sur la tête et alimentation par voie intraveineuse en cas de coma. Si des complications respiratoires interviennent, le médecin peut être contraint à pratiquer une trachéotomie.

La convalescence est généralement très longue. Après la guérison, le patient devra attendre au moins un mois avant de reprendre une activité professionnelle ou scolaire.

Prévention : Il existe différents vaccins pour certaines formes d'encéphalite, mais malheureusement, ils ne sont généralement pas disponibles. La meilleure recommandation que l'on puisse faire est d'éviter les zones d'endémie. (Voir *Troisième partie, Signes précurseurs, Encéphalite* **8**.)

Tumeurs du cerveau 9

Il existe une grande variété de tumeurs du cerveau. Leur gravité est fonction avant tout de leur siège. Qu'elle soit bénigne ou maligne, une tumeur est toujours la cause de troubles sérieux. Les tumeurs cérébrales, qui peuvent apparaître à tout âge, surviennent cependant plus souvent chez l'adulte jeune ou dans l'âge mûr.

Danger : La tumeur du cerveau est une affection relativement rare. Un fort mal de tête n'est en général aucunement l'indice d'une tumeur.

Les tumeurs cérébrales ont cependant un taux de mortalité élevé. Ceci ne veut pas dire, loin de là, que toute personne atteinte d'une tumeur du cerveau court un risque mortel. La plupart des malades non seulement survivent, mais aussi guérissent. Il est intéressent de noter que 2 p. cent de toutes les autopsies pratiquées suite à différentes causes de décès révèlent l'existence d'une tumeur cérébrale n'ayant jamais manifesté aucun symptôme.

Symptômes : Contrairement à ce que l'on pense habituellement, le mal de tête n'est pas toujours le premier symptôme de la tumeur. En effet, il est souvent précédé de troubles progressifs de l'équilibre, de la vue et de l'odorat, ou d'une faiblesse musculaire inexplicable des extrémités.

Lorsque les maux de tête apparaissent, ils se manifestent de préférence le matin et sont de brève durée. Par la suite, ils deviennent constants et très sévères. (Dans beaucoup de cas, cependant, les maux de tête restent trompeusement bénins.) Toute personne âgée de plus de vingt-cinq ans commençant brusquement à souffrir de céphalées persistantes devrait se faire examiner par un médecin. Cela n'indique pas nécessairement la présence d'une tumeur, mais ce peut être un signe caractéristique.

A un stade avancé de la tumeur, le malade souffre de nausées persistantes et de vomissements. On observe parfois un gonflement du nerf optique (seul un médecin peut détecter ce phénomène). Les convulsions constituent un symptôme complémentaire fréquent.

En fonction de la localisation de la tumeur, il peut y avoir des signes de détérioration mentale ; toutefois, ceux-ci ne se manifestent qu'à un stade avancé du développement de la tumeur.

Troubles de la personnalité, altération des facultés mentales, léthargie et somnolence sont les signes d'une progression sérieuse de la maladie.

Pour établir le diagnostic, le médecin doit avoir connaissance de la biographie médicale du patient et recourir à un certain nombre d'examens : radiographie du crâne, électro-encéphalographie, tomographie axiale avec ordinateur, examen des yeux, de la parole, de l'audition, de la mémoire, contrôle de l'équilibre, de la coordination motrice et de la force du bras et de la jambe.

Traitement : Il en existe beaucoup de formes, pour la plupart drastiques. Le traitement de base repose sur l'ablation chirurgicale de la tumeur. Cette méthode, très efficace, connaît des succès grandissants, mais ne permet pas l'excision complète de certaines tumeurs dont le siège est situé profondément à l'intérieur du cerveau. Une ablation partielle assure toutefois au patient plusieurs années de répit avant que la tumeur ne repousse.

Les autres formes de traitement possibles sont la radiothérapie et la décompression (on pratique un volet décompressif dans le crâne pour soulager l'hypertension intracrânienne). Cette dernière méthode était déjà pratiquée par les Égyptiens il y a 3 000 ans.

Toutes ces mesures peuvent préserver la vie du patient et lui assurer une vie normale pendant de nombreuses années. Il arrive toutefois qu'aucun de ces traitements ne donne de résultat.

Prévention : (Voir *Troisième partie, Signes précurseurs, Tumeurs du cerveau,* 9.)

Pronostic : Favorable. Un nombre croissant de tumeurs cérébrales peuvent à présent être traitées. Les techniques chirurgicales se perfectionnent sans cesse et présentent de moins en moins de risques pour les malades.

Traumatisme cérébral 10
(commotion cérébrale, traumatisme crânio-cérébral)

La plupart des chocs reçus sur la tête, même s'ils entraînent une perte de connaissance, n'ont pas d'effet sérieux durable, en particulier chez les enfants, dont la facilité de récupération est prodigieuse.

Danger : Dans l'immense majorité des cas, les blessures à la tête se cicatrisent sans complication notable ; certaines d'entre elles peuvent cependant causer des lésions cérébrales durables, ou même entraîner la mort. Tout choc sur la tête entraînant une perte de conscience ou l'un des symptômes indiqués ci-après relève d'une *urgence médicale.* Dans un tel cas, le recours au médecin est impératif.

Symptômes : En cas de choc bénin : mal de tête, étourdissements, perte de conscience momentanée.

Lorsque le traumatisme est plus sérieux, il peut y avoir des saignements du nez, de la bouche et des oreilles. La peau devient pâle et moite, les pupilles sont dilatées.

Si la perte de conscience se prolonge, si l'on constate une dilatation inégale des pupilles, des vomissements fréquents, si la victime reste dans un état de somnolence, de léthargie ou de confusion, il y a de grands risques de lésion cérébrale grave.

Traitement : Le patient doit rester alité dans une chambre sombre et calme, la tête et les épaules surélevées, les mains et les pieds tenus au chaud. Ne pas administrer de stimulants. Si aucune complication n'apparaît, le patient reprendra connaissance et retrouvera rapidement un état tout à fait normal. Dans tous les cas, le recours au médecin est impératif.

Prévention : Veiller à utiliser les équipements de protection appropriés – par exemple casque motocycliste, ceintures de sécurité.

Pronostic : Favorable, en particulier si la présence du médecin est immédiate.

Tics 11
(spasmes musculaires)

Un tic est un mouvement répétitif et immotivé intéressant un muscle ou un groupe de muscles. Il apparaît principalement chez les enfants, entre six et quatorze ans, mais peut aussi survenir à tout âge. Les causes en sont habituellement la fatigue, un effort musculaire intensif et l'anxiété. Fondamentalement, les tics sont des contractions nerveuses involontaires, bien qu'ils puissent être parfois les séquelles d'une crise d'encéphalite.

Danger : Aucun, excepté les dommages psychologiques que peut causer la névrose sous-jacente.
Symptômes : Les tics apparaissent sous de nombreuses formes : clignement des yeux, grimace, hochement de tête, raclement de gorge, déglutition, mouvement saccadé de la cuisse, haussement d'épaules, étirement de la bouche, ou, de façon plus complexe, en série reproduites toujours dans le même ordre : par exemple, un haussement d'épaules suivi d'une grimace.

Les tics disparaissent pendant le sommeil.

Ils s'accompagnent habituellement d'autres signes dénotant une grande nervosité, des troubles du comportement, des déséquilibres émotifs, et s'intensifient sous l'effet de l'anxiété.
Traitement : Il appartient au médecin, à un parent ou à un ami d'essayer de découvrir la cause sous-jacente de la nervosité pour la supprimer, ou au moins l'atténuer – tâche toujours très difficile. Il faut s'attacher à améliorer la condition générale du sujet et s'abstenir de toute remarque sur son trouble, qui n'aurait pour effet que d'augmenter sa nervosité et faire empirer son état.

Les tics nerveux sont à distinguer de la chorée (danse de Saint-Guy) apparaissant dans le *Rhumatisme articulaire aigu* **127.** Les mouvements de la danse de Saint-Guy sont aléatoires et dissemblables, alors que, dans le tic nerveux, ils sont toujours identiques et répétitifs. La chorée s'observe généralement chez l'enfant atteint de fièvre rhumatismale ; le tic n'a aucune relation avec une maladie de l'organisme.

Une psychothérapie peut être bénéfique, en particulier lorsque l'enfant est incapable de maîtriser lui-même ses problèmes psychologiques. Un tic persistant est souvent le signe que l'enfant, ou l'adulte, ne peut résoudre ses propres difficultés : d'une certaine manière, il intervient un peu comme une soupape de sécurité. L'usage de tranquillisants ne fait que masquer le problème sans le régler.

Dans les cas bénins, lorsque l'enfant est simplement très émotif ou traverse une phase difficile, le tic finit par disparaître spontanément.

Hoquet 12

Le hoquet est dû à une irritation ou à une perturbation temporaire du nerf phrénique affectant le diaphragme. Chacun en a fait un jour ou l'autre l'expérience. Cependant, il en existe une forme appelée « hoquet hystérique » et une autre, très dangereuse, dite « hoquet infectieux » (épidémique). La première, caractérisée par un hoquet prolongé, ne présente pas de danger. Elle se distingue de la forme infectieuse uniquement par le caractère épidémique de celle-ci.

Les causes du hoquet sont multiples : troubles digestifs, nervosité, exercice physique effectué aussitôt après un repas très riche, déglutition fautive, alcoolisme, hernie hiatale, pleurésie, grossesse, troubles cérébraux dans certains cas, et parfois aucune raison connue.

Danger : Aucun, sauf lorsque le hoquet se prolonge trop longtemps ou lorsque le patient vient de subir une intervention chirurgicale.
Symptômes : Spasme involontaire à l'inspiration provoquant un bruit caractéristique.
Traitement : Pour interrompre le hoquet :
1. Inspirer à fond, retenir sa respiration le plus longtemps possible, puis expirer lentement.

2. Boire un grand verre d'eau d'un coup.
3. Exercer une pression sur les globes oculaires.
4. Avaler de la glace pilée.
5. Appliquer une poche de glace sur le diaphragme, juste au-dessous de la cage thoracique.
6. Inspirer et expirer dans une poche en papier.

La plupart des crises de hoquet durent moins d'une heure ; si le hoquet persiste beaucoup plus longtemps, il est nécessaire de prendre un avis médical. Le hoquet du nourrisson est tout à fait naturel et on ne doit en aucune façon chercher à le réduire.

Pronostic : Rétablissement certain, sauf dans le cas du hoquet infectieux (épidémique).

Mal de tête 13

Le mal de tête est sans doute l'affection la plus largement répandue, celle que tout être humain a eu un jour l'occasion d'éprouver.

Le mal de tête traduit souvent une réaction de l'organisme devant une certaine condition mentale. Dans l'immense majorité des cas, cependant, il est sans signification importante ou durable. Les seuls maux de tête véritablement graves sont ceux dus à une tumeur cérébrale – mais ce sont aussi les moins répandus – ou à l'hypertension artérielle.

Mal de tête dû à la tension nerveuse 13a

Le mal de tête dû à la tension nerveuse est généralement lié à l'existence d'un événement désagréable ou préoccupant, source d'une anxiété chronique. Il peut être passager ou s'installer de façon durable. Ce mal de tête est souvent causé par l'inquiétude, par la tension résultant, par exemple, de longues heures de conduite automobile ou de travail intensif dans un bureau. Entre un tiers et la moitié des maux de tête appartiennent à ce groupe.

Danger : Aucun.

Symptômes : Le mal de tête est généralement précédé de signes annonciateurs : troubles visuels, fatigue, nausée, faiblesse générale. Il peut débuter en un endroit nettement localisé, puis se généraliser à tout le crâne. La douleur est continue ou pulsatile, en battements. Habituellement elle n'est pas très sévère, donnant simplement la sensation d'avoir la tête comprimée par un chapeau trop petit.

Le mal de tête peut durer de quelques minutes à plusieurs heures, parfois se prolonger pendant des semaines. Durant la crise, les muscles de la mâchoire, des tempes et de la nuque sont souvent contractés, avec pour conséquence une sensibilité accrue dans les régions où ils se rattachent au crâne.

Des perturbations émotives ou un surcroît d'anxiété font empirer la crise. Le patient manifeste de l'appréhension et paraît souvent déprimé.

Traitement : Application de compresses chaudes, massages du cou et suppression, si possible, de la cause de l'anxiété. Le traitement le plus salutaire est un changement d'activité. En cas de mal de tête intervenant après un travail sédentaire prolongé, le mieux est de sortir à l'air libre, faire un peu de marche à pied ou de footing, ou tout autre exercice physique qui détendra le corps.

Prévention : Le corps a des limites, que l'on ne peut toujours dépasser impunément.

Migraine 13b

Les migraines se répartissent en quatre catégories distinctes : migraine classique, migraine commune, migraine vasculaire et migraine allergique.

La migraine classique survient le plus

souvent chez la femme (80 p. cent) et comporte dans les deux tiers des cas une notion d'antécédent familial. La plupart des femmes qui en souffrent vivent à un rythme trop rapide pour leur condition physique : surestimation de leurs capacités, surmenage. Une période de détente intervenant brutalement peut, elle aussi, déclencher une crise migraineuse, de même qu'un repos mal adapté ou des troubles du sommeil. Beaucoup de patients souffrant de migraines montrent une attirance prononcée pour certains aliments riches en tyramine ou en tyrosine, acides aminés pouvant déclencher des crises migraineuses chez des sujets prédisposés. La tyramine se trouve dans une large variété de produits : le fromage, et spécialement les fromages fermentés, vieux ou avec des moisissures, le vin, le foie de volaille, le chocolat et les agrumes.

Chez certaines femmes, rien ne peut empêcher la survenue d'une crise, alors que chez d'autres, un changement de régime et des habitudes de vie peut être très efficace.

Danger : La migraine ne comporte habituellement pas d'effets secondaires sérieux.

Symptômes : Bien que la crise soit précédée de signes annonciateurs, elle survient en général de façon brutale.

Les signes annonciateurs peuvent apparaître quelques minutes ou plusieurs heures avant le déclenchement de la crise : sensation de fourmillements dans les membres, apparition de figures éblouissantes, scintillantes, de formes et de couleurs variées, bourdonnements d'oreille, dépression et changement rapide de l'humeur.

La douleur est pulsatile, donnant l'impression de battements ; elle est généralement localisée chaque fois au même endroit mais peut également se déplacer à un autre côté du crâne ou irradier autour de l'œil. Elle s'accompagne de façon caractéristique de nausée et de vomissements, parfois d'une perte de vision temporaire ou partielle, de scotomes, de diplopie (vision double) et d'un abaissement des paupières. Le patient est anormalement sensible à la lumière vive et perçoit tous les bruits de façon exagérée. La douleur est intense dans le côté atteint du crâne. Elle ne s'accompagne pas de fièvre, mais parfois de frissons, de tremblements, de vertiges et d'une émission abondante d'urine. Cette migraine est considérée à juste titre comme une véritable indisposition. La longueur de la crise varie de deux à quarante-huit heures.

Dans la migraine commune, dont les signes annonciateurs sont tout à fait similaires, le patient perçoit des éclairs lumineux suivis d'une céphalée intense accompagnée de nausée et de vomissements, puis d'une vive douleur pulsatile, d'une intolérance à la lumière et du désir de se reposer dans une pièce calme et fraîche.

Traitement : Dans les cas les plus sévères, on dispose de médicaments efficaces mais d'un usage assez délicat, tels que l'ergotamine et d'autres dérivés de l'ergot. Ils sont administrés en injections intraveineuses aussitôt après le déclenchement de la crise. Ces médicaments, dont les effets secondaires sont parfois dangereux (risque de vasoconstriction des artères), ne sont à utiliser que sur prescription médicale. Ils sont formellement proscrits en cas de troubles vasculaires ou de grossesse.

Une poche à glace placée sur la tête peut atténuer la douleur jusqu'à un degré où l'aspirine sera efficace. Le sommeil ou le repos dans une pièce sombre sont également favorables.

Le traitement de la migraine commune est identique.

Prévention : Lorsque les symptômes annonciateurs de la migraine apparaissent, le mal de tête peut être stoppé en prenant simplement de l'aspirine ou de l'ergot. Certaines femmes tentent de prévenir la crise par des exercices physiques violents et soutenus ou en se forçant à éternuer violemment. Il existe

de multiples moyens pour empêcher la survenue de la migraine, des nausées, des vomissements et des troubles oculaires. On peut arriver à « mystifier » le corps, à le distraire de la douleur. Il revient à chaque patient de trouver le moyen le mieux adapté à son propre cas. (Voir *Troisième partie, Signes précurseurs, Migraine* **13b**.)
Pronostic : La migraine tend à disparaître avec l'âge, en particulier après cinquante ans et après la ménopause.

Mal de tête allergique 13c (migraine histaminique)

Forme peu répandue de céphalée liée à des troubles vasculaires, survenant plus fréquemment chez des hommes d'âge moyen menant une vie très active, de tempérament agressif et de constitution athlétique.

Les « migraines histaminiques » provoquent des douleurs presque aussi violentes que les migraines communes ou classiques.

Danger : Aucune séquelle durable ou fatale.
Symptômes : Le mal de tête survient brutalement, sous la forme d'une douleur pulsatile intense. Généralement, il est unilatéral, pouvant affecter tout le côté de la face. L'œil, quand il est atteint, est rouge, larmoyant, la pupille est rétrécie. Parfois il y a un écoulement nasal ou salivaire incontrôlable. La douleur peut s'étendre jusqu'au cou. Le patient est souvent pâle et couvert de sueurs. Le pouls est parfois ralenti. Les veines et les artères de la tempe sont proéminentes et sensibles.

La crise peut durer quelques heures ou se prolonger pendant plusieurs jours.

Curieusement, les « migraines histaminiques » peuvent se déclencher alors que le patient est parfaitement détendu, parfois même au plus profond du sommeil. Une fois que la crise a atteint son plein développement, elle évolue par vagues successives entrecoupées de courtes accalmies, souvent à raison de trois à quatre accès par jour pendant plusieurs semaines. Les périodes de rémission entre les crises peuvent varier de quelques semaines à plusieurs mois ou années.

Ces maux de tête peuvent être déclenchés par des produits vaso-dilatateurs tels que l'alcool, le vin, la nitroglycérine ou l'histamine (substance présente dans tous les tissus animaux ou végétaux). Entre deux crises, cependant, l'ingestion d'alcool ou de vin ne déclenchera pas la migraine, mais durant la période d'attente, un verre d'alcool la provoquera immédiatement.
Traitement : L'ergotamine, traitement de base de la migraine, est le médicament le plus utilisé.
Prévention : Inconnue.
Pronostic : Rétablissement possible.

Mal de tête menstruel 13d

Le mal de tête menstruel est un trouble mineur, reconnaissable à un symptôme caractéristique de gêne dans la région pelvienne associée à une sensation de malaise et de nausée. Le traitement est simple : de l'aspirine suffit à le faire disparaître.

Mal de tête prémenstruel 13e

Le mal de tête prémenstruel apparaît sept jours environ avant les règles. Il s'accompagne d'irritabilité et de difficulté à se concentrer. Ce mal de tête, plutôt désagréable que réellement douloureux, peut persister jusqu'aux premières manifestations du flux menstruel. L'aspirine est le traitement le mieux approprié.

Mal de tête dû à la pilule contraceptive 13f

La pilule contraceptive est depuis longtemps reconnue comme l'une des causes du mal de tête chez la femme.

L'apparition anormale de céphalées chez une femme qui habituellement n'en souffre pas nécessite un arrêt immédiat de la pilule. Celle-ci est également contre-indiquée en cas de trouble neurologique entraînant par exemple un engourdissement ou une sensation de fourmillements localisés unilatéralement. Les patientes souffrant de tels troubles se voient interdire la pilule contraceptive en raison du risque d'attaque, en particulier chez les jeunes femmes. Les autres symptômes de non-tolérance à la pilule peuvent être une sensation de lourdeur et l'apparition de grosseurs dans les seins, une décoloration de la peau et des saignements anormaux.

La céphalée due à la pilule donne l'impression d'avoir la tête fortement comprimée. Elle peut parfois se transformer en migraine et s'accompagne souvent de dépression, d'irritabilité, d'insomnie. On ne doit en aucun cas essayer de la traiter soi-même mais faire appel impérativement à un médecin.

Mal de tête postcoïtal 13g

Un léger mal de tête pulsatile apparaît parfois aussitôt après les rapports sexuels. Il disparaît en général rapidement, mais peut durer jusqu'à une heure et irradier vers l'œil. Il s'agit d'une variante du mal de tête dû à la tension nerveuse, causé ici par une certaine forme d'anxiété. L'aspirine en vient aisément à bout.

L'homme anxieux souffrant d'impuissance ou d'éjaculation précoce y est fréquemment sujet.

Mal de tête dû à la ménopause 13h

Le mal de tête dû à la ménopause peut varier d'une intensité faible à intense, être intermittent ou constant. Lorsqu'il n'est pas lié directement à la modification de l'équilibre hormonal, il est causé par un état dépressif. Il est aggravé par les bouffées de chaleur, l'irrégularité des menstruations et autres symptômes de la ménopause.

Ce mal de tête est aisément identifié par les symptômes caractéristiques de la ménopause. De l'aspirine ou un analgésique plus puissant pris dès son apparition atténuent généralement la douleur. La tension nerveuse et l'anxiété la font empirer. Les nausées et les vomissements sont symptomatiques.

En cas de troubles plus sérieux, le traitement doit être prescrit par un gynécologue.

2. L'œil

Raphael M. Klapper

« Dans la transparence de tes yeux, je vois ton cœur blessé », disait Shakespeare avec perspicacité. L'œil humain est en effet cet incroyable organe qui non seulement nous permet de voir, mais constitue aussi le baromètre de nos émotions et de notre état de santé.

Les annales de la tradition juive rapportent l'histoire de Maimonide, médecin réputé au service du sultan. Sur son trajet jusqu'au palais de celui-ci, il se rassemblait toujours un grand nombre de pauvres auxquels il donnait volontiers des consultations médicales gratuites. Rien qu'en regardant quelqu'un dans les yeux, il pouvait déterminer la nature de son mal.

Un jour, un poète très pauvre qui

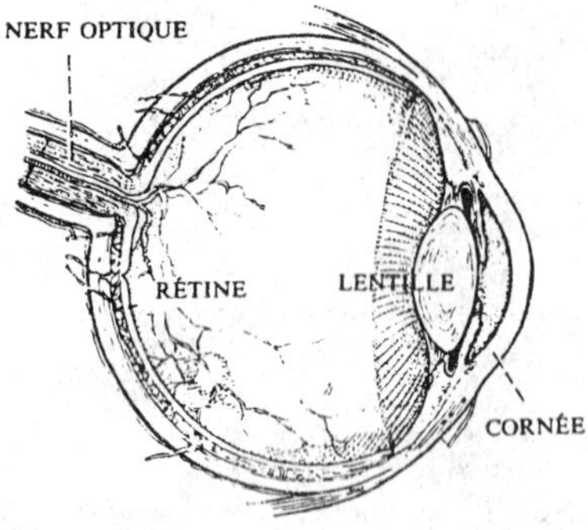

L'œil

tenait Maimonide pour un charlatan voulut le mettre à l'épreuve. Se sachant lui-même en parfaite santé, il prit place dans la file des malades. Maimonide le regarda longuement dans les yeux, puis sans dire un mot écrivit une prescription, la mit dans une enveloppe et la tendit au poète. « C'est bien un charlatan », pensa le poète. Il ouvrit l'enveloppe et lut la prescription suivante : « Tu as le pire de tous les maux – la pauvreté. » Un peu d'argent était joint pour l'aider à surmonter son mal.

Les yeux sont les meilleurs indicateurs de nos maladies, quelle que soit la partie du corps qu'elles affectent – plus utiles à cet égard que tout autre organe. Aujourd'hui nous utilisons nos yeux bien davantage que nos ancêtres : nous conduisons des voitures, nous regardons pendant des heures la télévision, nous lisons des livres, des journaux. Et en dépit de cette utilisation intensive, l'œil répond sans effort particulier à toutes nos sollicitations.

L'œil est une machine prodigieuse – une caméra avec mise au point automatique instantanée et système intégré de réparation et de drainage. Cet instrument délicat qui regarde le monde depuis son orbite soigneusement capitonnée ne nécessite en outre qu'un entretien tout à fait raisonnable pour assurer un service durable et de qualité.

Myopie 14

La myopie est due essentiellement à une certaine configuration du globe oculaire, qui constitue un facteur héréditaire. L'axe du globe oculaire est trop long : la vision de près (pour lire et écrire) reste excellente, mais la vision de loin est diminuée (floue). Cette anomalie peut être aisément corrigée par des verres. La myopie augmente lentement jusqu'à l'âge de trente ans. Si après cet âge des verres de plus en plus puissants sont nécessaires, une visite à l'ophtalmologiste s'impose.

Hypermétropie 15

Dans l'hypermétropie, l'axe du globe oculaire est trop court. La vision de loin ou à moyenne distance est bonne, mais la vision de près (lire et écrire) est floue ou difficile. Cette anomalie peut être cause de maux de tête. Elle est facilement corrigée par des verres.

Astigmatisme 16

L'astigmatisme provient d'une courbure inégale des différentes parties de la cornée empêchant une projection correcte des images sur la rétine. C'est un défaut héréditaire, qui peut habituellement être corrigé par des verres.

Presbytie 17

Défaut de la vision apparaissant en général après quarante-cinq ans. La presbytie se corrige par des verres, le plus souvent à double foyer.

Syndrome des verres teintés 18

Le port constant de verres foncés n'est pas nécessaire et peut être générateur de troubles. Il ne se justifie que dans certains cas particuliers – neige éblouissante, longues périodes de conduite sur route asphaltée, plages fortement ensoleillées. Il est également utile en cas de photophobie (intolérance à la lumière), phénomène assez fréquent dans les maladies oculaires et chez les sujets blonds et à la peau très claire.

Un œil sain supporte aisément la lumière du soleil, même forte, et ne nécessite aucune aide de l'opticien – à moins que le sujet ne soit une célébrité désirant garder l'incognito...

Les gens qui portent des lunettes noires en permanence – le soir, à l'intérieur d'une maison, par temps couvert, etc. – ne font qu'augmenter leur sensibilité à la lumière. Des yeux qui vieillissent ont besoin de davantage de lumière, de sorte que le port des lunettes noires est généralement déconseillé, sauf en cas de cataracte. Avant d'acheter une paire de lunettes noires, il faut les regarder attentivement à la lumière en les déplaçant lentement de gauche à droite et de haut en bas. Si la lumière s'y réfléchit en faisceaux irréguliers ou si l'on observe des bulles d'air dans les verres, mieux vaut ne pas les acheter.

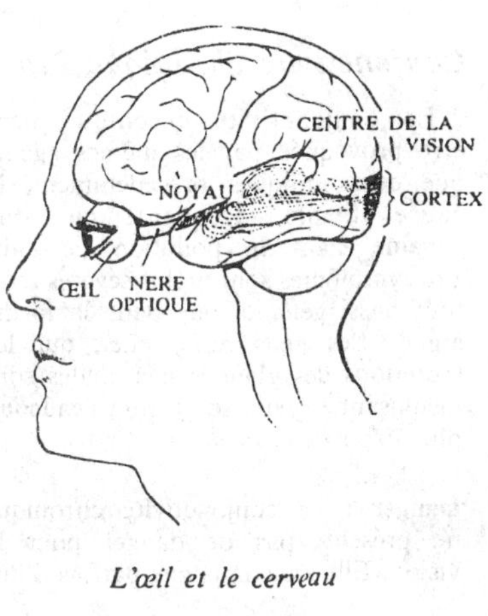

L'œil et le cerveau

Intolérance aux lentilles de contact 19

Lentilles dures

Les lentilles de contact sont particulièrement recommandées en cas de myopie, d'affection de la cornée, d'opération de la cataracte, et à tous ceux qui pour des motifs professionnels ou esthétiques préfèrent ne pas porter de lunettes.

Pour se faire poser des lentilles de contact, on aura recours à un spécialiste. Ensuite, deux semaines environ seront nécessaires pour s'y habituer.

Les lentilles de contact sont contre-indiquées à ceux qui souffrent de tremblements, d'arthrite sévère, de rhume des foins chronique, d'allergie, qui sont sujets aux orgelets ou ont souvent les yeux larmoyants ou injectés de sang. Tous les porteurs de lentilles de contact devraient avoir sur eux une carte l'indiquant pour éviter le risque de lésion de la cornée en cas d'accident ou de perte de connaissance. Poser et ôter les lentilles de contact demandent beaucoup d'attention et de soin, en particulier pour l'hygiène de l'œil. On ne doit jamais porter des lentilles de contact dures pendant la nuit ni plus longtemps qu'indiqué par l'ophtalmologiste. Il est recommandé de se faire examiner régulièrement (tous les six mois par exemple). Si une intolérance se manifeste, il faut immédiatement cesser de porter les lentilles et consulter un médecin. Ne pas tenir compte des réactions de l'œil peut en effet entraîner des suites sérieuses.

Lentilles souples

Mieux tolérées par la cornée (bien que l'acuité visuelle ne soit pas aussi bonne qu'avec des lentilles dures), les lentilles souples sont particulièrement appréciées pour la très faible pression qu'elles exercent sur l'œil. Elles nécessitent également davantage de soins – quelques minutes de stérilisation tous les soirs. Enfin, elles sont beaucoup plus chères.

Strabisme 20

A la naissance ou dès la petite enfance

Lorsqu'il apparaît à un très jeune âge, le strabisme est dû à un défaut de coordination des muscles oculaires. Il peut entraîner une perte partielle de la vision de l'œil affecté (l'œil « paresseux »). Un traitement précoce doit intervenir de préférence avant l'âge de trois ans. Le strabisme peut être atténué par le port de verres correcteurs, des médicaments (gouttes), mais une intervention chirurgicale est souvent nécessaire. Un traitement orthoptique post-opératoire est habituellement indispensable pour le rétablissement de la vision binoculaire.

Chez l'adulte

Lorsque le strabisme survient à l'âge adulte, il peut être associé à une diplopie (vision double), symptôme ne devant jamais être négligé, même s'il n'apparaît que brièvement. L'apparition soudaine du strabisme chez un adulte peut être due à la compression d'un nerf relié aux muscles oculaires. Un ophtalmologiste doit être consulté sans délai.

Conjonctivite 21

Conjonctivite aiguë 21a

Inflammation de la conjonctive (muqueuse recouvrant l'intérieur des paupières et le blanc de l'œil). Elle peut être causée par une bactérie, par un virus ou par certains produits chimiques.

Danger : Généralement il n'y a aucun risque de perte de la vision. La conjonctivite peut cependant devenir chronique. Les types viral et infectieux étant contagieux, le contact avec une personne atteinte de conjonctivite doit être évité.
Symptômes : Larmoiement, rougeur, impression de démangeaison et de brûlure, parfois sécrétion purulente de l'œil et œdème de la paupière. Le malade a souvent une vision floue et l'impression d'avoir quelque chose dans l'œil. La conjonctivite aiguë de type allergique est fréquente durant la saison du rhume des foins. Elle peut être aussi causée par d'autres allergies.
Traitement : Instillation d'antibiotiques sur prescription médicale, parfois instillation de cortisone (en particulier dans le type allergique). Des compresses sont parfois favorables, de même que le port de lunettes de soleil. Le patient devra veiller à ce que personne d'autre que lui n'utilise ses serviettes de toilette et jeter soigneusement ses mouchoirs.
Pronostic : Excellentes perspectives de guérison.

Conjonctivite chronique 21b

La conjonctivite chronique peut être provoquée par les mêmes agents que ceux indiqués précédemment, la cause la plus fréquente en zone urbaine étant la pollution de l'air. Les symptômes sont moins sévères mais tout aussi gênants que dans la forme aiguë. Les gens âgés, chez qui les sécrétions des glandes lacrymales sont insuffisantes (yeux secs), sont beaucoup plus exposés.

Danger : La conjonctivite chronique ne présente pas de danger pour la vision. Elle s'accompagne parfois d'une

Blépharite **36**, inflammation du bord ciliaire de la paupière pouvant entraîner une rougeur, des déformations cicatricielles inesthétiques et la perte des cils. Parfois les cils poussent à l'intérieur de la paupière, provoquant un frottement douloureux contre la cornée.
Traitement : En cas de conjonctivite chronique, l'ophtalmologiste préférera ne pas avoir recours à un traitement antibiotique prolongé. La conjonctivite est alors traitée par instillation d'astringents (chez l'ophtalmologiste), et hors surveillance médicale, par instillation de gouttes à base d'astringents doux.
Pronostic : Favorable, mais le rétablissement peut être long.

Trachome 22

Conjonctivite virale hautement contagieuse affectant les paupières inférieure et supérieure, causée par le virus du trachome. Peu fréquent en Europe et aux États-Unis (sauf de façon sporadique, dans certaines régions pauvres), c'est partout ailleurs une maladie endémique qui constitue un véritable fléau.

Danger : Sur les quatre cents millions de malades atteints de trachome en Asie et en Afrique, vingt millions sont devenus aveugles des suites de la maladie. Le trachome, s'il n'est pas traité, entraîne des lésions oculaires graves pouvant aller jusqu'à la cécité totale.

La maladie se propage souvent par les serviettes de toilette, les mouchoirs, et est favorisée par des conditions de surpeuplement.
Symptômes : La période d'incubation dure environ une semaine. Les premiers symptômes sont une intumescence des paupières, une rougeur de l'œil et une photophobie prononcée (intolérance à la lumière vive). Les paupières s'affaissent, une inflammation douloureuse apparaît, accompagnée de démangeaisons. En l'espace de huit jours les paupières se marquent de follicules, qui en quelques semaines deviennent granuleux et cicatrisent. La cornée s'ulcère et est envahie de tissus étrangers qui diminuent et obstruent la vision. Une cicatrice indélébile se forme sur les conjonctives.
Traitement : Un traitement aux sulfamides en instillations locales et par voie orale, associé à des antibiotiques, peut éviter la perte de la vision. Le trachome étant une maladie liée au manque d'hygiène, une toilette régulière à l'eau et au savon, avant et pendant la maladie, peut aider à combattre l'infection. Le traitement des lésions cicatricielles des paupières nécessite le recours à la chirurgie.
Prévention : Hygiène corporelle.
Pronostic : Avec un traitement médical immédiat et l'observance de strictes conditions d'hygiène, la guérison est obtenue dans pratiquement 100 p. cent des cas.

Glaucome 23

Le glaucome est une affection grave de l'œil pouvant conduire à une cécité totale. Il est caractérisé essentiellement par une augmentation de la pression intra-oculaire, qui en l'absence d'un traitement peut entraîner des dommages irréversibles du nerf optique. Cette maladie apparaît le plus souvent chez des adultes au-delà de quarante ans, mais elle peut également, dans sa forme congénitale, survenir chez les enfants et les jeunes adolescents. Il existe beaucoup de types différents de glaucome, les plus fréquents étant le glaucome chronique et le glaucome aigu.

Glaucome chronique simple 23a

Symptômes : Le glaucome chronique simple – forme la plus courante de la maladie – agit à la manière d'un cambrioleur discret : il « vole » subrepticement la vision. En effet, il n'existe pas de signes annonciateurs à un stade suffisamment précoce de la maladie, et lorsque la perte de l'acuité visuelle est enfin constatée, il est souvent déjà trop tard. La seule façon de détecter assez tôt la présence d'un glaucome est de procéder à un examen ophtalmologique comprenant une mesure de la tension oculaire et une gonioscopie (examen permettant de déterminer si l'angle entre l'iris et la cornée est ouvert pour l'évacuation de l'humeur aqueuse, ou fermé). Il est possible d'avoir un glaucome tout en ayant une tension oculaire normale lors de la consultation : la prise de tension seule n'est donc pas suffisante pour porter un diagnostic, et l'ophtalmologiste peut prescrire des tests complémentaires. L'un des tests les plus courants se pratique à l'aide d'un tonomètre mesurant la tension et la pression à l'intérieur du globe oculaire. Le tonogramme une fois réalisé ressemble à un électrocardiogramme et aide le médecin à déterminer la présence de la maladie.

Les symptômes plus tardifs sont caractérisés par la perception de halos colorés autour des lumières électriques, un globe oculaire dur comme une pierre, l'apparition d'angles aveugles, le rétrécissement du champ visuel et la baisse de la vision de nuit.

Traitement : Instillation de myotiques (pilocarpine par exemple) favorisant l'évacuation de l'humeur aqueuse et faisant ainsi baisser la pression intraoculaire. Une surveillance médicale constante est nécessaire pour déterminer l'évolution de la maladie. Un examen du champ visuel devra être effectué au moins une fois par an pour vérifier l'adéquation du traitement et prévenir une dégradation de la vision latérale. Lorsque le traitement médical devient insuffisant, une intervention chirurgicale s'impose, telle l'iridectomie, qui consiste à sectionner une portion de l'iris afin d'élargir les voies d'évacuation.

Prévention : La meilleure prévention est d'effectuer périodiquement un examen ophtalmologique complet au-delà de quarante ans. (Voir *Troisième partie, Signes précurseurs, Glaucome* **23a** et **23b**.)

Pronostic : Généralement favorable si le mal est détecté suffisamment tôt.

Glaucome aigu 23b

Danger : Perte de la vue. Le glaucome aigu relève d'une *alerte médicale.* Chaque minute compte, la cécité de l'œil atteint pouvant devenir totale si un traitement n'intervient pas rapidement.

Symptômes : Les symptômes précédant immédiatement la crise sont une diminution de l'acuité visuelle, des halos colorés autour des lumières électriques, une douleur dans l'œil, des maux de tête, une pupille dilatée. La crise aiguë est caractérisée par une perte rapide de la vision, une douleur pulsatile intense dans l'œil et une photophobie (intolérance à la lumière). Les maux de tête et les vomissements sont parfois si sévères que la maladie peut être confondue avec des troubles gastro-intestinaux. L'œil devient dur comme une pierre, rouge, brumeux, la cornée est trouble, comme recouverte de buée. A chaque crise, l'acuité visuelle diminue et le champ de vision rétrécit.

Traitement : Le médecin doit immédiatement essayer de faire baisser la pression par un traitement médical favorisant l'évacuation de l'humeur aqueuse de l'intérieur de l'œil, ce qui a pour effet de diminuer la tension oculaire. Aucune instillation ne doit être faite sans prescription de l'ophtalmologiste, certains médicaments pouvant aggraver l'état du malade en cas de contre-indication. L'intervention chirurgicale est souvent nécessaire.

Prévention : Des examens réguliers peuvent mettre en évidence une ten-

dance à ce type de glaucome. Un dépistage rapide et un traitement immédiat limiteront son évolution. (Voir *Troisième partie, Signes précurseurs, Glaucome* **23a** et **23b**.)
Pronostic : Si l'intervention chirurgicale est pratiquée suffisamment tôt, le pronostic est favorable.

Dacryocystite 24

La dacryocystite est une inflammation du sac lacrymal. Elle est causée habituellement par une obstruction de l'une des voies lacrymales conduisant aux fosses nasales (canal lacrymo-nasal). Cette affection apparaît chez l'enfant et l'adulte de plus de quarante ans.

Danger : Non traitée, la dacryocystite peut entraîner une infection de la cornée.
Symptômes : Douleur au-dessous du globe oculaire, rougeur, œdème sous l'œil pouvant s'étendre jusqu'à la paupière et être à l'origine d'une conjonctivite, larmoiement abondant accompagné d'un écoulement purulent.
Traitement : De fréquentes applications de compresses chaudes peuvent apporter un soulagement, mais un traitement antibiotique est généralement nécessaire. Les sondages ne sont pas toujours efficaces. Si le larmoiement persiste, on devra recourir à un traitement chirurgical consistant à créer une nouvelle voie d'évacuation des larmes dans les fosses nasales.
Prévention : Traitement préventif des affections du nez et des sinus pouvant entraîner une dacryocystite (traumatisme du nez, déviation de la cloison, polypes, rhinite hypertrophique).
Pronostic : Les symptômes aigus peuvent subsister sans qu'il y ait retour de la maladie. Toutefois, si le traitement de maintien échoue, et si le canal lacrymal est obstrué de façon permanente, l'intervention chirurgicale devient nécessaire.

Cataracte 25

La cataracte est une opacification lente et progressive du cristallin ; les causes en sont multiples, la principale étant le vieillissement. Cependant il existe aussi des cataractes congénitales. Chez l'adulte, les causes peuvent être, outre le vieillissement, le diabète, une infection à l'intérieur de l'œil, et aussi, mais très rarement, l'exposition à certains poisons chimiques ou physiques. La cataracte n'est pas particulière à l'homme : elle apparaît en effet chez la plupart des mammifères. Elle est, d'une façon générale, l'une des conséquences de l'âge.

Cette affection débute lentement par une opacification grandissante et une perte de vision concomitante, comme une fenêtre progressivement voilée par le gel jusqu'à ne laisser transparaître que les lumières vives. Lorsque la cataracte a atteint son stade ultime, on dit qu'elle est « mûre ».

Danger : Au stade ultime de la maladie, perte de la vision, jusqu'à ce que l'on procède au traitement chirurgical.
Symptômes : Le symptôme essentiel est une perte progressive et indolore de la vision. L'opacité progressive du cristallin peut être observée aisément. Il existe de dangereuses ressemblances entre le *Glaucome chronique simple* **23a** et la cataracte – perte de la vision graduelle dans les deux cas, apparition parfois indolore du glaucome. A la différence du glaucome, qui entraîne des dommages irréversibles, la perte de la vision causée par la cataracte – quelle que soit son ampleur – est réversible.
Traitement : L'opération chirurgicale – extraction du cristallin – est le seul traitement possible de la cata-

racte. Avec l'aide de verres ou de lentilles de contact, la vision peut être ensuite rétablie dans sa presque totalité. Cette forme de chirurgie a atteint un grand degré de précision et de sécurité pour le patient. Il s'agit littéralement « d'ouvrir » l'œil à la lumière.

Aussitôt après l'opération, le malade ressent généralement une gêne occasionnée par le défaut de correction des verres – par exemple, les objets semblent plus gros qu'ils le sont en réalité. L'œil s'ajuste assez rapidement et bientôt toute gêne oculaire disparaît. Les lentilles de contact, pour ceux qui peuvent les supporter, améliorent encore la vision et apportent un confort supplémentaire.

Prévention : Si la cataracte est causée par le vieillissement, rien ne peut la prévenir. Si elle est due au diabète ou à une autre maladie, un traitement scrupuleux de la cause ralentira ou différera l'évolution de la cataracte.

Pronostic : Le traitement chirurgical rétablit la vision avec un minimum de risques.

Iritis 26

Inflammation de l'iris (partie colorée de l'œil). L'iritis n'a pas de cause clairement identifiée, bien que l'on cite parfois certaines maladies infectieuses et, plus rarement, une maladie vénérienne, ainsi que des infections dues à des protozoaires et à des levures.

Danger : Lorsque les complications sont sérieuses, une certaine forme de glaucome et de cécité peut apparaître. La vigilance est nécessaire, l'iritis ayant une tendance à la récurrence.

Symptômes : Les symptômes majeurs sont les suivants : douleur oculaire irradiant jusqu'à la tempe, rougeur de l'œil et vision floue, accompagnées d'un larmoiement important, d'une intolérance à la lumière. L'iris devient terne et œdémateux, les pupilles sont rétrécies. La cornée et le cristallin peuvent être altérés. On note parfois l'apparition d'un œdème de la paupière supérieure. Les mouvements du globe oculaire sont douloureux.

Traitement : L'atropine et différents autres médicaments sont utilisés en instillation ou sous forme de pommade. Le traitement peut comprendre des stéroïdes à usage local ou interne. Lorsqu'on suspecte l'existence d'une cause sous-jacente, celle-ci doit évidemment être traitée simultanément.

Pronostic : Le traitement est généralement efficace, mais une surveillance constante est nécessaire car les récidives sont fréquentes.

Choroïdite 27
(affection de l'uvée)

La choroïdite est une inflammation de la choroïde, membrane moyenne interne de l'œil contiguë à l'iris. La cause précise en est toujours difficile à déterminer. La syphilis, la tuberculose, certaines mycoses, des infections dues à des protozoaires en sont parfois responsables.

Danger : La choroïdite est une affection oculaire sérieuse, qui doit être traitée rapidement car elle peut entraîner une inflammation de la rétine et, plus rarement, une certaine forme de glaucome et une cataracte.

Symptômes : Troubles visuels : vision floue, apparition parfois de taches noires dans le champ visuel, éclairs lumineux. Le patient ne ressent généralement aucune douleur, à moins que l'iris ne soit atteint.

L'œil peut sembler normal à un non-spécialiste, mais un examen ophtalmoscopique révélera un œdème de la rétine. Le malade a parfois une sensation d'objets déformés.

Traitement : Traitement stéroïde prolongé. Généralement, le médicament ne peut être appliqué directement, car l'inflammation, située profondément à l'intérieur de l'œil, est difficilement accessible. Des instillations de cortisone peuvent cependant apporter un soulagement. Si la cause est connue, elle doit être traitée rapidement. Les choroïdites causées par des levures, un ver ou un protozoaire ne relèvent habituellement pas d'un traitement stéroïde.

Pronostic : La choroïdite est une maladie guérissable, mais elle exige des soins rigoureux et le traitement de la cause, quand celle-ci peut être connue.

Rétinite 28

Inflammation ou œdème de la rétine, pouvant affecter un seul œil ou les deux yeux. La rétinite peut être due à une choroïdite, une iritis, à une anomalie vasculaire ou à un traumatisme.

Danger : Une rétinite secondaire à une *Choroïdite* **27** peut entraîner une atrophie de la rétine et une altération sérieuse de la vision. Un traitement rapide est généralement efficace pour éviter toute cicatrice.

Symptômes : Les signes caractéristiques sont une gêne oculaire, une baisse de l'acuité visuelle, une sensation d'objets déformés (taille et forme), un rétrécissement du champ visuel. L'examen ophtalmologique fait apparaître un œdème de la rétine.

Traitement : Un traitement immédiat à base de cortisone entraîne la cicatrisation de la rétine. La cause de la rétinite devra être déterminée et traitée.

Rétinite pigmentaire 29

Affection chronique dégénérative et héréditaire de la rétine, entraînant une atrophie du nerf optique et une perte de la vision. La rétinite peut apparaître dans l'enfance, à l'âge adulte et dans la vieillesse. La cécité est inévitable. Fort heureusement, la rétinite pigmentaire est une maladie peu fréquente.

La vision latérale diminue progressivement, entraînant chez le patient une vision « en tunnel », comme s'il regardait à travers deux tubes. La vision centrale est conservée plus longtemps, parfois durant toute la vie. Une lumière excessive pouvant, selon une théorie récente, être à l'origine de la rétinite pigmentaire, les médecins prescrivent parfois le port d'une lentille de contact sombre sur l'œil atteint, ce qui freine l'évolution de la maladie.

Décollement de la rétine 30

Le décollement de la rétine s'observe plus fréquemment chez les myopes. Il peut être dû à un traumatisme oculaire, ainsi qu'au diabète (souvent à un stade avancé de la maladie). La séparation de la rétine et de la choroïde est d'abord partielle, puis totale, si un traitement n'intervient pas rapidement. Le décollement est causé habituellement par un déchirement de la rétine, le liquide passant par la brèche ainsi créée dans l'espace entre la rétine et la choroïde.

Danger : Le décollement de la rétine relève d'une *urgence médicale.* Tant que la rétine reste rattachée à la plus grande partie de l'œil, la cécité peut être évitée.

Symptômes : La maladie se manifeste par la vision d'éclairs ou d'étincelles lumineux, suivie par une sensation de voile devant l'œil.

Traitement : Si le traitement chirurgical intervient avant la séparation totale de la rétine, la partie décollée de celle-ci peut être réappliquée. Le chirurgien doit procéder à une recherche minutieuse de toutes les déchirures (elles peuvent être nombreuses) et déterminer la surface de déchirement. L'intervention chirurgicale consiste à ramener la rétine au contact de la choroïde et à oblitérer la déchirure par diathermie ou réfrigération. L'utilisation du rayon laser – mince rayon de lumière, d'une intensité prodigieuse, servant à cautériser la déchirure – est également d'une grande efficacité.

En attendant l'arrivée du médecin, le malade devra rester au repos absolu, les yeux bandés, afin d'empêcher une aggravation du décollement de la rétine.

Prévention : De la rapidité du traitement dépend, pour le malade, la perte ou non de la vision de l'œil atteint.

Pronostic : Favorable. La guérison est obtenue dans 85 p. cent des cas.

Kératite 31

Inflammation de la cornée (membrane incurvée transparente située dans l'iris et la pupille), causée aujourd'hui le plus souvent par une infection microbienne ou virale (l'infection virale peut être due au virus de l'herpès, qui entraîne aussi parfois l'éruption de petites vésicules sur les lèvres ou les organes génitaux). Les autres causes, moins fréquentes, sont la tuberculose, la syphilis et certaines autres maladies infectieuses affectant l'ensemble de l'organisme. La kératite microbienne peut être due à une infection consécutive à un corps étranger venant se ficher sur la cornée. Elle peut être alors extrêmement sérieuse, et en de rares occasions entraîner la perte de l'œil.

Danger : Baisse importante de la vision.

Symptômes : Douleur oculaire, impression d'avoir quelque chose dans l'œil, larmoiement intense, rougeur, sensibilité à la lumière, vision floue. La cornée, habituellement transparente, s'opacifie. Un point coloré peut apparaître sur le globe oculaire. Ces symptômes relèvent d'une *urgence médicale* et nécessitent le recours rapide à un ophtalmologiste.

Traitement : Traitement antibiotique immédiat, parfois traitement à la cortisone. Pour la kératite virale, on peut aussi avoir recours à l'instillation d'un médicament antiviral.

Prévention : La kératite peut être évitée, le cas échéant, par un traitement approprié de la maladie causale. La prévention des kératites dues à l'intrusion d'un corps étranger repose bien entendu sur un enlèvement rapide de celui-ci. Pour ce faire, il faut essayer de cligner des yeux très rapidement. Parfois un larmoiement abondant suffit à l'évacuer. Dans le cas contraire, plutôt que de recourir à l'aide d'un proche ou du pharmacien, il conviendra de s'adresser à un ophtalmologiste.

Pronostic : Favorable, si le traitement intervient rapidement. Dans le cas contraire, la cornée s'opacifie, des taies cornéennes (cicatrices) peuvent se former ; parfois des complications apparaissent : *Iritis* **26**, *Glaucome* **23**. Lorsque la cornée est complètement opacifiée et terne, une greffe peut être envisagée.

Névrite optique 32

La névrite optique est une inflammation du nerf optique. Ses causes sont nombreuses : syphilis, maladie infectieuse aiguë, sclérose en plaques, intoxication interne (thallium, alcool méthylique, tétrachloride de carbone, plomb), parfois complication d'une méningite ou d'une encéphalite.

Danger : Non traitée, la névrite optique peut entraîner une baisse de vision importante, souvent même totale : le nerf optique une fois atrophié, rien ne peut le sauver. La névrite optique est un cas d'*alerte médicale*.

Symptômes : Le malade souffre en général d'une baisse soudaine de la vision : (taches aveugles, rétrécissement du champ visuel) et de douleurs oculaires aggravées par les mouvements des yeux. Parfois il y a un œdème de

la rétine accompagné d'hémorragie. Une rémission spontanée intervient parfois, mais la maladie peut aussi durer pendant des mois.
Traitement : Un traitement stéroïde énergique peut sauvegarder la vision, en particulier s'il est associé au traitement de la cause sous-jacente.
Prévention : Éviter de s'exposer aux agents toxiques ; le cas échéant, traiter la maladie causale.

Artérite temporale 33

Inflammation de l'artère temporale (le long de la tempe) pouvant entraîner des troubles oculaires graves. Elle apparaît chez l'adulte, en général après cinquante ans.

Danger : L'artérite temporale est un cas d'*alerte médicale*. Elle peut en effet causer des dommages irréversibles entraînant la cécité de l'œil.
Symptômes : Le patient éprouve, d'un mal de tête irradiant de l'œil vers la région temporale, une douleur violente dans l'artère temporale ; les battements artériels s'abolissent, l'artère devient proéminente et prend parfois un aspect nodulaire. Ces symptômes s'accompagnent d'une extrême sensibilité du cuir chevelu. Une perte de la vision peut survenir brutalement, affectant un seul œil ou les deux. Au début de la maladie, il y a parfois des phénomènes de diplopie (vision double).
Traitement : En cas de manifestation précoce de la maladie : traitement stéroïde systématique.
Prévention : (Voir *Troisième partie, Signes précurseurs, Artérite temporale* 33.)
Pronostic : Assez défavorable, à moins d'un dépistage précoce.

Troubles oculaires dus au tabac et à l'alcool 34

L'alcool consommé de façon modérée n'a habituellement pas d'effet nocif sur les yeux, au contraire du tabac qui, même en faibles quantités, exerce une action pernicieuse. L'abus de tabac et d'alcool peut affecter la vision centrale et entraîner des troubles de la perception des couleurs (en particulier du vert et du rouge). L'alcoolisme chronique peut causer des paralysies des muscles oculaires et affecte les nerfs qui leur sont contigus. L'action conjuguée du tabac et de l'alcool a un effet aggravant. Le pronostic est généralement bon, à condition d'arrêter la consommation de tabac et d'alcool et de suivre un régime approprié.

N.B. : L'ingestion d'alcool méthylique (« esprit de bois ») est extrêmement dangereuse : elle peut entraîner l'atrophie du nerf optique et causer une perte totale de la vue. Les symptômes sont une baisse soudaine de la vision, précédée parfois de diplopie. Le traitement est difficile, et la prévention est donc ici de première importance. Elle consiste à ne pas laisser les produits chimiques à la portée des enfants, à les tenir toujours dans l'emballage qui porte leur nom, et à ne jamais prendre un médicament dans l'obscurité sans l'avoir au préalable identifié.

Troubles oculaires dus aux effets secondaires des médicaments d'usage courant 35

Digitale : C'est l'un des médicaments les plus couramment utilisés dans les affections cardiaques. La digitale est un médicament excellent dont la découverte a marqué un progrès important ; son action comporte toutefois des effets secondaires dont l'apparition doit être immédiatement signalée à un médecin : perception de flocons de neige (alors qu'il ne neige pas), d'arcs-en-ciel, trouble de la vision des couleurs (le sujet voit tout en jaune). Ces symptômes disparaissent généralement avec une diminution du dosage.

Cortisone : Médicament souvent salvateur mais dont l'utilisation prolongée peut causer une cataracte ou un glaucome et requiert donc une surveillance ophtalmologique constante.
Tranquillisants : L'action bénéfique de ces médicaments (qui apportent la détente à des millions de gens dans le monde) n'est plus à démontrer. Certains d'entre eux peuvent entraîner des troubles visuels (vision floue, diplopie) et sont à utiliser avec précaution, par exemple en cas de glaucome. La nécessité du traitement est en général plus importante que le risque de complications oculaires. Tout trouble visuel apparaissant pendant la prise de tranquillisants doit être signalé sans tarder au médecin traitant.
Aspirine : Prise en doses importantes, l'aspirine peut parfois entraîner des hémorragies rétiniennes.

Important : Les médicaments utilisés contre la diarrhée, les troubles de la vésicule biliaire et de l'estomac contiennent parfois de l'atropine ou d'autres composants du type de la belladone. Ils peuvent provoquer un accès aigu de glaucome. Les médicaments utilisés dans le traitement de la maladie de Parkinson et certains médicaments administrés contre le mal des transports peuvent avoir un effet similaire. Lors du traitement de la goutte et de l'hypertension artérielle, tout phénomène de vision floue doit être immédiatement signalé au médecin.

Selon certains avis, les hormones femelles, y compris celles contenues dans les pilules contraceptives, peuvent être à l'origine de troubles oculaires (taches aveugles, parfois diplopie, et très rarement obstruction d'une artère ou d'une veine rétinienne). Bien qu'il ne soit pas prouvé que ces phénomènes soient directement imputables à la pilule, il est toutefois prudent, en cas de prise régulière de la pilule contraceptive, de signaler au médecin tout trouble éventuel de la vision.

Blépharite 36

Inflammation du bord de la paupière due généralement à une infection à staphylocoque.

Danger : La blépharite laisse des lésions cicatricielles du bord de la paupière et entraîne la chute des cils ; elle peut également se compliquer de *Conjonctivite* **21** et affecter la cornée (*Kératite* **31**). Elle a une tendance prononcée à la récidive.
Symptômes : Le patient éprouve une sensation de brûlure et de picotement dans l'œil et des démangeaisons dans la paupière ; la paupière est enflée, le bord ciliaire est enflammé, incrusté de petits ulcères et de vésicules. L'inflammation s'accompagne de larmoiement et entraîne la chute des cils. Des croûtes apparaissent, extrêmement tenaces et difficiles à arracher. Elles sont particulièrement gênantes au réveil : les paupières sont collées et douloureuses à séparer. Le patient a fréquemment l'impression d'avoir quelque chose dans l'œil.
Traitement : La blépharite est difficile à traiter et peut réapparaître même après la guérison. On procède à des applications de pommade antibiotique ou à base de sulfamides directement sur le bord de la paupière préalablement débarrassé de ses squames, et à des instillations d'antibiotiques et de stéroïdes pour prévenir l'apparition de complications secondaires. Un traitement stéroïde prolongé ne peut être suivi que sous surveillance médicale pour prévenir le risque de glaucome. Les remèdes palliatifs tels que les applications de compresses chaudes ou de solution d'acide borique sont de peu d'effet.
Prévention : Outre les règles d'hygiène habituelles – utilisation de serviettes et de linge de toilette individuels –, il faut veiller à la propreté des produits et des accessoires de maquillage entrant en contact avec l'œil (brosses à mascara,

applicateurs) et éviter d'utiliser ceux des autres, la blépharite étant une affection contagieuse.
Pronostic : La blépharite réagit bien au traitement, mais a tendance à récidiver.

Orgelet 37
(compère-loriot, chalazion)

Infection aiguë d'une glande sébacée de la paupière, due en général à un staphylocoque.

Symptômes : Brûlure, picotements, impression d'avoir quelque chose dans l'œil, larmoiement, photophobie. La paupière est rouge, douloureuse et enflée, sur le bord ciliaire apparaît un petit furoncle rouge et dur, sensible au toucher. Le furoncle s'ouvre rapidement, libérant du pus, ce qui soulage habituellement la douleur.

Le chalazion est un orgelet implanté profondément dans la paupière ; c'est une forme généralement plus grave et plus douloureuse.
Traitement : Des applications de compresses chaudes sur l'œil, trois à quatre fois par jour, et un traitement antibiotique local contribuent à la cicatrisation. Le chalazion doit souvent être extirpé chirurgicalement sous anesthésie locale. Lorsque les orgelets tendent à récidiver, on utilise parfois un vaccin contre le staphylocoque.

Xanthélasma 38

Taches jaunes, parfois légèrement en relief, apparaissant sur les paupières, dues à des dépôts graisseux. Elles surviennent le plus souvent chez les sujets d'un certain âge. Ces taches ne sont pas douloureuses. Elles peuvent être le résultat d'un taux élevé de cholestérol dans le sang entraînant des dépôts intradermiques ou sur les parois internes des artères. Un traitement médical approprié, associé à un régime alimentaire, peut être bénéfique. Ces taches peuvent être enlevées à des fins d'esthétique par une excision chirurgicale pratiquée par un ophtalmologiste.

Daltonisme 39

Le daltonisme apparaît principalement dans la population masculine. Il se caractérise par une impossibilité à différencier le rouge et le vert. Dans une forme plus sévère de ce trouble, toutes les couleurs sont vues en blanc et noir.

Le daltonisme est héréditaire, mais il saute parfois une génération – par exemple un grand-père peut le transmettre à son petit-fils. Il n'existe aucun traitement médical.

L'abus de l'alcool et le tabagisme peuvent parfois causer des accès temporaires de daltonisme, la vision des couleurs étant restaurée dès que la cause est supprimée.

Taches flottantes 40

Ce terme désigne de petites taches flottant dans le corps vitré (substance gélatineuse qui occupe le globe oculaire). Elles sont toujours en mouvement et projettent des ombres noires ou brunes sur la rétine. Elles peuvent être rares ou nombreuses, occasionner simplement une gêne ou sembler alarmantes. Elles apparaissent parfois simultanément dans les deux yeux.

Dans un faible pourcentage de cas, elles sont l'indication d'un trouble de la vision plus sérieux. Un ophtalmologiste pourra le déterminer. Les taches flottantes sont en général une conséquence du vieillissement ; elles surviennent principalement chez les sujets myopes âgés de cinquante à soixante-dix ans.

Exophtalmie 41

L'exophtalmie est un trouble peu fréquent caractérisé par la saillie du globe oculaire (parfois des deux) hors de l'orbite. Les causes en sont multiples :

hyperthyroïdie (le plus souvent), tumeur dans l'orbite, thrombose d'une veine orbitale, glaucome, myopie anormale d'un œil, infection des sinus.

Si la saillie du globe intervient brutalement, elle est due généralement à une hémorragie à l'intérieur de l'orbite, ou à l'inflammation d'un sinus adjacent. Si la saillie met plusieurs semaines ou plusieurs mois pour se manifester de façon notable, elle est due habituellement à une tumeur, ou à un anévrisme évoluant très lentement, en particulier lorsqu'elle est unilatérale et s'accompagne de pulsations (battements).

Si la saillie est bilatérale, elle est le signe d'un goitre exophtalmique.

Danger : L'attention doit être dirigée avant tout sur la cause de l'exophtalmie. Si la saillie du globe oculaire est très importante, il y a risque d'ulcération de la cornée.

Symptômes : Le symptôme le plus évident est la saillie du globe oculaire, accompagnée souvent d'une douleur dans l'orbite. Dans le cas du goitre exophtalmique, il y a également absence de fermeture des paupières entraînant une saillie très importante du blanc de l'œil.

Traitement : Traitement de l'œil lorsqu'il est lui-même atteint. Généralement, cependant, le traitement doit être d'abord celui de la cause. Dans les cas extrêmes, un traitement chirurgical de décompression de l'orbite est nécessaire. Un traitement stéroïde est souvent salutaire.

Lorsque la saillie du globe oculaire est due à une hyperthyroïdie, le traitement est celui de l'*Hyperthyroïdie* **340**.

Pronostic : La saillie du globe oculaire est un symptôme plutôt qu'une maladie. Si la maladie est traitée, la saillie disparaît également.

Arc sénile 42

Conséquence du vieillissement, l'arc sénile est la formation d'un mince anneau blanc et opaque sur le bord de la cornée. Il n'est visible généralement que du sujet lui-même. L'arc sénile n'affecte pas l'œil ou la vision. Il apparaît essentiellement après soixante ans, mais peut s'observer également chez des sujets de quarante à cinquante ans. Parfois il est dû à un dépôt graisseux dans les tissus, signe de trouble dans le métabolisme de certaines graisses.

Ptérygion 43

Voile triangulaire blanc et opaque s'étendant sur la cornée et vers la pupille. Le ptérygion apparaît fréquemment dans les régions très ventées, à forte teneur en poussières, avec des conditions climatiques difficiles. Ce n'est pas une affection sérieuse, mais s'il entraîne une baisse de l'acuité visuelle, il est possible de recourir à l'ablation chirurgicale.

Maladies systémiques affectant l'œil 44

Un examen complet du fond d'œil est en un certain sens un examen miniature de l'état physique général : l'œil est en effet l'unique « fenêtre » de l'organisme, à travers laquelle il est possible d'observer les veines, les artères et les nerfs dans leur état naturel. Quantité de maladies localisées ailleurs dans l'organisme peuvent y être décelées, permettant ainsi un diagnostic précoce et un traitement rapide.

Outre les trois maladies indiquées plus bas, parmi les affections pouvant se manifester d'abord dans l'œil on peut citer les dysfonctionnements thyroïdiens (saillie de l'œil), les maladies du sang, les abcès et les tumeurs du cerveau, le zona, les maladies des reins (troubles visuels, œdème des paupières), la goutte, la maladie de Hodgkin, la méningite, la sclérose en plaques.

Rétinopathie diabétique 45
(rétinite diabétique)

Les stades avancés du diabète comportent souvent des complications affectant une ou plusieurs structures de l'œil. Elles peuvent causer des lésions dégénératives des vaisseaux sanguins de la rétine, provoquant des anévrismes (ruptures de vaisseaux sanguins entraînant des hémorragies dans le vitré et la formation de petites taches rouges). Le nerf optique peut également être atteint, entraînant une perte de la vision. Le diabète est une cause courante de la cécité.

Ces dernières années, les perspectives de guérison se sont considérablement améliorées, en particulier avec l'apparition des techniques de traitement aux rayons laser (voir *Décollement de la rétine* **30**). Beaucoup de médecins considèrent qu'il est possible, grâce à elles, de stopper le processus du diabète dans l'œil. (Voir aussi *Diabète* **332**.)

Rétinopathie de l'hypertension 46

L'ophtalmologiste évaluera la gravité des anomalies vasculaires dans la rétine occasionnées par une tension artérielle élevée. Cette information aidera le médecin généraliste à déterminer l'intensité

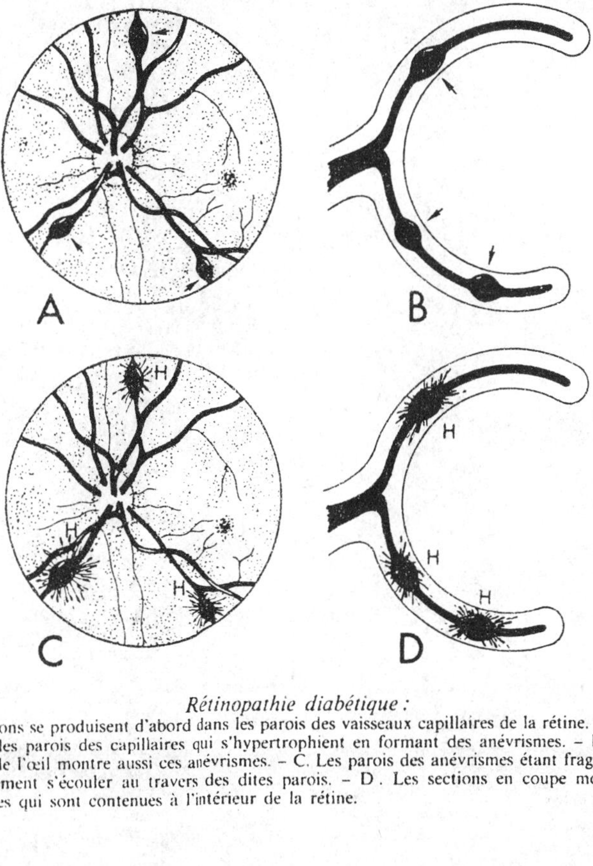

Rétinopathie diabétique :
A. Les lésions se produisent d'abord dans les parois des vaisseaux capillaires de la rétine. Les flèches indiquent les parois des capillaires qui s'hypertrophient en formant des anévrismes. – B. Une vue en coupe de l'œil montre aussi ces anévrismes. – C. Les parois des anévrismes étant fragiles le sang peut facilement s'écouler au travers des dites parois. – D. Les sections en coupe montrent ces hémorragies qui sont contenues à l'intérieur de la rétine.

du traitement. (Voir aussi *Hypertension artérielle* **138**.)

Rétinopathie de l'artério-athérosclérose 47

L'examen du fond d'œil peut permettre d'évaluer le degré de durcissement des artères. En effet, lorsque celui-ci a atteint un stade avancé, il affecte également les petits vaisseaux sanguins de la rétine, qui peuvent se rompre ou s'obstruer, n'assurant plus son alimentation. Une cécité partielle peut en résulter. (Voir aussi *Artériosclérose, Athérosclérose* **123**.)

3. L'oreille

Donald R. Weisman

L'oreille assume une double fonction : non seulement l'audition, mais aussi – fonction vitale s'il en est – l'équilibration.

Alors que la surdité totale est une infirmité plutôt rare, la surdité partielle, en revanche, est une affection répandue. Nombreux sont ceux qui, à des degrés divers, souffrent d'une baisse d'audition, soit héréditaire, soit consécutive à une maladie, soit due aux nuisances de l'environnement actuel, particulièrement bruyant. Parmi les professions les plus touchées, il faut mentionner les conducteurs de tracteurs, les ouvriers foreurs, les ouvriers d'usine, les agents de la circulation, les militaires, les personnels de l'aviation, bref, toute personne exerçant son métier dans une atmosphère de bruit intense. Les hauts niveaux d'amplification auxquels la musique rock contemporaine est diffusée contribuent lourdement à aggraver le phénomène d'extension des baisses d'audition, autant chez les auditeurs que chez les interprètes. La pollution par le bruit constitue une menace sérieuse. Chaque personne susceptible d'y être exposée devrait tout faire pour s'en prémunir le mieux possible.

En simplifiant à l'extrême la manière dont fonctionne cet extraordinaire or-

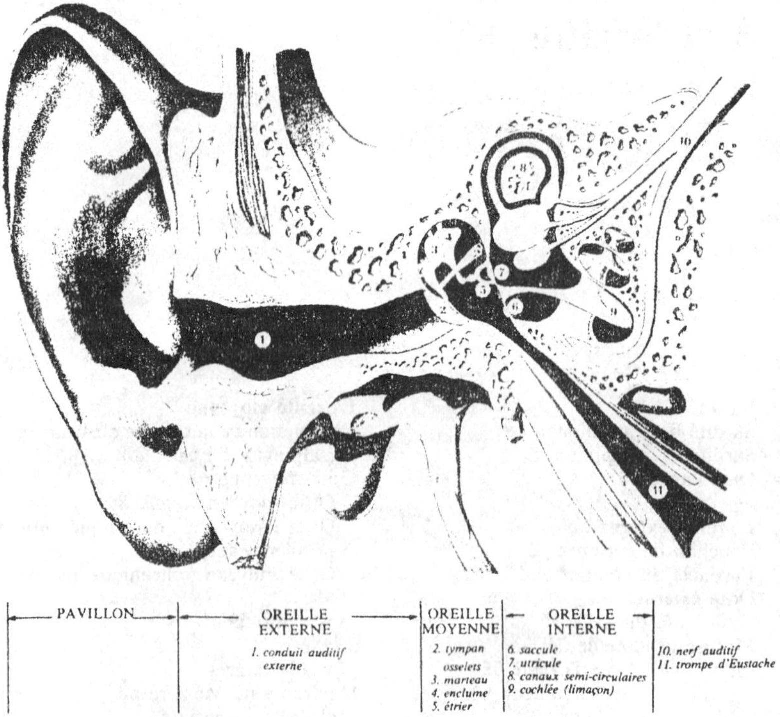

Coupe de l'oreille

gane qu'est l'oreille humaine, on peut dire que les ondes sonores de l'atmosphère, captées et canalisées par l'oreille externe, viennent frapper le tympan (membrane souple et tendue) et le font vibrer. La vibration de la membrane tympanique entraîne à son tour celle d'une fine chaîne de trois os, les osselets, située dans l'oreille moyenne, et s'y trouve amplifiée plus d'une demi-fois.

Les ondes sonores, mécaniques, ainsi transmises de l'oreille moyenne dans le milieu liquide de l'oreille interne, excitent des cellules très particulières qui les convertissent en impulsions électriques. Ces impulsions sont transmises par le nerf acoustique au cerveau qui, tel un gros computer, les traduit en un message sonore intelligible. Ce processus de transformation des vibrations acoustiques mécaniques en impulsions électriques puis en message identifiable demeure encore un mystère et s'avère incroyablement complexe.

Et pourtant, grâce aux progrès de la chirurgie actuelle, on est aujourd'hui en mesure de reconstruire un appareil de transmission endommagé par la maladie ou une malformation congénitale, ce qui permet de venir à bout de la plupart des surdités de transmission. De fines interventions pratiquées dans l'oreille interne aboutissent également à restaurer l'équilibration chez un sujet souffrant de vertige permanent. En revanche, on ne peut rien attendre d'une intervention chirurgicale en cas de surdité due à la détérioration du nerf acoustique. Des recherches actives menées dans ce domaine offrent toutefois quelque espoir pour l'avenir. L'acupuncture, pour sa part, même pratiquée par les maîtres de cet art de la Chine ancienne, est toujours restée inefficace pour de telles surdités.

SURDITÉ

Il existe deux formes de baisse d'audition, la surdité de transmission et la surdité de perception (ou lésion du nerf), l'une et l'autre pouvant se combiner et réaliser des formes mixtes très fréquentes. La surdité de transmission résulte de l'obstruction du conduit auditif externe. Un bouchon de cérumen ou de l'eau dans le conduit sont des formes de surdité de transmission facilement traitées. En cas d'otosclérose, l'étrier, osselet en forme d'étrier situé au plus profond de l'oreille moyenne, adhère à la paroi, empêchant la transmission normale des sons. Une intervention chirurgicale sous microscope permet habituellement la restauration de l'audition (voir en détail plus bas). Comme on l'a déjà dit, la chirurgie reste sans effet pour les surdités de perception, mais une prothèse auditive bien adaptée peut rétablir une perception satisfaisante des sons chez le malentendant.

Outre l'audiomètre, qui mesure avec une grande précision le degré de lésion du nerf acoustique, et le diapason, qui permet de déterminer s'il s'agit d'une surdité de transmission ou d'une surdité de perception, l'otologiste dispose aujourd'hui de tout un arsenal de tests mis au point récemment ainsi que d'un équipement électronique très sophistiqué lui permettant de situer avec exactitude n'importe quelle tumeur ou lésion.

Surdité de transmission 48

Les personnes atteintes de cette forme de surdité ont tendance à parler beaucoup plus bas que la normale car la conduction osseuse des sons de leur propre voix s'effectue à une amplitude élevée.

Le médecin détecte la surdité de transmission grâce aux vibrations émises par un diapason placé tout près de l'oreille. Si le son est mieux perçu sur l'os, il s'agit d'une surdité de transmission. (La *Table 7*, en troisième partie, décrit une série de tests à pratiquer chez soi.)

Outre la présence d'un bouchon de cérumen ou d'eau dans le conduit auditif, ou bien la fixation de l'étrier sur la paroi interne de l'oreille en cas d'otosclérose, certaines maladies entraînent des surdités de transmission : l'otite moyenne, la mastoïdite, l'obstruction de la trompe d'Eustache (effet secondaire du rhume de cerveau), les furoncles ou les grosseurs du conduit auditif. (Voir en troisième partie le chapitre *Signes précurseurs, Surdité du nourrisson et de l'enfant* **48** et **49**.)

A propos des prothèses auditives, il faut distinguer celles qui agissent sur la conduction aérienne des sons et celles qui agissent sur la conduction osseuse. Les premières sont placées dans l'oreille, les secondes derrière, contre l'os. Elles ne font que compenser les anomalies de l'audition mais ne la restituent jamais dans son état normal.

Une prothèse auditive doit toujours être prescrite par un otho-rhino-laryngologiste ou un audioprothésiste exerçant dans un institut spécialisé ; sa marque de fabrication doit être fiable. Chaque surdité représente un cas particulier nécessitant une analyse fine et détaillée qui ne peut être menée que par un spécialiste. Lui seul est en mesure d'établir le meilleur diagnostic. Les appareils vendus à des prix « défiant toute concurrence » ou dont on vante « l'extraordinaire discrétion » se sont tous révélés être du gaspillage d'argent.

Surdité de perception 49

Les personnes atteintes d'une surdité de perception par lésion du nerf ont tendance à parler plus fort que la normale afin de compenser leur propre voix qui leur parvient très affaiblie. Elles restent sourdes aux fortes intensités, ne distinguent pas les sons tels que *p, k, t* ou *g* dur, mais perçoivent normalement les autres sons, si bien que tout discours demeure inintelligible pour elles, dans la mesure ou elles le reçoivent de manière déformée : le mot « tailleur », par exemple, est perçu comme « ailleurs », « serre » comme « faire ». L'audition par téléphone n'est pas meilleure car la conduction osseuse des sons est encore plus altérée que la conduction aérienne.

Les causes d'une surdité de perception sont les suivantes :

1. La perception répétée de sons de forte amplitude dans un environnement pollué par le bruit, ou une unique explosion, soudaine et violente.
2. La presbyacousie, ou surdité de la sénescence, qui représente 60 p. cent de toutes les formes de surdité et pour laquelle il n'existe pratiquement pas de traitement.
3. Un coup sur l'oreille qui peut provoquer une lésion définitive du nerf acoustique.
4. Un traumatisme crânien dont la violence a entraîné la perte de conscience (commotion cérébrale). La surdité est alors le fait d'une lésion cérébrale irréversible.
5. Certaines drogues, ou certains médicaments telle la quinine (l'audition peut être recouvrée après la désaccoutumance). La streptomycine ou d'autres antibiotiques, comme la gentamicine récemment mise sur le marché, peuvent avoir des effets secondaires sur le nerf acoustique, en particulier en cas de dysfonctionnement rénal. Un abus d'aspirine ou autres salicylates chez des sujets sensibles à ces substances entraîne une baisse d'audition et des bourdonnements d'oreille. L'arsenic et le mercure sont des poisons violents pour l'organisme et atteignent aussi les facultés d'audition. L'alcoolisme provoque souvent la surdité. La mescaline (peyotl) entraîne une distorsion des sons et des hallucinations auditives.
6. L'athéro-artériosclérose peut entraîner une presbyacousie due à une mauvaise irrigation sanguine du nerf acoustique.
7. La surdité est parfois un symptôme de la maladie de Ménière, des tumeurs du cerveau et de celles du nerf acoustique.
8. La surdité congénitale est la plupart du temps une suite de la rubéole contractée par la mère pendant les trois premiers mois de la grossesse. Ce risque de surdité pour le nouveau-né est si élevé qu'il devrait être naturel d'interrompre systématiquement la grossesse.
9. Parmi les autres causes d'une surdité de perception, il faut mentionner le recours aux forceps pendant l'accouchement, l'incompatibilité du facteur Rhésus et les complications de maladies telles que la syphilis, la méningite, les oreillons, la rougeole, les infections à streptocoques, l'anémie, la leucémie. (Voir en troisième partie *Les signes précurseurs, Surdité du nourrisson et de l'enfant* **48** et **49**.)

Otosclérose 50

Affection relativement courante, l'otosclérose est d'origine héréditaire. Bien que cette forme de surdité de transmission touche principalement la femme de seize à quarante ans, elle est loin d'être rare chez l'homme. L'étrier (le plus petit os de l'organisme, dont la taille n'atteint pas celle d'un grain de riz) adhère à la paroi de l'oreille moyenne et ne peut plus vibrer en raison de la prolifération de tissu osseux spongieux tout autour. En l'absence de cette vibration, la conduction nerveuse du son jusqu'au cerveau devient impossible.

Danger : La surdité de transmission et les bourdonnements d'oreille deviennent chroniques s'il n'y a pas eu d'intervention chirurgicale. La surdité de perception est une conséquence tardive de la maladie.
Symptômes : Au début, le malade souffre d'une baisse d'audition lente et insidieuse. Puis il devient sujet à des bourdonnements d'oreille et à une distorsion des sons qui sera beaucoup plus vite perçue chez un professionnel de la musique. La surdité aux sons graves est la première à se manifester. L'affection se trouve aggravée pendant la grossesse, et entraîne un affaiblissement progressif de la voix, bien que le malade ne s'en rende pas compte lui-même. Une jeune femme à qui l'on a établi un diagnostic formel d'otosclérose devrait éviter toute grossesse, ou sinon l'interrompre.
Traitement : L'intervention chirurgicale a des chances de réussir dans 90 p. cent des cas. La tympanoplastie a fait beaucoup de progrès et connu des succès de plus en plus grands ces dernières années, grâce à de nouvelles méthodes dont une, particulièrement délicate, consiste à déplacer l'étrier et à le remettre en place avec une greffe de veine ou une petite prothèse en plastique. Au bout d'une semaine, le patient est rétabli et peut constater une amélioration significative de l'audition, sinon un total recouvrement. Cette opération ne représente aucun danger pour la vie.
Prévention : Aucune à ce jour.
Pronostic : Favorable grâce à l'intervention chirurgicale. Pour ceux qui ne désirent pas y avoir recours, le port d'une prothèse auditive de qualité est fortement recommandé.

L'OREILLE EXTERNE

Bouchon de cérumen 51

Le bouchon de cérumen dans le conduit auditif, qui est une des causes les plus répandues de la surdité de transmission, offre un terrain de choix à la prolifération des bactéries, ce qui peut entraîner des infections. Il est donc nécessaire de recourir au médecin pour retirer le bouchon et vérifier si le tympan n'a pas été perforé ou s'il ne s'est pas développé une infection de l'oreille moyenne risquant de provoquer des vertiges. En cas d'infection, on évite une extraction à la seringue qui favoriserait l'extension des agents infectieux et la contamination de l'oreille moyenne. L'extraction se fait à l'aide d'autres moyens, généralement un petit instrument à main appelé curette à cérumen. Un seul traitement une fois l'an est suffisant pour les personnes sujettes à cette affection. Mais pour celles qui sécrètent du cérumen en abondance, il convient de se faire nettoyer l'oreille une fois tous les trois ou quatre mois chez un O.R.L. S'instiller des solvants de cérumen ou de l'huile d'olive pour procéder soi-même à l'extraction du bouchon peut être lourd de conséquences.

Furoncle du conduit auditif 52

Les symptômes comprennent une douleur d'oreille (otalgie), une baisse d'audition et une sensation d'oreille bouchée. La douleur s'étend souvent à la mâchoire. Le conduit auditif, tuméfié, se trouve parfois totalement obturé par le (ou les) furoncle, entraînant la surdité. Si l'affection est légère, le patient peut se traiter lui-même en insérant dans le conduit auditif de petits morceaux de coton imbibés d'alcool borique ou de solutions diverses d'antibiotiques ; il aura soin de changer le coton toutes les deux ou trois heures. L'aspirine peut atténuer la douleur. Il faut éviter de faire entrer de l'eau dans l'oreille. Si malgré cela l'infection évolue, on doit consulter un spécialiste qui incisera l'abcès et en extraira le pus, amenant un soulagement immédiat de la douleur.

Le furoncle du conduit auditif est presque toujours provoqué par un staphylocoque qui s'est malencontreusement glissé dans une égratignure ou une fissure de la peau. C'est pour cela qu'il faut toujours rester prudent lorsqu'une oreille démange, et surtout éviter de se gratter avec des instruments septiques, clé, épingle à cheveux ou autre. La pénicilline est extrêmement efficace contre toute forme de staphylocoque et devrait être prescrite s'il n'y a pas contre-indication.

Otite externe 53
(dermite du nageur)

L'otite externe est une simple inflammation du conduit auditif, contractée par les nageurs qui se baignent dans des eaux douteuses – plages trop peuplées, piscines trop chlorées, par exemple. La douleur, plutôt modérée, peut être intense et s'accompagner de fièvre. Si la fièvre est légère, un simple traitement pratiqué chez soi comme celui indiqué à la rubrique *Furoncle du conduit auditif* **52** viendra à bout de l'affection. Mais si la fièvre est relativement élevée et les douleurs vives, il faut recourir au médecin. Un traitement aux antibiotiques sera sans doute nécessaire.

Mycose de l'oreille 54

Atteignant le pourtour et l'intérieur du conduit auditif, elle est souvent le fait d'une hygiène défectueuse ou de bains dans des eaux polluées. Ce sont surtout les vives démangeaisons, plus que la douleur, diffuse, qui caractérisent l'affection. On remarque parfois la présence de particules grisâtres ou noirâtres (les champignons). Une infestation légère se traite à l'alcool borique ou à l'acide acétique dilué ; en cas de mycose sérieuse, il faut recourir au médecin. L'altération de l'audition ne sera que temporaire.

Malformations de l'oreille 55
(oreilles « en chou-fleur »)

La chirurgie plastique peut réaliser des prodiges en cas de malformations congénitales de l'oreille, ou de ce que l'on appelle les oreilles « en chou-fleur », malformation résultant d'une hémorragie sous-cutanée consécutive à une blessure ou un traumatisme dans la petite enfance qui est resté intraité.

LE TYMPAN

Perforation (aiguë) du tympan 56

On peut perforer le tympan en introduisant malencontreusement dans l'oreille un cure-dents ou une épingle à cheveux, en utilisant sans précautions un coton-tige pour nettoyer le conduit, en administrant sur le côté du crâne un coup ou une simple gifle « pour rire » qui provoque un phénomène brutal de compression/décompression.

Le tympan est situé dans le conduit auditif beaucoup plus près de l'oreille externe qu'on ne peut l'imaginer, aussi le risque de perforation par traumatisme est-il particulièrement grand. Les perforations d'origine infectieuse sont dues à la pression qu'exerce dans l'oreille moyenne un écoulement de pus contre la partie du tympan la plus vulnérable, généralement le centre. Or malheureusement, une perforation centrale ne cicatrise pas d'elle-même ; il faut recourir à une myringoplastie, intervention chirurgicale délicate qui permet de libérer le pus et d'obturer la plaie.

Danger : Les perforations bénignes par traumatisme direct cicatrisent généralement d'elles-mêmes. Si la plaie est très ouverte, elle nécessite une intervention chirurgicale complexe, qui comporte la greffe d'une portion de veine ou de tout autre tissu de même nature.

Symptômes : La douleur qui accompagne la perforation du tympan peut être atroce. Baisse d'audition, sensation de flottement, vertiges, nausées et vomissements sont également caractéristiques. On constate parfois un écoulement de sang par le conduit auditif (otorragie).

Traitement : Prendre des médicaments pour calmer la douleur, et placer à l'entrée du conduit, sans l'enfoncer, un petit morceau de coton sec et propre. Consulter immédiatement un médecin. Il existe maintenant des traitements susceptibles de favoriser une cicatrisation spontanée, même en cas de perforation importante.

Prévention : Bien évidemment, il n'existe aucun moyen de prévenir un traumatisme. Toute infection de l'oreille doit être diagnostiquée et traitée sans délai. Le parachutisme et la plongée sous-marine doivent être entrepris avec prudence et pratiqués très progressivement. Les personnes souffrant d'une légère perforation du tympan doivent se boucher l'oreille avec un tampon avant d'entrer dans l'eau, nager tête hors de l'eau et éviter de plonger. En cas de perforation grave, l'immersion dans l'eau est absolument contre-indiquée.

Pronostic : Toujours favorable après un traitement bien suivi.

L'OREILLE MOYENNE

Obstruction de la trompe d'Eustache 57
(salpingite d'Eustache)

La trompe d'Eustache, qui va de l'oreille moyenne jusqu'à l'arrière-fond des fosses nasales (rhino-pharynx), est une issue de sécurité pour les sécrétions provenant de l'oreille moyenne ; elle maintient aussi une pression d'air égale des deux côtés du tympan. Se moucher violemment, bouche fermée, peut repousser des substances infectées à l'intérieur de la trompe d'Eustache et la contaminer, ainsi que l'oreille moyenne.

La trompe d'Eustache n'est pas un conduit largement ouvert. Elle est fermée par un muscle et une membrane à son extrémité la plus proche du nez, et ne s'ouvre qu'à la déglutition, le bâillement ou la mastication, de façon à laisser passer dans l'oreille moyenne une quantité d'air égale à celle qui a été absorbée par la muqueuse de l'oreille moyenne, assurant ainsi en permanence un juste équilibre avec la pression atmosphérique environnante. Si un quelconque obstacle vient à troubler la fonction de ventilation de la trompe d'Eustache, une poussée d'adénoïdite, une forte rhinite, une crise d'allergie, une grosse tumeur ou une descente d'avion brutale dans un appareil mal pressurisé, l'oreille moyenne sera privée de l'air dont elle a besoin. Cette dépression dans la caisse du tympan provoque un phénomène d'aspiration du tympan vers l'intérieur. Si l'équilibre des pressions n'est pas rétabli assez vite, il y a transsudation et épanchement séreux dans la caisse du tympan, autour des osselets, accompagnés de troubles sévères de l'audition. Le traitement à base de corticoïdes est généralement simple, rapide et relativement peu douloureux. S'il ne suffit pas, on aura recours chez l'adulte à une ponction de l'épanchement séreux sous anesthésie locale, au moyen d'une aiguille traversant le tympan. L'enfant devra être hospitalisé et l'intervention aura lieu sous anesthésie générale. Le drainage s'effectue alors par aspiration au moyen d'un tube effilé traversant le tympan incisé. Parfois, lorsque le liquide séreux est épais et visqueux, le chirurgien introduit au travers de l'incision un tube de Téflon et l'y laisse plusieurs semaines. En tout état de cause, l'enfant devra subir simultanément l'ablation des végétations adénoïdes (adénectomie) et des amygdales (amygdalectomie) si ces organes sont à l'origine de l'affection.

Symptômes : Troubles de l'audition, sensation d'oreille bouchée, grésillement dans l'oreille lors de la déglutition, parfois vertiges, bourdonnements d'oreille, sensation de déplacement liquidien dans le conduit.
Traitement : Des instillations nasales dans un premier temps peuvent suffire à éviter l'obstruction de la trompe. Si le traitement reste sans succès, il faut recourir au médecin.

Otite moyenne 58

Cette maladie, qui peut être assez grave, est toujours secondaire à une infection des voies aériennes supérieures (nez ou gorge). Elle est très courante chez l'enfant. L'otite moyenne est une infection de l'oreille moyenne provoquée soit par un virus, soit par une bactérie – streptocoque, staphylocoque ou pneumocoque. Elle peut être une complication de la scarlatine, des oreillons, de la rougeole, de la grippe, de la diphtérie, de la coqueluche ou de l'angine.

Danger : Dans sa forme non purulente, l'otite connaît une évolution clinique bénigne, avec une simple rougeur diffuse du tympan qui s'ajoute aux symptômes d'un rhume de cerveau. La guérison est en général spontanée. Cependant, si le mal s'aggrave, un traitement médical s'impose dans la mesure où les complications peuvent aller de la mastoïdite à la méningite ou l'abcès du cerveau.
Symptômes : Voir ci-contre.

Otite moyenne aiguë 58a

Le tout premier symptôme est une douleur d'oreille (otalgie) intense et lancinante, qui peut être continue ou intermittente et irradier sur un côté du crâne. Les autres signes sont une sensation d'oreille bouchée (qui alterne en fonction de la position du corps), des bourdonnements d'oreille, une sensibilité dans la région mastoïdienne et une fièvre élevée (dépassant 40 °C).

Otite moyenne chronique muco-purulente 58b

Il peut y avoir une douleur d'oreille, mais le symptôme le plus important est un écoulement purulent du conduit. Il s'accompagne d'une sensation d'oreille bouchée et d'une baisse d'audition. Le tympan est presque toujours perforé. Le flux constant de pus entraîne parfois une prolifération de tissu graisseux qui traverse le tympan perforé et atteint l'oreille moyenne. Cette dangereuse complication s'appelle le cholestéatome.

Otite moyenne chronique purulente 58c

Dès que le traitement aux antibiotiques est commencé, la douleur d'oreille qui accompagne l'otite moyenne aiguë disparaît, mais peuvent subsister la sensation d'oreille bouchée, de déplacement liquidien dans le conduit et la baisse d'audition que provoque la congestion de la membrane de la trompe d'Eustache. Quant au pus, il peut toujours être présent dans l'oreille moyenne.

Traitement : Un drainage chirurgical de l'oreille moyenne est indispensable en cas d'otite moyenne grave ou réfractaire. Toute immersion dans l'eau est absolument contre-indiquée pendant un certain temps, même après une apparente guérison. L'otite moyenne purulente exige un traitement particulièrement énergique et mené avec vigilance afin de prévenir l'apparition d'une mastoïdite.

Les antibiotiques doivent être administrés le plus tôt possible et de manière suffisamment prolongée pour que tous les symptômes aient complètement disparu. Les sinus, le nez et la gorge sont traités simultanément. L'ablation des végétations adénoïdes est très souvent pratiquée dans la mesure où ce sont elles qui constituent la principale cause de la maladie chez l'enfant. Enfin, le conduit auditif doit être nettoyé régulièrement afin de supprimer toute trace d'écoulement purulent.

L'otite moyenne chronique muco-purulente **58b** est difficile à traiter car le germe est résistant aux antibiotiques et l'affection atteint les marges osseuses de l'oreille moyenne. Le cholestéatome doit faire l'objet d'un curage chirurgical afin d'éviter toute complication grave. Le pus est soumis à une culture afin de déterminer avec précision le germe et d'y adapter l'antibiotique le plus efficace, souvent sous forme de gouttes auriculaires. Les radiographies révèlent l'extension de la maladie et une éventuelle atteinte osseuse en cas de cholestéatome. Un traitement local prolongé et énergique aboutit souvent à l'assèchement de l'oreille sans qu'il soit nécessaire de recourir à l'intervention chirurgicale. Un écoulement purulent d'odeur fétide représente un danger et requiert un examen médical immédiat. En cas d'otite moyenne chronique purulente, s'il subsiste encore du pus dans l'oreille moyenne après traitement aux antibiotiques, l'incision du tympan par voie chirurgicale est nécessaire afin de procéder au drainage.

Prévention : L'otite moyenne peut tout à fait être évitée, particulièrement chez l'enfant : ne jamais négliger un rhume, une infection des voies aériennes supérieures ou toute maladie infantile infectieuse accompagnée d'une éruption ; apprendre à l'enfant à bien se moucher le nez et ne pas le contraindre à reprendre trop rapidement une activité normale. Si l'on respecte ces quelques règles, on arrive souvent à contourner les désagréments de ce mal.

Pronostic : Grâce aux antibiotiques et à une intervention chirurgicale mineure, les dangers de cette maladie ont pratiquement disparu. Si l'on a su éviter les complications, l'audition redevient normale après la guérison et le tympan reprend son aspect habituel.

Mastoïdite 59

La mastoïdite est une inflammation des tissus osseux de l'os mastoïde situé derrière l'oreille. C'est la principale complication de l'*Otite moyenne aiguë* **58a**. Mais elle peut également être due à une inflammation du nez et de la gorge, à la rougeole, à la scarlatine et à la diphtérie, quoique beaucoup plus rarement car ces maladies sont en voie d'extinction grâce aux procédures modernes d'immunisation.

Danger : C'est une *alerte médicale* qui exige l'intervention immédiate d'un médecin. Maladie grave, la mastoïdite peut aboutir à des lésions irrémédiables de l'oreille moyenne (cholestéatome) et à la surdité. L'os mastoïde touchant le cerveau, la mastoïdite peut évoluer en méningite, en abcès du cerveau ou en complication veineuse (thrombophlébite de la veine située à la base du cerveau).

Symptômes : Débutant par un mal de gorge, un rhume et une douleur d'oreille modérée, la mastoïdite dans sa forme aiguë évolue vers une douleur intense, une fièvre élevée, une sensibilité et une rougeur derrière l'oreille et parfois une raideur de la nuque. L'examen révèle un aspect anormal du tympan, parfois la chute de la paroi postéro-supérieure du conduit et un écoulement purulent de l'oreille externe.

Traitement : Dans la plupart des cas, un traitement énergique aux antibiotiques, si la maladie est décelée suffisamment tôt, évitera le recours à la chirurgie. Mais il arrive qu'une intervention chirurgicale soit nécessaire pour retirer les parties abîmées de l'os mastoïde.

Prévention : Pour prévenir la mastoïdite et ses complications, toute douleur d'oreille qui dure plus d'une journée doit être prise au sérieux, surtout si elle s'accompagne d'un écoulement de pus dans le conduit.

Pronostic : Grâce aux antibiotiques, la mastoïdite est devenue rare de nos jours et largement contrôlée par des méthodes chirurgicales préventives. En cas d'intervention chirurgicale, l'opération est simple, non mutilante et assure de bons résultats.

L'OREILLE INTERNE

Syndrome de Ménière 60

Trouble de l'oreille interne, ou labyrinthe, le syndrome de Ménière est plus courant à un âge avancé et frappe autant l'homme que la femme. Attaquant les centres de l'équilibre, cette forme de vertige a pour origine une tumeur, une allergie, des infections, la leucémie, l'athéro-artériosclérose, une intoxication à la quinine, aux salicylates, des facteurs génétiques, la streptomycine, une grande fatigue physique ou une instabilité émotionnelle.

Danger : Les crises vertigineuses provoquent des pertes d'équilibre dangereuses exposant le malade à l'éventualité d'un accident et d'une infirmité physique ; la surdité est une suite fréquente de la maladie.

Symptômes : Le syndrome de Ménière débute par une légère surdité de perception touchant une oreille. Le symptôme le plus dramatique est une crise vertigineuse, parfois brutale, mais souvent précédée d'une sensation d'oreille bouchée et de bourdonnements d'oreille de plus en plus intenses.

Les crises de vertige sont violentes, durent de quelques minutes à plusieurs heures et s'accompagnent souvent de nausées et de vomissements. Elles sont intermittentes : le sujet peut connaître une période de rémission de plusieurs mois ou même de quelques années.

Traitement : Il n'existe pas de traitement médical ou chirurgical spécifique. On peut réduire l'écoulement de l'oreille interne en administrant des diurétiques et en prescrivant un régime désodé. Des tranquillisants et des pilules contre le mal des transports peuvent être utiles. On les combine suivant les cas avec des antihistaminiques et des vasoconstricteurs. On a constaté qu'un labyrinthe fragile réagit fortement aux effets du stress, aussi est-il parfois utile de recourir à un psychiatre pour tempérer les réactions émotionnelles d'un sujet vulnérable aux agressions de l'existence.

Dans les cas sévères, lorsque le traitement médical échoue à faire disparaître des symptômes invalidants (le pourcentage est très faible), on a recours à diverses interventions chirurgicales qui détruisent totalement ou en partie l'oreille interne. Par exemple la labyrinthoplastie, qui ne doit être pratiquée que sur une oreille déjà atteinte de surdité irréversible car le but de l'opération est de sacrifier toute trace d'audition afin de supprimer les manifestations de déséquilibre. D'autres interventions sont destinées à soulager les sensations de vertige tout en épargnant, et même en améliorant l'audition. Des applica-

tions de vibrations à ultrasons dans le labyrinthe par l'intermédiaire d'une sonde spéciale requièrent au préalable une mastoïdoplastie. Enfin, une toute récente intervention a pour but l'ouverture du sac endolymphatique afin de le décompresser et de le drainer.

Prévention : Aucune à ce jour.

Pronostic : De longues périodes de rémission ne sont pas rares, et la maladie peut finir par disparaître complètement avec le temps.

Mal des transports 61
(mal de mer)

Le mal des transports a pour cause un dysfonctionnement nerveux de l'oreille interne provoqué par un mouvement de va-et-vient du liquide (endolymphe) à l'intérieur des trois canaux semi-circulaires. On explique mal pourquoi certaines personnes y sont davantage prédisposées que d'autres. Tout moyen de transport peut entraîner ce malaise, avion, autocar, automobile, train et surtout bateau. Parfois, le fait d'être assis en sens contraire de la marche éveille les symptômes, qui se calment aussitôt en position contraire. Ce phénomène démontre clairement le lien intime entre les centres nerveux de l'œil et de l'oreille.

Les personnes atteintes d'infections chroniques de la trompe d'Eustache, des sinus ou des oreilles sont plus sujettes que d'autres au mal des transports. De simples détails peuvent déclencher les symptômes : compartiment de train surchauffé et bondé, perception de bruits inhabituels ou gênants, mouvement de va-et-vient de l'horizon.

Danger : Le mal des transports, extrêmement désagréable, n'est pas en soi une affection grave. Mais des symptômes qui se prolongent sur une longue période (un voyage en mer, par exemple) entraînent déshydratation, acidose et prostration. La guérison intervient dès que le sujet remet le pied sur la terre ferme, immédiatement, quelques heures ou quelques jours après suivant la gravité et la durée du malaise.

Symptômes : Les symptômes de base sont les nausées et les vomissements. Il peut également y avoir des vertiges, une pâleur verdâtre, des sueurs froides et des difficultés respiratoires. L'extrême désagrément du mal des transports entraîne parfois un état dépressif et une prostration physique.

Traitement : Le meilleur traitement est la prévention car, une fois qu'il y a eu nausées et vomissements, la guérison, et même le soulagement du mal, sont peu probables. Les trois principaux médicaments sont la Dramamine, la Bonine et la Marzine. Le troisième ne provoque pas de somnolence, mais ses effets sont de courte durée. C'est l'inverse pour les deux autres.

Si les symptômes apparaissent en cours de voyage, il faut demeurer en position allongée sans trop bouger la tête, essayer de ne pas lire, de ne pas regarder le paysage qui défile ou, en bateau, l'horizon qui tangue. Il vaut mieux éviter les boissons alcoolisées, y compris ce vieux – et inefficace – « remède » qu'est le champagne glacé. En revanche, des sodas, du Coca-Cola ou du jus de fruit sont plutôt bénéfiques. Sucer de la glace apporte aussi quelque soulagement. Enfin, s'oxygéner, dans la mesure du possible, contribue à faire disparaître les symptômes.

Prévention : Pour prévenir le mal des transports, il faut prendre avant chaque voyage les médicaments indiqués ci-dessus. Un malade en convalescence doit savoir ajourner un déplacement. La meilleure façon d'éviter le malaise, c'est de prendre les médicaments toute la durée du voyage, même si l'on se sent beaucoup mieux. Enfin, il faut être parfaitement reposé et faire attention à son régime alimentaire avant le départ et pendant le voyage.

Pronostic : Favorable, mais probablement pas avant la fin du voyage.

Barotraumatisme aérien 62

Certaines personnes sont prédisposées au barotraumatisme aérien (lésion provoquée par les variations de pression au cours d'un vol en avion), surtout celles qui souffrent d'une affection de la trompe d'Eustache. Une infection du nez et de la gorge peut contaminer l'oreille moyenne pendant un vol. Il est plus prudent d'ajourner un voyage en avion lorsqu'on est atteint d'une infection des voies respiratoires supérieures.

La mastication, la déglutition et les bâillements pendant une descente d'avion préviennent les symptômes. Il est également prudent de prendre avant la descente un médicament qui aide la membrane à se rétracter.

4. Le nez et la gorge

Donald R. Weisman

LE NEZ

Le nez tient dans la tradition une place tout à fait à part : il dénote le caractère, reflète la personnalité, apparaît même comme un symbole sexuel. Selon Rostand, il était source de prestige personnel, conférait à la personne un véritable magnétisme. Des comiques en ont fait la cible de leur humour. On ne peut évoquer certains personnages, certaines célébrités sans se représenter leur profil nasal remarquable : Cléopâtre, César, d'Artagnan, de Gaulle. Si on ne le considère plus comme un indicateur du caractère, le nez reste néanmoins un organe aux fonctions essentielles, autant en ce qui concerne la santé que la maladie. Le nez est une structure vitale unique en son genre – un autonettoyant qui filtre les particules ou certaines bactéries afin de les empêcher d'atteindre les poumons. De plus, la sécrétion nasale contient une substance antibactérienne appelée muramidase. Enfin, les fosses nasales remplissent les fonctions d'un conditionneur d'air : l'air inspiré au travers des narines s'échauffe à la température du corps, même si celle du dehors est bien en-dessous de zéro, et s'humidifie grâce aux cornets osseux de la paroi externe. Ceux qui respirent par la bouche ne bénéficient plus de cette fonction vitale.

Traumatismes du nez

Le nez est la structure osseuse de l'organisme le plus souvent blessée.

Sa localisation en saillie sur la face le rend sujet à toute sorte de traumatismes. Un coup de poing ou une balle lancés en pleine figure fracturent très aisément son squelette osseux. En cas de fracture, il faut immédiatement se poser deux questions fondamentales : le déplacement des os entraînera-t-il une difformité d'ordre esthétique ? Empiétera-t-il sur l'espace respiratoire avec ou sans difformité visible ? Si l'on peut répondre par la négative à ces deux questions, inutile de recourir à une intervention chirurgicale. La fracture cicatrisera d'elle-même, les os se ressouderont après deux ou trois semaines sans séquelles : le nez retrouvera sa stabilité et sa forme première.

Un traumatisme du nez est toujours accompagné d'une tuméfaction considérable et d'une grande sensibilité, ce qui rend très difficile l'examen clinique destiné à évaluer le degré de déviation de la cloison. Fort heureusement, le traitement chirurgical n'a pas besoin d'être pratiqué dans l'immédiat. On attendra plusieurs jours que l'œdème se réduise, pour procéder ensuite à un examen très soigneux qui définira l'étendue du traumatisme. Une reposition de la cloison sur la ligne médiane se fait sous anesthésie locale, même chez l'enfant. Les rayons X sont de peu d'utilité et peuvent avoir des effets négatifs même en cas d'évidente fracture.

Le traitement initial d'un traumatisme nasal ne consiste en rien d'autre que le repos, l'application immédiate de glace pour tenter de prévenir l'œdème et le contrôle de toute hémorragie. Une fois l'œdème installé avec un hématome oculaire (« yeux au beurre noir »), on ne peut plus rien attendre de soins locaux. Certains enzymes ou même certains corticoïdes aident à accélérer la résorption de l'œdème.

Rhume de cerveau 63
(rhinite aiguë banale, coryza aigu)

Le nez est l'organe le plus atteint par le rhume de cerveau. C'est lui qui fait entièrement les frais de cette maladie, la plus courante de toutes.

Pas moins d'une quarantaine de virus sont à l'origine d'une rhinite aiguë. Et bon nombre de ces virus peuvent être trouvés sur des personnes en bonne santé, porteurs asymptomatiques.

Le germe d'un rhume de cerveau est transmis par l'un de ses porteurs lorsque celui-ci parle, tousse ou éternue, ou bien au contact d'un objet qui a été contaminé par lui. La période d'incubation varie de un à quatre jours.

Une bonne santé ne constitue pas nécessairement une barrière au rhume de cerveau, mais la dépression, la fatigue et la tension nerveuse réalisent des terrains très favorables. Des expériences menées en Angleterre ont montré que le coup de froid n'était pas un facteur majeur de l'affection.

Danger : Le rhume de cerveau, en réduisant les capacités de résistance de l'organisme, particulièrement chez l'enfant ou chez les personnes âgées, peut conduire à une pneumonie, une trachéobronchite, une laryngite, une infection des sinus ou des troubles auriculaires. Dès qu'il est accompagné d'une fièvre élevée (plus de 39 °C) ou d'une douleur d'oreille, thoracique ou pulmonaire, il faut appeler un médecin.

Un germe courant présent dans le nez ou la gorge d'une personne en bonne santé peut proliférer en cas de rhinite sévère, lorsque les défenses naturelles de l'organisme se trouvent affaiblies par la lutte contre l'affection. Celle-ci évolue alors en bronchite, en otite ou en sinusite, particulièrement

chez l'enfant dont les forces de résistance ne sont pas encore suffisamment développées.
Symptômes : La rhinite aiguë débute brutalement, prenant le patient au dépourvu. Il a la gorge irritée, le nez qui coule, il est sujet à des crises d'éternuement et ressent un malaise diffus. L'enfant peut manifester une petite fièvre.

Le mal de tête est habituellement modéré ; s'il est intense, il faut suspecter une complication ou une autre maladie. Une perte de l'odorat ou du goût est fréquente, ainsi que des courbatures dans le dos ou les jambes ; la toux est plus rare. Par la suite, le nez se bouche, le besoin de se moucher devient constant, la voix s'affaiblit ou s'enroue.

Rhinites aiguës des maladies infectieuses

Rougeole **370**, *Rubéole* **371** et *Varicelle* **372** présentent des symptômes exactement semblables à ceux d'un rhume de cerveau, mais s'en distinguent par leur symptôme principal (plus tardif) : l'éruption sur tout le corps.
La *Grippe* **376** débute également de la même manière, mais le malaise et la fièvre s'intensifient rapidement, accompagnés par de sévères courbatures dans le dos et les jambes.
La *Diphtérie* **358**, après avoir présenté les symptômes initiaux d'un rhume de cerveau, conduit très vite à une fatigue anormalement profonde et à une inflammation intense de la gorge, qui rend la déglutition extrêmement difficile. La vaccination chez l'enfant a pratiquement fait disparaître cette maladie autrefois mortelle.
La *Coqueluche (pertussis)* **357**, commençant de façon similaire, développe bientôt une toux virulente qui s'aggrave au bout de quelques jours. La vaccination est maintenant pratiquée dès l'enfance.
La *Méningite* **7** présente d'abord les symptômes d'une rhinite aiguë qui se compliquent ensuite d'une fièvre élevée et d'une raideur caractéristique de la nuque.
La *Pharyngite streptococcique* **73**, débutant par une rhinite, est bientôt accompagnée de frissons sévères. Si la gorge devient douloureuse et que la fièvre s'élève, il faut consulter un médecin. La déglutition est pénible, le pouls, accéléré et irrégulier. Les complications sont graves, atteignant parfois le cœur ou les reins. Heureusement, la pénicilline ou d'autres antibiotiques viennent facilement à bout du germe responsable de l'affection, le streptocoque hémolytique groupe B.
La *Bronchite aiguë* **103** et la *Bronchite chronique* **104** commencent avec un rhume de cerveau et évoluent avec une toux profonde, prolongée, accompagnée d'essoufflement.
Traitement : Il n'existe pas véritablement de traitement médical pour éliminer un rhume de cerveau. Les antihistaminiques ne soignent pas ; ils ne font que masquer ou supprimer temporairement quelques-uns des symptômes.

Les instillations ou les pulvérisations nasales ne comportent aucun risque si elles ne sont utilisées que quelques jours. Elles font généralement disparaître la congestion qui accompagne la rhinite aiguë.

Les antibiotiques ne sont d'aucune utilité à moins d'une complication bactérienne. Le rhume de cerveau est une maladie virale, or les antibiotiques n'agissent pas contre les virus, mais contre le développement et la prolifération des bactéries. Leur usage répété et non justifié crée un phénomène de tolérance chez les germes dont tout organisme est porteur, et affaiblit leur action en cas d'infection bactérienne.

Les vaccins, les alcalis, les rayons ultraviolets n'ont jusqu'ici donné aucun résultat.

Les remèdes décongestionnants peuvent alléger les symptômes mais doivent être prescrits avec prudence. Les médicaments obtenus sans ordonnance sont habituellement trop faibles pour agir et peuvent ne pas convenir à la maladie. Traiter un rhume de cerveau par des séances de sudation en prenant des bains très chauds ou en se soumettant à un effort physique intense ne fait qu'affaiblir l'organisme et le rendre plus réceptif à une infection secondaire. Les inhalations, en revanche, sont de bons palliatifs.

La vitamine C à large dose reste controversée. Certains affirment son efficacité, d'autres prétendent qu'on ne peut rien en attendre, quand bien même on en avalerait une livre par jour ! Cela vaut néanmoins la peine d'essayer – à des doses d'au moins deux grammes par jour.

Au bout du compte, le meilleur traitement, c'est le repos, alité si le rhume est sévère ou qu'il s'accompagne de fièvre, particulièrement pour l'enfant. L'état de fatigue aggrave en effet la maladie. Il est toujours bon d'absorber une grande quantité de liquides.

Prévention : Les quelques règles sont simples : éviter la foule en hiver, approcher le moins possible les personnes qui toussent ou éternuent. Les fumeurs, quant à eux, devraient abandonner cigarettes, pipe ou cigares...

Pronostic : Si le patient se repose, évite d'aggraver le mal, ne s'acharne pas à vouloir le soigner trop vite, la période qui va de l'incubation à la guérison dure de quelques jours à une ou deux semaines grand maximum.

Rhinite chronique 64

La rhinite chronique est une inflammation de la muqueuse nasale. Infection récurrente des voies respiratoires supérieures, elle est causée par un certain nombre de maladies – sinusite, obstruction nasale due à une déviation de la cloison, polypes – ou bien par d'autres facteurs tels qu'un climat défavorable, des poussières ou autres matériaux nocifs, la pollution de l'air ou l'abus de gouttes décongestionnantes. L'abus de tabac favorise également la prédisposition à cette affection.

Danger : La rhinite chronique peut parfois affaiblir les capacités de résistance de l'organisme et le rendre ainsi plus vulnérable à d'autres maladies.

Symptômes : Obstruction nasale, rhinorrhée permanente, écoulement postnasal et respiration par la bouche. Éventuellement, gorge douloureuse (pharyngite), inflammation des paupières (conjonctivite), baisse de l'odorat et du goût et maux de tête intermittents.

Traitement et pronostic : Le meilleur traitement consiste à éliminer l'agent responsable de l'infection lorsqu'il est identifiable. Or les polluants industriels et atmosphériques posent un problème insoluble... L'humidification de l'atmosphère dans les pièces chauffées pendant les mois d'hiver est tout à fait recommandée.

Il est déconseillé d'avoir recours aux instillations ou aux pulvérisations nasales car l'abus de ces produits fait gonfler la muqueuse nasale et conduit à une nouvelle congestion. Si le soulagement qu'ils apportent est réel, il n'est malheureusement que temporaire et se paye par une aggravation de l'infection.

Rhume des foins et rhinite allergique 65

Les agents responsables du rhume des foins sont les pollens véhiculés par le vent et les spores de champignons et de moisissures. S'il sévit au printemps, le rhume des foins est dû aux pollens des arbres, tels le chêne, l'érable ou autres, alors qu'en hiver, ce sont les graminées des herbacées – blé et avoine compris – ou les spores de champignons qui provoquent l'affection.

La rhinite allergique apériodique, pour sa part, n'est pas saisonnière. Elle sévit tout au long de l'année. Les causes les plus fréquentes en sont les poussières des maisons, les poils ou les squames animales, certains aliments, les plumes, les fumées industrielles, les drogues ou la pollution atmosphérique.

Symptômes : Le rhume des foins se caractérise par une rhinorrhée aqueuse abondante, de violents éternuements, des yeux larmoyants, des démangeaisons du nez, du palais et une irritation de la gorge. Il peut y avoir une intolérance à la lumière (photophobie), un mal de tête frontal, une perte de l'appétit, de l'insomnie et une extrême fatigue.

La rhinite allergique présente les mêmes symptômes, mais moins accentués.

Traitement : Il faut dans les deux cas rechercher l'allergène en cause, ce qui se fait habituellement par des tests cutanés. Une fois qu'il est identifié, une cure spécifique de désensibilisation permettra au patient de recouvrir l'immunité. Les antihistaminiques apportent dans 70 à 90 p. cent des cas un soulagement, et se montrent plus efficaces s'ils sont pris préventivement, c'est-à-dire avant l'éventualité d'une crise.

La rhinite allergique évolue parfois vers la sinusite, les polypes nasales ou la rhinite chronique.

Prévention : Lorsque l'allergène est identifié, il vaut mieux éviter l'environnement où il se trouve présent.

Pronostic : Si la guérison est rarement totale, la plupart des patients peuvent espérer une aide efficace des allergologues qui, aujourd'hui, disposent de nombreux moyens. De plus, le traitement, s'il est long et fastidieux au début, n'est plus qu'une question de routine par la suite.

Sinusite aiguë et chronique 66

Les sinus sont des cavités aérées qui vident leurs sécrétions dans la cavité nasale au travers d'étroits conduits. Le système de drainage n'est en réalité pas très efficace et ne peut parfois fonctionner que tête renversée en raison de la position du canal. On a tendance à penser que les sinus sont une erreur de la nature, un blocage dans le processus évolutif.

Néanmoins, on ne peut douter de leur rôle dans l'organisme. Ils constituent des caisses de résonance pour la voix. Ils contribuent également à réchauffer et humidifier l'air que nous respirons et sont une partie intégrante du système de filtrage nasal. Enfin, l'air présent dans les sinus allège le poids du crâne, et lorsqu'il est remplacé par un liquide ou du pus, les premiers effets sont des maux de tête.

Une infection des sinus est bien souvent la suite d'une déviation de la cloison, de polypes ou d'allergies nasales, de rhinites ou de troubles dentaires. Les agents infectieux vont des virus de la rhinite aux germes d'affection plus graves, streptocoque, staphylocoque ou pneumocoque. Un système de drainage inadéquat et mal positionné fait des sinus un terrain idéal pour la prolifération de ces micro-organismes.

Danger : Non traitée, la sinusite peut évoluer vers de sérieuses complications telles qu'une otite moyenne, une bronchite aiguë, de l'asthme, une pneumonie et même une méningite. Mais dans la plupart des cas, la sinusite est mineure et dure peu de temps. Toutefois, si le drainage est bloqué, le malaise est sévère.

Symptômes : Le symptôme majeur est un mal de tête continu ou intermittent, soit frontal, soit périorbital (autour des yeux) suivant le sinus affecté. La sinusite aiguë peut entraîner des frissons, de la fièvre, une asthénie intellectuelle, une baisse de l'odorat et occasionnellement des étourdissements et des vomissements. La formation d'un œdème autour de l'orbite constitue un signe grave.

Le degré de blocage du drainage

détermine l'intensité du mal de tête et de la sensibilité autour du sinus infecté. L'écoulement nasal est épais et jaunâtre, et révèle à l'examen microscopique de nombreuses cellules purulentes et des bactéries.

Dans la sinusite chronique, la muqueuse des sinus s'épaissit ou forme des polypes, les écoulements nasal et postnasal deviennent constants et les sinus sont remplis de pus.

Traitement : En cas de sinusite aiguë, les médicaments ne sont pas d'un grand secours, sauf si l'agent infectieux est une bactérie, ce qui se devine au malaise intense du patient et à une fièvre persistante. On traite alors avec des antibiotiques, qui donnent de très bons résultats, particulièrement lorsqu'on a pu déterminer l'antigène après culture.

Les vaso-constricteurs d'usage courant sont néfastes en raison de la dilatation excessive qu'ils entraînent une fois que les effets calmants du médicament sont passés. Le traitement repose sur le drainage du sinus infecté, et ne peut être accompli que par un otho-rhino-laryngologiste. Plusieurs procédés d'évacuation du pus sont possibles, pour la plupart indolores et efficaces. Des compresses chaudes sur la région douloureuse apportent un soulagement. De nombreux spécialistes traitent aux infrarouges avec succès.

Il faut compter au moins quatre semaines de convalescence.

En cas de sinusite chronique, il faut humidifier les pièces d'habitation pendant les périodes de l'année ou le chauffage central diffuse sa chaleur sèche et abaisse le taux normal d'humidité de l'air. L'air chaud est en effet rédhibitoire pour ceux qui souffrent de cette maladie. La sinusite chronique est de toute façon difficile à contrôler. Si elle relève d'une allergie, il faut identifier l'allergène et désensibiliser le malade ; si c'est une tumeur nasale qui en est la cause, il faut recourir à une ablation chirurgicale. Les sinus doivent être nettoyés et irrigués, parfois de façon répétée. Les œdèmes de la muqueuse doivent être réduits par voie chirurgicale avant de procéder à un drainage sérieux.

Il faut se moucher avec prudence : jamais violemment, un seule narine à la fois et la bouche grande ouverte. On favorise de cette façon le déblocage du sinus.

Pronostic : Favorable avec un traitement adéquat. Comme dans toute affection des voies respiratoires supérieures, il est formellement contre-indiqué de fumer. De récentes recherches ont montré qu'il fallait éviter la promiscuité avec des fumeurs lorsque l'on souffre de sinusite chronique.

Déviation de la cloison 67

Elle peut être congénitale, acquise après une infection, ou traumatique (coup ou chute sur le nez). Elle survient lorsque le cartilage de la cloison qui divise celle-ci en deux cavités respiratoires est fracturé ou luxé. Une déviation entraîne l'obstruction nasale, des maux de tête, un écoulement postnasal et parfois une difformité disgracieuse du nez. Le traitement relève de la chirurgie esthétique.

Écoulement postnasal 68

Bien qu'étant la plupart du temps la conséquence d'une hypersécrétion des glandes de la muqueuse nasale, l'écoulement postnasal est aussi causé par la sinusite, une allergie, ou l'irritation de la muqueuse nasale par la fumée ou la poussière.

Symptômes : L'écoulement postnasal se caractérise par le besoin constant de se racler la gorge. Il peut y avoir de la toux, et plus rarement une sensation d'étouffement. Lorsqu'il est chronique, il procure une mauvaise haleine.

Traitement : Il n'existe pas de médication spécifique contre l'écoulement postnasal, seulement quelques règles d'ordre pratique comme installer un humidificateur dans sa chambre à coucher les mois d'hiver, dormir sur deux ou trois oreillers, se moucher souvent même si l'on n'en ressent pas le besoin de façon évidente.

Certaines personnes ont la malencontreuse habitude de renifler et d'avaler les mucosités nasales plutôt que de les laisser s'évacuer et de se moucher. Cette habitude est à éviter.

Pronostic : Étant donné le nombre et la variété des agents responsables de l'affection, il est difficile d'établir un pronostic général. On peut dire cependant que l'écoulement postnasal tend à devenir chronique.

Polypes des fosses nasales 69

Les polypes sont des tumeurs molles, humides, ressemblant à des grains de raisin et insérées dans la muqueuse nasale par un pédicule. Ils ont généralement pour origine une allergie. Les polypes empêchent le drainage correct des sinus, gênent la respiration et deviennent vite le foyer d'une infection chronique. Ils peuvent apparaître seuls ou en nombre important, obstruant complètement le passage de l'air dans le nez. Ils pullulent souvent à l'intérieur des sinus et pénètrent dans le nez par les étroites ouvertures de drainage appelées méats. Il arrive que les fosses nasales ne présentent aucun polype mais que la respiration soit bloquée par un ou plusieurs qui ont basculé grâce à leur long pédicule dans l'arrière-fond des fosses, à l'endroit où celles-ci communiquent avec le pharynx. Ces polypes passent souvent inaperçus au cours d'un examen médical de routine en raison de leur localisation très dissimulée.

Symptômes : Les polypes du nez se déclarent par une baisse de l'odorat, des maux de tête, une rhinorrhée importante et une obstruction nasale.

Traitement : Il se fait par ablation chirurgicale sous anesthésie locale. L'intervention est indolore mais peut nécessiter plusieurs séances, surtout lorsqu'il s'agit de polypes d'origine sinusienne.

LA GORGE

La gorge abrite les amygdales et les végétations, ces « forteresses » naturelles qui protègent l'organisme contre les infections pendant la petite enfance. Leur ablation ne doit jamais être systématique. Mais étant donné leur rôle de protection, des infections aiguës répétées finissent par affaiblir leur fonction jusqu'à les transformer elles-mêmes en réservoirs à infection – comme on peut le constater lors de tuméfaction persistante des ganglions du cou, de poussées fébriles récurrentes accompagnées de troubles vocaux et de problèmes respiratoires. Il est évident qu'en pareil cas l'ablation chirurgicale s'impose.

Angine 70
(amygdalite, tonsillite)

Danger : Une angine sévère mal soignée peut être à l'origine de maladies beaucoup plus graves, telles que la diphtérie, la mastoïdite, la septicémie (empoisonnement du sang), l'endocardite et le rhumatisme articulaire aigu.

Symptômes : L'amygdalite aiguë se déclare en général brutalement. Des frissons et une fièvre élevée (40,5 à 41 °C) s'accompagnent d'une douleur intense dans la région des amygdales, ainsi que d'un mal de tête, d'une altération de l'état général, d'une douleur à l'arrière des mâchoires et dans le cou et parfois d'une raideur de la nuque. La déglutition est pénible et douloureuse, la congestion entraîne le ronflement et les amygdales sont très enflées et très rouges, souvent ulcérées et striées de petits sillons blancs. Il peut y avoir de la toux.

L'angine chronique est caractérisée par des maux de gorge répétés, une rhinorrhée constante, une mauvaise haleine, de fréquents rhumes de cerveau, un affaiblissement des forces, de la fatigue, un manque d'énergie, une fébricule intermittente et une croissance et une prise de poids ralenties chez l'enfant.

Traitement : La forme aiguë requiert un traitement aux antibiotiques ou aux sulfamides. Toute boisson ou mets glacé apporte un soulagement. Lorsque cela s'avère nécessaire, on procède à une amygdalectomie.

Pronostic : Le traitement aux antibiotiques est le plus efficace. Une angine bénigne guérit spontanément. L'âge n'a rien à voir avec l'extension de la maladie. L'angine chez l'adulte est aussi courante que chez l'enfant et se soigne de la même façon.

Adénoïdite 71

Les végétations adénoïdes sont situées dans la région du rhino-pharynx, près de l'endroit où l'arrière-fond des fosses nasales communique avec l'orifice de la trompe d'Eustache. De même que les amygdales, elles constituent en principe une protection contre les infections, mais s'infectent elles-mêmes en accomplissant ce rôle et deviennent alors beaucoup moins efficaces.

Danger : Une infection aiguë des végétations adénoïdes peut se compliquer d'une otite moyenne, d'un épanchement liquidien dans l'oreille moyenne et d'une baisse d'audition.

Symptômes : Le premier symptôme est la respiration par la bouche. Parmi les autres signes, on note chez l'enfant le ronflement la nuit, une perte d'appétit consécutive à une baisse de l'odorat et du goût, une mauvaise haleine, une voix nasonnée et – symptôme très significatif – une asthénie intellectuelle résultant du manque d'air chronique, et qui se traduit par l'expression hébétée du visage, la « face adénoïdienne ». La résorption de l'adénoïdite par médication ou par voie chirurgicale transforme le comportement de l'enfant qui, de retardé, redevient alerte, vif et recouvre toutes ses facultés intellectuelles.

Traitement : Pour une infection bénigne, on prescrit des antibiotiques et on préconise les mets et les boissons glacés. Des infections répétées exigent l'ablation des végétations adénoïdes (adénectomie). Les gargarismes sont sans effet.

Pronostic : Tout à fait favorable après un traitement approprié.

Amygdalite purulente 72
(phlegmon de l'amygdale)

Il peut se développer, entre une des amygdales et le muscle tout proche du pharynx, un abcès, ou phlegmon, qui est souvent une complication de l'angine.

Danger : L'abcès gêne fortement la respiration, empêche parfois la déglutition et risque de s'étendre aux tissus adjacents. Il peut être une *alerte médicale.*

Symptômes : L'abcès se déclare par une hypertrophie de toute la région affectée qui s'étend, en général, sur un tiers de la gorge. La douleur est intense et irradie dans l'arrière des mâchoires. La voix est nasonnée, la déglutition pratiquement imposible. Le trismus, ou incapacité à ouvrir les mâchoires, est fréquent. Le voile du palais et la luette sont tuméfiés et très visibles. La douleur irradie dans le cou. Les ganglions lymphatiques sont hypertrophiés. L'état général du patient est profondément altéré, la fièvre élevée.

Traitement : Il arrive que l'abcès crève de lui-même mais, dans la plupart des cas, il faut recourir à une incision chirurgicale et un drainage du pus qui apportent au malade un soulagement immédiat et un rétablissement rapide. L'abcès périamygdalien impose l'amygdalectomie dans la mesure où il y a risque de récidive grave.

Pharyngite aiguë ou chronique 73
(rhino-pharyngite et pharyngite streptococcique)

La pharyngite est une inflammation plus ou moins grave de la gorge généralement causée par l'extension d'un rhume de cerveau, d'une angine, d'une adénoïdite ou d'une sinusite.

La pharyngite d'origine virale, de loin la plus commune, est bénigne et généralement sans complications. En revanche, l'infection bactérienne, au streptocoque le plus souvent, est plus sérieuse, en particulier chez l'enfant. La diphtérie, qui fut un temps une suite très grave de la pharyngite, est devenue rare aujourd'hui.

Les pharyngites non infectieuses sont dues à une irritation prolongée de la gorge : surmenage vocal, abus de mets épicés, de tabac, d'alcool, ou bien respiration permanente de poussière ou de fumée industrielles.

La pharyngite chronique est dans de rares cas due à la tuberculose ou à la syphilis tardive.

Danger : L'une des suites les plus graves de la pharyngite d'origine bactérienne, streptococcique en particulier, est le rhumatisme articulaire aigu chez l'enfant. Elle peut également évoluer en phlegmon de l'amygdale qui requiert une incision chirurgicale.

Symptômes : En cas de pharyngite aiguë, le malade ressent dans la gorge une sécheresse, une brûlure et l'impression d'une grosseur. La gorge est rouge écarlate, ainsi que les amygdales où l'on note la présence de petits points blancs. La déglutition est douloureuse et les ganglions lymphatiques du cou sont gonflés.

On note également des frissons et de la fièvre, ainsi qu'une difficulté à parler. La raideur de la nuque, qui se manifeste parfois, peut être le signe d'une méningite.

En cas de pharyngite chronique, les tissus de la paroi pharyngée sont enflés, et le malade expectore, parfois avec difficulté, un mucus épais et visqueux qui entraîne raclements de gorge, nausées et, dans certains cas, vomissements. Il peut y avoir une toux persistante.

Traitement : Le dépistage de l'agent infectieux par une culture bactériologique permet de déterminer l'origine virale (bénigne) ou bactérienne de l'infection.

En cas d'infection virale, gargarismes, collutoires ou aérosols légèrement anesthésiques permettent d'atténuer les signes.

En cas de pharyngite chronique, l'identification de la cause de l'irritation permettra de déterminer le traitement adéquat (médication par voie nasale, amygdalectomie ou autre).

Un malaise et une température au-dessus de 38,5 °C sont les indicateurs d'une affection plus sérieuse qui requiert un examen médical. Si l'inflammation a pour origine un streptocoque, le médecin prescrit des antibiotiques pour une période de dix jours qu'il faut absolument respecter même si le malade s'est rétabli bien avant. Cela constitue une protection contre le rhumatisme articulaire aigu.

Prévention : Éviter tout contact avec les personnes souffrant d'une pharyngite ou même d'un simple rhume de cerveau. Si l'origine de l'affection est spécifique (surmenage vocal, abus d'alcool ou de tabac), inutile d'indiquer les précautions à prendre !

Pronostic : La pharyngite d'origine virale disparaît au bout de trois à six jours sans traitement spécifique et sans avoir besoin de recourir au médecin. L'infection bactérienne requiert des soins et une surveillance médicale jusqu'à complet rétablissement.

Laryngite 74

La laryngite est une inflammation du larynx (organe de la phonation) dont les origines sont variées : rhume de cerveau, pharyngite, sinusite, angine, bronchite, grippe, pneumonie, coqueluche, syphilis, rougeole, surmenage vocal, respiration de fumées ou de vapeurs irritantes et aération insuffisante.

La laryngite chronique est due à la respiration de poussières industrielles ou de particules toxiques, l'abus d'alcool ou de tabac et l'épaississement des cordes vocales provoqué par la présence de polypes.

Danger : Si l'enrouement persiste plus de dix jours, il est indispensable de procéder à un examen médical complet afin de dépister une affection éventuellement grave. On parle habituellement d'un délai de trois semaines avant de soupçonner une complication cancéreuse, mais il est plus prudent de consulter un médecin avant, même si le cancer semble peu probable. L'examen du larynx est simple, rapide et indolore.
Symptômes : La laryngite est marquée par une altération de la voix, un enrouement, une irritation de la gorge, une aphonie pour certains sons et un besoin constant de se racler la gorge. Lorsque l'atteinte est sérieuse, il y a fièvre, douleur, difficulté à la déglutition et altération de l'état général.
Traitement : Le repos vocal complet s'impose, le tabac est proscrit. On conseille également le repos alité dans une pièce humide et chaude et l'absorption d'une grande quantité de liquides. Les antibiotiques sont prescrits si l'infection est d'origine bactérienne.
Prévention : Ceux qui souffrent de laryngite chronique en connaissent habituellement la cause et peuvent la prévenir. Cela signifie qu'il faut s'abstenir de fumer, de boire de l'alcool, de travailler dans des endroits poussiéreux ou susceptibles de contenir des particules toxiques et d'éviter les lieux mal aérés.
Pronostic : Si la laryngite ne résulte pas d'un trouble grave, le rétablissement est pratiquement assuré au bout d'une semaine en respectant le traitement indiqué ci-dessus.

Tumeurs bénignes du larynx 75

Polypes 75a

De tailles et de formes variées, les polypes sont fixés sur les cordes vocales soit à la manière de petites verrues, soit par un pédicule. Ils provoquent enrouement et autre altération de la voix. On les enlève facilement par voie chirurgicale.

Nodules vocaux 75b

Affectant plutôt les chanteurs ou les orateurs, les nodules vocaux sont causés par un surmenage vocal ou un abus de tabac. On les dépiste facilement par laryngoscopie directe ou indirecte (examen du larynx par l'intermédiaire d'un miroir). Ces nodules qui altèrent les cordes vocales des chanteurs peuvent être minuscules, mais suffisent, hélas, à briser une carrière ! Ils siègent à l'union du tiers moyen et du tiers antérieur des cordes vocales, les empêchant d'entrer l'une et l'autre en contact pendant la vocalisation. Le passage de l'air au travers de ces excroissances entraîne l'enrouement. On pratique actuellement une intervention chirurgicale au microscope afin de mieux délimiter et exciser ces minuscules lésions. Voir aussi *Cancer du larynx* **439**.

5. La bouche et la langue

Alfred I. Winkler

Perlèche 76

La perlèche est une inflammation des commissures labiales accompagnée d'ulcérations s'étendant également à la face interne des lèvres. Elle peut être causée par une occlusion imparfaite des mâchoires (due à un appareil dentaire défectueux), par une irritation due au tabac, par l'habitude de se lécher les lèvres. Certains médecins considèrent que les carences alimentaires sont un facteur prédisposant.

La perlèche est parfois accompagnée d'infections secondaires dues à un staphylocoque, à un streptocoque ou à des levures (muguet).

Symptômes : Les commissures des lèvres sont rouge vif, enflammées, fissurées ou recouvertes d'ulcérations. Toute la zone est sensible, douloureuse et cuisante.

Traitement : Correction des facteurs prédisposants (éviter de fumer ou de se lécher le pourtour des lèvres), mise en place d'un nouvel appareil dentaire correctement dimensionné verticalement. Le traitement habituel comprend des applications de pommade de néomycine ou de nystatine.

Stomatite ulcéro-membraneuse 77

(gingivite ulcéreuse nécrosante, angine de Vincent)

État inflammatoire des gencives, caractérisé par une nécrose (mortification) au niveau des espaces interdentaires. La stomatite ulcéro-membraneuse s'observe plus particulièrement chez l'adolescent et l'adulte jeune. Elle peut être localisée à quelques points seulement ou s'étendre à toute la bouche. Une membrane gris sale se forme sur la zone infectée.

L'inflammation est due à plusieurs types de bactéries, principalement aux fusospirillaires. La stomatite ulcéro-membraneuse, qui n'est plus considérée comme une affection hautement contagieuse, est favorisée par un mauvais état général, un manque de repos, un choc émotif, une mauvaise hygiène buccale, un défaut de l'arcade dentaire, des caries non soignées, une carence en vitamine C, la malnutrition et l'abus de tabac. Les intoxications par le plomb et le bismuth sont aussi des causes possibles. Les maladies systémiques favorisant la stomatite ulcéro-membraneuse sont le diabète, les affections du sang et les troubles gastro-intestinaux et endocriniens.

Danger : Dans certains cas, la stomatite ulcéro-membraneuse peut provoquer un déchaussement des dents et une nécrose de la mâchoire.

Symptômes : Les symptômes principaux sont les hémorragies gingivales, des gencives douloureuses, une hypersalivation, un mauvais goût dans la bouche et une haleine nauséabonde. Les gencives sont rouges et spongieuses, et saignent au moindre traumatisme. La membrane gris sale qui se forme dans la bouche peut être retirée. La déglutition et l'élocution sont douloureuses. Des ulcérations apparaissent sur les gencives, la face interne des joues, parfois les amygdales et le pharynx. L'inflammation s'accompagne souvent de fièvre et d'une malaise général.

Traitement : La stomatite ulcéro-membraneuse réagit rapidement à la pénicilline et à la tétracycline, mais peut souvent être traitée sans l'aide de ces médicaments. Dans les cas bénins, une hygiène buccale appropriée suffira à assurer la guérison : bains de douche avec des agents oxydants tels que l'eau oxygénée ou le perborate de sodium.

Le repos est indispensable. Le patient doit éviter de se brosser les dents jusqu'à ce que son dentiste l'y autorise ; son régime alimentaire doit être suffisamment riche et exclure les mets épicés et les boissons alcoolisées ; enfin, il doit éviter de fumer.

Si le malaise persiste et si la température atteint 38 °C, une consultation médicale s'impose.

Prévention : Observer une bonne hygiène buccale, avoir une alimentation saine, et lorsque c'est possible, éviter les stress.

Pronostic : Dans les cas les plus sérieux, la stomatite ulcéro-membraneuse peut être traitée à l'aide d'antibiotiques. Elle n'est plus considérée comme étant une maladie dangereuse.

Muguet 78

(moniliose, candidose)

Infection causée par une levure (*Candida albicans*), devenue beaucoup plus fréquente de nos jours du fait de l'utilisation d'une grande quantité d'antibiotiques qui détruisent les germes et laissent ainsi le champ libre aux infections par les levures. Une mauvaise alimentation et un appareil dentaire inadapté constituent des causes aggravantes.

Danger : Les levures peuvent s'étendre au pharynx, au larynx, aux voies respiratoires et gastro-intestinales, à la peau et au vagin.

Symptômes : La bouche est généralement sèche. Des petites élevures blanchâtres ayant l'aspect du lait caillé apparaissent à la face interne des joues, des lèvres, sur les gencives, la langue et le voile du palais. Elles se transforment ensuite en ulcérations peu profondes. La suppression de ces taches blanches n'est pas aisée et peut entraîner des saignements.

Traitement : Le traitement le plus simple consiste en applications locales de solution de violet de gentiane à 1 p. cent ou en lavages de bouche avec une solution alcaline. Associé à des multivitamines, ce traitement fera disparaître l'infection en une semaine. Le médecin prescrira, si nécessaire, un traitement par des antifongiques spécifiques : nystatine, ou amphotéricine B en applications locales.

Stomatite aphteuse 79
(ulcérations buccales, aphtes)

Affection récurrente d'origine inconnue, la stomatite aphteuse est caractérisée par des ulcérations douloureuses siégeant sur la muqueuse buccale. Selon les dernières hypothèses du corps médical, elle serait liée à des facteurs psychosomatiques : choc émotif, difficultés professionnelles, troubles sexuels, anxiété, etc. Elle touche davantage les femmes que les hommes et s'observe plus souvent dans les classes aisées que dans les classes à revenus faibles. La fréquence d'apparition varie d'une fois par an à une fois par mois (chez la femme, juste avant ou après les règles).

Danger : Aucun. Parfois, cependant, les lésions buccales peuvent traduire une ulcération plus significative. Si elles ne cicatrisent pas au bout d'une semaine, il peut être recommandé de procéder à une biopsie.

Symptômes : Quelques heures avant l'apparition des aphtes, la bouche devient hypersensible, avec parfois une sensation de vifs picotements ou de brûlure. Apparaissent ensuite des petites vésicules à bord rouge qui se transforment en ulcérations de forme ovoïde, de couleur jaune ou blanche sur un fond rouge, très douloureuses. Tout mouvement de la bouche est difficile (parler, sourire...). En l'espace d'une semaine, les ulcérations se recouvrent d'un enduit opaque jaunâtre qui persiste durant trois à quatre jours. Huit à quinze jours plus tard, les ulcérations guérissent sans laisser de cicatrices permanentes. L'éruption ne s'accompagne pas de fièvre ni de symptômes complémentaires. Les aphtes peuvent apparaître isolément ou de façon groupée, et cicatriser en un point pendant que de nouvelles lésions se forment.

Traitement : Il n'existe pas de traitement spécifique ; des anesthésiques peuvent être utilisés localement pour soulager la douleur. Des lavements de bouche plusieurs fois par jour à l'aide d'une solution de bicarbonate de soude à 10 p. cent dans de l'eau chaude ont un effet calmant. Un traitement par les vitamines B peut parfois raccourcir l'évolution et prévenir la réapparition des aphtes. Des médicaments à base de cortisone peuvent être employés localement.

Prévention : Les personnes hypertendues doivent s'efforcer de mener une vie plus calme.

Pronostic : Pas de suites sérieuses.

Stomatite herpétiforme 80

La stomatite herpétiforme est très semblable à la stomatite aphteuse, à la différence près que la cause en est connue : le virus de l'herpès, qui existe à l'état latent jusqu'à ce qu'il soit activé par une lésion des dents, de la peau (gerçures) ou des lèvres (coups de soleil). Les allergies alimentaires, les menstruations et l'anxiété peuvent également déclencher l'apparition d'un herpès.

Danger : Aucun, mais le patient peut avoir une ou deux semaines désagréables à passer.
Symptômes : Les gencives sont enflammées et douloureuses. Des plaques blanches et des ulcérations apparaissent sur la muqueuse buccale, entraînant un mauvais goût dans la bouche. L'éruption est précédée d'un malaise général et de fièvre. Chez l'enfant, la douleur peut être assez sévère pour l'empêcher de s'alimenter. La phase d'état dure moins d'une semaine, et, au bout de quinze jours, tous les symptômes disparaissent.
Traitement : Il n'existe pas de traitement spécifique, mais certaines mesures générales peuvent être bénéfiques. Des bains de bouche avec une solution de bicarbonate de soude à 10 p. cent dans de l'eau chaude ont un effet calmant et favorisent la cicatrisation. Des anesthésiques locaux (gouttes ou pastilles contre la toux) peuvent contribuer à soulager la douleur. Un traitement intensif par les vitamines du complexe B raccourcit l'évolution et prévient souvent l'apparition de l'herpès. Dans le cas d'un enfant, les parents doivent prendre garde à une éventuelle déshydratation.
Prévention : Éviter les coups de soleil sur les lèvres, éviter les états d'anxiété prolongés.

Herpès labial (boutons de fièvre) 80a

Dans l'herpès labial, forme atténuée de la stomatite herpétique, les vésicules apparaissent sur les lèvres ou à leur périphérie, précédées d'une sensation de prurit et de cuisson. Après quelques jours, elles s'ouvrent, puis se couvrent d'une croûte dure et cicatrisent en l'espace d'une semaine environ. Les lésions doivent être maintenues aussi sèches que possible, car l'humidité retarde la cicatrisation. Des applications de lotions asséchantes (camphre, alcool) peuvent réduire de moitié le temps de cicatrisation en empêchant les vésicules de s'ouvrir et en les protégeant d'une infection secondaire.

Stomatite gangreneuse 81
(noma)

Gangrène s'étendant rapidement à la face interne de la joue, qui frappe principalement les enfants sous-alimentés ou faibles et les sujets âgés. La stomatite gangreneuse est souvent une complication de la rougeole et de la coqueluche chez les enfants âgés de deux à six ans.

Danger : La stomatite gangreneuse est une *urgence médicale.* C'est une affection grave, qui nécessite un traitement immédiat. La vie du patient dépend de la rapidité des soins et de l'intervention chirurgicale.
Symptômes : Des tissus gangrenés (nécrosés) gris noirâtre apparaissent sur les gencives, à la face interne des joues ou des lèvres. La face externe de la joue est tuméfiée, rouge et luisante, puis devient noire. L'évolution s'accompagne de douleur et de fièvre. Halitose (haleine nauséabonde) et mauvais goût dans la bouche sont des symptômes mineurs mais caractéristiques.
Traitement : Administration de doses massives d'antibiotiques.
Pronostic : Diagnostiquée à temps, la stomatite gangreneuse peut être stoppée et traitée.

Stomatite traumatique 82

La stomatite traumatique n'est pas causée par un germe ou un virus, mais résulte d'une lésion mécanique due, par exemple, à un appareil dentaire inadéquat, à une dent incomplètement soignée et présentant des aspérités, ou à une dent ébréchée. Une morsure accidentelle de la joue lors de la mastication est également une cause possible.

La stomatite traumatique s'accompagne de douleur, de salivation excessive et de mauvaise haleine. Elle peut favoriser l'apparition d'une autre affection de la bouche.

Lichen plan buccal 83

Affection essentiellement cutanée mais pouvant aussi se manifester sur la muqueuse buccale. Son origine est inconnue. Le lichen plan peut survenir à tout âge, mais s'observe plus souvent chez l'adulte jeune.

Cette affection a tendance à se déclencher sous l'effet d'un choc émotif, d'une vive tension mentale ou d'un stress physique. (Voir aussi *Lichen plan* **296**.)

Danger : Aucun. Certains patients s'inquiètent d'une éventuelle cancérisation, mais cette notion est tout à fait erronée. Bien qu'étant une affection chronique, le lichen plan n'entraîne pas de lésions précancéreuses comme dans le cas de la *Leucoplasie* **84**.

Symptômes : Les formes érosive et non érosive se caractérisent par des lésions ayant l'aspect d'un lacis de traînées blanc bleuâtre localisées à la face externe et interne des lèvres. Dans la forme simple, non érosive, les traînées circulaires blanchâtres siègent sur la muqueuse buccale, épargnant les gencives. Les lésions entraînent une sensation de rugosité et de prurit mais sont indolores.

Les lésions dues à la forme érosive sont d'aspect variable et peuvent être sensibles à la langue. Elles sont douloureuses et atteignent parfois les gencives. Les ulcérations surviennent de façon récurrente. La forme érosive est souvent confondue avec la *Stomatite herpétiforme* **80**. Une biopsie est parfois pratiquée afin d'écarter l'hypothèse d'une affection plus dangereuse.

Traitement : Application d'anesthésiques, traitement local aux corticoïdes et administration de tranquillisants pour diminuer la douleur.

Pronostic : L'affection peut disparaître ou récidiver, mais elle n'affecte pas l'état général du patient.

Leucoplasie 84

Caractérisée par des excroissances blanchâtres siégeant sur la muqueuse buccale, généralement sur la langue et les joues, la leucoplasie survient plus fréquemment chez l'homme (dans les deux tiers des cas), à un âge moyen ou avancé.

Elle est due vraisemblablement à une combinaison de causes locales (affectant la bouche) ou systémiques (affectant l'organisme). Les causes locales peuvent être un appareil dentaire inadéquat, une dent ébréchée, une habitude de mordillement, la nicotine du tabac, l'alcool, les mets fortement épicés ou très chauds. Les causes systémiques comprennent la syphilis secondaire, les carences en vitamines A ou B, une insuffisance gonadique (ovarienne ou testiculaire). La leucoplasie peut se cancériser et doit donc être suivie très attentivement. Elle survient de façon insidieuse, la douleur ou la gêne buccale ne se manifestant qu'à un stade avancé de la maladie. Les lésions du plancher de la bouche sont particulièrement susceptibles de devenir cancéreuses.

Symptômes : Formation de plaques blanches ou blanc jaunâtre sur la face interne des joues, la langue ou le plancher buccal. Ces plaques sont dures et cornées, parfois fissurées et couvertes d'ulcérations. La douleur, comme indiqué précédemment, est un symptôme malheureusement tardif.

Traitement et prévention : Observer une hygiène buccale rigoureuse. Corriger ou retirer sans tarder tout appareil dentaire défectueux, en particulier s'il se trouve en contact avec les lésions. Éviter tous les produits irritants mentionnés ci-dessus. Prendre de la vitamine A sous forme de tablettes à sucer deux ou trois fois par jour.

Si le médecin l'estime nécessaire après la biopsie, les lésions peuvent être excisées chirurgicalement.

Pronostic : Tout patient atteint de leucoplasie doit faire l'objet d'une surveillance constante. Même si la première analyse se révèle négative, des biopsies fréquentes devront être effectuées jusqu'à disparition de la leucoplasie. Si l'affection se prolonge, une ablation chirurgicale des lésions devrait être envisagée, même si celles-ci ne sont pas encore cancéreuses.

Tumeurs de la bouche 85

Les tumeurs bénignes de la bouche sont généralement liées à une affection localisée connue ou à une maladie systémique. La prudence exige cependant de se montrer extrêmement vigilant à l'égard de toute tumeur douteuse, susceptible de se transformer en une tumeur maligne :

1. Lésion isolée, non accompagnée de symptômes d'une affection identifiée, indolore et ne cicatrisant pas au bout de quelques jours ;
2. Ulcération indolore présentant des bords irréguliers sur une base indurée (aspect « en cratère »), apparaissant sans cause connue et ne cicatrisant pas au bout de quelques jours ;
3. Ulcération reposant sur une masse molle, indolore et s'accroissant lentement.
4. Un polype bénin ou un papillome irrité en permanence par une dent ou un appareil dentaire.

Les cas 1, 2 et 3 doivent faire l'objet d'une biopsie. Dans le cas numéro 4, la cause de l'irritation doit être supprimée. L'irritation constante d'une tumeur bénigne peut souvent transformer celle-ci en tumeur maligne.

Dans le cancer de la bouche, la gravité d'une tumeur n'est aucunement fonction de la sévérité des symptômes : à son début, une tumeur maligne n'est ni spectaculaire, ni douloureuse ; la lésion peut être de très faible dimension et d'aspect bénin.

Toute tumeur, lésion, excroissance ou épaississement de la muqueuse ne montrant pas de signes de cicatrisation au bout de cinq jours doit impérativement faire l'objet d'un examen par un médecin. La règle médicale est que toute lésion ne cicatrisant pas au bout de quinze jours devrait être considérée comme étant cancéreuse jusqu'à la preuve du contraire. Mais pourquoi attendre quinze jours ? Les tumeurs de la bouche sont curables si elles sont diagnostiquées tant qu'elles sont encore locales et si le traitement est suffisamment rapide. La raison pour laquelle la plupart des cancers de la bouche ont un taux de guérison médiocre est que l'examen médical intervient à un stade d'évolution très avancé. La précocité du diagnostic et du traitement est une condition *impérative*. Voir aussi *Cancer de la bouche* 437.

Ankyloglossie 86

L'ankyloglossie se manifeste lorsque le frein de la langue (membrane rattachant la langue au plancher buccal) adhère trop à l'extrémité de celle-ci, limitant ainsi ses mouvements. C'est une cause fréquente d'élocution défectueuse, qui peut être héréditaire ou congénitale. Elle est aisément corrigée par l'incision chirurgicale du frein.

Glossites 87
(inflammations de la langue)

Les symptômes affectant la langue sont souvent révélateurs d'un trouble localisé dans une autre région du corps. Les ulcérations buccales, dont les causes sont multiples (cancer, syphilis, lésion due aux aspérités d'une dent cariée, affections de la bouche) entraînent une hypersalivation et des difficultés de déglutition, un mauvais goût dans la bouche et une haleine nauséabonde. Une tuméfaction de la langue peut être causée par une blessure due à une arête de poisson, par une morsure accidentelle, une substance irritante, par l'aspirine, les troubles thyroïdiens, les troubles digestifs et les affections de la bouche. Une langue tuméfiée, flasque, pâle et se marquant facilement de l'empreinte des dents est très souvent le signe d'une dyspepsie chronique.

La langue est souvent l'objet de blessures (morsures) occasionnées par la mastication ou lors d'un accident ou d'une crise convulsive. Dans la majorité des cas, la blessure cicatrise d'elle-même, à moins que l'entaille ne soit assez profonde pour nécessiter des points de suture.

Glossodynie 87a

La glossodynie se caractérise par une sensation de langue douloureuse ou cuisante, due habituellement à une cause locale : aspérités des dents, mastication défectueuse entraînant un mordillement, tartre. La glossodynie a toutefois assez souvent une origine psychosomatique, en particulier chez la femme, au cours de la ménopause. Le traitement consiste à supprimer l'irritation locale et, le cas échéant, à traiter la maladie sous-jacente. La glossodynie d'origine psychosomatique nécessite une psychothérapie.

Langue scrotale 87b

Langue à la surface fissurée, avec des plis profonds partant du centre où peuvent se loger des débris alimentaires et des bactéries qui entraînent une légère glossite (inflammation de la langue). Cette anomalie congénitale apparaît chez environ 10 p. cent de la population. Si elle n'entraîne pas d'infection, aucun traitement n'est nécessaire.

Langue géographique (glossite exfoliatrice marginée) 87c

La langue géographique s'observe le plus souvent chez les enfants et les adultes jeunes ; chez la femme, elle apparaît sous l'effet d'un stress, parfois pendant les règles ou lorsqu'il y a une tendance aux allergies. Les lésions se présentent sous la forme de taches irrégulières roses ou rouges, non dures, apparaissant sur une langue dépourvue de papilles (petites saillies en forme de mamelon recouvrant la langue). Ces taches sont multiples et leur configuration varie d'un jour à l'autre, conférant à la langue l'aspect d'une carte géographique. Les mets fortement épicés, les boissons gazeuses et le tabac provoquent parfois une irritation. Il n'existe pas de traitement spécifique ; il suffit simplement de s'assurer que les lésions ne sont pas cancérigènes.

Langue noire pileuse 87d

Due à une mycose, la langue noire pileuse est en général indolore. Les papilles peuvent être très allongées, effleurant alors le palais avec une sensation de chatouillement. La couleur noire de la langue disparaît spontanément.

La langue noire s'observe souvent à la suite d'une application locale d'antibiotiques ou d'une antibiothérapie prolongée qui détruisent les bactéries et créent un déséquilibre de la flore buccale favorisant l'apparition d'une mycose. Le traitement consiste à brosser la langue plusieurs fois par jour en utilisant une médication antifongique (nystatine par exemple).

Grenouillette 88

La grenouillette est une tumeur kystique sublinguale dont la taille peut atteindre celle d'un œuf de rouge-gorge. Les veines qui la recouvrent sont translucides. Cette tumeur, bien que gênante, reste indolore tant qu'il n'y a pas inflammation. Le liquide clair et visqueux qu'elle contient peut être aspiré à l'aide d'une aiguille, ce qui procure un soulagement temporaire. Une excision chirurgicale est souvent nécessaire. Cette tumeur n'est ni cancéreuse, ni susceptible de se cancériser.

Mucocèle 88a

La mucocèle est également une tumeur kystique des petites glandes se trouvant au niveau des lèvres, des joues et du palais. Les mucocèles sont petites, rondes, translucides, de couleur bleuâtre, et comportent des lésions légèrement surélevées qui, souvent, s'ouvrent et cicatrisent. Si elles présentent une tendance à la récurrence, l'excision chirurgicale est recommandée.

6. Les dents, les gencives et les mâchoires

Alfred I. Winkler

LES DENTS

De toutes les parties du corps humain, ce sont peut-être les dents qui ont le moins bien résisté aux effets de la civilisation, ne réussissant pas à s'adapter. Curieusement, les dents, qui constituent l'élément le plus dur de l'organisme, en sont aussi le point le plus faible et le plus vulnérable aux apparentes douceurs qu'offre la vie moderne.

En l'espace d'une vie, les dents ont à supporter les effets d'une mastication normale. Si le régime alimentaire contient beaucoup d'aliments crus riches en matières abrasives, l'usure dentaire se fera plus rapidement. Les cuspides (pointes) s'atténuent ou disparaissent, et les surfaces triturantes des dents deviennent lisses. Ce processus d'abrasion est inéluctable. En revanche, l'usure due aux affections atteignant le parodonte et la gencive (parodontolyse) peut être traitée par le dentiste. Les maladies des gencives, cause majeure du déchaussement des dents, touchent près de 90 p. cent de la population.

Des anomalies dentaires peuvent survenir au cours du développement fœtal ou postnatal : dents surnuméraires, ou au contraire absence de certaines dents, anomalies de position, malformations. Ces défauts constituent généralement un trait familial.

L'absorption de tétracycline durant la grossesse, même si le traitement ne dure qu'une ou deux semaines, entraîne une coloration brun jaunâtre des dents. Un excès de fluor dans l'eau de boisson provoque, chez le petit enfant, des dents à l'émail tacheté et parfois une coloration brune de la denture permanente.

Des visites régulières chez le dentiste, depuis la plus jeune enfance jusqu'à un âge avancé, sont le meilleur moyen de garder les dents en bon état. Cela coûte certainement moins cher qu'une négligence conduisant parfois à des soins dentaires dispendieux nécessités par le remplacement d'une dent perdue.

Caries dentaires 89

La carie est la destruction progressive de l'émail et de la dentine (substance se trouvant immédiatement sous l'émail). Non traitée, elle aboutit à une infection de la pulpe, organe abritant les vaisseaux sanguins, le tissu conjonctif et le nerf. Les caries entraînent la formation de cavités. Bien que la cause en soit mal connue, on pense généralement qu'un certain nombre de bactéries différentes se développent dans la plaque dentaire, produisant un acide qui attaque la substance dure de la dent.

Danger : Une carie non traitée entraîne l'inflammation, puis l'infection de la pulpe, avec parfois perte de la vitalité de la dent et formation d'un abcès à l'extrémité de la racine. Ce processus aboutit normalement à la destruction de la dent.

Symptômes : Le symptôme le plus évident est la formation d'une cavité dans la dent. Si ce processus évolue jusqu'à une atteinte de la pulpe, il entraîne des manifestations douloureuses accompagnées parfois d'une tuméfaction dans la région affectée.

Traitement : Le traitement est du ressort du chirurgien-dentiste ; il consiste à évider, à l'aide d'une fraise, les parties cariées de la dent, puis à restituer la forme de la dent en utilisant des matériaux divers – argent, or, silicate, amalgame.

Prévention : Elle a une importance fondamentale. Les caries dentaires sont un phénomène aussi courant que le rhume de cerveau mais, contrairement à celui-ci, il est relativement facile de les prévenir.

1. Brossage. La plaque dentaire est une pellicule collante, visqueuse, sucrée, incolore et transparente. Le brossage contribue à l'éliminer, mais pas complètement. Le dentiste peut prescrire des comprimés qui, après mastication, jouent le rôle d'un révélateur : ils contiennent en effet un colorant inoffensif qui fait apparaître la plaque dentaire de façon à pouvoir l'éliminer par le brossage. L'opération peut paraître un peu désagréable et salissante, en particulier chez les enfants, mais elle est efficace.

Les dents requièrent une technique de brossage particulière. Pour les dents de la mâchoire supérieure, la brosse doit être placée légèrement au-dessus de la ligne de la gencive et le brossage effectué de haut en bas ; les dents de la mâchoire inférieure doivent être brossées de bas en haut, depuis la gencive vers l'extrémité des dents. Les brosses à dents doivent être souvent changées.

Il faut se brosser les dents après chaque repas, et surtout le soir, avant de se coucher. Les bactéries contenues dans la plaque dentaire commencent à agir dans les minutes qui suivent l'ingestion de sucre et atteignent leur maximum d'activité au bout d'un quart d'heure.

Un brossage excessif ou trop vigoureux peut détruire la mince pellicule d'émail recouvrant la dent.

2. Rinçage. Si possible, se rincer la bouche après chaque repas et avant de se coucher. Les eaux de bouche disponibles dans le commerce rafraîchissent momentanément l'haleine ; leur effet antiseptique n'agit que pendant environ une heure.

3. Dentifrice. L'efficacité d'un dentifrice est meilleure s'il contient du fluor.

4. Fluor. Il a été démontré que le fluor, se combinant avec le calcium de la dent, rend celle-ci plus dure et ralentit ainsi l'action des bactéries. Le fluor est plus efficace lorsqu'il est mêlé à l'eau de boisson. Lorsque l'eau courante n'en contient pas, on peut utiliser un dentifrice ou une eau de bouche au fluor, ou des comprimés de fluorure de sodium à ingérer. Le fluor diminue parfois de moitié le risque de carie dentaire ; son usage est particulièrement recommandé chez les enfants aux dents fragiles. Des doses trop importantes risquent cependant d'entraîner des dents à l'émail tacheté.

5. Fil dentaire. Un fil dentaire non ciré est plus efficace, plus facile à introduire dans les espaces interdentaires inaccessibles au brossage. Insérer doucement le fil dentaire et effectuer des mouvements de va-et-vient dans toutes les directions en prenant soin de ne pas irriter les gencives.

6. Autres moyens de nettoyage interdentaire. Le cure-dents à pointe triangulaire peut être utilisé pour masser les gencives et enlever les particules alimentaires logées dans les espaces interdentaires. Certains dentistes recommandent l'usage du *water pic*, qui projette un jet d'eau sous pression entre les dents. La pression ne doit pas être trop forte pour éviter de blesser les gencives.

7. Sucre. L'éviter autant que possible. Le sucre est en effet la cause première des caries. On se rappellera qu'il est rajouté dans un grand nombre de préparations alimentaires, même dans celles qui ne semblent pas sucrées. L'important est non pas tant la quantité de sucre consommée que la fréquence à laquelle il est mis en contact avec les dents.

8. Denture de l'enfant. Tous les enfants doivent se faire examiner les dents deux fois par an : seul le dentiste peut détecter la formation d'une nouvelle carie.

Pulpite 90

Inflammation de la pulpe, tissu mou se trouvant au centre de la dent et contenant le nerf. L'infection est causée par une carie détruisant l'émail et la dentine, favorisant ainsi la pénétration des micro-organismes contenus dans la salive. La pulpite peut aussi être causée par une fracture de la dent exposant la pulpe, par une surchauffe due à l'utilisation d'une fraise à très grande vitesse, par un traumatisme, parfois même par le bruxisme (grincement de dents pendant le sommeil).

Il existe deux types de pulpite : la pulpite réversible et la pulpite irréversible. Dans le premier cas, le nerf et la pulpe peuvent être sauvegardés et leur vitalité restaurée. Produite par un contact défectueux avec la dent opposée, par une obturation récente trop proche de la pulpe ou par une carie profonde non traitée, la pulpite réversible peut évoluer vers une forme irréversible. La pulpe devient alors purulente, puis nécrosée, et sa vitalité ne peut plus être restaurée. La dent devient sensible à la percussion.

Danger : Non traitée, la pulpite évolue vers la formation d'abcès dentaires nécessitant parfois la pulpectomie (ablation de la pulpe).

Symptômes : La dent devient sensible au froid, mais la douleur disparaît au bout de quelques minutes. A un stade avancé, la douleur survient spontanément et dure beaucoup plus longtemps, surtout lorsque le patient est en position couchée. Le visage est parfois enflé. La dent devient très sensible au chaud. La douleur est aiguë, pulsatile, difficile à localiser, se manifestant en des points

différents, parfois même dans la mâchoire opposée.
Traitement : Dans le cas d'une pulpite réversible, le dentiste applique d'abord un produit germicide, puis isole la pulpe exposée pour prévenir une nouvelle infection par les bactéries contenues dans la salive. Si la pulpite est irréversible, il devra procéder à une pulpectomie suivie d'une désinfection et d'une obturation des canaux.
Prévention : Traiter toute cavité dentaire devenant trop profonde.
Pronostic : L'ablation de la pulpe ne signifie pas que la dent est morte ; elle reste attachée à l'os, conservant sa vitalité, et peut continuer à remplir sa fonction pendant très longtemps, à condition que le traitement des canaux de la racine ait été correctement réalisé.

Abcès dentaire 91

Une pulpite non traitée entraîne la formation d'un abcès à l'extrémité de la racine. L'infection peut être due à un staphylocoque, à un streptocoque, parfois même à une levure.

Danger : Le pus provenant de l'abcès peut pénétrer dans le sang, entraînant une tuméfaction de la région avoisinante. L'infection par un staphylocoque ou un streptocoque ne doit pas être prise à la légère. Elle constitue une *urgence médicale* et doit être soignée immédiatement.
Symptômes : L'abcès dentaire se caractérise par une douleur lancinante continue accompagnée d'une enflure importante de la joue. La dent devient hypersensible, tout contact (en particulier avec la dent opposée) déclenche une douleur violente. La gencive est tuméfiée. La douleur est aggravée par la chaleur.

Abcès chronique : Il est généralement annoncé par des maux de dents ou par un précédent abcès aigu suivi d'un furoncle sur la gencive. Tant que la collection purulente de l'abcès peut s'écouler par ce furoncle, qui agit alors à la manière d'une vanne de sécurité, le patient n'est pas incommodé, à condition, toutefois de prendre garde à ne pas avaler de pus.
Traitement : Incision de la dent pour assurer le drainage du pus jusqu'à suppression des symptômes aigus.

S'il n'est pas trop tard, un traitement du canal de la racine peut être envisagé. Dans le cas contraire, on procède à l'incision de la gencive près de la racine pour permettre l'enlèvement de l'abcès, après quoi on recoud le volet pratiqué dans la gencive. En dernier ressort, si tout autre traitement est impossible, il faut procéder à l'extraction. L'administration de pénicilline ou d'autres antibiotiques est impérative pour limiter le risque d'une infection systémique sérieuse. Des bains de bouche avec de l'eau salée toutes les demi-heures peuvent parfois favoriser une rupture spontanée de l'abcès.
Prévention : La responsabilité en incombe généralement au patient, qui ne doit jamais négliger de faire traiter une pulpite dans les plus brefs délais.
Pronostic : Avec l'aide d'un bon dentiste, la dent peut parfois être sauvée.

Abrasion dentaire 92

La perte de la substance dentaire due à des facteurs autres que la mastication ou la carie est appelée abrasion. Les causes les plus fréquentes en sont un mauvais brossage (horizontal), l'habitude d'insérer un ongle ou une épingle entre les dents, de mâcher du tabac ou de fumer la pipe.

Danger : Si l'abrasion n'est pas traitée, la dent peut se fendre, dénudant la racine.
Symptômes : L'abrasion est caractérisée par une perte de substance dentaire au

niveau du collet de la dent (en particulier dans le cas du brossage horizontal), entraînant la formation d'échancrures en forme de V. Elle peut s'accompagner d'une sensibilité anormale des dents.
Traitement : Si la perte de substance est importante, les érosions devront être obturées pour éviter l'accumulation de débris alimentaires et la formation de caries.
Prévention : Un brossage approprié permet d'éviter l'abrasion.

Occlusion dentaire défectueuse (malocclusion) 93

L'occlusion dentaire défectueuse est une articulation imparfaite entre les dents de la mâchoire supérieure et celles de la mâchoire inférieure : le contact entre les surfaces de trituration est insuffisant. L'orthodontie (partie de l'odontologie visant à rectifier la position des dents sur les arcades dentaires) s'occupe principalement de corriger la denture chez l'enfant, de façon que les dents permanentes puissent assurer une occlusion correcte, au besoin au moyen d'un appareil les forçant à pousser droit. Cette méthode est utilisée non seulement à des fins d'esthétique, mais aussi pour assurer une bonne santé dentaire. Elle permet d'améliorer l'élocution et contribue à éviter les troubles gastriques dus à une mauvaise mastication et à une déglutition trop rapide.

Un enfant sur trois a besoin d'un appareil dentaire.

Il existe beaucoup de raisons expliquant une occlusion dentaire défectueuse et la déformation en croc de certaines dents :

1. Première dentition se prolongeant trop longtemps, ce qui entraîne souvent une poussée irrégulière des dents permanentes.
2. Dent incluse dont la non-éruption entraîne une mauvaise disposition des dents voisines (qui tendent à occuper l'espace laissé vide).
3. Dent à l'éruption trop lente favorisant un accroissement excessif de la dent antagoniste pour réaliser le contact entre elles deux.
4. Chute prématurée d'une dent de lait entraînant un déplacement des dents restantes.
5. Dent de lait surnuméraire gênant le reste de la denture.
6. Malformation dentaire due à une insuffisance en calcium ou à un défaut d'assimilation.
7. Complication de la rougeole ou de la scarlatine pouvant entraîner un développement osseux anormal.

Le traitement orthodontique donne chez l'enfant des résultats très favorables dans la majorité des cas ; il offre des appareils variés pouvant s'adapter à toutes les éventualités. L'orthodontie est une partie essentielle de l'odontologie ; elle prévient le mal avant qu'il ne se manifeste et assure ainsi la longévité de la denture.

Chez l'adulte, le défaut d'occlusion dentaire peut être corrigé en diminuant par meulage la hauteur de certaines dents et en posant de nouvelles couronnes afin d'assurer des surfaces d'articulation correctes.

Complications de l'extraction dentaire 94

Avant toute extraction dentaire, le dentiste doit s'assurer que le patient ne souffre pas de troubles sanguins, d'anémie, d'hémorragies ou de rhumatisme articulaire aigu et, le cas échéant, appliquer un traitement préventif approprié (antibiotique ou autre). A défaut, le patient doit lui-même en aviser le médecin.

Habituellement, l'alvéole cicatrise au bout de quelques jours, s'il n'y a pas d'irritation (due par exemple à des bains de bouche excessifs) et si le patient se conforme aux indications postopératoires du dentiste. Les bains de bouche dès le premier jour sont à éviter ou doivent être faits uniquement avec de l'eau froide. Le patient doit ensuite éviter de manger des aliments durs. Il doit considérer l'extraction comme une véritable opération chirurgicale en gardant le repos pendant quelques jours.

Symptômes : Les complications de l'extraction dentaire peuvent entraîner des hémorragies, un gonflement des tissus et des manifestations douloureuses. Une hémorragie primaire, c'est-à-dire survenant le premier jour suivant l'extraction, est due à des bains de bouche excessifs ou prématurés. Le patient peut aussi avoir tendance à sucer continuellement l'alvéole en recrachant le sang.

L'hémorragie est parfois causée par un traitement insuffisant du tissu lacéré et de la lésion osseuse. L'hémorragie secondaire, qui survient deux à trois jours après l'extraction, est causée par un caillot infecté.

Une hémorragie prolongée et incontrôlable due à un trouble sanguin ou à une maladie systémique préexistante est imputable à la négligence du dentiste et du patient.

Une douleur continue apparaissant deux ou trois jours après l'extraction est le signe d'une alvéolite sèche. La douleur s'intensifie pendant quelques jours, puis diminue. Elle peut également devenir chronique et se prolonger pendant des semaines. Elle indique habituellement l'existence d'une infection antérieure à l'extraction. Un nettoyage soigneux de l'alvéole révélera une section mise à nu de l'os alvéolaire.

Traitement : Une poche de glace appliquée toutes les demi-heures le premier jour contribue à diminuer le gonflement des tissus. Pour réduire l'hémorragie, on applique contre l'alvéole un tampon fait d'une bande de gaze de 5 × 5 cm repliée plusieurs fois, et on le maintient en place, dents serrées, pendant quinze minutes. Si l'hémorragie a cessé, le traitement sera répété pendant quarante-cinq minutes. Sucer ou cracher entraîne une vive irritation. Le patient doit suspendre toute activité pendant la première journée, afin d'éviter une trop forte circulation du sang. Si l'hémorragie persiste, le dentiste appliquera un pansement de gaze traitée par un médicament favorisant la coagulation. Un sachet de thé humide et froid peut remplir le même rôle. Si nécessaire, le dentiste suturera la plaie.

Pour soulager l'alvéolite sèche, la plaie est doucement irriguée avec de l'eau chaude et pansée avec une gaze iodoformée traitée à l'eugénol ou à tout autre anesthésique. Pour soulager la douleur, on prescrit des analgésiques. Il faudra attendre environ une semaine avant que l'os mis à nu ne se recouvre d'une membrane protectrice. Si la tuméfaction persiste et s'accompagne d'une fièvre élevée, le dentiste devra prescrire un traitement antibiotique. Un repos absolu pendant quelques jours accélérera la cicatrisation.

Fracture ou fêlure de la dent 95

Toute fêlure ou fracture d'une dent nécessite la consultation immédiate d'un dentiste. Si la pulpe est mise à nu (ce qui n'est pas toujours décelable pour le patient), elle risque de s'infecter par les bactéries contenues dans la salive et évoluer vers une pulpite et la formation d'un abcès. Le dentiste parvient souvent à sauvegarder la pulpe et à maintenir la vitalité de la dent. Si la lésion entraîne une destruction de la pulpe, un traitement immédiat du canal de la racine peut sauver la dent. En cas de fracture coronaire importante, le dentiste posera une couronne artificielle recouvrant la racine, ou une jaquette réalisée sur un faux moignon. En cas de fracture simple (éclat d'émail), un polissage léger suffira.

Dent manquante et implantation dentaire 96

Toute dent manquante doit être remplacée par une dent artificielle dont le rôle est de maintenir en place les dents voisines. La prothèse empêche également la dent antagoniste de grandir exagérément. L'aspect esthétique, enfin, joue un rôle évident.

Si la dent manquante est d'une importance vitale pour l'ensemble de la denture (lorsqu'elle sert par exemple de soutien à un bridge), certains dentistes particulièrement audacieux réalisent une implantation, opération consistant à inclure sous la prothèse dentaire un implant en métal inerte ou en plastique, en le fixant à l'os. Le succès de cette procédure est fluctuant. Bien qu'appréciée, sa pratique est loin d'être générale, du fait, peut-être, des incertitudes qui lui sont liées ou d'une expérience encore insuffisante.

Expulsion accidentelle d'une dent et réimplantation 97

En cas d'expulsion accidentelle d'une dent, la victime doit se précipiter chez le dentiste en lui apportant la dent évulsée. L'intervention doit en effet être réalisée le plus rapidement possible après l'accident, si possible dans l'heure qui suit. Le dentiste nettoiera immédiatement la dent, en retirera la pulpe, la stérilisera, procédera à une obturation et réintroduira la dent dans son alvéole, où elle sera maintenue attachée à une dent voisine pendant un ou deux mois. Cette procédure d'urgence est souvent couronnée de succès, en particulier si le patient est fermement persuadé que sa dent « tiendra ». Parfois, cependant, la racine est atteinte et la dent dépérit, puis tombe. Ce processus peut s'étendre sur plusieurs années, pendant lesquelles la dent reste en état d'usage.

Éruption dentaire et inclusion de dent de Sagesse 98

Les premières dents de lait (qui sont au nombre de vingt) apparaissent à l'âge de six mois et disparaissent à partir de six ans, lorsque commence l'éruption de la denture permanente, qui comporte trente-deux dents. A l'âge de seize ans, cette denture est complète, à l'exclusion des dents de sagesse (troisièmes molaires), dont l'éruption intervient entre dix-sept et vingt-cinq ans.

Parfois, les troisièmes molaires ne font pas leur éruption normale, restant incluses dans la gencive et l'os maxillaire. La plupart du temps, elles n'occasionnent aucun trouble et le patient ignore leur existence, à moins qu'une radiographie complète de la bouche ait été faite. Dans certains cas, cependant, la gencive avoisinant la dent incluse devient enflammée et irritée, puis douloureuse et enflée. L'extraction de la dent, qui est réalisée en pratiquant une ouverture dans la gencive, n'est pas une perspective très séduisante. De plus, l'opération peut éventuellement entraîner une infection profonde. Dans la mesure du possible, le dentiste s'efforcera donc de l'éviter en employant une solution alternative. Il arrive parfois que l'inflammation disparaisse d'elle-même.

En cas d'éruption partielle, le dentiste tentera par tous les moyens d'obtenir une éruption complète. S'il échoue, l'extraction devient nécessaire, mais elle est beaucoup moins douloureuse que dans le premier cas.

Bruxisme 99

Le bruxisme, ou bruxomanie, est caractérisé par des grincements de dents involontaires, habituellement nocturnes. Il s'observe chez un grand nombre de gens. Le bruxisme entraîne des effets néfastes pour les dents, causant des traumatismes et une irritation de la pulpe, avec parfois des dommages sérieux pouvant aller jusqu'à la destruction du nerf.

Il existe une prothèse de protection, portée durant la nuit, qui prévient le bruxisme, n'occasionne aucune gêne et permet de sauvegarder les dents et le parodonte.

LES GENCIVES (AFFECTIONS DU PARODONTE)

La cause principale du déchaussement des dents après l'âge de trente-cinq ans est constituée par les affections du parodonte, ou parodontolyse, qu'il est cependant possible de prévenir. Des dents saines exigent l'observance d'une bonne hygiène bucco-dentaire (voir *Table 6*) et des visites régulières chez le dentiste.

Gingivite 100

La gingivite est une inflammation des gencives ; elle peut être aiguë ou chronique. Les causes locales, qui sont les plus courantes, comprennent l'infection buccale, la plaque dentaire, le tartre, un défaut de mastication, une malocclusion, parfois même la respiration par la bouche. Les statistiques montrent qu'une hygiène bucco-dentaire rigoureuse entraîne une faible incidence des affections du parodonte, alors qu'une mauvaise hygiène buccale la fait augmenter.

La gingivite peut être aussi le signe premier d'une maladie systémique sous-jacente : diabète, leucémie, scorbut, pellagre ; elle peut se manifester également durant les premiers mois de la grossesse.

Danger : Non soignée, la gingivite peut évoluer vers une parodontite (pyorrhée), entraîner une résorption osseuse et un déchaussement des dents.

Symptômes : Inflammation des gencives au niveau du collet dentaire ; les gencives sont hypertrophiées, rouges ou pourpres, et saignent au moindre contact. Les espaces interdentaires, où les bactéries prolifèrent, s'accentuent sous l'effet de l'accumulation du tartre.

- Gingivite diabétique : inflammation sévère des gencives, abcès, formation de polypes interdentaires.
- Gingivite due à la leucémie : tuméfaction douloureuse des gencives accompagnée d'une décoloration ; inflammation de toute la muqueuse buccale.
- Gingivite due au scorbut : petites taches bleu-noir sur les gencives et la muqueuse buccale.
- Gingivite due à la pellagre : lèvres rouges et fissurées, langue cuisante, rouge vif et lisse, ulcérations des gencives et de la muqueuse buccale.
- Gingivite due à la grossesse : hypertrophie des gencives et formation de petites grosseurs qui disparaissent généralement au deuxième mois de la grossesse mais se prolongent parfois pendant toute la durée de celle-ci.

Traitement : La gingivite d'origine locale est traitée par le détartrage. Les troubles de l'occlusion et les appareils dentaires défectueux devront être corrigés. Des bains de bouche avec une solution antiseptique contribueront à éviter l'ulcération des gencives.

Le traitement des gingivites dues à une maladie générale sous-jacente doit être avant tout causal.

Parodontolyse 101
(pyorrhée, parodontite)

La parodontite, conséquence directe d'une gingivite non traitée, est caractérisée par une rétraction des gencives qui s'accompagne de la formation de poches profondes où les bactéries prolifèrent.

Danger : Résorption osseuse (alvéolaire) et déchaussement dentaire, altération de l'état général.

Symptômes : Formation de profondes poches gingivales (culs-de-sac) et mobilité ou déchaussement d'une ou de plusieurs dents constituent les symptômes caractéristiques. Les culs-de-sac s'agrandissent sous l'effet de la décomposition alimentaire et des bactéries, du pus s'en écoule. L'ingestion constante de pus entraîne une dyspepsie (troubles digestifs) et une altération chronique de l'état général. Les gencives saignent au moindre attouchement, l'haleine est nauséabonde.

Traitement : Lorsque les poches ont commencé à se former, le traitement chirurgical consiste à les supprimer par ablation de la muqueuse gingivale atteinte (gingivectomie). Les gencives une fois rétractées ne retrouvent plus jamais leur adhérence. L'intervention chirurgicale, qui peut sembler drastique, est toutefois préférable à la perte des dents atteintes.

La perte osseuse ne peut être compensée, mais le dentiste pourra stopper l'évolution du processus de résorption. Il procédera à un détartrage minutieux, supprimera les sections atteintes des gencives, corrigera l'occlusion, et éventuellement redressera et renforcera les dents déchaussées. La greffe osseuse a pour objet de stabiliser la denture.

Il est primordial de consulter un spécialiste le plus tôt possible, la plupart des dents pouvant alors être sauvegardées.

Prévention : Les poches gingivales une fois formées sont irrémédiables. Il faut par conséquent veiller à éviter toute accumulation du tartre qui en est la cause. Des visites régulières chez le dentiste peuvent sauvegarder les dents et les gencives en favorisant un traitement précoce de toute affection gingivale.

LES MÂCHOIRES

Affection de l'articulation temporo-maxillaire 102

Elle s'observe lorsque le condyle, charnière coulissante unissant les mâchoires supérieure et inférieure, est déporté de façon asymétrique suite à une déviation ou à une luxation du maxillaire inférieur. Ce trouble est causé par une occlusion dentaire défectueuse, l'interférence des cuspides (pointes des dents), un appareil dentaire défectueux, la bruxomanie, ou par un choc émotif entraînant une altération de l'équilibre musculaire. Il peut aussi être associé à une affection générale : arthrite rhumatismale, septicémie, scarlatine, fièvre typhoïde, grippe, blennorragie.

Danger : Aucun, en dehors de la gêne causée par la difficulté de parler, de mastiquer et de déglutir.

Symptômes : Le patient ne peut ouvrir complètement la bouche, le côté atteint de la face est douloureux ; tout mouvement de la mâchoire (pour parler ou manger) déclenche une douleur intense. L'ouverture de la bouche s'accompagne souvent d'un bruit de déclic. Les autres symptômes comprennent des maux de tête, une douleur dans le cou et des douleurs irradiant de la mâchoire.

Traitement : Les symptômes aigus disparaîtront en moins d'une semaine, à la condition que le maxillaire soit mis au repos et maintenu immobilisé. Le régime alimentaire doit comporter des aliments mous permettant d'éviter, pendant une ou deux semaines, une mastication douloureuse.

Les tranquillisants et les analgésiques constituent le traitement habituel. L'application de chaleur humide apporte un soulagement. Dans les cas extrêmes, l'injection de cortisone ou autres corticoïdes directement dans la zone atteinte est souvent pratiquée.

Il importe également de corriger l'occlusion dentaire. Les appareils dentaires défectueux devront être remplacés ou rectifiés. Le stomatologue ou le dentiste indiqueront au patient les massages et les mouvements à effectuer régulièrement pour exercer la mâchoire.

Pronostic : Favorable dans la majorité des cas.

7. Affections respiratoires

Walter L. Philips

L'appareil respiratoire comprend les voies respiratoires et les poumons, enfermés chacun dans un espace entièrement clos appelé cavité pleurale. Le conduit principal de l'appareil respiratoire, la trachée, fait suite au larynx, puis se divise en deux bronches qui pénètrent chacune dans le poumon correspondant, où elles se subdivisent en une multitude de conduits plus petits, les bronchioles.

Les maladies respiratoires sont en augmentation constante dans le monde entier, en particulier dans les pays fortement industrialisés comme les États-Unis et les pays d'Europe. La pollution de l'air, l'usage du tabac, les grandes concentrations de population constituent des facteurs importants. Un être humain inhale en moyenne 12 000 litres d'air par jour, lequel est contaminé par le dioxyde de carbone, le monoxyde de carbone (gaz toxique), le bioxyde d'azote (irritant des poumons), l'hydrogène sulfuré (gaz toxique), divers hydrocarbures provenant des gaz d'échappement des voitures (certains sont hautement toxiques, d'autres irritants), l'amiante, des particules de carbone, des composés de caoutchouc, etc.

Ces facteurs de pollution réduisent notre espérance de vie. Les régions rurales, bien que présentant moins de risques, ne sont cependant pas beaucoup plus salubres car la pollution industrielle, transportée par le vent, peut s'étendre à plusieurs centaines de kilomètres autour de son point d'origine. Les particules de caoutchouc se modifient sous l'effet de la population atmosphérique qui les rend cassantes, favorisant ainsi les risques d'inhalation ; les voies respiratoires sont progressivement atteintes par l'inhalation prolongée d'air contaminé.

La réponse à ce problème passe par la réduction à tout prix de la pollution de l'environnement. Une solution individuelle peut être de s'échapper de temps en temps de l'atmosphère polluée des villes et de s'aérer en allant respirer ailleurs un air plus frais et plus propre.

LES BRONCHES

Bronchite aiguë 103

L'inflammation des bronches peut être causée par une infection virale ou bactérienne. La bronchite survient plus fréquemment en hiver et dans les climats humides et froids. Débutant comme un simple rhume de cerveau ou une infection de la gorge, du nez ou des sinus, l'inflammation peut s'étendre ensuite à l'intérieur du thorax. Les facteurs favorisants sont ceux qui réduisent la résistance de l'individu, comme la fatigue, les refroidissements, l'inhalation de gaz irritants, le contact avec des sujets souffrant d'infections respiratoires, la promiscuité de l'habitat. L'abus de tabac est une cause importante de bronchite.

Danger : Chez un sujet par ailleurs en bon état général, la bronchite sera de courte durée. Elle peut cependant se révéler dangereuse chez les nourrissons et les sujets âgés. La maladie peut se prolonger et se transformer en bronchite chronique, et se compliquer éventuellement de pneumonie.

Symptômes : Les premiers symptômes sont similaires à ceux du rhume, avec rhinorrhée, malaise général, fièvre légère et frissons, suivis rapidement de douleurs musculaires et de douleurs dans le dos. La toux est le symptôme le plus évident ; elle commence par une sensation d'irritation dans la gorge, puis elle s'intensifie, s'accompagnant d'une douleur rétrosternale. La toux est d'abord sèche, improductive et douloureuse ; la douleur s'atténue lorsque l'expectoration commence à apparaître. Celle-ci est d'abord blanche, muqueuse, puis jaunâtre et purulente, parfois tenace et abondante. La toux s'aggrave généralement pendant la nuit. La fièvre peut être élevée et se prolonger durant toute la période d'état de la maladie.

Traitement : Le patient doit garder le lit, dans une pièce convenablement chauffée, avec une humidification de l'air ambiant pour atténuer la toux. Il doit absorber des boissons en abondance.

Le traitement comporte l'administration d'aspirine pour faire baisser la fièvre. Une cuillerée à café d'hydrate de terpine soulagera la toux sèche en favorisant l'expectoration. En cas de toux sévère et épuisante, on pourra administrer de la terpine avec de la codéine, antitussif très efficace mais pour lequel une ordonnance médicale est nécessaire. La plupart des expectorants en vente libre sont de peu d'effet.

Si le patient est également asthmatique (respiration sifflante et laborieuse), le médecin prescrira une médication visant à dilater les bronches.

La fièvre peut persister jusqu'à cinq jours, alors que la toux se prolonge parfois pendant plusieurs semaines. Une fièvre élevée et des expectorations persistantes accompagnées d'un malaise général sont généralement le signe d'une surinfection bactérienne qui nécessite un traitement par des antibiotiques ou des sulfamides. Les médicaments devront être prescrits en fonction de la sensibilité du patient et du type de germe relevé dans les expectorations.

Le repos est une condition importante de la guérison. Des infections pulmonaires récurrentes peuvent résulter d'un traitement incomplet et retarder la convalescence.

Prévention : Les sujets prédisposés à la bronchite doivent éviter, dans la mesure du possible, les climats humides et froids, les agglomérations surpeuplées à l'atmosphère polluée. Le tabac est un facteur incontestablement néfaste.

Pronostic : La maladie guérit en général rapidement ; le pronostic est favorable.

Bronchite chronique 104

La bronchite chronique est une affection dégénérative. Des accès répétés de bronchite entraînent un épaississement des parois des conduits bronchiaux, qui perdent leur élasticité et se rétrécissent. Les muqueuses des bronches sont enflammées en permanence, les voies respiratoires sont encombrées d'un mucus tenace.

La bronchite chronique est quatre fois plus fréquente chez l'homme que chez la femme ; elle s'observe plutôt dans les villes qu'en zone rurale. Le tabagisme est un facteur primordial, les cas de mort dus à la bronchite chronique sont beaucoup plus fréquents chez les fumeurs que chez les non-fumeurs.

Danger : La bronchite chronique est l'une des causes de la pneumopathie obstructive chronique, se traduisant par une insuffisance respiratoire et une diminution des échanges gazeux au niveau des alvéoles pulmonaires. La rétention de gaz carbonique et la réduction de l'oxygénation du sang conduisent à une narcose par le gaz carbonique (stupeur), suivie de pneumonie et d'insuffisance cardiaque évoluant souvent vers une issue fatale.

La bronchite chronique est fréquemment associée à l'emphysème, qui peut lui aussi évoluer vers une pneumopathie obstructive chronique.

Symptômes : La toux, symptôme principal de la bronchite chronique, survient souvent de façon paroxystique. L'effort nécessité par la quinte de toux peut entraîner une hernie, la fracture d'une côte, et occasionner parfois une hémorragie oculaire causée par une augmentation temporaire de la pression artérielle. Les autres symptômes sont les suivants :

- Difficulté respiratoire, ou dyspnée, due à une perte d'élasticité du tissu pulmonaire et à la rétention des sécrétions dans les bronches devenues rigides. Les sécrétions peuvent entraîner une respiration sifflante ressemblant à une crise d'asthme.
- Expectorations : leur volume et leur couleur varie en fonction de l'infection bactérienne. De façon caractéristique, les crachats sont épais, visqueux, et l'expectoration est parfois difficile.
- Cyanose : coloration bleuâtre des lèvres et du lit des ongles due à un défaut d'oxygénation pulmonaire.
- Thorax en tonneau : la perte d'élasticité des voies respiratoires et des tissus

pulmonaires entraîne une diminution de la ventilation pulmonaire. Les poumons sont dilatés, ce qui entraîne une déformation du thorax, fixé en position inspiratoire. L'air est emprisonné dans les poumons.

Traitement : Il passe d'abord par la suppression des causes d'irritation. Le patient doit arrêter de fumer et éviter les substances irritantes et les fumées nocives, en particulier sur le lieu de travail. Les effets bénéfiques peuvent être très longs à se manifester. Les expectorations purulentes devront être analysées pour déterminer les germes responsables et tester leur sensibilité aux antibiotiques. Une antibiothérapie adéquate entraîne souvent une amélioration.

La rétention de gaz carbonique et la cyanose nécessitent parfois le recours à une oxygénothérapie spécifique. Celle-ci ne peut être pratiquée que dans un hôpital en raison des appareils respiratoires spéciaux mis en œuvre. Dans les cas graves, la désobstruction des voies respiratoires nécessite une intubation de la trachée et l'aspiration des sécrétions.

En cas de dyspnée légère ou modérée, une physiothérapie respiratoire peut être favorable. La respiration du yoga *(Table 9)* apporte souvent un soulagement.

Le drainage postural *(Table 8)* aide le patient à expulser les mucosités de ses bronches. L'adoption d'une position correcte permet en effet l'évacuation des sécrétions des poumons. Tapoter légèrement la poitrine et tousser aident cette forme de drainage.

Toute médication diminuant la toux est absolument contre-indiquée. Les antitussifs sont donc à éviter lorsque la dyspnée et des sécrétions abondantes constituent les symptômes principaux.

Prévention : La bronchite chronique est une maladie habituellement progressive dont le traitement devrait débuter le plus tôt possible. Toutes les causes d'irritation des bronches sont à éviter au maximum.

Pronostic : L'évolution de la maladie est imprévisible. Le traitement préventif a une grande importance.

Bronchiectasie 105

La bronchiectasie est une dilatation anormale des bronches accompagnée d'une accumulation de sécrétions muqueuses. L'infection des sécrétions peut entraîner une inflammation des parois des bronches. A mesure que l'inflammation progresse, elle entraîne une érosion des capillaires ; les expectorations deviennent purulentes et striées de sang. L'introduction des antibiotiques a permis de réduire l'incidence de cette affection pulmonaire.

Chez l'enfant et l'adolescent, la bronchiectasie est souvent une complication de la rougeole ou de la coqueluche, où elle est due à la rétention des sécrétions. L'aspiration d'un corps étranger dans les bronches (par exemple des cacahuètes) et, parfois, la tuberculose pulmonaire, peuvent se compliquer d'une bronchiectasie.

Danger : Les bronchiectasies connaissaient autrefois un taux de mortalité élevé : les sécrétions purulentes se répandaient d'un lobe à un autre et s'étendaient fréquemment au poumon opposé.

L'altération chronique de l'état général est souvent due à l'infection des sécrétions pulmonaires. Des accès récurrents de pneumonie sont fréquents.

Symptômes : Le symptôme majeur est une toux survenant au changement de position (le matin, lorsque le patient se lève, et lorsqu'il se couche).

Les expectorations sont abondantes et fétides, rendant l'haleine particulièrement nauséabonde. L'hémoptysie (crachements de sang) est un symptôme fréquent mais sans caractère de gravité. La dyspnée dépend du volume de mucosités à expectorer.

Comme tous les états septiques chroniques, la bronchiectasie s'accompagne souvent de malaise général, d'anémie et d'une diminution de la capacité de travail.

La toux, l'expectoration et l'hémoptysie sont également caractéristiques de la *Tuberculose pulmonaire* **112** et du *Cancer du poumon* **411**. L'examen des expectorations peut aider à établir la cause.

Traitement : L'évacuation des sécrétions obstruant les bronches, si elle intervient avant la surinfection, permet parfois un retour à la normale. Une fois l'infection installée, lorsque les sécrétions bronchiques sont devenues fétides, la dilatation des bronches est irréversible.

Le tissu pulmonaire atteint devient inutile et dangereux. Le traitement consiste en une exérèse chirurgicale des parties lésées du poumon. Dans certains cas, l'extension de la maladie est telle que l'ablation de tous les tissus atteints est impossible à réaliser. Avant toute intervention chirurgicale, un drainage postural prolongé est nécessaire (voir *Table 8*) afin d'amener le patient à une condition aussi bonne que possible.

Lorsque l'extension prise par la maladie ne permet pas de pratiquer l'exérèse chirurgicale, un drainage postural quotidien devient nécessaire. Des exercices respiratoires peuvent apporter un soulagement, ainsi que la respiration du yoga (voir *Table 9*). Le médecin pourra y associer un traitement par inhalations.

L'expectoration des mucosités est favorisée par la toux ; les antitussifs sont par conséquent à éviter. Un traitement antibiotique approprié contribuera à empêcher la surinfection des mucosités. Un traitement prolongé à la tétracycline est souvent efficace.

Prévention : Un traitement rapide de l'*Atélectasie* **114** (affaissement des alvéoles pulmonaires) contribuera à éviter une dilatation des bronches. La bronchoscopie peut être utilisée pour l'extraction des bouchons de mucus et des corps étrangers.

L'affaissement des alvéoles pulmonaires, parfois causé par l'aspiration de sécrétions muco-purulentes provenant d'une infection des sinus, doit être impérativement traité avant toute intervention chirurgicale afin d'éviter les complications possibles.

Pronostic : Le traitement ne peut sans doute pas aboutir à une guérison totale, mais le processus de destruction progressive peut être stoppé.

Corps étranger dans les bronches 106

La pénétration d'un corps étranger dans les bronches est une éventualité dangereuse qui s'observe aussi bien chez l'adulte que chez l'enfant. Chez l'adulte, elle peut survenir dans un état d'ivresse, en particulier au cours d'un repas, ou se produire pendant le sommeil, par aspiration d'une obturation dentaire mal fixée ; il peut s'agir également d'un clou ou d'une vis que certains ouvriers ont l'habitude de garder à la bouche.

L'aspiration de particules alimentaires est la plus fréquente et la plus destructrice : graines, haricots, débris d'os, miettes de pain, cacahuètes, ces dernières étant de loin les plus dangereuses. Les poussières et les liquides n'entrent pas dans la catégorie des corps étrangers.

Danger : Si le corps étranger pénètre dans les bronches, il peut finalement entraîner une bronchiectasie ou un abcès pulmonaire. Son extraction est une opération toujours délicate, surtout s'il s'agit d'un débris alimentaire. Elle constitue une *urgence médicale*, et l'intervention chirurgicale est essentielle si la vie du patient est en jeu.

Si le corps étranger est logé dans la trachée, les premiers soins doivent être appliqués immédiatement. Le patient devra être étendu sur un lit ou sur une table, la tête et les épaules placées plus bas que le reste du corps. Une forte tape ou un coup appliqués entre les omo-

plates peut déloger l'objet. Chez un enfant : le tenir par les pieds, la tête en bas, en tapant énergiquement entre les omoplates.
Symptômes : Un corps étranger de taille importante bloque la trachée et provoque l'asphyxie. Un corps étranger de petite taille entraîne un accès de suffocation, une dyspnée sévère et une cyanose jusqu'à ce que l'objet pénètre à l'intérieur des bronches. Ensuite, les symptômes disparaissent, semblant souvent indiquer que l'objet a été expulsé ou avalé. Le corps étranger peut rester ainsi silencieux pendant plusieurs jours ou plusieurs semaines. Les objets lisses, non irritants, ne présentent souvent aucun symptôme initial, même lorsqu'ils sont logés dans la trachée.

Le corps étranger entraîne inévitablement de la fièvre et des quintes de toux variables dans leur intensité. Il arrive que le médecin, non informé de l'accès de suffocation, confonde ces symptômes avec ceux de la *Pneumonie* **109**.

Les particules alimentaires sont particulièrement dangereuses, car elles constituent une source d'infection des bronches, où elles peuvent être incluses dans la paroi bronchique, entraînant une toxémie, une fièvre élevée, une dyspnée sévère et des frissons dus à un abcès pulmonaire. Les quintes de toux sont accompagnées d'expectorations sanguinolentes et fétides.

Entre l'accès de suffocation initial et l'obstruction finale avec infection des bronches, le patient peut ne présenter aucun symptôme.
Traitement : Un corps étranger dans les bronches peut parfois être expulsé par la toux. Habituellement, il doit être extrait chirurgicalement, le plus rapidement possible, à l'aide d'un bronchoscope (long tube métallique introduit dans la trachée).

La présence d'un corps étranger dans les bronches peut entraîner une bronchiectasie ou un abcès pulmonaire. Après son extraction, une bronchographie doit permettre de diagnostiquer une dilatation éventuelle des bronches.
Prévention : Ne jamais tenir d'épingles ou de clous à la bouche. Veiller soigneusement au bon état des obturations dentaires.
Pronostic : L'extraction d'un corps étranger logé dans la trachée ou les bronches ne présente pratiquement plus de risques pour le patient.

Laryngite diphtérique 107
(croup)

Le croup est une maladie dangereuse, qui frappe surtout les nourrissons et les jeunes enfants, mais peut également survenir à tout âge. Les issues fatales sont nombreuses. Les muqueuses du larynx, de la trachée et des bronches sont enflammées et enflées, produisant un mucus visqueux et épais entraînant l'étouffement.

Danger : L'obstruction respiratoire et les effets toxiques de l'inflammation aiguë des voies aériennes présentent un risque vital. Le taux de mortalité est supérieur à 50 p. cent. Le croup est une *urgence médicale.*
Symptômes : L'apparition est brutale et ne comporte habituellement pas de signes précurseurs. La fièvre s'élève rapidement à 41,5 °C. La maladie débute par une toux rauque, non productive, suivie plus tard par la formation d'un mucus visqueux et tenace dans le larynx, les bronches et la trachée. La dyspnée est un symptôme majeur. Le mucus est si épais qu'il adhère aux voies respiratoires, produisant une obstruction ; la respiration prend la forme d'un halètement rauque entraînant pâleur ou cyanose. La voix est rauque et enrouée lorsque l'inflammation atteint le larynx.

L'œdème et l'obstruction de la gorge, joints à la présence d'un mucus épais et visqueux, peuvent entraîner la mort s'ils ne sont pas traités précocement. Le patient manifeste une anxiété extrême.

Traitement : L'hospitalisation est préconisée, car le risque permanent d'obstruction respiratoire peut nécessiter une réanimation. Le médecin administrera une dose maximale d'antibiotiques et se tiendra prêt à pratiquer rapidement une trachéotomie (ouverture de la trachée au cou pour rétablir la respiration au moyen d'une canule).

Si le patient n'est pas hospitalisé, il devra rester dans une chambre à l'atmosphère fortement humidifiée au moyen d'un ou deux vaporisateurs. Une humidité de 90 p. cent est souhaitable ; la température ne doit pas dépasser 24 °C.

Lorsque les premiers effets de la maladie sont maîtrisés, on procédera à un examen bactériologique afin d'identifier le germe responsable et déterminer l'antibiotique le mieux approprié.

Prévention : Il n'existe pas de mesures prophylactiques spécifiques.

Pronostic : Avec un traitement rapide et énergique, un rétablissement complet intervient après quelques semaines de convalescence. Trop souvent, cependant, le traitement est tardif ou inadéquat. Une vigilance constante peut être salvatrice.

Asthme 108
(asthme bronchique)

« Asthme » provient d'un mot grec signifiant « respiration difficile ». L'asthme est une maladie chronique caractérisée par des crises de dyspnée paroxystique (essoufflement), accompagnées d'une respiration sifflante due aux spasmes des bronches et des bronchioles et au gonflement de leur muqueuse. L'asthme s'observe chez l'enfant, chez l'adulte jeune, chez l'adulte d'âge moyen, dans toutes les races et indifféremment chez l'homme ou chez la femme. Les intervalles séparant les crises peuvent être asymptomatiques, mais certaines crises (l'état de mal asthmatique) se prolongent parfois pendant des heures ou des jours entiers sans aucun répit.

Causes : L'asthme infantile est provoqué habituellement par une allergie alimentaire ; de dix ans à l'âge adulte, il est causé par l'inhalation d'un allergène ; au-delà de quarante ans, il a une origine infectieuse. Cependant, tous ces facteurs peuvent aussi survenir à tout âge et se combiner de diverses façons. Environ un tiers des sujets frappés d'asthme après l'âge de dix ans présentent une allergie grave à l'aspirine.

Les deux formes d'asthme sont la forme *extrinsèque*, causée par un agent extérieur tel que les pollens, les plumes et poils d'animaux, les poussières, les insecticides, les moisissures, etc., et la forme *intrinsèque* (asthme infectieux), causée par une infection à l'intérieur de l'appareil respiratoire. On a parfois considéré que l'asthme intrinsèque était une maladie psychogénique, mais cette explication est à présent abandonnée (les résections chirurgicales de certaines parties du sympathique au niveau des bronches ont été infructueuses). Des facteurs émotifs peuvent cependant aggraver la maladie.

L'asthme intrinsèque, qui s'observe surtout chez l'adulte, débute par des crises séparées de longues périodes de rémission, qui deviennent de plus en plus courtes à mesure que la maladie progresse. Si la crise d'asthme survient de préférence en hiver, il s'agit vraisemblablement de la forme intrinsèque (infectieuse) ; si elle survient uniquement en été, il s'agit plutôt de la forme extrinsèque (allergique).

Danger : Moins d'un tiers des enfants asthmatiques guérissent spontanément avant leur vingtième année ; un nombre égal de patients ne guérissent pas, et voient au contraire leur état empirer s'ils ne sont pas constamment suivis et soignés.

Non traité, l'asthme chronique peut entraîner un *Emphysème* **113**.

L'asthmatique présente une hypersensibilité à un grand nombre de médicaments (y compris, souvent, la pénicilline) qui entraînent parfois une réaction de type anaphylactique (état d'hypersensibilité de l'organisme à une protéine étrangère ou à un médicament).

Dans l'état de mal asthmatique, caractérisé par une crise sévère, prolongée et continue, la mort peut survenir si la réaction à la plupart des médicaments, y compris la cortisone, reste négative.

Symptômes : L'asthme est une maladie dramatique. La crise d'asthme survient généralement la nuit, réveillant le patient dans un état proche de la suffocation, l'obligeant à s'asseoir, angoissé. L'inspiration est rapide, courte, mais l'expiration est pénible, prolongée, difficile, bruyante, sifflante. Le patient a une impression de constriction, d'étranglement, et sa poitrine est dilatée au maximum. Il est couvert de sueurs. Les veines du cou sont proéminentes, le visage est congestionné, pâle et cyanosé. Les efforts désespérés du malade pour parvenir à respirer le paniquent et terrifient son entourage. Il lui semble qu'il va mourir – mais il survit, car les issues mortelles sont rares dans l'asthme ne comportant pas de complications.

Au bout d'un temps variable (une demi-heure ou plusieurs heures) survient la dernière phase, caractérisée par une toux violente ramenant une expectoration épaisse et tenace qui, enfin, apporte un soulagement au malade. La toux diminue, et la crise s'achève, laissant les muscles inférieurs de la poitrine douloureux.

Entre les périodes de crise, le patient ne présente aucun symptôme.

Certains malades souffrent d'une forme légère d'asthme chronique, dans laquelle tout effort, même minime (rire, se mettre en colère, éternuer), peut déclencher une crise.

Traitement : Le traitement de l'asthme est complexe, extensif et constant. Il comprend la mise en évidence de l'allergène responsable et une thérapie générale visant à soulager le patient.

Si la cause est extrinsèque, c'est-à-dire due à une réaction allergique à des pollens, à des moisissures ou à des médicaments, le pronostic est de loin le plus favorable. La substance responsable peut généralement être mise en évidence, rendant possible l'application d'une méthode de désensibilisation entraînant une guérison partielle, ou parfois même totale.

Dans l'asthme intrinsèque, la guérison est rarement obtenue, mais la maladie peut être mieux contrôlée par un traitement de fond constant comprenant une médication appropriée.

Médication : l'isoprotérénol proposé sous forme d'aérosol est un médicament puissant, nécessitant des instructions d'utilisation très précises pour le patient. Utilisé correctement, il ne comporte aucun danger mais, employé trop fréquemment, il peut présenter un risque mortel. L'isoprotérénol est le plus efficace des bronchodilatateurs. La posologie préconisée est de quatre à six inhalations par jour au maximum.

Dans le cas de l'asthme intrinsèque (infectieux), le meilleur traitement est à base d'antibiotiques, mais il n'est pas sans poser des problèmes. La pénicilline est le médicament habituellement le plus efficace, mais l'hypersensibilité des asthmatiques (qui est généralement la cause première de la maladie) entraîne des réactions négatives, parfois fatales, à cet antibiotique.

Les vaccins antibactériens sont largement utilisés dans le traitement de l'asthme, mais leur efficacité est fortement controversée.

L'adrénaline (épinéphrine), administrée par voie sous-cutanée, l'aminophylline par voie rectale ou l'éphédrine par voie orale ont pour effet de réduire ou de stopper la crise d'asthme. Tous ces médicaments comportent des effets secondaires : l'aminophylline provoque une irritation rectale, l'épinéphrine et l'éphédrine entraînent des palpitations, des tremblements et sont contre-indiquées en cas d'hypertension artérielle, de cardiopathie et d'hyperthyroïdie.

Les antihistaminiques sont sans efficacité et peuvent parfois avoir des effets néfastes.

L'iodure de potassium est un expectorant efficace, à prendre trois fois par jour après les repas.

Les sirops contre la toux peuvent apporter un soulagement, mais leur objectif mérite d'être mieux compris. Dans l'asthme, la toux est un réflexe si violent, le corps désirant se débarrasser des mucosités dangereuses qu'il n'arrive pas à expulser, qu'il va bien au-delà de ce qui serait nécessaire. Le sirop contre la toux empêche le corps de se « surmener » inutilement. Le meilleur sédatif de la toux est une solution de terpine et de codéine (une cuillerée à café toutes les quatre heures) ou l'hydrocodone.

Les inhalations de vapeur apportent également un soulagement.

En cas de crise d'asthme prolongée, si aucun de ces médicaments n'est efficace, l'utilisation d'un masque ou d'une tente à oxygène devient impérative pour sauver la vie du patient. Si la crise évolue vers l'état de mal asthmatique, le malade doit être hospitalisé, puis traité par l'hydrocortisone ; si la crise ne s'atténue pas, une trachéotomie devra être réalisée (ouverture de la trachée pour rétablir la respiration au moyen d'une canule), après quoi le malade sera placé dans un respirateur. Cette mesure extrême, réalisable uniquement en milieu hospitalier et par un personnel hautement qualifié, est souvent salvatrice.

Mesures générales : une hygiène de vie favorisant un bon état général joue un rôle essentiel chez un asthmatique, ainsi que les facteurs émotionnels. L'asthmatique est, par la nature de son mal, un sujet anxieux et inquiet. Un état d'anxiété permanent favorise la survenue des crises. Le patient doit connaître sa maladie et savoir que les crises sont rarement fatales ; il pourra ainsi les affronter plus calmement et sans appréhension exagérée.

Il doit savoir que les situations très tendues, les chocs émotifs peuvent déclencher une crise. Il devra donc s'efforcer de les éviter autant que possible. Il est à noter que l'utilisation de la psychothérapie ne s'est jamais révélée efficace dans le cas des asthmatiques.

L'asthmatique doit s'efforcer d'éviter les refroidissements, les rhumes et, de façon générale, toutes les infections des voies respiratoires ; il évitera également le surmenage, la fatigue, les endroits surpeuplés, ainsi que toutes les substances irritant les bronches : fumée, poussières, peintures fraîches, air fortement pollué.

Les exercices respiratoires peuvent lui donner un regain de vie. L'un des meilleurs est le système de respiration profonde développé par le yoga (voir *Table 9*).

Un asthmatique peut faire beaucoup pour lutter lui-même contre le mal. Il doit, en particulier, analyser sa dernière crise : qu'a-t-il fait qui ait pu déclencher la crise ? Se trouvait-il dans un lieu nouveau ? A-t-il mangé des aliments inhabituels ? Y avait-il un animal près de lui ? A-t-il eu une vive contrariété ou un choc émotif ? Se trouvait-il dans un jardin ou dans un parc ? Portait-il des vêtements fraîchement lavés ? Y avait-il du vent ?

Il doit en faire un inventaire détaillé. S'il n'est pas en mesure de soigner lui-même son mal, il peut néanmoins contribuer à diminuer la fréquence des crises.

Prévention : Il n'y a pas de mesures prophylactiques connues. Les asthmatiques sont, dès la naissance, des sujets hypersensibles.

Pronostic : L'asthme, sauf s'il est d'apparition précoce, évolue rapidement vers la chronicité, nécessitant des soins médicaux constants qui contribuent à diminuer sensiblement la fréquence des crises. La conduite la plus sage est de se « réconcilier » avec la maladie et de faire confiance au médecin.

Dans l'état de mal asthmatique, toutes les méthodes connues se révèlent parfois inefficaces. L'évolution peut entraîner une insuffisance cardiaque. Il est primordial de soulager les spasmes des bronches, dus à la présence de sécrétions épaisses et tenaces qui provoquent une oxygénation insuffisante du sang. L'hospitalisation s'impose. Une bronchoscopie, réalisée sous anesthésie locale, permet d'évacuer la majeure partie de ces sécrétions. Il peut être nécessaire de nettoyer chacune des bronches séparément, tout en appliquant simultanément une oxygénothérapie. Cette opération doit parfois être répétée. Dans la plupart des cas, les spasmes aigus des bronches peuvent être soulagés.

Il suffit parfois d'une faible quantité de sécrétions épaisses et tenaces pour entraîner ce symptôme grave ; leur évacuation apporte souvent un soulagement.

LES POUMONS

Pneumonie 109

(pneumonie à pneumocoques, pneumonie à staphylocoques, pneumonie à bacille de Friedländer [« Klebsiella pneumoniae »])

La pneumonie est une atteinte inflammatoire des alvéoles pulmonaires causée par une bactérie, un virus ou un agent chimique. Il existe plus d'une cinquantaine de causes différentes, la plus significative et la plus commune étant la forme bactérienne – pneumonies à pneumocoques, à streptocoques, à staphylocoques et pneumonie à bacille de Friedländer. La plus fréquente est, de loin, la forme à pneumocoques, prototype de toutes les pneumonies. Il en existe plus de quatre-vingts types différents, dont neuf seulement constituent les trois quarts de tous les cas de pneumonie à pneumocoques. Les types II et III sont les moins courants mais les plus dangereux.

Lorsque les bactéries pénètrent dans les alvéoles du poumon, leur présence et leur activité entraînent une exsudation importante, créant un milieu favorable où elles peuvent se multiplier.

Les poumons sont divisés en cinq lobes. S'il y a atteinte d'un ou de plusieurs lobes, la pneumonie est dite lobaire ; si les deux poumons sont atteints, elle est bilatérale (double), et si l'infection pulmonaire est proche des bronches, il s'agit d'une bronchopneumonie.

La maladie se propage habituellement par voie respiratoire ; le porteur peut être lui-même résistant au germe et le propager autour de lui. Le contact avec un pneumocoque n'entraîne pas obligatoirement une atteinte de la maladie. Pour que celle-ci se développe, il faut qu'il y ait une condition prédisposante : sous-alimentation, alcoolisme, débilitation, sujet âgé ou affaibli par une grippe ou par un autre trouble systémique chronique, nourrisson à l'immunité abaissée, séjour au lit prolongé entraînant un affaiblissement des poumons (une longue période de repos au lit augmente la susceptibilité ; l'anesthésie peut avoir le même effet).

La période d'incubation dure de un à sept jours.

Beaucoup de gens considèrent que la pneumonie ne constitue plus une maladie importante, ce qui est une affirmation erronée et dangereuse. La pneumonie frappe environ une personne sur cinq cents chaque année ; cela signifie qu'en l'espace d'une vie chaque individu a une chance sur sept ou sur huit d'être atteint par la maladie. Le taux de mortalité, qui était autrefois très élevé, a pu être considérablement abaissé grâce à l'emploi des antibiotiques.

Danger : Les antibiotiques peuvent à présent guérir la plupart des pneumonies, mais certains pneumocoques, par exemple les types I et II, restent encore rebelles au traitement médical. Beaucoup de malades meurent de pneumonie, le risque étant plus grand pour les sujets souffrant d'une maladie chronique, en particulier de méningite et d'endocardite. L'efficacité des antibiotiques n'est pas toujours suffisante chez les malades âgés.

La pneumonie à bacille de Friedländer se signale par sa virulence, considérablement atténuée, toutefois, par l'utilisation des antibiotiques. En outre, cette pneumonie, qui est peu répandue, est souvent confondue par les laboratoires d'analyse avec le type à pneumocoques. Cette erreur de diagnostic peut être fatale, car la pneumonie à bacille de Friedländer ne réagit absolument pas à la pénicilline, traitement de choix de la pneumonie à pneumocoques.

Le médecin porte une grande responsabilité, avec le laboratoire d'analyse, dans l'identification du germe. Si l'un ou l'autre pensent identifier une pneumonie virale alors qu'il s'agit en réalité d'une pneumonie à staphylocoques, l'issue peut être fatale.

La pneumonie à staphylocoques, résistante aux antibiotiques, se complique parfois d'abcès pulmonaire ; elle est particulièrement fatale chez les nourrissons âgés de moins de quatre mois, chez les malades âgés ou affaiblis. (La pneumonie à staphylocoques suit habituellement une épidémie de grippe.) Tous les malades susceptibles d'avoir une pneumonie à staphylocoques devraient être hospitalisés.

Symptômes : La pneumonie est souvent précédée par une infection des voies aériennes ressemblant à un rhume, à la différence près que les sécrétions y sont considérablement plus épaisses et abondantes.

La pneumonie commence ensuite de façon aiguë, par un frisson soudain, paroxystique, à faire claquer les dents, souvent si violent qu'il fait trembler le lit. Ce frisson dure de quelques minutes à une demi-heure. La température s'élève considérablement ; le malade est prostré, son visage est congestionné, sa peau est chaude et moite ; le front et la face sont recouverts de sueurs. Un herpès labial apparaît dans certains cas ; la langue peut être chargée. Le patient manifeste de l'anxiété.

Les symptômes essentiels sont des frissons intenses, une douleur thoracique, une toux douloureuse et des expectorations rouillées ou striées de sang. La pneumonie n'est pas difficile à diagnostiquer.

Le patient s'efforcera de faire diminuer la toux, en raison des douleurs violentes qu'elle entraîne.

La respiration est douloureuse et rapide (de 25 à 45 inspirations par minute), la douleur entraînant souvent un râle à l'expiration.

Le pouls peut varier de 100 à 130 pulsations par minute.

La « crise », point tournant de la maladie qui apparaissait autrefois au bout de cinq à dix jours, se manifeste à présent à l'issue d'une seule journée grâce au traitement antibiotique.

A l'aide du stéthoscope, le médecin ausculte des râles (dus au passage de l'air à travers les bronches encombrées de mucosités) et, parfois, un frottement pleural permettant d'identifier une pleurésie.

Les symptômes sont sensiblement les mêmes pour toutes les pneumonies d'origine bactérienne. Parfois, il peut y avoir un signe distinctif permettant d'identifier le germe responsable. La pneumonie à staphylocoques commence souvent par un état de prostration extrême avec une fièvre oscillante. Une cyanose de couleur bleu rougeâtre est habituellement le signe d'une forme particulièrement grave de la maladie. La formation de pus dans le pharynx et les amygdales peut indiquer une pneumonie à streptocoques. La pneumonie à bacille de Friedländer débute, elle aussi, par un état de prostration sévère ; les expectorations sont sanguinolentes et gélatineuses.

Traitement : Le malade doit être isolé, avec peu ou pas de visiteurs. Le port d'un masque de protection est souhaitable.

Le repos absolu au lit est de rigueur ; le malade doit être hydraté en abondance et suivre un régime alimentaire léger, riche en protéines et en aliments salés en raison de la déperdition de sel (sauf en cas d'insuffisance cardiaque). Le patient doit boire autant qu'il le désire, ce qui peut constituer des quantités considérables.

En cas d'insuffisance respiratoire, on administrera de l'oxygène (en particulier en cas de cyanose) par sonde nasale ou tente à oxygène ; le masque est inadéquat du fait de la toux continuelle.

Une bande ceinturant étroitement le thorax peut soulager la toux du malade en lui offrant un point d'appui.

Le traitement antibiotique doit débuter immédiatement, le plus tôt étant le mieux, avant même que le germe responsable soit identifié, et dès que les prélèvements de crachats ou les frottis ont été envoyés au laboratoire. La pénicilline, qui est d'une efficacité totale contre le pneumocoque – aucun ne lui a jamais survécu – doit être administrée dès que possible. Le germe une fois identifié, le médecin pourra appliquer une antibiothérapie spécifique.

Si la pénicilline n'agit pas, on examinera les éventualités suivantes :

1. Le germe est soit un staphylocoque (souche résistante), soit un bacille de Friedländer, résistant à la pénicilline mais très sensible à la gentamycine.

2. Le patient souffre également d'un empyème, d'une endocardite ou d'une méningite.

3. Le patient réagit mal à la pénicilline.

4. Si la pneumonie s'atténue, mais ne guérit pas, elle est causée par d'autres bactéries. Le pneumocoque est maîtrisé, mais les autres germes sont encore présents. Un changement d'antibiotique est alors nécessaire.

L'administration des antibiotiques doit se prolonger pendant plusieurs jours après la disparition de la fièvre, la maladie pouvant réapparaître en cas d'interruption prématurée du traitement. Le patient pourra se lever deux jours après la disparition totale de la fièvre. Une radiographie des poumons devra être effectuée trois ou quatre semaines après la guérison.

L'état de choc nécessite la mise en place d'un traitement approprié. La rigidité du cou peut être le signe d'une complication sérieuse, la méningite pneumococcique.

Prévention : Éviter les états d'affaiblissement et de fatigue extrême qui rendent vulnérables à la pneumonie. Dans les régions ou durant les périodes où sévit la pneumonie, on peut préconiser une immunisation à l'aide de polysaccharide pneumococcique, souhaitable également chez les sujets particulièrement exposés, les vieillards et les patients souffrant d'affections chroniques.

Pronostic : Près de 95 p. cent des malades atteints de pneumonie survivent. Les meilleurs résultats sont obtenus dans les cas où le traitement antibiotique commence dans les tous premiers jours. Chez les malades de moins de cinquante ans, le pronostic est excellent, à condition qu'il n'y ait pas de complications dues à une maladie chronique. Les cas non traités (par les antibiotiques) ont un taux de mortalité compris entre 20 et 40 p. cent. Les facteurs entraînant un pronostic plus réservé sont la vieillesse, la petite enfance, un traitement tardif, l'atteinte des deux poumons, les cardiopathies, la cirrhose du foie, les complications causées par l'état de choc, la méningite, la bactériémie, la grossesse (dans les trois derniers mois) et, enfin, les pneumonies à pneumocoques type II et III, et la pneumonie à bacille de Friedländer.

Non traitée, la pneumonie à bacille de Friedländer a une mortalité de 80 p. cent ; si la maladie est traitée, la mortalité s'abaisse à 40 p. cent ; si le traitement est immédiat, elle est inférieure à 30 p. cent. Fort heureusement, c'est une maladie très peu répandue, qui constitue moins de 5 p. cent de l'ensemble des cas de pneumonie. L'abcès pulmonaire qu'elle provoque peut subsister pendant des mois.

Pneumonie atypique 110
(pneumonie virale)

La pneumonie atypique est une affection pulmonaire virale dont les symptômes ressemblent à ceux de la pneumonie. Appelée aussi parfois pneumonie virale, elle est le plus souvent causée par un micro-organisme du genre *Mycoplasma*. Les signes caractéristiques sont similaires à ceux des autres pneumonies, comportant de la même façon une infection des alvéoles pulmonaires. La maladie se propage d'un individu à un autre par voie aérienne (gouttelettes projetées hors de la bouche ou du nez par la toux, l'éternuement ou les crachats) ; mais à la différence du rhume, un contact fortuit ne suffit pas à la transmettre. L'hôte doit avoir une réceptivité particulière, due à une extrême fatigue, à un affaiblissement, à une maladie telle que la grippe ou une autre affection systémique. D'une manière générale, ce qui est vrai pour la pneumonie à pneumocoques vaut aussi pour la pneumonie atypique. Celle-ci peut frapper à tout âge, mais s'observe plus fréquemment chez des sujets jeunes.

Danger : Le taux de mortalité est faible : moins de 1 p. cent. Même dans les formes sévères, la guérison complète est habituelle.
Symptômes : Comparativement à la pneumonie à pneumocoques, le début est progressif. Souvent, il passe inaperçu du patient lui-même. Le rythme de la respiration et le pouls peuvent être normaux, même si la fièvre est présente. Les frissons sont modérés, mais la toux est parfois incessante et paroxystique, ramenant des expectorations abondantes, rarement rouillées ou striées de sang.

Dans les formes modérées, la température reste élevée pendant environ dix jours, puis revient progressivement à la normale. La convalescence est cependant longue, laissant le patient fatigué pendant une période prolongée.

Les complications sont relativement rares.
Traitement : Cette forme de pneumonie est difficile à identifier. Si le germe responsable est un mycoplasme, la maladie réagira bien à la tétracycline. Néanmoins, même sans médication, la guérison intervient spontanément.

Le traitement doit inclure de la codéine destinée à calmer la toux caractéristique continuelle. Les inhalations sont bénéfiques. Si la maladie prend une forme sévère, une oxygénothérapie peut être nécessaire.

Le malade doit garder le lit pendant plusieurs jours après que la fièvre est revenue à la normale. Un retour prématuré aux activités quotidiennes entraînera une fatigue et une faiblesse prolongées.
Pronostic : Excellent. La guérison est totale, même dans les cas paraissant sérieux.

Pneumonie par aspiration et pneumonie huileuse 111

Les pneumonies causées par la pénétration de substances étrangères dans les poumons (par exemple régurgitation et aspiration du contenu gastrique) sont appelées pneumonies par aspiration et pneumonies huileuses. Elles peuvent être causées également par un défaut d'attention lors de l'insertion et de l'enlèvement d'une sonde gastrique. Les autres causes possibles sont l'ingestion d'aliments dans un état d'ivresse, l'administration d'huile de foie de morue aux enfants, l'usage d'huile minérale et de médicaments huileux, par exemple des gouttes nasales, en particulier lorsqu'elles sont administrées juste avant de se coucher et chez les sujets âgés dont le réflexe nauséeux est affaibli.

Si une quantité suffisante de substances étrangères a pénétré dans les poumons, on observe de la fièvre, des douleurs thoraciques et des difficultés respiratoires accompagnées de toux.

Il existe divers antibiotiques pour traiter cette forme de pneumonie, où il peut y avoir une infection mixte.

L'administration de gouttes nasales huileuses aux enfants doit se faire avec le plus grand soin. L'enfant ou le patient seront au préalable placés sur le dos, la tête rejetée en arrière et tournée de côté, ou étendus sur le côté, sans oreiller sous la tête.

Tuberculose pulmonaire 112
(phtisie)

La tuberculose, maladie répandue dans le monde entier, est une infection bactérienne des poumons (causée par le bacille tuberculeux), entraînant un développement de tissu fibreux, une calcification, un abcès, une nécrose du tissu pulmonaire et la formation de cavernes. Les deux types de bacilles tuberculeux atteignant l'homme sont le bacille humain et le bacille bovin. La tuberculose due à ce dernier a été pratiquement éliminée grâce à la pasteurisation du lait.

Danger : Le germe de la tuberculose est l'un des plus virulents et des plus tenaces ennemis de l'homme ; il peut atteindre n'importe quelle partie de l'organisme (ces maladies seront décrites dans les chapitres s'y rapportant), mais près de 90 p. cent de toutes les tuberculoses sont constituées par la tuberculose pulmonaire.

A partir de l'âge de cinquante ans, pratiquement chacun a une forme quelconque de lésion tuberculeuse aux poumons. Un grand nombre de gens peuvent avoir été infectés par le germe, mais ne pas être malades – une personne sur vingt manifestera les signes actifs de la tuberculose. Le taux de mortalité est environ de 5 pour 100 000 (au début du siècle, il était de 200 pour 100 000) –, autrement dit, il est de un sur 250 cas de tuberculose active, ce qui témoigne des progrès considérables accomplis par la médecine. Toutefois, ceci ne doit pas laisser l'illusion que cet ennemi séculaire a été définitivement vaincu. Ces dernières années, on note malheureusement une augmentation légère mais significative de l'incidence de la maladie dans le monde occidental, indiquant une résistance grandissante du bacille tuberculeux aux médicaments couramment utilisés.

La tuberculose est la maladie la plus aisément transmissible dans le monde entier. Elle touche les hommes deux fois plus souvent que les femmes, et les non-Blancs semblent y être davantage susceptibles, probablement à cause d'une plus grande pauvreté, de la sous-alimentation et de la promiscuité de l'habitat.

Les sujets les plus exposés sont d'abord les enfants affaiblis par une affection pulmonaire secondaire à la coqueluche, à la diphtérie ou à la rougeole, ou par une autre maladie débilitante. La même susceptibilité s'observe dans les professions comportant un danger pour les poumons : mineurs, ouvriers travaillant l'acier (meulage, affûtage) ou le ciment. La tuberculose, qui n'épargne aucune classe de la société, est cependant favorisée par la pauvreté. Son caractère héréditaire n'a pas été prouvé, mais certaines familles ont une susceptibilité plus grande que d'autres au germe tuberculeux.

Contagion : La tuberculose se transmet au contact d'un malade (en particulier s'il y a déjà formation de cavités dans les poumons), par la toux, l'éternuement, les crachats ou un mouchoir souillé. Le lait non pasteurisé représente toujours un risque potentiel.

Les bacilles tuberculeux envahissent

le poumon et sont immédiatement attaqués par les leucocytes, qui les ingèrent et les emprisonnent. Des lésions se forment dans le tissu entourant le germe, entraînant une fibrose du tissu pulmonaire ; le germe est ensuite inclus dans des dépôts de sels de calcium (calcification), mais il ne peut être détruit : enrobé d'un revêtement protecteur cireux, il demeure ainsi à l'état latent, attendant une occasion pour se libérer, ce qui se produit hélas souvent. Une infection par le bacille tuberculeux dure toute la vie, le germe pouvant rester tout ce temps à l'état latent.

Test tuberculinique : lorsque l'organisme est infecté par le bacille tuberculeux, il devient allergique au germe, dont la présence peut alors être révélée par un test cutané (cuti-réaction tuberculinique). La cuti-réaction tuberculinique se fait par injection intradermique de tuberculine (substance liquide stérile préparée à partir d'une culture de bacille tuberculeux). Si l'organisme est déjà infecté par le bacille, il réagit de façon allergique. Au bout de deux ou trois jours, une rougeur, une légère tuméfaction et une induration apparaissent au point d'inoculation. Si l'induration mesure environ un centimètre, le test est positif. Il existe de nombreux autres tests, celui-ci étant cependant le plus sûr.

Radiographie du thorax : si le test tuberculinique est positif, un examen radiologique s'impose. Bien que la radiologie ne soit pas infaillible, elle pourra déceler des signes de tuberculose en faisant apparaître des ombres sur les poumons avant que les symptômes actifs ne se manifestent. Les premiers signes s'observent dans les régions hautes des poumons (apex). Cependant, le bénéfice d'un diagnostic rapide doit être évalué par rapport aux effets néfastes d'une exposition aux rayons X.

Symptômes : La toux, l'hémoptysie (crachement de sang), la fatigabilité, la perte d'appétit, l'amaigrissement et des sueurs nocturnes abondantes sont des symptômes classiques, facilement identifiables, mais qui varient considérablement dans leur type et leur degré d'intensité.

La tuberculose pulmonaire connaît deux formes : la primo-infection et la forme progressive.

La primo-infection tuberculeuse n'est pas toujours identifiable, les symptômes évidents de la forme aiguë (progressive) étant souvent absents. Elle atteint plus fréquemment les enfants. Elle peut se manifester par une fébricule, un léger amaigrissement. La radiographie, même, ne fait pas toujours apparaître les signes d'une atteinte pulmonaire. Chez l'enfant, la phase précoce peut prendre la forme d'une grippe légère, mais avec une fièvre se prolongeant pendant des semaines. L'enfant est anormalement fatigué, il a peu d'appétit. Même s'il conserve sa vivacité, des parents attentifs sauront déceler qu'il n'est pas dans son état normal. Il peut n'y avoir ni toux, ni douleur thoracique, ni dyspnée. Tôt ou tard, cependant, l'examen radiologique révélera la présence de taches sur les poumons. Même si les symptômes sont mineurs, l'atteinte pulmonaire peut être avancée et sérieuse.

Chez l'adulte, les signes précoces d'une primo-infection tuberculeuse sont un affaiblissement progressif et une dyspnée (essoufflement), en particulier à l'effort. Le pouls s'accélère rapidement au moindre effort, puis revient lentement à la normale. On observe toujours un amaigrissement dès le début de la maladie.

La tuberculose pulmonaire progressive, chez l'adulte, peut apparaître de façon insidieuse, par un lent amaigrissement et une fatigue s'accentuant peu à peu, puis se manifester brutalement sous la forme de ce qu'on appelait autrefois la « phtisie galopante ». Le patient s'amaigrit rapidement jusqu'à l'émaciation, sa peau est grisâtre, la toux ramène des crachats de sang, les sueurs nocturnes sont profuses. Avant l'apparition des traitements médicaux modernes, la phtisie galopante évoluait vers la mort en quelques semaines.

Hémoptysie : si les crachements de sang sont importants, profus, rouge vif, mousseux et laissant un fort goût de sel dans la bouche, le patient court un risque grave ; ce symptôme constitue une *urgence médicale.*

Toux : la toux apparaît d'abord le matin, puis elle s'intensifie et sa fréquence augmente. L'expectoration est purulente, verte, puis devient jaune, toujours striée de sang. La *Pleurésie* **118** est une complication fréquente, entraînant une douleur thoracique (s'aggravant toujours à l'inspiration), qui constitue souvent le symptôme initial.

Les phases précoces de la tuberculose peuvent n'être marquées d'aucun signe d'insuffisance respiratoire mais, à mesure que la maladie progresse, on observe une perte sensible de la capacité vitale.

N.B. : on observe parfois une période de rémission pendant laquelle les symptômes semblent diminuer : la toux, la douleur, la fatigue, la transpiration s'atténuent sensiblement. Bien qu'elle signifie souvent que l'évolution de la tuberculose a été stoppée, cette rémission se transforme souvent en fausse guérison, suivie parfois d'une aggravation substantielle de la maladie. Les cavernes dans les poumons peuvent même éventuellement s'agrandir, en particulier si le patient a interrompu le traitement.

Traitement : Le traitement moderne comporte plusieurs médicaments associés pour combattre la maladie. Bien que chacun d'entre eux soit suffisamment puissant en soi pour maîtriser la tuberculose, ils ne sont jamais utilisés isolément, car le germe tuberculeux, l'un des plus tenaces parmi ceux qui touchent l'homme, développe rapidement une résistance au traitement médical. L'utilisation de trois substances différentes divise par trois la capacité de résistance du germe. Ces médicaments comportent toutefois des effets secondaires. A l'origine, le médicament majeur était l'isoniazide (ou I.N.H.), auquel on associait la streptomycine ; le médicament complémentaire des deux premiers était l'acide para-amino-salicyque (P.A.S.). À présent, il existe beaucoup d'autres drogues efficaces, la plus sûre étant la rifampicine, administrée par voie orale.

Le traitement médicamenteux doit être prolongé, de dix-huit mois à deux ans. Son interruption peut donner au germe la possibilité d'accroître sa résistance. Une enquête récente montre que, contre toute attente, l'une des difficultés majeures du traitement est que, trop souvent, les malades négligent de prendre leurs médicaments, même lorsque ceux-ci peuvent leur sauver la vie ou les préserver de l'invalidité.

Il est des cas où le traitement médical est inefficace, lorsque le bacille tuberculeux est devenu polyrésistant. Certains patients développent une intolérance aux médicaments ; parfois, il apparaît une hémorragie pulmonaire. On utilise alors des thérapies anciennes telles que le pneumothorax (collapsothérapie) ou la résection (exérèse des tissus atteints). Ces patients doivent être hospitalisés et requièrent une surveillance médicale constante.

La réaction à la chimiothérapie est mauvaise chez les patients souffrant de dénutrition, d'anémie et de diabète. La maladie sous-jacente doit être traitée simultanément.

L'hypersensibilité aux médicaments se manifeste en général au début du traitement et doit faire l'objet d'une surveillance constante. Deux ou trois jours de réaction défavorable suffisent à mettre la vie du patient en danger. Une hypersensibilité tardive, après quatre ou cinq mois de traitement, est rare.

Une interruption suivie d'une reprise du traitement pose des problèmes sérieux, un arrêt prématuré pouvant entraîner une issue fatale. A la reprise du traitement, en effet, le germe est en général devenu beaucoup plus résistant. Il est souvent nécessaire d'essayer alors d'autres médicaments. Les bacilles peuvent avoir une résistance telle qu'en dépit du traitement médicamenteux l'examen des expectorations reste positif. Dans de pareils cas, l'intervention chirurgicale doit être envisagée.

Le confinement au lit, qui autrefois faisait partie intégrante du traitement, n'est plus préconisé, mais le repos reste fortement recommandé. L'influence de certains climats ne semble pas jouer un rôle quelconque dans la convalescence et le traitement.

L'isolement n'est plus obligatoire, mais il est impératif d'observer strictement certaines règles d'hygiène. Le patient sous traitement doit prendre les précautions indispensables pour éviter de propager la maladie : porter un masque sur la bouche, ne pas le jeter mais le brûler, n'utiliser que ses accessoires de toilette personnels, ne pas cracher dans un lavabo, et autres règles de bon sens.

Les enfants doivent être séparés d'un malade atteint d'une tuberculose active comportant des lésions cavitaires des poumons. En cas d'affection pulmonaire chronique, les personnes âgées vivant sous le même toit que des enfants doivent faire l'objet d'un examen médical.

Après la disparition du germe dans l'expectoration, la cicatrisation des cavités pulmonaires et la suppression de la toux et de la fatigue, le patient peut reprendre ses activités normales, mais sous certaines conditions. Il doit se rappeler qu'il n'est pas complètement guéri, la tuberculose ayant été seulement neutralisée, et qu'il ne dispose pas de « réserves », tout surmenage, toute fatigue excessive et tout manque de sommeil pouvant réactiver la maladie.

Traitement prophylactique : lorsqu'un nourrisson ou un très jeune enfant a une cuti-réaction positive, même en l'absence de tout autre signe de tuberculose, il est préconisé d'administrer une thérapie spéciale (habituellement à base d'isoniazide) dont le dosage et la durée devront être suffisants pour prévenir non seulement une tuberculose pulmonaire, mais aussi une tuberculose s'étendant à d'autres régions de l'organisme et, en particulier, une tuberculose méningée.

N.B. : les femmes atteintes de tuberculose doivent consulter un médecin pour toutes les questions relatives à une grossesse. Chaque cas nécessite un examen particulier.

Prévention : La prévention est possible. Éviter la promiscuité de l'habitat, surveiller l'alimentation, considérer toute toux comme étant suspecte, éviter le contact avec des malades atteints de tuberculose active ou de bronchite chronique, consulter un médecin en cas d'amaigrissement et de sueurs profuses permettent d'assurer la résistance de l'organisme au bacille tuberculeux.

Le personnel médical et l'entourage d'un malade atteint de tuberculose doivent subir une vaccination par le B.C.G. Les enfants vivant sous le même toit qu'un tuberculeux doivent en outre être traités préventivement par l'isoniazide. (*N.B.* : beaucoup de spécialistes contestent à présent l'efficacité du B.C.G.) (Voir *Troisième partie, Signes précurseurs, Tuberculose pulmonaire* **112**.)

Pronostic : Des batailles majeures contre la tuberculose ont été gagnées, mais le combat continue. En l'état actuel, la tuberculose est maîtrisée, mais pas encore entièrement curable. Grâce à la chimiothérapie moderne, la plupart des issues mortelles du passé peuvent à présent être évitées. La maladie continue cependant à sévir dans les pays les moins favorisés. L'éradication de la tuberculose doit concerner toutes les régions du monde.

Emphysème 113

L'emphysème est caractérisé par une perte d'élasticité des poumons entraînant une dilatation anormale de ceux-ci. La quantité d'air absorbée et rejetée par les poumons est diminuée. Le patient arrive à inspirer, mais l'expiration est difficile et inefficace. Les poumons sont dans un état d'inflammation permanent. Causé par le vieillissement, l'abus du tabac ou une faiblesse d'origine familiale, l'emphysème est habituellement lié à l'existence d'une bronchite.

Danger : Les conséquences et le degré d'intensité de la maladie varient considérablement. Chez certains patients, l'emphysème n'entraîne jamais un état d'incapacité et leur permet de continuer à vivre sans gêne majeure, alors que, chez d'autres, il s'aggrave progressivement jusqu'à une dégénérescence de la capacité respiratoire, dont la mort peut être l'aboutissement. L'insuffisance cardiaque droite (due à un engorgement des veines et des capillaires) est une complication habituelle.

Symptômes : Le symptôme principal de l'emphysème est un essoufflement (dyspnée) à l'effort. Il s'accompagne d'une toux pénible, épuisante et imprévisible, apparaissant généralement lorsque le patient parle, crie, rit, ou fait un effort quelconque. L'expectoration qu'elle ramène est peu abondante mais épaisse.

L'expiration peut devenir extrêmement difficile, entraînant un thorax « en tonneau ». La cyanose, résultat d'une oxygénation insuffisante, apparaît fréquemment dans les formes avancées de la maladie. Le patient observe souvent une pause entre l'expiration et l'inspiration. La capacité vitale est diminuée de façon significative.

Traitement : Bien que l'emphysème soit irréversible (les poumons ne pouvant jamais retrouver leur élasticité), il est possible de soulager sensiblement le malade et d'améliorer l'efficacité des poumons.

L'utilisation d'un aérosol bronchodilatateur est très efficace dans beaucoup de cas. Le patient inhale profondément le brouillard médicamenteux, retient sa respiration, puis expire. Une demi-douzaine d'inhalations profondes apportent un soulagement. Il est préférable d'utiliser l'aérosol régulièrement, à heures fixes, plutôt qu'au moment de l'apparition des symptômes.

Dans les cas sévères, l'hospitalisation est indispensable ; elle permet d'appliquer une oxygénothérapie ou une respiration assistée à l'aide d'un masque connecté à un appareil à pression positive intermittente. Lorsque la pression augmente, les poumons se remplissent d'air, et lorsqu'elle diminue, l'air est expiré.

Habituellement, le patient n'est pas confiné au lit ; il peut conserver ses activités, dans la limite de ses possibilités, en évitant cependant tout effort susceptible de causer un essoufflement.

Plusieurs médicaments sont utilisés pour aider à évacuer et fluidifier les mucosités des bronches qui entravent la respiration : solution d'iodure de potassium ou chlorure d'ammonium, ainsi qu'un certain nombre d'autres expectorants. Les antitussifs ne sont pas préconisés, car la toux est un moyen essentiel pour évacuer les mucosités des voies respiratoires.

Les infections respiratoires pouvant aggraver l'emphysème sont traitées à l'aide d'antibiotiques.

Une ceinture abdominale est souvent préconisée pour les patients ayant des problèmes respiratoires.

Les exercices de respiration abdominale décrits dans la *Respiration yoga modifiée (Table 9)* sont fortement recommandés.

Prévention : Éviter le tabac et, dans la mesure du possible, vivre dans un environnement non pollué et sec.

Pronostic : Des soins médicaux peuvent contribuer à prolonger la vie du patient.

Atélectasie 114

L'atélectasie est un affaissement plus ou moins étendu du poumon, qui est vidé de l'air qu'il contient. Elle peut être causée par une obstruction ou la présence d'un corps étranger dans les voies respiratoires, par des sécrétions bronchiques tenaces et abondantes, par une hypertrophie des ganglions lymphatiques, par une compression due à une tumeur, par des complications postopératoires. L'atélectasie peut être aussi le premier signe d'une tumeur pulmonaire.

Si l'atélectasie est massive, s'étendant à un poumon entier, et se développe rapidement, elle entraîne un essoufflement sévère, une douleur dans l'hémithorax atteint, une cyanose, une chute de la tension artérielle, une tachycardie, et un état de choc. Il peut parfois même y avoir un déplacement du cœur. Les symptômes d'une atélectasie d'évolution lente sont un essoufflement sévère accompagné de faiblesse.

Dans le cas d'une atélectasie postopératoire, le patient doit être astreint à se lever et à marcher le plus rapidement possible après l'intervention ; il ne doit pas rester allongé dans la même position pendant plus de deux heures ; les somnifères doivent être utilisés avec parcimonie, car ils diminuent le réflexe de la toux. Pour plus de sécurité, on utilisera un appareil respiratoire à pression positive intermittente qui sera appliqué toutes les heures pendant cinq minutes dans les trois ou quatre heures suivant l'intervention chirurgicale.

Le traitement de l'atélectasie comprend des bronchodilatateurs en aérosol favorisant une inhalation rapide du médicament pulvérisé. Le patient doit apprendre à tousser de façon efficace ; si nécessaire, un appareil favorisant la toux pourra être utilisé. Les poumons affaissés ayant tendance à s'infecter, un traitement antibiotique est nécessaire.

Si l'obstruction des voies respiratoires est supprimée, il n'y a habituellement pas d'effets secondaires.

Abcès du poumon 115
(abcès pulmonaire, gangrène pulmonaire)

L'abcès du poumon est une collection de pus formée dans une zone localisée du poumon, accompagnée d'une nécrose du tissu et entourée d'une inflammation. Les causes peuvent être une embolie pulmonaire, une pneumonie à staphylocoques ou à bacille de Friedländer, des lésions dues à une bronchiectasie, et toute obstruction bronchique entraînant une infection.

L'abcès peut entraîner la formation d'une cavité pulmonaire, comme dans la tuberculose, mais les germes contenus dans l'abcès sont plus faciles à détruire. Dans certains cas, l'abcès s'ouvre dans une bronche, entraînant l'expectoration d'un pus d'odeur nauséabonde.

Danger : L'abcès pulmonaire est une affection sérieuse qui doit faire l'objet d'un traitement antibiotique ou chirurgical ; chez les patients affaiblis par une maladie chronique, l'abcès peut à son tour devenir chronique, avec le risque de complications parfois fatales.

Symptômes : Ils sont très similaires à ceux de la pneumonie : frissons sévères, fièvre élevée, toux douloureuse, sueurs nocturnes abondantes, profond malaise général. Cependant, à la différence de la pneumonie, où les frissons ne marquent en général que le début de la maladie, dans le cas de l'abcès pulmonaire, ils se répètent de façon persistante.

Une autre différence est que lorsque l'abcès s'ouvre, perforant un conduit bronchique, l'expectoration ramenée par la toux devient purulente, d'odeur nauséabonde, striée de sang, et contient parfois des particules de tissu pulmonaire nécrosé. La rupture de l'abcès peut entraîner une aggravation sévère allant parfois jusqu'au choc.

L'abcès pulmonaire s'accompagne souvent d'amaigrissement, de faiblesse, d'essoufflement à l'effort, d'anxiété, de pâleur ou de cyanose, de prostration.

Traitement : La pénicilline doit être administrée dès que les examens des expectorations ont été réalisés. L'abcès étant presque toujours causé par divers types de bactéries, on utilise généralement plusieurs antibiotiques. La pénicilline est d'une grande efficacité, sauf si l'une des bactéries est un bacille de Friedländer, contre lequel elle est impuissante.

La toux ne doit être soulagée que si elle devient trop épuisante pour le malade.

Du carbonate de créosote mélangé à du lait (trois fois par jour après les repas) contribuera à désodoriser l'haleine nauséabonde ; cependant, les antibiotiques agissent si rapidement que cela n'est pas toujours nécessaire.

Le traitement chirurgical de drainage de l'abcès n'est envisagé qu'en cas d'échec de l'antibiothérapie. Il est peu courant.

Si les cavités des poumons persistent même après une antibiothérapie importante, l'excision chirurgicale des parties atteintes des poumons devient inévitable.

L'abcès pulmonaire nécessite le repos absolu au lit et des séances de drainage postural (*Table 8*). Le régime alimentaire est important ; il doit être riche en protéines et en vitamines.

Pronostic : La cicatrisation complète d'un abcès pulmonaire dépend d'un drainage correct des conduits bronchiques dans lesquels il s'est ouvert. Dans le cas contraire, la cavité ne cicatrisera pas et l'abcès deviendra chronique. Avec une antibiothérapie et un drainage adéquats, la guérison est complète dans 85 p. cent des cas ; 15 p. cent des cas nécessitent un traitement chirurgical.

Œdème du poumon 116
(œdème pulmonaire)

L'œdème pulmonaire est une accumulation de liquide (transsudat) dans les poumons, due le plus souvent à une insuffisance cardiaque gauche (engorgement des vaisseaux sanguins des poumons). Les autres causes peuvent être une infection pulmonaire due à une pneumonie, une irritation provoquée par un agent chimique, la plupart du temps industriel (chlore, ammoniac, brome, etc.), ou par l'inhalation de gaz toxiques qui polluent l'atmosphère (anhydride sulfureux, protoxyde d'azote).

L'œdème pulmonaire peut parfois être causé par la diminution du réflexe de la toux qui permet au transsudat de s'accumuler dans la trachée. La morphine, souvent administrée aux patients souffrant d'asthme, d'emphysème et de bronchite chronique, a pour effet d'affaiblir le mécanisme de la toux, entraînant une accumulation des sécrétions. Un surdosage de barbituriques peut avoir le même effet.

Danger : L'abcès du poumon est une *urgence médicale.* Le nombre d'issues fatales est élevé, et le traitement requiert souvent des efforts héroïques de la part du médecin. Lorsqu'une insuffisance circulatoire se combine à l'encombrement de la trachée et des bronches, l'issue peut être mortelle.

Symptômes : Le symptôme premier est une dyspnée intense, avec une respiration courte, laborieuse ; la toux est souvent de type asthmatique, sifflante, ramenant parfois une expectoration sanguinolente. L'oxygénation insuffisante entraîne une cyanose ; les extrémités sont froides, les veines du cou dilatées. A l'auscultation, on entend des râles bulleux (crépitants) dans le thorax. Le patient a une sensation d'oppression dans la poitrine, il est pâle, anxieux, couvert de sueurs. L'anxiété est particulièrement sensible chez les patients hypertendus ; leur respiration est profonde, excessivement laborieuse.

Traitement : Lorsque survient une crise de dyspnée intense, on place un par un des garrots sur les quatre membres afin d'obtenir une meilleure circulation du sang et empêcher l'accumulation de transsudat dans les poumons. Le garrot doit être maintenu pendant quinze minutes au maximum, avec une pression suffisante pour empêcher le retour veineux sans entraver le flux artériel vers les membres.

De l'oxygène à forte concentration (50 à 100 p. cent) doit être administré immédiatement, associé à de l'épinéphrine en pulvérisation pour diminuer l'anxiété du patient. Si celui-ci est fortement agité, une injection intraveineuse de morphine peut être nécessaire.

Le traitement peut comprendre également de l'aminophylline par voie intraveineuse et des diurétiques.

Le repos au lit est impératif.

Prévention : L'air absorbé par les poumons doit être pur, non pollué par des émanations toxiques. Le phénomène normal de la toux, réflexe de l'organisme pour évacuer des sécrétions nocives, ne doit pas être entravé.

Pronostic : Dans le cas de crises légères, le pronostic est généralement favorable. Dans les crises graves, le pronostic est beaucoup plus réservé, car l'œdème du poumon est habituellement le symptôme très tardif d'une affection pulmonaire ou cardiaque sérieuse.

Œdème du poumon dû à la haute altitude 116a

Causés par une descente trop rapide associée à un effort exagéré, les symptômes de l'œdème du poumon dû à la haute altitude apparaissent habituellement en l'espace de trente-six heures, parfois moins : essoufflement, malaise, toux s'aggravant d'une expectoration sanglante, respiration bruyante, cyanose. A moins d'une oxygénothérapie immédiate et d'un retour à une altitude plus basse, l'issue est fatale.

Pneumoconiose 117

La pneumoconiose est une affection pulmonaire causée par l'inhalation de particules de poussières sur le lieu de travail. Il en existe plusieurs variétés :

Silicose 117a

La silicose, qui est causée par l'inhalation de particules de silice, est la plus répandue et la plus importante des affections pulmonaires professionnelles ; elle peut évoluer vers une tuberculose. Les professions particulièrement exposées sont les suivantes : travail dans les mines de plomb, de charbon, de cuivre, d'argent, d'or, de talc, de mica, de bauxite ; tailleurs de pierre ; décapage au jet de sable, meulage, ébarbage (dans l'industrie métallurgique).

Anthracose 117b

Due à l'inhalation de poussière de charbon, l'anthracose provoque une coloration foncée, parfois même noire, des poumons.

Sidérose 117c

La sidérose est causée par l'inhalation de particules de fer. C'est une affection bénigne qui ne nécessite aucun traitement.

Asbestose 117d

L'asbestose est due à l'inhalation de fibres d'amiante (asbeste). Limitée d'abord aux usines de traitement de l'amiante, elle s'est étendue ensuite à la fabrication des freins d'automobiles (utilisant l'amiante), les poussières se répandant également, par voie de conséquence, dans l'atmosphère polluée par la circulation automobile. Elle intervient de façon inquiétante et mal connue dans beaucoup d'affections pulmonaires, en particulier du fait que les poussières d'amiante restent et s'accumulent dans les poumons (les leucocytes sont incapables de les digérer et de les détruire comme ils le font pour la plupart des particules étrangères et des bactéries). En outre, l'asbestose est à l'origine d'un type spécial de carcinome du poumon, où l'on retrouve des particules d'amiante dans les expectorations.

Danger et symptômes : Toutes les maladies ci-dessus peuvent entraîner une dyspnée progressive, s'aggravant parfois à l'effort. Les manifestations tardives sont la fibrose pulmonaire, une respiration sifflante, une toux improductive (s'accompagnant, dans les formes sévères, d'expectorations sanglantes) susceptibles de conduire à une pneumonie, à la tuberculose et au cancer du poumon.
Traitement et prévention : Toutes les formes de pneumoconiose sont en général irréversibles. Leur traitement est avant tout palliatif. Les pulvérisations de bronchodilatateurs peuvent apporter un certain soulagement. L'usage du tabac ajoute un risque supplémentaire considérable. Le meilleur palliatif est sans aucun doute le changement d'activité professionnelle, ce qui, économiquement, n'est pas facile à réaliser mais vaut mieux que risquer de se retrouver dans un lit d'hôpital. Les sujets jeunes aux poumons sensibles doivent changer d'activité avant qu'il soit trop tard.

Il est essentiel, pour le personnel comme pour les dirigeants des industries concernées, de mettre au point des moyens visant à supprimer les poussières et à améliorer la sécurité du travail.
Pronostic : Un changement d'activité professionnelle, si l'affection s'est déjà déclarée, peut au moins prévenir une évolution de la maladie. Dans le cas contraire, les deux poumons risquent d'être gravement atteints à plus ou moins longue échéance, posant alors un problème de survie.

LA PLÈVRE

Pleurésie 118

La pleurésie est une inflammation de la plèvre (membrane à deux feuillets recouvrant le poumon), pouvant être causée par toute affection entraînant un état inflammatoire des poumons : pneumonie, tuberculose ou tumeur. La pleurésie peut aussi être provoquée par la grippe, survenir après un rhume sévère ou lors d'une affection des reins, d'un rhumatisme aigu, d'une fièvre rhumatismale ou d'une bronchite ; enfin, elle apparaît souvent sans raison manifeste. Il en existe deux variétés : la pleurésie sèche et la pleurésie avec épanchement.

Danger : La pleurésie est une affection qui, généralement, disparaît si elle est convenablement traitée. Cependant, elle constitue souvent le signe précurseur d'une tuberculose ou d'un empyème, ou le symptôme d'une maladie sous-jacente, parfois d'un cancer du poumon.
Symptômes : Dans la pleurésie sèche, les deux feuillets relativement secs de la membrane frottent l'un contre l'autre. La douleur est aiguë, en coups de poignard. Le frottement pleural est perceptible à l'auscultation au stéthoscope. La douleur est aggravée par la respiration et la toux. Elle se déplace souvent vers l'épaule, l'abdomen ou le cou. L'essoufflement est très marqué.

La douleur de la pleurésie peut simuler celle d'une crise cardiaque, la différence étant que cette dernière n'est pas affectée par la respiration, alors que dans la pleurésie, elle s'exacerbe toujours à l'inspiration et à l'expiration.

La pleurésie avec épanchement est

habituellement une évolution de la pleurésie sèche. Elle est caractérisée par la présence de liquide entre les deux feuillets de la plèvre. La respiration est rapide, superficielle ; la température peut dépasser 38 °C. La douleur est aggravée par la respiration, ou lorsque le patient se penche ou se tourne. Si l'épanchement liquide est très abondant, il entraîne une certaine perte de la capacité vitale du fait de la réduction du volume pulmonaire. La toux est habituellement présente.

Traitement : Le patient doit garder le lit, même s'il n'y a pas de fièvre. Un repos absolu est essentiel, de même qu'une aération et un ensoleillement suffisants ; tout effort doit être évité tant que la convalescence n'est pas atteinte.

La douleur peut être soulagée par des analgésiques. Le thorax est parfois maintenu au moyen d'un bandage qui l'immobilise et réduit ainsi la douleur. Dans certains cas, des opiacés sont nécessaires pour calmer des douleurs trop violentes et atténuer l'état dépressif du patient. Un bon moral peut en effet accélérer la guérison d'au moins une semaine.

Une respiration profonde, lente et régulière contribue à éviter le frottement pleural. La capacité vitale peut être améliorée en faisant souffler le patient dans un ballon.

Dans le cas de la pleurésie avec épanchement, il est souvent nécessaire de pratiquer une ponction évacuatrice à l'aide d'une aiguille. La ponction pleurale ne présente aucun danger ; elle est réalisée sous anesthésie locale. Le régime alimentaire doit être riche en protéines et en vitamines.

Empyème 119
(pleurésie purulente)

Autrefois redoutables, les ravages causés par l'empyème ont été considérablement réduits par l'utilisation des antibiotiques. Aigu ou chronique, l'empyème est caractérisé par une collection purulente localisée dans la cavité pleurale. La forme chronique résulte souvent d'un traitement inadéquat de la forme aiguë. La cause en est habituellement la pneumonie ou la tuberculose, parfois la scarlatine, un abcès du rein, du foie ou de l'abdomen. L'infection est toujours bactérienne, jamais virale.

L'empyème commence habituellement par une pleurésie avec un épanchement devenant purulent.

Lorsqu'une pneumonie ne réagit pas au traitement, c'est-à-dire lorsque la température, contrairement à toute attente, ne revient pas à la normale, on se trouve vraisemblablement en présence d'un empyème. La fièvre devient intermittente, oscillante. La ponction pleurale ramène un liquide habituellement inodore. Cependant, lorsque les germes responsables sont des bactéries intestinales, le liquide purulent est d'odeur nauséabonde.

Danger : S'il n'est pas traité rapidement, l'empyème peut entraîner une péricardite, une endocardite ou une méningite, créant ainsi un cercle infernal, puisqu'il est lui-même secondaire à des maladies aussi graves que la pneumonie ou la tuberculose. Un patient malchanceux ou négligent peut ainsi passer d'une pneumonie à un empyème, puis à une méningite.

Symptômes : La douleur thoracique aiguë et, fréquemment, une toux sèche et courte sont les symptômes caractéristiques, accompagnés habituellement de frissons, de fièvre, de transpiration, d'un malaise profond, d'haleine nauséabonde, de perte d'appétit et d'émaciation ; les joues sont congestionnées, le reste du visage et le corps demeurant pâles ou grisâtres. L'hippocratisme digital (doigts en massue) est fréquent.

Traitement : Le traitement antibiotique est important. Il est en général nécessaire de procéder à un drainage du liquide pleural purulent, à l'aiguille ou par voie chirurgicale (ouverture du thorax).

Si l'empyème ne comporte pas de complications, le patient devra être incité à se lever dès que la température sera revenue à la normale et après évacuation du liquide purulent.

Le régime alimentaire doit être très riche en vitamines.

Les exercices respiratoires doivent faire partie intégrante de la convalescence (par exemple, s'entraîner à expirer contre un obstacle).

Pronostic : Il dépend toujours de la maladie causale. L'empyème en lui-même a un pronostic assez favorable.

Pneumothorax 120

Le pneumothorax est caractérisé par un épanchement d'air entre les deux feuillets de la membrane pleurale, qui sont normalement en contact l'un avec l'autre, et par un affaissement pulmonaire. En dehors du pneumothorax provoqué à des fins thérapeutiques (par exemple, dans la tuberculose), il peut avoir trois formes : pneumothorax traumatique, pneumothorax idiopathique (spontané), pneumothorax suffocant (« à soupape »).

Pneumothorax traumatique : il est causé par un traumatisme thoracique (impact d'une balle, accident automobile) entraînant une perforation de la cavité pleurale et la pénétration d'air.

Pneumothorax idiopathique : dans la majorité des cas, il survient sans raison particulière. Parfois il est causé par la rupture d'une bulle sur la membrane pleurale, qui fait pénétrer de l'air à l'intérieur de la cavité. Cette bulle peut être due soit à une lésion résultant d'une infection, soit à un défaut congénital. La bulle peut se rompre à l'occasion d'un effort soudain (toux, éternuement), ou s'ouvrir d'elle-même, lorsque le patient est endormi, si elle a atteint son point de maturité. Cette forme s'observe cinq fois plus souvent chez les hommes jeunes que chez les femmes. Après l'âge de quarante ans, le thorax spontané est causé par une pneumopathie préexistante.

Pneumothorax suffocant : une perforation se forme dans la membrane pleurale, qui, sous l'effet de la pression, permet à l'air de pénétrer dans la cavité pleurale, mais non d'en ressortir, un peu à la manière d'une soupape. Lorsque la cavité pleurale est remplie d'air, elle entraîne un affaissement partiel du poumon, et déplace le cœur et d'autres organes voisins.

Danger : La seule forme dangereuse est celle du pneumothorax suffocant. Lorsque la cavité pleurale se remplit d'air qui ne peut plus en ressortir, la respiration devient difficile, entraînant une anxiété intense. Le pneumothorax suffocant est une *urgence médicale,* qui requiert l'aspiration de l'air à l'aide d'un cathéter et d'une pompe. Un masque à oxygène est souvent nécessaire.

Symptômes : Le pneumothorax survient brutalement, se manifestant par une douleur thoracique intense, aiguë, une difficulté respiratoire, un essoufflement, une toux modérée sans expectoration. La douleur est aggravée par l'inspiration : localisée en général à l'hémithorax atteint, elle peut s'étendre à l'épaule, mais n'irradie pas le long du bras, à la différence de celle d'une crise cardiaque. Le pneumothorax apparaît clairement à la radiographie.

Les symptômes du pneumothorax suffocant sont les mêmes que ceux du pneumothorax spontané, mais ils sont plus intenses et accompagnés d'anxiété (voir plus haut).

Traitement : Dans certains cas, le pneumothorax spontané se résorbe de lui-même, nécessitant seulement le repos jusqu'à ce que la plèvre cicatrise et que le poumon retrouve son état normal, ce qui demande deux à quatre semaines. Lorsque c'est nécessaire, comme dans le cas du pneumothorax suffocant, on insère un cathéter dans

la cavité pleurale pour en aspirer l'air et permettre au poumon de se dilater à nouveau.
Pronostic : Le pneumothorax spontané a un pronostic favorable.

Hyperventilation 121
(névrose respiratoire)

L'hyperventilation se caractérise par une respiration profonde et une accélération du rythme respiratoire, avec pour conséquence une diminution de la valeur normale de gaz carbonique. L'hyperventilation peut être délibérée, par exemple dans le cas des nageurs pensant, à tort, pouvoir nager sous l'eau plus longtemps s'ils prennent au préalable plusieurs inspirations profondes, ou involontaire, comme dans le cas des sujets souffrant d'anxiété névrotique aiguë.

Danger : Dans le cas d'un nageur, l'hyperventilation peut entraîner une syncope suivie de noyade. De nombreux cas sont ainsi enregistrés chaque année chez des nageurs jeunes.
Symptômes : Chez le nageur, les symptômes se manifestent de façon insidieuse : il perd progressivement conscience avant de pouvoir remonter à la surface pour prendre une inspiration.

Dans la névrose respiratoire, le patient a une sensation de panique, de constriction dans la poitrine et de suffocation. L'oppression se manifeste dans la région du cœur ; elle s'accompagne de tachycardie (accélération du rythme cardiaque) et d'une impression d'irréalité. La pression artérielle diminue, les extrémités sont engourdies, ou froides, et le sujet – le plus souvent une femme – s'évanouit. Ceci se répète parfois plusieurs fois par jour.
Traitement : On fait respirer le patient dans un sac en papier pendant plusieurs minutes pour rétablir la valeur normale de gaz carbonique dans les poumons et le sang. On peut également démontrer au patient les effets néfastes d'une hyperpnée volontaire (inspirations exagérément profondes et rapides) en lui demandant de respirer profondément pendant quelques minutes ; dès que les symptômes de l'hyperventilation se manifestent, on le fait respirer dans un sac en papier. Le patient est ainsi rassuré en constatant que cette affection n'est pas fatale, il devient conscient des dangers d'une hyperpnée volontaire et n'est pas incité à recommencer.

Hypoxie 122

L'hypoxie est une diminution de l'apport d'oxygène au niveau des tissus de l'organisme. Elle peut être causée par des agents divers, tels que la morphine, l'alcool, les barbituriques, la plupart des anesthésiques, par un électrochoc ou une paralysie des muscles respiratoires, mais elle est due le plus souvent à la haute altitude.

Danger : En l'absence d'un traitement adéquat rapide, l'hypoxie peut entraîner une atteinte cérébrale, une déficience mentale et causer la cécité.

Mal des montagnes 122a (hypoxie aiguë, mal de la haute altitude, maladie de Monge)

Il se manifeste chez des sujets non adaptés, dans les quelques heures qui suivent le début du séjour à haute altitude. La vulnérabilité de chaque individu au mal des montagnes est imprévisible ; elle dépend beaucoup de sa condition physique, du degré de rapidité de l'ascension et de l'énergie dépensée.

Symptômes : Les difficultés respiratoires peuvent apparaître à 2 000 mètres. Les tolérances individuelles varient considérablement ; certains sujets commencent à présenter des symptômes dès 1 500 mètres, d'autres à 4 000 mètres. Dans tous les cas, les symptômes sont les suivants : essoufflement à l'effort, mal de tête, étourdissements, agitation, difficulté de concentration, palpitations, lèvres cyanosées, nausée.

Au-dessus de 4 000 mètres, les réactions s'intensifient ; elles peuvent varier d'un individu à l'autre : sensation d'indifférence et de lassitude chez certains, euphorie chez d'autres. Des troubles du jugement apparaissent, représentant un danger réel pour les alpinistes. Ces signes s'accompagnent d'une perte de la vision périphérique, de troubles visuels, et, au-dessus de 5 000 mètres, de troubles de la coordination musculaire.

Au-dessus de 5 000 mètres, les manifestations évoluent vers une perte de conscience. Sans un apport d'oxygène ou une descente rapide à une altitude plus basse, la mort peut survenir.

A cette altitude, les symptômes sont les suivants : mal de tête modéré ou sévère, troubles du jugement et de la concentration, cyanose des lèvres, essoufflement à l'effort, accélération du rythme cardiaque, malaise, faiblesse, nausée, agitation, parfois même euphorie ou délire.

Traitement : Habituellement, le mal des montagnes disparaît progressivement en l'espace de quelques jours. Parfois, cependant, les symptômes persistent, nécessitant une oxygénothérapie et la descente à une altitude plus basse.

Prévention : Toute forme de difficulté respiratoire constitue une contre-indication pour la pratique de l'alpinisme.

Pronostic : Une hypoxie soudaine peut se produire chez quiconque, même en dehors de l'alpinisme. Les avions de ligne volent à des altitudes de 9 000 à 12 000 mètres ; en cas de dépressurisation accidentelle de la cabine, le masque à oxygène est une nécessité vitale et immédiate, où chaque seconde de retard peut avoir des conséquences graves.

8. Le cœur et l'appareil circulatoire

Abner J. Delman

Beaucoup de gens ont des notions tout à fait erronées sur le fonctionnement du cœur. Il leur semble que plus ils dépensent d'énergie, plus le cœur risque de s'user rapidement. Rien ne saurait être plus éloigné de la réalité. Le cœur n'a pas besoin de repos au sens traditionnel du terme. En fait, il se « repose » les deux tiers du temps. Entre deux battements successifs, un tiers du temps écoulé est constitué par le travail, et deux tiers par le repos.

Le cœur, comme tout autre muscle, a besoin d'exercice. Il serait tout à fait extraordinaire, pour un cœur sain, normalement constitué, d'être affecté par un exercice physique intense et prolongé, car il est, de loin, le muscle le plus puissant de l'organisme – les autres muscles s'épuiseraient bien avant lui. Dans la course, par exemple, les pieds se fatiguent beaucoup plus rapidement que le cœur. Par contre, si le cœur est affaibli en raison d'une anomalie ou d'une affection des vaisseaux sanguins, tout effort brutal est susceptible de lui porter un préjudice grave comportant souvent des suites sérieuses.

Fondamentalement, un exercice physique approprié est un élément vital pour le bon fonctionnement du cœur ; bien que ce ne soit pas encore complètement prouvé, il semble qu'un entraînement physique systématique contribue dans une large mesure à accroître la longévité du cœur tout en améliorant le fonctionnement de l'ensemble du système cardio-vasculaire.

Chez les sujets d'âge moyen, non préparés physiquement, l'entraînement doit commencer à un rythme modéré pour arriver progressivement à des exercices quotidiens soutenus. Les déséquilibres majeurs de notre époque tiennent davantage aux tensions psychologiques et au manque d'activité physique qu'aux habitudes alimentaires, bien que celles-ci aient incontestablement une importance non négligeable. (Le régime alimentaire doit être adapté à chaque cas individuel.) Si l'on s'entraîne à effectuer des exercices quotidiens à un rythme soutenu, le régime alimentaire devient moins significatif. Une recherche menée par l'université de Londres est à cet égard fort instructive. L'expérience consistait à tester la valeur de l'exercice physique sur deux groupes de personnes, constitués, pour l'un, de conducteurs d'autobus, et pour l'autre, de receveurs du système des transports londoniens. Le conducteur reste assis toute la journée au volant, alors que le receveur passe constamment d'un étage à l'autre de l'autobus pour collecter le prix du transport auprès des passagers, montant et descendant l'escalier plusieurs centaines de fois par jour. Les résultats furent stupéfiants : ils montraient que, chez les conducteurs, la fréquence des accidents coronariens était trois à quatre fois plus élevée que chez les receveurs, et que ceux-ci, le cas échéant, y résistaient beaucoup mieux.

La thrombose coronaire (infarctus du myocarde) est de loin la plus meurtrière de toutes les affections cardiaques. Avant l'âge de cinquante ans, elle frappe principalement les hommes. Après cinquante ans, à l'âge où la plupart des femmes ont atteint la ménopause, son taux d'incidence est le même chez les deux sexes.

La fréquence de la thrombose coronaire est particulièrement élevée dans les pays à haut niveau de vie, où elle est la conséquence du manque d'exercice et d'une alimentation trop riche en cholestérol et en graisses saturées. (Les *Tables 2, 3* et *4* indiquent les principaux apports en cholestérol et graisses saturées.)

Quels sont les facteurs prédisposants de l'insuffisance coronarienne ? Qui sont les sujets les plus exposés ? Est-il possible de la prévenir et de faire régresser son incidence ? Beaucoup de spécialistes, frappés par le caractère familial de ces accidents cardiaques, en viennent parfois à la conclusion qu'on ne peut pas faire grand-chose en cas de « terrain » héréditaire. Cela est manifestement inexact : si la tendance congénitale est réelle, il est cependant possible d'en contrecarrer l'évolution par une médication appropriée, un changement de régime alimentaire et des habitudes de vie, ainsi que par une modification du métabolisme.

La « tendance héréditaire » n'est souvent que l'acquisition de certaines habitudes familiales néfastes qui peuvent être aisément corrigées : alimentation trop abondante et riche en cholestérol, aversion pour l'exercice physique, mauvaise adaptation au stress. Il est possible de repousser les affections cardiaques à un âge avancé, celui précisément auquel elles appartiennent. Nous sommes tous appelés, un jour ou l'autre, à quitter ce monde, mais lorsque ce moment survient à quarante ou à cinquante ans, ou même aux abords de la soixantaine, il s'agit là de la punition des fautes commises envers notre corps, par omission ou par démission.

Nombre de médecins considèrent encore que le stress est une cause majeure de l'accident cardiaque, alors qu'il constitue une partie intégrante de la vie de chacun, indépendamment de l'âge ou de la société dans laquelle nous vivons. Le corps humain est parfaitement pourvu de moyens lui permettant de résister aux agressions extérieures et de réagir à leur impact, en particulier par les sécrétions hormonales de certaines glandes. L'homme préhistorique, lorsqu'il chassait le mammouth pour nourrir sa famille était, lui aussi, sous l'effet d'une tension extrême, mais qui disparaissait ensuite très rapidement ; l'homme moderne, par contre, est soumis à une tension psychologique intense pouvant se prolonger sans répit pendant des années. Aucune glande, si parfaite soit-elle, ne peut résister aussi longtemps sans conséquences néfastes.

L'atteinte cardiaque est une façon pour la nature de nous signaler parfois l'aberration de nos comportements.

Artériosclérose, athérosclérose 123

L'artériosclérose et l'athérosclérose sont en réalité les deux faces d'une même médaille. L'artériosclérose est une induration et une perte de souplesse des artères. Lorsque le médecin palpe le pouls, il peut parfois déterminer leur tonicité par l'élasticité de l'artère radiale passant dans le poignet. L'athérosclérose est caractérisée par des dépôts de cholestérol ou d'autres lipides sur la face interne des parois artérielles, aboutissant à un rétrécissement des artères.

La maladie, dont le développement peut s'étendre sur plusieurs années, débute souvent dans l'enfance, lorsque se fixent les habitudes alimentaires et de sédentarité. A l'âge de trente ou de quarante ans, elle frappe surtout les hommes, avec une incidence non négligeable. A partir de cinquante ans, elle est la cause de mort la plus fréquente chez les deux sexes, faisant en une année donnée davantage de victimes que l'ensemble de toutes les autres maladies.

L'athérosclérose des artères coronaires est la cause première de l'angine de poitrine, de la thrombose coronaire et de l'insuffisance coronarienne.

Maladies longtemps silencieuses, restant asymptomatiques jusqu'à un stade avancé, l'artériosclérose et l'athérosclérose entraînent les troubles cardiovasculaires sérieux dont la description figure dans ce chapitre. Un examen médical approfondi, comprenant un électrocardiogramme, permet cependant de détecter leur présence.

Un test simplifié de la condition physique du cœur (*Table 5*) peut être effectué par le patient lui-même. Ses résultats ne permettent pas de porter un diagnostic spécifique mais offrent une évaluation générale de la condition physique.

On trouvera ci-dessous une liste de neufs causes pouvant favoriser l'artériosclérose et l'athérosclérose :

1. *Exercice physique.* L'absence d'un exercice physique approprié et quotidien contribue à accélérer des lésions artérielles précoces. Le cœur et les vaisseaux sanguins, de même que l'ensemble de l'organisme, ont besoin d'un exercice régulier pour se maintenir en bonne condition. Beaucoup de gens assimilent le corps à une machine. Rien n'est cependant plus éloigné de la réalité ; en effet, l'usure d'une machine intervient d'autant plus vite qu'elle est davantage utilisée, alors que le corps humain réagit de façon inverse : plus il est sollicité, plus il accroît sa capacité de résistance et sa longévité. Des expériences pratiquées sur les animaux ont montré que l'exercice physique élargit aussi les petits vaisseaux sanguins à la périphérie du cœur qui servent à la circulation collatérale en cas d'obstruction de l'artère coronaire.

Un exercice physique quotidien stimulant le système cardio-vasculaire (jogging, natation, bicyclette) doit être pratiqué dans un état de relaxation totale, l'esprit dégagé des préoccupations professionnelles ou personnelles et concentré uniquement sur l'activité en cours. Une impatience exagérée à venir à bout le plus rapidement possible de l'exercice pratiqué ne fait qu'annihiler les effets bénéfiques de celui-ci.

En dehors d'une activité sportive régulière, ceux qui sont obligés de garder une position assise prolongée dans leur travail doivent s'efforcer par différents moyens de conserver une certaine activité musculaire : par exemple, en se levant fréquemment, en marchant au lieu d'utiliser leur voiture, en montant les escaliers à pied au lieu de prendre l'ascenseur. Ils diminueront ainsi les risques d'une atteinte cardiaque.

2. *Excès de poids.* Voir *Table 13, Poids idéal de l'homme et de la femme.* Toute augmentation supérieure à 20 à 30 p. cent par rapport au poids estimé en fonction du sexe, de la constitution du corps et de la taille entraîne un risque deux à trois fois plus grand d'une atteinte coronaire.

3. *Cholestérol et triglycérides.* Le taux des lipides dans le sang est fonction de l'âge. Avant quarante ans, il doit être au maximum de 260 mg pour le cholestérol et de 140 mg pour les triglycérides. Au-dessus de quarante ans, le maximum admissible est respectivement de 280 à 300 mg et de 180 à 200 mg. La frontière entre taux normal et taux anormal est loin d'être clairement établie, certains médecins considérant que toute valeur supérieure à 140 pour les triglycérides et à 220 pour le cholestérol constitue une anomalie et augmente le risque d'une atteinte coronaire. Un taux élevé (au-dessus de 300) multiplie par trois le risque d'affection cardiaque. Le régime alimentaire, l'exercice physique et, si nécessaire, certains médicaments appropriés peuvent maintenir le taux des lipides en deçà du seuil critique.

N.B. : le cholestérol et les triglycérides ne sont pas des substances à bannir de l'alimentation, car elles sont vitales pour différentes fonctions du corps, et si leur apport est insuffisant, l'organisme les élaborera dans le foie. Ils ne deviennent néfastes qu'en cas de dysfonctionnement du système métabolique, ou lorsque les quantités ingérées de lipides sont trop importantes. Le cholestérol et les triglycérides s'accumulent alors sur les parois internes des artères, formant des dépôts durs qui rétrécissent les vaisseaux sanguins.

4. *Hypertension artérielle.* Il est admis par la plupart des cardiologues que la valeur maximale de la tension normale est de 140 sur 90 mm de mercure. Sa détermination exacte exige plusieurs lectures successives chez un patient donné. En effet, la pression artérielle fluctue chez chacun en fonction de la tension émotionnelle et nerveuse, de l'activité physique et de la fatigue. Le diagnostic ne peut donc être porté que si plusieurs mesures ont mis en évidence une tension artérielle restant toujours au-dessus de la normale.

Une hypertension artérielle prolongée multiplie par quatre le risque d'artériosclérose, d'athérosclérose et d'atteinte coronaire. Il est essentiel de la faire baisser par la perte de poids, le régime et un traitement médicamenteux approprié.

5. *Tabac.* La nicotine est un vasoconstricteur. Une consommation de dix cigarettes par jour peut doubler le risque d'une atteinte coronaire ; vingt cigarettes par jour multiplient ce risque par quatre. Les femmes qui fument sont plus exposées que les hommes.

6. *Maladies métaboliques.* Le *Diabète* **332**, la *Goutte* **334**, l'*Hyperlipémie* **335** (teneur élevée de lipides dans le sang) et l'*Hypothyroïdie* **339** peuvent conduire à une affection de l'artère coronaire. Un traitement médical approprié permet de contrôler les troubles dus à ces maladies.

7. *Diminution de la capacité vitale.* La capacité vitale est la plus grande

quantité d'air pouvant être absorbée, puis rejetée par les poumons. Sa diminution, qui peut être due à un grand nombre de maladies pulmonaires, entraîne une atteinte du cœur. Dans la plupart des cas, l'exercice physique permet de l'améliorer.

8. *Constitution physique.* Les statistiques montrent qu'un homme ayant tendance à prendre du poids après l'âge de vingt-cinq ans est plus exposé à une maladie artérielle qu'un sujet de faible constitution et d'apparence moins robuste. Les hommes de forte constitution doivent s'efforcer de conserver pendant toute leur vie le même poids qu'à vingt-cinq ans.

9. *Antécédents familiaux.* L'incidence de l'artériosclérose et de l'athérosclérose précoces révèle habituellement une anomalie « innée » du métabolisme. Cette disposition familiale peut cependant n'être que l'acquisition d'habitudes de vie néfastes : alimentation trop riche en cholestérol, insuffisance d'exercice physique. Même si une telle tendance héréditaire existe, il est souvent possible de la contrecarrer.

La prévention de ces maladies passe par la lutte contre la sédentarité.

Le poids doit être réduit pour se situer à quelques kilos au-dessous du poids théorique.

Un régime alimentaire pauvre en graisses saturées est toujours préconisé, mais la réduction de toutes les graisses doit être individualisée selon chaque cas particulier et soumise à un contrôle médical. Certaines anomalies de la lipémie (teneur du sang en lipides) sont parfois dues à l'ingestion de sucre aussi bien que de graisses.

Les maladies métaboliques, même de forme légère, sont particulièrement significatives chez les hommes jeunes ; elles peuvent augmenter le risque d'artériosclérose ou d'athérosclérose.

Des repas abondants ou trop riches doivent être évités.

Un sujet d'âge moyen habitué depuis longtemps à la sédentarité doit éviter de commencer brutalement à pratiquer un exercice ou une activité physique soutenue, en particulier par un temps très froid ou par une forte chaleur, car il court ainsi le risque de provoquer une crise cardiaque. Ceci n'est aucunement en contradiction avec la nécessité de l'exercice physique. Chez un sujet non entraîné, le dosage de l'effort doit simplement être progressif, se conformer aux prescriptions du médecin et être précédé de tests appropriés et d'un électrocardiogramme.

Les sujets souffrant d'une maladie artérielle avérée doivent s'efforcer d'éviter les situations émotionnelles très tendues qui peuvent déclencher une crise.

L'artériosclérose et l'athérosclérose étant des maladies dégénératives dont l'évolution se prolonge parfois pendant des années, les guérisons sont rares ; des améliorations sensibles peuvent cependant être obtenues, permettant d'enrayer la progression du mal et d'assurer une durée de vie à peu près normale.

Malheureusement, les sujets jeunes ne prêtent que peu d'attention aux maladies dont ils risquent de souffrir plusieurs dizaines d'années plus tard. Cela ne signifie pas qu'il faut vivre constamment dans l'appréhension d'une atteinte cardiaque, mais plutôt que l'on doit adopter une hygiène de vie compatible avec un bon état général, comportant un exercice physique approprié effectué quotidiennement et un régime alimentaire correct.

Inévitablement, nous devons tous mourir un jour, mais il est possible de repousser la mort à l'âge où elle devient naturelle. (Voir *Troisième partie, Signes précurseurs, Affection cardiaque* **123**.)

Angine de poitrine 124

L'angine de poitrine est un syndrome caractérisé par des douleurs siégeant dans la région précordiale (au-devant du cœur). Les crises douloureuses surviennent habituellement lors d'un effort ;

elles sont également favorisées par les émotions, les repas copieux ou une soudaine exposition au froid. La douleur disparaît généralement au bout de quelques minutes de repos. La cause la plus fréquente de l'angine de poitrine est une affection de l'artère coronaire. La crise évolue classiquement de la façon suivante : effort brutal déclenchant la douleur, puis repos entraînant le soulagement.

Danger : L'angine de poitrine est habituellement un signe précurseur de la thrombose coronaire.

Symptômes : Le symptôme majeur est une douleur oppressante siégeant au centre du thorax, en arrière du sternum (os plat situé à la partie médiane du thorax), déclenchée habituellement par un effort. La douleur peut irradier vers l'épaule gauche et descendre le long du bras jusqu'au coude ou au poignet ; elle s'étend parfois au bras droit et/ou à la mâchoire. La douleur n'est pas tant aiguë que constrictive, donnant une sensation de compression variant d'une gêne modérée à une douleur intense. Elle dure en général quelques minutes seulement. La douleur s'accompagne souvent de dyspnée, de palpitations et d'étourdissements. Si elle se prolonge jusqu'à trente minutes ou davantage, on doit suspecter une *Thrombose coronaire* **125**. Dans les formes plus sévères, la crise s'accompagne d'une sensation angoissante de mort imminente et de sueurs froides ; le patient a le visage gris cendre.

Une douleur légère survenant lors du premier effort de la journée et disparaissant rapidement constitue l'un des symptômes les plus précoces.

Traitement : Il dépend dans une large mesure de l'état des vaisseaux sanguins du patient. Certains cardiologues mettent en doute la valeur de l'exercice physique, d'autres sont convaincus qu'il constitue l'une des solutions possibles. Avec des soins appropriés, un régime strict et des exercices bien définis, la circulation collatérale autour du cœur peut se développer jusqu'au point de relayer partiellement la mauvaise circulation coronarienne due au rétrécissement de l'artère. L'évolution vers la thrombose coronaire peut alors être

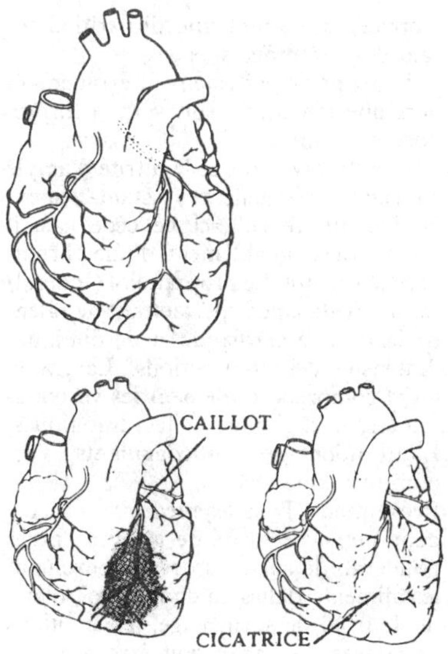

Qu'est-ce qu'une attaque cardiaque ?

Le cœur (en haut), le muscle du corps qui travaille le plus, a besoin d'une alimentation importante et constante en sang pour effectuer son activité. Ce sont les artères coronaires, lesquelles encerclent et pénètrent dans les muscles du cœur, qui assurent cet approvisionnement. Une attaque cardiaque se produit lorsque le flux sanguin à travers les coronaires est interrompu, ce qui est le cas lors de la formation d'un caillot de sang dans les coronaires.

Le caillot qui bloque une branche importante des coronaires prive de sang la partie teintée du dessin (en bas, à gauche). Au début d'une attaque cardiaque le malade doit rester tranquille afin d'accélérer la cicatrisation.

Quelques semaines plus tard le processus de réparation du corps a réduit l'importance de la blessure. Une cicatrice s'est formée (en bas, à droite). Le malade peut alors reprendre ses activités sous contrôle médical.

stoppée, entraînant une disparition totale des symptômes.

L'angine de poitrine peut évoluer soit vers une rémission, soit vers la thrombose coronaire.

La nitroglycérine et le nitrite d'amyle soulagent en général instantanément la douleur. Si celle-ci ne cède pas, il s'agit vraisemblablement d'une thrombose coronaire. Le propranolol (Inderal) est un médicament permettant de ralentir le rythme cardiaque et de diminuer l'intensité des contractions. Le traitement comprend également les vasodilatateurs, la digitaline et les diurétiques. L'utilisation des anticoagulants n'est plus recommandée.

Prévention : Tous les médecins s'accordent sur la nécessité de réduire l'excès pondéral, de suivre un régime excluant les aliments riches en cholestérol, d'éviter le froid, le surmenage, les émotions excessives. Le tabac doit être proscrit. Des exercices physiques appropriés doivent être effectués sous contrôle médical. (Voir *Troisième partie, Signes précurseurs, Affection cardiaque* **124**.)

Pronostic : L'espérance de vie moyenne est de dix ans, mais nombre de patients arrivent à maîtriser la maladie grâce à une attitude déterminée, une vigilance de tous les instants et une application stricte du traitement médical, assurant ainsi une durée de vie normale. Ceux qui ont une attitude fataliste, persistant à ne changer en rien leur mode de vie après les premières manifestations de l'angine de poitrine, ont des chances de survie bien inférieures à celles des patients fermement décidés à ne pas se résigner devant l'atteinte du mal.

Chez la plupart des patients, le traitement de l'angine de poitrine en stabilise les manifestations. Cependant, ceux dont les symptômes s'aggravent, se manifestant par des crises angineuses prolongées et une intolérance accrue à l'effort, sont les victimes potentielles d'une crise cardiaque. L'angiographie permet alors de déterminer la faisabilité et la nécessité ou non d'un traitement chirurgical par pontage. Dans la plupart des cas, celui-ci soulage les symptômes et permet au patient de retrouver une vie active.

Thrombose coronaire 125
(« crise cardiaque », infarctus du myocarde, occlusion coronaire)

La thrombose coronaire est la maladie la plus meurtrière de notre époque. Le rétrécissement de l'artère coronaire, dû à une artériosclérose ou à une athérosclérose, est tel qu'il provoque la formation d'un caillot (thrombose) interrompant le flux sanguin, vital pour le cœur, et entraînant la nécrose d'une partie du muscle cardiaque (infarctus du myocarde).

Danger : Environ 85 p. cent des malades hospitalisés survivent à la première crise. La survie dépend avant tout de la rapidité des soins médicaux en milieu hospitalier (en particulier pour la prévention de la *Fibrillation auriculaire* **132** et d'autres complications) qui, dans nombre de cas, interviennent malheureusement trop tard.

Symptômes : La thrombose coronaire est habituellement précédée par une *Angine de poitrine* **124**, mais elle apparaît souvent brutalement, sans aucun signe annonciateur. Tout effort soudain (par exemple monter en courant des escaliers) effectué par un sujet non entraîné, une émotion violente, un repas plantureux peuvent déclencher la crise. L'accident cardiaque n'est alors que la partie immergée de l'iceberg, l'affection dégénérative ayant déjà placé le patient au bord du gouffre. La crise survient assez souvent sans cause évidente, durant le sommeil.

La douleur est considérablement plus intense et plus prolongée que dans la crise angineuse ; au lieu de durer quelques minutes, elle se prolonge souvent pendant des heures, parfois même plusieurs jours. Elle est constrictive, serrant la poitrine comme dans un étau, habituellement si profonde que le malade, incapable de faire le moindre mouvement, gît dans une immobilité quasi totale. Le patient décrit souvent la douleur en montrant son poing fermé.

Le deuxième symptôme important est la dyspnée (essoufflement), accompagnée souvent de pâleur, de sueurs froides, d'un sentiment angoissant de mort imminente, d'une accélération du pouls, de palpitations, et occasionnellement de nausée et de vomissements. La douleur se distingue de l'angine de poitrine par sa résistance à la nitroglycérine.

Traitement : Les soins médicaux doivent intervenir sans délai, soit à domicile, par le médecin traitant, soit dans une unité de soins intensifs existant à présent dans la plupart des hôpitaux. La rapidité du traitement est essentielle, tout retard pouvant entraîner la mort. Même si tous les symptômes s'atténuent, une assistance médicale immédiate reste vitale. Trop souvent, en effet, la crise se répète au bout d'une heure.

La durée du repos au lit est à déterminer par le médecin en fonction du degré de gravité de la crise. L'hospitalisation est préconisée, car elle permet la mise en œuvre de mesures d'urgence telles que l'oxygénothérapie, l'utilisation de médicaments puissants, de défibrillateurs, et assure la disponibilité immédiate d'un personnel médical qualifié.

Quant au traitement de fond, il dépend ensuite en grande partie du patient lui-même. S'il veut que son état s'améliore sérieusement, il doit réorganiser son mode de vie, non pas pour quelques semaines, mais à long terme. Avec l'assistance du médecin traitant, il doit se bâtir un programme d'exercices d'abord très modérés, puis progressivement plus soutenus, se conformer à un régime alimentaire strict et observer les règles préventives de l'artériosclérose (voir p. 325). Il ne doit pas, bien sûr, tenter de courir le marathon, mais il peut fort bien être capable, après un certain temps, de faire un jogging quotidien d'un ou deux kilomètres. Il est rare que les rapports sexuels soient proscrits après le rétablissement.

Des examens cliniques sont pratiqués afin de connaître l'étendue des lésions cardiaques. Dans certains cas, un pontage coronarien peut être préconisé (remplacement de la partie obstruée de l'artère coronaire par une veine de la jambe ou un tube en plastique).

Prévention : Il est recommandé d'avoir toujours en évidence, chez soi, les numéros d'appel nécessaires en cas d'urgence : médecin traitant, hôpital le plus proche (en particulier, l'unité de soins des maladies coronariennes), ambulance.

L'opinion selon laquelle la thrombose coronaire est le résultat inévitable du mode de vie des pays développés n'est pas sans fondement. Cependant, elle ne doit pas conduire à une acceptation passive des défauts majeurs de notre société. Il faut au contraire s'efforcer d'aller à contre-courant en évitant la sédentarité, en se maintenant en bonne condition physique, en limitant les graisses saturées dans l'alimentation, en supprimant le tabac, en évitant de rester de longues heures, le soir, devant la télévision. Nous connaissons tous les règles d'hygiène et de bonne santé. Les mettre en pratique assure la longévité. (Voir *Troisième partie, Signes précurseurs, Affection cardiaque* **125**.)

N.B. : Certaines recherches ont été menées afin de déterminer l'influence de la vitamine E, de la choline et de l'inositol (sous-groupe B) dans les affections cardiaques. La choline joue un rôle essentiel dans le métabolisme des graisses, mais l'importance des deux autres vitamines dans l'alimentation humaine n'a pas été prouvée – du moins, pas encore. Personne n'est en mesure de dire si elles ont ou non une quelconque influence. On peut en revanche affirmer qu'elles ne présentent aucune nocivité.

Pronostic : L'espérance de vie moyenne,

avec un traitement médical, est de sept ans environ. Si le patient coopère lui-même au traitement, la survie peut atteindre plusieurs dizaines d'années.

Le patient doit adopter une attitude positive, résolument orientée vers la guérison complète. Il doit prendre en mains lui-même sa convalescence, par un effort de volonté et d'information. Il doit connaître ses limites et savoir dans quelle mesure il peut contribuer à son propre rétablissement, sans se laisser influencer par les différents cas d'atteinte cardiaque dont il peut entendre parler dans son entourage. En effet, leur pronostic est des plus variables. Certains patients succombent, alors que d'autres continuent à vivre pendant des années.

Le patient passe par différentes phases durant son séjour à l'hôpital, puis pendant la convalescence : une période d'anxiété, suivie généralement d'une dépression dont il sort avec une appréciation nouvelle de la vie, marquée par le désir d'en goûter pleinement toutes les richesses. La modération devient cependant la règle : plus question de courir après son autobus ou de s'épuiser à augmenter ses revenus...

Insuffisance cardiaque 126

L'insuffisance cardiaque s'observe lorsque le cœur ne parvient plus à assurer le débit sanguin nécessaire aux poumons et aux autres besoins de l'organisme. Les causes en sont habituellement l'artériosclérose et l'athérosclérose, l'hypertension artérielle ou le rhumatisme articulaire aigu. Toute lésion du cœur, qu'elle soit musculaire ou valvulaire, peut évoluer vers l'insuffisance cardiaque, en particulier s'il existe une surcharge supplémentaire (obésité, anémie, maladie infectieuse).

Les deux ventricules (cavités situées à la partie inférieure du cœur) projettent le sang dans l'artère pulmonaire (ventricule droit) et dans l'aorte, tronc d'origine de toutes les artères du corps (ventricule gauche).

L'insuffisance cardiaque droite traduit une défaillance du ventricule droit entraînant un reflux sanguin dans les veines, la formation d'œdèmes et l'hypertrophie du foie. L'insuffisance cardiaque gauche est une défaillance du ventricule gauche, due habituellement à l'hypertension ou à la fièvre rhumatismale (rétrécissement des valves entraînant un épanchement liquide dans les poumons et, par voie de conséquence, des difficultés respiratoires).

Danger : L'insuffisance cardiaque ne doit pas être considérée comme une maladie désespérée. Si l'agent causal peut être supprimé, et si les règles d'hygiène et de bonne santé sont respectées (voir p. 325), il peut y avoir une rémission. A condition de suivre un traitement approprié, il est possible de vivre pendant plusieurs années sans inconvénients majeurs.

Symptômes : A un stade précoce, le symptôme le plus courant est une perte progressive d'énergie, s'étendant sur des mois, voire même des années.

Le symptôme révélateur de l'insuffisance cardiaque gauche est une dyspnée d'effort, dont l'apparition peut être progressive ou brutale. Elle s'accompagne souvent d'une respiration sifflante et d'une toux improductive. A mesure que la maladie progresse, la dyspnée s'aggrave, survenant même au repos et réveillant parfois le malade par des crises d'étouffement. La dyspnée diminue toujours lorsque le malade s'assied et s'aggrave lorsqu'il est couché. L'insuffisance cardiaque gauche est trois à quatre fois plus fréquente que l'insuffisance cardiaque droite. Elle peut s'accompagner également de palpitations, de sueurs profuses et d'évanouissement. Une crise de dyspnée sévère dure parfois jusqu'à trente minutes.

Le symptôme majeur de l'insuffisance cardiaque droite est l'œdème des chevilles et/ou des jambes, qui peut s'atténuer, puis réapparaître à nouveau. La cyanose est habituelle. On observe souvent une sensibilité dans la région abdominale due à l'hypertrophie du foie, une perte d'appétit et des troubles digestifs. Les veines jugulaires sont turgescentes. La sécrétion d'urines est réduite.

Les formes avancées d'insuffisance cardiaque gauche ou droite s'accompagnent d'une perte de l'acuité mentale, de troubles du jugement et de la mémoire. La respiration est laborieuse, avec des périodes alternées de rythme respiratoire rapide et lent.

Traitement : Il doit s'attaquer d'abord aux maladies causales telles que l'artériosclérose, l'athérosclérose ou l'hypertension artérielle, et s'efforcer d'atténuer, dans la mesure du possible, les lésions dues au rhumatisme articulaire aigu. L'activité physique doit être maintenue, sauf en cas de dyspnée persistante. Le repos est fondamental, toute forme de détente (vacances, journée de congé supplémentaire, sieste dans l'après-midi) étant fortement recommandée.

L'état d'esprit du patient a une importance vitale. L'anxiété ne fait qu'aggraver le mal mais, en l'occurrence, conseiller la détente est aussi peu efficace que demander à un malade qui suffoque de cesser de suffoquer. Le maintien d'une certaine activité utile et constructive peut cependant contribuer puissamment à diminuer l'anxiété et la dépression.

Le traitement médicamenteux comprend la digitale et des diurétiques qui augmentent la sécrétion d'urines. Il est souvent préconisé d'éviter le sel et les aliments contenant du sodium (même le lait en contient). (Voir *Table 1*.) La suppression totale du sodium peut cependant avoir des effets néfastes. Le régime hyposodé doit être effectué sous surveillance médicale.

Dans certains cas, d'autres procédures peuvent être utilisées avec efficacité : par exemple, évacuation par aspiration des épanchements dans le thorax et l'abdomen ou intervention chirurgicale pour corriger les défauts valvulaires. Dans les cas de dyspnée sévère, l'oxygénothérapie est particulièrement indiquée.

Prévention : (Voir *Troisième partie, Signes précurseurs, Affection cardiaque* **126**.)

Pronostic : Variable. Il dépend beaucoup de la condition du cœur, de l'âge du patient et de son comportement. Les cas de guérison presque totale ne sont pas rares.

Rhumatisme articulaire aigu 127
(fièvre rhumatismale)

Le rhumatisme articulaire aigu est de loin la plus dangereuse et la plus fréquente des maladies graves du jeune âge. Il peut être insidieux, parfois difficile à reconnaître, se manifestant par des symptômes si bénins que la maladie reste ignorée ; après la première poussée, il demeure souvent à l'état asymptomatique tout en causant des lésions cardiaques graves.

La période d'infection active peut s'étendre sur des mois, provoquant une atteinte inflammatoire du cœur parfois très grave. Une forme plus légère d'infection est également susceptible de causer des ravages considérables. Le repos absolu au lit est donc impératif dans tous les cas.

La pénicilline, en permettant de réduire l'infection streptococcique, a diminué les risques de cinq fois. La maladie frappe le plus souvent entre l'âge de sept et quinze ans.

Causes : La maladie est déclenchée habituellement par une infection streptococcique (angine ou pharyngite). A ce stade, elle est infectieuse, au même titre que toute autre affection des voies respiratoires, mais lorsqu'elle évolue vers la fièvre rhumatismale, elle perd son caractère contagieux. La prédisposition au rhumatisme articulaire aigu reste mal connue. On ne sait pas pourquoi certains enfants en sont frappés, alors que d'autres se rétablissent complètement après une angine. La maladie survient plus souvent dans les couches pauvres de la population et chez les enfants dont les parents en ont été atteints. Un enfant issu d'un milieu aisé et n'ayant aucun antécédent familial peut également contracter la maladie, mais la probabilité est plus faible.

Danger : Le risque le plus grave est une atteinte cardiaque irréversible, pouvant comporter des lésions valvulaires et musculaires. La maladie laisse parfois des déformations invalidantes ; trop souvent, elle évolue vers une issue fatale. Des parents vigilants sauront prévenir la plupart mais non la totalité des récidives.

Symptômes : L'apparition peut être brutale ou insidieuse. La fièvre rhumatismale commence à se développer lorsque l'enfant relève d'une infection streptococcique des voies respiratoires (angine). Une nouvelle montée de fièvre apparaît, accompagnée d'arthrite migratrice. L'inflammation atteint en premier lieu les grosses articulations, puis les petites. Les chevilles, les genoux et les poignets deviennent rouges, tuméfiés, chauds, sensibles ou douloureux. La maladie s'accompagne également de façon caractéristique d'anémie, de tachycardie, de sueurs abondantes, d'un malaise général, de perte d'appétit, de pâleur ; le poids reste stationnaire.

Les manifestations cutanées sont courantes. Elles comprennent des nodules siégeant à la périphérie des os et l'éruption sur la peau de taches arrondies pourpres ou rouges.

Il peut y avoir parfois des saignements de nez.

Les douleurs abdominales sont fréquentes, mais en l'absence de symptômes plus spécifiques, elles ne constituent pas, en général, un signe de fièvre rhumatismale.

Le symptôme le plus grave est la cardite, ou inflammation du cœur, et la *Fibrillation auriculaire* **132**. Les formes sévères s'accompagnent également de toux, de douleur thoracique et d'essoufflement.

Une fièvre rhumatismale de faible intensité évoluant de façon insidieuse est une forme particulièrement dangereuse, car elle risque de passer inaperçue. La plupart des symptômes évidents sont en effet absents, sauf un pouls anormalement rapide. L'enfant se fatigue vite, sa croissance et sa prise de poids sont sensiblement ralenties.

Traitement : Le repos absolu au lit et le traitement antibiotique sont impératifs. Les médicaments comme la cortisone ou l'aspirine ne font qu'atténuer la douleur, et leur abus peut entraîner des nausées, des vomissements et des bourdonnements d'oreille. Après la disparition totale des symptômes et le retour du pouls à la normale, l'enfant doit continuer à garder le lit pendant encore deux semaines (sans prendre de l'aspirine, celle-ci pouvant masquer les manifestations de la maladie).

L'amélioration se manifeste habituellement par une prise de poids et un regain d'appétit. L'alimentation a une grande importance, le régime devant être bien équilibré. Si l'enfant a un appétit médiocre, son alimentation devra comporter des compléments vitaminiques et de l'huile de foie de morue. Le traitement requiert généralement du pragmatisme et de la prudence. La fièvre rhumatismale diffère sensiblement des autres maladies. Elle suit son cours, puis disparaît, ou semble disparaître, mais peut être suivie d'une ou de plusieurs rechutes. Les récidives sont caractéristiques, survenant en général dans les trois années qui suivent la première crise. Leur traitement prophylactique est fondamental, toute nouvelle poussée de rhumatisme articulaire aigu pouvant aggraver l'atteinte cardiaque.

Dans nombre de cas, l'opération chirurgicale à cœur ouvert pour réparer les valvules entraîne un rétablissement spectaculaire allant parfois jusqu'à la guérison totale.

Tous les efforts doivent être faits pour éviter l'invalidité. Dès que l'enfant a surmonté la phase active de la maladie, on doit l'aider à reprendre une vie normale. Le médecin pourra déterminer s'il est capable de pratiquer les exercices physiques et les jeux de son âge. Certains praticiens laissent l'enfant décider lui-même de l'effort qu'il se sent en mesure de tolérer sans nuire à sa santé. Les enfants hyperactifs doivent être maintenus au calme, et les inactifs stimulés.

Durant la longue période de convalescence, l'enfant doit rester occupé de façon utile, toute fatigue excessive devant cependant être évitée. Les parents devront porter une attention particulière à son humeur, éviter de manifester une trop grande anxiété ou au contraire une gaieté forcée. Un enfant très imaginatif devra être incité à parler librement de la manière dont il ressent sa maladie. La perception qu'il en a réserve souvent des surprises étonnantes.

L'enfant a besoin avant tout d'un environnement heureux qui puisse le rassurer et favoriser ainsi son rétablissement. On n'imagine pas l'incroyable capacité de l'esprit humain à réaliser sa propre thérapie.

Hygiène de vie chez un enfant ayant eu une poussée de rhumatisme articulaire aiguë :

- Neuf à dix heures quotidiennes de sommeil.
- Activités à l'air libre chaque fois que possible.
- Aération et ensoleillement suffisants.
- Courte sieste dans l'après-midi.
- Maintien d'une bonne condition générale, avec une attention particulière à l'état des dents, aux cas d'infections mineures et aux rhumes.
- Régime alimentaire comprenant beaucoup de légumes, de fruits, de céréales, de poisson. Le café, le thé et les préparations alimentaires industrielles sont contre-indiqués. Le manque d'exercice entraîne parfois une prise de poids excessive, souvent plus néfaste qu'une prise de poids insuffisante.
- L'aspirine, ainsi que tout salicylate, est à administrer avec précaution ; son abus peut entraîner des effets secondaires freinant le rétablissement.
- Faire le maximum pour que l'enfant ait confiance en ses propres capacités à combattre la maladie.

Prévention : Le meilleur moyen de prévenir le rhumatisme articulaire aigu est le traitement immédiat de tout cas d'angine accompagnée de fièvre, de pus dans la gorge et d'une tuméfaction des ganglions du cou. S'il s'agit d'une infection streptococcique, le médecin prescrira sans doute des antibiotiques. Toute infection des voies respiratoires supérieures, chez un enfant, devrait être traitée avec le plus grand soin.

Un traitement adéquat peut prévenir la survenue du rhumatisme articulaire aigu ou, le cas échéant, en atténuer les effets.

Prévention des récidives : Le pronostic est très favorable si la maladie peut être limitée à la première crise, celle-ci ne comportant habituellement pas d'atteinte cardiaque.

1. L'enfant devra faire l'objet d'un contrôle médical suivi depuis les premières manifestations de la maladie.
2. Si après une période de rémission, l'enfant semble se fatiguer facilement, manifeste une pâleur inhabituelle ou une prise de poids insuffisante, on peut craindre une récidive comportant le risque d'une atteinte cardiaque.
3. Après une première poussée de rhumatisme articulaire aigu, l'enfant doit être protégé au maximum des rhumes et de toute forme d'infection des voies respiratoires. Tout en évitant une anxiété exagérée, les parents doivent faire preuve de fermeté pour le tenir à l'écart des endroits surpeuplés où abon-

dent les germes s'attaquant aux voies respiratoires.

4. Une douleur articulaire ou une légère montée de fièvre sont des signes annonciateurs d'une nouvelle crise.

5. Le traitement antibiotique doit être en général poursuivi sans interruption pendant huit ou dix ans après la crise.

Pronostic : Il est fonction du nombre de récidives et de l'étendue des lésions valvulaires. Le traitement antibiotique prolongé a permis de l'améliorer de façon sensible, tout en diminuant considérablement le nombre des rechutes. La pénicilline a réduit de dix fois l'occurrence de l'atteinte cardiaque. Le rhumatisme articulaire aigu n'en reste pas moins une maladie grave, largement répandue, à l'origine de la majeure partie des affections cardiaques de l'enfance et d'une part non négligeable de celles de l'adulte.

Lorsque la maladie se manifeste de façon chronique, plusieurs années après la première poussée de fièvre rhumatismale, elle entraîne habituellement des déformations valvulaires atteignant une ou plusieurs valvules du cœur. Cette évolution conduit finalement vers l'insuffisance cardiaque, des évanouissements répétés et une mort subite. Le traitement le plus efficace est une intervention chirurgicale à cœur ouvert permettant de réparer les valvules atteintes ou de mettre en place une prothèse valvulaire. Le cathétérisme cardiaque permet d'évaluer l'étendue des lésions cardiaques et valvulaires. Il consiste à introduire une sonde dans une veine jusqu'à la cavité du cœur, permettant ainsi de mesurer les pressions du flux sanguin.

Malgré l'altération profonde de l'état de la plupart des patients, la chirurgie du cœur obtient de bons résultats, apportant une amélioration sensible et assurant une durée de vie supplémentaire.

Les perspectives de guérison s'améliorent. Les progrès du traitement et une meilleure connaissance de l'origine de la maladie apportent un réel espoir de la voir un jour disparaître.

Cardiopathies congénitales 128

Les cardiopathies congénitales se forment dès avant la naissance. Certaines d'entre elles sont graves au point d'entraîner une issue fatale. Cependant, l'ensemble de ces maladies n'a pas une incidence sensible sur le pourcentage global des affections du cœur.

Symptômes : Certaines malformations congénitales se manifestent par une cyanose (maladies bleues), une croissance ralentie, une fatigabilité et, souvent, de la dyspnée (essoufflement).

Les cardiopathies congénitales échappent fréquemment au diagnostic car les symptômes ne se manifestent pas avant l'adolescence, et parfois même l'âge adulte.

Traitement : Le traitement de base est l'intervention chirurgicale. Les progrès immenses accomplis par la chirurgie du cœur permettent de réparer certaines erreurs de la nature.

Prévention : Elle est primordiale. Les effets désastreux de la thalidomide prise par les femmes enceintes sont largement connus. Pendant sa grossesse, une femme doit éviter tout médicament qui n'est pas absolument nécessaire, y compris l'aspirine, les tranquillisants, les antihistaminiques, et même les antibiotiques. Il est fortement recommandé de lire attentivement la composition des produits alimentaires sous emballage, qui contiennent une quantité impressionnante d'additifs chimiques. À moins d'une nécessité absolue, une femme enceinte doit s'efforcer d'éviter les produits chimiques, les drogues et les médicaments.

La femme enceinte doit prendre particulièrement garde à ne pas contracter la *Rubéole* **244**, qui peut entraîner des lésions cardiaques chez le fœtus.

Pendant les trois premiers mois de la grossesse, il est déconseillé de séjourner à de hautes altitudes – où le manque d'oxygène peut entraîner l'*Hypoxie* **122** – et même de faire de longs voyages en avion.
Pronostic : On sait de mieux en mieux protéger la femme enceinte contre les dangers des substances chimiques et les maladies pouvant atteindre le fœtus. La mise au point de nouvelles techniques chirurgicales permet de réparer certaines lésions cardiaques congénitales.

Troubles du rythme cardiaque 129
(arythmie cardiaque)

Les arythmies cardiaques varient dans leur intensité depuis des troubles bénins jusqu'à des complications mortelles. Elles restent souvent ignorées tant que les battements du cœur ne deviennent pas trop violents ou rapides, incitant alors le patient à consulter un médecin. Les palpitations, qui constituent un symptôme plutôt qu'une maladie, ne figurent pas dans ce chapitre.

Ralentissement du rythme cardiaque 130
(bradycardie)

Une fréquence cardiaque inférieure à cinquante pulsations par minute est généralement un signe de bonne santé ; elle est caractéristique chez les sportifs et les sujets bien entraînés. Une activité physique intense, quotidienne et régulière, si elle accélère le rythme cardiaque pendant la durée de l'effort, contribue à le ralentir au repos.

La bradycardie s'observe cependant aussi dans quelques affections cardiaques et, parfois, dans le diabète, la jaunisse et certaines maladies infectieuses. Un rythme cardiaque très lent peut provoquer un évanouissement. L'opium et les anesthésiques (en particulier l'éther et le chloroforme) figurent parmi les autres causes possibles de la bradycardie ; celle-ci se manifeste également durant les périodes de convalescence.

Accélération du rythme cardiaque (tachycardie sinusale, tachycardie paroxystique) 130a

L'accélération du rythme cardiaque (fréquence supérieure à cent pulsations par minute) est souvent un phénomène bénin provoqué par l'effort ou une émotion vive, et qui s'observe aussi durant les règles, la grossesse et la ménopause. La tachycardie peut être également causée par une maladie : hyperthyroïdie, insuffisance surrénale chronique, insuffisance cardiaque, occlusion coronaire, hypoglycémie, maladies infectieuses, anémies. L'adrénaline, les amphétamines et la belladone entraînent une accélération du rythme cardiaque, de même que l'abus de café et d'alcool.

Il existe une forme particulière de tachycardie, dite paroxystique, qui peut apparaître brutalement, souvent sans cause connue. La fréquence cardiaque est alors de l'ordre de 180 pulsations par minute, mais peut atteindre 250 pulsations ; l'accès dure parfois des heures, voire même plusieurs jours. Il s'achève en général aussi brusquement qu'il a commencé, mais peut réapparaître par la suite. Habituellement, il n'est accompagné d'aucune autre anomalie.

Symptômes : Une tachycardie intense provoque dans certains cas des nausées, un affaiblissement, une pâleur, une perte de connaissance, parfois même un choc.
Traitement : Il existe plusieurs moyens de stopper un accès de tachycardie paroxystique :

1. Se forcer à expirer, glotte fermée.
2. Rester étendu, jambes surélevées.
3. Faire des mouvements de flexion

du tronc en avant, la tête aussi loin que possible vers les genoux.

4. Comprimer les deux globes oculaires.

5. Se forcer à vomir en prenant du bicarbonate de soude chaud.

6. Comprimer l'artère carotide au niveau du cou. Malade étendu, faire un massage léger autour du pouls. La compression et le massage doivent être très progressifs pour éviter un arrêt du cœur chez les personnes âgées.

Si ces manœuvres restent inopérantes, il existe plusieurs médicaments efficaces.

Extrasystole 131
(battement supplémentaire, battement prématuré)

En l'absence de tout trouble cardiaque avéré ou d'hyperthyroïdie, l'extrasystole, ou contraction cardiaque supplémentaire, est un symptôme sans gravité. Elle peut être provoquée par la fatigue, la tension nerveuse, un rhume de cerveau. Le café, le chocolat, le tabac et tout médicament inhabituel peuvent également déclencher une extrasystole. Lorsqu'elle se manifeste en dehors de toute cardiopathie, elle n'entraîne aucune atteinte cardiaque.

Symptômes : L'extrasystole provoque une sensation de palpitation ou de choc dans la poitrine, alarmante au début, et une impression de battement prématuré ou supplémentaire. Ses manifestations sont indolores.

Traitement : En l'absence de trouble majeur avéré, le traitement consiste à administrer un sédatif léger et à rassurer le patient. Si le symptôme persiste, le médecin dispose d'une large gamme de médicaments efficaces. En cas de maladie cardiaque, il est important de traiter et d'éliminer l'extrasystole. Si le cœur est sain, l'exercice physique la fait souvent disparaître.

Pronostic : Toujours favorable pour l'extrasystole survenant sans cause connue.

Fibrillation auriculaire 132

La fibrillation auriculaire est caractérisée par un rythme cardiaque rapide, continu mais irrégulier, accompagné de palpitations. Elle peut survenir dans toute forme de cardiopathie, ainsi que dans l'hyperthyroïdie. Elle se manifeste aussi parfois, mais rarement, chez des sujets au cœur en apparence sain. Un examen plus approfondi devra déterminer si la fibrillation est inoffensive.

Danger : Une fibrillation auriculaire prolongée peut favoriser une insuffisance cardiaque et accroître la probabilité d'une embolie.

Symptômes : Rythme cardiaque soutenu mais irrégulier, accompagné de palpitations et d'une sensation étrange dans la poitrine qui se traduit par une impression de contractions plutôt que de battements. Le pouls est irrégulier, imperceptible ou au contraire marqué. La fibrillation auriculaire s'accompagne également de pâleur et de faiblesse.

Traitement : Dans les formes sévères, le repos au lit est impératif. Le traitement dispose de médicaments variés. Dans certains cas, on pratique la cardioversion électrique (stimulation électrique du cœur). En présence d'une atteinte valvulaire, le médecin pourra préconiser l'administration d'anticoagulants.

Pronostic : Il dépend en grande partie de l'affection cardiaque sous-jacente ; avec un traitement adéquat, il est habituellement favorable.

Fibrillation ventriculaire 132a

Dans la fibrillation ventriculaire, les pulsations cardiaques sont rapides, désordonnées et inefficaces. Bien que le cœur soit encore en action, il n'arrive plus à assurer ses fonctions, c'est-à-dire à chasser le sang dans les artères. La fibrillation ventriculaire peut être causée par une atteinte coronaire (infarctus du myocarde), une intoxication par des médicaments, une anesthésie, un choc électrique violent. Elle s'observe dans certaines formes avancées de cardiopathie.

Danger : La fibrillation ventriculaire est une *urgence médicale.* La tension artérielle tombe à zéro, entraînant la mort subite.
Symptômes : Collapsus total, absence de pouls, pâleur.
Traitement : La fibrillation ventriculaire requiert toujours une thérapeutique d'urgence. La plupart des hôpitaux sont équipés de défibrillateurs qui permettent de soumettre le cœur à des excitations électriques au moyen d'électrodes s'appliquant directement sur la paroi thoracique. (Voir *Table 22* pour le traitement à appliquer d'urgence en attendant l'arrivée des secours.)
Prévention : Sauf pour l'infarctus du myocarde, la prévention passe par une vigilance extrême de la part du médecin lors de l'administration d'une anesthésie générale et de la prescription des tonicardiaques.

État de choc 133

L'état de choc est un ensemble de perturbations physiologiques parmi les plus mystérieuses et dangereuses qui soient (à ne pas confondre avec l'électrochoc). Le choc est une défaillance circulatoire aiguë, le reflux sanguin vers le cœur ne parvenant plus à assurer une irrigation normale de l'organisme. Les gros vaisseaux se dilatent, provoquant un « étalement » du sang et une diminution du flux.

Les causes de l'état de choc peuvent être les suivantes : traumatisme (plaies, fractures sévères, hémorragie massive, brûlures étendues), déshydratation (due à des vomissements, une diarrhée intense, une transpiration profuse), réaction allergique à une piqûre d'insecte, infection généralisée, intoxication (il existe près de 200 substances et médicaments susceptibles de provoquer l'état de choc), réaction à une intervention chirurgicale (*choc opératoire,* généralement prévenu par le chirurgien).

Danger : L'état de choc est toujours une *urgence médicale.* La mort peut survenir, même si la cause initiale n'est pas en soi fatale. Le traitement doit intervenir immédiatement.
Symptômes : Grande pâleur, bouche desséchée, peau froide et moite, lèvres, ongles, lobes d'oreilles et bout des doigts cyanosés. Le patient peut ressentir des frissons et une grande faiblesse ; le pouls est accéléré et faible ; la respiration est rapide, profonde, difficile ; les yeux sont fixes ou excavés, les pupilles parfois dilatées. Le patient manifeste d'abord de l'anxiété, puis devient apathique, indifférent à tout ce qui l'entoure. Non traité, l'état de choc évolue vers le coma, puis la mort. La tension artérielle s'effondre, devenant finalement impossible à mesurer.

Le choc se manifeste parfois de façon trompeusement bénigne : les symptômes semblent légers et sans gravité, puis l'état du patient se détériore brutalement et évolue rapidement vers la mort.
Traitement : L'hospitalisation s'impose. En attendant l'arrivée de l'ambulance, il est important de maintenir le patient au calme et de le rassurer. Il doit être étendu à plat, les jambes légèrement surélevées au moyen d'un oreiller placé sous les cuisses et les mollets, recouvert d'une couverture chaude (ne pas utiliser de couverture électrique). Ne pas tenter de l'alimenter ; s'il manifeste une soif extrême, lui donner à boire avec précaution, car il risque de vomir et d'inspirer le liquide. S'il y a hémorragie, il est impératif de la stopper. En cas d'arrêt respiratoire, la respiration artificielle (*Table 22*) doit être entreprise immédiatement.

Le traitement hospitalier comprend l'administration de narcotiques pour diminuer la douleur et, en cas d'hémorragie importante, des transfusions sanguines (s'il n'y a pas de sang compatible immédiatement disponible, on pratique une perfusion de substances artificielles visant à rétablir le volume sanguin et à maintenir le niveau plasmatique). Diverses drogues (similaires à l'adrénaline) seront prescrites pour faire remonter la tension artérielle. L'administration d'oxygène est souvent efficace.
Pronostic : Dans la plupart des états de choc correctement traités, les chances de survie sont grandes. Non traité, l'état de choc a un mauvais pronostic.

Bloc auriculo-ventriculaire 134
(pouls lent permanent)

Le bloc auriculo-ventriculaire est un trouble de l'impulsion régissant les pulsations cardiaques (comparable à un blocage de la conduction électrique). La fréquence ventriculaire (les ventricules sont les cavités principales du cœur) est ralentie, devenant inférieure à cinquante pulsations par minute. Le bloc auriculo-ventriculaire peut survenir dans toute forme d'affection cardiaque chronique. Il peut aussi être causé par un surdosage de digitaline, de quinidine ou d'autres médicaments utilisés dans le traitement des cardiopathies.

Danger : Risque d'insuffisance cardiaque et d'arrêt du cœur, perte de connaissance. Pour le traitement d'urgence, voir *Table 22*.
Symptômes : Absence d'un battement survenant après un certain nombre de pulsations régulières. Les palpitations sont habituelles, mais les symptômes significatifs sont l'étourdissement et la perte de connaissance. L'évanouissement est favorisé par tout changement soudain de position (se lever ou se pencher brusquement).
Traitement : Le patient doit éviter tout mouvement ou changement de position brusques.

Le seul traitement efficace est l'implantation d'un stimulateur interne (ou pacemaker) fonctionnant sur batterie, qui produit des impulsions électriques stimulant la fréquence des pulsations ventriculaires. Des milliers de personnes, qui autrement seraient des invalides, peuvent, grâce au pacemaker, mener une vie active normale. La durée de fonctionnement d'un stimulateur cardiaque est de un ou deux ans, après quoi on procède à une nouvelle implantation.
Pronostic : Un stimulateur permanent permet au patient de mener une vie normale.

Endocardite 135

Inflammation d'origine bactérienne, habituellement streptococcique ou staphylococcique, de la membrane interne qui revêt les cavités du cœur. Localisée le plus souvent aux valvules, l'endocardite peut être déclenchée par une infection faisant suite à une extraction dentaire et à toute opération de la bouche ou de l'appareil urinaire. La cause essentielle en est la septicémie (empoisonnement du sang). Dans les conditions normales, l'infection de la membrane interne du cœur est un phénomène peu courant. Les patients atteints de rhumatisme articulaire aigu ou d'une cardiopathie congénitale y sont davantage exposés.

L'endocardite lente (subaiguë) survient chez des malades ayant une cardiopathie valvulaire (habituellement d'origine rhumatismale). L'endocardite aiguë se développe généralement sur un cœur sain. Toute fièvre anormale peut la faire suspecter.

Danger : Si la maladie persiste, elle peut évoluer vers une insuffisance cardiaque, une anémie intense, une embolie cérébrale ou pulmonaire, une insuffisance rénale. Toutes ces complications peuvent être fatales.

Symptômes : La forme lente est difficile à identifier ; elle survient insidieusement, sans présenter de symptômes précoces d'un trouble cardiaque. Elle frappe davantage les sujets âgés de vingt à quarante ans. Le symptôme dominant est la fièvre, dont la présence doit toujours éveiller l'attention ; à un stade plus tardif, elle s'accompagne de douleur thoracique et d'un rythme cardiaque irrégulier. La fièvre est intermittente, pouvant atteindre des pointes journalières de 39,5 °C. Les frissons, les douleurs articulaires et une anémie croissante exacerbent la fatigue et la perte d'appétit. Une éruption de purpura (petites taches rouges ou pourpres) apparaît sur tout le corps, accompagnée de traînées rougeâtres sur la pulpe des doigts et des orteils et de placards érythémateux (rouges) sur la paume des mains et la plante des pieds. L'hippocratisme digital (doigts « en massue ») est habituel. La rate est hypertrophiée et douloureuse ; les saignements de nez et l'hématurie (sang dans l'urine) sont fréquents. Une certaine forme de septicémie est toujours présente.

Traitement : *Le repos absolu au lit est impératif* durant la phase aiguë. Le malade doit continuer à s'alimenter. La transfusion est indiquée en cas d'anémie sévère. Le traitement antibiotique est salvateur ; il doit être déterminé en fonction du germe responsable et se prolonger pendant un mois ou davantage. Non traitée par les antibiotiques, la maladie évolue vers une issue fatale.

Prévention : Chez les sujets porteurs de cardiopathies valvulaires ou atteints de rhumatisme articulaire aigu, toute intervention chirurgicale doit être réalisée avec le maximum de précautions, après un traitement antibiotique prophylactique.

Les récidives étant toujours possibles, le malade doit être suivi médicalement pendant plusieurs mois après la guérison.

Pronostic : Avant l'introduction de la pénicilline, la maladie connaissait un taux de mortalité de 99 p. cent. Dans les cas non traités, le pronostic est toujours mauvais.

Péricardite 136

La péricardite est une inflammation du péricarde (membrane formée de deux feuillets enveloppant le cœur et lui permettant de fonctionner sans frottements) ; elle peut résulter d'une infection directe, virale ou bactérienne, ou être secondaire à un infarctus du myocarde, au rhumatisme articulaire aigu, à la tuberculose ou à l'urémie. Dans un grand nombre de cas, la cause est inconnue.

Danger : Certaines formes de péricardites peuvent entraîner une compression du cœur et une insuffisance cardiaque grave.

Symptômes : La poitrine est sensible au toucher ; la douleur, qui peut être intense, aiguë et pénétrante, est aggravée par la respiration ; elle s'accroît en position couchée et diminue en position assise ou lorsque le patient se penche en avant. La fièvre est modérée.

Lorsqu'un épanchement abondant s'accumule dans le péricarde, il entraîne une turgescence des veines jugulaires, une tension artérielle basse et un pouls accéléré, faible et irrégulier. Dans quelques cas, il peut y avoir une évolution vers la péricardite constrictive chronique. Les formes avancées s'accompagnent de dyspnée.

Traitement : *Le repos absolu au lit est impératif.* Durant la phase aiguë, si la maladie est d'origine bactérienne, l'antibiothérapie s'impose, associée à des analgésiques pour soulager la douleur. Dans les autres formes, on utilise un traitement par les salicycates et les corticoïdes.

Si l'épanchement s'accumule dans le péricarde, on peut procéder à une

ponction par aspiration à l'aide d'une aiguille. En cas de péricardite constrictive chronique, la résection chirurgicale d'une partie du péricarde conduit parfois à une guérison complète.
Prévention : Une surveillance particulière est nécessaire après le rétablissement, la péricardite ayant malheureusement tendance à réapparaître.
Pronostic : Avec un traitement adéquat, la péricardite de forme bénigne disparaît généralement au bout de quelques jours. Dans la péricardite constrictive, ou secondaire à une autre maladie telle que la tuberculose, le rhumatisme articulaire aigu, l'histoplasmose, le pronostic est fonction de l'affection causale.

Thrombo-angéite oblitérante 137
(maladie de Buerger)

Dans la thrombo-angéite oblitérante, les artères et les veines sont obstruées par des caillots dus généralement à l'artériosclérose. Elle prédomine le plus souvent dans les vaisseaux des jambes. Le tabac semble jouer un rôle aggravant notable ; le diabète sucré est un autre facteur possible. La maladie s'observe davantage chez l'homme que chez la femme.

Danger : Gangrène du pied conduisant à l'amputation. L'infarctus du myocarde constitue également un danger potentiel.
Symptômes : Le symptôme habituel est une claudication intermittente (crampes dans la jambe survenant à l'effort et disparaissant immédiatement au repos). Celle-ci s'observe près de deux fois plus souvent chez les fumeurs que chez les non-fumeurs, une forte consommation de tabac augmentant d'autant le risque. La maladie peut aussi s'accompagner d'une impression d'engourdissement et de froid dans la jambe ou le pied et d'une sensibilité au froid dans les membres inférieurs. En position basse, le pied et/ou les orteils sont rouges ; en position haute, ils deviennent blancs. Une douleur apparaissant même lorsque la jambe ou le pied sont au repos est un signe d'évolution grave. Une douleur constante est un symptôme annonciateur de la gangrène.
Traitement : Aucun traitement ne sera efficace s'il n'est accompagné d'une suppression totale du tabac. Dans la forme légère, ou avant l'installation de la phase aiguë, l'exercice physique et la prescription de vaso-dilatateurs peuvent être bénéfiques. A un stade avancé, le traitement chirurgical est le plus efficace (désobstruction ou pontage).

Le patient doit s'efforcer d'éviter toute affection du pied. Les infections, même mineures (dues, par exemple, à l'humidité), peuvent avoir des conséquences graves, augmentant le danger de gangrène. En présence d'une mycose du pied, d'un ongle incarné, d'un cor ou d'un oignon, d'une coupure ou d'une ecchymose sur la jambe, ainsi qu'en cas de refroidissement (le froid a un effet vaso-constricteur), le patient doit garder le lit et appeler un médecin. Cette recommandation peut sembler un encouragement à l'hypocondrie, mais elle est hautement salutaire.

Le patient doit arrêter de marcher dès que la douleur apparaît et consulter immédiatement un médecin. En position couchée, les pieds doivent être surélevés par rapport au cœur.

Une maigre consolation vient cependant compléter ce tableau peu réjouissant : un verre de vin ou d'alcool, pris de temps en temps, peut être bénéfique.
Prévention : En cas de diabète sucré, un traitement adéquat de celui-ci contribuera à prévenir la maladie. Un diagnostic précoce et un traitement approprié en minimiseront bien sûr l'évolution. Le tabac semblant jouer un rôle majeur, la première chose à faire est d'arrêter de fumer.
Pronostic : Si le patient supprime le tabac et prend suffisamment d'exercice, le pronostic est assez favorable. Le

traitement chirurgical diminue souvent les symptômes.

Hypertension artérielle 138

La pression artérielle est la force exercée par le sang sur la paroi des artères ; elle indique la capacité du cœur à pulser le sang pour le faire circuler dans l'ensemble du corps et assure la propulsion du flux sanguin qui, sinon, ne pourrait s'écouler. La pression sanguine varie en chacun de nous non seulement de jour en jour, mais aussi d'heure en heure, en fonction des besoins incessants de l'esprit ou du corps. Elle augmente en cas d'activité physique ou de tension émotive, et diminue au repos et pendant le sommeil. Ces variations sont normales. En revanche, lorsque la pression sanguine reste constamment élevée, elle entraîne l'hypertension artérielle. Celle-ci affecte particulièrement les parois des artères, qui sont suffisamment élastiques pour pouvoir absorber les variations normales de la pression. En revanche, lorsque celle-ci se maintient à un niveau élevé pendant une période prolongée, elle peut occasionner des lésions artérielles.

La cause physique réelle de l'hypertension réside dans les artérioles, vaisseaux de faible calibre conduisant aux capillaires qui délivrent à chaque cellule de l'organisme l'oxygène et les éléments nutritionnels nécessaires, et évacuent les déchets dans les veines. Lorsque les artérioles (trop petites pour être observées à l'œil nu) se contractent, elles entraînent une augmentation du débit cardiaque nécessaire pour la propulsion du sang.

Les manifestations de l'hypertension artérielle s'observent deux fois plus souvent chez la femme que chez l'homme, mais les formes graves de la maladie ont une prédominance masculine. La maladie est sept fois plus fréquente chez les Noirs âgés de moins de cinquante ans que dans la population blanche de la même classe d'âge. Au-dessus de cinquante ans, le pourcentage tend à se niveler. Le traitement de l'hypertension fait diminuer les risques d'apoplexie.

Danger : L'hypertension artérielle n'est pas en soi une maladie mortelle, mais elle est le plus puissant facteur de mort précoce. C'est l'une des causes majeures des affections cardiaques ; elle affaiblit et détruit les artères ; elle est une cause directe de l'insuffisance rénale ; enfin, elle est à l'origine des affections cérébrales vasculaires conduisant à l'apoplexie.

L'hypertension, lorsqu'elle n'est pas contrôlée, est l'un des plus grands fléaux de la civilisation moderne. Ces dernières années, cependant, on observe une diminution du taux de mortalité, due à une meilleure information du public sur les dangers qu'elle présente et sur les traitements efficaces existants.

Causes : Près de 10 p. cent seulement des causes sont connues (maladies des reins, tumeurs des surrenales). Dans l'immense majorité des cas, l'origine de la maladie, dite alors *hypertension essentielle,* reste inconnue. Si l'on ne sait pas pourquoi certains sujets, plutôt que d'autres, contractent subitement la maladie, on connaît en revanche fort bien les facteurs qui l'aggravent :

Sodium (sel) : voir *Table 1* pour un régime hyposodé. Un grand nombre d'aliments courants contiennent du sodium (par exemple le lait).

Pilule contraceptive : les femmes qui la prennent doivent se faire examiner régulièrement. En cas d'augmentation de la tension artérielle, la pilule doit être abandonnée.

Grossesse : l'un des dangers pouvant survenir à un stade avancé de la grossesse est la *Toxémie gravidique* **246**, qui est toujours accompagnée d'hypertension artérielle. Une femme enceinte doit faire contrôler régulièrement sa tension.

Chocs émotifs intenses et répétés.

Médicaments : Benzédrine, cortisone, épinéphrine, Privine, qui sont tous des médicaments courants. Certains sont utiles dans le traitement d'autres maladies, mais sont contre-indiqués en cas d'hypertension artérielle.

Obésité.

Manque d'exercice physique.

Symptômes : Dans près de la moitié des cas, l'hypertension artérielle reste longtemps ignorée. Les phases précoces de la maladie sont en effet asymptomatiques, les lésions artérielles n'apparaissant que plus tardivement ; l'augmentation de la pression artérielle entraîne même parfois, chez le patient, l'impression d'être particulièrement en forme, plein d'énergie. Le médecin peut cependant diagnostiquer l'hypertension en mesurant la tension artérielle et en pratiquant un examen du fond d'œil.

L'hypertension est en général découverte suite à des examens médicaux effectués pour une tout autre raison. Le patient se voit alors prescrire des médicaments à action hypotensive qui ont pour effet secondaire d'entraîner une certaine faiblesse contrastant avec sa vigueur précédente.

Il arrive souvent que le patient abandonne le traitement, préférant revenir à une situation où il a l'impression de se sentir plus vigoureux. Malheureusement, cet état ne dure pas longtemps. Lorsque la maladie se manifeste à nouveau, l'examen médical révèle des lésions artérielles, souvent irréversibles.

Les stades moyens et avancés de la maladie s'accompagnent de certains symptômes révélateurs. Le plus caractéristique d'entre eux est un mal de tête pulsatile, localisé habituellement en haut ou à l'arrière du crâne, s'étendant parfois à la partie supérieure de la nuque et s'aggravant lorsque le patient se penche. Les maux de tête surviennent curieusement plutôt le matin, lorsque la pression est plus basse. Leur intensité n'est pas indicative du degré de la tension artérielle. Le pouls est généralement plus rapide que la normale.

Les étourdissements sont habituels ; les troubles oculaires (scotomes) sont fréquents mais ne constituent pas un symptôme sûr. La fatigue est un symptôme plus significatif, en particulier si elle semble s'accentuer. A mesure que la maladie progresse, des saignements de nez inhabituels peuvent apparaître. Un œil brusquement injecté de sang ou des menstruations trop abondantes sont autant de signes possibles. Aucun d'entre eux, cependant, n'est absolument caractéristique de l'hypertension. La dyspnée apparaît à un stade plus tardif, liée plutôt à un trouble cardiaque ou artériel sous-jacent. Seules des mesures réitérées de la pression sanguine, effectuées à l'aide d'un sphygmomanomètre (tensiomètre), ou l'examen des artérioles de la rétine permettront au médecin de déceler l'hypertension chez un sujet qui a parfois l'impression trompeuse d'être en parfaite santé.

Traitement : Il comprend des mesures générales favorisant le repos, la lutte contre l'obésité et la sédentarité, et l'information du patient sur les facteurs aggravants l'hypertension afin qu'il puisse les éviter au maximum.

Outre le régime hyposodé, le traitement comprend également l'administration de médicaments antihypertenseurs efficaces, dont un grand nombre a été mis au point ces dernières années : hydrochlorothiazide, réserpine, hydralazine, méthyldopa, guanéthidine, pour n'en citer que quelques-uns. Des millions de patients ont pu bénéficier de leur action littéralement salvatrice.

La longévité des patients bénéficiant d'un traitement médicamenteux est de cinq fois supérieure à celle qui s'observe dans les cas non traités. Les cas de mort par insuffisance cardiaque due à l'hypertension sont passés de un sur trois à un sur trente-six.

Prévention : Une bonne hygiène de vie contribue puissamment à diminuer l'incidence de la maladie. Le traitement précoce de tout facteur prédisposant (trouble rénal, obésité) fait souvent la différence entre une durée de vie normale et une fin précoce marquée par la maladie.

Attaque 139
(apoplexie, hémorragie cérébrale, accident cérébro-vasculaire)

L'apoplexie cérébrale survient lorsqu'une rupture, un spasme, une occlusion ou un durcissement des artères provoquent un arrêt de l'irrigation du cerveau. Les cellules nerveuses de la zone atteinte sont détruites, entraînant un engourdissement ou une paralysie de la partie du corps correspondante, ainsi que des troubles de la parole, de la vision et des facultés intellectuelles. Les lésions neurologiques peuvent avoir des conséquences mineures et transitoires, ou graves et irréversibles. L'apoplexie cérébrale est un accident survenant principalement chez les gens âgés, mais elle peut aussi frapper des sujets jeunes.

Les causes de l'apoplexie cérébrale sont les suivantes : caillot se formant à distance et pénétrant ensuite dans le cerveau, ou thrombose (due à l'artériosclérose) dans l'une des artères cérébrales ; rupture d'un vaisseau sanguin atteint par l'artériosclérose ; anévrisme cérébral (altération des parois d'un vaisseau sanguin, due à l'hypertension). L'apoplexie résulte donc soit d'un blocage de la circulation du sang dans le cerveau, soit d'un accident hémorragique (rupture d'un vaisseau).

Plus de 80 p. cent des accidents cérébro-vasculaires sont liés à l'hypertension artérielle. Dans plus de la moitié des cas, il existe une certaine forme d'affection cardiaque ; 10 p. cent des patients souffrant de cardiopathie ont eu une crise cardiaque. De façon caractéristique, on relève un taux élevé de cholestérol, certaines formes de diabète sucré (y compris la forme légère) et un excès de poids ; le tabagisme est fréquent.

Danger : L'apoplexie cérébrale entraîne la paralysie et un arrêt des fonctions intellectuelles évoluant souvent vers une issue fatale. La mort survient habituellement de quelques jours à un mois après l'attaque. La diminution du taux de mortalité des accidents cérébro-vasculaires est due pour une large part à un traitement plus efficace de la maladie causale : affection coronaire, rhumatisme cardiaque, hypertension artérielle.

Une paralysie temporaire d'un muscle, si elle n'est pas soignée immédiatement, peut entraîner une atrophie musculaire irréversible.

Symptômes : Le symptôme essentiel est la paralysie ; elle atteint parfois toute une moitié du corps, mais le plus souvent seulement les bras ou les jambes. Elle peut s'accompagner d'une perte de conscience et d'une respiration stertoreuse ; si le patient est conscient, on observe parfois des troubles de la parole ou de la mémoire, des troubles de la coordination motrice et une perte de l'équilibre. Les accès de confusion, de vertiges et d'instabilité émotionnelle sont habituels. Il peut y avoir une paralysie des globes oculaires. Dans nombre de cas, le patient ne peut plus mener une vie normale. Les vomissements constituent un symptôme caractéristique.

Les maux de tête sont habituels avant et après la crise. Un mal de tête temporal signifie une atteinte des carotides ; s'il y a rupture d'un vaisseau sanguin (anévrisme), la douleur peut être violente. Habituellement, le mal de tête est localisé à l'arrière et à la base du crâne.

Les troubles visuels sont fréquents : scotomes, cécité d'un œil ou cécité temporaire totale.

Pour déterminer la probabilité d'une atteinte vasculaire cérébrale, on procède à un certain nombre d'examens (par exemple radiographie des vaisseaux) ;

effectués après une attaque, ils permettent d'évaluer la nature et le degré de gravité de celle-ci.

Les symptômes graves, susceptibles d'évoluer vers la mort, sont un coma continu ou récurrent, une température élevée persistante, un pouls accéléré et une respiration rapide se prolongeant plusieurs jours.

Traitement : La rapidité du traitement est d'une importance capitale. La rééducation doit commencer aussitôt que possible, une physiothérapie appropriée favorisant souvent le rétablissement.

Plusieurs méthodes chirurgicales sont utilisées avec succès, en particulier la thrombectomie (désobstruction d'un vaisseau par ablation du caillot qui l'oblitère) et le pontage (restauration de la perméabilité d'une artère par un « pont » fait de matière plastique ou d'un greffon veineux). Le traitement chirurgical permet parfois d'éviter la survenue d'une crise majeure. Pratiqué par un chirurgien expérimenté, il présente peu de risques et comporte un très faible nombre d'issues fatales. Le rétablissement est rapide ; le patient peut reprendre son travail au bout de quelques semaines.

Prévention : (Voir *Troisième partie, Signes précurseurs, Attaque* **139**.)

Pronostic : La mort survient rarement au moment de l'attaque. Une hémorragie étendue peut cependant être fatale.

Dans les cas moins graves, le rétablissement est lent, progressif, s'étendant parfois sur des semaines ou des mois. Il reste en général des séquelles irréversibles telles que des troubles de la marche et de la parole. L'amélioration atteint son point maximum au bout de six mois.

Le traitement médical peut contribuer à réduire l'œdème et à prévenir les récidives par administration d'antispasmodiques (qui ont pour effet de relâcher les artères), d'antihypertenseurs et d'une large variété d'autres médicaments salvateurs. Un traitement médicamenteux adéquat non seulement prolonge la vie du patient, mais aussi favorise un rétablissement plus rapide et plus complet.

Embolie pulmonaire 140
(infarctus pulmonaire)

Occlusion d'une artère pulmonaire majeure entraînant une destruction partielle des tissus, l'embolie pulmonaire est causée par une thrombose (caillot) formée dans une veine profonde de la jambe ou de la région pelvienne (*Phlébite* **141**) et transitant jusqu'au poumon. Sa probabilité est plus importante chez les patients atteints d'insuffisance cardiaque, de rhumatisme articulaire aigu, chez les gens âgés dont l'activité physique diminue, chez les malades contraints à un repos prolongé au lit ou soumis à une intervention chirurgicale des membres inférieurs. L'existence de varices et l'usage de la pilule contraceptive constituent, chez certains sujets, des facteurs prédisposants.

Danger : Une embolie pulmonaire étendue peut causer la mort en quelques minutes ou quelques heures. Les sujets exposés doivent prendre des précautions appropriées lors de longs trajets en voiture ou en avion : se lever, faire quelques pas ou des exercices d'élongation aussi souvent que possible.

Symptômes : La douleur est d'abord localisée à la jambe, puis elle peut gagner brutalement les poumons. Elle est suivie d'une gêne respiratoire, de toux et de crachements de sang ; les symptômes sont souvent similaires à ceux de la thrombose coronaire, de la pneumonie et de la pleurésie. Parfois ils sont moins sévères, se traduisant par de la fièvre et un rythme cardiaque rapide et irrégulier, toujours accompagnés d'une respiration accélérée. Une embolie massive entraîne un état de choc, une dyspnée intense et une cyanose.

Traitement : Le traitement anticoagulant demeure vital. La ligature de la veine fémorale de la jambe est pratiquement abandonnée en raison du pourcentage important d'échecs. L'embolectomie chirurgicale (extraction du caillot obstruant un vaisseau sanguin) peut cependant être indiquée dans les cas d'urgence.
Prévention : Un diagnostic précoce de la phlébite (thrombose veineuse) et l'administration rapide d'anticoagulants permettent, dans nombre de cas, d'éviter une issue fatale.
Pronostic : Il dépend beaucoup de la condition générale du patient, de la taille du caillot, de l'état du cœur, et du traitement mis en œuvre. Si la mort ne survient pas le premier jour, les chances de survie sont bonnes.

Phlébite 141
(thrombose veineuse, thrombophlébite, œdème blanc douloureux)

La phlébite est la formation d'un caillot sanguin dans une veine superficielle de la jambe ou de la cuisse. La cause première en est mal connue. Les facteurs prédisposants sont l'alitement prolongé, l'obésité, l'insuffisance cardiaque, les varices, les infections. Son incidence n'est pas très élevée.

Danger : Le caillot peut transiter jusqu'à l'artère pulmonaire, entraînant une embolie à l'issue trop souvent fatale. La phlébite est la cause première de l'*Embolie pulmonaire* **140**.
Symptômes : La jambe est anormalement blanche. L'œdème peut être faible ou très important ; habituellement, il est assez prononcé. La douleur, toujours présente, est parfois très sévère. La jambe est lourde, pesante et sensible au toucher. Les symptômes s'accompagnent souvent de douleurs articulaires. Les veines superficielles deviennent proéminentes avec une décoloration spécifique de la zone affectée. La fièvre est modérée, mais constante ; le pouls est accéléré.

La phlébite survient souvent à la suite d'une opération chirurgicale ou d'un accouchement. Les symptômes post-opératoires précoces en sont une fièvre anormale et un pouls trop rapide.
Traitement : Il comprend le repos au lit, jambe surélevée. Une boule d'eau chaude appliquée localement peut soulager la douleur. Les analgésiques sont bénéfiques, de même que l'alcool, en quantité modérée. Le médecin décidera de la nécessité ou non d'un traitement anticoagulant.

Dans certains cas, on procède à la ligature chirurgicale du vaisseau atteint.
Prévention : Les patients ayant une mauvaise circulation ou obligés à garder un repos prolongé au lit doivent se forcer à une mobilisation active des jambes. Une douleur dans le mollet provoquée par la flexion des orteils vers la plante du pied constitue un signe annonciateur précoce. De façon générale, on doit éviter toute immobilisation prolongée.
Pronostic : Lorsque la maladie reste limitée à la jambe ou à la cuisse, le pronostic est favorable, en particulier si le traitement intervient rapidement. La guérison est alors assurée dans la plupart des cas.

Anévrisme 142

L'anévrisme est une poche communiquant avec l'artère et résultant de la distension ou de l'altération de ses parois. Les anévrismes peuvent survenir en n'importe quel point du système circulatoire mais affectent le plus souvent l'aorte, artère principale du corps. L'anévrisme de l'aorte thoracique est cependant moins grave qu'un anévrisme dans la partie inférieure de l'abdomen.

L'anévrisme peut être dû à la syphilis tertiaire ; le risque de rupture est alors considérable. L'hypertension artérielle

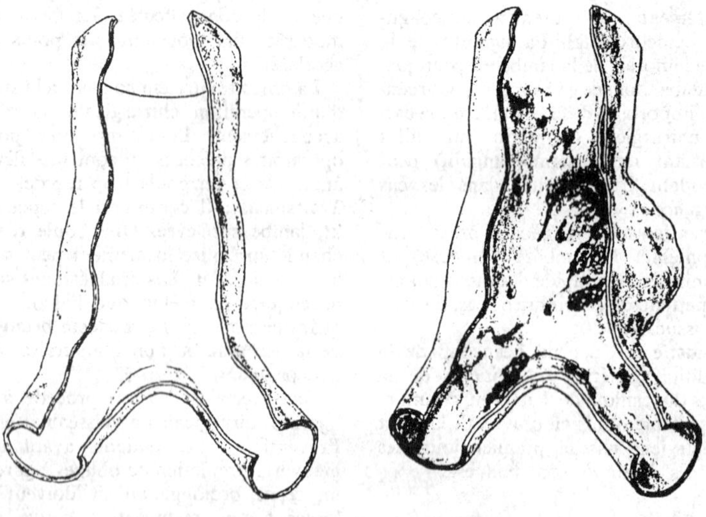

A gauche : Aorte normale.
A droite : Anévrisme artérioscléreux de l'aorte.

et l'artériosclérose constituent les deux autres causes habituelles. L'anévrisme atteint surtout la population masculine ; les sujets âgés de moins de quarante ans y sont relativement peu exposés.

Danger : Le danger essentiel est une rupture du vaisseau sanguin qui, en l'absence d'un traitement chirurgical immédiat, entraîne une hémorragie interne comportant une issue fatale.
Symptômes : A un stade précoce, les anévrismes sont souvent asymptomatiques. Plus tard, ils s'accompagnent d'un pouls accéléré et d'une chute rapide de la tension artérielle, en particulier en cas d'hémorragie.

La localisation la plus dangereuse est celle de l'aorte abdominale dont la pulsation est perceptible en raison de sa dilatation. Lorsque celle-ci comprime une vertèbre, elle peut entraîner une douleur violente dans le dos ou l'abdomen.

L'anévrisme thoracique provoque une douleur continuelle ou paroxystique irradiant vers les épaules, le dos et le cou. Les autres symptômes comprennent l'essoufflement, une voix rauque, une toux métallique, des difficultés de déglutition.

Un anévrisme dans la cuisse entraîne la formation d'un œdème qui se dilate et se contracte à chaque battement ; les pulsations sont visibles et sensibles à la palpation.

En raison des dépôts de calcium se formant sur les parois des artères, l'anévrisme est clairement visible à la radiographie.
Traitement : L'anévrisme dû à la syphilis doit être traité par la pénicilline, comme si l'infection causale était toujours active.

Le traitement majeur, et peut-être le seul valable, est l'exérèse chirurgicale de l'anévrisme suivie d'un rétablissement de la voie artérielle par greffon. L'intervention comporte quelques risques, bien inférieurs cependant à ceux d'un anévrisme non traité.

Prévention : Les patients ayant contracté la syphilis et négligeant de se faire soigner immédiatement seront exposés, plus tard, à la formation d'anévrismes.

L'anévrisme est l'une des conséquences de l'hypertension artérielle. L'un et l'autre relèvent donc des mêmes mesures préventives, qui dépendent dans une large mesure de la participation active du patient.

Pronostic : Il est très variable, dépendant beaucoup de la capacité de résistance du patient et du degré d'évolution de la maladie. Un diagnostic et un traitement rapides favorisent les chances de guérison. Une intervention chirurgicale pratiquée avant l'apparition de l'hémorragie, ou aussitôt après, donne un bon espoir de survie.

Varices 143

Les varices se développent principalement sur les jambes, rendant les veines proéminentes, bleuâtres, dilatées, sinueuses et nodulaires. Elles sont dues à une altération du fonctionnement de leurs valvules, qui laissent le sang refluer en arrière ; celui-ci stagne dans les vaisseaux, entraînant la formation des varices.

Les varices frappent plus souvent le sexe féminin. Elles ont généralement un caractère familial. Contrairement à ce que l'on pense habituellement, une station debout continuelle n'entraîne pas obligatoirement leur apparition, mais peut cependant la favoriser s'il existe des facteurs prédisposants.

Les varices peuvent apparaître pendant la grossesse, en particulier au cours des premiers mois. Le cas échéant, la patiente devra être suivie attentivement pour éviter le risque de phlébite. Les varices s'atténuent habituellement après l'accouchement.

Les varices s'observent également dans l'obésité ; elles peuvent être dues à des soulèvements répétés d'objets pesants, affectant particulièrement les porteurs et manutentionnaires. Elles surviennent parfois à la suite d'une tumeur abdominale.

Danger : Un traumatisme, même léger, peut entraîner une hémorragie. La phlébite est une complication toujours possible, surtout lorsque les varices n'ont pas un caractère héréditaire.

Symptômes : Pratiquement inexistants. La jambe est parfois endolorie et se fatigue facilement. S'il y a des manifestations œdémateuses, elles disparaissent au repos ou après une nuit de sommeil. On observe parfois une décoloration de la zone atteinte. Dans les cas sévères, des ulcères variqueux se forment.

Traitement : Éviter la station debout, maintenir de temps en temps la jambe surélevée, éviter les vêtements serrés ; l'obésité est un facteur aggravant.

En cas d'hémorragie, spontanée ou due à un traumatisme, on doit surélever la jambe et appliquer une pression légère sur la partie atteinte. Le patient devra éviter de marcher pendant un certain temps.

Le port de bandages et de bas compressifs qui font refluer le sang stagnant dans les varices vers des veines non déficientes apporte souvent un soulagement.

Le traitement chirurgical consiste en l'extirpation des veines déficientes avec ligature de leurs extrémités. Outre son résultat esthétique, l'intervention améliore sensiblement la circulation. Elle comporte très peu de risques de phlébite. Le succès est assuré dans 95 p. cent des cas.

Le traitement des ulcères variqueux comprend le repos au lit, jambes surélevées par rapport au cœur. L'antibiothérapie est efficace.

De façon générale, après l'opération chirurgicale il faut éviter de maintenir la jambe immobilisée trop longtemps. Le patient devra dès que possible recommencer à marcher pendant quelques minutes à intervalles réguliers.

Prévention : Si les varices ne sont pas dues à une tendance héréditaire, il est possible de les maintenir dans des limites tolérables en évitant l'excès de poids et les activités faisant porter un effort sur les jambes, et en favorisant des activités physiques telles que la bicyclette.

Névrose cardiaque 144
(trouble cardiaque fonctionnel, cœur du soldat)

La névrose cardiaque n'est pas une maladie physique, mais un syndrome psychique caractérisé par des pseudo-crises cardiaques. La cause en est le stress que déclenche parfois la crainte d'une atteinte cardiaque, la mort par infarctus d'un ami ou d'un parent, ou la conscience du danger lors d'un combat ou de toute situation présentant une menace pour la vie.

Danger : Les ravages psychologiques peuvent être considérables.
Symptômes : Ils sont nombreux : palpitations (mais le pouls reste régulier), douleurs thoraciques imprécises, non irradiantes, essoufflement, étourdissements, maux de tête, soupirs, rougeur, extrémités froides, fatigue physique et mentale, appréhension, agitation, anxiété.

Certains tests permettent immédiatement d'exclure l'existence d'une cardiopathie organique : les symptômes, et en particulier la douleur, ne s'aggravent pas à l'effort (à la différence d'une crise cardiaque réelle) ; très souvent, le médecin arrive à distraire le sujet même lors d'une « crise ».
Traitement : Le médecin et l'entourage du patient doivent considérer l'anxiété sous-jacente avec tout le sérieux qu'elle réclame, car elle traduit un traumatisme réel et mérite d'être correctement évaluée. Il faut éviter de tourner le patient en dérision ou de lui faire reproche de sa maladie, et s'efforcer de trouver une méthode adéquate pour atténuer son anxiété.
Prévention : Le patient souffrant de névrose cardiaque est un sujet hypertendu qui demande une attention toute particulière. Sa détresse mentale et les manifestations physiques qu'elle entraîne peuvent être atténuées par un entourage familial ouvert et compréhensif. Le médecin ne devra jamais minimiser l'angoisse du patient et traiter la névrose cardiaque comme une véritable maladie.

9. Le système digestif

Max A. Teslar

Après le rhume de cerveau, ce sont les maladies de l'appareil digestif qui affectent l'homme le plus fréquemment et constituent chez les travailleurs une cause d'absentéisme non négligeable.

Les progrès médicaux dans ce domaine ont été remarquables. Le perfectionnement de l'instrumentation a facilité les diagnostics, les rendant plus clairs et moins dangereux. Les appareils à fibres optiques, par exemple – tubes conducteurs souples et fins en verre ou en plastique qui transmettent des informations lumineuses –, permettent aux médecins d'examiner en toute sécurité l'ensemble des organes de l'appareil digestif sans avoir besoin de recourir à la chirurgie. La biopsie du foie est actuellement un examen aisé et courant. On connaît désormais les causes de la maladie cœliaque (malabsorption intestinale), ce qui a permis d'en déterminer le traitement. Même chose pour de nombreux cas de diarrhée qui sont dus à des toxines d'origine virale ou bactérienne. On sait que la maladie de Whipple, autrefois mortelle, est d'origine bactérienne, aussi la traite-t-on aux antibiotiques. On a réalisé des progrès considérables pour contrôler les hémorragies internes, et des catastrophes comme les occlusions ou les perforations sont maintenant beaucoup mieux maîtrisées. On sait aujourd'hui que certaines tumeurs sécrètent des hormones toxiques, ce qui représente une découverte capitale. Enfin, on est en train de mettre au point un vaccin contre l'hépatite. Le combat est aujourd'hui loin d'être terminé, mais d'innombrables batailles se sont soldées par des victoires.

Les tumeurs malignes de l'appareil digestif sont décrites au *Chapitre 23, Cancer.*

L'ŒSOPHAGE

L'œsophage est un tube qui permet le passage des aliments de la bouche jusqu'à l'estomac. Long de 25 cm, cheminant entre la trachée et la colonne vertébrale, il est entouré de veines et d'artères et du nerf pneumogastrique (le plus étendu des nerfs crâniens, desservant le cœur, les poumons, l'estomac, le pharynx et le larynx). Dans la cage thoracique, l'œsophage se trouve situé juste derrière le cœur, ce qui fait souvent confondre les atteintes œsophagiennes dans cette région avec des maladies cardiaques.

Les muscles situés le long de l'œsophage sont extrêmement complexes et fonctionnent avec une merveilleuse synchronisation pour assurer le passage des aliments – la force de gravité seule ne pourrait y suffire. Le mouvement ondulaire de ces muscles est appelé péristaltique et trouve sa meilleure comparaison avec celui d'une trayeuse mécanique. Étant donné la complexité de sa structure, on peut s'étonner que l'œsophage offre une pathologie aussi peu étendue.

Diverticule cricopharyngien de l'œsophage 145
(diverticule de Zenker)

Poche ou cavité anormale (diverticule) qui se développe sur la paroi de l'œsophage – habituellement dans la partie postérieure du pharynx –, le diverticule de Zenker survient plutôt autour de la cinquantaine et frappe quatre fois plus souvent les hommes que les femmes.

Danger : L'accumulation dans la poche d'aliments ingérés peut être la cause d'un certain nombre d'infections pulmonaires.

Symptômes : Le malade se plaint essentiellement d'une gêne à la déglutition (dysphagie). Les premiers mouvements de déglutition se passent normalement mais, dès que la poche se trouve remplie d'aliments ingérés, il y a obstruction de l'œsophage et la déglutition devient de plus en plus pénible, voire impossible. Le fait de manger ou de boire entraîne un bruit de gargouillement provenant du diverticule. Les régurgitations sont fréquentes, de même que la toux qui se manifeste plutôt la nuit.

Il peut y avoir une perte de poids. Quelquefois, le diverticule est palpable sur le côté gauche du cou.

Traitement : Un petit diverticule ne nécessite aucun traitement. Mais si la poche est relativement importante, le malade peut éprouver quelque soulagement s'il mange en inclinant la tête sur le côté : en effet, un diverticule se développant toujours vers le bas, cette position penchée permettra au bol alimentaire, grâce à la force de gravité, d'éviter la poche.

Lorsque la dysphagie et la perte de poids sont sévères ou si les infections sont fréquentes, il faut recourir à une résection chirurgicale.

Pronostic : Le diverticule cricopharyngien de l'œsophage est une maladie gênante, mais jamais mortelle. Il peut être complètement soigné.

Achalasie de l'œsophage 146

(cardiospasme)

Lorsque les ondes péristaltiques faiblissent au point de jonction de l'œsophage et de l'estomac, bloquant le bol alimentaire en cet endroit et entraînant en amont une dilatation progressive de l'œsophage, il s'agit d'une achalasie de l'œsophage (constriction du sphincter gastro-œsophagien). Les causes de ce trouble neuro-musculaire demeurent inconnues.

Danger : C'est une *alerte médicale.* Les vomissements nocturnes fréquents qui caractérisent la maladie peuvent entraîner une aspiration des aliments dans les poumons et causer l'asphyxie. La pneumonie par aspiration est une complication grave. La dénutrition est un autre danger possible.

Symptômes : Après avoir avalé avec effort une bouchée de nourriture, le malade la régurgite aussitôt. La douleur au début est intermittente mais, dès que le malaise empire, elle devient continue (elle frappe habituellement la région rétrosternale), peut s'étendre à toute la région abdominale et irradie parfois dans les mâchoires, le cou et le dos ; on peut la confondre avec celles d'une crise cardiaque.

Dans sa progression, la maladie offre quelques périodes de rémission.

Traitement : La dilatation présente au moment du traitement est irréversible. Dans les cas très graves, on procède à la résection du sphincter gastro-œsophagien, intervention chirurgicale de dernier recours mais qui donne un pourcentage satisfaisant de réussites. Le traitement général consiste à éviter toute perturbation émotionnelle : ambiance calme et agréable pendant les repas, qui ne doivent jamais être pris à la hâte ; des plats ni trop chauds, ni trop froids (les boissons glacées sont particulièrement néfastes), ni trop relevés ; les aliments doivent être soigneusement mastiqués ; la prise d'un sédatif après les repas donne de bons résultats.

Parmi les diverses formes de traitement médical, la dilatation endoscopique de l'œsophage à l'aide de dilatateurs en forme d'olive est efficace, mais doit être pratiquée par un spécialiste qualifié en raison des risques d'une perforation de l'œsophage dont les suites sont mortelles.

Pronostic : Il existe des moyens de stopper le malaise. Sans traitement, l'évolution de la maladie peut être grave.

Ulcère de l'œsophage 147

L'ulcère de l'œsophage ressemble à un ulcère gastro-duodénal. Son origine, comme pour toute autre forme d'ulcère, demeure obscure mais est généralement liée à la présence d'une *Hernie hiatale* **149**.

Danger : A la différence des ulcères gastro-duodénaux, l'ulcère de l'œsophage provoque très rarement une rupture. Cependant, les troubles peuvent devenir chroniques et conduire à un rétrécissement de l'œsophage si on ne les soumet pas à un traitement vigoureux et adapté.
Symptômes : Une douleur intense se manifeste aussitôt après les repas. Elle frappe la région épigastrique et irradie dans le dos. Brûlures d'estomac, éructations acides, perte de l'appétit, amaigrissement et salivation excessive sont les signes habituels.
Traitement : Si l'ulcère est la complication d'une hernie hiatale, c'est cette dernière qu'il faut bien entendu soigner. Autrement, le traitement est le même que pour l'*Ulcère gastro-duodénal* **157** : un régime qui exclue tout excitant, tout mets épicé ou acide, et une prise régulière d'antacides ; manger lentement et boire du lait environ toutes les deux heures, ou même parfois toutes les heures. Un analgésique local par voie orale donne de bons résultats. Il faut éviter de s'allonger après les repas afin d'empêcher un possible reflux du suc gastrique.
Pronostic : Favorable avec un traitement bien conduit.

Œsophagite 148

L'œsophagite est une inflammation de la muqueuse interne de l'œsophage ; elle peut être aiguë ou chronique. Dans sa forme aiguë, elle a des causes diverses : ingestion d'aliments irritants, de médicaments ou de drogues acides, séquelles d'une maladie infectieuse, vomissements excessifs, réaction à une sonde gastrique après une intervention chirurgicale, abus de tabac. La forme chronique est plus fréquemment associée à la présence d'une hernie hiatale entraînant le reflux du suc gastrique dans l'œsophage.

Symptômes : Douleur rétrosternale intense, éveillant une sensation de brûlure, et gêne à la déglutition constituent les signes majeurs, qui s'accompagnent souvent de brûlures d'estomac et d'une perte de poids due à la crainte de manger. Cette douleur est souvent confondue avec celle d'une crise cardiaque.
Traitement : Comme pour l'ulcère de l'œsophage, le traitement implique de suivre un régime alimentaire excluant les épices et les mets acides, de mastiquer soigneusement les aliments, de prendre des antacides toutes les heures ou toutes les deux heures et d'éviter de s'allonger après les repas.
Pronostic : Tout à fait favorable après traitement.

Hernie hiatale 149
(hernie diaphragmatique)

La hernie hiatale est une sortie (hernie) d'une petite partie de l'estomac à travers l'ouverture (le hiatus œsophagien) du muscle du diaphragme que forme la jonction de l'œsophage et de l'estomac. Elle frappe plutôt les obèses et les femmes qui ont eu des enfants. Les risques augmentent avec l'âge.

Danger : L'inflammation répétée de l'œsophage peut conduire au rétrécissement ou à de petites hémorragies occultes mais continuelles aboutissant à l'anémie ferriprive (carence en fer). Ce type d'hémorragie est très fréquent chez les personnes âgées.
Symptômes : Cinq cas sur six ne produisent aucuns symptômes. Il n'y a

pas non plus de lien entre l'intensité des symptômes et la taille de la hernie.

La douleur, rétrosternale, qui peut aller de la légère brûlure d'estomac à une douleur profonde, s'accompagne d'éructations. Elle irradie souvent dans l'épaule et le bras gauche, simulant une crise cardiaque, mais ne s'intensifie pas à l'effort et de ce fait se distingue de celle d'une thrombose coronaire. Elle se manifeste aussitôt après les repas et s'aggrave dans certaines positions : s'allonger ou se pencher en avant. Éternuer, tousser ou faire effort à la selle contribuent également à intensifier la douleur qui, par ailleurs, provoque des insomnies et oblige le malade à se lever la nuit.

Les hémorragies, d'importance très variable, sont visibles dans les vomissements et les selles. Il arrive que les saignements soient continus, mais si infimes qu'ils n'altèrent pas la couleur des selles. Cette forme d'hémorragie occulte est dangereuse car elle est la source d'une anémie sévère qui peut passer inaperçue – seule la pâleur du patient peut la révéler.

Si la hernie se complique d'un rétrécissement de l'œsophage, il y a dysphagie.

Traitement : Le malade doit prendre six repas légers par jour, et le dernier au moins deux heures avant de se coucher. L'aérophagie (déglutition d'air) exacerbe les symptômes (voir *Table 12 : Comment éviter d'avaler de l'air*). Sont contre-indiqués : les boissons gazeuses, les vêtements serrés, le jus de citron, le tabac, l'alcool, le thé et les repas trop copieux. Il faut éviter de se pencher en avant, et s'abaisser en pliant les genoux afin de ne pas créer de pression intra-abdominale.

En cas de hernie bénigne, rester le plus souvent debout et boire après les repas apportent un soulagement. Il est en outre indispensable de surélever la tête du lit d'au moins quinze à vingt centimètres.

Il faut prendre des antacides entre les repas. L'intervention chirurgicale est un dernier recours et se pratique dans les rares cas où l'œsophagite persiste en dépit d'un traitement énergique de plusieurs mois.

Prévention : Les risques d'une hernie hiatale se trouvent considérablement réduits si l'on évite l'obésité et si l'on s'entraîne à soulever correctement des poids (voir en troisième partie : *Table 15*).

Pronostic : Favorable à condition de bien suivre le traitement indiqué plus haut. Une intervention chirurgicale sur le muscle affecté s'avère parfois nécessaire.

Tumeur bénigne de l'œsophage 150

Sa taille varie de celle d'un petit pois à celle d'une olive, rarement plus.

Symptômes : C'est la gêne à la déglutition qui constitue le symptôme majeur, accompagnée d'une sensation de compression dans l'œsophage plus ou moins importante suivant la taille de la tumeur.

Traitement : Le diagnostic ne peut être établi qu'après examen radiologique ou endoscopique (au moyen de l'œsophagoscope, tube optique permettant d'examiner l'intérieur de l'œsophage). La résection chirurgicale est recommandée.

Pronostic : Favorable.

Varices œsophagiennes 151

Elles sont presque toujours causées par la *Cirrhose du foie* **191**. Les veines dilatées de l'œsophage peuvent se rompre et provoquer une hémorragie.

Danger : C'est une *alerte médicale.* Des vomissements massifs de sang provoquent l'anémie, le choc et dans certains cas la mort.

Symptômes : Des vomissements de sang rouge vif constituent le symptôme majeur.

Traitement : Une fois que la maladie a été déterminée et que l'hémorragie de la veine variqueuse a été localisée par radiographie et/ou œsophagoscopie, on pratique une impression par sonde œsophago-gastrique : on introduit dans l'œsophage un tube spécial muni d'une série de petits ballons ; lorsque l'instrument est en place, les petits ballons, gonflés, exercent une pression sur les veines et contribuent à stopper l'hémorragie. L'intervention est indolore et peut sauver la vie du malade. Toutefois, l'intervention chirurgicale (anastomose ou abouchement de deux veines) est souvent la seule solution de survie ; elle est destinée à réduire la pression sanguine trop forte dans le système circulatoire du foie.
Prévention : Les varices œsophagiennes étant une complication de la cirrhose du foie, maladie provoquée par l'alcoolisme, la prévention s'impose d'elle-même : la modération.
Pronostic : Réservé.

Boule hystérique 152
(globe hystérique, dysphagie hystérique)

Trouble psychologique se traduisant par la sensation d'avoir une boule au fond de la gorge, la boule hystérique frappe le plus souvent les femmes mariées d'âge moyen et rarement les hommes. Le malaise se déclare généralement après un choc émotif ou en cas d'anxiété et de tension nerveuse intenses.

Symptômes : Gêne à la déglutition pour tout aliment, solide comme liquide ; anxiété due à la sensation permanente d'une boule au fond de la gorge.
Traitement : Lorsque la radiographie ne révèle aucun facteur anormal et que l'examen médical a écarté l'éventualité d'une maladie de l'œsophage ou des organes voisins, la seule chose qui reste à faire est de rassurer le malade et de tenter de le calmer. Si le médecin traitant, la famille ou les proches n'y parviennent pas, il faut consulter un psychiatre.

Perforation de l'œsophage ou corps étranger dans l'œsophage 153

La perforation ou la rupture de l'œsophage sont dues soit à la présence d'un corps étranger tel qu'un os de poulet ou une arête de poisson, soit à un traumatisme ou des vomissements particulièrement violents ; elles sont plus rarement secondaires à des manœuvres instrumentales au cours d'un examen médical ou dentaire.

C'est une *urgence médicale.* Douleurs thoraciques intenses, dyspnée sévère et parfois état de choc constituent les symptômes. La radiographie révèle la présence de liquide dans le médiastin. En cas de rupture, il faut immédiatement recourir à la chirurgie. On administre ensuite des antibiotiques afin de prévenir une infection qui pourrait être fatale.

L'ingestion d'un corps étranger est un accident qui ne se rencontre pas uniquement chez l'enfant : il arrive à un adulte d'avaler un appareil dentaire, un os de volaille ou autres. Lorsque l'œsophage est simplement bloqué et qu'il n'y a pas eu perforation, l'extraction de l'objet se fait après radiographie et sous contrôle œsophagoscopique à l'aide de forceps spéciaux. L'ouverture chirurgicale de l'œsophage est parfois nécessaire.

L'ESTOMAC

Troubles digestifs 154
(dyspepsie)

Les troubles digestifs ne constituent pas une maladie spécifique, ce sont plutôt une série de symptômes dus soit à des troubles gastro-intestinaux, soit à des affections de tout autre origine. Il s'agit le plus souvent d'une réaction violente de l'organisme contre un traitement qui ne lui convient pas. Différentes expressions du langage commun ont un lien direct avec le système digestif et renvoient en particulier aux troubles digestifs : « En avoir ras le bol », « N'avoir aucun goût pour cela », « En avoir des haut-le-cœur », « En avoir une indigestion », etc.

Les troubles digestifs, actuellement extrêmement répandus, sont si souvent liés à la tension nerveuse et à l'anxiété qu'ils finissent par être le révélateur du rythme trépidant de la société dans laquelle nous vivons ou, plus exactement, de la tendance névrotique de notre époque.

Voici une liste de comportements de l'homme occidental qui sont à l'origine de la dyspepsie :

- Trop manger, qui ne correspond jamais à un besoin réel, mais plutôt à une pulsion.
- Manger trop vite, qui est un signe d'anxiété, de tension nerveuse, ou bien d'état dépressif.
- Avaler de l'air (aérophagie), qui est la cause principale des troubles digestifs d'origine nerveuse.
- Mal mastiquer, conséquence bien souvent d'un manque de soins accordé aux dents ou aux appareils dentaires.
- Manger des aliments mal cuits.
- Avoir une alimentation trop riche en graisses.
- Souffrir de constipation, ce qui révèle souvent une véritable indolence physique.

Danger : Perdre la joie de vivre.

Symptômes : Qu'est-ce véritablement qu'une brûlure d'estomac ? Combien de gens s'en plaignent, tout en donnant chacun une interprétation différente ! La brûlure d'estomac a deux aspects : 1. Douleur rétrosternale éveillant une sensation de brûlure, et qui apparaît environ une heure après les repas, progressivement ou de façon brutale. Elle dure une demi-heure, trois quarts d'heure, parfois plus. 2. Crise douloureuse aiguë dans la région précordiale (autour du cœur), qui empêche de respirer profondément : le sujet halète et pose de façon caractéristique sa main sur la poitrine. La crise dure environ une minute mais peut de nouveau frapper quelques minutes ou quelques heures plus tard et s'accompagne généralement de palpitations. La douleur simule de façon angoissante celle de l'angine de poitrine. Les antacides sont efficaces pour les deux cas de brûlures d'estomac.

La nausée, ou envie de vomir, s'accompagne très souvent d'étourdissement, de faiblesse, de mal de tête et de sueurs.

Les flatulences : dues à une accumulation d'air ou de gaz dans l'estomac ou les intestins ; elles sont soulagées dans l'estomac par l'éructation et dans les intestins par l'émission de gaz. La cause principale en est la déglutition d'air (aérophagie), caractéristique chez les sujets anxieux. La déglutition d'air produit parfois des symptômes alarmants, comme des douleurs dans la région précordiale (autour du cœur) simulant l'angine de poitrine, ou bien l'essoufflement. De plus, lorsque le sujet tente de libérer la pression de l'air en éructant, il ne fait curieusement qu'avaler davantage d'air. Les boissons gazeuses (sodas ou bière) sont contre-indiquées dans la mesure où les gaz qu'elles contiennent augmentent encore le volume d'air présent dans l'estomac. (La *Table 12* en troisième partie indique les mesures pratiques à prendre pour éviter l'aérophagie.)

Traitement, prévention et pronostic : Les repas doivent être pris dans le calme, jamais à la va-vite, debout derrière un comptoir. Il faut également éviter de trop boire en mangeant, et s'efforcer de ne prendre que de l'eau et entre les repas. L'ambiance pendant les repas ne doit être ni confinée ni tendue.

Les conflits doivent se régler au moins une heure après avoir mangé. Le tabac est nocif mais, en revanche, prendre un apéritif avant de dîner est plutôt recommandé.

Lutter contre la constipation implique la pratique d'un quelconque exercice physique, gymnastique, marche à pied, bicyclette, natation, ou toute autre activité qui permette au corps de se dépenser au moins une demi-heure par jour. Manger des fruits cuits et boire au moins un litre d'eau par jour donnent de bons résultats.

Contre les nausées, on peut prendre des antiémétiques (médicaments contre les vomissements).

Note positive : en un sens, les dyspepsiques sont des gens heureux. Chacun a sa manière d'exprimer physiquement ses propres frustrations : les uns souffrent d'hypertension, d'autres d'ulcères, d'autres encore d'asthme, toutes affections qui peuvent être fatales : or jusqu'à présent, personne n'est mort de dyspepsie !

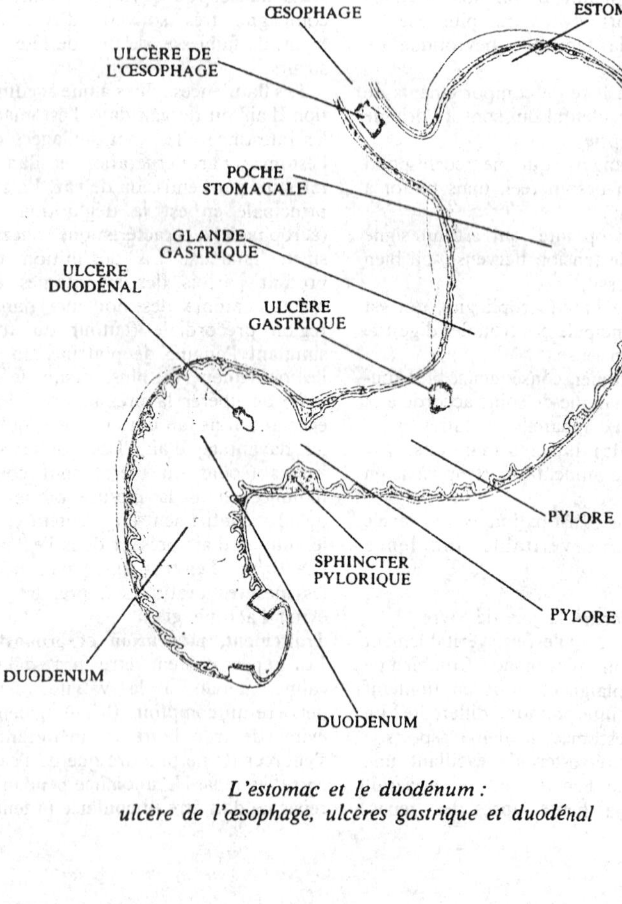

L'estomac et le duodénum :
ulcère de l'œsophage, ulcères gastrique et duodénal

Gastrite aiguë 155

Inflammation de la muqueuse de l'estomac, la gastrite aiguë frappe généralement de manière soudaine et violente, mais est de courte durée. Il en existe trois formes importantes :

La gastrite aiguë simple : causée le plus souvent par l'abus d'alcool ou des doses excessives de médicaments à base d'aspirine, de goudron de houille, de chlorure d'ammonium (diurétique et expectorant), de iodure, de bromure, de quinine. L'excès de mets épicés favorise également la gastrite aiguë.

La gastrite érosive : causée par une intoxication à l'alcali ou autres poisons.

La gastrite infectieuse : causée par la grippe, la diphtérie, la pneumonie, la scarlatine ou toute infection intestinale.

Danger : La gastrite érosive est une *urgence médicale*. Le danger est fonction du type d'intoxication.

Symptômes : La gastrite aiguë simple se manifeste généralement huit à vingt-quatre heures après l'ingestion de l'agent causal : alcool ou médicaments cités plus haut. Il peut y avoir brûlure ou pesanteur gastrique, perte de l'appétit, malaise, nausées, vomissements, langue chargée et occasionnellement mal de tête et vertige. Ces symptômes subsistent habituellement deux jours.

En cas de gastrite érosive, le sujet souffre d'une douleur gastrique sévère, le pouls bat très rapidement, il y a collapsus, cyanose, dysphagie et éventuellement vomissements de sang et présence de sang dans les selles. La peau est froide et humide ; l'estomac est rigide et sensible.

La gastrite infectieuse se caractérise par une perte de l'appétit, des vomissements et une sensation d'estomac plein.

Traitement : Gastrite aiguë simple : repos alité, diète à base de bouillon et de tisane. Si le malade est incapable d'avaler quoi que ce soit, on le nourrit par voie intraveineuse de dextrose dilué dans une solution saline. Au bout de trois jours, régime très léger. Le médecin prescrit souvent des antiémétiques (médicaments contre les vomissements).

Gastrite érosive : hospitalisation immédiate pour lavage d'estomac et traitement à base d'antidote. Le lavage gastrique doit être mené avec d'extrêmes précautions car la muqueuse de l'œsophage ou de l'estomac a pu être attaquée par l'acide de l'alcali et risque d'être perforée au moment de l'introduction du tube. Tant que le danger n'est pas passé, le malade est nourri par voie intraveineuse.

Gastrite infectieuse : en même temps que le traitement de la maladie en cause, on administre des antiémétiques, et on prescrit un régime très léger.

Pronostic : Favorable dans la majorité des cas.

Gastrite chronique 156

Frappant environ 3 p. cent de la population, la gastrite chronique, qui peut durer des mois, voire même des années, est souvent une séquelle de la gastrite aiguë et la conséquence d'une agression continuelle de l'estomac par l'excès d'alcool, de médicaments ou de café.

Danger : Certaines formes de la maladie, en particulier la gastrite chronique atrophique, peuvent mener au cancer de l'estomac.

Symptômes : État nauséeux, perte de l'appétit, brûlures gastriques, flatulences, constipation, sensation permanente d'estomac plein, mauvais goût dans la bouche, langue chargée mais qui reste rouge aux extrémités, haleine fétide, douleur gastrique plus ou moins aiguë. Les vomissements peuvent être striés de sang, ainsi que les selles. Lorsque les troubles se prolongent, le teint du malade se défait, il devient irritable et souffre de dépression.

Toutefois, la maladie est assez souvent asymptomatique.
Traitement : Antispasmodiques, antacides et sédatifs donnent de bons résultats. Une alimentation variée, mais exempte d'épices et pauvre en graisse, est recommandée. Les rations doivent être modérées, et les repas pris à heures régulières, le dernier au moins deux ou trois heures avant de se coucher. Dans les cas sévères, un régime très léger doit être observé, semblable à celui conseillé dans l'*Ulcère gastro-duodénal* **157**. Les médicaments prescrits se limitent à des stimulants de l'appétit. Il arrive qu'un lavage gastrique soit nécessaire en cas de gastrite chronique atrophique.
Pronostic : Si le régime est suivi avec attention, une grande partie des troubles disparaissent.

Ulcère gastro-duodénal 157

Si les troubles digestifs sont une révolte du corps contre les agressions de notre époque, l'ulcère gastro-duodénal est une véritable rébellion ouverte : la réaction de l'homme à son autopunition. La cause principale semble être psychogénique. L'ulcère gastro-duodénal frappe davantage ceux qui réagissent douloureusement aux frustrations et à l'anxiété, des personnalités obsessionnelles telles que les phobiques ou les perfectionnistes. C'est une maladie de l'agressivité intériorisée, dans laquelle la muqueuse de l'estomac ou du duodénum cède sous la pression des folles contraintes de la vie moderne. Cette forme d'ulcère se rencontre plus fréquemment parmi les professions où la compétition est élevée, cadres supérieurs, hauts fonctionnaires, professions libérales. 10 p. cent d'hommes souffrent d'un ulcère duodénal à un moment donné de leur existence.

L'ulcère gastro-duodénal est une plaie sur l'estomac ou le duodénum (partie initiale de l'intestin grêle) qui, si elle n'est pas soignée à temps, ronge la paroi de l'organe. La présence d'acide chlorhydrique dans le suc gastrique est un facteur important.

L'ulcère, dont la taille varie entre 3 et 9 mm, frappe à tout âge, mais plus particulièrement entre vingt-cinq et cinquante-cinq ans, avec une incidence maximum entre quarante-cinq et cinquante-cinq ans. L'incidence de la maladie est également plus élevée parmi ceux dont le groupe sanguin appartient au type O. L'artério-athérosclérose, la thrombose coronaire, les maladies pulmonaires chroniques et les traitements intensifs à base de corticoïdes se compliquent couramment d'un ulcère gastro-duodénal.

Danger : Parmi les nombreuses complications sérieuses de l'ulcère gastro-duodénal, deux sont des *urgences médicales :* l'hémorragie massive et la perforation.
Symptômes : Une douleur abdominale continue plutôt qu'intermittente constitue le symptôme le plus courant. Elle apparaît généralement la nuit, entre 1 heure et 3 heures du matin, mais se calme au moment du réveil. Ce ne peut être qu'un vague tiraillement, une petite brûlure gastrique, mais il s'agit le plus souvent de crampes et de brûlures abdominales douloureuses localisées dans la région épigastrique, au-dessus du nombril. L'origine de cette douleur est une hypersécrétion d'acide chlorhydrique qui atteint son maximum une heure à une heure et demie après les repas. L'ingestion d'aliments, les antacides et le repos calment presque toujours la douleur, qui, en revanche, se trouve exacerbée par tout écart au régime prescrit, par les émotions fortes, l'état d'excitation, la fatigue ou le tabac.

Les vomissements constituent le second symptôme. Ils contribuent d'ailleurs à soulager la douleur, particulièrement en cas d'ulcère gastrique. Lorsqu'ils contiennent du sang, ils ont alors l'aspect caractéristique du marc de café (l'action des sucs gastriques sur le sang assombrissant sa couleur naturelle).

Troisième symptôme important : la présence de sang dans les selles, non pas un sang rouge vif, mais noirâtre et d'aspect goudronneux.

On ne croit plus actuellement à la complication cancéreuse de l'ulcère gastrique (carcinome). Comme l'a dit un médecin : « Une fois qu'on a un ulcère gastrique, ça restera toujours un ulcère gastrique. »

Symptômes permettant de distinguer l'ulcère gastrique du carcinome (cancer) de l'estomac :

- Age moyen : quarante ans pour l'ulcère gastrique, cinquante-cinq ans pour le carcinome.
- L'ulcère gastrique est une maladie de longue durée ; l'évolution du carcinome est rapide.
- La perte de l'appétit n'est pas caractéristique en cas d'ulcère gastrique ; elle est le symptôme décisif du carcinome.
- La réaction au traitement est rapide dans l'ulcère gastrique, lente dans le carcinome.
- La sensation d'estomac plein après les repas est normale en cas d'ulcère gastrique, mais elle est plus intense en cas de carcinome et subsiste entre les repas (c'est un des signes avant-coureurs).
- Dans l'ulcère gastrique, les traces de sang dans les selles disparaissent avec le traitement ; dans le carcinome, c'est extrêmement rare.
- L'ulcère gastro-duodénal guérit en général dans un délai raisonnable (quatre à six semaines), sauf chez les sujets âgés et très affaiblis. En cas de carcinome, la guérison, quand elle a lieu, s'étend sur une période beaucoup plus longue. Tout ulcère qui ne manifeste pas d'amélioration dans le délai indiqué doit être suspecté d'origine cancéreuse.

N.B. : toute personne ayant souffert d'un ulcère gastrique doit se soumettre à un nouvel examen afin de s'assurer qu'il ne s'agit pas d'un cancer occulte. (Voir *Cancer de l'estomac* **430**.)

Traitement : Le délai moyen de guérison est de 40 jours, avec une fourchette de 13 à 230 jours. La guérison signifie en gros le contrôle des sécrétions acides dans le suc gastrique.

Le traitement de base est un régime alimentaire léger, mais la régularité dans les heures des repas est beaucoup plus importante que leur composition. *Quand* plutôt que de quoi s'alimenter demeure la question essentielle. Toutefois, certains aliments doivent être évités, les légumes fibreux en particulier, ainsi que les mets trop chauds ou trop froids ; quant aux substances stimulant les sécrétions acides – épices, café, thé, alcool (bière et vin inclus) –, elles sont absolument contre-indiquées. Il est préférable de répartir les repas en plusieurs collations légères par jour.

Certains médicaments sont ulcérogènes (causant ou aggravant des ulcères) : les corticoïdes, les salicylates, la réserpine (contre l'hypertension) et des anti-inflammatoires (contre l'arthrite) comme l'indométacine ou le butazolidine.

Toute une série d'antacides peuvent être prescrits, comme l'hydroxyde d'aluminium associé au trisilicate de magnésium et au carbonate de calcium en solution liquide (plus efficace que les comprimés) : une ou deux cuillerées à soupe après les repas, quand la sécrétion acide atteint son maximum. Les anticholinergiques ou la belladone sont parfois prescrits, mais ils ont des effets secondaires (sécheresse de la bouche, troubles de la vision). Enfin, des tranquillisants comme le phénobarbital sont parfois nécessaires chez les sujets particulièrement nerveux.

Le recours à la chirurgie s'impose en cas de complications telles que la perforation, l'occlusion ou l'hémorragie massive qu'une transfusion n'a pu tarir.

Hygiène de vie chez les sujets souffrant d'un ulcère gastro-duodénal :

- Privilégier les heures des repas, en faire des pauses agréables et détendues où il ne doit pas être question de

régler un quelconque problème personnel.
• Manger lentement et mastiquer soigneusement.
• Ne jamais laisser passer plus de trois heures sans avoir pris un repas ou une collation.
• Lorsqu'on est pressé et contraint de sacrifier une heure de repas, se contenter de prendre une collation très légère, juste de quoi assouvir sa faim, mais pas son appétit.
• Un rhume de cerveau ou une quelconque infection respiratoire retarde la guérison. Il faut donc tout faire pour s'en prémunir, rester alité un jour ou deux dès les tous premiers signes et boire beaucoup de lait.
• Cesser de fumer et de consommer de l'alcool.
• Lorsque les symptômes récidivent, cela signifie un manque de sommeil ou de repos, des écarts dans le régime alimentaire, un état d'anxiété ou de nervosité. Dans ce cas, il faut prendre une collation toutes les deux heures et des antacides à forte dose.

Prévention : Les personnes prédisposées aux ulcères ont tout intérêt à choisir une profession compatible avec leur estomac ! Changer sa nature est, bien entendu, impossible, mais éviter les pièges requiert juste un peu de sagesse. Il faut apprendre à extérioriser son agressivité, et surtout ne jamais l'intérioriser. Le punching-ball, le karaté, le jogging sont des activités à la portée de tous et d'excellents moyens de prévention de l'ulcère.

Récidive : dans 25 à 50 p. cent des cas, les sujets atteints d'un ulcère gastro-duodénal connaissent des récidives pendant une période de deux ans. On peut dans une certaine mesure les éviter en proscrivant tout aliment ou tout médicament ulcérogènes. Un régime et une hygiène de vie irréprochables réduisent de beaucoup les risques de récidive, mais cela demande une vigilance de tous les instants.

Pronostic : L'ulcère gastro-duodénal reste une maladie inquiétante dont on peut venir à bout mais qui récidive des années durant tant que la sécrétion d'acide chlorydrique dans le suc gastrique n'est pas contenue une bonne fois pour toutes. Généralement, le pronostic est plutôt favorable à condition qu'il n'y ait pas de complications (elles surviennent dans 15 à 20 p. cent des cas). Et les récidives sont moins fréquentes qu'on ne le croit.

Occlusion dans l'ulcère gastro-duodénal 158

(sténose pylorique)

Complication la plus fréquente de l'ulcère gastro-duodénal, l'occlusion est un rétrécissement du passage pylorique (orifice situé à la jonction de l'estomac et de l'intestin grêle), dû soit à une inflammation et une tuméfaction des tissus, soit à une véritable formation cicatricielle qui crée une obstruction et bloque le passage du bol alimentaire.

Danger : La formation cicatricielle est peu courante. Toutefois, quand elle survient, l'intervention chirurgicale s'impose. C'est une *alerte médicale.*

Symptômes : Plus que la douleur, ce sont les vomissements avec présence fréquente de sang qui constituent le symptôme principal. Par la suite, distension considérable de l'estomac après les repas, perte de l'appétit, amaigrissement, haleine fétide et déshydratation.

Traitement : Les aliments bloqués dans l'estomac sont pompés par lavage gastrique. Le sujet est nourri par voie intraveineuse afin d'éviter la déshydratation et la carence en protéines dans le sang. Après deux ou trois jours, on lui donne des protéines liquides. Ce traitement permet la résorption de l'inflammation, cause de l'obstruction, sans qu'il soit nécessaire de recourir à l'ablation chirurgicale des tissus enflammés ou cicatriciels.

Pronostic : Traitée rapidement, l'occlusion est un mal passager dont on vient généralement à bout.

Hémorragie massive dans l'ulcère gastro-duodénal 159

Environ 15 p. cent de tous les cas d'ulcères gastro-duodénaux se compliquent d'une hémorragie plus ou moins importante. Les causes en sont la tension nerveuse, le choc émotif, les écarts au régime prescrit ou, plus rarement, un exercice physique trop intense. Mais il arrive que l'hémorragie demeure inexplicable.

Danger : C'est une *urgence médicale.* Les cas sévères, s'ils ne sont pas immédiatement et énergiquement traités, aboutissent rapidement à la mort.
Symptômes : En cas d'hémorragie peu importante, faiblesse, sueurs, selles sanglantes noirâtres et goudronneuses et vomissements striés de sang.

Dans les cas sévères, vomissements abondants de sang et présence persistante de sang rouge vif dans les selles noirâtres et goudronneuses. La chute brutale de la tension artérielle se traduit par le collapsus, la dyspnée (difficultés respiratoires), un pouls rapide et imperceptible, un refroidissement de l'épiderme, la moiteur, une extrême faiblesse, des vertiges, des évanouissements, la soif et des sueurs profuses. Le sujet est très pâle, agité et manifeste tous les symptômes du choc. Habituellement, la douleur disparaît dès le début de l'hémorragie ; si elle persiste, le cas est particulièrement grave.
Traitement : Si la perte de sang est égale ou supérieure à 25 p. cent, il faut immédiatement associer une transfusion sanguine au traitement contre le choc. Malgré l'hémorragie, le sujet doit continuer à absorber des laitages. La plupart des ulcères réagissent bien au traitement médical. Mais si l'hémorragie survient plus de deux fois ou qu'elle persiste après une transfusion sanguine, l'intervention chirurgicale s'impose.
Pronostic : L'intervention chirurgicale chez les patients âgés de moins de cinquante ans a un taux de mortalité d'à peine 1 p. cent. Mais au-delà de cet âge, le taux monte à 15 p. cent.

Perforation dans l'ulcère gastro-duodénal 160

Habituellement, la perforation dans la cavité péritonéale a lieu lorsque l'ulcère gastro-duodénal manifeste les pires symptômes, mais il arrive parfois qu'elle survienne à n'importe quel moment, sans raison apparente et sans signes avant-coureurs.

Danger : La péritonite, qui en est une conséquence directe, connaît un taux très élevé de mortalité. C'est une *urgence médicale.*
Symptômes : Le premier symptôme est une douleur abdominale foudroyante et atroce, « en coup de poignard ». L'abdomen est rigide et tendu. Le pouls s'accélère, la température s'élève, la tension artérielle chute, le sujet devient gris cendre. Les vomissements de sang se produisent aussitôt après la crise et augmentent avec la péritonite. S'il s'agit d'un ulcère gastrique, la douleur irradie dans l'extrémité de l'épaule gauche, alors que ce sera dans l'épaule droite en cas d'ulcère duodénal.

La péritonite apparaît très rapidement. De façon caractéristique, le malade est étendu, immobile, cherchant à reprendre haleine, les mains sur l'estomac pour le protéger du moindre mouvement.
Traitement : Il faut en premier lieu refermer la déchirure de la paroi gastrique ou duodénale. La rapidité de l'intervention chirurgicale conditionne les chances de survie. Un délai, ne serait-ce que de huit heures, après la perforation

change le pronostic de façon radicale. Un traitement préventif contre le choc est mené immédiatement. L'estomac est vidé en permanence au moyen d'un tube gastrique. Le traitement contre la *Péritonite* **179** doit commencer aussitôt après l'opération.

Pronostic : Favorable lorsque les mesures sont prises à temps. Si l'intervention chirurgicale a lieu dans les huit heures après la perforation, le taux de mortalité est de 10 p. cent, mais si le délai est de vingt-quatre heures, le taux s'élève à 50 p. cent.

Syndrome des gastrectomisés (dumping) 161

Série de symptômes affectant un malade qui a subi l'ablation totale ou partielle de l'estomac (gastrectomie). La gastrectomie partielle connaît un taux de mortalité de 1 à 5 p. cent. Les symptômes postopératoires de cette grave amputation, bien qu'invalidants, sont toutefois temporaires. Environ un cas sur cinq d'ulcère gastro-duodénal traité chirurgicalement développe un syndrome après gastrectomie. Celui-ci offre deux tableaux : 1. une nouvelle forme d'ulcère qui s'accompagne des mêmes symptômes que l'ulcère d'origine (environ 8 p. cent des cas) ; 2. apparition de nouveaux symptômes ou de tumeurs, parfois plus graves que la maladie d'origine, même si l'intervention chirurgicale a été couronnée de succès.

Symptômes : Les nouveaux symptômes offrent le même tableau qu'avant l'opération, surtout après les repas : sensation d'estomac plein, nausées et douleur dans la région supérieure de l'abdomen qui vont en s'intensifiant à moins d'être soulagées par les vomissements. Le malade ne peut plus prendre de repas complets.

La caractéristique de base est le « dumping syndrome », l'évacuation trop rapide du bol alimentaire dans les intestins. Un quart d'heure après le repas, le malade se met à transpirer profusément, a des palpitations, se sent le cerveau vide (au point de s'évanouir) et devient prostré. Son pouls s'accélère, sa tension artérielle s'élève, il souffre de crampes abdominales plutôt que d'une réelle douleur. De violentes diarrhées avec expulsion de selles très nauséabondes sont significatives de ce trouble. Lorsque l'état devient chronique, l'amaigrissement est inévitable, accompagné de faiblesse et d'anémie. 50 p. cent des gastrectomisés amputés de plus de la moitié de leur estomac souffrent de tels symptômes (plus courants chez la femme).

L'amaigrissement est le trait dominant du syndrome des gastrectomisés ; il est dû à l'incapacité du malade à prendre des repas complets ainsi qu'à un phénomène de malabsorption des graisses, des protéines, des hydrates de carbone et des vitamines. Le malade cesse souvent volontairement de s'alimenter plutôt que de subir la torture des repas.

Traitement : Il est conseillé de prendre ses repas en position couchée ou à demi allongée. Lorsque ce n'est pas possible, il faut s'étendre aussitôt après. Ne pas boire, ou très peu, pendant et tout de suite après les repas. Des sédatifs ou des antispasmodiques appropriés avant les repas retardent le « dumping ». Les heures de repas doivent être des moments de détente complète, et cela pour le reste de ses jours. Les aliments trop durs, les épices, l'alcool et le tabac sont contre-indiqués car ils ne font qu'irriter la muqueuse gastro-intestinale.

Les mêmes facteurs responsables ou aggravants de l'ulcère – stress émotionnel, conflits psychologiques – exacerbent les troubles gastro-intestinaux dans le syndrome des gastrectomisés. La tension nerveuse est sans doute plus déterminante encore que l'alimentation dans cette affection.

Pronostic : La plupart des gastrectomisés souffrant de ce syndrome ont tout intérêt à adopter un mode de vie calme et serein et ne pourront en aucune manière échapper à un contrôle médical permanent.

Gastro-entérite aiguë 162

Inflammation de la muqueuse de l'estomac et des intestins, la gastro-entérite aiguë est causée par une intoxication alimentaire, l'excès d'alcool, la grippe intestinale, des virus ou une allergie à certains aliments. Elle peut également être favorisée par des médicaments comme la cinchonine (couramment utilisée comme analgésique et fébrifuge), la colchicine (anti-inflammatoire, en particulier antigoutteux), les salicylates, la cocaïne, le stilbœstrone et la nicotine. Les autres causes possibles sont les intoxications au cadmium, au mercure, au plomb et à tous les métaux lourds. Plus de 250 drogues ou substances chimiques, allant de l'aconite au zinc, provoquent l'affection à des degrés divers. La gastro-entérite complique également de nombreuses infections, en particulier la typhoïde, la dysenterie et le choléra.

Danger : Bien que les cas mortels soient rares, sauf chez les sujets très jeunes ou âgés, la gastro-entérite aiguë est toujours une *alerte médicale.*
Symptômes : La maladie survient brutalement avec nausées, vomissements, crampes d'estomac, gargouillements intestinaux et diarrhée. Divers degrés de prostration sont possibles, en fonction de l'intensité du trouble. L'abdomen est distendu et sensible plutôt dans le quadrant inférieur que supérieur. Si les vomissements et la diarrhée persistent, il y a risque de déshydratation sévère. Parmi les autres symptômes : pouls rapide, peau froide, sécheresse des muqueuses, faiblesse et choc.
Traitement : Le repos alité est primordial Il faut observer une diète totale tant que les nausées et les vomissements persistent : ensuite, thé léger, bouillon de légume assez salé et bouillies de céréales.

Si malgré cela le sujet continue de vomir, le médecin fait une injection intraveineuse de sel ou de potassium afin de prévenir la déshydratation, l'arrêt des fonctions urinaires et l'altération de l'équilibre acido-basique. Lorsqu'il y a risque de choc, la thérapie à base de plasma sanguin est recommandée. Des sédatifs permettent habituellement de contrôler les vomissements.
Pronostic : Rétablissement assuré après suppression de l'agent causal.

Gastro-entérite due à des aliments contaminés 163

Cette forme de gastro-entérite est due à l'ingestion d'aliments contaminés par les bactéries du groupe salmonelle.

Danger : Rarement mortelle, parfois chez le petit enfant ou les personnes âgées, cette affection est néanmoins une *alerte médicale.*
Symptômes : Les troubles surviennent généralement douze à quarante-huit heures après l'ingestion de l'aliment contaminé. Nausées, crampes, vomissements et diarrhée constituent les symptômes caractéristiques. Ils peuvent s'accompagner de mal de tête, de frissons et de fièvre. Dans les cas sévères, la déshydratation, l'insuffisance rénale avec arrêt des fonctions urinaires et le choc sont possibles. L'affection peut être bénigne au point de permettre au sujet de continuer son activité normale malgré un léger malaise, ou bien grave au point d'entraîner la mort (contingence rare). Lorsque plusieurs personnes ont été contaminées par un même aliment, le diagnostic est facile à poser.
Traitement : Le traitement est le même que pour la *Gastro-entérite aiguë* **162**. Dans les cas sévères, le médecin peut prescrire de la streptomycine, bien que

les avis médicaux restent partagés sur son efficacité.

Prévention : Tout aliment douteux, en particulier servi dans des endroits douteux, doit être évité. Il ne faut jamais absorber, même chez soi, de nourriture dont l'odeur ne révèle pas une fraîcheur absolue.

Ce sont la plupart du temps les volailles et leurs œufs, du poulet à la dinde, qui sont responsables des salmonelloses. Le taux de contamination des œufs frais est faible, mais il s'élève dangereusement dans toutes les préparations alimentaires – congelées ou en poudre – à base d'œufs. La viande de porc, de bœuf ou de mouton peut également abriter le germe. En définitive, rares sont les aliments qui ne soient susceptibles, à des degrés divers, d'être contaminés par les salmonelles.

Les sujets ayant subi une gastrectomie sont particulièrement prédisposés à cette forme de gastro-entérite. Les capacités de résistance individuelle déterminent l'intensité des symptômes.

Les selles des sujets ayant contracté la maladie contiennent le germe des semaines, des mois et parfois même des années durant. C'est pourquoi toute personne appelée à manipuler des préparations alimentaires doit, si elle a été contaminée, cesser cette activité tant qu'il n'est pas prouvé cliniquement qu'elle n'est plus porteuse du germe.

Enfin, l'isolement du malade gravement atteint est nécessaire, même pendant la convalescence.

Pronostic : Les symptômes subsistent de deux à cinq jours. Rétablissement assuré.

Gastro-entérite staphylococcique 164

La gastro-entérite staphylococcique est la forme la plus répandue d'intoxication alimentaire. Elle est causée par les toxines (poisons) que produisent des staphylocoques contenus dans les aliments. Ce sont les porteurs de germe qui, en manipulant les aliments, les contaminent, soit par voie aérienne (infection de l'appareil respiratoire), soit par contact cutané (infections de la peau). Le germe prolifère dans l'aliment et produit des toxines qui sont les véritables agents pathogènes. Les crèmes-desserts industrielles, les pâtisseries à la crème, la mayonnaise ou la sauce hollandaise, les salades préparées à base de pommes de terre et de poulet constituent un milieu de prédilection pour la prolifération des bactéries. La contamination de l'aliment ne prend pas plus de quatre heures à une température égale ou supérieure à 27 °C, et elle n'en altère malheureusement ni l'aspect, ni l'odeur, ni le goût. De plus, la cuisson ne fait que tuer le germe sans neutraliser les toxines.

Danger : Pour la plupart des gens, le malaise, profondément désagréable, ne dure pas plus de trente-six heures, mais les personnes âgées et le petit enfant peuvent en mourir. C'est une *alerte médicale*.

Symptômes : L'incubation après ingestion de l'aliment contaminé dure de deux à quatre heures. L'apparition des symptômes est brutale et classique : nausées, vomissements, douleur, diarrhée, avec parfois une salivation excessive et des sueurs profuses. Dans les cas sévères, il peut y avoir prostration, choc et présence de sang et de mucus dans les selles.

La crise est de courte durée, trois à huit heures et rarement plus de vingt-quatre heures. Il n'existe pratiquement pas de cas mortels. La résistance et la sensibilité de l'individu sont des facteurs aussi déterminants que la quantité de toxines ingérée.

Traitement : Le traitement est le même que celui de la *Gastro-entérite aiguë* **162**. Il n'est pas spécifique et exclut dans la majorité des cas les antibiotiques ou tout autre médication bactéricide.

Prévention : La contamination provient

d'abord des porteurs du germe qui oublient de prendre les plus élémentaires précautions d'hygiène avant de manipuler des produits alimentaires. Il faudrait pouvoir appliquer une législation qui interdise aux personnels des industries alimentaires et des cantines de travailler tant qu'ils sont porteurs de germes staphylococciques, et qui leur impose des contrôles médicaux réguliers.

La contamination est également due aux mauvaises conditions de conservation des aliments. Tout produit périssable doit impérativement être conservé à une température maximale de 5 °C et ne jamais être exposé à température ambiante.

Pronostic : Presque toujours favorable.

Botulisme 165

Intoxication alimentaire mortelle, le botulisme est provoqué par l'ingestion d'aliments contenant les toxines (poisons) du bacille du *Clostridium botulinum.* La botuline est probablement la substance la plus toxique pour l'homme – une seule goutte a la capacité de tuer 50 000 personnes. Les spores du bacille sont répandus dans le monde entier. Ce sont les conserves défectueuses de produits alimentaires (stérilisation insuffisante) qui sont à l'origine du botulisme, le plus souvent celles préparées chez soi, mais aussi celles que l'on trouve dans le commerce, comme les bocaux d'olives, de maïs, d'épinards, de haricots verts, de betteraves, d'asperges, de crevettes, les salaisons et les poissons fumés en conserve. Cela ne signifie pas, bien entendu, qu'il faille à tout prix éviter ces produits, mais simplement que l'incidence de la contamination y est plus forte qu'ailleurs.

Les toxines sont détruites après dix minutes d'ébullition ou une demi-heure de cuisson à 63 °C environ.

Danger : C'est une *urgence médicale.* Le botulisme a un taux de mortalité de 10 à 70 p. cent en fonction de ses variantes qui sont au nombre de six.

Symptômes : La période latente qui suit l'ingestion de l'aliment contaminé est de 18 à 36 heures. Plus les symptômes sont précoces, plus la maladie est grave. La toxine attaque le système nerveux plutôt que le système digestif, aussi les symptômes n'ont-ils pas les caractéristiques de ceux des troubles gastro-intestinaux.

Les premiers signes sont la fatigue et les étourdissements, bientôt suivis par des troubles visuels, diplopie et strabisme, une sécheresse intense de la bouche, une gêne à la déglutition et à l'élocution. Les muscles des membres et du tronc s'affaiblissent, créant de sérieuses difficultés respiratoires. Certaines formes du botulisme entraînent des nausées et des vomissements violents. Les crampes abdominales et la diarrhée sont également possibles. Les pupilles se dilatent, le regard devient fixe. La mort survient par obstruction des voies aériennes, paralysie respiratoire et cardiaque.

Il y a confusion possible avec la poliomyélite, l'encéphalite, la congestion cérébrale, la syphilis nerveuse, la myasthénie grave et les intoxications à l'atropine et à la belladone.

Traitement : Un lavage gastrique doit être pratiqué quelques heures après l'ingestion de l'aliment contaminé. La paralysie respiratoire, qui peut être soudaine, exige l'application immédiate de la respiration assistée ; la trachéotomie est parfois salvatrice.

Si le malade est maintenu en vie au-delà de dix jours, la survie sans séquelles est assurée. Un lavement est pratiqué pour évacuer du côlon les toxines non absorbées. Le médecin teste ensuite la sensibilité du sujet au sérum ; si elle est négative, il injecte l'antitoxine par intraveineuse. Cette antitoxine est également administrée aux convives qui ont ingéré les mêmes aliments sans présenter les symptômes de la maladie.

Le malade doit rester alité dans une

chambre sans lumière. Les visites sont interdites. L'hydrate de chloral est conseillé pour soulager l'anxiété (et non la morphine à cause de son effet dépressif sur la respiration). La dysphagie impose d'administrer les médicaments et de nourrir le malade avec d'extrêmes précautions. Une sonde gastrique ou un goutte-à-goutte rectal (eau, dextrose, sel, vitamines C et du complexe B) est parfois nécessaire pour alimenter le malade.

Prévention : Consommer des légumes frais plutôt qu'en conserves. Les aliments douteux doivent être bouillis. Il faut s'assurer de la méthode de préparation des conserves familiales avant de les consommer.

Pronostic : Un traitement médical énergique réduit sensiblement l'incidence mortelle de la maladie. Si le patient survit à la phase de paralysie, son rétablissement sera rapide, complet et sans séquelles.

LE PANCRÉAS

Le pancréas est une glande fixée horizontalement derrière l'estomac, qui produit des sécrétions externes et internes. La sécrétion externe de suc pancréatique est un liquide épais, semblable à la salive, qui contient des enzymes agissant sur les amidons, les graisses et les protéines. Les sécrétions internes sont des hormones, parmi lesquelles l'insuline. La sécrétion insuffisante d'insuline entraîne le diabète.

Pancréatite aiguë 166

La pancréatite aiguë est une inflammation du pancréas de gravité variable. On en distingue trois formes : œdémateuse, hémorragique et nécrosique, ces deux dernières étant les plus sérieuses. Elle frappe en majorité les personnes atteintes de lithiase (calculs) vésiculaire ou d'alcoolisme chronique. La pancréatite s'observe également dans certaines maladies infectieuses, oreillons, scarlatine, fièvre typhoïde, hépatite virale, mononucléose infectieuse et urémie, ainsi que dans la grossesse. La femme de quarante ans est la plus touchée.

La crise peut avoir pour origine un abus d'alcool, un excès alimentaire ou, plus rarement, être un effet secondaire d'un traitement à base de corticoïdes ou à l'hydrochlorothiazide (diurétique utilisé contre l'hypertension artérielle).

Danger : La pancréatite est parfois difficile à distinguer de la cholécystite aiguë ou d'une perforation dans l'ulcère gastro-duodénal (nécessitant toutes deux une intervention chirurgicale immédiate). Une analyse de sang effectuée dans un laboratoire sérieux permet d'éviter une opération inutile en révélant un taux d'amylase (enzyme pancréatique) élevé. C'est une *urgence médicale,* car dans certains cas la maladie évolue de façon dramatique et peut emporter le malade en quelques heures.

Le pancréas malade sécrète certains de ses enzymes directement dans la cavité péritonéale, entraînant la péritonite qui est une très grave complication, tout comme le diabète qui peut se déclarer en cas d'insuffisance en insuline.

Les formes hémorragique et nécrosique de la pancréatite connaissent un taux de mortalité d'environ 50 p. cent.

Symptômes : Douleur subite et atroce, localisée dans la partie supérieure de l'abdomen et irradiant dans le dos, si intense parfois que même les opiacés ne sont d'aucun secours. Sensibilité au-dessus de l'épigastre. Les deux formes pernicieuses, hémorragique et nécrosique, entraînent des vomissements sévères et le choc ; la peau est bleuâtre, froide et moite ; le pouls est rapide et imperceptible ; la tension artérielle chute. Douleur et choc sont les principaux symptômes. Si les voies biliaires sont atteintes, il y a jaunisse.

La forme mineure, la pancréatite

œdémateuse, ajoute à la douleur des troubles du métabolisme.

La difficulté que rencontre le médecin pour établir son diagnostic est la confusion possible de la maladie avec d'autres troubles, tels que la crise cardiaque, la perforation dans l'ulcère gastro-duodénal, l'appendicite ou la cholécystite aiguë (inflammation de la vésicule biliaire).

Cholécystite aiguë : dans la pancréatite, la douleur est localisée au niveau de l'épigastre (creux de l'estomac), alors que dans la cholécystite, elle siège dans le quadrant supérieur droit de l'abdomen (au niveau de l'hypocondre). En cas de pancréatite, le malaise est particulièrement intense, alors qu'il semble plus supportable dans les crises de cholécystite.

Perforation dans l'ulcère gastro-duodénal : la rigidité de l'abdomen en cas d'ulcère gastro-duodénal perforé est beaucoup plus importante (phénomène du « ventre de bois ») qu'en cas de pancréatite.

Le taux élevé d'amylase dans le sang est le signe différentiel le plus sûr de la pancréatite.

Traitement : Repos absolu au lit et jeûne tandis que l'estomac est vidé en permanence par aspiration : la neutralisation des sécrétions pancréatiques, essentielle, n'est possible que dans ces conditions. L'atropine et la propanthéline sont parfois prescrites, l'une pour accélérer la réduction des sécrétions pancréatiques, l'autre, celle des sécrétions gastriques.

Les liquides sont administrés par voie intraveineuse. Des antibiotiques à large spectre sont prescrits contre une éventuelle péritonite. Si la crise est sévère, un traitement de l'hypocalcémie (insuffisance en calcium) est indiqué.

On utilise comme antalgiques la mépéridine plutôt que la morphine ou la codéine qui risquent de provoquer des spasmes de l'orifice des voies biliaires. Le *Choc* **133** nécessite un traitement d'urgence.

Entre les crises, le régime doit être riche en hydrates de carbone et pauvre en graisses et en protéines. Les repas doivent être légers, l'alcool est interdit.

Le traitement chirurgical n'est pratiqué qu'en cas de lithiase (calculs) et une fois la crise apaisée.

Prévention : La prévention consiste à éviter l'apparition de nouvelles crises qui, malheureusement, peuvent être fréquentes et dangereuses. Il est néanmoins possible de minimiser les crises en observant un régime pauvre en graisses, en fractionnant les heures de repas, en évitant l'alcool, en luttant contre la boulimie et l'obésité. L'abus d'alcool est toujours un facteur de crise, tandis que certains médicaments y prédisposent.

Pronostic : Les pancréatites mineures de forme œdémateuse ne comportent pas de suites ; la guérison est la règle. Quant aux formes hémorragique et nécrosique, elles nécessitent une vigilance médicale particulière pour éviter l'évolution mortelle.

Pancréatite chronique 167
(pancréatite récidivante)

Les causes de la pancréatite chronique sont les mêmes que celles de la *Pancréatite aiguë* **166**, mais il s'agit de deux maladies distinctes dont l'une n'est pas une suite de l'autre. Dans la pancréatite chronique, les poussées aiguës répétées altèrent le pancréas, aboutissant à la fibrose, l'atrophie et la calcification. 7 p. cent des malades sont des alcooliques chroniques, 15 p. cent environ des diabétiques et 10 p. cent souffrent d'une cirrhose du foie. Bien que la pancréatite chronique frappe en majorité l'homme autour de la quarantaine, elle s'observe parfois chez l'enfant ou le vieillard.

Danger : C'est une *alerte médicale.* On n'y survit généralement pas et le diabète en est une complication permanente.

Symptômes : Le symptôme principal est

la douleur, parfois vague mais le plus souvent sévère, soit continue, soit intermittente, soit fluctuante. Elle persiste des jours durant, voire des semaines, et, traitée aux opiacés, risque de mener à la toxicomanie. Les périodes entre les crises sont asymptomatiques, mais ont tendance à devenir de plus en plus courtes.

Nausées, vomissements, jaunisse, frissons et tachycardie constituent les autres signes caractéristiques de la maladie. Les selles sont grasses, mousseuses et d'odeur fétide.

Traitement : Le traitement de la pancréatite chronique est difficile. La neutralisation de l'activité des enzymes pancréatiques en constitue la base. Le traitement de la douleur exige l'administration de médicaments puissants. Le repos alité est indispensable. Le régime prescrit est à base d'hydrates de carbone, composé d'aliments facilement digestibles et stimulant le moins possible les sécrétions pancréatiques.

L'ingestion de liquide doit être limitée et l'équilibre maintenu par des injections intraveineuses. L'aspiration gastrique par voie nasale doit être pratiquée impérativement de temps en temps afin de vider l'estomac des sécrétions qui risquent d'empirer l'inflammation du pancréas.

Les interventions chirurgicales destinées à rétablir le drainage sont un peu décevantes. En revanche, l'extraction des calculs du cholédoque ou de la vésicule biliaire donne d'excellents résultats. La pancréatectomie (ablation du pancréas) partielle ou totale est une mesure de dernier recours qui connaît un faible taux de réussite. Un traitement substitutif est alors nécessaire pour pallier la carence de l'organisme en insuline et autres enzymes.

Prévention : Semblable à celle indiquée pour la *Pancréatite aiguë* **166**.

Pronostic : Réservé. Il n'existe aujourd'hui aucune thérapie véritablement fiable, mais cela ne veut pas dire que le corps médical considère cette maladie comme étant sans espoir. Les traitements médicaux et chirurgicaux offrent une variété de mesures spécifiques qui soulagent le mal, mais le plus important reste encore la détermination du malade à se soigner, en particulier lorsqu'il s'agit d'un alcoolique.

LES INTESTINS

Entérite régionale 168
(maladie de Crohn, iléite)

Inflammation de l'intestin grêle d'origine non bactérienne affectant toute l'épaisseur de la paroi intestinale et provoquant le durcissement des muqueuses et le rétrécissement du conduit, l'entérite régionale atteint un segment de l'organe, ou plusieurs simultanément, plutôt dans sa partie terminale (iléon). Elle s'observe dans toutes les races, frappe les deux sexes et survient en général entre vingt et quarante ans.

Jusqu'à une période récente, on déclarait en ignorer la cause. Tout dernièrement, cependant, il est apparu avec évidence que, de même que pour l'ulcère gastro-duodénal, c'est la tension nerveuse, l'anxiété et les conflits d'ordre psychologique qui sont à l'origine de la maladie. Celle-ci atteint les personnes qui supportent mal les agressions et les relations conflictuelles qu'implique la compétition sociale.

Danger : Le taux de mortalité de la maladie est bas, bien que le malaise soit profond. Toutefois, l'entérite régionale peut entraîner la dénutrition et l'invalidité. La confusion possible avec l'appendicite est un autre danger. Pour se couvrir et ne pas courir le risque d'une éventuelle péritonite à partir d'un appendice infecté, beaucoup de médecins prescrivent trop vite l'appendicectomie. Il est donc plus prudent d'avoir plusieurs avis médicaux lorsqu'il s'agit d'intervention chirurgicale. Si l'on dispose de temps, ce qui n'est malheureusement pas souvent le cas, le diagnostic différentiel peut être posé grâce au transit baryté avant radiographie (l'ingestion de baryte permet de visualiser les organes internes). Si la radiographie montre le rétrécissement d'un segment de l'intestin grêle, le diagnostic est à coup sûr l'entérite régionale, et non l'appendicite.

Symptômes : L'anémie, la dénutrition, les douleurs arthritiques migratrices (fugitives et changeant de place) et la perte de poids constituent le tableau précoce de la maladie, qui se complète par des crampes dans la partie médiane de l'abdomen et des diarrhées plus ou moins liquides quatre à cinq fois par jour. Autre symptôme caractéristique : la présence d'une masse palpable de forme allongée dans la partie inférieure droite de l'abdomen, région qui par la suite devient douloureuse. Nausées et vomissements sont possibles.

La formation également caractéristique de fistules, petits canaux portant des ulcérations ou des lésions cicatricielles et reliant deux cavités entre elles ou une cavité à une surface cutanée, survient à un stade avancé de la maladie. Véhiculant vers le rectum les contenus purulents des intestins, ces fistules sont source d'inévitables infections.

La fièvre est modérée. Le transit intestinal étant accéléré, il y a déperdition des éléments nutritifs essentiels et malabsorption des vitamines, phénomènes qui affectent la peau : celle-ci devient, comme dans la pellagre, sèche, squameuse et ridée.

L'occlusion intestinale partielle est une complication courante.

Traitement : Le repos alité est impératif en cas de fièvre, de diarrhée et de perte de poids. Des vitamines contre la dénutrition et des antispasmodiques contre les crampes musculaires sont administrés. Le régime doit être calorique, riche en protéines et pauvre en fibres végétales. Il faut tout faire pour stimuler l'appétit du malade, mais éviter les produits laitiers qui sont mal tolérés.

La chirurgie donne des résultats décevants et n'est indiquée qu'en cas d'occlusion intestinale, par exemple lorsque la vie du patient est en danger.

Les avis médicaux divergent en ce qui concerne les antibiotiques, qui peuvent être prescrits en cas d'infection secondaire, mais comportent le risque d'irriter davantage des intestins déjà fragilisés. Dans les cas sévères, on utilise les corticoïdes.

La thérapie la plus négligée, et sans doute la meilleure, est d'ordre psychique. En effet, les facteurs psychologiques ont une part importante dans la maladie. Prendre six mois de vacances, si c'est possible, afin d'avoir tout le loisir de réexaminer ses comportements, ses valeurs, son mode de vie, peut être salutaire pour le malade.

Prévention : Il faut tout faire pour prévenir les récidives et si possible éviter la chirurgie qui ne contribue pas à guérir la maladie. Le patient doit trouver un quelconque moyen d'extérioriser ses problèmes, changer son cadre de vie, ses habitudes, minimiser les conflits. (Voir en troisième partie, *Signes précurseurs, Entérite régionale* **168**.)

Pronostic : La guérison est complète dans 10 p. cent des cas, plus par rémission spontanée que grâce au traitement médical. En effet, dans cette maladie très certainement psychosomatique et qui devrait être soignée comme telle, le patient est sans doute l'unique agent de sa propre guérison.

Sténose ou rétrécissement du pylore 169

Bien qu'essentiellement une maladie du nourrisson, la sténose du pylore s'observe parfois chez l'enfant et l'adulte. Les premières manifestations apparaissent chez le nourrisson entre la seconde et la quatrième semaine après la naissance. Cette maladie est considérée comme une tare héréditaire, bien qu'il subsiste quelque doute quant à ses caractères génétiques. Elle frappe un nouveau-né sur deux cents, le plus souvent de sexe masculin ; l'alimentation au sein ou au biberon n'a pas d'incidence.

Dans la sténose du pylore, le sphincter pylorique, muscle reliant l'estomac au duodénum et permettant le passage du bol alimentaire, s'hypertrophie et provoque le rétrécissement du pylore et l'occlusion.

Danger : Non traitée, la maladie mène à la dénutrition, qui se manifeste par une perte de poids et un retard de croissance. L'occlusion intestinale est un danger constant.

Symptômes : Ils apparaissent habituellement entre la seconde et la quatrième semaine après la naissance, mais parfois seulement au troisième ou quatrième mois. En condition normale, le poids du nouveau-né chute juste après la naissance, pour reprendre quelques jours après ; dans la sténose du pylore, cette chute est continue. Des vomissements en fusée (contenant parfois du sang), la constipation, la perte de poids et la déshydratation constituent les signes majeurs. Les vomissements, toutefois, ne semblent pas altérer l'appétit du nourrisson qui continue à s'alimenter juste après.

Parfois, une palpation de l'abdomen du nouveau-né permet de percevoir la masse pylorique, de la taille d'une olive environ. Le diagnostic peut être confirmé par radiologie, bien que dans la plupart des cas ce ne soit pas nécessaire.

Traitement : Le médecin prescrit d'abord un traitement de soutien : un antispasmodique et un sédatif léger sont administrés quelques minutes avant la tétée ; entre les heures régulières de tétées, donner un complément de lait épaissi de céréales. La réhydratation se fait par injection intraveineuse.

L'intervention chirurgicale a lieu lorsque le nourrisson est plus résistant et que le diagnostic de sténose est confirmé. Pratiquée dans les meilleures conditions, elle connaît un taux de mortalité de 1 à 5 p. cent. Le rétablissement est la règle.

Chez l'enfant et l'adulte : le traitement est le même que celui de l'*Ulcère gastro-duodénal* **157**. Si l'occlusion persiste après quatre à six semaines de traitement, l'intervention chirurgicale est indiquée.

Pronostic : Toujours excellent après traitement chirurgical.

Occlusion intestinale 170
(iléus)

L'occlusion intestinale bloque ou freine sévèrement le passage des matières et des gaz. Les causes en sont nombreuses :

Hernie inguinale **255 :** la moitié des occlusions sont dues à l'hernie inguinale (située dans l'aine), où une boucle de l'intestin grêle se trouve prise dans un orifice musculaire.

Adhérences : attachement anormal l'un à l'autre de deux tissus adjacents, les adhérences sont généralement des suites d'interventions chirurgicales dans l'abdomen.

Volvulus : torsion ou rotation de l'intestin grêle, le volvulus entraîne un blocage du transit comparable à celui de l'eau dans un tuyau d'arrosage formant un repli.

Invagination : pénétration de l'intestin grêle dans lui-même, comparable au retournement d'un doigt de gant, et secondaire à un obstacle tel qu'une tumeur ou des polypes. Courante également chez le nourrisson.

Cancer : un pourcentage significatif d'occlusions intestinales est dû au cancer de l'intestin.

Corps étrangers, calculs biliaires, compression de tumeurs adjacentes sont des facteurs peu courants.

Iléus paralytique : affaiblissement ou

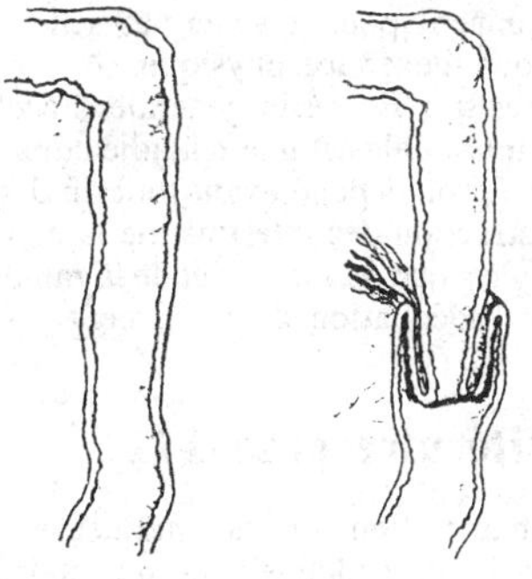

Normal *Invagination*

arrêt du mouvement péristaltique des intestins (contractions musculaires naturelles permettant la propulsion des matières). Il survient en cas de péritonite, de traumatisme abdominal ou après une intervention chirurgicale dans l'abdomen.

Occlusion vasculaire : embolie ou thrombose survenant dans un vaisseau de l'abdomen et comparable à l'occlusion coronaire en cas de crise cardiaque.

Danger : Non traitée, l'occlusion de l'intestin grêle est fatale au bout de quelques jours.

Symptômes : Les symptômes cardinaux de l'occlusion intestinale sont les suivants : crampes abdominales, vomissements, constipation et ballonnement abdominal. Tout le monde a souffert un jour ou l'autre de tels symptômes ; en règle générale, ils passent au bout de quelque temps, grâce à des antacides quelconques. Mais lorsqu'ils persistent ou empirent, il ne s'agit plus alors d'une affection passagère, mais d'une maladie sérieuse qui exige des soins médicaux immédiats.

Douleur : crampes intermittentes survenant dans la partie médiane de l'abdomen, durant de quelques secondes à quelques minutes et à un rythme de plus en plus rapide.

Vomissements : symptôme précoce, il s'agit d'abord du rejet du contenu de l'estomac, qui est de couleur grisâtre. Lorsque le mal évolue, les vomissements prennent une couleur brunâtre, indiquant la présence de fragments de matières fécales ; c'est une grave manifestation.

Constipation : signe constant de l'occlusion intestinale.

Ballonnement abdominal : si l'occlusion siège dans la partie supérieure de l'intestin grêle, le ballonnement est minime, mais plus bas, il est important.

A ces symptômes de base s'ajoutent les nausées, l'éructation et les brûlures d'estomac. La diminution de l'excrétion d'urines est un signe tardif.

Si, de plus, il y a saignement du rectum, on peut suspecter l'invagination. Lorsque les symptômes persistent, la strangulation du grêle est à craindre, avec choc, déshydratation, accélération du pouls et chute de la tension artérielle. Extrémités froides, sueurs froides et visage creusé et anxieux constituent les signes extérieurs. L'état du malade évolue vers le collapsus, avec vomissements constants, soif, fièvre élevée et anurie (absence d'urines).

En cas de volvulus, si le nœud est très serré, la circulation est coupée, causant une nécrose (gangrène) des tissus. L'intervention chirurgicale s'impose.

En cas d'occlusion du côlon, les symptômes se développent plus lentement et sont moins immédiats. La douleur est moins sévère et la constipation alterne avec des diarrhées.

L'iléus paralytique atteint profondément l'état général du malade, le ballonnement abdominal, sévère, est dû à l'importante quantité de gaz dans tous les intestins.

Traitement : Il est très important de déterminer la cause précise de l'occlusion afin de pouvoir appliquer le traitement approprié. Il faut également surveiller de très près le pouls, la température et le taux de globules blancs dans le sang ; dès qu'ils augmentent et que l'état général du malade se dégrade (signes d'une strangulation totale), toutes les mesures préopératoires doivent être prises.

Les objectifs du traitement sont les suivants : libérer le plus rapidement possible le passage pylorique, soit par aspiration (de préférence), soit par la chirurgie ; rétablir l'équilibre hydro-électrolytique (eau et éléments nutritifs essentiels) par voie intraveineuse (interventions qui exigent un soin extrême et une grande habileté, la moindre erreur pouvant avoir des conséquences graves) ; enfin, soulager la douleur.

L'aspiration se pratique au moyen d'un long tube introduit dans l'intestin et permettant d'évacuer les matières indésirables.

Si l'occlusion totale dure plus de vingt-quatre heures et que le traitement médical (non chirurgical) reste sans effets, l'intervention chirurgicale s'impose. Elle est immédiate si le diagnostic confirme la strangulation ou l'infarctus (blocage d'un vaisseau périphérique entraînant la nécrose des tissus).

En cas d'invagination, le malade est soumis à un lavement baryté avant examen radiologique. Un lavement précoce peut favoriser la désocclusion. En revanche, pratiqué trop tard, il risque de provoquer l'effet inverse et de transformer une occlusion partielle en strangulation.

En cas d'iléus paralytique faisant suite à une intervention chirurgicale portant sur l'abdomen, on peut tenter de stimuler les contractions de la paroi intestinale (le péristaltisme) par applications locales de chaleur (compresses chaudes ou couverture électrique) ou par une médication appropriée. Cela suffit parfois à faire disparaître les troubles.

Prévention : Certains facteurs de l'occlusion intestinale peuvent être évités : une hernie due au soulèvement incorrect d'un objet pesant (voir en troisième partie, *Table 15,* comment soulever un poids), l'obésité, l'habitude de pousser violemment pour évacuer les selles, le manque d'exercice physique.

Pronostic : En règle générale, l'occlusion intestinale est une maladie curable. La guérison dépend avant tout du degré d'obstruction des intestins, de la condition physique du malade et de la rapidité et de l'adéquation du traitement.

Colite ulcéreuse 171

Inflammation de la muqueuse du côlon, la colite ulcéreuse est une maladie non spécifique, non contagieuse et qui s'observe dans le monde entier.

C'est une forme de diarrhée chronique qui frappe toutes les classes d'âge, mais plus couramment les personnes nerveuses entre vingt et quarante ans, avec une incidence maximum autour de trente ans.

De nombreux médecins y ont vu une allergie au lait et à ses produits dérivés. D'autres, toutefois, insistent davantage sur les facteurs psychosomatiques de la maladie, avançant que le côlon est l'organe cible des névroses, celui qui porte tout le fardeau de l'instabilité émotionnelle, de la frustration, de l'insatisfaction, du manque de combativité, de la déconnexion de la vie sociale. Vient à l'encontre de cette théorie l'argument selon lequel la nervosité et l'anxiété des malades seraient précisément dues à la nature même de l'affection. Enfin, selon une autre hypothèse, le facteur immunologique de la maladie, c'est-à-dire la formation par l'organisme lui-même d'anticorps attaquant la muqueuse saine du côlon, serait prédominant.

La colite ulcéreuse est une maladie tenace, décourageante, invalidante et particulièrement rebelle à toute forme de médication. Elle provoque un gonflement de la muqueuse du côlon, y développe des abcès, des hémorragies et des ulcérations. Le côlon perd son élasticité, devient fibreux et extrêmement sensible aux infections secondaires.

Danger : La première crise peut être brutale et violente, avec hémorragie massive, perforation et toxémie, dont l'issue est fatale. Néanmoins, la colite ulcéreuse est beaucoup plus souvent une maladie d'évolution lente, qui épuise peu à peu et mène à l'invalidité.

Symptômes : Le symptôme de base est grave : des diarrhées plus ou moins sanglantes, d'une fréquence de dix à vingt par jour, qui clouent le patient chez lui.

Quand elle ne débute pas brutalement, la maladie s'installe insidieusement par un besoin de plus en plus pressant d'aller à la selle, accompagné de crampes abdominales mineures. Les selles deviennent vite sanglantes avec présence de mucus. Les douleurs abdominales s'intensifient, évoluant en épreintes et en ténesme (fausse envie douloureuse d'aller à la selle).

Les suites inévitables de ces troubles sont la perte de l'appétit, les nausées, les vomissements, l'anémie, la dénutrition, la perte de poids et une fièvre modérée oscillante.

Le syndrome dysentérique aigu se caractérise par de violentes diarrhées, des douleurs abdominales insupportables, un ballonnement, une fièvre élevée, une toxémie profonde, des selles liquides d'odeur fétide, pleines de mucus et de sang rouge, une sensibilité extrême de la partie inférieure de l'abdomen. Il peut y avoir perforation du côlon suivie de péritonite. La péritonite ou la toxémie risquent de provoquer la mort avant même que le diagnostic de colite ulcéreuse ait été posé.

Ce diagnostic doit du reste toujours être confirmé par une rectoscopie (examen du rectum au moyen d'un tube optique) et une radiographie, qui révéleront un côlon ulcéré et marqué de lésions cicatricielles.

Outre les hémorroïdes, les fissures ou les fistules anales et les abcès, la colite ulcéreuse peut entraîner des complications graves telles que la perforation suivie de péritonite, l'hémorragie digestive basse ou le cancer du côlon (5 à 10 p. cent des personnes qui souffrent depuis au moins dix ans de cette maladie la voient évoluer en cancer). Enfin, les troubles hydro-électrolytiques (déshydratation et carences alimentaires) et, chez l'enfant, le retard de croissance et l'immaturité sexuelle sont de règle.

Au bout de quelques années, la partie inférieure du côlon se rétrécit, devient rigide et épaisse, empêchant le fonctionnement normal du transit intestinal.

Traitement : Le repos alité est conseillé pendant une poussée de colite ulcéreuse. Il faut s'efforcer de stimuler le moins possible l'activité des intestins et ne s'alimenter que pour compenser les pertes résultant des diarrhées, avec un apport en fer ou en vitamines en cas de carence. L'organisme est ici le véritable agent de la guérison, le traitement médical n'étant que d'une efficacité limitée.

Il faut boire sans restriction et suivre un régime alimentaire d'environ 2 500 calories par jour, riche en protéines et composé uniquement de produits naturels : les concentrés, les préparations alimentaires (surtout celles comprenant des additifs), les boissons glacées et les aliments fibreux sont à exclure. Il faut également éviter les jus de fruits et les crudités.

Si le patient ne peut ni boire ni manger, il est hydraté et alimenté par voie intraveineuse ou intramusculaire avec des solutions comprenant des sels, des acides-bases et des vitamines.

En cas d'anémie sévère, on pratique une transfusion sanguine.

Les médicaments habituellement administrés sont la belladone, la morphine, la propanthéline et la promazine. Certains sulfamides donnent également de bons résultats.

En cas de péritonite après perforation entraînant la toxémie et une fièvre élevée, on administre des antibiotiques à large spectre, mais avec précaution car ils risquent à long terme d'irriter davantage le côlon.

La thérapie à base de corticoïdes, à condition de ne pas être prolongée, est très efficace : la rémission des troubles survient dans 60 à 85 p. cent des cas. Mais elle a deux inconvénients : elle peut réveiller ou engendrer un ulcère gastro-duodénal, ou bien empirer les symptômes de la maladie après l'arrêt de la cure. C'est pourquoi les corticoïdes ne sont jamais administrés tant que l'évolution de la colite ulcéreuse ne nécessite pas un traitement d'urgence. Les corticoïdes en lavement constituent une pratique thérapeutique récente.

Psychothérapie : ce genre de traitement s'est souvent révélé hautement efficace. Même sans avoir recours à un spécialiste, il faut pouvoir être conscient des problèmes psychologiques du malade et l'aider à les surmonter, dans la mesure où, s'ils ne sont pas la cause directe des troubles, ils sont à la base de leur évolution. Le malade doit trouver auprès de son médecin et de son entourage le réconfort et le soutien moral qui l'aideront à lutter contre la maladie en faisant appel à ses propres ressources.

Le traitement chirurgical est appliqué dans 25 p. cent des cas de colite ulcéreuse. L'occlusion intestinale, la perforation, l'hémorragie massive, la persistance des troubles malgré un traitement médical intensif, la dégénérescence cancéreuse et l'invalidation du malade sont des dangers qui imposent l'intervention chirurgicale. Les résultats sont radicaux, qu'il s'agisse d'une ablation totale ou partielle (colectomie) du côlon. Dans ce dernier cas, le côlon est simplement raccourci après résection de la partie atteinte et abouchement des parties restantes. La colectomie totale est toutefois plus fréquente. L'iléon (partie terminale de l'intestin grêle) est alors dérivé vers un orifice artificiel pratiqué dans la paroi abdominale, et introduit sur une longueur d'environ deux centimètres dans un sac en caoutchouc qui adhère parfaitement à la peau (anus artificiel). Le sac est efficace, interchangeable et totalement étanche à condition de prendre toutes les précautions requises. L'ablation du rectum impose également la dérivation du côlon dans un anus artificiel (colostomie).

La dérivation artificielle des selles est un moindre mal si l'on considère les dangers d'invalidité ou de mort qu'implique la colite ulcéreuse aiguë. On a récemment mis au point un dispositif moderne et discret qui facilite la vidange du sac. L'intervention chirurgicale impose un séjour hospitalier d'au moins deux semaines et une convalescence de quatre à six semaines, après quoi le sujet peut reprendre une vie normale.

Prévention : Si le diagnostic est posé suffisamment tôt, il est possible de tempérer la virulence des troubles. Les cas mineurs semblent réagir positivement au traitement médical.

Les personnes particulièrement anxieuses devraient s'efforcer d'analyser les raisons de leur angoisse. La tension nerveuse se traduit souvent par la débâcle intestinale. Sans doute y a-t-il en ce monde davantage prétexte à pleurer qu'à rire, mais rire est plus agréable et procure en outre l'avantage non négligeable de conserver vie et santé...

Pronostic : La colite ulcéreuse est faite de rémissions et de rechutes. Un patient sur quatre seulement guérit après la première crise. Des traitements plus adaptés, une meilleure compréhension de la maladie et de nouvelles procédures chirurgicales contribuent largement à atténuer les troubles. Il reste cependant un long chemin à parcourir. Le plus grand espoir réside dans le patient lui-même : en l'état actuel des choses, il est le seul à pouvoir réaliser la guérison.

Côlon irritable 172
(colite spasmodique, colite chronique)

Appelé également névrose colique, le côlon irritable, bien que mal défini, est responsable de plus de la moitié des troubles du système digestif. Après le rhume de cerveau, c'est la maladie la plus courante chez l'homme.

Curieusement, toutefois, elle est assez mal connue, alors que chacun, à un moment ou à un autre, a pu en être affecté, au point souvent d'aller consulter un médecin. Le côlon irritable est en réalité une maladie nerveuse qui frappe les sujets anxieux. Les symptômes, variés, sont similaires à ceux de toutes les affections connues du système digestif. Ils sont généralement déclenchés par des stimuli tels qu'un choc émotif consécutif à un divorce, des ennuis professionnels ou la maladie d'un proche. Profondément troublé, le sujet commence à négliger son hygiène de vie : il mange trop vite, ne prend pas le temps d'aller à la selle au moment opportun, se retient parfois une demi-journée, abuse de laxatifs ou de lavements – résultat : côlon irritable.

La maladie frappe toutes les classes d'âge, avec une incidence maximale aux abords de l'âge adulte et même à l'adolescence. Ses manifestations deviennent du reste l'équivalent intestinal des crises de larmes. Le rôle psychologique des intestins transparaît dans le langage courant : « avoir quelque chose dans le ventre » signifie avoir du courage et de l'énergie.

Danger : Le côlon irritable peut simuler toute pathologie digestive grave au point parfois d'entraîner une intervention chirurgicale inutile lorsque l'appendicite est soupçonnée. La confusion avec les calculs rénaux et l'angine de poitrine est également possible.

Symptômes : En général, le patient a déjà subi toute une série de consultations médicales et d'examens gastro-intestinaux. Le seul symptôme révélateur du côlon irritable est la coïncidence des poussées avec les chocs émotifs. L'apparition et la récurrence de la maladie sont parallèles aux stress majeurs de la vie du patient.

Les symptômes de base sont les suivants :

Constipation chronique : selles dures, sèches, petites et entourées de mucus. Parfois, seul le mucus est expulsé. L'alternance de diarrhée et de constipation est très fréquente. Dans ce cas, des diarrhées liquides sont émises plusieurs fois dans la matinée, puis cessent pour le reste de la journée. La présence de sang ou de pus dans les selles indique qu'il ne s'agit pas du côlon irritable (sauf si le sang provient d'hémorroïdes ulcérées).

Douleurs : elles sont d'intensité variable et plutôt localisées dans la partie supérieure droite de l'abdomen. Une pression manuelle ou le passage de matières fécales ou de gaz suffit souvent à les soulager. Le port de vêtements serrés contribue à les accentuer.

Ballonnement ou météorisme : il provient de l'accumulation de gaz dans les intestins.

Les autres symptômes importants sont le mal de tête (courant), les vomissements (occasionnels), l'insomnie (fréquente), la perte de l'appétit (rarement accompagnée d'une perte de poids), la fatigue et l'anémie.

Traitement : Le meilleur traitement est la psychothérapie car celle-ci s'attaque aux causes de la maladie. Le médecin doit rassurer le patient sur le caractère mineur de l'affection et, le cas échéant, lui interdire tout laxatif ou lavement, ce qui souvent est mal accepté car leur suppression entraîne dans un premier temps l'aggravation des symptômes.

En cas de constipation seule, le réconfort et les entretiens thérapeutiques sont très efficaces, mais si le patient souffre également de diarrhée, les résultats sont plus difficiles à obtenir. Ils dépendent, sinon d'une psychothérapie menée par un spécialiste, du moins d'un effort soutenu de l'entourage proche et du médecin. Faire un tableau des poussées successives des troubles qui mette en évidence leur coïncidence avec les périodes de stress est une bonne initiative. Il faut convaincre le malade de canaliser son angoisse dans la pratique d'un sport ou d'un hobby. Enfin, entretenir avec lui de longues conversations sur ses relations familiales – parents, époux ou épouse, enfants – ou professionnelles est très important.

Le régime alimentaire doit être équilibré et comprendre des fruits et des matières inassimilables en petite quantité. Il faut s'efforcer d'aller à la selle au moins une fois par jour.

Le médecin peut prescrire des sédatifs et des tranquillisants ; les antispasmodiques et les neuroleptiques doivent être administrés avec précaution. Les gaz ne sont pas une cause mais un symptôme et doivent être traités avec des médicaments appropriés.

Les crampes ou les douleurs abdominales sont soulagées par des applications de chaleur sur l'abdomen, non pas seulement en période de crise, mais à intervalles réguliers. Certains patients ont besoin d'une semaine de repos alité.

Prévention : Le patient doit apprendre à canaliser son énergie dans des activités constructives – exercice physique, hobby – et ne pas se laisser aller à l'angoisse ou à la tension nerveuse. Cet excès d'énergie devient en effet positif lorsqu'il s'applique à toute activité qui maintient le patient dans de bonnes conditions physiques et favorise le fonctionnement du système cardio-vasculaire.

Pronostic : Le patient souffrant de constipation retire un bénéfice énorme de la compréhension des causes de sa maladie et de la sollicitude de son entourage. Celui qui est atteint de diarrhée est plus difficile à soigner. Ses symptômes peuvent être atténués et les périodes de rémission entre les crises allongées, mais la guérison complète est rare.

Diverticulite 173

La diverticulite est une complication de la diverticulose du côlon (apparition de diverticules, petites poches d'environ un centimètre de diamètre) sur les segments affaiblis de la paroi du côlon. La diverticulose est asymptomatique et son diagnostic ne peut être posé qu'après radiographie. Elle s'observe chez environ 30 p. cent des sujets âgés de plus de quarante-cinq ans, dont un cinquième seulement développe une diverticulite.

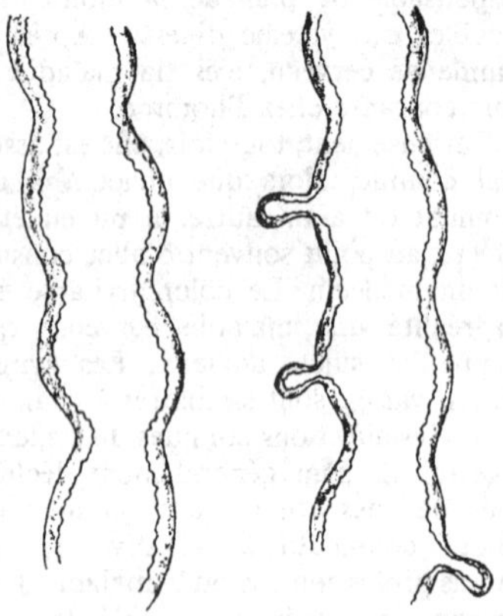

Colon normal *Diverticulite*

La diverticulite est une inflammation de ces petites poches, obstruées par une tuméfaction ou des parcelles de matières fécales. L'infection bactérienne qui en résulte peut passer en un jour ou évoluer vers l'abcès, le spasme ou l'occlusion du côlon. Il peut y avoir perforation des diverticules hypertrophiés et risque de péritonite.

La diverticulite est difficile à différencier d'une appendicite ou d'un carcinome du côlon.

Danger : La diverticulite devient grave lorsque les diverticules infectés développent des complications telles que la perforation ou l'occlusion. Si les troubles persistent au-delà du second jour, c'est une *alerte médicale* qui exige une intervention chirurgicale immédiate.

Symptômes : Au début le patient ressent

une gêne abdominale qui évolue bientôt en douleur constante dans la partie inférieure gauche. L'abdomen tout entier devient sensible. Cette douleur s'accompagne de ballonnement, de nausées et parfois de vomissements. Si la crise est sévère, frissons, fièvre et malaise profond s'ajoutent à la liste. Une masse sur le côté inférieur gauche de l'abdomen est souvent palpable.

Dans la forme chronique de la maladie, la constipation alterne avec la diarrhée.

Traitement : La plupart du temps, le traitement médical suffit : repos au lit, diète liquide, antibiotiques. Dans les cas sévères, le malade est alimenté par voie intraveineuse. Les troubles se calment en un peu plus d'un jour.

On soulage la douleur avec des médicaments appropriés. Si les intestins demeurent hyperactifs, avec selles fréquentes et douleurs abdominales, il est conseillé de prendre avant les repas des antispasmodiques tels que la belladone ou la propanthéline, ou bien du psyllium, seul laxatif recommandé pour cette maladie car il ne provoque pas d'irritation.

Mais lorsque les crises sévères se répètent, qu'il est difficile de différencier la maladie du cancer du côlon ou qu'il y a perforation, occlusion ou hémorragie, l'intervention chirurgicale s'impose.

Prévention : L'obésité à un âge avancé semble mener à la diverticulose et prédisposer à la diverticulite. Des recherches récentes ont montré qu'une alimentation où la teneur en fibres végétales, son et mucilages est importante – céréales, pain complet, fruits, légumes – constituait une excellente prévention contre la diverticulose.

Pronostic : Tout à fait favorable *s'il n'y a pas* de complications.

Diverticule de Meckel 174

Anomalie congénitale, le diverticule de Meckel frappe environ 1 ou 2 p. cent de la population. Large canal rattaché à l'intestin grêle, ce diverticule est normalement présent dans l'embryon et disparaît un mois après la naissance. S'il demeure, il prend la forme d'un tube creux dont la membrane est la même que celle des intestins. Il n'a pas de fonction mais peut être à la source de troubles (comme l'appendice) lorsqu'il se trouve obstrué par des parcelles de matières fécales et s'infecte, menant alors à l'occlusion.

Le diverticule de Meckel suit exactement le même développement que l'*Appendicite* **178**.

Le seul traitement est chirurgical.

Mégacôlon 175
(maladie de Hirschsprung)

Le mégacôlon, ou dilatation anormale du côlon, qui peut être congénital ou se développer dans les premières années de l'enfance ou pendant l'adolescence, se traduit par une sévère constipation.

La forme congénitale est perceptible dès les douze premiers mois de la vie. Elle frappe environ un nouveau-né sur 2 000, plus souvent de sexe masculin. Cette maladie est due à l'absence d'innervation d'un segment du côlon qui entraîne l'absence dans cette zone de mouvements péristaltiques. Le blocage des matières fécales provoque un ballonnement abdominal important, l'enfant se nourrit peu, sa croissance est retardée.

Le mégacôlon acquis est dans la majorité des cas dû à un choc émotif violent qui provoque chez l'enfant ou l'adolescent un blocage des mouvements péristaltiques du côlon (comme s'il refusait de les laisser aller). Le rectum se distend et s'emplit de matières fécales. Le patient souille son linge. Ce trouble requiert une assistance psychologique. On pratique également des lavements lubrifiants à base d'eau additionnée d'huile et de substance ramollissant les selles. Si ce traitement se révèle inefficace, l'intervention chirurgicale s'impose pour évacuer les matières fécales accumulées et prévenir ainsi la dilatation progressive du côlon.

Constipation 176

Affectant les personnes âgées, les maladies confinés au lit, les invalides, les sujets atteints de troubles psychiques, la constipation d'origine fonctionnelle provient essentiellement du manque d'activité physique. Toutefois, lorsque l'enfant en est atteint, l'anxiété d'une mère obsédée par ce trouble peut en être la cause. La constipation est également le fait de mauvaises habitudes, celle de ne pas aller à la selle dès que l'on en éprouve le besoin, ou bien la dépendance aux laxatifs et aux lavements, administrés parfois dès l'enfance. Les hémorroïdes, les fissures anales et les fistules entraînent une défécation douloureuse et provoquent la constipation par inhibition du réflexe. Les facteurs névrotiques jouent également un rôle important, le côlon réagissant de façon négative à l'agitation, le stress, la peur et l'anxiété. Des bouleversements même mineurs, comme un voyage ou un changement d'activité, entravent le fonctionnement du côlon.

La constipation se prête à une grande variété d'interprétations. La définition médicale généralement admise est une rétention des matières fécales d'au moins trois jours, puis l'apparition de selles très sèches.

Danger : Aucun, à moins que la constipation ne soit liée à une autre maladie. Une rétention excessive des selles chez les personnes âgées peut précipiter une crise cardiaque ou une apoplexie.
Symptômes : L'unique symptôme sérieux est la constipation sans gêne ni douleur, excepté chez les personnes névrosées.
Traitement : On peut souvent venir à bout de la constipation grâce à une alimentation naturellement laxative – fruits, légumes (particulièrement ceux riches en fibres végétales), mucilages (maïs) – et à l'absorption d'un litre d'eau et d'un verre de jus de prune quotidiens. En même temps, le patient doit s'efforcer d'aller à la selle chaque jour à la même heure.

Chez les sujets jeunes et sains, la rééducation du réflexe de défécation et l'exercice physique quotidien sont des règles absolues (voir en troisième partie, *Table 11, Comment éviter la constipation*).

Lorsque la constipation est due à la déshydratation provoquée par une fièvre prolongée, il suffit de faire boire au malade une grande quantité de liquide.

Il arrive qu'un lavement baryté ou l'absorption de baryte provoque le blocage des matières fécales, avec douleurs gastriques et défécation difficile. Le traitement est en général un lavement lubrifiant à l'eau tiède. S'il ne suffit pas, on administre un lavement purgatif plus irritant.
Prévention : L'effort physique régulier, l'habitude d'aller à la selle dès que l'on en éprouve le besoin, une alimentation saine et équilibrée sont autant de règles préventives de la constipation. Il faut également éviter de faire de la constipation une préoccupation obsessionnelle : si ça ne marche pas aujourd'hui, ça marchera bien demain ou, au pire, après-demain...
Pronostic : Suivre les conseils d'un bon médecin ou son propre bon sens aboutit presque toujours au rétablissement du fonctionnement normal des intestins.

Constipation imaginaire 177

Il est des gens qui ne sont jamais satisfaits du fonctionnement de leur appareil digestif, en particulier le côlon et le rectum. La fréquence insuffisante de leurs selles les agace, ainsi que leur aspect ou leur consistance. Pour améliorer leur statut dans le monde des « ventres sains », ils bombardent leur système digestif de toute une panoplie de laxatifs, de purgatifs, de cathartiques, de lavements ou de suppositoires, comme les femmes qui prennent de l'âge se barbouillent de rouge et s'aspergent de poudre et de parfum. Le bonheur pour eux réside dans l'exonération quotidienne de selles de couleur et de consistance parfaites.

L'examen des selles pratiqué par un médecin est tout à fait recommandable ; fait par un non-professionnel, c'est une dépense d'énergie totalement inutile.

Une défécation quotidienne n'est pas essentielle à la santé. L'abus de laxatifs et de lavements chez des personnes encore capables d'une activité physique normale, ni invalides ni contraintes de garder le lit, est un véritable saccage de l'organisme. Les personnes obnubilées par leur transit intestinal seraient mieux avisées de sublimer cette obsession scatologique dans des préoccupations plus positives, l'argent, le sexe, l'amour, la vie, par exemple...

Appendicite 178

L'appendice vermiculaire est un petit tube en cul-de-sac de l'apparence d'un ver, situé dans le prolongement du caecum du côlon (partie de l'intestin abouchée au grêle). Il n'a pas de véritable fonction et semble être un vestige organique des temps préhistoriques. L'appendicite est une inflammation aiguë de cet appendice qui, s'il n'est pas retiré, se tuméfie, se gangrène et perfore, entraînant la péritonite.

L'appendicite frappe généralement les sujets jeunes, plutôt de sexe masculin, rarement avant cinq ans et peu fréquemment après trente ans. La mortalité, d'un taux de 1 p. cent, est toujours due à une complication ou un traitement tardif.

Danger : L'appendicite est de nos jours entièrement contrôlable. Néanmoins, la négligence dans le traitement et le délai d'intervention peut entraîner la perforation et la péritonite, maladie mortelle responsable du 1 p. cent de mortalité de l'appendicite. C'est une *alerte médicale.*

Symptômes : L'appendice est généralement situé (75 p. cent des cas environ) dans la partie inférieure droite de l'abdomen. Mais ce n'est pas la règle. Il peut être localisé ailleurs dans l'abdomen.

La maladie se déclare par une gêne dans la région ombilicale, qui se déplace au bout de quelques heures dans la partie inférieure droite de l'abdomen et devient une douleur sourde, constante, parfois intense. Une sensibilité et une rigidité au centre de cette localisation constituent le symptôme le plus révélateur.

Cette douleur s'accompagne de nausées, de vomissements, d'une perte de l'appétit, de troubles digestifs, d'une fébricule, de l'accélération du pouls (cent pulsations par minute) et d'une augmentation importante des globules blancs dans le sang (de 10 000 à 16 000).

Lorsque la fièvre et la douleur augmentent et persistent plus de quarante-huit heures, le risque de perforation est imminent.

Diagnostic différentiel : il n'est pas toujours facile de distinguer clairement l'appendicite d'autres maladies du système digestif. Le médecin se trouve toujours devant un dilemme lorsque les symptômes ne sont pas suffisamment révélateurs. Or tout retard de l'intervention chirurgicale met en danger la vie du patient ; dans le doute, il est toujours préférable d'opérer plutôt que de risquer la péritonite. Voici une liste de quelques maladies similaires et leurs symptômes caractéristiques :

- Inflammation de la vésicule biliaire (cholécystite). Douleur irradiante dans la vésicule biliaire, fièvre élevée, parfois jaunisse.
- Gastro-entérite. Vomissements et diarrhée précèdent la douleur, ce qui n'est pas le cas dans l'appendicite.

• Infections rénales. L'analyse d'urine révèle une présence importante de pus ; la partie inférieure droite de l'abdomen n'est ni sensible, ni rigide.
• Ovulation. Pas d'augmentation des globules blancs dans le sang.
• La diverticulite, la pancréatite et l'entérite régionale comptent parmi les maladies difficiles à différencier.

Traitement : Intervention chirurgicale précoce (le plus tôt est le mieux), dès le premier jour après l'apparition de la douleur ; le délai maximum est de quarante-huit heures. Si l'opération est faite dans les vingt-quatre heures, la mortalité tombe à 0,5 p. cent. En cas d'abcès, il faut le drainer avant l'intervention, et administrer par injection de larges doses d'antibiotiques lorsqu'il évolue vers la perforation et la péritonite.

Le malade ne doit ni s'alimenter ni boire tant qu'il n'a pas vu le médecin. Les laxatifs ou les lavements mènent à la péritonite et peuvent être fatals. Ne pas appliquer de chaleur sur la zone affectée.

Dès que les effets de l'anesthésie sont passés, le patient est mis debout. Le séjour hospitalier est de moins d'une semaine, et le patient peut reprendre son activité au bout de deux semaines. L'ablation de l'appendice est sans suites et passe totalement inaperçue.

Chez les personnes âgées, le tableau clinique de l'appendicite est plus flou. Le nombre de globules blancs dans le sang peut être resté stable, la température ne s'élève pas. Le malade a souvent pris des laxatifs ou fait des lavements, ce qui contribue à élever dans cette classe d'âge le taux de mortalité à 10 ou 15 p. cent.

Il n'existe pas d'appendicite chronique. Ce que l'on nomme comme tel est probablement la manifestation d'autres troubles.

Prévention : C'est une question de chance (voir en troisième partie, *Signes précurseurs, Appendicite 178*).

Pronostic : Excellent. Cette maladie dangereuse est devenue inoffensive grâce aux progrès d'une médecine moderne.

Péritonite 179

Tous les organes vitaux sont recouverts d'une membrane protectrice fine mais résistante. Le péritoine est la membrane qui tapisse les organes de l'abdomen. Il est également richement pourvu de terminaisons nerveuses. Lorsque la cavité péritonéale est infiltrée de toxines, bactéries ou autres substances telles que la bile, le sang et l'urine, elle développe une maladie grave appelée péritonite. Ce sac parfaitement étanche ne s'infecte qu'en cas de rupture d'un des organes qu'il contient, perforation de l'appendice, de diverticules ou d'autres organes gastro-intestinaux, pancréas, vésicule biliaire, vessie ou côlon.

En outre, le péritoine est parfois infecté ou envahi par une hémorragie provoquée par une grossesse anormale, une infection de l'appareil génital de la femme (ovaires, utérus et trompes de Fallope) ou un avortement.

Parmi les autres causes, il faut inclure une intervention chirurgicale pratiquée avec des instruments mal aseptisés et, bien sûr, des blessures telles qu'un coup de couteau ou une balle dans l'abdomen.

Danger : Le taux de mortalité de la péritonite est d'environ 10 p. cent. La mort survient par toxémie, déshydratation et choc. Les abcès sont difficiles à traiter et doivent être drainés par voie chirurgicale. C'est une *urgence médicale.*

Symptômes : La douleur est parfois si intense qu'elle entraîne le choc. Chaque mouvement contribue à l'augmenter, aussi le patient reste-t-il immobile, jambes repliées, respiration haletante. L'abdomen tout entier est ballonné, tendu, rigide, les nausées sont violentes. La douleur irradie parfois dans les épaules. Les vomissements sont persistants ; diarrhée et hoquet sont fréquents ; l'émission d'urines est faible (déshydratation). Les autres signes sont la tachycardie, la fièvre, la toxémie progressive, l'hypotension et la soif. Le nombre de globules blancs dans le sang est très élevé, de 10 000 à 50 000. L'état général du malade est profondément altéré, avec faciès hippocratique (yeux excavés, joues creuses, teint plombé, bouche entrouverte) et marqué par l'angoisse. La disparition de la douleur ne signifie pas le rétablissement.

Traitement : Le traitement chirurgical s'impose pour identifier et traiter l'agent causal de cet accident gravissime. On prescrit un traitement aux antibiotiques à large spectre, le repos au lit et l'injection d'opiacés pour atténuer la douleur. Toute prise de nourriture ou de liquide par la bouche est interdite, une aspiration gastrique est mise en place, des solutions de sodium, de glucose et de plasma sont administrées par voie intraveineuse.

En cas d'abcès, celui-ci doit être parfaitement drainé, à condition que l'état général du malade lui permette de supporter l'opération. Mais souvent, en cas de péritonite généralisée, un traitement médical et une antibiothérapie intense précèdent obligatoirement l'intervention chirurgicale, même si elle est vitale.

Prévention : Éviter tout retard dans le traitement de la maladie causale. Une opération pratiquée avec un jour de retard, le temps qu'une perforation ait lieu, comporte cinq fois plus de risques.

Pronostic : La péritonite a un taux de mortalité de 10 p. cent. Avant quarante-cinq ans, les risques sont moindres, mais après soixante ans, les chances de survie sont inférieures à 90 p. cent.

L'INTESTIN GRÊLE — SYNDROME DE MALABSORPTION

Quelques troubles de l'intestin grêle sont caractérisés par une défaillance ou une incapacité totale de l'intestin à absorber les éléments nutritifs des aliments. Deux maladies présentent principalement ce syndrome : la sprue et la maladie cœliaque ; et, dans une moindre mesure, l'entérite régionale, la tuberculose et les tumeurs malignes. Enfin, le syndrome de malabsorption est toujours présent lorsqu'il y a eu ablation partielle ou exposition prolongée aux rayons X de l'intestin grêle, ou en cas d'emploi constant d'huile minérale en tant que laxatif (l'huile minérale absorbe toutes les vitamines liposolubles, vitamines A, D et K en particulier).

Sprue non tropicale 180
(stéatorrhée idiopathique)

Déficience grave de l'organisme d'origine inconnue, frappant généralement entre trente et soixante ans, la sprue non tropicale est une maladie causée par la malabsorption des graisses, y compris les vitamines liposolubles A, D et K, ainsi que de la vitamine B_{12} et de l'acide folique dont la carence entraîne l'anémie. 25 p. cent des malades ont connu dans l'enfance des épisodes de diarrhée ou ont des antécédents familiaux.

Danger : Bien que le traitement soit loin d'être satisfaisant, sans lui le malade risque de dépérir et de devenir à demi invalide.

Symptômes : La maladie débute lentement et insidieusement, bien avant que le malade ne réalise qu'il en est atteint. Le premier signe est la présence de gaz dans le côlon, évacués par voie anale. Symptôme en soi peu caractéristique, mais qui s'accompagne bientôt d'une perte de l'appétit, d'un affaiblissement, d'une perte de poids ; une pigmentation brune apparaît sur l'épiderme, localisée au tronc et aux membres ; le sujet devient pâle, signe d'anémie, sa tension chute.

Mais le symptôme le plus évident reste la diarrhée : trois à quatre selles par jour, plutôt le matin, abondantes et profuses, claires, mousseuses, nauséabondes et riches en graisses.

La langue est rouge et douloureuse (signe d'une carence en vitamines). En cas de sprue aiguë, il y a perte ou diminution sensible du goût. L'aspect physique est caractérisé par le contraste d'un estomac proéminent sur un corps très amaigri. Le malade est apathique, indifférent, déprimé ; l'anémie se manifeste par de petites hémorragies capillaires visibles sous la peau (signe d'une avitaminose K).

Chez l'enfant, la maladie entraîne un retard de croissance, autant physique que mental, des complications telles que le rachitisme, les fractures spontanées, et tous les signes de carence en vitamines A, D et K.

Traitement : Le traitement est essentiellement diététique. L'élimination de certaines substances, comme le gluten par exemple, particulièrement mal toléré, et présent dans le blé, l'avoine et le seigle, est extrêmement efficace. Un apport supplémentaire en vitamines A, D, et K, ainsi qu'une prise quotidienne de calcium et de potassium sont indispensables.

Les symptômes anémiques sont traités par l'acide folique (5 mg trois fois par jour), efficace entre autres contre la glossite (langue rouge et douloureuse).

Une dose journalière de vitamines du complexe B donne de bons résultats. L'élimination des matières grasses du lait est conseillée, ainsi que celle de nombreux hydrates de carbone. Les bananes sont indiquées.

Prévention : Un traitement énergique et précoce de la maladie destiné à l'empêcher d'évoluer vers la chronicité active les rémissions et permet la guérison (voir en troisième partie, *Signes précurseurs, Sprue non tropicale* **180**).

Pronostic : Grâce à un traitement approprié, appétit et poids reprennent à peu près normalement, tandis que les diarrhées, si elles ne disparaissent pas complètement, sont largement contrôlées, ainsi que l'anémie. En revanche, la capacité d'absorption des intestins est beaucoup plus lente à se rétablir, et les rechutes sont fréquentes. La plupart des malades retrouvent néanmoins une vie à peu près normale.

Maladie cœliaque 181
(infantilisme intestinal)

Forme infantile de la sprue non tropicale, la maladie cœliaque est une affection intestinale chronique et récurrente, frappant l'enfant jusqu'à l'âge de six ans. Elle se caractérise par une malabsorption intestinale des éléments nutritifs essentiels et entraîne un retard de croissance. Les symptômes se confondent avec ceux des carences en diverses vitamines. L'origine de la maladie reste mal connue.

Danger : Pas de réel danger *s'il n'y a pas* de complications.

Symptômes : Le premier signe est souvent une irritabilité de l'enfant, suivie d'une diarrhée persistante qui s'accompagne d'une infection des voies aériennes supérieures. La conjonction de ces deux troubles reste inexpliquée.

Les selles sont abondantes, mal formées, nauséabondes et révèlent à l'examen une grande quantité de graisse et d'amidon non digérée. L'appétit diminue, l'enfant perd du poids, s'affaiblit, l'abdomen augmente de volume tandis que le reste du corps s'amaigrit. L'enfant est triste et irritable, souffre de dénutrition et de carence en vitamines.

Au bout d'un certain temps, la diarrhée s'apaise, la croissance de l'enfant reprend ; puis une nouvelle crise le frappe, le plus souvent couplée avec une nouvelle infection respiratoire.

Les crises se répètent ainsi, mais plus espacées et moins virulentes, jusqu'à ce qu'elles disparaissent complètement.

Traitement : On peut diminuer la fréquence des crises en éliminant les aliments contenant du gluten (blé, avoine, seigle). Le régime alimentaire doit être riche en sucres facilement assimilables (miel, bananes), en protéines (viandes maigres, fromage et blanc d'œuf) et en légumes et en fruits. S'il s'agit d'un enfant en bas âge, il faut lui donner des pommes crues râpées et des purées de légumes. De larges doses de vitamines A, complexe B, B_{12}, C, D et d'acide folique viennent compléter ce régime.

Le traitement se prolonge sur une ou deux années.

En cas de diarrhée sévère et de déshydratation, l'enfant doit être hospitalisé pour être mis sous perfusion.

Prévention : Tant que l'origine de la maladie reste inconnue, il est impossible d'en indiquer la prévention.

Pronostic : La maladie tend à disparaître avec l'âge, mais un bon traitement hâte la guérison et diminue considérablement la virulence des crises. Le pronostic est au bout du compte plutôt favorable.

LE RECTUM ET L'ANUS

Tout le monde est convaincu que, pour se bien porter, il faut aller à la selle une fois par jour. Or la réalité médicale va à l'encontre de cette idée toute faite. La défécation considérée comme normale varie de deux fois par jour à une fois tous les trois jours. La règle absolue consiste à respecter, *en l'absence de tout autre symptôme,* le rythme naturel de la défécation. L'abus de laxatifs ou de lavements perturbe cette fonction naturelle de l'organisme. Le meilleur « laxatif » reste en l'occurrence l'exercice physique.

Hémorroïdes 182

Sans doute l'un des troubles les plus courants de l'appareil digestif, les hémorroïdes sont une dilatation variqueuse des veines situées autour de l'anus ou à l'intérieur du rectum. Toute pression intra-abdominale risque d'atteindre ces veines fragiles : obésité, grossesse, mais plus fréquemment l'effort prolongé à la selle qui provoque la rupture des vaisseaux sanguins ou la formation de caillots accompagnées de petites plaies ou d'infections des tissus.

Les hémorroïdes externes, petits bourrelets de peau brunâtre saillant de l'anus, sont visibles à l'œil nu. Les hémorroïdes internes exigent un examen médical afin de déterminer l'étendue et le degré de l'affection.

Il existe une tendance familiale aux hémorroïdes, mais elles peuvent également être dues à la sédentarité ou à l'abus de laxatifs. Les personnes très nerveuses souffrant de constipation y sont particulièrement prédisposées.

Danger : Pas de danger vital, mais des hémorragies excessives peuvent entraîner l'anémie.

Symptômes : Les hémorroïdes externes provoquent généralement un prurit anal mineur et un léger resserrement du muscle sphincter pendant la défécation. Les hémorroïdes internes, en revanche, constamment irritées par le passage des matières, deviennent très douloureuses, avec accumulation de caillots et hémorragies. Il arrive fréquemment que les noyaux hémorroïdaires entraînent la muqueuse tuméfiée et favorisent la formation d'un prolapsus rectal (chute d'organe).

Traitement : Il est dangereux de se soigner soi-même. Les pommades vendues librement en pharmacie soulagent la douleur, mais ne traitent pas l'origine du trouble ; au contraire, elles peuvent parfois camoufler une cause qui, autrement, apparaîtrait avec évidence.

Or il est essentiel de traiter la cause — obésité, toux chronique, sédentarité, cirrhose du foie ou autres — lorsque c'est possible. (Les hémorroïdes survenant au cours d'une grossesse disparaissent après l'accouchement). Il faut

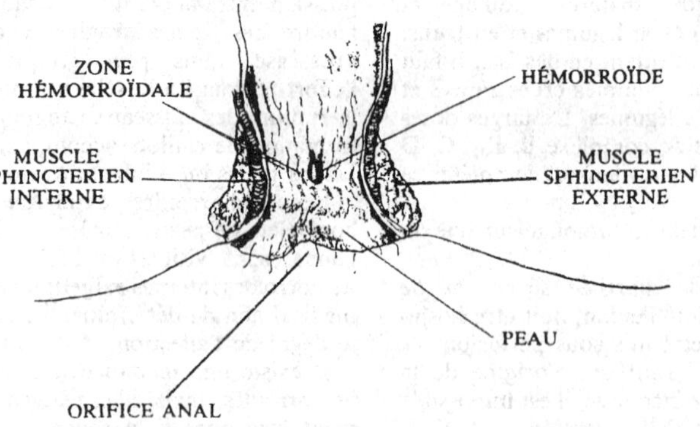
ZONE
HÉMORROÏDALE
HÉMORROÏDE
MUSCLE
SPHINCTERIEN
INTERNE
MUSCLE
SPHINCTERIEN
EXTERNE
PEAU
ORIFICE ANAL

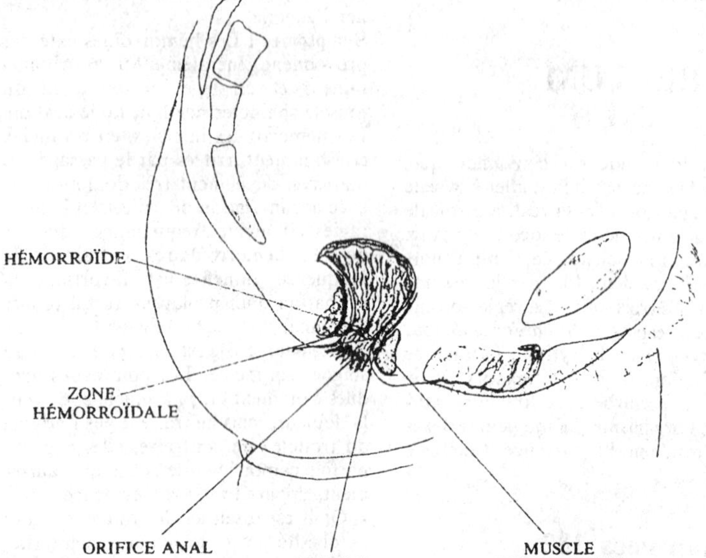
HÉMORROÏDE
ZONE
HÉMORROÏDALE
ORIFICE ANAL
MUSCLE
SPHINCTERIEN
INTERNE
MUSCLE
SPHINCTERIEN
EXTERNE

éviter de faire des efforts violents de défécation, et aller à la selle uniquement lorsque le besoin est suffisamment manifeste, au risque d'attendre quelques jours. Le traitement médical s'appuie avant tout sur des mesures hygiénodiététiques destinées à éviter le recours à la chirurgie : changement dans les habitudes de défécation, régime alimentaire temporaire interdisant les aliments irritants ou mal assimilables, bains de siège, application locale de compresses chaudes et humides, emploi de pommades et de suppositoires anesthésiants.

En cas d'échec de ce traitement, l'intervention chirurgicale est indiquée. Celle-ci jouit malheureusement de la réputation non fondée d'être extrêmement douloureuse. Opinion tout à fait erronée. Les résultats sont très satisfaisants, le séjour hospitalier est de trois jours au plus et le rétablissement, complet au bout d'une quinzaine. La guérison est assurée dans 75 p. cent des cas, les 25 p. cent restants connaissant une amélioration très sensible qui ne nécessite plus qu'un traitement de soutien. L'opération est sans risques.

Prévention : Si les hémorroïdes sont dues à la grossesse, le traitement clé est la patience. Sinon, prendre l'habitude de ne jamais faire d'efforts violents à la défécation et lutter contre la sédentarité sont des mesures salutaires.

Pronostic : Tout à fait favorable lorsque la cause peut être traitée. Sinon, il reste toujours possible de minimiser les cas les plus rebelles.

Fissures anales 183

Égratignures ou déchirures mineures dans la muqueuse recto-anale, les fissures anales sont causées par le passage de selles dures et volumineuses ou d'un corps étranger aigu dans les selles.

Une fissure anale ne cicatrise jamais spontanément car chaque défécation rouvre la petite plaie. L'organisme lutte alors contre cette blessure en favorisant la formation d'un tissu cicatriciel.

Malgré leur petite taille, les fissures provoquent à la défécation des douleurs très vives, en coup de poignard, à tel point parfois que le patient se retient d'aller à la selle, ce qui, naturellement, entraîne la formation de selles encore plus volumineuses et irritantes.

Le traitement consiste tout d'abord à nettoyer scrupuleusement l'anus avec du coton plutôt que du papier hygiénique. Pommades et suppositoires appropriés donnent de bons résultats. Le régime alimentaire doit comporter le moins possible de substances non assimilables et le patient doit absorber une grande quantité de liquides afin de réduire le volume des matières fécales. Le psyllium est un excellent intermédiaire pour ramollir les selles.

Il faut pour un temps cesser les activités physiques et passer le moins de temps possible à la selle. Un bain de siège chaud après chaque défécation apaise le spasme douloureux. Les laxatifs sont à déconseiller car ils activent les mouvements péristaltiques (contractions des intestins favorisant le passage des matières fécales).

En cas d'échec du traitement de soutien, ce qui est rare, l'excision chirurgicale s'impose.

Proctite 184

La proctite est une inflammation de la muqueuse rectale. Les causes en sont multiples : colites, maladies vénériennes, hémorroïdes, fissures anales, laxatifs violents, selles dures et sèches, radiations, allergie et médicaments (en particulier les antibiotiques à large spectre).

Le symptôme de base est le ténesme (faux besoin douloureux d'aller à la selle). L'envie est constante, mais le patient n'arrive la plupart du temps qu'à expulser du mucus ou des gaz. En outre, il est parfois contraint de garder le lit tant la douleur est intense, qu'il reste debout, qu'il s'asseye ou qu'il marche.

La muqueuse du rectum, rouge et tuméfiée, est parfois couverte de minuscules abcès ou ulcérations. Tout en administrant un traitement pour soulager la douleur, il faut procéder à un examen approfondi pour découvrir la cause de l'affection. On prescrit généralement des opiacés par voie orale pour réduire le ténesme, mais des suppositoires moins forts font parfois l'affaire. Bains de siège chauds, repos alité et application locale de compresses chaudes et humides soulagent également le malaise. La guérison, toutefois, ne survient qu'après traitement de la maladie causale.

Fistule anale 185

Une fistule est une communication anormale (canal ou orifice) entre deux viscères ou entre un viscère et une surface cutanée. Une fistule anale fait communiquer le rectum avec la surface cutanée péri-anale, formant en quelque sorte un second anus qui ne bénéficierait pas d'un sphincter.

Les fistules anales sont ordinairement dues à des abcès de l'anus, mais surviennent également en cas d'*Entérite régionale* **168** ou de *Colite ulcéreuse* **171**.

L'écoulement fécalo-purulent des fistules est intermittent, souillant désagréablement les sous-vêtements. Le rectum est plus sensible que réellement douloureux.

Le traitement est toujours chirurgical — incision ou excision. Les fistules ne disparaissent jamais spontanément.

Prurit anal 186
(démangeaisons anales)

Le prurit anal est une démangeaison intense et chronique de l'anus et de la région péri-anale. Il faut en rechercher les causes spécifiques — parasites intestinaux (oxyures), fistules, hémorroïdes, allergies aux antibiotiques à large spectre (poussée de champignons y compris), mets très épicés, anxiété. Mais très souvent, la cause reste inconnue. Il est possible aussi que le prurit anal soit dû à une hygiène insuffisante de la région anale, irritée par la présence constante de mucus.

Le traitement consiste à toujours garder l'anus propre et sec. Les produits lubrifiants ne font qu'empirer le mal. Une préparation en poudre, légèrement antifongique, est de loin préférable. Mais souvent, le meilleur des traitements réside dans la suppression des facteurs d'anxiété.

10. Le foie et la vésicule biliaire

Charles E. Cherubin

Situé dans le quadrant supérieur de l'abdomen, en grande partie à droite, juste sous le diaphragme, le foie est l'organe le plus volumineux du corps (environ 1,5 kg). Il joue un rôle métabolique extrêmement diversifié et remplit davantage de fonctions que tout autre organe. Le foie produit les agents de coagulation du sang, la prothrombine ou le fibrinogène, sans lesquels la moindre blessure nous viderait de notre sang. Il produit et stocke le glycogène, forme polymérisée du glucose nécessaire à l'activité du cerveau et des muscles. Il est responsable de la sécrétion biliaire indispensable à l'absorption des lipides et favorise le métabolisme des protéines, des hydrates de carbone et des minéraux. Il agit comme un désintoxiquant, rendant inoffensives de nombreuses substances chimiques introduites dans l'organisme. Enfin, il stocke les vitamines A, B, D, K et E et remplit d'autres fonctions non encore élucidées.

Aucun laboratoire conçu par l'homme ne peut égaler les performances de cet organe d'à peine 2 kg. On ne peut concevoir de vivre longtemps avec un foie sérieusement atteint.

La vésicule biliaire, longue de 8 cm, stocke la bile produite par le foie, enrichit ses propriétés et envoie le suc gastrique au duodénum de l'intestin grêle lorsque c'est nécessaire. La bile, jaune d'or au sortir du foie, prend dans la vésicule une teinte vert foncé ou brun jaunâtre. Outre ses propriétés digestives, c'est un antiseptique et un purgatif.

Hépatite infectieuse aiguë 187
(hépatite A)

Infection parfois mineure et asymptomatique qui peut devenir grave et invalidante, l'hépatite infectieuse aiguë est une maladie à la fois épidémique et sporadique. Le virus A responsable de l'infection, difficile à isoler, n'a pu être identifié que récemment. Sa transmission est soit directe d'homme à homme, soit indirecte par les aliments et les eaux contaminées par les matières fécales dans des lieux aux installations sanitaires précaires tels que les campings, les casernes, les écoles, etc. Les fruits de mer provenant d'eaux contaminées sont également dangereux.

L'hépatite A frappe davantage les sujets jeunes, mais toutes les classes d'âge y sont exposées. Des sujets atteints d'une forme très bénigne de la maladie peuvent ne pas s'en apercevoir et transmettre l'infection à quelqu'un qui développera une forme grave. La période d'incubation varie de vingt-cinq à trente-cinq jours.

Danger : La guérison ne laisse aucune séquelle. Le taux de mortalité est insignifiant.

Symptômes : Le début de la maladie peut être soudain ou insidieux. Pendant la première phase, les symptômes sont semblables à ceux d'une affection virale comme la grippe ou la gastro-entérite : fièvre, mal de tête et courbatures. La perte de l'appétit — le malade devient nauséeux à la vue de la nourriture — et la faiblesse générale sont habituelles. La confusion avec la grippe serait possible s'il n'y avait pas un foie palpable, sensible, une douleur sourde ou une pression du côté droit, juste au-dessous des côtes, des urines foncées et un dégoût pour le tabac. Cette phase dure de quatre jours à une semaine, après quoi la jaunisse se déclare, avec intensification des nausées, vomissements, prurit (démangeaisons) généralisé, selles décolorées, urines foncées et parfois diarrhée. Cette seconde phase dure une ou deux semaines, sinon plus. La convalescence est très longue : même après disparition de tous les symptômes, le sujet reste fatigable des semaines, voire même des mois durant.

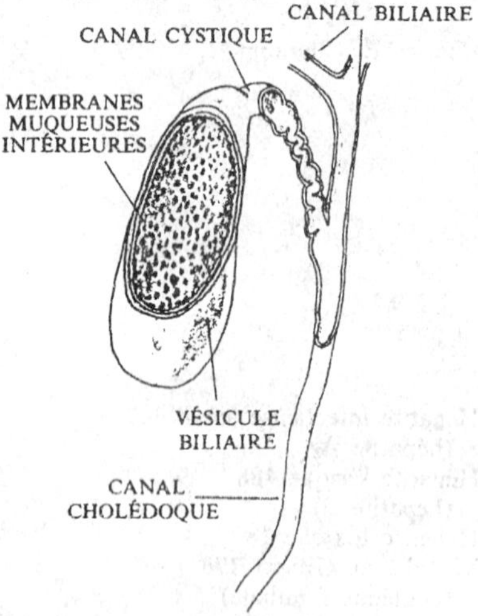

La vésicule biliaire

La jaunisse, qui est le symptôme distinctif de la maladie, peut ne pas se manifester. Mais si elle se manifeste, il ne faut pas non plus exclure l'éventualité d'autres affections comme l'hépatite médicamenteuse, l'obstruction de la voie biliaire par un calcul, la mononucléose infectieuse ou beaucoup d'autres. La présence de bilirubine (produit jaune orangé colorant la bile) dans le sang est un facteur indicatif sûr.

Pour distinguer l'hépatite A, mineure, de l'hépatite B, beaucoup plus sérieuse, on procède au test de l'antigène de l'hépatite B (AgHBs). S'il est positif, il indique sans conteste une hépatite B, qui a une convalescence plus longue et une évolution possible vers la chronicité. Mais dans la mesure où le test ne réagit positivement que dans la moitié ou les deux tiers des cas d'hépatite B, s'il est négatif, il ne s'agit pas forcément d'une hépatite A. Des tests plus fiables et plus élaborés ont été développés, mais ils restent trop complexes pour bénéficier d'un usage étendu.

Traitement : Il n'existe à l'heure actuelle aucun traitement médical applicable à l'hépatite. Le traitement général consiste au repos alité jusqu'à disparition des symptômes sérieux, habituellement de une à trois semaines. Le patient s'y conforme généralement sans problèmes car il est bien trop mal pour pouvoir exercer une quelconque activité. Les symptômes disparaissent au bout de dix jours, mais l'état d'épuisement persiste longtemps après. La convalescence dure des semaines, sinon des mois. De nombreux médecins ne préconisent plus obligatoirement un repos au lit absolu et prolongé car les malades qui reprennent assez vite une activité physique légère semblent se rétablir aussi vite que ceux qui gardent le lit. Le régime doit être équilibré et riche en calories afin d'éviter la dénutrition.

La plupart des malades cessent d'être contagieux deux semaines après le début de la maladie. Toutefois, il est important de prendre des mesures d'hygiène draconiennes ; se brosser les mains après être allé aux toilettes est une règle impérative.

Il y a rechute dans 5 p. cent des cas (ce qui ne signifie pas que la maladie évolue vers une forme plus grave). Ces rechutes sont généralement dues à l'affaiblissement de l'organisme après une infection de nature différente (rhume de cerveau, grippe, etc.) ou à l'abus d'alcool.

Prévention : Il faut injecter des gammaglobulines — conférant une immunité d'environ deux mois — à toute personne en contact avec un malade, qui a absorbé de l'eau ou des aliments susceptibles d'avoir été contaminés, ou qui projette un séjour dans un pays où l'hépatite est répandue.

En règle générale, il faut rester très vigilant sur l'état d'hygiène des installations sanitaires et éviter de boire ou de se baigner dans des eaux douteuses. Des palourdes provenant d'une eau de mer souillée par les égouts peuvent être à l'origine d'une épidémie d'hépatite.

Pronostic : Le rétablissement est la plupart du temps sans incidents et l'hépatite A laisse une immunité, mais qui ne couvre pas l'hépatite B.

Hépatite sérique 188
(hépatite B)

L'hépatite B est comparable dans ses manifestations à l'hépatite A, mais elle est d'une plus grande gravité et de transmission différente. La contamination est souvent le fait d'injections pratiquées avec des seringues ou des aiguilles hypodermiques non stériles. Ce sont bien entendu les drogués, peu concernés par les mesures antiseptiques et utilisant à plusieurs une même aiguille, qui en sont les premières victimes. Le virus de l'hépatite sérique est extraordinairement résistant et survit aux formes habituelles de stérilisation. Pour le détruire, il faut trente minutes effectives d'ébullition ou de passage à la vapeur dans un autoclave. Mais la voie de transmission essentielle de l'hépatite B est la transfusion sanguine ; il est en effet très difficile de passer au crible tous les donneurs de sang afin de détecter ceux qui sont porteurs du virus, sans le savoir eux-mêmes, du reste, la plupart du temps. Toutefois, le test de l'antigène de l'hépatite B (AgHBs) est de plus en plus pratiqué pour éliminer au mieux les sangs contaminés. (Voir *Hépatite infectieuse aiguë* **187.**)

Le virus, présent dans la salive ou le sperme, peut également se transmettre par contact direct.

La période d'incubation varie de deux à six mois (celle de l'hépatite A dure de vingt-cinq à trente-cinq jours). L'hépatite B frappe plutôt les adultes âgés de plus de vingt ans. Sa virulence et son taux de mortalité sont beaucoup plus élevés que pour l'hépatite A.

Symptômes et traitement : Les symptômes sont pour l'essentiel semblables à ceux de l'hépatite A, à la différence toutefois d'une éruption précoce et caractéristique d'urticaire (papules rouges qui démangent). Il peut également y avoir un bref épisode d'arthrite (un cas sur cinq) avant l'apparition de la jaunisse. Le traitement est celui de l'hépatite A. Cependant, l'hépatite B est une maladie beaucoup plus grave que l'hépatite A car les risques d'évolution vers l'hépatite subaiguë ou la cirrhose sont de loin plus élevés.

Pronostic : 90 p. cent des malades ne souffrent d'aucune conséquence à long terme une fois passé la phase aiguë. Les 10 p. cent restants souffrent de complications hépatiques pendant des mois et même des années. Parmi eux, certains (très peu) développent une hépatite chronique ou une cirrhose. Le taux de mortalité des malades qui ont été hospitalisés est très bas, 1 à 2 p. cent.

La plupart des personnels hospitaliers accordent une vigilance particulière à la stérilisation des instruments, aussi le danger de contamination par cette voie-là se trouve-t-il considérablement réduit. Quant à la transmission par transfusion sanguine, on peut raisonnablement penser que le problème sera résolu dans un avenir très proche.

Hépatite toxique 189

L'hépatite toxique est une inflammation du foie due à un certain nombre de médicaments ou de substances chimiques absorbés par voie orale, par inhalation ou par injection. Alors que, à faible dose, certains médicaments ou substances chimiques sont tolérés et naturellement éliminés par l'organisme, à plus large dose ou utilisés de façon continue, ils peuvent léser le foie et entraîner la jaunisse.

L'alcoolisme et la malnutrition augmentent la sensibilité du foie aux médicaments et substances nocives. Parmi celles-ci, les plus importantes sont les suivantes :

Le tétrachlorure de carbone, composant de détachants d'usage courant qui sont actuellement prohibés à peu près partout.

Le cinchophène, composant de nombreux analgésiques actuellement beaucoup moins utilisés. Très risqué pour le foie.

L'iproniazide, autrefois utilisé dans le traitement des dépressions nerveuses, mais qui s'est révélé très nocif pour le foie, provoquant parfois l'hépatite subaiguë.

L'halothane, anesthésique d'usage très répandu mais qui provoque dans de rares cas une hépatite subaiguë d'issue fatale. On considère que l'accident survient une fois sur un million. Le risque augmente en cas d'utilisation répétée de l'anesthésique, par exemple des interventions chirurgicales successives.

Les hormones sexuelles : les hormones mâles (méthyltestostérone) peuvent entraîner la jaunisse mais sans lésion permanente du foie ; les hormones femelles (pilule anticonceptionnelle) également, mais beaucoup plus rarement.

Parmi les autres substances dangereuses pour le foie : le phosphore, tous les composés de l'arsenic et, dans une moindre mesure, l'alcool, les bromures, les hydrochlorures, le chloroforme, le naphtol, le nitrobenzène, l'iodoforme, les médicaments antituberculeux, les tranquillisants à base de phénotiazine, les sulfamides et certains antibiotiques. Pour les quatre derniers médicaments, le risque de lésion du foie dépend des réactions personnelles de chaque individu aux substances qu'ils contiennent (idiosyncrasie).

Danger : L'hépatite toxique est un accident grave, d'issue souvent fatale.

Symptômes : Les symptômes de base sont les nausées, les vomissements, le collapsus et la diarrhée, presque toujours suivis de jaunisse et d'insuffisance hépatique (apathie, stupeur, coma) et fréquemment accompagnés d'un prurit généralisé.

Traitement : Suppression de l'agent causal (la substance toxique). Le régime doit être riche en protéines et en hydrates de carbone mais pauvre en graisses. L'alcool est strictement interdit. En cas de stupeur et de coma hépatique, le malade est alimenté par voie intraveineuse et placé sous contrôle médical permanent ; pour lui, le pronostic est grave.
Pronostic : Il varie suivant le degré d'intoxication. Certains cas sont mortels, d'autres entraînent des lésions du foie irréversibles, d'autres enfin guérissent sans laisser de séquelles.

Maladie de Gilbert 190
(cholémie familiale)

La maladie de Gilbert est peu courante et provoque souvent des erreurs de diagnostic. Elle est caractérisée par une jaunisse peu marquée et intermittente qui constitue l'unique symptôme. Maladie bénigne, elle frappe principalement les adultes jeunes. Tous les tests hépatiques sont normaux. La maladie ne connaît aucune complication. Le traitement n'est pas nécessaire.

Pour le médecin, la jaunisse est en règle générale un signe sérieux. Mais s'il constate qu'elle ne s'accompagne d'aucun autre symptôme significatif, il peut presque toujours poser le diagnostic de la maladie de Gilbert, qui, une fois confirmé, évite un traitement et des dépenses médicales inutiles.

Cirrhose du foie 191
(cirrhose porte,
cirrhose de Laennec,
cirrhose alcoolique)

Dans la cirrhose du foie, qui est une maladie chronique, le foie prend un aspect granuleux, il est hypertrophique, irrégulier, marqué de cicatrices, avec toutes les anomalies de fonctionnement que cela suppose. La maladie frappe plutôt l'homme d'âge moyen, mais ce n'est pas toujours la règle. La cause essentielle en est l'alcoolisme, mais aussi parfois le virus B de l'hépatite sérique, et probablement d'autres agents pathogènes inconnus à ce jour.

Danger : Les complications de la cirrhose sont très graves. Elles comprennent : les *Varices œsophagiennes* **151** qui peuvent provoquer la rupture des veines et entraîner une hémorragie fatale ; le coma hépatique, souvent mortel ; une ascite (épanchement liquide dans l'abdomen) importante due à une hypertension des veines reliant le foie aux intestins ; une tumeur du foie ; une hémorragie due à un ulcère duodénal.
Symptômes : Une cirrhose mineure est souvent asymptomatique ; dans sa forme sévère, elle se manifeste insidieusement par des nausées, des vomissements, des flatulences et une perte de poids. Par la suite, la jaunisse apparaît, accompagnée d'un amaigrissement sévère, d'une hypertrophie (puis d'une atrophie) du foie qui devient palpable à droite sous la cage thoracique, dur et irrégulier. Chez les malades comateux, l'haleine devient fétide. Autre signe tardif : l'ascite (épanchement liquidien dans l'abdomen) devient massive, entraînant un œdème abdominal important. Sur le thorax et les épaules apparaissent des angiomes stellaires, dilatation des vaisseaux sanguins sous forme de petites taches rouges autour desquelles partent en étoiles de fines lignes rosées. Des plaques rouges envahissent les paumes (érythème palmaire), les jambes et les pieds sont enflés.

Chez l'homme, la cirrhose provoque l'apparition des caractéristiques féminines, comme le développement des seins et l'atrophie des testicules, ainsi que la chute des poils pubiens et l'impuissance. (Dans cette maladie, le foie est incapable de contrôler l'action des hormones femelles, présentes chez tout homme en faible quantité.)

La dilatation des veines abdominales et des hémorragies diverses — saignement de nez, hémorroïdes, vomissements de sang, selles sanglantes de couleur noire et d'aspect goudronneux — sont également des signes classiques.
Traitement : La suppression totale de l'alcool est impérative. Le régime doit être riche en protéines, et désodé en cas d'ascite. Si les troubles persistent et que des complications surviennent, on applique une thérapie à base de diurétiques et de corticoïdes.
Prévention : Une cirrhose alcoolique précoce peut se stabiliser si le malade cesse définitivement son intoxication.
Pronostic : Si le malade suit scrupuleusement les prescriptions du médecin, cesse définitivement de consommer de l'alcool et ne développe aucune complication pendant plus d'un an, il peut espérer une durée de vie normale. La suppression totale de l'alcool est la condition *sine qua non* de survie. Malheureusement, cet impératif n'est pas toujours respecté, et l'issue fatale ne peut dès lors plus être évitée.

Gros foie 192
(hépatomégalie)

L'embonpoint, une carence en protéines, le diabète et l'alcoolisme entraînent habituellement l'hépatomégalie. Maladie bénigne, elle se manifeste par un foie élargi et sensible qui ne présente aucune autre lésion. Chez les alcooliques, le gros foie précède la cirrhose.

Il n'existe pas de traitement spécifique de l'hépatomégalie en dehors de la suppression de l'agent causal : lutte contre l'obésité, contrôle du diabète, suppression de l'alcool et, en cas de carence en protéines, régime riche en protéines, pauvre en graisses et suppléments de vitamines. Les intoxications au tétrachlorure de carbone et au phosphore provoquent également ce malaise.

Atrophie aiguë du foie 193
(nécrose aiguë du foie)

L'atrophie jaune aiguë est une nécrose (dégénérescence) soudaine et généralisée des cellules hépatiques qui s'accompagne rapidement d'un arrêt des fonctions hépatiques. L'abus d'alcool et la malnutrition sont des facteurs prédisposants. Il arrive, mais rarement, que la maladie survienne pendant une grossesse. C'est également une complication grave de la fièvre jaune, de l'hépatite sérique ou de toute intoxication du foie, particulièrement au tétrachlorure de carbone.

Danger : C'est une *urgence médicale.* L'atrophie aiguë du foie mène habituellement à la mort au bout de deux semaines.
Symptômes : La maladie se manifeste d'abord par une aggravation brutale des symptômes de la jaunisse : fièvre élevée, faiblesse, hypertrophie du foie et vive douleur abdominale. Parallèlement à cette aggravation de la jaunisse, le foie s'atrophie, entraînant des vomissements noirs contenant du sang, un mal de tête intense, une torpeur mentale, la confusion, des hémorragies sous-cutanées et buccales ; les pupilles sont dilatées, l'haleine fétide, les urines rares et sanglantes, le pouls faible et accéléré. La mort survient rapidement.
Traitement : Des mesures d'urgence doivent être prises contre le choc, la déshydratation et l'acidose. Le malade comateux est alimenté par voie intraveineuse. Des transfusions sanguines sont pratiquées sans délai en cas d'anémie sévère. Le traitement médical est à base de corticoïdes et d'antibiotiques.
Pronostic : Certains malades arrivent à survivre grâce aux efforts héroïques déployés par le personnel médical ; mais ils souffriront généralement de séquelles hépatiques irréversibles. Heureusement, cette maladie est peu courante.

Calculs biliaires 194
(lithiase biliaire)

Les calculs, ou pierres, dans la vésicule ou les voies biliaires sont quatre fois plus fréquents chez la femme que chez l'homme. Les facteurs prédisposants sont les suivants : obésité, âge (vers quarante ans), sexe féminin et appartenance ethnique (affection rare chez les Noirs). Les causes de cette maladie restent mal connues. Il s'agit probablement d'un trouble du métabolisme lié aux habitudes alimentaires et à l'obésité.

Danger : De nombreux malades développent une inflammation de la vésicule biliaire (*Cholécystite* **195**). Si les voies biliaires obstruées par un calcul s'infectent (*Angiocholite* **196**), il peut y avoir nécrose de la vésicule biliaire et péritonite, ainsi qu'un ictère (jaunisse) obstructif entraînant des lésions du foie irréversibles.

Symptômes : Chez certaines personnes, la présence de calculs dans la vésicule biliaire reste asymptomatique. Sinon, la lithiase se manifeste par des flatulences importantes, des éructations, une acidité gastrique, une légère jaunisse, un pouls rapide et une pesanteur après les repas. Mais en cas de colique hépatique provoquée par le passage d'un calcul dans les voies biliaires, la douleur est atroce et irradie en demi-ceinture vers le dos ou l'épaule droite.

Traitement : Les aliments cuits dans la graisse, les pâtisseries et les légumes provoquant des flatulences (choux, choux de Bruxelles, navets, brocolis, choux-fleurs et radis) sont interdits. Il faut rester prudent avec les fruits frais et les crudités.

L'acide chénodéoxycholique, dérivé des acides biliaires, administré par voie orale pendant un certain laps de temps, peut favoriser la dissolution des calculs.

Toutefois, le traitement chirurgical

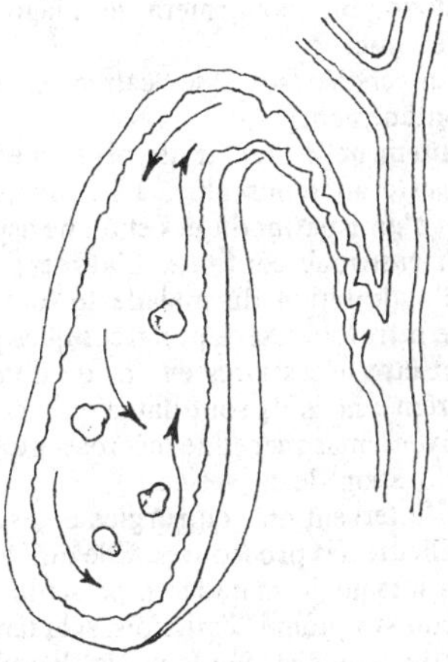

Les calculs peuvent rester dans la vésicule biliaire durant des années sans aucune action sur l'écoulement de la bile, et souvent sans qu'il ne se manifeste aucun symptôme d'une maladie de la vésicule.

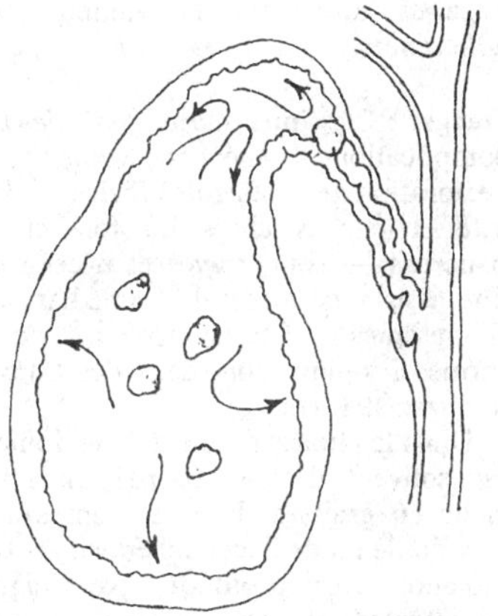

Quand l'un des calculs vient se loger dans le canal de la vésicule biliaire, il se produit une pression qui déclenche une douleur aiguë. La cause peut en être une infection du foie et de la vésicule biliaire.

reste à ce jour le seul traitement fiable. Le taux de mortalité est bas, environ 1 p. cent.

Lorsque le diagnostic de lithiase biliaire est confirmé, l'intervention chirurgicale est indiquée. Mais les avis restent partagés en ce qui concerne les lithiases asymptomatiques.

Pronostic : Tout à fait favorable après traitement chirurgical.

Cholécystite aiguë et chronique 195

La cholécystite est une inflammation de la vésicule biliaire atteignant les voies biliaires. Courante chez la femme autour de la cinquantaine ou de la soixantaine, la cholécystite est due le plus souvent à un calcul de la vésicule obstruant le canal cystique (reliant la vésicule aux voies biliaires) et empêchant le passage de la bile. Le calcul peut également se trouver dans le canal cholédoque et entraîner une rétention de la bile et la jaunisse. Autres complications de la maladie : infection des organes adjacents et tumeurs ou adhérences.

Danger : C'est une *alerte médicale.* Les complications — nécrose, gangrène et perforation de la vésicule biliaire, péritonite et parfois abcès du foie et du pancréas — sont graves et nécessitent une assistance médicale immédiate.

Symptômes : Les symptômes de la forme chronique sont ceux des *Calculs biliaires* **194**.

Dans la cholécystite aiguë, la douleur est souvent déclenchée par un repas riche en graisses. Elle est comparable aux douleurs de l'accouchement — très violente, très profonde, par vagues successives, prenant au point médian supérieur de l'abdomen puis se déplaçant vers le côté droit pour atteindre le dos et l'épaule. Elle peut aussi irradier vers la partie supérieure du bassin, à droite ou à gauche, et s'accompagne de sueurs profuses. La crise douloureuse est suivie d'une jaunisse variable, de nausées, de vomissements, d'une accélération du rythme cardiaque et d'une élévation de la température. La douleur peut durer de quelques minutes à quelques heures, le temps que le ou les calculs traversent le cystique ou retombent dans la vésicule.

La cholécystite peut être confondue avec d'autres maladies :

L'ulcère gastro-duodénal : la douleur est localisée à l'estomac, au centre et non à droite, et se calme après l'ingestion d'aliments. Dans la cholécystite, toute ingestion d'aliment intensifie la douleur.

Hépatite aiguë : ce sont les analyses de sang qui permettent de la différencier de la crise de cholécystite.

Crise cardiaque : la jaunisse n'est pas un symptôme de l'atteinte coronarienne ; l'électrocardiogramme peut être utile pour confirmer le diagnostic.

Pneumonie et pleurésie : ces deux maladies s'accompagnent de la toux, absente en cas de cholécystite ; une radiographie confirmera le diagnostic différentiel.

La cholécystite se calme souvent spontanément.

Traitement : Le traitement médical consiste au repos alité, à l'administration d'antispasmodiques et à une aspiration gastrique continue. L'alimentation et l'hydratation du malade se font par voie intraveineuse. Les narcotiques peuvent être nécessaires en cas de douleur extrême, mais ils sont dangereux car ils peuvent masquer une nécrose ou une perforation de la vésicule.

L'intervention chirurgicale est la meilleure des procédures. Elle doit avoir lieu lorsque le malade ne présente plus aucun symptôme. Toutefois, si la température s'élève et que le pouls s'accélère, il faut opérer tout de suite de crainte qu'une péritonite ne se déclare ou qu'une nécrose ne s'installe.

Pronostic : Lorsque ce sont des calculs qui sont à l'origine de la crise, leur ablation assure la guérison ; si les facteurs déterminant les troubles sont autres, il faut identifier et traiter la maladie causale.

La chirurgie donne de bons résultats — cholécystectomie (ablation de la vésicule biliaire) et cholécystotomie (ouverture de la vésicule biliaire pour drainage). Cette dernière intervention est pratiquée en cas de crise très aiguë, l'ablation totale de la vésicule étant remise à plus tard.

Angiocholite 196
(cholangite)

Lorsqu'un calcul dans les voies biliaires bloque le passage de la bile dans l'intestin grêle, favorisant la prolifération des bactéries, l'angiocholite, ou inflammation des voies biliaires, se déclare.

Danger : La maladie peut évoluer vers une infection grave du foie lui-même.
Symptômes : Les symptômes de base sont les suivants : jaunisse, fièvre élevée, frissons sévères, douleur dans la région supérieure droite de l'abdomen, selles claires (couleur d'argile) et urines foncées. Si la maladie progresse, elle entraîne des lésions du foie.
Traitement : L'intervention chirurgicale est impérative, associée à une antibiothérapie. L'alimentation et l'hydratation du malade se font par voie intraveineuse. Des suppléments de vitamines sont administrés, en particulier les vitamines B, C et K.

Si l'origine de l'infection est un calcul, il doit être enlevé par voie chirurgicale. S'il y a striction (resserrement et sténose) dans les canaux biliaires, la résection est nécessaire. L'alimentation, par quelque moyen que ce soit, doit se poursuivre après l'opération, ainsi que l'administration d'antibiotiques. Ensuite, le régime prescrit doit être riche en protéines et en hydrates de carbone et pauvre en graisses.
Prévention : Traitement énergique et précoce afin d'éviter des lésions irréversibles du foie.
Pronostic : Habituellement favorable après intervention chirurgicale.

11. Les reins et l'appareil urinaire

Gordon D. Oppenheimer – John G. Keuhnelian

Les reins purifient plus d'une tonne de sang par jour. Étonnant duo de chimistes hors pair, ils sélectionnent et déterminent en permanence parmi les innombrables substances qui transitent dans l'organisme lesquelles sont à retenir et lesquelles sont à expulser. Les besoins de l'organisme évoluant d'heure en heure, les reins ont précisément pour fonction de les anticiper. Ils éliminent l'excès d'urée, d'ammoniaque, de phosphate, d'oxalate, d'urine (environ 1 l à 1,5 l par jour pour l'adulte) et autres substances chimiques, et retiennent la quantité nécessaire de sodium, de potassium et autres éléments utiles.

Les reins assurent également l'équilibre hydraulique de l'organisme, maintenant en permanence dans le sang et les tissus la quantité d'eau voulue. Ils sécrètent des hormones et des enzymes qui, par l'intermédiaire de composés similaires produits dans d'autres organes, agissent sur la pression sanguine. En outre, ils sont responsables de l'équilibre acide-base (acidité et alcalinité) dont la moindre perturbation représente un danger vital. Ils ont encore beaucoup d'autres fonctions que l'on commence tout juste à entrevoir.

Les reins, comparables à deux gros haricots chacun de la taille d'un poing serré, sont situés de part et d'autre de la colonne vertébrale, sous la cage thoracique. Chaque rein est protégé par une enveloppe de graisse et contenu dans une loge de tissus conjonctifs qui les maintient en place. Ils sont composés chacun d'environ un million de néphrons de la taille d'un grain de sable. La tête d'un néphron, appelée glomulère, consiste en une masse compacte de capillaires qui filtrent le sang.

De chaque rein part un canal, l'uretère, qui aboutit à la vessie, réservoir temporaire de l'urine d'une contenance normale de 350 cm³. L'urètre part de la vessie jusqu'à l'orifice extérieur (méat urétral).

Néphrite aiguë 197
(glomérulonéphrite aiguë)

La néphrite est une inflammation non bactérienne des reins, en particulier des glomulères (capillaires) et autres vaisseaux sanguins des reins, survenant après une infection streptococcique des voies aériennes supérieures. Comme dans le rhumatisme articulaire aigu, le germe du streptocoque déclenche la maladie, mais n'en est pas l'agent virulent (c'est-à-dire que les bactéries ne sont pas présentes dans les reins). On suppose qu'il s'agit d'une forme d'allergie à une substance libérée par le germe, qui entraîne une réaction violente des reins aboutissant à des lésions.

La néphrite frappe plus fréquemment l'enfant et l'adolescent que l'adulte.

Danger : La néphrite est une *alerte médicale*. 85 p. cent des malades se rétablissent, mais 10 p. cent développent une forme chronique et 5 p. cent succombent à l'urémie ou l'insuffisance cardiaque. Un traitement précoce et énergique est salvateur.

Symptômes : La néphrite aiguë débute brutalement, au moment où le malade guérit tout juste d'une infection streptococcique des voies aériennes supérieures, pharyngite ou angine (en général une à trois semaines plus tard). La maladie se manifeste par un mal de tête, une perte brutale de l'appétit, des nausées et des vomissements. La présence de sang et d'albumine dans les urines est un symptôme constant et spécifique : les urines sont peu abondantes et fuligineuses, quand elles ne sont pas franchement sanglantes ; quant à l'albumine, c'est une protéine de l'organisme que les reins malades ne peuvent plus retenir. La pression sanguine augmente. L'œdème est un autre signe caractéristique : la face devient si gonflée que les yeux demeurent presque clos ; les chevilles sont enflées. Il arrive que certains enfants souffrent de convulsions. Enfin, les reins sont légèrement douloureux et la langue chargée.

Traitement : Repos absolu au lit et diminution de l'apport protéique dans le régime. De larges doses d'antibiotiques sont administrées pour traiter l'infection respiratoire et éviter la réinfection. Le transit intestinal doit être favorisé afin d'aider les reins dans leur fonction d'élimination des déchets. Sont contre-indiqués : les diurétiques qui, malgré l'excès d'eau dans les tissus, sont inutiles et même nocifs ; le traitement aux rayons X ; les corticoïdes ; la diathermie ; l'ablation chirurgicale de la gaine protectrice des reins.

Il faut administrer une grande quantité de liquides (pas loin d'un litre de plus que la quantité d'urine excrétée). Le régime doit être désodé pour lutter contre l'hypertension et diminuer l'accumulation d'eau dans les tissus.

Les cas graves nécessitent l'hospitalisation car des complications fatales peuvent survenir d'un jour à l'autre.

Les symptômes disparaissent quelques jours à quelques semaines après la fin du traitement, mais une hématurie (sang dans les urines) occasionnelle persiste pendant environ un an.

Prévention : La meilleure des préventions reste le traitement vigoureux de l'infection respiratoire causale par une antibiothérapie précoce qui empêche l'apparition de la néphrite ou, du moins, en atténue l'intensité. L'analyse d'urines est toujours recommandée en cas d'infection streptococcique. Après le rétablissement, au moins deux examens trimestriels, au cours desquels on vérifiera les urines, la tension artérielle et les éventuelles manifestations œdéma-

teuses, sont nécessaires pour s'assurer que la maladie n'évolue pas vers la chronicité.
Pronostic : La plupart des malades guérissent après un traitement et un repos au lit d'environ un mois. 10 p. cent des cas évoluent vers la chronicité.

La néphrite aiguë suivant une infection streptococcique connaît un pronostic bien meilleur que la forme chronique, généralement découverte de manière fortuite lors d'un examen systématique des urines. Les symptômes dans ce cas sont vagues, seuls sont révélateurs la présence de sang et d'albumine dans les urines. Cette forme de néphrite requiert une attention toute particulière.

Néphrite chronique 198
(glomérulonéphrite chronique)

Environ 10 p. cent des malades atteints de néphrite aiguë développent la forme chronique. Il arrive souvent que la crise primitive ait été si légère qu'elle soit passée inaperçue, mais l'agression continue exercée sur les reins entraîne progressivement une dégénérescence des tissus et l'insuffisance rénale. La cause de la maladie reste mystérieuse. Et lorsque la néphrite n'a pas été déclenchée par une infection streptococcique, son origine demeure inconnue.

Danger : C'est une *alerte médicale.* La néphrite chronique est une maladie grave dont les complications peuvent être fatales : hypertension, insuffisance cardiaque, hémorragie cérébrale, urémie.
Symptômes : La première phase asymptomatique est souvent découverte fortuitement au cours d'un examen systématique des urines qui révèle la présence de sang et d'albumine. Le sang n'est pas visible à l'œil nu.

Mais lorsque la maladie évolue, elle se manifeste par des symptômes de plus en plus caractéristiques : rétention d'eau dans les tissus (œdème de la face, des paupières et des chevilles), ballonnement abdominal, élévation de la tension artérielle et essoufflement au moindre effort. L'anémie (provoquée par la destruction des globules rouges du sang), les troubles visuels (provenant de l'éclatement des capillaires de la rétine, signe caractéristique de l'hypertension), l'insuffisance cardiaque (dyspnée, ballonnement abdominal) et la nycturie (augmentation du volume des urines, obligeant le malade à se lever la nuit) sont les signes avancés de la maladie.

Cette évolution vers la chronicité peut s'étendre sur plusieurs mois, voire même plusieurs années. La phase finale de la maladie est l'*Urémie* **207**, lorsque les reins sont devenus incapables d'épurer le sang, menant progressivement le malade à l'empoisonnement fatal.
Traitement : Dans la phase précoce de la maladie, lorsque les symptômes ne se sont pas encore manifestés, il faut éviter toute fatigue excessive et traiter sans délai la moindre infection respiratoire par une antibiothérapie étendue sur plusieurs mois, avec des dosages dégressifs.

Dès que la présence de sang dans les urines augmente et qu'un œdème se manifeste sur la face, l'abdomen et les chevilles jusqu'à prendre des proportions alarmantes, le malade doit garder le lit et observer un régime alimentaire désodé tant que les symptômes ne se sont pas atténués. Le mal de tête, l'insomnie et l'irritabilité que provoque l'hypertension se traitent par les sédatifs et les médicaments appropriés.

Dans la néphrite chronique, l'anémie est un problème car elle est très résistante au traitement. Toute thérapie à base de sels ferreux doit être tentée, mais la plus efficace reste très souvent la transfusion. Le malade doit dormir au moins neuf heures par nuit et se reposer à la moindre manifestation de fatigue. Il doit également absorber en quantité importante toute la gamme des vitamines.

Prévention : Toute infection à streptocoque doit être traitée sans délai par une antibiothérapie appropriée avant que la néphrite ne puisse se déclarer.
Pronostic : Autrefois, poser le diagnostic d'une néphrite chronique revenait à prononcer une sentence de mort. Aujourd'hui, les chances de survie se sont considérablement améliorées grâce à l'hémodialyse, procédé chimique permettant l'épuration extra-corporelle du sang qui, dévié pour circuler au travers d'un rein artificiel, retourne dans l'organisme « lavé » de tous ses déchets toxiques.

Il n'y a pas si longtemps, les transplantations rénales se soldaient toujours par l'échec – « L'opération a été un succès mais le malade n'y a pas survécu » – en raison du phénomène de rejet que provoque la greffe d'un organe étranger, comparable à l'élimination par l'organisme d'un germe pathogène. Actuellement, toutefois, les soins apportés à la sélection d'un rein compatible avec le receveur et de nouvelles médications susceptibles de prévenir le phénomène de rejet ont considérablement augmenté le taux de réussites des transplantations rénales, qui tournerait autour de 75 p. cent, s'il n'était pas de plus en plus difficile de trouver des donneurs.

Néphrose 199
(syndrome néphrotique)

Bien que la néphrose frappe habituellement l'enfant de un à six ans, aucune classe d'âge n'est en principe épargnée. C'est une maladie imprévisible dont l'évolution s'étend sur des mois comme sur plusieurs années. Il s'agit plutôt d'un dysfonctionnement des tubules des néphrons que d'une atteinte des glomérules, comme dans la néphrite.

Danger : C'est une *alerte médicale*. Le taux de mortalité de la néphrose tourne autour de 40 p. cent. Il est dû à l'incapacité de certains enfants atteints de la maladie à résister aux infections ; chez eux, une quelconque infection respiratoire normalement surmontée par un enfant en bonne santé devient mortelle.
Symptômes : Le symptôme cardinal est l'œdème, ou hydropisie, survenant en diverses parties de l'organisme et dû à une rétention d'eau dans les tissus que les reins sont incapables d'éliminer. Atteignant la face, par exemple, il provoque une telle bouffissure que les yeux demeurent pratiquement clos. L'abdomen, pour sa part, peut égaler deux fois son volume. Les chevilles et les pieds sont également des lieux de prédilection de ces manifestations œdémateuses. Le malade est pâle, très affaibli et souffre de fréquents malaises.
Traitement : Le traitement de la néphrose doit se faire sous la conduite d'une personne médical hautement qualifié. Le régime alimentaire doit être désodé et riche en protéines. La néphrose ne réagissant habituellement pas aux médications appliquées, le recours à la transfusion sanguine est une thérapie courante. Il arrive dans certains cas que la cortisone, la corticostimuline ou toute autre corticothérapie soit une voie possible vers la guérison. Le malade développe alors une diurèse spontanée (excrétion importante d'urine) qui contribue à diminuer l'œdème. Cette rémission dure de quelques jours à plusieurs semaines, mais peut occasionnellement demeurer permanente.
Prévention : L'enfant ou l'adulte atteint de néphrose doit absolument éviter toute infection secondaire dont le risque est pour lui mortel.
Pronostic : 50 p. cent des malades se rétablissent au bout de deux à cinq ans. Environ un tiers guérit de l'hydropisie (œdème), mais voit la maladie évoluer progressivement vers l'insuffisance rénale. Un malade convenablement traité pendant la période virulente de la maladie a de bonnes chances de retrouver une vie normale.

Infection aiguë du rein 200

(pyélonéphrite aiguë, pyélite aiguë)

Inflammations des reins d'origine bactérienne, la pyélonéphrite et la pyélite sont véhiculées par le sang et le système lymphatique. Parmi les innombrables maladies susceptibles d'entraîner cette forme d'infection rénale, il faut mentionner le diabète, la tuberculose (facteur fréquent), les calculs rénaux. En outre, des infections apparemment fort éloignées comme les angines, l'anthrax ou le furoncle peuvent se compliquer d'une infection aiguë des reins.

La maladie s'observe très souvent chez la jeune femme, particulièrement au cours de la grossesse ou d'une infection gynécologique, et fréquemment chez l'homme âgé atteint d'un adénome de la prostate qui inhibe la vessie et l'uretère, entraîne la rétention d'urine et déclenche l'infection.

Danger : Maladie guérissable, l'infection aiguë des reins est fatale sans traitement. Elle entraîne la rétention totale d'urine, l'urémie et la mort.

Symptômes : Les symptômes apparaissent rapidement : frissons, fièvre élevée intermittente, mal de tête, nausées et vomissements.

Une douleur spécifique, de sourde à aiguë, lancinante, se manifeste dans les reins, irradiant dans la partie inférieure de l'abdomen et dans l'aine. Les mictions sont fréquentes, impératives, entraînant une douloureuse sensation de brûlure ; les urines sont peu abondantes et fuligineuses avec présence de pus. Leur odeur est putride. Dans les formes sévères d'infection, il y a anurie (rétention totale d'urine) : c'est une *urgence médicale*. Le nombre de globules blancs dans le sang est élevé. Les reins sont agrandis et sensibles.

Traitement : En cas d'infection des reins, l'examen complet de l'appareil urinaire est impératif afin d'identifier l'agent pathogène et de le traiter.

L'antibiothérapie et les antiseptiques constituent le traitement habituel. Il arrive qu'un bactéricide administré cesse brutalement d'être efficace, auquel cas il faut sans délai lui trouver un substitutif.

Dans la phase aiguë de la maladie, le repos absolu au lit et l'administration de sédatifs sont de règle. L'équilibre hydraulique du malade est maintenu, l'excrétion des urines favorisée. L'obstacle à l'élimination normale des urines doit être éliminé et, lorsque c'est nécessaire, la vessie est vidée par une sonde (cathéter).

Prévention : La femme doit être particulièrement attentive à l'hygiène génito-urinaire. Après une infection des reins, le malade doit se soumettre à plusieurs examens de contrôle afin d'éviter une évolution vers la chronicité.

Pronostic : La guérison survient après plusieurs semaines, voire même quelques mois, d'un traitement vigoureux où les dangers de l'hypertension, accompagnant couramment la pyélonéphrite, ont été correctement appréciés.

Infection chronique du rein 201

(pyélonéphrite chronique, pyélite chronique)

La pyélonéphrite chronique est habituellement une suite de la forme aiguë de la maladie qui a été mal traitée ou est restée résistance au traitement appliqué. De même que la forme aiguë, elle frappe davantage la femme que l'homme, environ trois fois plus souvent.

Danger : L'infection rénale chronique peut créer des lésions telles qu'il soit nécessaire de recourir à l'ablation chirurgicale d'un rein. Lorsque les deux reins sont atteints gravement, l'infection évolue vers l'urémie qui est fatale.

Symptômes : Les pyélonéphrites ou pyélites chroniques évoluent pendant des années, avec des poussées aiguës répétées. Les symptômes sont les mêmes que dans la forme aiguë : fièvre, douleurs dans les reins, urines troubles et purulentes, douleur à la miction, besoins impérieux. La nycturie (augmentation du volume des urines, obligeant le malade à se lever la nuit) est caractéristique. L'évolution vers l'hypertension et toutes les complications cardiovasculaires qu'elle entraîne est redoutable. L'*Urémie* **207** est une complication souvent fatale.

Traitement : L'antibiothérapie est le traitement médical indiqué. Les épices et l'alcool sont à éviter, ainsi que les médicaments ou substances chimiques susceptibles d'irriter les reins (il en existe plus de 120, parmi lesquels des médicaments aussi anodins que l'aspirine, le chlorure de zinc et la vitamine D ; l'administration de ces médicaments doit être extrêmement limitée). L'ablation chirurgicale d'un rein très atteint est parfois nécessaire. Le traitement de la pyélonéphrite doit se faire simultanément avec celui de la maladie causale.

Prévention : Toute infection bactérienne, même mineure, doit être éradiquée. La plupart des cas d'infection rénale chronique résultent d'une négligence dans le traitement de l'infection primaire.

Pronostic : Bien que chaque cas soit différent, le traitement appliqué ne donne jamais de résultats positifs avant une période prolongée. L'hypertension est un redoutable danger qu'il faut absolument contrôler.

Calculs rénaux 202
(lithiase rénale)

La formation de calculs dans les voies urinaires est une des affections rénales les plus répandues, s'observant plutôt à l'âge adulte et frappant plus fréquemment l'homme que la femme. La taille des calculs varie de celle d'un grain de sable à celle d'une balle de ping-pong. De composition très différente, à base de calcium, d'urates ou autres, ils sont généralement multiples et présents dans l'un ou les deux reins (la présence d'un seul calcul est rare). Certains sont durs et rugueux, d'autres lisses et friables. La plupart d'entre eux sont très difficilement solubles, sinon insolubles.

Les calculs rénaux doivent être évacués par les reins, l'uretère, la vessie et l'urètre, soit enlevés par voie chirurgicale.

On ignore pourquoi les calculs se forment chez certaines personnes et pas chez d'autres. Il existe toutefois des facteurs prédisposants : rétention urinaire due à une obstruction des voies, qui permet aux sels minéraux présents dans les reins de se calcifier ; trouble du métabolisme de l'acide urique, comme la goutte ; dysfonctionnement de la glande parathyroïde ; trouble du métabolisme du calcium ; excès de laitages (dans certains régimes alimentaires spécifiques) ; surdosage de vitamine D ; longue immobilisation d'un malade confiné au lit ou portant un plâtre. En revanche, l'absorption d'eau calcaire ne favorise jamais la formation des calculs rénaux.

Danger : C'est une *alerte médicale* qui devient souvent une *urgence médicale*. Un calcul peut bloquer l'uretère, entraînant l'*Hydronéphrose* **204**, l'infection et l'urémie. Non traitée, l'affection peut évoluer vers la rétention urinaire totale et aboutir rapidement à la mort.

Symptômes : Ils dépendent essentiellement de la taille des calculs et de leur localisation. Les petits calculs lisses sont facilement éliminés. Il arrive que des calculs plus volumineux restent « silencieux », asymptomatiques. Mais en général, ils viennent obstruer l'uretère (canal reliant le rein à la vessie), provoquant une douleur spasmodique atroce dans la région lombaire qui irradie des reins vers l'abdomen, l'aine et les organes génitaux (colique néphrétique). Cette douleur agonisante est une des pires qui soient. La crise peut durer des heures, accompagnée de nausées, de vomissements, de sueurs, de frissons et d'un état de choc.

Un calcul peut blesser les tissus rénaux, entraînant la présence de sang dans les urines.

Il arrive que, durant une crise, le calcul passe au travers de l'uretère dans la vessie, puis dans l'urètre pour finalement être expulsé par le méat urétral en même temps que l'urine. Ce passage, très rarement indolore, provoque la plupart du temps d'insupportables douleurs à chaque avancée.

L'expulsion d'un calcul ne signifie pas la disparition de l'affection. Il est au contraire fort probable que d'autres calculs soient présents ou en voie de formation.

Traitement : Il existe des appareillages utilisés pour la destruction des calculs rénaux et uretéraux. Le principe est l'utilisation d'une source d'ultra-sons concentrés sur des miroirs périphériques et réfléchis sur la lithiase repérée par les rayons X. La condition essentielle étant que le calcul soit accessible par une fenêtre en partie molle sans interposition d'os (sous peine de lésion osseuse). On pratique une anesthésie péridurale et on suit sous l'eau (le malade étant plongé dans un bac rempli d'eau) la fragmentation du calcul. Les fragments s'éliminent par les voies naturelles. La condition essentielle est que l'uretère soit perméable.

Si le calcul est trop volumineux pour passer et entraîne des complications – infections, hémorragie, hydronéphrose, blocage de l'uretère – son ablation chirurgicale est nécessaire.

Prévention : Lorsqu'un malade a expulsé un calcul, il doit rester conscient de l'éventualité d'une récidive. La plupart des calculs sont des concrétions de composés du calcium, soit des oxalates (pour les deux tiers), soit des cristaux d'acide urique (pour un faible pourcentage). Aussi le régime alimentaire doit-il être pauvre en calcium (peu de laitages) et en vitamine D. Il faut également éviter les médicaments à base de calcium.

En cas de calculs oxaliques, il faut prendre des doses quotidiennes de pyridoxine (vitamine du complexe B) et exclure du régime alimentaire les aliments riches en oxalates, comme le cacao, le céleri, le chou, les épinards, les tomates et la rhubarbe.

En cas de lithiase urique, l'apport en protéines doit être diminué ; il faut éviter les abats (foie, rognons, ris de veau) et les sardines. En revanche, le régime doit être riche en alcaloïdes, c'est-à-dire pratiquement tous les fruits et légumes (sauf les prunes). Un apport en substances alcalines est également nécessaire. Enfin, certains médicaments sont efficaces pour diminuer l'excrétion d'acide urique dans les urines.

Les malades immobilisés pour une longue période doivent s'efforcer de maintenir un minimum d'exercice physique régulier.

Calculs de la vessie 203
(lithiase vésicale)

Un calcul peut se former ou bien passer et rester dans la vessie. Il se manifeste alors par des mictions fréquentes, impérieuses et douloureuses et par la présence de sang, de pus et d'albumine dans les urines. Très souvent il finit par être expulsé naturellement avec les urines, mais dans les cas rebelles, il est nécessaire d'introduire une sonde (cathéter) dans la vessie au travers de l'urètre pour l'en extraire. Les calculs qui se forment dans la vessie sont généralement secondaires à un adénome de la prostate.

Hydronéphrose 204

L'hydronéphrose est généralement une complication d'un trouble de l'appareil urinaire. Elle survient en cas d'obstruction des voies urinaires, entraînant un reflux de l'urine dans les reins. Ceux-ci se dilatent et développent des lésions qui peuvent être graves, permanentes et aboutir à l'atrophie si la maladie n'est pas traitée à temps.

Les affections susceptibles de provoquer l'hydronéphrose sont les suivantes : une infection de l'appareil urinaire entraînant un rétrécissement ou une striction (resserrement) urétérale ou urétrale avec reflux des urines dans les reins ; un calcul dans l'uretère ou la vessie provoquant un reflux de l'urine ; toute tumeur maligne ou bénigne située dans l'appareil urinaire et gênant le passage des urines ; un défaut structurel de l'uretère ; un adénome de la prostate compressant la vessie jusqu'à l'obstruer.

Danger : C'est une *alerte médicale.* Lorsque l'hydronéphrose est bilatérale (atteinte des deux reins) et que les lésions sont déjà considérables, traiter la maladie à ce stade n'est pas plus efficace que fermer les portes de l'écurie après la fuite des chevaux. L'urémie est une menace constante de la maladie.
Symptômes : Douleur récurrente, sourde et lancinante avec des poussées spasmodiques (colique néphrétique), présence de pus dans les urines (et de sang dans 10 p. cent des cas), fièvre et sensibilité dans la région des reins constituent les symptômes de base. La dyspepsie est également fréquente.
Traitement : Si le diagnostic est difficile à poser, on a recours à la pyélographie, ou radiographie des reins et de la vessie après injection par voie intraveineuse d'un produit de contraste opaque mettant en évidence sur l'épreuve les cavités rénales. Si les fonctions rénales sont trop perturbées pour permettre une application efficace de cette technique, l'urologue dispose d'autres méthodes d'examen, telles que la cystoscopie ou l'échographie, grâce auxquelles il pourra détecter l'éventuelle dilatation de l'uretère ou du rein.

Le traitement de l'infection causale par une antibiothérapie appropriée doit être appliqué au plus vite afin d'éviter les lésions. Le drainage des reins et des voies urinaires est impératif. La suppression de l'obstacle se fait par voie chirurgicale. Le malade doit absorber une grande quantité de liquide. Le traitement médical doit être prolongé afin de supprimer toute trace de l'infection causale.
Prévention : *Toute* infection urinaire doit être traitée sans délai, dans la mesure où même la plus bénigne des infections peut entraîner d'irréversibles lésions si on la laisse traîner.
Pronostic : Si l'obstruction n'a pas duré trop longtemps, si un seul rein a été atteint sans avoir été trop sévèrement endommagé, alors seulement le pronostic est favorable. La règle essentielle à observer est de considérer que les reins sont des organes aussi vitaux que le cœur. Tout trouble doit faire l'objet d'une consultation médicale immédiate – et le plus tôt est toujours le mieux.

Cystite 205

La cystite est une inflammation de la vessie. Elle peut être secondaire à une infection du rein, de l'urètre ou à une rétention urinaire en cas d'adénome de la prostate. Son évolution est soit descendante, des reins vers la vessie, soit ascendante, de l'urètre à la vessie (consécutive à une blennorragie). La cystite est courante chez la femme en âge de procréer, et particulièrement chez la femme enceinte. La vessie est un organe très résistant aux infections, mais l'agression continue d'urine infectée et l'obstruction des voies urinaires par un calcul, une tumeur ou un adénome prostatique la fragilisent. La fatigue générale est un facteur prédisposant.

Danger : Un traitement inadéquat ou mal suivi favorise la chronicité de la cystite qui devient alors beaucoup plus difficile à traiter.

Symptômes : Miction impérieuse et douloureuse, faux besoins, urines peu abondantes, nycturie (le patient doit se lever plusieurs fois par nuit pour uriner). L'aspect des urines peut paraître normal au malade, mais à l'examen, elles révèlent une quantité considérable de globules blancs détruits (pyurie).

Dans les cas sévères, il y a altération de l'état général et présence de sang dans les urines.

Traitement : Sulfamides ou antibiotiques (à l'exception de la pénicilline qui n'est pas d'une grande efficacité en cas de cystite) viennent facilement à bout de l'affection. Certains médecins prescrivent l'aniline pour soulager la douleur pendant la miction ; elle confère aux urines une couleur rouge orangé ou verte.

La disparition des symptômes, qui est immédiate, ne signifie pas la guérison. La durée du traitement prescrit par le médecin doit être impérativement respectée afin d'éviter la forme chronique de la maladie, extrêmement résistante.

Le malade doit absorber une grande quantité de liquide, au moins un litre ou deux par jour. Un traitement précoce permet la disparition des symptômes au bout d'une semaine, et le rétablissement total au bout d'une petite quinzaine.

Il est indispensable de déterminer l'agent causal afin d'assurer la guérison totale.

Pronostic : Tout à fait favorable en cas de cystite aiguë, à condition d'appliquer et de respecter le traitement adéquat. La cystite chronique est beaucoup plus rebelle et nécessite un traitement prolongé.

Tumeurs bénignes des reins et de la vessie 206

La plupart des tumeurs bénignes des reins sont de petite taille, pas plus de trois centimètres ; toutefois, il peut arriver qu'elles soient plus importantes, et, dans ce cas, difficiles à différencier des masses cancéreuses (beaucoup plus fréquentes). La découverte d'une tumeur est une *alerte médicale* ; dès qu'elle atteint une taille importante, elle doit être excisée.

La vessie, pour sa part, présente beaucoup plus fréquemment des tumeurs bénignes, papillomes ou polypes. Mais dans la mesure où elles peuvent évoluer vers la malignité, elles nécessitent un traitement médical vigilant.

Les symptômes des tumeurs bénignes des reins ou de la vessie sont similaires à ceux des tumeurs malignes. Toute présence de sang dans les urines exige une analyse sérieuse en laboratoire. Dans la mesure où les tumeurs des reins, bénignes comme malignes, se développent lentement, il est toujours possible de les déceler à temps et dans ce cas, l'intervention chirurgicale a toutes les chances de réussite. On trouvera au *Chapitre 23, Cancer*, la description des tumeurs malignes de ces organes.

Urémie aiguë et chronique 207

L'urémie est une intoxication de l'organisme provoquée par le mauvais fonctionnement des reins, devenus incapables d'éliminer les déchets toxiques qui sont alors véhiculés dans le sang.

Les causes d'un dysfonctionnement ou d'une insuffisance rénale sont nombreuses : néphrite, obstruction des voies urinaires, calculs, adénome de la prostate, infection bactérienne des reins, mauvaise réaction ou erreur dans une transfusion sanguine, état de choc sévère, brûlures étendues, lésions rénales, alcalose, surdosage de vitamine D. Les maladies systématiques qui peuvent se compliquer d'urémie comprennent le lupus, le diabète et l'insuffisance cardiaque. L'absorption de poisons violents constitue toutefois une cause majeure : le tétrachlorure de carbone, les composés mercuriels, les cantharides (mouches d'Espagne), le bismuth, l'alcool de bois, le lysol et, dans de rares cas, les très utiles sulfamides, telles que le sulfapyridine et le sulfathiazole.

Danger : C'est une *alerte médicale.* L'urémie est la principale cause de mort par néphropathie. Les complications fatales comprennent : l'intoxication au potassium, l'œdème pulmonaire (insuffisance respiratoire avec cyanose), l'hypertension et l'hémorragie gastro-intestinale.

Symptômes : La forme aiguë se manifeste par une chute brutale de l'excrétion urinaire, 200 ml par jour, parfois moins (la diurèse normale étant d'environ un litre quotidien). Un mal de tête intense est un signe précoce. Le malade peut être pris brutalement de convulsions. Par la suite apparaissent une somnolence, des contractures musculaires, des troubles visuels temporaires, une vision double avec rétrécissement des pupilles qui peut annoncer le coma, une haleine fétide ayant une odeur d'urine, un givre uréique sur tout le corps (provenant des glandes sudoripares, ultime effort de l'organisme pour éliminer l'urée que les reins ne peuvent plus expulser). Nausées, vomissements et diarrhée sont les troubles digestifs classiques. L'enfant présente un œdème de la face.

Traitement : Il faut traiter simultanément l'affection rénale ayant entraîné l'urémie et les facteurs aggravants comme l'insuffisance cardiaque, l'hypertension et la déshydratation.

Le malade doit absorber suffisamment de liquide pour évacuer une moyenne de trois litres d'urines quotidiennes. En cas d'urémie chronique, on pratique des transfusions sanguines pour améliorer les capacités de résistance du malade. L'agitation, l'insomnie, l'état dépressif et l'anxiété sont traités avec les médications appropriées.

Si l'urémie est due à une insuffisance rénale transitoire, le recours au rein artificiel peut sauver la vie du malade et lui permettre de vivre jusqu'à ce que ses propres reins soient en mesure de fonctionner normalement. Dans le cas d'une urémie chronique, le rein artificiel est rarement utilisé.

Le succès d'une greffe du rein (pour des organes très abîmés) dépend de la capacité de l'organisme à tolérer le greffon.

Le potassium doit être exclu du régime alimentaire dans la mesure où il est responsable d'intoxications fatales. Une sédation (administration de sédatifs) excessive risque de provoquer des difficultés respiratoires en réduisant le rythme de la respiration. Les antacides magnésiens peuvent être la cause d'une intoxication au magnésium.

Prévention : Outre la prévention du lupus, du diabète et de l'insuffisance cardiaque, il faut éviter le surdosage de vitamine D et tous les poisons énoncés plus haut. (Voir en troisième partie, *Les signes précurseurs, Urémie* **207**.)

Pronostic : Le pronostic est favorable lorsque le malade a pu survivre à la phase aiguë de la maladie. Dans la forme chronique, il est possible de prolonger la vie du malade en contrôlant l'hypertension et en éliminant les agents infectieux.

Insuffisance rénale aiguë 208

L'affaiblissement des fonctions rénales a de graves conséquences. Les causes en sont les mêmes que pour l'*Urémie* **207** – en particulier les intoxications médicamenteuses ou chimiques –, la septicémie (empoisonnement du sang dû à une infection), la toxémie gravidique (éclampsie), les accidents obstétricaux et les avortements septiques.

Danger : C'est une *alerte médicale.* Les complications fatales possibles sont le choc septique (empoisonnement du sang par les substances produites par les micro-organismes), l'hémorragie, l'œdème pulmonaire et l'intoxication au potassium.

Symptômes : Au stade précoce de la maladie, le symptôme cardinal est une miction difficile et une diminution sensible de l'excrétion urinaire. Les urines présentent une grande quantité d'albumine et de fines particules solides. Par la suite, apparaissent nausées, vomissements, léthargie, état de somnolence, troubles respiratoires, diarrhée ; la peau et les muqueuses se dessèchent, le malade est pris de convulsions, souffre de crampes musculaires. L'haleine est fétide avec une odeur d'urine.

Traitement : Le malade est généralement maintenu en vie grâce à un rein artificiel jusqu'à ce que ses reins redeviennent capables d'assumer leurs fonctions. Il existe un certain nombre de moyens thérapeutiques, tels que l'alcalinisation ou les hormones parathyroïdes. L'équilibre hydraulique de l'organisme est maintenu en administrant au malade une quantité de liquide égale à une fois et demie ce qu'il perd en urines et en sueurs. Le repos absolu au lit est impératif. Il faut éliminer du régime tout aliment contenant du potassium (cause très fréquente d'intoxication dans l'insuffisance rénale). Les diurétiques se sont tous révélés nocifs.

Prévention : Tout accident ou traumatisme atteignant les reins, en particulier les chocs sévères, les brûlures étendues et les intoxications, exige un traitement rapide et énergique afin de prévenir le danger d'une insuffisance rénale.

Pronostic : Réservé ; il dépend de la nature et de l'intensité de l'insuffisance rénale et de l'état général du malade.

12. Les maladies vénériennes

Gordon D. Oppenheimer – John G. Keuhnelian

Syphilis précoce : primaire et secondaire 209

Bien que considérablement moins répandue que la blennorragie, la syphilis est une maladie beaucoup plus grave, l'un des plus mortels ennemis de l'homme. Dans ses formes précoces, primaire et secondaire, c'est une maladie plutôt bénigne. Mais si elle n'est pas traitée à ce stade, elle risque de rester asymptomatique pendant des années, dix ans, parfois plus, pour soudainement se manifester à son dernier stade, la syphilis tertiaire, redoutable et meurtrière. Pas un organe n'est alors épargné : le cœur, l'aorte, le cerveau, les yeux, le système nerveux central, la colonne vertébrale, les os, la peau, les testicules. le foie, l'estomac le larynx, la trachée sont atteints.

La honte que suscite la syphilis, l'ignorance et le manque de soins dont elle est l'objet en font encore, hélas, une maladie grave de notre époque, alors qu'il est si simple de la traiter à ses débuts, parfois par une unique injection de pénicilline.

Le *Treponema pallidum*, agent pathogène de la syphilis, de forme spiralée, est très actif. La maladie se transmet par contact sexuel direct ou quasi direct. Actuellement, le nombre de sujets atteints augmente sensiblement, pour la plupart des adolescents de quatorze à dix-huit ans qui, dans l'ensemble, ne consultent pas à temps, soit par ignorance, soit par peur des réactions familiales. En l'occurrence, la colère des parents est beaucoup plus grave que la faute incriminée, la contamination étant purement accidentelle.

Nombre de cas infectieux, particulièrement chez la femme, ne sont jamais décelés ni traités, malgré la discrétion qu'assurent les médecins pour diagnostiquer la maladie et soigner les deux partenaires.

L'incubation est habituellement de dix à trente jours, mais peut parfois durer jusqu'à trois mois. Les symptômes secondaires apparaissent de quatre à six semaines après les symptômes primaires.

Danger : Non traitée, la syphilis évolue tardivement au stade tertiaire, entraînant des lésions extrêmement graves, telles que les atteintes cardiaques, la sénilité précoce, la cécité, la surdité, les difformités, le tabès (incoordination des mouvements), enfin, diverses formes d'invalidité.

Symptômes : Le premier signe est l'apparition d'un chancre (ulcération), papule indurée, rouge et légèrement en relief, siégeant au point d'innoculation, en général sur les parties génitales (verge ou vulve), mais parfois autour des lèvres, dans le pharynx ou dans l'anus. Ce chancre, dur et indolore au toucher même quand on le presse, s'ulcère rapidement. L'exsudat est clair et semble superficiel, alors qu'en réalité il pénètre profondément dans les tissus, répandant le germe dans le sang et la lymphe. Les ganglions lymphatiques de l'aine se tuméfient.

Parfois, le chancre au stade primaire est inexistant ou si petit qu'on risque fort de le prendre pour un simple bouton. Ce cas s'observe plutôt chez la femme que chez l'homme. Toute lésion sur les parties génitales ou autour des lèvres est donc suspecte et doit faire l'objet d'une recherche de *Treponema pallidum*.

Le chancre, qui ne siège que sur les parties génitales ou la bouche, cicatrise spontanément au bout de trois ou quatre semaines s'il n'est pas traité. Il ne s'agit pas là d'une guérison. En effet, la maladie est en train d'évoluer vers son stade secondaire, avec des symptômes autrement plus sérieux qui vont affecter tout l'organisme.

Plus d'un tiers des cas de syphilis atteignent le stade secondaire, qui se manifeste de un à six mois (parfois même neuf) après l'éclosion du chancre. Le symptôme caractéristique est une éruption non prurigineuse de petites taches rosées sur le corps, qui disparaissent pour réapparaître bientôt après une période de latence, simulant diverses maladies de la peau (c'est une des raisons pour lesquelles on a appelé la syphilis « le grand imitateur »). Ces éruptions cutanées sont infectieuses. Elles s'ulcèrent lorsqu'elles siègent sur les muqueuses, se couvrant d'un exsudat blanchâtre ou grisâtre. Tous les ganglions lymphatiques de l'organisme sont gonflés. D'autres lésions atteignent les os, le foie, les reins et le système nerveux central. En outre, un sévère mal de tête, particulièrement la nuit, des douleurs osseuses et articulaires et une pharyngite sont habituels. La syphilis secondaire peut encore provoquer la calvitie, une inflammation de l'iris, une conjonctivite, une hépatite, des troubles rénaux et même la méningite.

Toutes ces manifestations correspondent en réalité à une lutte désespérée de l'organisme pour se débarrasser une fois pour toutes de la maladie – lutte qui aboutit dans moins d'un tiers des cas. Plus généralement, le germe survit mais reste à l'état latent pendant une période de plusieurs années. Cette rémission peut tromper le malade et lui faire croire à la guérison. Mais brusquement, les symptômes tertiaires se déclenchent, stade tardif de la maladie entraînant des lésions dévastatrices qui aboutissent à la mort.

De même qu'au stade primaire, les lésions secondaires cicatrisent spontanément sans laisser de traces apparentes. Pendant ces deux périodes, le malade reste contagieux et peut transmettre l'infection à son partenaire sexuel.

Traitement : Une dose massive de pénicilline par voie intramusculaire, injectée d'habitude en deux fois dans chacun des fessiers, suffit à détruire le germe. On peut employer d'autres antibiotiques, érythromycine ou tétracycline par exemple, administrés à larges doses pendant une quinzaine de jours, en particulier chez les malades allergiques à la pénicilline. Il faut rechercher les partenaires sexuels suspects afin de leur administrer le même traitement, même en l'absence de symptômes.

Diverses analyses permettent de déceler la présence du germe : examen à l'ultramicroscope, analyses de sang (réactions de Wassermann et Kahn), analyse du liquide céphalo-rachidien (habituellement pratiquée après le traitement de la maladie pour s'assurer de l'éradication du germe).

Prévention : Les germes spiralés de la syphilis (plus dangereux mais incomparablement moins résistants que les gonocoques, germes de la blennorragie) sont facilement détruits. Vivant et proliférant uniquement en milieu chaud et humide, les spirochètes meurent en quelques minutes dès qu'ils sont exposés à l'air.

La syphilis ne peut se transmettre par contact d'objets contaminés. C'est une légende de croire qu'on peut l'attraper sur le siège des toilettes. Si l'on se lave soigneusement les organes génitaux à l'eau et au savon cinq minutes après un rapport sexuel avec un partenaire à risques, il y a de fortes probabilités pour que le germe soit éliminé. Toute personne ayant contracté la maladie se doit de le signaler et d'inciter le partenaire porteur du germe à consulter, afin que les autorités médicales compétentes puissent prévenir une éventuelle extension de la contagion. La discrétion est toujours assurée, les médecins étant trop conscients de la délicatesse de la situation.

Pronostic : La syphilis peut être considérée comme définitivement guérie lorsque des analyses périodiques de sang ou de liquide céphalo-rachidien demeurent négatives pendant deux ans. La plupart des rechutes surviennent en effet dans le courant de la première année. Aux stades primaire et secondaire, la syphilis est relativement simple à traiter. Avec une thérapie adéquate et soigneusement contrôlée, entreprise précocement dès la confirmation du diagnostic, la guérison est pratiquement garantie. Mais plus le diagnostic est posé tardivement, plus la maladie devient rebelle. Au stade tertiaire, le traitement de la syphilis est difficile et les lésions qu'elle a déjà occasionnées sont définitives.

La syphilis est une des maladies les mieux contrôlées par la médecine. Sa guérison ne dépend plus que de la détermination du malade à se faire soigner, lui et le partenaire qui lui a transmis l'infection.

Syphilis tertiaire 210

La syphilis est le stade terminal de la maladie, d'issue fatale. Le germe, désormais profondément établi, n'épargne plus aucun organe. Il s'écoule une période de cinq à quinze ans entre la phase secondaire et les premières manifestations des lésions tertiaires – période de latence trompeuse, car asymptomatique et non contagieuse. L'infection n'est dès lors plus localisée dans les parties génitales, mais s'étend de façon systématique au cerveau, à la moelle épinière, au cœur, à l'aorte, aux yeux, entraînant dans la plupart des organes et sur la peau des lésions tumorales qui, à ce stade de la maladie, portent des dénominations spécifiques.

Danger : Diverses formes d'invalidité, démence, mort.

Symptômes :

Lésions cardio-vasculaires : les incidences sur le cœur et l'aorte sont extrêmement graves (*Anévrisme* **142**, *Insuffisance cardiaque* **126**).

Paralysie générale : affection neurologique et mentale, la paralysie générale débute par une atteinte des cellules nerveuses commandant les nerfs faciaux. Le premier symptôme est un mal de tête intense, suivi bientôt de troubles de la personnalité, d'un relâchement du comportement et d'un tremblement des lèvres et de la langue. Euphorie et mégalomanie accompagnent des troubles de la mémoire, qui aboutissent à un appauvrissement intellectuel progressif, une sénilité précoce et la mort.

Tabès (ataxie locomotrice) : la maladie est caractérisée par une perte de l'équilibre et du sens de position des extrémités : lorsque le malade ferme les yeux, il est incapable de se toucher le nez ou d'autres parties du corps et de se tenir correctement debout sans vaciller ou même tomber. Par ailleurs, il souffre de douleurs « en éclair », accès fulgurants et spontanés qui lui donnent la sensation d'être transpercé par des aiguilles en divers points du corps, particulièrement aux endroits où affleurent les os (hanches, genoux, poignets). Des crises douloureuses et spasmodiques l'atteignent également à la gorge, à l'estomac ou ailleurs. Il existe des méthodes spécifiques d'exercices physiques permettant d'éviter l'invalidité totale.

Cécité : dans la syphilis tertiaire, c'est l'atteinte du nerf optique, entraînant l'atrophie, qui est responsable de la baisse progressive de la vision (*Névrite optique* **32**).

Gommes : ce sont des tumeurs molles qui s'ulcèrent, d'une taille variant de celle d'une tête d'épingle à celle d'une balle de ping-pong. Isolées ou multiples, elles se développent le plus souvent dans le foie, mais aussi dans le cerveau, les testicules, l'estomac et sur la peau. Les gommes situées sur la lange deviennent cancéreuses.

Traitement : Les troubles de la syphilis tertiaire se traitent à la pénicilline à larges doses, ou bien aux antibiotiques de remplacement, tels que l'érythromycine ou la tétracycline. Ce traitement ne fait que limiter les ravages provoqués par les lésions.

Prévention et pronostic : Comme on l'a déjà indiqué dans la rubrique *Syphilis précoce* **209**, le traitement précoce au premier stade de la syphilis suffit à prévenir les stades suivants. Le pronostic de la syphilis tardive est incertain et dépend essentiellement de la gravité des lésions.

Syphilis congénitale 211

Sans contrôle médical, une femme enceinte atteinte de syphilis met au monde un enfant mort-né ou, plus souvent, un enfant malformé, aveugle ou sourd.

Toute femme enceinte devrait se soumettre à un examen sérologique systématique pour détecter la syphilis, surtout dans les premiers mois de la grossesse ; en effet, la découverte précoce de l'infection permet le traitement, de la mère et de l'enfant qu'elle porte et assure une guérison sans séquelles.

L'enfant d'une mère syphilitique non traitée ne présente en général à la naissance aucun symptôme, mais à la troisième ou quatrième semaine, il commence à renifler, et sur la face, les fessiers, les paumes et la plante des pieds apparaissent des bulles. Une méningite se déclare bientôt, tandis que les os se déforment (tibias en lames de sabre). Les cartilages du nez sont à leur tour atteints (nez en marmite). Par la suite, la deuxième dentition présente des déformations (incisives striées, rainées horizontalement), la cécité est fréquente.

La pénicilline et une corticothérapie judicieuse constituent le traitement habituel. Mais la maladie est heureusement très souvent décelée dans les premiers mois de la grossesse, ce qui permet de prévenir la plupart des lésions, sinon la totalité.

Blennorragie 212
(gonorrhée)

Malgré la banalisation des antibiotiques et des sulfamides, médications puissantes et radicales, la prolifération des cas de blennorragie fait de cette maladie l'un des problèmes cruciaux de la médecine d'aujourd'hui. Son incidence a pris des proportions épidémiques inégalées auparavant, qui s'expliquent par la libéralisation des mœurs sexuelles contemporaines, l'extension relative de l'homosexualité, l'abandon progressif des préservatifs masculins lié de toute évidence à l'usage répandu de la « pilule » féminine, la résistance croissante des gonocoques aux antibiotiques, la présence d'un très grand nombre de porteurs asymptomatiques et, sans doute l'un des facteurs les plus importants, l'impossibilité de dépister et de traiter les partenaires porteurs responsables d'une infection.

La blennorragie frappe toutes les couches de la société, avec néanmoins une prédominance dans les classes défavorisées. Plus de la moitié des cas surviennent entre quinze et vingt-cinq ans. Les hommes sont trois fois plus nombreux que les femmes à faire état de la maladie. Les femmes, pour leur part, restent dans l'ensemble asymptomatiques.

La maladie se transmet essentiellement par les rapports sexuels. Toutefois, les attouchements des adolescents peuvent être la cause d'une infection, dans la mesure où un simple contact des parties génitales, sans pénétration, suffit bien souvent à transmettre le germe.

La blennorragie ne laisse malheureusement pas d'immunité, et les réinfections, mêmes rapides, sont fréquentes. La maladie guérit spontanément par disparition du germe au bout de six mois. Mais lorsqu'elle n'est pas traitée, elle entraîne de graves complications.

La période d'incubation est de deux à sept jours, mais peut parfois durer un mois.

Danger : Les complications de la blennorragie peuvent être à l'origine d'une stérilité, aussi bien chez l'homme que chez la femme. Cette stérilité chez la femme est la suite d'une inflammation des trompes de Fallope ou des ovaires, tandis que chez l'homme, elle résulte d'un rétrécissement urétral, menant à la prostatite et à l'épididymite. En outre, non traitée, la maladie peut évoluer vers l'arthrite, la septicémie, la méningite et l'endocardite. Enfin, l'écoulement gonococcique est facteur de cécité lorsqu'il atteint l'œil ; c'est pourquoi on instille systématiquement du nitrate d'argent ou de la pénicilline dans les yeux des nouveau-nés pour prévenir les suites d'une éventuelle atteinte lors du passage de l'enfant dans les voies génitales, toute mère pouvant être porteuse asymptomatique du germe.

Attention : la syphilis et la blennorragie sont parfois contractées en même temps. Or dans la mesure où les symptômes de la blennorragie apparaissent plus vite, le traitement à la pénicilline risque d'être aussitôt appliqué sans dépistage préalable du germe syphilitique qui sera masqué, mais non éliminé.

Symptômes : Chez l'homme comme chez la femme (lorsque celle-ci présente des symptômes), un écoulement purulent blanchâtre ou jaunâtre de l'urètre (parfois du vagin chez la femme) vient ternir l'urine et souiller les sous-vêtements, tandis que la miction, impérieuse et fréquente, éveille une douloureuse sensation de brûlure (« chaude-pisse »). Le méat urétral de la verge est rouge et irrité.

10 p. cent des hommes restent asymptomatiques, alors que 20 p. cent seulement des femmes présentent des symptômes et, parmi elles, 25 p. cent ont des pertes vaginales significatives. La durée de la maladie est plus longue chez la femme que chez l'homme. L'homosexuel souffre souvent d'un prurit anal à l'endroit où le germe prolifère. Enfin, outre dans l'urètre, le vagin ou l'anus, l'infection peut également sévir dans le pharynx.

Toute femme suspectée d'être porteuse du germe devrait faire effectuer un frottis vaginal et urétral pour culture bactériologique.

Traitement : La blennorragie réagit positivement à un traitement précoce, moins sûrement lorsqu'il est mené tardivement. Environ 95 p. cent des malades guérissent après une antibiothérapie appropriée, habituellement la pénicilline à larges doses (deux fois plus importantes pour la femme) par injection intramusculaire. Les doses sont plus fortes lorsque le traitement est appliqué tardivement. En cas d'allergie à la pénicilline, il existe d'autres antibiotiques possibles, tels que la tétracycline. Enfin, si l'on se trouve en présence d'un germe résistant, on peut avoir recours à une élévation artificielle de la température jusqu'à 39,5 °C (mais c'est une procédure risquée).

L'échec du traitement est dû soit à une erreur de diagnostic (confusion possible avec l'*Urétrite non gonococcique* **213** ou la *Trichomonase* **214**), soit à une réinfection, soit à un dosage insuffisant d'antibiotiques (il s'agit alors d'un germe particulièrement résistant).

Diagnostic différentiel entre la blennorragie et l'urétrite non gonococcique ou la trichomonase : les trois affections se transmettent par contact sexuel et se caractérisent par un écoulement purulent, mais l'écoulement gonococcique est plus abondant et plus riche en pus. Pour éviter les erreurs de diagnostic, il faut identifier les germes par des analyses bactériologiques de l'écoulement.

Les rapports sexuels sont à éviter avant la fin du traitement. L'usage du massage prostatique ou d'instruments urétraux est proscrit. La disparition des symptômes ne signifie pas la guérison, le germe restant parfois latent. Enfin, le diagnostic ne peut être posé qu'après la mise en évidence du germe par frottis et culture bactériologique.

Prévention : Si les médecins et le public accordaient à la blennorragie l'attention qu'elle mérite, la maladie pourrait pratiquement disparaître. Il est indispensable d'insister chaque fois que le malade hésite à prévenir son partenaire sexuel. Le médecin, en tant que garant de l'hygiène publique, se doit de tout essayer pour traiter le ou les partenaires de son malade.

Se laver les organes génitaux à l'eau chaude et au savon quelques minutes après un rapport sexuel est une mesure d'hygiène utile contre la syphilis et la blennorragie (moins efficace, toutefois, contre la blennorragie, le germe gonococcique étant particulièrement résistant). L'hygiène corporelle est de toute façon recommandée, mais elle n'est jamais une garantie absolue.

Bien que la syphilis soit beaucoup moins fréquente que la blennorragie, les deux maladies peuvent néanmoins se déclarer simultanément. C'est pourquoi toute personne atteinte de blennorragie doit systématiquement subir un examen sérologique de la syphilis.

Pronostic : Tout à fait favorable ; plus le traitement est précoce, plus il est efficace. Bien que le germe devienne de plus en plus résistant aux antibiotiques et que son élimination nécessite des dosages importants, la maladie n'en reste pas moins toujours maîtrisée.

Herpès génital 212a
(herpes simplex virus type 2, HSV-2)

L'herpès génital est une maladie d'apparition récente qui a connu une telle extension qu'elle a pris la deuxième place parmi les maladies vénériennes courantes. Il est provoqué par le même virus que celui de l'herpès simple dont les manifestations se caractérisent par l'éruption de vésicules groupées sur le visage ou aux lèvres. C'est la seule maladie vénérienne dont l'agent pathogène soit un virus.

Danger : Une femme enceinte atteinte de la forme virulente de la maladie met au monde une fois sur quatre un enfant mort-né ou malformé. L'infection cervicale (du col de l'utérus) augmente de huit fois les risques de cancer de l'utérus.

Symptômes : L'herpès génital est transmis par contact sexuel. Des vésicules, la plupart du temps douloureuses, apparaissent sur la verge ou dans le vagin et le col de l'utérus. Elles sont également visibles chez la femme dans la région pubienne, et chez les deux sexes sur les cuisses ou les fessiers. Fièvre et hypertrophie des ganglions lymphatiques de l'aine sont également possibles.

Les vésicules se dessèchent et disparaissent au bout d'une semaine environ, même sans traitement. Mais malheureusement pas de façon définitive : des mois, parfois même des années plus tard, elles récidivent avec la même virulence qu'auparavant. Le stress physique ou émotionnel est un facteur prédisposant aux rechutes.

Traitement : Une femme enceinte atteinte d'herpès génital doit interrompre sans tarder sa grossesse afin d'éviter de mettre au monde un enfant malformé.

Il existe différentes médications ou thérapies antiherpétiques, pour la plupart efficaces, mais qui *toutes* risquent de provoquer le cancer. L'une d'elles, en particulier, a été abandonnée en raison de son caractère fortement cancérigène : il s'agissait d'appliquer un colorant (normalement inoffensif) sur les vésicules puis de les exposer à la lumière.

Pronostic : Les recherches menées actuellement pour mettre au point un vaccin donnent toutes les raisons de croire que la maladie sera maîtrisée dans un avenir proche.

Urétrite non gonococcique 213

Le terme générique d'urétrite non gonococcique regroupe toutes les maladies vénériennes, exception faite de la blennorragie, se manifestant par une inflammation de l'urètre. L'affection se transmet par contact sexuel et frappe davantage les sujets sexuellement très actifs ou abusant de l'alcool. Elle peut être qualifiée de masculine dans la mesure où les femmes restent asymptomatiques.

Gland, urètre et testicules sont douloureux, la miction est difficile. La douleur s'étend également au périnée (région située entre le scrotum et l'anus) et à l'aine. Parfois, il y a brûlure à la miction (symptôme beaucoup plus fréquent dans la blennorragie). Le prurit (démangeaisons) du méat urétral est caractéristique. L'écoulement urétral peut être épais et purulent ou clair et liquide.

Divers antibiotiques peuvent être prescrits ; la tétracycline est le plus employé. Lorsque l'agent infectieux ne peut être déterminé, on teste sa sensibilité à différents antibiotiques.

Bien qu'asymptomatique, la femme doit être traitée simultanément.

L'affection est souvent psychosomatique. Les relations sexuelles éveillent encore un sentiment de culpabilité qui peut être à l'origine de l'inflammation.

Trichomonase 214
(trichomonas vaginalis)

Habituellement répertoriée dans les troubles gynécologiques, la trichomonase fait en réalité partie des maladies vénériennes en raison de son mode de transmission essentiellement sexuel.

La trichomonase est provoquée par un parasite protozoaire dénommé *Trichomonas vaginalis.* Elle frappe la plupart des femmes, particulièrement pendant la grossesse ou les règles, c'est-à-dire chaque fois que l'acidité du vagin diminue, laissant au parasite toutes les chances de proliférer. L'homme en est souvent affecté (le parasite est alors présent dans la prostate), mais il s'agit essentiellement d'une maladie féminine transmise à l'homme par contact sexuel. Néanmoins l'homme peut abriter le germe et infecter la femme.

Symptômes : Chez la femme, pertes verdâtres ou jaunâtres, prurit vulvaire, miction douloureuse et odeur nauséabonde du vagin. Chez l'homme, prurit urétral, écoulement liquide ou crémeux, peu abondant ou profus, parfois brûlures à la miction ; très souvent, cependant, l'homme est asymptomatique, bien qu'abritant le parasite et pouvant le transmettre.
Traitement : Le métronidazole est très efficace. Les deux partenaires doivent être traités simultanément.
Prévention : Emploi de préservatifs masculins tant que l'infection n'est pas définitivement contrôlée. Le parasite peut être présent chez la femme dans le rectum, où il est inoffensif, mais une hygiène insuffisante après la défécation peut contribuer à contaminer le vagin.
Pronostic : Affection mineure très courante qui finit toujours par réagir au traitement.

Chancre mou 215
(chancrelle, chancroïde)

Maladie vénérienne aiguë provoquée par une bactérie, le chancre mou, localisé sur les parties génitales, se caractérise par une lésion ulcérée et se transmet essentiellement par contact sexuel. Mais il arrive parfois que les personnels hospitaliers amenés à toucher les chancres soient contaminés.

La période d'incubation varie de deux à cinq jours, mais peut s'étendre à dix jours. Les lésions se manifestent sous la forme de pustules saillantes et rouges qui évoluent en ulcérations sales, sensibles puis douloureuses, qui saignent facilement (elles se différencient en cela des chancres syphilitiques indolores et durs).

Ces ulcérations, d'un diamètre de 1,5 à 2 cm, peuvent être superficielles et cicatriser rapidement, ou bien former des plaies profondes et extensives, recouvertes d'une croûte qui tombe d'elle-même. Lorsque de telles lésions sont situées sur le fourreau de la verge, elles atteignent l'urètre. Des ulcérations d'un autre type s'étendent dans une direction donnée en cicatrisant au fur et à mesure de leur avancée.

Non traitées, les lésions de la chancrelle durent des mois. La maladie frappe davantage l'homme au prépuce plutôt long et à l'hygiène insuffisante. Lorsque les lésions cicatrisent, elles peuvent entraîner le phimosis (resserrement de l'anneau préputial qui rend l'érection difficile et douloureuse). Dans ce cas la circoncision après guérison de la maladie est nécessaire.

Les sulfamides constituent le meilleur traitement ; on peut également utiliser les antibiotiques (la tétracycline est le plus efficace, la pénicilline n'agit pas), mais seulement après s'être assuré de l'absence du germe syphilitique qui, autrement, serait masqué par le traitement. Le lavage régulier des organes génitaux à l'eau et au savon hâte la guérison. Une analyse de sang mensuelle pendant trois mois est nécessaire pour vérifier la complète élimination de la bactérie.

Granulome inguinal 216

Affection vénérienne de la peau et parfois de la lymphe, le granulome inguinal, d'évolution lente, se manifeste généralement sur les organes génitaux et la région anale.

La maladie est beaucoup plus répandue chez les Noirs que chez les Blancs.

La période d'incubation est de huit à douze semaines (parfois moins), ce qui ne facilite pas le dépistage.

Danger : L'infection primaire est très souvent suivie d'une surinfection entraînant de profondes ulcérations et la destruction des tissus. Les lésions infectieuses s'étendent, prennent une odeur nauséabonde, deviennent douloureuses et résistantes au traitement. Non traitée, la maladie évolue en larges plaques granuleuses s'étendant à toute la région génitale, aux fesses et aux cuisses. Un phimosis sévère (resserrement de l'anneau préputial) risque d'entraîner une grave rétention urinaire.

Symptômes : Apparition de pustules et de vésicules évoluant rapidement en ulcérations rouges et suintantes. Autour des organes génitaux se forment des petits boutons ou une plaque finement granuleuse occasionnellement parsemée de nodules. Ce placard granulomateux saigne facilement mais reste indolore. Il peut demeurer stationnaire des années durant, cicatrisant en partie d'un côté, mais s'étendant ailleurs. Au bout d'un certain temps, les ulcérations prennent une odeur âcre et nauséabonde.

Traitement : Il ne faut entreprendre le traitement qu'une fois la maladie identifiée afin d'éviter une confusion possible avec d'autres maladies vénériennes, la syphilis en particulier. Une antibiothérapie appropriée finit par venir à bout de cette affection tenace.

Prévention : Le lavage des organes génitaux à l'eau chaude et au savon après un rapport sexuel est très efficace pour prévenir l'apparition du granulome inguinal.

Pronostic : Toujours favorable après traitement.

Lymphogranulome vénérien 217

(lymphogranulomatose inguinale subaiguë)

Maladie vénérienne répandue dans le monde entier, le lymphogranulome se caractérise par un chancre d'inoculation dans les organes génitaux qui cicatrise rapidement mais donne naissance à une adénite inguinale (tuméfaction des ganglions lymphatiques de l'aine) douloureuse prenant l'aspect de bubons.

Frissons, fièvre, mal de tête, douleur abdominale, nausées, arthralgies, perte de l'appétit, éruptions cutanées et hémorroïdes constituent les symptômes caractéristiques.

Dans les formes sévères, la tuméfaction de la verge ou de la vulve est très importante. Des grosseurs et des fistules apparaissent chez la femme dans les lèvres et autour du clitoris, et chez les deux sexes dans la région recto-anale. L'inflammation de l'anus (*Proctite* **184**) est suivie d'un rétrécissement du rectum (striction rectale), complication tardive de la maladie qui survient la plupart du temps chez la femme.

Il n'existe pas de traitement spécifique. Les sulfamides donnent de bons résultats. L'antibiothérapie est appliquée aux cas les plus résistants. En cas de proctite grave, on prescrit de la tétracycline pendant au moins un mois.

Une analyse de sang mensuelle pendant trois mois est nécessaire pour s'assurer de la complète élimination de l'agent pathogène.

Le lavage des organes génitaux à l'eau et au savon après les rapports sexuels constitue la meilleure des préventions.

13. L'appareil génital de la femme

Divina Gracia Rualo-Pasigan

L'appareil génital de la femme, beaucoup plus complexe que celui de l'homme, comprend davantage d'organes et offre donc une pathologie plus étendue. De plus, les organes génitaux féminins sont la plupart internes, à la différence de ceux de l'homme. Par conséquent, il n'est pas surprenant que la femme connaisse une fréquence des troubles quatre fois supérieure à celle de l'homme.

L'appareil génital féminin interne débute par deux ovaires situés au plus profond du bassin, et qui ont pour fonction essentielle de produire un unique ovule (œuf) par mois. Cet ovule, libéré, tombe, traverse les trompes de Fallope en direction de l'utérus et durant ce trajet peut être fécondé par un spermatozoïde. Une fois fécondé, il va alors s'implanter dans la cavité utérine et se développer pour donner naissance à un être humain. S'il n'est pas fécondé, il est expulsé par l'organisme dans le flux menstruel (règles).

L'ensemble des organes génitaux féminins externes, la vulve, se compose du clitoris, situé dans la partie antérieure de la vulve et responsable de la plupart des sensations sexuelles, de l'urètre, un peu plus bas, puis de l'orifice du vagin, entouré, comme une double parenthèse, par les petites et les grandes lèvres.

MENSTRUATION (RÈGLES)

Aménorrhée 218
(absence de règles)

L'absence de règles est normale avant la puberté, pendant la grossesse et après la ménopause. Mais elle peut être due à une malformation congénitale, telle que la malfaçon ou l'absence d'utérus, ou bien l'imperforation de l'hymen (membrane fermant le vagin chez la vierge).

L'aménorrhée est également un symptôme témoignant d'un dysfonctionnement glandulaire, d'une maladie chronique, d'un trouble du métabolisme comme le diabète, la malnutrition, l'obésité et les tumeurs, enfin, plus grave, d'une névrose née d'un choc affectif violent (échec amoureux, divorce, etc.). La frigidité peut aussi entraîner ou être à l'origine de l'aménorrhée. Certaines drogues, comme la morphine, la nitroglycérine ou le thallium (agent dépilatoire), favorisent l'aménorrhée ; un changement dans le cadre de vie ou un voyage la provoque parfois temporairement.

Les règles apparaissent généralement entre douze et quatorze ans. Si une fille atteint l'âge de seize ans sans avoir eu ses premières règles, elle doit consulter un gynécologue.

Le traitement de l'aménorrhée n'est efficace que dans la mesure où il s'applique à l'affection causale.

Danger : Non traitée, l'aménorrhée perturbe les fonctions de reproduction. Elle peut également signifier la négligence à l'égard d'une tumeur grave, avec toutes les conséquences que cela suppose.

Symptômes : Absence de flux menstruel. Certaines femmes manifestent tous les signes caractéristiques de la menstruation, mais sans écoulement de sang.

Traitement : Une exploration physique complète, en particulier du bassin, permettra d'identifier la cause du trouble. On procède pour cela à divers examens : urines, sécrétion thyroïdienne, métabolisme basal, frottis vaginal, indice de maturation. L'examen de la courbe de température permet de révéler la stérilité, la fonction ovarienne est mise à l'étude.

En cas d'obésité ou d'hirsutisme (système pileux anormalement développé), il peut s'agir d'une atteinte d'origine surrénalienne.

En cas d'imperforation de l'hymen, absence d'ouverture dans l'hymen), on procède à une excision partielle.

Lorsque l'éventualité d'une tumeur a été écartée, c'est le traitement hormonal qui est le plus souvent appliqué. Les

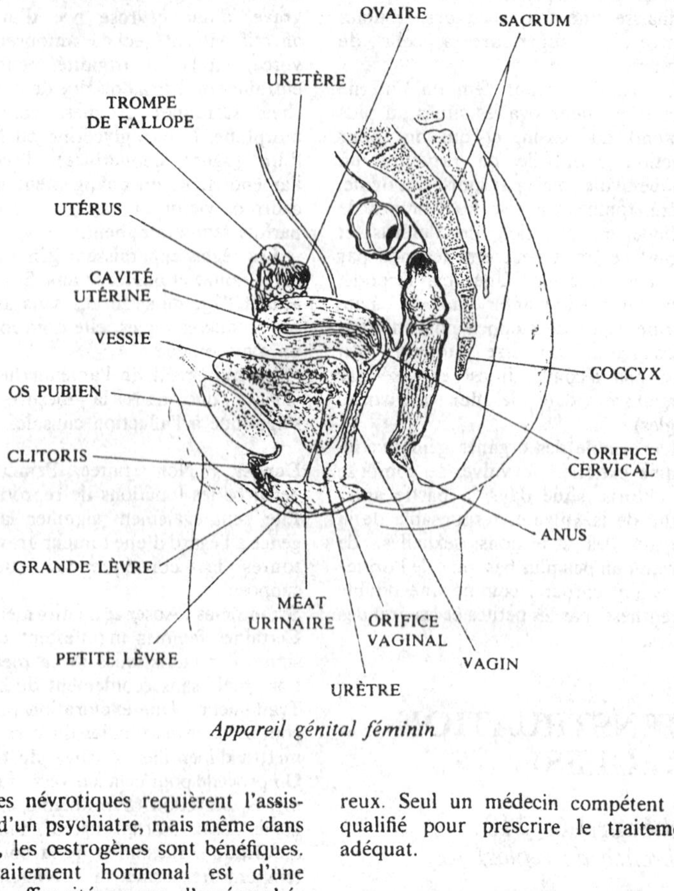

Appareil génital féminin

troubles névrotiques requièrent l'assistance d'un psychiatre, mais même dans ce cas, les œstrogènes sont bénéfiques. Le traitement hormonal est d'une grande efficacité en cas d'aménorrhée due à l'infantilisme féminin (absence de développement des caractères sexuels : pas de pilosité pubienne, immaturité et ambiguïté sexuelles).

Pronostic : Réservé. Il dépend de l'affection causale. Dans certains cas, l'aménorrhée peut être complètement guérie, dans d'autres, l'assistance médicale reste limitée.

Attention : S'auto-administrer des hormones peut être excessivement dangereux. Seul un médecin compétent est qualifié pour prescrire le traitement adéquat.

Syndrome prémenstruel 219

Les troubles fonctionnels de la période prémenstruelle surviennent une semaine à dix jours avant l'apparition des règles et prennent fin quelques heures après le début du flux. Les causes en sont mal connues, mais on a constaté que la *Dyspareunie* **231** (accouplement douloureux) peut en être l'origine ou la conséquence.

Ces troubles se caractérisent par l'irritabilité, l'agitation, des maux de tête plus ou moins sévères, l'instabilité émotionnelle, parfois une tension mammaire douloureuse et un gonflement du corps, en particulier de l'abdomen. Ce dernier symptôme est lié à la présence de sel dans l'organisme provoquant une rétention d'eau dans les tissus.

S'il n'y a pas d'autres symptômes, il s'agit d'un trouble mineur auquel il ne faut pas prêter une attention exagérée ; l'aspirine ou un léger sédatif calme le malaise. Dans les formes sévères, on préconise un régime alimentaire désodé quelques jours avant l'apparition présumée des règles et l'administration d'un diurétique léger. Des pertes de sang entre les règles nécessitent une consultation médicale.

Dysménorrhée : primaire et secondaire 220
(règles douloureuses)

La dysménorrhée primaire survient peu après la puberté et frappe la moitié des femmes jusqu'à vingt-cinq ans. La douleur débute le premier jour des règles et dure environ douze heures.

La dysménorrhée secondaire peut être due à une infection, mais résulte le plus souvent d'un état d'anxiété permanent, de l'insatisfaction sexuelle, de la sédentarité, de la constipation ou du manque d'exercice physique.

Symptômes : Crampes plus ou moins sévères localisées dans la partie inférieure de l'abdomen, et irradiant parfois dans les cuisses et les jambes, douleurs lombaires. Chez certaines femmes, le flux menstruel est profus, chez d'autres, peu abondant. Le malaise est souvent sévère, avec pâleur et sueurs.

Traitement : Si la dysménorrhée est d'origine infectieuse, elle devra bien entendu être traitée par un gynécologue. Sinon, des exercices quotidiens pour faire travailler les muscles pelviens contribuent à améliorer la circulation dans le bassin. L'administration d'antispasmodiques est parfois nécessaire pour calmer la douleur. Il faut lutter contre la constipation sans recourir aux laxatifs et éviter toute forme de surmenage ou toute tension nerveuse excessive. Une bouillotte d'eau chaude sur le ventre a des effets calmants immédiats. Quant à la pression exercée sur le rectum et/ou la vessie, elle peut être soulagée par des analgésiques.

Pronostic : Les règles douloureuses sont très souvent la manifestation d'une inadaptation au milieu familial ou social, d'une vie sentimentale malheureuse. Lorsque c'est possible, un changement radical du mode de vie constitue la meilleure des thérapies.

Ménopause 221

La ménopause, ou cessation définitive des règles, se traduit par la disparition de la plupart des hormones femelles, contraignant l'organisme à s'adapter à des apports minimaux. L'ovulation (migration de l'ovule) peut cesser avant la ménopause ou persister quelques mois après. L'âge moyen de la ménopause se situe autour de quarante-sept ans, mais elle peut survenir dans une fourchette d'âge de trente-sept à cinquante-sept ans. L'ablation de l'utérus (hystérectomie) entraîne une ménopause artificielle.

La ménopause peut être soudaine ou bien s'installer progressivement sur une période de six mois à trois, et même parfois, cinq ans, caractérisée par les irrégularités menstruelles. Les symptômes sont plus ou moins marqués, mais dans la plupart des cas ils restent modérés.

De nombreuses femmes ont encore à notre époque une conception dépassée et erronée de la ménopause. Ainsi, la ménopause ferait immédiatement blanchir les cheveux ; elle préfigurerait la perte des capacités intellectuelles et la sénescence ; l'activité sexuelle déclinerait en même temps que le plaisir, la féminité s'étiolerait. Or l'apparition des cheveux gris n'a aucun lien avec la ménopause : certaines femmes ne grisonnent pas avant une bonne cinquantaine tandis que d'autres commencent à la trentaine. Quant à l'activité et le plaisir sexuels, ils augmentent fréquemment à cette période de la vie, lorsque le risque de grossesse a disparu et que la contraception n'est plus nécessaire. Enfin, la féminité est une caractéristique de la personnalité que chaque femme peut conserver jusqu'à sa mort.

Danger : Les complications sont essentiellement d'ordre psychologique, car l'organisme s'adapte vite à cette diminution de la fonction hormonale. L'âge et le vieillissement font partie intégrante de la vie, il faut savoir l'admettre.
Symptômes : Certaines femmes ne manifestent aucun symptôme à l'apparition de la ménopause. Toutefois, les bouffées de chaleur, les bourdonnements d'oreille et les frissons sont courants, de même que les sueurs, les maux de tête, la fatigue, les mictions fréquentes, les étourdissements, une légère prise de poids, une élévation temporaire de la tension artérielle, les palpitations, l'insomnie, une certaine perte de l'appétit, la dyspepsie, les nausées, l'irritabilité, l'instabilité émotionnelle, les crises de larmes et les périodes de dépression et d'anxiété. N'importe quelle combinaison de ces différents symptômes, auxquels peuvent s'en ajouter d'autres, est envisageable.
Traitement : Lorsque les symptômes sont sévères, il faut consulter un gynécologue. Le traitement hormonal, notamment l'administration d'œstrogènes, est très souvent prescrit, mais jamais avant un examen approfondi. Car les œstrogènes, s'ils donnent de bons résultats, ne sont pas exempts d'effets secondaires tels que les hémorragies, l'élévation de la tension nerveuse, le ballonnement abdominal, les crampes utérines, les seins sensibles, les nausées, les vomissements. En outre, ils sont contre-indiqués s'il existe un précédent de cancer du sein ou de l'utérus.

Aux œstrogènes et aux sédatifs peuvent s'ajouter les diurétiques pour réduire les manifestations œdémateuses. Les femmes souffrant de dépression grave sont traitées aux amphétamines. Lorsque les symptômes ont tendance à s'intensifier, il est toujours prudent de se faire examiner attentivement afin d'écarter les dangers d'une atteinte rénale, de l'hypertension, d'un dysfonctionnement thyroïdien, de troubles urinaires, etc. Dans certains cas, la psychothérapie est recommandée.
Pronostic : La ménopause n'est pas en soi une maladie. Il faut apprendre à vivre avec.

INFLAMMATIONS DU VAGIN ET DE L'UTÉRUS

Inflammations du vagin 222

(leucorrhée, vulvite, vaginite)

Toute inflammation vaginale est caractérisée par des pertes blanches (leucorrhée). Les rapports sexuels deviennent douloureux. Les causes les plus fréquentes sont les suivantes :

Trichomonase **213**.

Candidose (moniliase) : c'est une mycose très fréquente après un traitement prolongé aux antibiotiques à large spectre qui éliminent la bactérie mais favorisent la prolifération du champignon. L'administration simultanée de nystatine lors d'un traitement aux antibiotiques est tout à fait recommandée. Le *Candida albicans* provoque des pertes blanches et granuleuses et d'insupportables démangeaisons.

Sénilité : avec l'âge, le vagin devient beaucoup moins résistant aux infections et développe des pertes blanches et un prurit rebelles. L'administration d'hormones femelles constitue le traitement habituel, mais les dosages doivent être prudents car ils peuvent être à l'origine d'hémorragies.

Vaginite non spécifique : due à une hygiène déficiente et caractérisée par des pertes blanches et de sévères démangeaisons. L'application locale de crème aux sulfamides et une hygiène rigoureuse viennent vite à bout de l'infection.

Vulvovaginite due au diabète : l'inflammation de la vulve et du vagin chez la femme diabétique se caractérise par des démangeaisons. Traitement symptomatique parallèlement au traitement de la maladie causale.

Cervicite 223

Le col de l'utérus, qui fait saillie au fond du vagin, est insensible ; c'est pourquoi une lésion ou une infection sur la muqueuse du col n'éveille pas de douleur locale. Ainsi, les symptômes de la cervicite, ou inflammation du col de l'utérus, se réduisent aux pertes blanches, aux saignements entre les règles ou à un flux menstruel profus, et parfois à une gêne ou une vague douleur, particulièrement après un rapport sexuel. Il peut occasionnellement y avoir une douleur dans la région pelvienne ou lombaire, surtout avant les règles.

La cautérisation est la seule méthode efficace pour cicatriser la zone affectée. Dans les cas graves, on recourt au curetage, intervention chirurgicale, au cours de laquelle le col de l'utérus est dilaté, les tissus résiduels grattés et éliminés ou, lorsque c'est nécessaire, excisés.

TROUBLES FONCTIONNELS

Prolapsus génital 224

Lorsque les muscles et les ligaments qui maintiennent en place l'utérus dans le bassin sont distendus et se relâchent en raison de nombreuses grossesses, de l'âge ou d'une faiblesse congénitale, l'utérus chute progressivement dans le vagin, faisant parfois saillie hors de la vulve. Les symptômes sont classiques : douleur à la marche, pertes blanches fréquentes, crampes dans la partie inférieure de l'abdomen, rapports sexuels douloureux, douleur dans le vagin et miction impérieuse et fréquente.

Une toux chronique déchirante, l'effort répété à la selle, le surmenage, les tumeurs ou le soulèvement incorrect d'un objet pesant peuvent empirer ou même provoquer le prolapsus génital (voir *Table 15 : Comment soulever un objet lourd*).

Le port d'un pessaire, dispositif vaginal servant de support abdominal (également moyen de contraception), apporte un soulagement temporaire. Mais seul le traitement chirurgical est efficace.

(Voir en troisième partie, *Signes précurseurs, Prolapsus génital* **224**.)

Cystocèle et rectocèle 225

Lorsque la vessie s'affaisse et exerce une pression sur la paroi du vagin, il s'agit d'un cystocèle ; quant au rectocèle, il survient lorsqu'une partie du rectum compresse et fait saillie dans la partie antérieure du vagin. Les causes en sont les mêmes que pour le *Prolapsus génital* **224**.

Ces deux troubles ne produisent de symptômes qu'à un stade avancé. En cas de cystocèle, la femme éprouve une difficulté à vider complètement la vessie et souffre d'incontinence lorsqu'elle se mouche, rit, tousse ou monte les escaliers. Elle est également vulnérable aux infections urinaires. En cas de rectocèle, elle souffre de constipation et se trouve souvent obligée de presser la partie antérieure du vagin pour faciliter la défécation. Il peut également y avoir une douleur vaginale.

L'introduction d'un pessaire dans le vagin peut apporter un soulagement temporaire. Toutefois, le seul traitement véritablement efficace est chirurgical : l'opération consiste en une réfection de la sangle musculaire et des ligaments. Malgré les six semaines de convalescence requises, l'intervention chirurgicale est habituellement une réussite.

TUMEURS ET KYSTES

Les organes génitaux de la femme sont un lieu de prédilection pour le développement de certains cancers, cancer du col de l'utérus, cancer de l'utérus et chorio-épithéliome (tumeur maligne rarissime mais virulente). Ces maladies, ainsi que le cancer du sein, sont traitées dans le chapitre 23, *Cancer.*

Fibrome de l'utérus 226
(fibromyome de l'utérus)

Les tumeurs utérines fibreuses sont pour la plupart bénignes, presque toujours multiples et se développent sur la paroi de l'utérus, atteignant parfois la taille d'une balle de tennis. Lorsqu'elles sont relativement volumineuses, elles compressent la vessie de façon douloureuse et occasionnent dans la zone des troubles de la circulation. Elles surviennent à l'âge de la procréation ; leur origine est inconnue.

On distingue trois formes de fibrome utérin : le fibrome sous-muqueux, c'est-à-dire logé sous la muqueuse interne de l'utérus, entraînant des règles abondantes et prolongées ou des métrorragies (perte de sang entre les règles) ; le fibrome interstitiel, cantonné dans le muscle utérin ; le fibrome sous-séreux, situé sous le péritoine qui recouvre l'utérus.

Un fibrome volumineux peut être un obstacle à la grossesse, entraîner l'avortement spontané ou des hémorragies importantes pendant les règles, menant parfois à l'anémie.

L'ablation chirurgicale des fibromes est recommandée lorsqu'ils deviennent gênants ; lorsqu'ils sont très volumineux, ils nécessitent une hystérectomie (ablation de l'utérus).

Kyste et tumeur de l'ovaire 227

Le kyste ovarien est parfois très volumineux, atteignant la taille d'un pamplemousse. Débutant comme une petite tumeur bénigne, il peut par la suite évoluer en tumeur maligne (environ 15 p. cent des kystes ovariens sont à l'origine des tumeurs malignes). Il survient à tout âge à partir de la puberté.

Symptômes : Malheureusement, le kyste ovarien est très souvent asymptomatique, ne révélant de signes qu'après des complications ou lorsque la tumeur est devenue maligne. La symptomatologie varie autant en fonction de la taille, de la localisation et du type de kyste, qu'en fonction de complications telles que la torsion, l'hémorragie, l'infection ou la rupture. Le symptôme le plus courant est une gêne ou une douleur dans la partie inférieure de l'abdomen, qui s'accompagne d'un ballonnement et de la présence d'une masse dans l'abdomen. Dans un tiers des cas, la menstruation est perturbée. Les tumeurs féminisantes provoquent des irrégularités menstruelles ; des métrorragies (saignement) et une augmentation de la sécrétion d'œstrogènes après la ménopause peuvent en être le signe. Quant aux tumeurs masculinisantes, elles entraînent la cessation précoce des règles, l'altération des caractères féminins et la masculinisation : voix grave, hirsutisme et hypertrophie du clitoris.

Le traitement préconisé est dans la plupart des cas chirurgical.

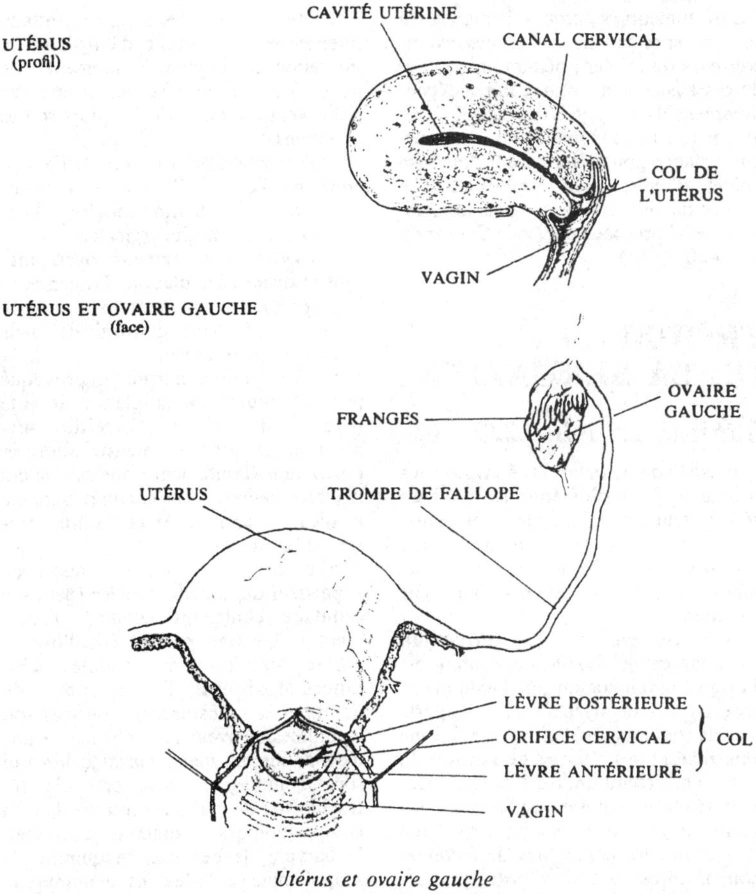

Utérus et ovaire gauche

Tumeurs bénignes du sein 228

Pour une raison inconnue, des tumeurs kystiques dures et irrégulières se développent parfois dans le quadrant supéro-externe du sein. Pendant les règles, elles augmentent de volume, pour reprendre ensuite leur taille initiale. Elles peuvent rester stationnaires et ne nécessiter aucun traitement, à condition que le gynécologue soit en mesure d'affirmer avec certitude qu'elles sont bénignes et n'ont aucun risque de devenir malignes. Lorsqu'elles rétrécissent après les règles ou sous l'effet d'application de compresses chaudes (plusieurs fois par jour), il s'agit très probablement de tumeurs kystiques bénignes. Par mesure de sécurité, ces tumeurs doivent être examinées tous les six mois. En cas de doute, on pratique une mammographie (radiographie du sein) et/ou une thermographie (méthode de diagnostic fondée sur l'enregistrement des différences de température).

Les tumeurs kystiques bénignes du sein ne sont jamais des signes avant-coureurs du cancer ; néanmoins, à côté de ces kystes, mais tout à fait indépendamment d'eux, une femme peut développer une tumeur maligne. C'est pourquoi chaque nouvelle grosseur doit faire l'objet d'un examen approfondi. Le cancer du sein est guérissable lorsqu'il est détecté précocement (voir *Cancer du sein* 420).

TROUBLES DE LA SEXUALITÉ

Stérilité féminine 229

Il existe deux formes de stérilité chez la femme : la stérilité absolue, due à un défaut structurel des organes génitaux, et la stérilité relative potentiellement guérissable dans la mesure où les organes ne sont pas atteints dans leur fonction.

Outre ces stérilités fonctionnelles, un bon pourcentage de stérilité féminine est d'origine psychologique, de façon manifeste en cas de dyspareunie (rapports sexuels douloureux) et de vaginisme (contracture des muscles de l'orifice du vagin empêchant la pénétration). Ces deux troubles réduisent de façon conséquente la fréquence des rapports sexuels et, partant, les possibilités de fécondation. D'autres facteurs d'ordre psychologique, comme l'anxiété profonde, le désir intense ou au contraire la crainte de la grossesse, la peur panique des enfants et bien d'autres, font obstacle à la fécondation de manière inexplicable.

Traitement général : Certaines malformations ou malpositions des organes génitaux peuvent être corrigées par voie chirurgicale, d'autres sont au-delà des capacités de la médecine. Ci-après quelques facteurs spécifiques de stérilité et leur traitement.

Toute infection des organes génitaux internes est susceptible d'empêcher la migration de l'ovule. Traitement : le gynécologue dispose de tous les moyens pour venir à bout de la plupart des infections.

L'obstruction des trompes de Fallope empêche l'ovule d'atteindre l'utérus. Traitement : insufflation tubaire, dilatation ou réfection chirurgicale.

Les kystes ou les tumeurs ovariennes font obstacle à l'ovulation. Traitement : la plupart de ces grosseurs peuvent être réséquées par voie chirurgicale, sans dommage pour l'ovaire.

Le déséquilibre hormonal provoqué par un trouble de la glande atteinte (ovaire, hypophyse, thyroïde, surrénales) perturbe la menstruation et l'ovulation. Traitement : nombre de ces troubles peuvent être corrigés par une médication appropriée et l'administration d'hormones.

Absence d'ovulation en raison de l'épaisseur du follicule ovarien (petit sac cellulaire contenant l'ovule). Traitement : résection partielle de l'ovaire.

Effet stérilisant de certaines substances toxiques. Traitement : de nombreuses substances, connues ou inconnues, peuvent faire obstacle à une fécondation normale. Parmi celles qui sont connues, il faut citer le tétrachlorure de carbone (entrant dans la composition des produits de nettoyage), le baryum, le benzène, la quinine, la scopolamine (utilisée dans de nombreux tranquillisants), etc. Si l'on découvre la drogue responsable de la stérilité, la fécondation redevient possible.

Hyperacidité vaginale. Traitement : local ou général afin de réduire l'acidité et permettre ainsi aux spermatozoïdes de survivre.

Des polypes dans le canal cervical (situé entre le vagin et l'utérus) peuvent empêcher le passage du sperme. Traitement : résection chirurgicale des polypes.

De gros fibromes peuvent également bloquer le passage du sperme. Traitement : s'ils ne sont pas trop volumineux, les fibromes peuvent être réséqués chirurgicalement sans dommage pour l'utérus.

Grossesse extra-utérine (fécondation et développement de l'ovule en dehors de l'utérus). Traitement : la grossesse doit être interrompue mais les suivantes se passeront normalement.

Effets des radiations aux rayons X. Traitement : il n'y a plus rien à faire lorsque les radiations ont détruit la fonction ovarienne.

Incompatibilité des spermatozoïdes et des sécrétions vaginales. Traitement : insémination artificielle avec le sperme du partenaire.

Une connaissance précise de la période d'ovulation de la femme permet dans de nombreux cas de faciliter la fécondation. La procédure indiquée est la suivante : interrompre les rapports sexuels trois jours avant l'ovulation afin que le sperme de l'homme s'accumule et puisse être abondant ; reprendre les rapports à intervalles réguliers en fonction de la courbe thermique de la femme.

En cas d'éjaculation précoce chez l'homme ou de dyspareunie chez la femme, l'insémination artificielle avec le sperme du partenaire est indiquée. Enfin, en cas d'insuffisance du sperme, les couples qui le désirent peuvent recourir à l'insémination artificielle de la femme avec le sperme d'un donneur.

Voir aussi *Stérilité masculine* **256**.

Frigidité 230

La frigidité, ou absence de désir sexuel, survient chez la femme lorsqu'elle n'éprouve pas de jouissance pendant les rapports sexuels, soit qu'elle le désire mais n'y parvienne pas, soit que l'acte sexuel lui répugne. Frappant à des degrés divers, la frigidité devient un trouble significatif lorsqu'elle perturbe les relations sexuelles normales. Souvent une femme frigide, afin de sauvegarder son couple, simule le désir et montre une certaine complaisance dans les rapports sexuels, mais le plus naïf des hommes prend vite conscience de ses véritables sentiments.

Les causes psychiques dominent de loin le problème de la frigidité. Les plus courantes sont les suivantes :

- Une fillette éduquée dans un milieu où la sexualité est présentée comme honteuse et entachée de péché ne viendra pas facilement à bout de ses inhibitions, arrivée à l'âge des premières expériences sexuelles.
- Un partenaire brutal et peu prévenant risque de répugner une femme au point d'éveiller chez elle un véritable dégoût pour les rapports sexuels.
- Un homme trop pressé peut également mener une femme à la frigidité, la femme étant généralement plus longue que l'homme à être stimulée.
- Une femme laissée trop souvent insatisfaite par un partenaire peu délicat qui atteint l'orgasme avant elle finira par éprouver une profonde frustration menant à la frigidité, comprise comme une réaction de défense.
- Les tentatives infructueuses d'un partenaire souffrant d'impuissance ou d'éjaculation précoce mènent également la femme à une frigidité défensive.
- La crainte de la maladie, de la grossesse, des enfants sont des facteurs insidieux de frigidité, de même qu'une trop longue période d'abstinence, une virginité prolongée, le manque d'amour, l'aversion pour les hommes ou une expérience sexuelle malheureuse.
- Dans un faible pourcentage de cas, la frigidité est due à l'obésité, la surexposition aux rayons X ou le diabète.

Danger : Détérioration des rapports sociaux et familiaux.

Symptômes : Comportements névrotiques, syndrome prémenstruel, dyspareunie, vaginisme, impossibilité d'atteindre l'orgasme, sécheresse vaginale et, bien sûr, répugnance pour les rapports sexuels.

Traitement : Les conseils médicaux, la compréhension de l'entourage, l'éclaircissement des véritables raisons du trouble, l'éducation sexuelle et une bonne psychothérapie semblent être les meilleurs moyens de lutter contre la frigidité. L'emploi de pseudo-aphrodisiaques, comme les cantharides (mouche espagnole) par exemple, n'a aucune valeur et peut se révéler hautement toxique. L'administration d'hormones femelles s'est révélée inefficace. Il n'existe pas de traitement médical de la frigidité. Parfois, l'absorption de boissons alcoolisées avant les rapports sexuels contribue à détendre la femme et à minimiser certaines de ses inhibitions.

Si c'est le partenaire qui est responsable, il devra se soumettre à des entretiens et suivre les conseils d'un psychothérapeute confirmé, plus à même d'apporter une aide efficace que le médecin traitant. Une thérapie dérivée de la méthode Semans donne d'excellents résultats (voir *Table 17*).
Pronostic : Tous les cas de frigidité sont curables. C'est une question de volonté personnelle et de compétence du thérapeute. Les cliniques et les centres de planning familial spécialisés dans les problèmes de frigidité et d'impuissance ne manquent pas.

Accouplement douloureux avec spasme vaginal 231
(dyspareunie et vaginisme)

La dyspareunie, ou accouplement douloureux, et le vaginisme, ou contraction des muscles de l'orifice du vagin empêchant ou rendant très difficile la pénétration, ont presque toujours une origine psychique. Le viol ou des expériences sexuelles pénibles peuvent en être la cause. Mais aussi : une éducation rigide présentant la sexualité comme quelque chose de honteux ; la peur de l'acte sexuel ; une réaction de défense contre la grossesse ; une peur panique d'avoir des enfants ; la pruderie ; la répugnance pour l'odeur, l'haleine, la brutalité ou le manque de prévenance du partenaire ; l'impuissance ou l'anxiété du partenaire qui se répercute sur la femme.

Certains obstacles physiques en sont également responsables : pose incorrecte d'un diaphragme ou d'un stérilet ; prolapsus génital ; séquelles de défloration et d'avortement difficile ; nette disproportion du pénis et du vagin ; lésions vaginales cicatricielles (souvent consécutives à un accouchement) ; certaines affections gynécologiques, infection, endométriose, fibromes ; sécheresse vaginale due à une hyposécrétion hormonale ou à un manque de stimulation sexuelle ; smegma (substance blanchâtre, pâteuse, d'odeur nauséabonde, située dans les replis des organes génitaux externes) ; perte de l'élasticité vaginale après la ménopause. En outre, une simple ignorance de l'anatomie et des fonctions sexuelles peut être à l'origine de l'un ou l'autre trouble.

Symptômes : Le symptôme principal, qui entraîne irritation et douleur, est une sécheresse vaginale due au manque de sécrétions habituellement produites lors de la stimulation sexuelle pour faciliter la pénétration de la verge. Ces sécrétions diminuent également l'acidité du vagin afin de permettre aux spermatozoïdes de survivre. A cette sécheresse vaginale s'ajoute classiquement l'absence d'orgasme.
Traitement : Les causes physiques doivent être traitées médicalement. Lorsque le trouble est dû à l'ignorance, l'éducation des deux partenaires suffit. Mais si les causes psychiques dominent, l'assistance d'un conseiller conjugal ou d'un psychothérapeute est indiquée, particulièrement lorsque le trouble est ancien.

Dans les formes bénignes, des pommades calmantes, des bains de siège et l'emploi d'un lubrifiant léger sont très efficaces. L'hygiène féminine est essentielle à la santé et à l'attrait physique. Lorsque la vulve est enflammée, il faut toujours la garder propre et sèche.

En général, il faut interrompre les rapports sexuels jusqu'à guérison complète de toute inflammation, lésion ou irritation.

Absence d'orgasme chez la femme 232

L'absence d'orgasme chez la femme est tout aussi regrettable et contraire à la nature que chez l'homme. Peut-être même davantage au regard de l'anatomie féminine : le système clitoridien, dont la plus grande partie demeure enfouie dans la zone antérieure des parties génitales, est en règle générale de dimensions supérieures au pénis, son équivalent mâle, le tout petit clitoris n'étant lui-même qu'une sorte de périscope extérieur. 15 à 20 p. cent des femmes peuvent avoir de multiples orgasmes à chaque rapport sexuel. L'homme, en revanche, n'en a toujours qu'un, qui conclut pour lui l'acte sexuel, mais pas nécessairement pour la femme.

Danger : Une femme qui ne peut parvenir à l'orgasme en raison de la maladresse masculine ou de ses propres incapacités souffre autant psychologiquement que physiquement de la congestion des organes génitaux externes. Une frustration continuelle de cet ordre risque d'avoir de sérieux effets sur son équilibre psychique.

Traitement : Il est indispensable de pouvoir aborder avec franchise la cause du trouble. La consultation d'un conseiller conjugal ou la psychothérapie sont fermement conseillées. La méthode Semans peut faire beaucoup pour restaurer cette fonction (voir *Table 17*).

Contraception 233

Il existe diverses méthodes destinées à éviter la conception. Aucune n'est parfaite, certaines sont insatisfaisantes, d'autres peu fiables, d'autres encore risquent d'avoir des effets secondaires.

Le coït interruptus : sans doute l'une des méthodes le plus couramment employées, qui consiste à retirer la verge du vagin juste avant l'éjaculation. Le coït interruptus est non seulement frustrant, mais il exige également de la part de l'homme de rester en état d'alerte afin de se retirer complètement et suffisamment tôt. Cette pratique, si elle est systématique, peut à la longue avoir des effets nocifs sur la prostate.

Méthodes d'abstinence périodique (Ogino-Knaus et température) : la femme ovule une fois par mois, c'est-à-dire libère un ovule prêt à être fécondé à une époque déterminée du cycle. Le principe de la méthode est de s'abstenir de rapports sexuels pendant cette période féconde, la période prétendument « sûre », c'est-à-dire stérile, commençant dix jours avant les règles et s'étendant jusqu'au dixième jour du cycle suivant. Théoriquement, cette méthode devrait être efficace. Mais malheureusement, les cycles menstruels diffèrent sensiblement d'une femme à l'autre, sans compter des variations d'ovulation d'un cycle à l'autre chez une même femme. Certaines femmes ovulent le huitième ou le vingt-deuxième jour du cycle, tandis que la maladie ou les chocs émotifs peuvent hâter ou retarder l'ovulation ; aucun moyen ne permet de s'assurer de la période exacte d'ovulation. La déterminer par la méthode de la température donne des résultats parfois plus précis, mais comporte également une grande marge d'erreurs. (Pour déterminer sa courbe thermique, il faut prendre sa température plusieurs fois par jour pendant quelques mois. Au moment de l'ovulation, la température chute de quelques dixièmes de degré ; vingt-quatre heures plus tard, elle remonte d'un coup de quelques dixièmes de degré au-dessus de la température normale. On arrive ainsi à situer la période de l'ovulation.) A part le risque d'une grossesse occasionnelle, les méthodes d'abstinence périodique n'entraînent aucun effet secondaire.

Les spermicides chimiques : crèmes, gelées, tablettes, ovules spermicides n'ont tous qu'une efficacité relative. La formule en aérosol semble être la plus fiable.

Le préservatif masculin : capuchon en caoutchouc souple qui s'adapte à la verge pour faire obstacle au jet du sperme. Sous réserve d'une utilisation correcte, c'est une des méthodes les plus sûres, mais elle peut diminuer le plaisir sexuel.

Le diaphragme (pessaire) : disque en caoutchouc qui s'adapte à la partie du col de l'utérus qui fait saillie dans le vagin. Il doit être posé par un médecin et complété par l'emploi de crèmes spermicides. Contraignant mais sûr (environ 6 échecs sur 10 000 cas).

Les contraceptifs intra-utérins (stérilets) : petits dispositifs en forme d'anse, de spirale ou de boucle, faits de fils de matière plastique et parfois revêtus de cuivre, ils sont introduits dans la cavité utérine et y restent de façon permanente. Si tout se passe bien, ils peuvent durer longtemps et sont aussi efficaces qu'un diaphragme. Mais ils provoquent chez certaines femmes des saignements, des crampes et parfois une perforation de l'utérus qui peut être grave.

Vasectomie : intervention chirurgicale pratiquée sur l'homme et au cours de laquelle les canaux déférents (qui acheminent le sperme des testicules à l'urètre) sont réséqués et ligaturés afin d'empêcher l'éjaculation. Cette opération mineure n'altère en rien le comportement sexuel de l'homme, assure une sécurité de 100 p. cent, mais est irréversible.

La ligature des trompes : opération pratiquée sur la femme, similaire dans son principe à la vasectomie, quoiqu'un peu plus sérieuse ; la ligature des trompes de Fallope au travers desquelles l'ovule est transporté jusqu'à l'utérus rend impossible la fécondation. L'opération n'altère pas la sexualité ni la fonction hormonale de la femme, mais elle est pratiquement irréversible.

Les contraceptifs par voie orale (la « pilule ») : la pilule contraceptive est la méthode de contraception la plus répandue. Elle nécessite un respect rigoureux du mode d'emploi : prise quotidienne d'une pilule pendant vingt et un jours, arrêt pendant sept jours, puis reprise du traitement aussi longtemps que la contraception est désirée. La méthode est tout à fait fiable. Mais elle n'est pas sans dangers. Les femmes qui choisissent la pilule contraceptive doivent avant tout faire vérifier leur tension artérielle et la contrôler tous les six mois. En cas d'hypertension, la pilule est absolument contre-indiquée. Cette précaution est essentielle car elle peut prévenir de graves complications comme les troubles rénaux, par exemple. La pilule contraceptive entraîne d'autres effets, mineurs comme graves. Certains troubles mineurs disparaissent au bout de quelques mois : nausées, tension mammaire, augmentation du poids (rétention d'eau dans les tissus), prurit vaginal, et parfois même légère baisse de la libido. Les effets secondaires graves, qui *ne doivent pas* être ignorés, surviennent chez un faible pourcentage de femmes : formation de caillots sanguins dans les veines, troubles du métabolisme, complications hépatiques, maux de tête intenses, diplopie (vision double) ou cécité temporaire, perte d'équilibre et incoordination des mouvements. Toute femme manifestant les troubles suivants doit abandonner la pilule et employer d'autres moyens de contraception : maux de tête inhabituels (le plus caractéristique est un mal de tête qui apparaît le matin et s'accompagne d'un gonflement généralisé du corps) ; troubles visuels ; *Phlébite* **141** ou *Varices* **143** ; hypertension (la pilule contraceptive favorise le malaise, mais les femmes ayant une tension normale n'en sont pas affectées) ; fibrome ; obésité ; tumeurs kystiques du sein qui évoluent défavorablement avec la pilule contraceptive. Les utilisatrices peuvent également être affectées de carence en vitamines C et B_{12}. Certaines femmes restent stériles quelque temps après avoir pris la pilule, alors que d'autres conçoivent immédiatement. En revanche, la pilule *n'est pas* cancérigène ; bien au contraire, il est maintenant prouvé qu'elle est une prévention contre les cancers de l'utérus et du col utérin. En règle générale, les effets secondaires de la pilule contraceptive sont plutôt rares. Mais toute femme doit être avertie de leur éventualité.

GROSSESSE

Diagnostic de la grossesse 234

Le signe majeur annonçant la grossesse est l'absence de règles, les autres étant de moindre importance : les seins deviennent pleins, lourds avec une sensation de picotement, les aréoles s'élargissent, foncent, les mamelons sont sensibles, les mictions deviennent plus fréquentes, la femme ressent une certaine somnolence.

Il existe divers tests de laboratoire permettant de confirmer le diagnostic de la grossesse. La pratique classique de l'injection d'urine de la femme supposée enceinte à une lapine ou autre animal de laboratoire (le fameux « test de la lapine ») est maintenant abandonnée au profit de méthodes plus rapides et plus modernes : les tests d'inhibition et l'hémagglutination (agglutination des globules rouges ou hématies) ou de l'agglutination, permettant de mettre en évidence dans l'urine de la femme la présence de la gonadostimuline chorionique, hormone spécifique sécrétée par le placenta. On trouve dans le commerce des réactifs que la femme peut elle-même utiliser (*G-Test* entre autres).

La date de l'accouchement se détermine par un compte à rebours de trois mois à partir du *premier jour* des dernières règles, puis en ajoutant sept jours. Exemple : si le premier jour des dernières règles était le 1er janvier, la date prévue de l'accouchement sera le 8 octobre suivant. Avec ce système, le compte est à peu de chose près exact ; il peut varier d'une semaine, parfois de dix jours suivant les femmes.

Troubles mineurs de la grossesse 235

Dès qu'une femme est sûre d'être enceinte, elle doit consulter un médecin. Les quelques troubles habituels en cours de grossesse sont les suivants :

Constipation, flatulences, brûlures d'estomac : troubles dus à la pression exercée par le fœtus sur les intestins. Pour lutter contre la constipation, il ne faut surtout pas prendre de laxatifs mais plutôt boire beaucoup et manger des fruits (prunes ou figues en particulier). Pratiquer régulièrement un exercice physique léger peut être d'un grand secours. Les boissons gazeuses et les aliments riches en graisse sont à éviter.

Maux de tête : s'ils sont bénins, vagues et transitoires, il n'y a pas lieu de s'en inquiéter ; lorsqu'ils deviennent intenses, il faut consulter un médecin.

Douleurs lombaires : elles sont le fait d'un déséquilibre du corps dû à la saillie de l'abdomen et à la tension exercée sur les ligaments de l'utérus. On peut les atténuer en portant des chaussures à talons plats pendant la grossesse. Dormir dans la position du fœtus les soulage également.

Difficultés respiratoires : le fer absorbé par le fœtus réduit pour la mère la quantité de globules rouges porteurs d'oxygène, ce qui se traduit par un essoufflement à l'effort ou une gêne respiratoire. Si le trouble est relativement important, il faut consulter un médecin (voir *Carences alimentaires dans la grossesse* 236).

Varices : si la femme était déjà sujette aux varices, la grossesse ne fera qu'aggraver l'état. Des varices peuvent également apparaître dans les jambes, le bassin et la vulve. Des vêtements trop serrés contribuent souvent à les faire naître. Il est recommandé dans ce cas de porter des bas compressifs et de se reposer souvent. Il faut également dormir la nuit les membres inférieurs surélevés.

Hémorroïdes : il arrive que la pression exercée dans la région anale par les organes génitaux hypertrophiés provoque des hémorroïdes. La constipation et l'effort à la défécation aggravent cet état. Les pommades et les compresses humides soulagent.

Mal de dents : le fœtus absorbe une grande part du calcium de la mère, aussi le régime alimentaire de celle-ci doit-il comporter en abondance des aliments riches en calcium (voir *Carences alimentaires dans la grossesse* 236).

Salivation excessive : si elle n'est pas traitée, la sécrétion excessive de salive peut provoquer des troubles gastriques. Une bonne hygiène buccale, une pâte dentifrice alcaline et un apport en vitamines donnent de bons résultats.

Démangeaisons (prurit) : elles résultent de la tension abdominale, mammaire et vulvaire. Elles finissent par disparaître spontanément.

Carences alimentaires dans la grossesse 236

La grossesse exige un régime riche en protéines, en calcium et en fer, approximativement une fois et demie les besoins normaux. Si la femme enceinte n'absorbe pas les suppléments requis, elle risque l'anémie, la fatigue et les difficultés respiratoires. Une carence en fer, par exemple, entraîne une diminution du taux d'hémoglobine et de globules rouges dans le sang, qui se traduit par des difficultés respiratoires.

Viandes, poissons, volailles et œufs sont riches en protéines. Deux grands verres quotidiens de lait (écrémé de préférence) suffisent à apporter le supplément nécessaire en calcium. Enfin, parmi les aliments riches en fer, il faut citer le foie, les rognons, les céréales, le pain complet, les fruits secs, les baies, etc.

Les féculents, les aliments riches en graisses et les mets épicés sont à éviter.

Syphilis et blennorragie occultes pendant la grossesse 237

Les femmes porteuses des germes de la syphilis et de la blennorragie restent souvent asymptomatiques. C'est pourquoi il est indispensable en cas de grossesse de pratiquer systématiquement les tests de détection des maladies vénériennes, dans la mesure où ces deux maladies peuvent créer de graves dommages au futur enfant.

Médicaments et drogues pendant la grossesse 238

Pendant la grossesse, la femme voit son organisme évoluer. Alors qu'auparavant, elle pouvait absorber toutes sortes de médicaments, désormais, le plus anodin d'entre eux risque de l'affecter, elle mais surtout l'enfant qu'elle porte. Il convient donc, autant que faire se peut, d'éviter de prendre des médicaments, même les plus « inoffensifs » comme l'aspirine ou les antacides qui, en cas de grossesse, deviennent « offensifs ». Des dosages excessifs de vitamines A, C, D, B_6 et K, les antibiotiques, la plupart des tranquillisants, les sulfamides et maints autres peuvent avoir des conséquences nocives sur le fœtus, qu'elles se manifestent sur le moment ou après la naissance de l'enfant.

Donc, pas de somnifères, pas de laxatifs, pas d'antiémétiques (médicaments contre les vomissements), pas de sédatifs, et, en règle générale, pas de médicaments sans prescription de son médecin.

Le tabac est également contre-indiqué. Les statistiques montrent un taux de mort fœtale supérieur chez les femmes qui fument.

Radiographie aux rayons X et grossesse 239

Les rayons X, ou toute autre forme de radiation, sont toujours dangereux pour le fœtus. Même un faible dosage peut entraîner des dommages irréversibles. La femme enceinte ne sera donc radiographiée qu'en cas d'*absolue nécessité.*

Toucher vaginal pendant la grossesse 240

Certains médecins évitent le toucher vaginal, ou examen manuel du col de l'utérus, en raison des risques d'infection et d'avortement spontané. A moins que la vie de l'enfant et de la mère ne soit en danger, cette forme d'examen est absolument contre-indiquée. Toutefois, pratiqué dans de bonnes conditions d'aseptisation, le toucher vaginal fournit d'importantes indications.

Facteur Rhésus et grossesse 241

Environ 15 p. cent de la population n'ont pas de facteur Rhésus dans leur sang – ils sont dits Rh- (Rhésus négatif). Les problèmes se posent pendant la grossesse lorsque la mère est Rh-, le père Rh+ et le fœtus Rh+ (si le père et la mère sont tous deux Rh- ou Rh+, ou si la mère est Rh+ et le père Rh-, il n'y a plus de problèmes). Le premier et le second enfant ne présentent en général aucun trouble. Toutefois, au cours de ces deux grossesses, la mère produit des anticorps contre le Rh+ de l'enfant. Si elle est une troisième fois enceinte et que le fœtus est Rh+, les anticorps augmentent de façon conséquente et attaquent le sang du fœtus jusqu'à le détruire. L'enfant souffrira à la naissance d'une grave anémie qui exige un remplacement total de son sang (exsanguino-transfusion), intervention qui a pu sauver la vie d'un bon nombre de nouveau-nés.

La production de ces anticorps n'augmente pas seulement à l'occasion d'une grossesse, mais également lorsqu'une femme Rh- reçoit au cours d'une transfusion sanguine un sang Rh+ (cela peut arriver lorsque la transfusion est pratiquée d'urgence sans vérification préalable complète des facteurs Rhésus), ou bien lors d'un avortement.

Un vaccin récemment découvert et administré à une mère Rhésus négatif aussitôt après un premier accouchement permet d'éviter pour les grossesses suivantes l'exsanguino-transfusion du nouveau-né.

Avortement spontané 242
(fausse couche)

Un tiers des femmes subit au moins un avortement spontané. En réalité, cette incidence est beaucoup plus élevée, car les fausses couches surviennent en majorité au cours du premier mois de grossesse et restent la plupart du temps asymptomatiques.

La cause de ces avortement spontanés est mal connue ; on ne peut les attribuer aux activités sexuelles ou physiques ni aux chocs émotifs. On sait toutefois qu'ils peuvent être provoqués par des infections aiguës, des troubles glandulaires, les rayons X, les interventions chirurgicales, les examens vaginaux pratiqués avec des instruments et certains médicaments comme les antibiotiques. 75 p. cent des fausses couches surviennent au cours des trois premiers mois de grossesse.

Si en revanche le fœtus passe le cap des trois premiers mois, il reste accroché avec une remarquable ténacité. On cite le cas d'une femme enceinte obligée de sauter en parachute d'un avion : elle a survécu et le bébé est né quelques mois plus tard en parfaite santé.

Il ne faut pas toujours considérer une fausse couche comme un événement tragique : pour le bien de la race et du fœtus, la nature décide souvent elle-même de mettre un terme à une grossesse dont le développement s'annonce mal, prévenant ainsi la naissance d'un enfant mal formé ou anormal.

Danger : Outre la perte de l'enfant, risque pour la mère d'hémorragie grave.
Symptômes : L'avortement spontané se caractérise par des pertes de sang, le passage de caillots (fragments de tissu) et des crampes plus ou moins douloureuses dans la région pelvienne.

Lorsqu'il n'y a pas eu passage de caillots, le fœtus peut parfois être sauvé grâce à l'intervention médicale immédiate. Mais si le fœtus est déjà mort ou incapable de survie, l'avortement est inévitable. La douleur et les saignements augmentent jusqu'à l'expulsion du fœtus et du placenta. Si l'avortement n'est pas complet, ce qui se manifeste par la subsistance des douleurs et des pertes de sang, on pratique un curetage, intervention chirurgicale au cours de laquelle le col de l'utérus est dilaté pour permettre l'extraction des fragments placentaires résiduels. Dans l'un et l'autre cas, les rapports sexuels ne peuvent être repris qu'au bout de quelques semaines.
Traitement : Dès les toutes premières pertes de sang, la femme doit rester alitée. Une quelconque activité physique contribue à ce stade à activer le processus de l'avortement. S'il n'y a pas eu passage de caillots, la grossesse a des chances d'être sauvée : le traitement médical consiste à administrer de la progestérone à large dose et des sédatifs pendant une assez longue période au cours de laquelle le repos absolu au lit est impératif. Les rapports sexuels sont contre-indiqués tant que les premiers mouvements et battements de cœur du fœtus ne sont pas perçus.

Avortement septique : complication survenant après un avortement mal conduit ou pratiqué par une « faiseuse d'ange », l'avortement septique est une infection aiguë de la muqueuse de l'utérus qui exige l'administration sans délai d'un fort dosage de pénicilline et parfois même une transfusion sanguine. Au bout de vingt-quatre heures, on pratique le curetage. L'antibiothérapie est continuée jusqu'à ce que la patiente soit hors de danger.

Avortements spontanés à répétition : à partir de trois fausses couches successives, il devient nécessaire de pratiquer un examen complet de la femme afin de déterminer la ou les causes de ces avortements spontanés à répétition. Il peut s'agir de tumeurs, de polypes, de lésions, de malformations, etc. Le traitement hormonal est très souvent indiqué.

Dans de nombreux cas, il n'y a aucune cause spécifique. Pour mener à terme une grossesse, la patiente devra rester constamment alitée, suivre un traitement médical et s'abstenir de tout rapport sexuel ou de toute activité physique (normalement, en cas de grossesse, les rapports sexuels sont autorisés jusqu'au huitième mois). On conseille souvent à une femme sujette aux avortements spontanés à répétition de ne pas essayer d'être enceinte pendant une année complète afin de donner une chance à l'organisme de se corriger lui-même.

Troubles du début de la grossesse 243
(nausées matinales)

Parmi les troubles apparaissant en début de grossesse, les nausées et les vomissements matinaux sont les plus fréquents. Un tiers des femmes y échappe, et parmi celles qui en souffrent, la moitié doit se soumettre à un traitement.

Symptômes : Variant de la nausée aux vomissements pernicieux, le malaise subsiste trois à six semaines en début de grossesse, pour ensuite disparaître complètement.
Traitement : Prendre un petit déjeuner avant de sortir du lit peut atténuer le malaise. Il est conseillé de fractionner les repas dans la journée et de se reposer juste après pendant vingt minutes.

L'interruption de la grossesse est indiquée lorsque les vomissements deviennent intenses et persistants, lorsque des saignements rétiniens apparaissent, qu'il y a une perte de poids conséquente, une jaunisse et un rythme cardiaque accéléré.
Pronostic : Dans la majorité des cas, ce trouble mineur disparaît au bout de quelques semaines.

Rubéole chez la femme enceinte 244

Infection virale mineure chez l'enfant, la rubéole chez la femme enceinte peut être désastreuse, particulièrement lorsqu'elle est contractée dans les trois premiers mois de la grossesse. L'enfant risque de naître malformé, mentalement arriéré, avec des lésions cardiaques ou la cataracte. La rubéole est également parfois à l'origine d'un avortement spontané.

La meilleure des préventions est de vacciner l'enfant avant l'âge de la puberté. Le vaccin ne doit pas être administré juste avant ou pendant la grossesse.

Grossesse extra-utérine 245
(grossesse ectopique)

Il arrive que l'ovule, durant sa migration vers l'utérus, soit fécondé dans une trompe de Fallope et s'y implante. L'avortement spontané survient inévitablement au bout de la quatrième à la douzième semaine de grossesse. Les symptômes comprennent l'absence de règles, une douleur abdominale latérale qui peut être sévère et des pertes ou des saignements. Les complications sont graves et imposent une intervention chirurgicale. La trompe affectée est retirée, parfois même l'ovaire, sans que cela altère l'autre trompe ou l'autre ovaire, si bien qu'une grossesse ultérieure est possible. Les grossesses extra-utérines sont peu courantes.

Toxémie gravidique 246
(pré-éclampsie, éclampsie)

La toxémie gravidique est un ensemble de manifestations pathologiques survenant au cours des trois derniers mois de la grossesse. Si elle n'est pas traitée à temps, elle mène à l'éclampsie qui provoque de violentes convulsions, le coma et la mort.

La cause de la maladie est inconnue, mais l'hypertension, le diabète et la néphrite y prédisposent. La toxémie gravidique frappe 7 p. cent des femmes enceintes, habituellement primipares (première grossesse) et âgées de moins de trente ans.

Danger : Mort fœtale dans les quatre à six dernières semaines de grossesse. Si la toxémie gravidique se complique d'éclampsie, le taux de mortalité pour la mère est de 13 p. cent (le tiers de la mortalité de la grossesse) et pour le fœtus, de 50 p. cent.
Symptômes : Les symptômes précoces de la toxémie gravidique sont légers : sentiment de malaise, vague mal de tête. Par la suite, ils s'aggravent, s'accompagnant d'œdème généralisé et d'une prise de poids importante (plus d'un kilo par semaine) : maux de tête intenses et persistants, vomissements violents, troubles visuels (vision trouble, double,

taches devant les yeux, parfois cécité), douleur abdominale, vertiges, amnésie, jaunisse, pouls accéléré et somnolence.

La crise éclampsique se manifeste par des contractures, puis des convulsions, pour aboutir au coma. Bien qu'elle ne dure que quelques minutes, les convulsions sont parfois si violentes et entraînent chez la patiente des secousses et des mouvements si brusques qu'il peut y avoir fracture des membres. La femme semble près de mourir, mais curieusement se remet presque toujours d'un premier accès. Toutefois, le travail d'accouchement, s'il ne s'est pas déclenché spontanément, comme c'est souvent le cas, doit l'être artificiellement afin d'éviter la répétition de tels accès qui finissent par avoir des conséquences fatales pour la mère et l'enfant. Du reste l'enfant naît souvent mort, mais lorsqu'il survit, il ne semble pas du tout affecté par la maladie.

La maladie disparaît à la naissance de l'enfant, mais elle peut laisser des séquelles comme le décollement de la rétine ou une sensibilité à la pneumonie.

Traitement : Repos au lit impératif et administration de sulfate de magnésium, de sédatifs légers et de diurétiques pour réduire les œdèmes. Le sel et autre forme de sodium, y compris le bicarbonate de soude, sont formellement contre-indiqués – toutes les préparations alimentaires vendues dans le commerce, préalablement salées, sont à éviter. Dix heures de sommeil par nuit et plusieurs heures de repos par jour sont nécessaires.

Lorsque l'état s'aggrave – prise importante de poids, hypertension artérielle, anurie, troubles visuels, jaunisse et albuminurie –, l'hospitalisation s'impose. C'est une *urgence médicale.* Le travail d'accouchement est systématiquement déclenché ; si l'accouchement était prévu plus de six semaines après, on pratique une césarienne. Il est impératif de mettre un terme à la grossesse afin de sauver la vie de la mère.

Le traitement, médical, consiste à réduire la tension artérielle et l'albuminurie. Les convulsions sont maîtrisées grâce à une médication appropriée. Lorsqu'elles surviennent, il faut attacher la femme au lit afin d'éviter une chute et, pour qu'elle ne se morde pas cruellement la langue, on introduit dans la bouche une cuiller entourée d'un linge.

Prévention : Un bon obstétricien surveillant attentivement la pression sanguine, les urines et la prise de poids peut prévenir la maladie avant qu'elle ne se déclare (voir en troisième partie, *Signes précurseurs, Toxémie gravidique* **246**).

Pronostic : La toxémie gravidique n'est pas une maladie grave si elle est détectée et traitée à temps. En revanche, l'éclampsie est une complication très grave, qui peut néanmoins être guérie à condition d'être traitée d'urgence. Si le rythme respiratoire est de 40 inspirations/expirations par minute, le pouls supérieur à 120 et la température de plus de 39 °C, la maladie évolue vers les convulsions et le coma, dont l'issue est fatale à moins d'une hospitalisation et d'un traitement drastique.

Fièvre puerpérale 247

Autrefois une des principales causes de mort de la femme en couches, la fièvre puerpérale est de nos jours devenue très rare en raison des conditions d'asepsie de l'accouchement en hôpital. Infection à streptocoque immédiatement contrôlée par l'administration de sulfamides ou d'antibiotiques, la maladie n'a néanmoins pas totalement disparu et frappe encore parmi les femmes qui se soumettent à des avortements, pratiqués dans des conditions illégales.

Frissons, fièvre très élevée, pouls accéléré, douleur abdominale sévère, vomissements et pertes blanches constituent les symptômes principaux.

Le pronostic est excellent si le traitement est administré à temps : larges doses d'antibiotiques pendant une assez longue période et rétablissement de l'équilibre hydro-électrolytique. La meilleure des préventions est de s'assurer des conditions d'hygiène et d'asepsie dans lesquelles doivent se dérouler l'accouchement, ou, éventuellement, l'interruption de grossesse.

Placenta prævia et décollement prématuré du placenta 248

Le placenta prævia est dû à l'implantation du placenta contre ou près de l'orifice du col utérin, entraînant une déchirure et des hémorragies lorsque le col utérin commence à se dilater vers la fin de la grossesse (un cas sur 200). Il est souvent responsable d'une mauvaise présentation du fœtus à la naissance. Les hémorragies peuvent persister après l'accouchement (postpartum), nécessitant parfois la ligature des artères utérines ou hypogastrique, sinon l'hystérectomie (ablation de l'utérus).

Le décollement prématuré du placenta provoque hémorragie et douleur abdominale. Si le décollement est peu important, il cicatrise en général spontanément sans entraîner de complications, bien que des épisodes à répétitions soient à craindre. Il s'agit d'une *alerte médicale* qui nécessite de rester à proximité d'un hôpital. Les rapports sexuels sont interdits.

Lorsque le rythme cardiaque du fœtus devient lent et irrégulier, ou bien imperceptible, et que le décollement est important, même si l'hémorragie a cessé, il faut immédiatement déclencher l'accouchement en raison du risque imminent de mort fœtale.

En règle générale, toutefois, l'hémorragie annonciatrice est grave et le décollement du placenta devient une *urgence médicale*. Une transfusion sanguine est souvent nécessaire. Bien que la mortalité de la mère ait été considérablement réduite ces dernières années, celle du fœtus reste élevée.

Ces deux troubles se manifestent dans les derniers mois de la grossesse, et frappent plutôt les femmes autour de trente ans qui ont déjà eu un enfant.

14. L'appareil génital de l'homme

Gordon D. Oppenheimer – John G. Keuhnelian

La nature est parfois économe : la verge remplit à la fois les fonctions de copulation et de miction. Ce double rôle entraîne malheureusement une corrélation étroite entre les maladies de l'appareil urinaire et celles de l'appareil génital.

La nature sait être aussi prodigue, dépensant en une seule éjection 300 millions de spermatozoïdes dont un seulement, pris au hasard, ira féconder l'ovule. Et même ainsi, un nombre impressionnant d'éjections est souvent nécessaire. Chez un homme moyen, seuls trois ou quatre spermatozoïdes parmi les 2 trillions (2 000 000 000 000) éjectés au cours de toute la vie parviendront au but.

Les spermatozoïdes sont élaborés dans les testicules, puis sont conduits par l'épididyme jusqu'au canal déférent, où vient s'ajouter le liquide provenant des vésicules séminales qui assure leur survie. La prostate sécrète ensuite le liquide prostatique, qui contient plusieurs substances vitales dont l'une sert à recouvrir le spermatozoïde d'un enduit cireux pour assurer sa survie dans le milieu vaginal, fortement acide, qui autrement lui serait fatal. Le liquide prostatique contient également des substances nutritives destinées à alimenter le spermatozoïde durant son voyage extraordinaire vers l'ovule. La prostate et les muscles adjacents assurent l'excrétion du sperme au moment de l'éjaculation.

Le voyage d'un spermatozoïde peut être comparé au parcours de fond d'un sportif nageant le dix mille mètres dans une mer hostile qui le détruirait par simple contact s'il se dévêtait de son enduit protecteur. Il nage à l'aveuglette, sans savoir où il va. Quelques

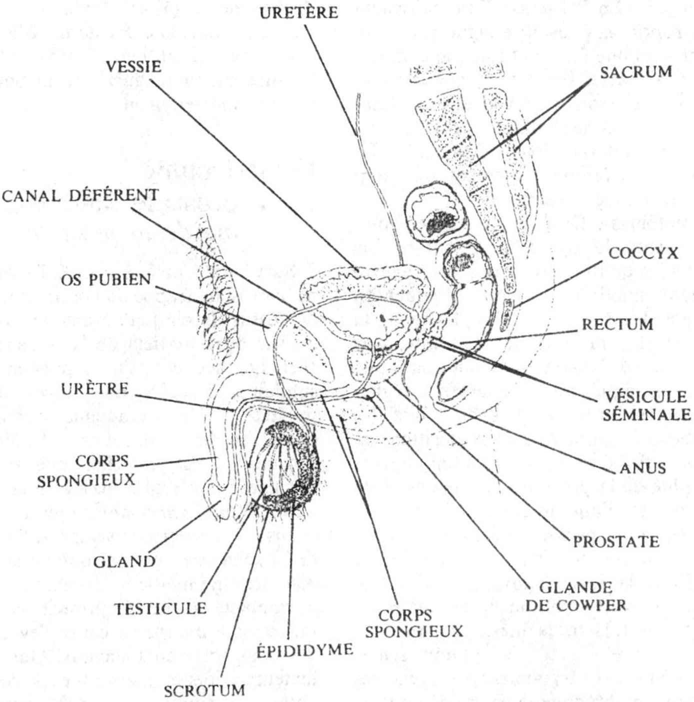

Appareil génital masculin

milliers seulement de spermatozoïdes parviendront jusqu'à l'utérus, une dizaine atteindra l'ovule, et un seul le fécondera.

Si le produit de l'éjaculation, qui contient normalement 300 millions de spermatozoïdes, et souvent davantage, n'en comprend que 100 millions ou moins, la probabilité que l'un d'entre eux atteigne l'ovule est si faible que l'homme est considéré comme étant stérile.

La masturbation, en l'absence d'une partenaire, est un comportement sexuel normal, préférable en tout cas à la tension due à un besoin sexuel insatisfait.

LA PROSTATE

Prostatite 249 (aiguë et chronique)

La prostatite est une inflammation de la prostate qui entraîne également l'inflammation de l'urètre. Elle s'observe avec une incidence particulièrement élevée chez l'homme de moins de trente-cinq ans. Les causes en sont la blennorragie, la trichomonase, ou une infection véhiculée par le sang (sinusite, angine, infection dentaire).

Danger : En l'absence d'un traitement approprié, la prostatite aiguë peut évoluer vers une forme chronique comportant des crises fréquentes, ou entraîner un rétrécissement urétral et une rétention d'urine nécessitant une dilatation ou une intervention chirurgicale. La septicémie (empoisonnement du sang) est un risque possible.
Symptômes : Dans les formes d'évolution lente, les symptômes sont parfois si bénins qu'ils passent inaperçus : fièvre légère, mictions nocturnes fréquentes, impossibilité à vider complètement la vessie. La maladie se manifeste plus souvent de façon soudaine par une douleur aiguë irradiant depuis la région entre le scrotum et l'anus vers les testicules, aggravée par la position assise. Elle s'accompagne d'une hypertrophie de la prostate, de frissons et de fièvre, et d'une miction difficile, cuisante, avec parfois présence de sang dans l'urine en début et en fin de jet.

Dans la forme chronique, il n'y a habituellement pas de fièvre, mais des mictions très fréquentes, une perte de la libido et des accès d'impuissance.
Traitement : Le traitement comprend des sédatifs et des opiacés en cas de douleur intense, le repos au lit, des antibiotiques à large spectre si le germe responsable n'est pas identifié, et des bains de siège chauds plusieurs fois par jour.

Il est parfois nécessaire de procéder à des cultures du prélèvement urétral afin de mettre en évidence le germe et appliquer une médication spécifique. Le massage rectal de la prostate peut aggraver l'inflammation et étendre l'infection ; on ne doit y recourir qu'après disparition des symptômes aigus. Le patient doit boire beaucoup mais éviter toute boisson alcoolisée. Les rapports sexuels devront être évités jusqu'à l'élimination de l'infection (pendant environ six semaines). Étant donné que la maladie s'accompagne d'une certaine forme d'impuissance, la continence ne présente pas de difficulté. Le partenaire sexuel doit être examiné et traité.

Prévention : (Voir *Troisième partie, Signes précurseurs, Prostatite* **249**.)
Pronostic : L'antibiothérapie entraîne habituellement la guérison au bout de six semaines environ.

Hypertrophie de la prostate 250
(adénome de la prostate)

Survenant à un âge avancé, l'adénome de la prostate frappe un homme sur trois au-dessus de cinquante ans, et près de un sur deux au-delà de la soixantaine. Bien que ses symptômes puissent être similaires à ceux du cancer de la prostate, il n'existe aucune corrélation entre les deux maladies : l'adénome prostatique est en effet une tumeur bénigne qui n'évolue pas vers la malignité. (Voir *Cancer de la prostate* **424**.)

Jusqu'à ces dernières années, l'origine de l'adénome prostatique était inconnue. Une meilleure connaissance de la maladie incite à présent certains médecins à mettre en cause l'évolution des comportements sociaux. Outre des facteurs évidents, mais mineurs, comme l'abus de diurétiques ou la rétention urinaire prolongée, habituelle chez les pilotes, les conducteurs de poids lourd, les chauffeurs de taxi et dans toutes les activités nécessitant une longue station assise sans commodités pour uriner, il existe des causes liées aux comportements sexuels. L'adénome de la prostate a ses racines dans la jeunesse, lorsque la stimulation sexuelle est forte et ses possibilités de réalisation réduites. Le flirt, par exemple, augmente la tension sexuelle sans qu'il y ait des rapports sexuels complets, entraînant une suractivité fréquente et prolongée de la prostate. La continence peut avoir des conséquences encore plus néfastes, la non-excrétion du sperme entraînant une surcharge pour la prostate.

Cette conception n'est cependant pas partagée par l'ensemble de la profession médicale.

Danger : Non traité, l'adénome de la prostate peut entraîner la formation de calculs dans les reins, la vessie ou l'uretère, l'inflammation de la vessie, la néphrite, l'insuffisance rénale, l'urémie. C'est une maladie qui ne doit jamais être négligée.
Symptômes : Douleur dans la région de la prostate, aggravée par la position assise, miction impérieuse, cuisante, douloureuse et fréquente, en particulier la nuit, impossibilité à vider entièrement la vessie. La miction est souvent laborieuse, avec une diminution de la force du jet et une fin en goutte-à-goutte ; il y a parfois une présence de sang et de sperme dans l'urine, une douleur lors de l'éjaculation, des accès d'impuissance ou une éjaculation précoce, une douleur lombaire.

L'adénome de la prostate peut être décelé au toucher rectal. Une augmentation de la tension artérielle et des signes d'urémie constituent également des symptômes indicatifs.
Traitement : La rétention urinaire (due à l'obstacle formé par l'adénome) nécessite une évacuation de la vessie par sondage. Cette opération doit être effectuée par un urologue.

Le besoin d'uriner doit être satisfait immédiatement, la rétention urinaire pouvant entraîner une lésion de la vessie. Le massage de la prostate est d'efficacité limitée. Si l'adénome est très important, l'ablation totale ou partielle s'impose.

Dans les formes moins sévères, on applique un traitement palliatif. Le patient doit éviter les refroidissements, l'humidité, les longs trajets en voiture, en train ou en avion, utiliser des sièges durs. L'activité sexuelle doit être modérée ; l'alcool et les mets épicés sont à consommer en quantité réduite. Les antihistaminiques et les anticholinergiques (atropine, belladone, scopolamine) sont contre-indiqués.
Prévention : Tout homme normalement constitué a besoin d'évacuer périodiquement son sperme, car une continence prolongée peut avoir des effets plus tard dans la vie.

Pronostic : Le traitement médical ou chirurgical entraîne dans la plupart des cas, sinon la guérison, du moins une diminution des symptômes et une amélioration de l'état général.

LES TESTICULES

Ectopie testiculaire 251
(cryptorchidie)

La cryptorchidie est l'absence, à la naissance, de l'un ou des deux testicules dans les bourses. Le testicule absent (« non descendu ») reste habituellement bloqué entre l'abdomen et le scrotum. La cause en est inconnue.

Danger : Étant donné que les spermatozoïdes ne peuvent être élaborés à la température normale du corps et nécessitent, pour leur sécrétion, l'environnement plus frais du scrotum, l'absence des deux testicules peut entraîner la stérilité. Elle provoque également une incidence élevée de tumeurs ; dans 90 p. cent des cas, on note la présence d'une hernie.
Symptômes : Douleur ressentie au niveau du testicule non descendu, due habituellement à la position anormale de celui-ci.
Traitement : Il faut d'abord s'assurer qu'on est en présence d'une ectopie véritable. Chez un jeune garçon, les testicules peuvent se rétracter temporairement sous l'effet d'un bain froid, d'une excitation soudaine ou d'un effort intense ; dans ce cas, un bain chaud suffira parfois à faire redescendre le testicule.

Dans la plupart des cas d'ectopie vraie, le testicule descend dans le scrotum au moment de la puberté, en raison de l'augmentation de l'activité hormonale, mais il peut avoir déjà subi des atteintes irréversibles. La procédure usuelle comprend l'administration d'hormones mâles avant l'âge de six ou sept ans, habituellement vers quatre ans, le plus tôt étant le mieux. Dans près de 20 p. cent des cas, elle entraîne la

descente du testicule. Si elle reste inopérante, le traitement chirurgical s'impose. (On ne peut arriver à descendre le testicule dans la bourse correspondante par manipulation.) Parfois, le testicule présente une déficience irréversible, en particulier lorsqu'il s'agit d'une cryptorchidie bilatérale (absence des deux testicules).
Danger de torsion du testicule : La torsion du testicule est un enroulement sur lui-même du cordon spermatique qui maintient le testicule. Le cordon est composé de muscles, de canaux et de vaisseaux sanguins ; sa torsion entraîne un arrêt de la circulation sanguine suivi d'une nécrose du testicule. La cause en est habituellement un effort violent ou un mouvement brutal. La douleur est extrême, accompagnée de nausée, de vomissements et de fièvre. Le traitement chirurgical (détorsion du cordon et rétablissement de la circulation) doit intervenir *d'urgence,* pour éviter la nécrose du testicule, qui rend l'ablation inévitable.
Pronostic : Diagnostiquée et traitée précocement, l'ectopie testiculaire a un pronostic favorable si le testicule ne présente pas de déficience congénitale. La fixation chirurgicale du testicule opposé, dans un but préventif, est de règle.

Kyste scrotal 252
(hydrocèle, spermatocèle, varicocèle)

L'hydrocèle est un épanchement de liquide dans la tunique du testicule qui, dans l'enfance, disparaît assez souvent de lui-même. Si l'épanchement s'infecte ou s'étend, l'excision chirurgicale devient nécessaire.

La spermatocèle est un kyste formé d'un épanchement de liquide séminal, semblable à l'hydrocèle mais situé audessus des testicules. L'excision n'est indiquée que s'il devient gênant ou présente d'autres symptômes.

La varicocèle est une dilatation variqueuse des veines du scrotum. Aisément palpable, rarement symptomatique, elle ne réclame habituellement pas de traitement chirurgical, sauf dans les cas où elle risque d'atteindre la fonction de reproduction. La majorité des hommes ayant une varicocèle ne sont pas stériles.

Toutes ces petites tumeurs doivent être examinées par un médecin. En l'absence de tout trouble significatif, elles ne requièrent aucun traitement particulier. Seule la varicocèle peut avoir des suites sérieuses entraînant la stérilité.

Orchites 253
(orchites des oreillons)

L'orchite est une inflammation du testicule. Elle peut être causée par un traumatisme (coup accidentel), une infection (le plus souvent vénérienne), et par les oreillons. L'orchite ourlienne, qui représente 25 p. cent des cas survenant après la puberté, peut avoir des conséquences sérieuses.

Danger : Stérilité et atrophie du testicule.
Symptômes : Tuméfaction du testicule et du scrotum, douleur très vive, frissons et fièvre, hoquet, vomissements. L'orchite ourlienne s'accompagne souvent d'une tuméfaction des glandes salivaires.
Traitement : Antibiotiques si l'orchite n'est pas causée par les oreillons ; dans le cas contraire, des injections intramusculaires de sérum ou d'immunoglobuline sont bénéfiques et confèrent une certaine protection. Le repos au lit est préconisé ; le traitement comprend en outre des analgésiques, des applications locales de glace et l'immobilisation des testicules par suspensoir.
Prévention : Immunisation prophylactique contre les oreillons par vaccin ; des oreillons contractés avant la puberté, c'est-à-dire avant qu'ils ne puissent entraîner une atteinte des gonades, confèrent également une immunité.

Pronostic : Dans moins d'un tiers des cas, l'orchite provoque une stérilité permanente du testicule atteint, sans perte des hormones mâles. Un traitement rapide et énergique peut contribuer à réduire ce pourcentage.

Épididymite 254

L'épididymite est une inflammation du cordon et des tissus de la voie spermatique, généralement secondaire à une infection de la prostate, due le plus souvent à un germe gram négatif. La tuberculose est également une cause possible. L'épididymite peut s'accompagner d'*Orchite* **253**. L'orchite ourlienne, toutefois, n'affecte pas l'épididyme. L'épididymite est caractérisée par une tuméfaction du scrotum, une douleur très vive, de la fièvre et des frissons. Le traitement comprend le repos au lit, l'immobilisation des testicules par suspensoir, des applications de glace, des antibiotiques, des enzymes spécifiques et des analgésiques.

L'épididymite est une affection invalidante. Un traitement rapide peut réduire la convalescence de moitié.

Hernie inguinale 255

Les hernies inguinales sont plus fréquentes chez l'homme que chez la femme. Elles sont dues soit à une faiblesse congénitale des tissus ou des muscles situés à la partie inférieure de la cavité abdominale, soit à une déficience provoquée par un effort violent : soulèvement d'un objet lourd, quinte de toux, défécation difficile ; l'affaiblissement musculaire laisse une ouverture par laquelle sort une anse intestinale. La hernie inguinale passe souvent inaperçue et n'est découverte que fortuitement à l'occasion d'un examen médical. Cependant, elle est toujours dangereuse.

Danger : Étranglement herniaire pouvant provoquer une gangrène d'issue fatale. Une hernie étranglée est une *urgence médicale.*

Symptômes : La hernie inguinale est caractérisée par une masse localisée à l'aine. La grosseur, dont la taille peut atteindre celle d'un œuf, disparaît souvent en position couchée, l'anse intestinale retombant alors dans la cavité abdominale. La hernie peut s'accompagner d'une douleur apparaissant à l'effort et irradiant parfois de l'aine vers les testicules.

S'il se produit un arrêt de la circulation dans l'anse intestinale, il y étranglement herniaire suivi inévitablement de gangrène si l'intervention chirurgicale n'intervient pas immédiatement. L'étranglement herniaire se traduit par une saillie prononcée, une douleur abdominale intense, des vomissements, une perte de connaissance, un collapsus.

Traitement : Un soulagement temporaire peut parfois être obtenu par des pressions manuelles visant à réduire la hernie. Dans l'ensemble des cas, l'ouverture de la paroi abdominale s'impose. Chez le petit enfant et le vieillard, pour qui l'opération comporte un risque important, on préconise le port d'un bandage herniaire. Dans tous les autres cas, l'intervention chirurgicale est le seul traitement efficace. Bien que grave, elle conduit souvent à un rétablissement complet. La convalescence peut être longue.

Prévention : Éviter de saisir des objets lourds situés en hauteur et apprendre à soulever correctement les objets pesants (*Table 15*).

LA FONCTION SEXUELLE

Stérilité masculine 256

La stérilité masculine signifie que le spermatozoïde est incapable de fertiliser l'ovule. Dans la stérilité conjugale, qui frappe 10 p. cent des couples, la part de la responsabilité masculine représente 40 p. cent des cas. L'une des causes les plus habituelles et les moins connues en est une anomalie quantitative des spermatozoïdes. Chez un homme en bon état de santé, le produit d'une éjaculation normale contient 300 à 400 millions de spermatozoïdes, dont la moitié seulement sera capable de faire le long voyage jusqu'aux trompes de Fallope ; si l'éjaculation n'en comporte que 100 millions, et même en l'absence de toute anomalie qualitative des spermatozoïdes, la probabilité que l'un d'entre eux atteigne l'ovule est trop faible, et l'homme est considéré comme étant stérile.

Les autres causes de la stérilité masculine sont les suivantes : anomalie qualitative (spermatozoïdes trop mous et insuffisamment mobiles), cryptorchydie (testicule non descendu), atrophie testiculaire (due, par exemple, à une orchite ourlienne), varicocèle, surexposition aux rayons X, effets toxiques de certaines substances (dérivés de l'arsenic, carbo-sulfure, cocaïne, stilbœstrol – voir également *Impuissance* **257**), chaleur excessive autour du testicule (longue exposition à la chaleur, port de pantalons trop serrés), certaines maladies chroniques, malnutrition, troubles hormonaux, sénilité, prostatite, impuissance et éjaculation précoce.

Traitement : L'état de santé général ne doit jamais être négligé ; en particulier, il est important de traiter scrupuleusement toute infection de la prostate ; il est aussi nécessaire de réduire tout excès de poids. De fortes doses de vitamines du complexe B peuvent être bénéfiques. Les hommes ayant une faible sécrétion de spermatozoïdes doivent éviter tout médicament ou drogue non indispensable. Le traitement hormonal est assez décevant. Le traitement de la thyroïde s'est révélé efficace dans les cas, relativement rares, d'un dysfonctionnement thyroïdien.

En outre, il faut définir précisément la période d'ovulation (voir *Contraception* **233**) et s'abstenir de tout rapport sexuel pendant les quatre jours qui la précèdent, afin que l'homme puisse excréter ensuite le maximum de spermatozoïdes viables au moment optimal du cycle féminin.

Des rapports sexuels fréquents n'augmentent pas les chances de fécondation, car ils diminuent la quantité de sperme, dont l'excrétion devient inférieure à la normale.

En cas d'impossibilité à l'insémination directe, l'insémination artificielle par le sperme du conjoint se révèle souvent efficace.

Pronostic : Les causes de la stérilité masculine sont nombreuses et les recherches peuvent être longues. Le recours à un bon spécialiste est souvent le gage d'un traitement efficace.

Impuissance et éjaculation précoce 257

L'impuissance, qui n'a rien de commun avec la stérilité, signifie l'incapacité, chez l'homme, à exercer le coït en raison de l'absence d'érection. Elle est due le plus souvent à un trouble psychologique. Dans 10 p. cent des cas, cependant, elle est provoquée par une anomalie physique : verge anormalement petite, orchite, insuffisance de la prostate, diabète, exposition aux rayons X, alcoolisme, anémie, leucémie, sclérose en plaques, ou autre affection chronique majeure. L'impuissance, de même que la stérilité, peut en outre être causée par certaines drogues et médicaments : morphine, héroïne, la plupart des tranquillisants (Thorazine, Compazine, etc.), tous les antidépresseurs (Nardil, Marplan, Parnate, etc.) et la nitrofurantoïne (médicament d'usage courant dans les infections des voies urinaires et la prostatite). Des carences en vitamines A et C peuvent être aussi des facteurs favorisants, mais un déficit en vitamine E, contrairement à ce que l'on pense habituellement, n'a aucune incidence.

L'éjaculation précoce signifie que l'expulsion du sperme survient avant la réalisation du coït.

Les difficultés de la vie ou l'incapacité à y faire face se traduisent souvent par une sexualité problématique. L'absence d'érection ou l'éjaculation précoce témoignent d'une angoisse, d'une frustration, d'une aversion ou d'un ressentiment vis-à-vis du partenaire. Les rapports sexuels sont le microcosme du monde que l'homme doit affronter à l'extérieur de la chambre à coucher : la sexualité d'un individu est le reflet de son énergie vitale. La capacité d'érection ne relève pas d'une technique mais d'une réponse instinctive naturelle à une stimulation. Son échec est l'expression d'un trouble non pas organique, mais psychologique.

Traitement : Si l'impuissance est liée à un trouble physique, il faut rechercher et traiter l'affection causale ; s'il y a une insuffisance hormonale, l'utilisation *prudente* de testostérone peut apporter une amélioration (mais un surdosage risque d'entraîner un cancer de la prostate). On emploie souvent des lotions anesthésiques pour affaiblir les sensations dans la verge et prévenir ainsi une éjaculation précoce. Cependant, il ne faut pas oublier que la fonction de la verge est de répondre à une stimulation et que, en contrecarrant cette fonction, on crée davantage de problèmes qu'on n'en résout. Il faut avant tout essayer d'aider le sujet à reconstruire un système de valeurs plus positives qui lui permette d'aborder la vie avec optimisme. La psychothérapie peut apporter une aide considérable ; une forme de thérapie dérivée de la méthode Semans (voir *Table 17*) connaît un pourcentage satisfaisant de succès dans le traitement de l'impuissance et de l'éjaculation précoce.

L'assistance médicale, dans ce domaine, est rarement du ressort du généraliste. Les conseillers conjugaux, les psychologues et les services spécialisés des hôpitaux sont plus à même d'apporter l'aide nécessaire à la guérison.

Phimosis et circoncision 258

Le phimosis est un phénomène courant caractérisé par une étroitesse anormale du prépuce entraînant une érection difficile et douloureuse. Il n'est souvent découvert qu'à la puberté ou lors d'une infection se développant sous le prépuce.

La circoncision est l'excision du prépuce (repli cutané recouvrant le gland) ; elle favorise une meilleure hygiène et diminue les risques d'infection. Le cancer de la verge est inexistant chez les hommes ayant été circoncis dans leur enfance.

La circoncision – tradition observée chez les Juifs depuis le temps de Moïse – donne ses meilleurs résultats lorsqu'elle est pratiquée chez le petit enfant.

15. Les articulations, les os et les muscles

Robert Lee Patterson

ARTICULATIONS

Polyarthrite rhumatoïde 259

(polyarthrite chronique évolutive, rhumatisme articulaire)

La polyarthrite rhumatoïde est une maladie chronique pouvant atteindre n'importe quelle articulation : doigts, poignets, coudes, genoux, chevilles, orteils, hanche, cou, mâchoire. La cause en est inconnue, mais de nombreux spécialistes considèrent à présent qu'il s'agit d'une maladie auto-immune (état pathologique où l'organisme sécrète des anticorps s'attaquant à ses propres tissus).

La polyarthrite rhumatoïde apparaît le plus souvent après l'âge de trente ans, mais elle frappe également les enfants avant l'adolescence (*Rhumatisme articulaire juvénile* **260**) ; elle est deux fois plus fréquente chez la femme que chez l'homme.

Elle peut être déclenchée par un trouble physique ou psychologique majeur comme un accident automobile, un accouchement difficile, la mort d'un proche, un divorce, etc. On incrimine également, mais sans certitude, le rôle d'un facteur héréditaire. La maladie semble être favorisée par les climats froids et humides, mais une fois que l'organisme est atteint, un climat plus sec et plus chaud n'apporte aucune amélioration.

Danger : Non traitée, la polyarthrite rhumatoïde évolue progressivement vers des déformations des articulations accompagnées d'ankylose ; elle peut aussi provoquer une atteinte du cœur, des vaisseaux sanguins et des poumons.

Symptômes : Les signes annonciateurs apparaissent plusieurs semaines ou plusieurs mois avant la survenue de la maladie proprement dite : amaigrissement anormal, fatigue, douleurs fugitives dans certaines articulations, raideur articulaire matinale disparaissant après la mise en train.

Les douleurs articulaires peuvent être modérées ou aiguës ; elles sont habituellement accompagnées d'une sensation de cuisson et d'une tuméfaction des tissus environnants. Dans la majorité des cas, l'atteinte commence par l'articulation médiane des doigts, de façon symétrique dans les deux mains. La maladie peut frapper d'abord une seule articulation, puis, après une période prolongée, s'étendre sans cause évidente à d'autres articulations.

Les manifestations de la maladie sont variables dans leur intensité ; elles sont plus sensibles certains jours que d'autres. Les premières poussées sont généralement brèves, puis elles se succèdent en devenant à chaque fois plus longues.

Les autres symptômes comprennent la fièvre, une transpiration de la paume des mains et de la plante des pieds, l'anémie, la perte d'appétit. La peau qui recouvre les articulations devient lisse et brillante ; les ongles sont souvent fragiles et cassants.

A un stade plus tardif, si la maladie n'est pas traitée, elle entraîne des déformations dues à un rétrécissement osseux (déminéralisation), à une atrophie musculaire et à une altération des tissus conjonctifs, qui deviennent fibreux et adhèrent à l'os. Les doigts sont déformés, tordus, les genoux tuméfiés et noueux ; des nodosités sous-cutanées apparaissent à la périphérie des articulations atteintes.

Traitement : Il est généralement admis qu'un traitement précoce contribue à stopper la maladie et à en contrôler l'évolution. Ce point reste toutefois controversé. Contrairement à ce que l'on pense habituellement, l'alimentation ne joue pas un rôle important. Le repos au lit est nécessaire dans les poussées aiguës, mais un alitement prolongé peut être néfaste. Les patients qui se laissent aller à l'invalidité ont des chances de rétablissement réduites. Un exercice physique régulier et des massages appropriés, joints à des applications locales de chaleur ou à des bains chauds, permettent de prévenir l'atrophie musculaire et le raidissement des articulations. Le traitement repose essentiellement sur des exercices visant à maintenir la mobilité articulaire.

Le patient doit avoir au moins dix heures de sommeil par nuit, et une à deux heures de repos supplémentaires durant la journée.

L'aspirine, qui soulage la douleur tout en diminuant l'inflammation, est de loin le médicament le plus efficace. Prise à forte dose (plus de huit comprimés par jour), elle peut cependant devenir toxique et entraîner des hémorragies gastriques, de l'anémie et une carence en fer (voir *Table 21*).

Dans les cas sévères, on utilise parfois des sels d'or en injection intramusculaire ; le patient doit être prévenu des effets secondaires possibles, notamment des réactions cutanées, qui interviennent parfois longtemps après la fin du traitement. L'indométhacine et les antipaludéens peuvent être efficaces, mais ils comportent des effets secondaires provoquant parfois des lésions oculaires et une perte de la vision. La phénylbutazone, largement utilisée, a cependant des indications limitées car elle peut entraîner un ulcère gastro-duodénal, des lésions de la moelle osseuse et une hépatite.

La corticothérapie et l'A.S.T.H. (hormone corticotrope), bien que très efficaces, sont dangereuses en cas d'utilisation prolongée. Les femmes ont une sensibilité plus grande à l'A.S.T.H. ; l'hormone corticotrope entraîne des réactions négatives chez les sujets âgés. Les effets secondaires comprennent des troubles émotifs, l'ulcère gastro-duodénal et le diabète.

Les appareils orthopédiques de soutien (chaussures, cannes, béquilles) sont souvent bénéfiques. Un traitement chirurgical précoce, tel que la synovectomie (ablation de la membrane revêtant l'articulation), est utilisé uniquement pour éviter des lésions articulaires graves.

La chaleur a une action analgésique remarquable permettant d'apporter un soulagement temporaire : lampes infrarouges, couvertures électriques, boules d'eau chaude, compresses et bains chauds d'une quinzaine de minutes. La physiothérapie est toujours indiquée.

L'utilisation d'attelles de soutien pour les articulations particulièrement atteintes soulage la douleur mais peut accélérer l'atrophie musculaire et la destruction du cartilage.

L'évolution de la polyarthrite rhumatoïde est toujours imprévisible. Le traitement est hélas davantage palliatif que curatif ; il requiert l'intervention d'un spécialiste qui saura favoriser les rémissions fréquentes caractéristiques de la maladie.

Diagnostic différentiel :

- Arthrite gonococcique : les symptômes sont identiques, mais l'arthrite gonococcique réagit bien aux antibiotiques, qui entraînent une guérison complète.
- Rhumatisme articulaire aigu : les manifestations articulaires étant semblables, l'identification se fera à l'aide des symptômes secondaires accompagnant le rhumatisme articulaire aigu : gorge douloureuse, pancardite, chorée (danse de Saint-Guy).
- Ostéo-arthrite : la maladie s'accompagne rarement de fièvre ; elle frappe surtout des sujets de plus de quarante ans ; l'obésité est fréquente ; l'atteinte de l'articulation est souvent consécutive à une blessure.
- Lupus érythémateux disséminé : très difficile à différencier, le lupus érythémateux disséminé doit être suspecté chez toute patiente jeune présentant des symptômes de péricardite, de pleurésie et de troubles rénaux.

Prévention : Les contractures musculaires permanentes caractéristiques de

la forme chronique de la maladie peuvent souvent être évitées si le diagnostic est posé à un stade précoce et si le traitement des déformations articulaires est correctement appliqué.
Pronostic : La polyarthrite rhumatoïde est l'une des maladies qui autorisent le plus d'espoir : des rémissions pouvant survenir à tout moment de l'évolution s'observent dans 50 p. cent des cas. Chez près de 75 p. cent des malades, le traitement et des exercices physiques appropriés entraînent une amélioration dès la première année.

Rhumatisme articulaire juvénile 260
(polyarthrite rhumatoïde infantile)

Le rhumatisme articulaire juvénile survient habituellement chez des enfants âgés de deux à cinq ans et de neuf à douze ans, rarement après seize ans. Il est, dans l'ensemble, très similaire au rhumatisme articulaire de l'adulte, avec cependant quelques différences spécifiques.

Danger : *L'iritis 26* est un symptôme fréquent, susceptible de conduire à des troubles oculaires sérieux. Curieusement, les enfants qui lui sont le plus exposés sont ceux qui présentent les symptômes articulaires les plus bénins. L'iritis peut parfois même précéder l'apparition du rhumatisme articulaire.
Symptômes : La maladie débute par une fièvre élevée et des éruptions cutanées répétées localisées au tronc, suivies de douleurs articulaires. La maladie frappe habituellement une seule articulation à la fois. Une iritis récurrente est fréquente, la cardite n'est pas rare. Le diagnostic différentiel porte sur l'existence ou non de symptômes caractéristiques du rhumatisme articulaire aigu seulement : douleurs articulaires migratrices, chorée, pouls rapide, pancardite.
Traitement : Le traitement comprend d'abord l'administration d'aspirine pendant environ huit semaines, sans adjonction d'aucun autre médicament spécifique (sauf en cas d'iritis ou de pancardite). Le traitement médicamenteux est celui du rhumatisme articulaire de l'adulte. La corticothérapie est particulièrement efficace chez l'enfant ; beaucoup de médecins préfèrent cependant l'éviter en raison de ses effets secondaires ; arrêt de la croissance, *Ostéoporose* **266**, cataracte.

Les antipaludéens sont efficaces mais comportent des risques de troubles oculaires. L'indométhacine entraîne des nausées et des vomissements.

Le repos et l'exercice physique sont à la base de toute thérapie. On incitera le patient à pratiquer un sport tel que la natation.

Un examen oculaire devra intervenir environ tous les trois mois.

Toute forme de thérapie visant à prévenir ou à corriger les déformations articulaires doit être encouragée. Les lampes infrarouges et les couvertures chauffantes ne sont pas préconisées.
Prévention : (Voir *Troisième partie, Signes précurseurs, Rhumatisme articulaire juvénile* **260**.)
Pronostic : Généralement assez favorable. Des rémissions complètes s'observent dans près de 50 p. cent des cas. La D-pénicillamine semble être un médicament prometteur.

Arthrose 261
(rhumatisme chronique dégénératif)

Affection habituellement sans gravité se manifestant surtout après cinquante-cinq ans, l'arthrose est due à un processus de vieillissement. Elle est favorisée par l'excès de poids, et peut se produire également à la suite d'un traumatisme. L'arthrose atteint principalement les articulations ayant une fonction de soutien (genoux, hanches), mais peut aussi être localisée au cou et à la colonne vertébrale. Plus fréquente que la polyarthrite rhumatoïde, elle atteint également les deux sexes ; les femmes ménopausées y sont particulièrement vulnérables.

Symptômes : A la différence de la polyarthrite rhumatoïde, la douleur s'accentue après tout effort soutenu. Ceci ne veut pas dire que toute forme d'activité physique est à éviter ; au contraire, un exercice modéré est essentiel pour maintenir la mobilité des articulations. La raideur articulaire, présente au lever, diminue dans le courant de la journée. Les douleurs sont rarement sévères. Les nodosités d'Heberden (épaississements osseux des doigts au niveau de l'articulation interphalangienne la plus proche de l'ongle), plus fréquentes chez la femme, constituent un symptôme caractéristique. Les douleurs articulaires s'accentuent habituellement par mauvais temps.
Traitement : Il est essentiel de lutter contre l'obésité pour diminuer le poids supporté par les articulations. Pour soulager les nodosités d'Heberden, on prescrit des bains de mains alternés d'eau chaude, pendant trois à quatre minutes, puis d'eau froide, pendant une minute, ceci plusieurs fois par jour durant une quinzaine de minutes. Pour l'essentiel, le traitement est identique à celui de la *Polyarthrite rhumatoïde* **259** : l'aspirine y tient une place prépondérante. La prescription d'un appareil de soutien ou d'une canne est particulièrement indiquée en cas d'atteinte des membres inférieurs.

Les nouvelles techniques chirurgicales permettent à présent le remplacement de certaines articulations, en particulier celles du genou, de la hanche et les petites articulations de la main et des doigts. Ces prothèses soulagent la douleur et restaurent la mobilité tout en évitant le port d'appareils ou de béquilles de soutien.
Prévention : Un poids corporel excessif jouant un grand rôle dans l'apparition de la maladie, la prévention passe souvent par la lutte contre l'obésité.
Pronostic : Bien que l'arthrose soit une maladie progressivement dégénérative, elle n'entraîne pas de paralysie ou de déformations articulaires, à la différence de la polyarthrite rhumatoïde. La plupart des patients apprennent à vivre en fonction des limitations qu'elle leur impose en évitant tout mouvement inconsidéré.

Arthrite gonococcique 262

Infection aiguë provoquée par le gonocoque, localisée généralement à une seule articulation, l'arthrite gonococcique atteint plus souvent la femme, chez qui la blennorragie reste souvent méconnue, l'absence d'un traitement rapide permettant alors à la maladie de s'étendre.

Danger : Si elle n'est pas traitée à temps, l'arthrite gonococcique évolue vers une destruction de l'articulation atteinte aboutissant à l'ankylose complète. Chez la femme, elle peut entraîner la stérilité.
Symptômes : Les arthralgies généralisées caractéristiques de la maladie sont suivies de l'ulcération d'une articulation avec formation de nodosités adjacentes ; l'inflammation est localisée en général au genou, au poignet ou à la cheville. L'articulation, les tendons et les tissus environnants sont rouges, chauds, extrêmement sensibles et douloureux au mouvement. Les douleurs s'accentuent par mauvais temps. L'urétrite est toujours présente. Chez l'homme, la maladie s'accompagne des symptômes de la prostatite. Chez la femme, elle se manifeste parfois par des douleurs dans la région inférieure de l'abdomen, plus accentuées d'un côté, par une sensibilité à la périphérie de l'ovaire et par des pertes blanches.
Traitement : Le liquide synovial, prélevé à l'aide d'une aiguille, est immédiatement envoyé au laboratoire qui effectue un frottis et une culture. Le prélèvement

doit être réalisé dans des conditions d'asepsie parfaites. On injecte ensuite de la pénicilline dans l'articulation, puis on administre des doses massives de pénicilline par voie intramusculaire.
Prévention : On ne saurait trop répéter la nécessité de traiter immédiatement toute maladie vénérienne dès ses premières manifestations.
Pronostic : Bien que leur action sur les articulations soit plus lente que pour tout autre organe, les antibiotiques restent d'une efficacité totale.

Bursites 263
(épaule douloureuse, épicondylite, maladie des joueurs de tennis, hydarthrose du genou)

Les bourses séreuses sont des membranes en forme de poche séparant les différentes structures auxquelles elles sont annexées (entre la peau et l'os, l'os et le tendon, etc.). Toute irritation des bourses est susceptible d'entraîner une bursite : elle peut être provoquée par un dépôt de calcium, par un traumatisme (par exemple coup porté sur la hanche), par l'utilisation incorrecte d'un tournevis ou par une mauvaise prise de raquette au tennis. L'hydarthrose du genou, appelée aussi épanchement de synovie, est due à l'inflammation de la bourse située au-dessus de la rotule.

La bursite est très souvent localisée à l'épaule. Dans la plupart des cas, on décèle un dépôt de calcium sur l'un des tendons qui permettent de lever le bras. Les calcifications restent parfois longtemps localisées au tendon, entraînant des douleurs intermittentes, mais dans la majorité des cas, elles se ramollissent et pénètrent dans la bourse, provoquant une douleur aiguë dans l'épaule.

Traitement : L'administration de sédatifs et l'application locale d'une vessie de glace semblent apporter un soulagement. Les corticoïdes et la phénylbutazone administrés par voie orale contribuent à diminuer la douleur. Les calcifications se résorberont dans près de 80 p. cent des cas en sept à dix jours.

Le médecin insère parfois une aiguille dans la bourse pour créer une sensation douloureuse qui soulage l'acuité des symptômes. Si les calcifications ne se résorbent pas et s'étendent à plusieurs régions, leur excision chirurgicale est préconisée. La cicatrisation des tendons est parfois assez longue mais elle entraîne ensuite une amélioration sensible.

Après le traitement médical ou chirurgical des dépôts de calcium, une physiothérapie appropriée est recommandée pour rétablir la mobilité de l'épaule.
Prévention : Il n'existe aucune prévention des calcifications et des bursites qu'elles entraînent. Les douleurs articulaires pouvant être causées par les affections les plus variées, seule une radiographie permet de poser avec certitude le diagnostic d'une bursite.
Pronostic : Le rétablissement est de règle.

Arthrite due à la goutte

Voir **Goutte 334.**

LES OS

Tuberculose ostéo-articulaire 264

Fort heureusement, la tuberculose ostéo-articulaire a été pratiquement éliminée des pays où une meilleure hygiène de vie, une amélioration des conditions d'habitat et de l'alimentation ont permis de combattre efficacement cette terrible maladie.

La tuberculose ostéo-articulaire, qui se traduit par la formation d'abcès dans l'articulation ou sur l'os, est causée par le bacille tuberculeux et survient généralement – mais pas toujours – à la suite d'une infection pulmonaire. Elle atteint essentiellement la colonne vertébrale et le genou ; non traitée, elle peut entraîner une gibbosité ou même une paraplégie (paralysie des membres inférieurs).

Le début est souvent insidieux, accompagné d'une tuméfaction et d'une inflammation locale modérément douloureuse. Cependant, la limitation des mouvements apparaît assez rapidement, incitant alors le malade à consulter. Si l'atteinte est localisée à la hanche, elle entraîne un affaiblissement, une raideur et une claudication. Localisée à la colonne vertébrale, elle provoque une rigidité et une modification de la posture. La tuberculose ostéo-articulaire évolue par poussées successives entrecoupées de périodes de rémission trompeuses pendant lesquelles la maladie continue d'exercer son action destructrice, entraînant parfois des lésions irréversibles.

De même que dans les autres formes de tuberculose, les symptômes comprennent une poussée fébrile nocturne accompagnée de sueurs abondantes. Chez l'enfant, la douleur provoquée par le mouvement d'un membre non protégé se manifeste souvent par des pleurs nocturnes (l'enfant crie dans son sommeil sans se réveiller).

Le traitement est celui de la *Tuberculose pulmonaire* **112**, dont il comprend les trois médicaments de base : streptomycine, isoniazide et acide para-aminosalicylique. Le traitement chirurgical, lorsqu'il est possible, consiste en l'excision de l'abcès. Dans certains cas, l'immobilisation de la colonne vertébrale dans un plâtre est nécessaire pour prévenir des lésions osseuses pendant le traitement, ainsi que pour stabiliser le dos et permettre la cicatrisation.

Ostéomyélite 265 (aiguë et chronique)

L'ostéomyélite est une inflammation du tissu osseux due à une infection bactérienne (habituellement staphylococcique) véhiculée par voie sanguine depuis un foyer infectieux se trouvant à distance (oreille interne, furoncle, suite d'une pneumonie), ou provoquée directement par un traumatisme atteignant l'os. L'ostéomyélite d'origine infectieuse atteint principalement les enfants, alors que celle due à un traumatisme osseux s'observe plutôt chez l'adulte.

Danger : Destruction osseuse, empoisonnement du sang (septicémie) entraînant la mort. Chez l'enfant, une atteinte de l'épiphyse (extrémité osseuse au niveau du cartilage de conjugaison qui assure la croissance de l'os) entraîne un retard de la croissance, un raccourcissement des os longs et d'autres déformations osseuses.

Symptômes : La forme hématogène aiguë (infection véhiculée par voie sanguine) s'accompagne de douleurs intenses au point d'atteinte de l'os, de sueurs profuses et de fièvre élevée pouvant dépasser 40 °C. Les muscles adjacents sont tuméfiés, suppurants, douloureux au toucher. Si l'infection atteint l'articulation, le pus peut entraîner rapidement une destruction du cartilage.

Dans la forme chronique, la suppuration au voisinage de l'os provoque la formation d'une fistule qui laisse s'écouler du pus, créant des élancements douloureux. Des segments de l'os infecté se nécrosent, se transformant en séquestres (fragment osseux détaché au cours du processus de nécrose).

Traitement : Si le diagnostic révèle une ostéomyélite hématogène, on administre immédiatement des doses massives d'antibiotiques à large spectre (un dosage insuffisant risque de masquer les symptômes sans détruire entièrement le germe), sans attendre l'identification du germe responsable et le résultat des examens radiologiques. L'antibiothérapie doit être aussi précoce que possible, car elle ne parviendra pas à combattre l'infection si l'os est déjà nécrosé. Habituellement, les segments osseux infectés sont insuffisamment irrigués et sont donc difficiles à atteindre par les antibiotiques. Les séquestres osseux, qui constituent un refuge pour les bactéries, sont une menace constante d'infection.

L'abcès doit être évacué par aspiration à l'aide d'une aiguille ou par incision ; l'immobilisation plâtrée de l'os atteint est nécessaire durant toute la phase aiguë de l'infection. L'identification du germe responsable permet d'administrer un antibiotique spécifique.

Dans la forme chronique, l'ablation du séquestre osseux est impérative, bien que l'opération soit difficile et nécessite souvent plusieurs mois d'hospitalisation.

Prévention : Toutes les infections d'origine bactérienne doivent faire l'objet d'un traitement rapide et énergique en raison de leur tendance à se propager à d'autres régions de l'organisme où elles sont souvent difficiles à atteindre et à supprimer.

Pronostic : Le taux de mortalité de l'ostéomyélite hématogène, qui était autrefois très élevé, est tombé aujourd'hui à 1 p. cent grâce au traitement antibiotique appliqué aux complications des affections des voies respiratoires supérieures (angines, infections de l'oreille moyenne, mastoïdites). Cependant, l'ostéomyélite chronique reste toujours une complication possible en cas de fracture ouverte, de blessure par balle et de traumatismes violents dus à un accident.

Ostéoporose de la colonne vertébrale 266

L'ostéoporose se caractérise par une fragilité osseuse due à un amincissement des lamelles osseuses et à une perte de calcium donnant au tissu osseux un caractère poreux. Elle s'observe le plus souvent chez la femme dans la période qui suit la ménopause, y compris en cas de ménopause artificielle consécutive à une hystérectomie (ablation de l'utérus). Conséquence naturelle du processus de vieillissement, l'ostéoporose peut cependant être favorisée par des carences alimentaires, accompagnées ou non de malabsorption, par une longue sédentarité, un alitement prolongé ou un déficit hormonal.

Symptômes : L'ostéoporose se manifeste par des douleurs chroniques de la colonne vertébrale, une cyphose (dos voûté), une diminution de la taille et une très grande fragilité osseuse : une fracture vertébrale peut survenir au moindre choc dû par exemple à un éternuement, à un accès de toux ou à un mouvement de flexion (se pencher pour ramasser un objet).

Traitement : En cas de déficit hormonal, l'administration d'œstrogènes vise à renforcer la rétention du calcium. Un régime comportant des matières minérales appropriées et une médication favorisant l'assimilation du calcium et des protéines est préconisé ; il devra être suivi sous contrôle médical afin d'éviter l'apparition de troubles rénaux. Des suppléments en calcium et en vitamine D sont indiqués ; il est bon de maintenir une activité physique (par exemple une marche quotidienne d'un kilomètre), en tenant compte toutefois des limitations dues à la fragilité osseuse. Des analgésiques sont administrés pour atténuer la douleur et favoriser la mobilité au cours de la physiothérapie.

Maladie de Paget 267
(ostéite déformante)

La maladie de Paget, dont l'origine est totalement inconnue, s'observe après l'âge de trente ans et plus particulièrement chez les sujets âgés. 3 p. cent de la population masculine et 1,5 p. cent de la population féminine ont été ou en sont atteints à des degrés variés, souvent sans le savoir. La maladie affecte les os des membres inférieurs, du bassin, de la colonne vertébrale et du crâne. La formation osseuse est anarchique, entraînant l'apparition de zones ramollies ou épaissies et des déformations. L'évolution de la maladie est très lente, s'étendant sur vingt à trente années avant d'atteindre son plein développement, et finit par handicaper gravement le malade, parfois jusqu'à l'invalidité.

La maladie se manifeste par des douleurs osseuses intermittentes, des fractures spontanées, une augmentation disproportionnée du volume du crâne, des troubles auditifs et une diminution de la taille. Des complications sont également possibles (cancer des os) ; le malade doit faire l'objet d'une surveillance médicale.

Il n'existe pas de traitement radical de la maladie. Les exercices orthopédiques contribuent souvent à éviter l'invalidité. Les processus métaboliques et l'action de certains médicaments font actuellement l'objet de recherches autorisant quelque espoir.

Cancer et tumeur des os

Voir **Cancer des os 418**.

LE DOS

Lumbago 268
(lombalgie)

La lombalgie, ou douleur dans la région lombaire, est un symptôme très fréquent qui se manifeste parfois de façon brutale, aiguë et violente, ou apparaît sous une forme chronique plus atténuée.

La lombalgie est souvent difficile à traiter en raison de l'extrême variété des causes possibles : tension nerveuse, sédentarité, menstruations, grossesse, affection rénale, prostatite, troubles du rectum, arthrite, hernie discale, grippe, obésité. Dans un grand nombre de cas, la lombalgie survient lors d'un effort de soulèvement, d'un mouvement brutal, d'un léger traumatisme, d'un surmenage physique (activité sportive excessive).

Dans tous les cas, on doit d'abord tenter de déterminer si la douleur est d'origine physique ou psychologique. Les facteurs psychogènes peuvent provoquer des symptômes tout aussi douloureux que les facteurs purement organiques.

Symptômes : La douleur lombaire apparaît parfois brutalement, lorsque le malade se penche en avant et ne peut plus se redresser, ou se manifeste de façon progressive et persistante. Dans certains cas, elle survient isolément, mais peut récidiver et évoluer vers la chronicité.

Traitement : Repos au lit sur un matelas dur et plat reposant sur une planche. Des applications de compresses chaudes, l'aspirine et les myorelaxants (médicaments favorisant la relaxation musculaire) apportent parfois un soulagement. Les massages sont salutaires. Parfois, on procède à des injections de corticoïdes dans la zone atteinte. En cas d'obésité, la réduction de l'excès pondéral est essentielle afin que les muscles de la région lombaire n'aient pas à supporter une charge excessive.

Dans les occupations professionnelles obligeant à soulever et à porter des objets lourds ou à garder une position assise prolongée, il est important de consacrer quelques moments de la journées à des mouvements de décontraction musculaire et d'élongation (voir *Table 14*).

Une mauvaise statique lombaire pendant des années est aussi une cause fréquente de lombalgie, car elle impose des efforts excessifs aux muscles et à certains organes. Pour vérifier que la posture est correcte, on se place contre un mur et on s'assure que seules les omoplates et les fesses s'y appuient. Rester correctement assis sur un siège est beaucoup moins fatigant que s'y affaler.

Si les lombalgies deviennent chroniques, le port d'un lombostat de soutien (corset) est préconisé ; l'application d'un corset doit s'accompagner d'exercices visant à renforcer la tonicité musculaire.

Hernie discale 269
(hernie du disque intervertébral)

La hernie discale est une saillie du disque intervertébral, constitué de cartilage fibreux, qui vient comprimer une racine nerveuse dans le canal rachidien ; elle entraîne une douleur dorsale intense qui peut s'étendre également aux fesses et à la jambe.

Les disques intervertébraux, qui ont pour rôle d'absorber les chocs, perdent progressivement leur souplesse avec l'âge ; on peut cependant les maintenir en bonne condition en consacrant quelques minutes par jour à des exercices d'élongation (*Table 14*). Les hernies discales se produisent à la suite d'un effort violent ou d'un traumatisme qui peut d'abord passer inaperçu ; parfois, elles sont simplement une conséquence du vieillissement.

Symptômes : Les signes précoces sont une raideur et une douleur lombaires. Si la saillie du disque comprime une racine nerveuse, les symptômes peuvent être limités à la région innervée par le nerf atteint : fesse, cuisse, mollet, talon. L'atteinte est parfois unilatérale. Souvent le patient est incapable de se redresser.

Traitement : Dans 75 p. cent des cas, le traitement général permet d'éviter le recours à la chirurgie. Le repos absolu au lit pendant environ trois semaines est plus efficace que l'immobilisation par un corset. Des applications de compresses chaudes dans la région lombaire apportent un soulagement. Dans un grand nombre de cas, les malades doivent garder le lit jusqu'à ce qu'ils puissent élever la jambe à quarante-cinq degrés sans que cela entraîne des douleurs insupportables. (L'intervention d'un chiropracteur ou d'un ostéopathe procure parfois un soulagement temporaire, mais les manipulations vertébrales entraînent souvent des troubles sérieux.) À mesure que son état s'améliore, le patient doit commencer à pratiquer des exercices musculaires modérés (abdominaux et dorsaux).

En cas d'échec du traitement général, un orthopédiste ou un neurochirurgien devront être consultés sur la nécessité d'une ablation de la hernie. Le disque étant cartilagineux, il ne peut être observé à l'aide d'une radiographie ordinaire. Pour établir le diagnostic et localiser exactement la protrusion du disque intervertébral, on a recours à la myélographie (radiographie après injection d'un liquide de contraste dans le canal rachidien par ponction lombaire). Cet examen n'exige pas d'anesthésie générale ; deux journées d'hospitalisation sont néanmoins nécessaires.

Prévention et pronostic : Lorsque le disque intervertébral perd de sa souplesse, il devient plus sensible à tous les traumatismes. Dans tous les longs trajets en automobile, en train, en avion, il est nécessaire de faire périodiquement quelques exercices d'élongation et d'assouplissement. L'ablation de la hernie peut entraîner une certaine raideur de la colonne vertébrale.

Déviation de la colonne vertébrale 270
(cyphose, scoliose, lordose)

Les déviations de la colonne vertébrale peuvent être plus ou moins prononcées, allant des formes légères à peines marquées jusqu'à des déformations sévères. Elles comprennent la cyphose (gibbosité), la scoliose (déviation latérale) et la lordose (cambrure lombaire excessive). Leurs causes sont multiples : rachitisme, attitude défectueuse dans l'enfance, poliomyélite ; le plus souvent, cependant, elles sont idiopathiques (sans cause connue).

Dépistées précocement, les déviations de la colonne vertébrale peuvent être stabilisées par une kinésithérapie appropriée et le port d'un corset de redressement. Plus tard, lorsque la croissance est achevée, les améliorations sont beaucoup plus difficiles à obtenir. Plus de 85 p. cent des cas de scoliose s'observent chez les filles âgées de dix à treize ans. Étant donné que 26 p. cent des cas étudiés mettent en évidence un antécédent familial, la scoliose idiopathique pourrait peut-être avoir une origine liée à l'hérédité.

Le traitement chirurgical, qui entraîne parfois une rigidité de la colonne vertébrale, n'est indiqué que dans les formes graves.

LE COU

Torticolis 271
(torticolis spasmodique)

Le torticolis est dans la plupart des cas une affection bénigne due à une contracture musculaire consécutive à un refroidissement, à une angine, à une mauvaise position dans le sommeil, à un effort inhabituel ou à une brusque torsion du cou (par exemple en faisant une marche arrière en voiture). Le traitement de ce torticolis comprend l'application de compresses chaudes, des douches chaudes, des massages et la prescription d'aspirine.

D'autres formes de torticolis, d'origine discale ou rhumatismale, requièrent une assistance médicale. Le torticolis spasmodique, particulièrement difficile à soigner, est caractérisé par une torsion du cou et une inclinaison de la tête accompagnée de contractures musculaires non douloureuses. Des injections d'anesthésique local dans les zones sensibles (réflexogènes) apportent parfois un soulagement. La cause du torticolis spasmodique est inconnue, mais de nombreux spécialistes pensent qu'elle est d'ordre psychique.

Chez le petit enfant, le torticolis peut être dû à un abcès rétropharyngé ou à la diphtérie.

Coup du lapin 272

Le « coup du lapin » est un choc brutal sur la nuque survenant en général dans un accident automobile au cours duquel la voiture est heurtée par l'arrière. La tête est portée brutalement en arrière, puis en avant. Le choc atteint les vertèbres cervicales situées à la partie inférieure du cou et les muscles et ligaments adjacents. Le coup du lapin s'observe aussi en cas de mauvaise chute avec réception sur les fesses ou sur les pieds.

Symptômes : La raideur et la douleur du cou ne sont ressenties que plusieurs heures après l'accident. Elles peuvent être modérées ou intenses, tout mouvement du cou devenant alors atrocement douloureux ; la douleur irradie parfois vers les mains, entraînant des picotements et un engourdissement. Les symptômes secondaires sont des maux de tête pulsatiles et des troubles de la vision. Un traumatisme sévère peut entraîner des lésions intracrâniennes.
Traitement : Il comprend l'application locale de chaleur, des massages doux et réguliers et la prescription d'aspirine. Dans les formes plus graves, le patient doit porter pendant plusieurs semaines un appareil de maintien en caoutchouc spongieux. Chez les sujets hypertendus, la cicatrisation semble être plus lente.

L'ÉPAULE

Épaule bloquée 273
(périarthrite ankylosante)

L'épaule bloquée est due à une adhérence de l'articulation entraînant la limitation des mouvements. Elle peut être consécutive à une bursite ou à un traumatisme, par exemple une rupture partielle de la capsule articulaire, mais survient le plus souvent sans cause évidente.

Symptômes : Les symptômes essentiels sont une douleur intense dans l'épaule, s'étendant parfois au bras, au thorax ou au dos et s'aggravant la nuit et en position couchée, accompagnée d'une limitation des mouvements. L'épaule est sensible au toucher.
Traitement : Il comprend d'abord la mise au repos de l'épaule, puis une kinésithérapie appropriée, des injections locales d'anesthésiques et des applications de chaleur. L'amélioration est d'abord assez lente ; après le retour à la normale de la moitié des mouvements, le rétablissement est rapide. Le patient doit continuer à exercer l'épaule et le bras.

Dans les cas plus difficiles, le chirurgien-orthopédiste tente parfois de réduire la raideur articulaire par des manipulations de l'épaule, en utilisant des anesthésiques appropriés. Des manipulations incorrectes peuvent provoquer des lésions musculaires et vasculaires.
Pronostic : Dans la plupart des cas, la guérison intervient en six à douze mois. Certains malades particulièrement impatients se mettent à rechercher au bout de quelques semaines des thérapies plus rapides. Une explication médicale approfondie les incitera à prendre leur mal en patience.

Luxation de l'épaule 274

La luxation de l'épaule peut résulter d'un accident isolé, puis revenir de façon périodique lors d'un exercice physique soutenu (natation ou autre forme d'activité sportive). Chez certains, elle survient parfois à l'occasion de mouvements aussi minimes qu'enfiler un manteau ou se retourner dans son lit. Les luxations peuvent être aussi graves que des fractures ; souvent, elles sont même plus longues à cicatriser. Si la première luxation survient avant l'âge de vingt ans, les risques de récurrence atteignent 90 p. cent des cas, quel que soit le traitement.

Danger : La luxation peut entraîner une rupture du tendon s'accompagnant d'une invalidité significative, et provoquer une élongation du nerf circonflexe.
Symptômes : La déformation caractéristique de l'épaule, qui semble disloquée, s'accompagne d'une douleur s'aggravant au moindre mouvement. Le bras atteint apparaît plus court ou plus long que l'autre.
Traitement : Il consiste dans la réduction de la luxation, qui doit se faire sous anesthésie. Trois à quatre semaines sont nécessaires pour la cicatrisation, une mobilisation trop précoce de l'épaule comportant un risque de récidives. L'épaule est immobilisée par une écharpe et un bandage pendant trois semaines, puis simplement par une écharpe pendant la dernière semaine. La rééducation commencera dès que possible par les doigts et le poignet, puis, une fois l'écharpe enlevée, par de légers mouvements circulaires du bras. Les exercices d'élongation, qui peuvent aggraver les lésions, sont contre-indiqués. En cas de luxations récidivantes, le traitement chirurgical donne d'excellents résultats et permet au patient de reprendre ses activités normales.

LA HANCHE

Luxation congénitale de la hanche 275

La luxation congénitale de la hanche est une malformation caractérisée par la sortie de la tête fémorale (os de la cuisse) hors de la cavité articulaire de l'os iliaque (du bassin) ; la subluxation se manifeste par un déplacement du fémur en haut et en dehors de la cavité articulaire, qui est insuffisamment profonde. Elle peut se voir dès la naissance et atteindre une seule ou les deux hanches. La luxation congénitale de la hanche est cinq fois plus fréquente chez les filles que chez les garçons ; elle atteint plus souvent la hanche gauche. Autrefois, cette malformation n'était identifiée que lorsque l'enfant commençait à boiter (la douleur est en effet absente jusqu'à l'âge adulte) et les possibilités de corrections devenaient alors difficiles et souvent non satisfaisantes. A présent, l'examen postnatal permet de porter un diagnostic précoce. Un parent vigilant pourra également identifier la malformation à un pli cutané anormal à l'arrière de la cuisse lorsque le nouveau-né est mis sur le ventre. Ce pli peut être dû à un raccourcissement de la cuisse consécutif à la luxation.

A un stade plus tardif, il devient de plus en plus difficile de réduire la luxation et de corriger la position de la hanche. Si le rétablissement n'est que partiel, on peut voir apparaître une arthrose particulièrement invalidante, qui survient en général après la trentaine et nécessite un traitement extensif prolongé comportant l'utilisation d'appareillages orthopédiques.

Maladie de Legg-Perthes 276

(coxa-plana)

La coxa-plana, qui résulte d'un trouble de l'irrigation sanguine frappant la tête du fémur, se traduit par une dégénérescence du fémur et une altération progressive de l'articulation de la hanche. Si elle n'est pas diagnostiquée et traitée précocement, elle entraîne une déformation de la tête du fémur et de la capsule articulaire. La coxa-plana s'observe surtout chez les garçons de trois à neuf ans ; elle atteint parfois les deux hanches.

Symptômes : L'enfant boite ou se plaint d'une douleur dans la jambe, dans la hanche ou à l'aine. Souvent, le seul symptôme est une douleur dans le genou (les articulations de la hanche et du genou sont innervées par le même nerf). Si l'examen du genou ne révèle aucun trouble, l'attention doit se reporter sur la hanche.

Bien avant que les altérations soient visibles à la radiographie, l'inflammation de la capsule articulaire peut se manifester par une tuméfaction des tissus tapissant l'articulation et un épanchement de liquide. Dès ce stade, le repos absolu au lit s'impose. L'irritation peut se résorber spontanément, ou au contraire évoluer vers la coxa-plana.

Si la radiographie met en évidence une altération de la tête du fémur, l'alitement est une règle impérative. La jambe doit être maintenue au repos jusqu'au rétablissement complet, ce qui peut nécessiter un à deux ans d'immobilisation. Certains appareillages de soutien peuvent éventuellement être appliqués. Si l'enfant recommence à marcher trop tôt, la maladie évolue vers une déformation de la tête du fémur, qui devient aplatie, et provoque plus tard l'apparition d'une *Arthrose* **261**.

Le traitement de cette maladie nécessite une patience infinie tant de la part des parents que de celle de l'enfant.

LE POIGNET

Kyste du poignet 277

Le kyste du poignet est une petite tumeur arrondie et indolore, reliée à une articulation ou à un tendon, qui se développe à la face dorsale du poignet et disparaît souvent spontanément. Sa résorption peut cependant être favorisée par un choc suffisamment fort pour provoquer l'éclatement du kyste et l'évacuation du liquide qu'il contient. Des récidives peuvent survenir, mais le trouble reste mineur.

Il arrive que le kyste appartienne à une tumeur due à une affection sous-jacente sérieuse, telle que la tuberculose. La radiographie le mettra facilement en évidence. La ponction et l'injection de corticoïdes sont un traitement efficace.

Entorse ou foulure du poignet 278

Une entorse est due à une élongation violente ou à un arrachement du ligament (tissu conjonctif attaché à l'os) ; une entorse bénigne, ou foulure, est une simple distension d'un muscle ou d'un tendon.

Symptômes : L'hémorragie survenant dans l'articulation du poignet et les tissus adjacents entraîne l'apparition d'un hématome bleu rougeâtre, une tuméfaction et de vives douleurs.
Traitement : On immobilise le poignet par un bandage de soutien compressif et élastique. Pour éviter l'arrêt de la circulation sanguine, on réalise un bandage croisé (constitué par des tours de bande passés en huit de chiffre). Le gonflement du poignet peut être réduit par l'application locale d'une vessie de glace durant les premières vingt-quatre heures, suivie de bains d'eau chaude ou d'application de compresses chaudes pendant une demi-heure plusieurs fois par jour. Dès que le patient peut le supporter, il doit exercer son poignet afin d'éviter toute adhérence.

N.B. : La plupart des entorses graves sont en réalité des fractures. Il importe donc d'examiner attentivement le poignet, en particulier si la tuméfaction et la douleur ne diminuent pas au bout de quelques jours, afin de détecter toute fracture éventuelle. La meilleure approche est de se dire que « l'entorse du poignet n'existe pas chez l'adulte ». On peut ainsi éviter qu'une fracture d'un petit os du poignet passe inaperçue.

LE GENOU

Lésion du ménisque 279
(genou bloqué)

Le genou, articulation la plus grosse et l'une des plus complexes de l'organisme, est particulièrement vulnérable aux traumatismes. Lors d'une lésion traumatique atteignant un côté du genou, une déchirure se produit dans l'un ou les deux ménisques (cartilages interposés entre le fémur et le tibia). Le genou continue parfois de fonctionner normalement jusqu'à ce qu'un fragment du ménisque déchiré se coince entre les surfaces articulaires, provoquant un blocage ou un affaissement soudain du genou.

Le traitement comprend l'application d'un appareillage de maintien, ou la ponction par une aiguille de l'épanchement de liquide mêlé de sang dans l'articulation. En cas de déchirure du ménisque, le traitement, essentiellement chirurgical, consiste à retirer les fragments de cartilage. L'opération comporte très peu de risque et prémunit efficacement contre les récidives. L'arthrographie, qui permet la mise en évidence radiographique des cartilages par injection d'un produit de contraste dans l'articulation, a considérablement amélioré le diagnostic des déchirures méniscales, dont la précision atteint à présent 90 à 95 p. cent.

LA CHEVILLE ET LE PIED

Entorse de la cheville 280

Les orthopédistes considèrent habituellement qu'une entorse de la cheville est en général plus grave qu'une fracture. Les ligaments déchirés sont très longs à cicatriser ; les récidives mettent toujours en évidence une lésion initiale qui n'a pas été convenablement traitée.

L'entorse peut être bénigne (simple distension sans déchirure ligamentaire), modérée (déchirure partielle d'un ligament) ou grave (déchirure totale du ligament). Une entorse bénigne est parfois plus douloureuse et entraîne une tuméfaction plus importante qu'une entorse grave, mais c'est la seule forme qui ne nécessite pas d'immobilisation plâtrée. En cas de déchirure ligamentaire, le port d'un plâtre de marche est impératif pendant six semaines pour éviter tout risque de récurrence. Le plâtre est remplacé ensuite par un bandage qui sera enlevé au bout d'une quinzaine de jours. Le traitement se poursuit par des bains chauds pendant deux semaines. Le patient doit éviter tout sport ou activité physique impliquant une mobilisation importante de la cheville jusqu'à la disparition complète de la douleur et de la raideur articulaire, ce qui exige au minimum trois semaines supplémentaires. En général, on considère qu'une période d'environ trois mois est nécessaire pour que la cheville revienne à son état normal. Si ce délai n'est pas respecté, des récurrences sont toujours possibles. L'intervention chirurgicale est parfois recommandée lorsque la radiographie met en évidence un arrachement ligamentaire complet, en particulier chez les adultes jeunes.

Pieds plats 281

Le pied plat est caractérisé par l'affaissement de la voûte plantaire, structure flexible qui soutient tout le poids du corps ; il est dû à un affaiblissement des nombreux os et ligaments situés au niveau de la plante du pied.

Le pied plat ne constitue pas nécessairement une malformation sérieuse ; il s'observe chez un grand nombre de sportifs connus. Le pied plat du nourrisson est un phénomène normal ; la voûte plantaire se creuse ensuite naturellement dès que l'enfant commence à avoir une certaine activité. Cependant, son développement peut être entravé par des chaussures inadaptées ou portées trop tôt.

Un enfant ayant le pied plat ou faible doit éviter de porter des chaussures plates ne maintenant pas la cambrure (chaussures de tennis, espadrilles, sandales), en particulier lorsqu'il court ou lorsqu'il joue sur une surface dure (béton, ciment).

Symptômes : Parfois il n'y a aucun symptôme ni gêne à la marche. Le plus souvent, cependant, la voûte plantaire est douloureuse ; la douleur irradie vers le mollet, parfois même vers la région lombaire. Il y a parfois une fatigue précoce à la marche. Les crampes nocturnes sont fréquentes. Marcher toute la journée sur des pieds mal équilibrés entraîne un effort excessif des muscles du mollet qui se traduit, au repos, par des spasmes musculaires douloureux.
Traitement : Le port de semelles orthopédiques est conseillé, mais il doit être temporaire afin de ne pas aggraver l'affaiblissement des muscles. Les semelles orthopédiques doivent être choisies avec soin, de façon à être adaptées aussi bien à la marche qu'à la station debout.

Les douleurs de la voûte plantaire peuvent être soulagées par des bains alternés d'eau chaude et d'eau froide ; des mises au repos fréquentes et des exercices appropriés contribuent à diminuer la gêne et favorisent la cambrure. L'enfant doit consacrer cinq à dix minutes par jour à marcher sur le bord externe du pied, à essayer de saisir avec les orteils des billes ou des crayons qui se trouvent par terre, à marcher sur la pointe, à replier le pied vers le haut de façon à favoriser la cambrure en position assise. La marche pieds nus est fortement conseillée, particulièrement sur les plages de sable.
Prévention : Il faut laisser l'enfant marcher pieds nus aussi longtemps que possible, surveiller attentivement sa pos-

ture afin qu'elle puisse être corrigée, si nécessaire, dans l'enfance. Le pied plat peut en effet être le résultat d'une mauvaise posture. Les enfants comme les adultes doivent porter des chaussures adaptées à leur pied et comportant une cambrure suffisante. Il faut éviter autant que possible les stations debout prolongées et, le cas échéant, mettre souvent le pied au repos et l'exercer régulièrement. En cas d'obésité, il est nécessaire de réduire l'excès pondéral qui entraîne une surcharge sur la voûte plantaire et le pied.

Oignon 282
(hallus valgus)

L'oignon est une volumineuse grosseur sur le bord interne du gros orteil, celui-ci étant dévié vers le deuxième orteil. Il s'observe le plus souvent chez la femme, et atteint habituellement les deux pieds. Dans la plupart des cas, il est dû au port de chaussures trop serrées. L'oignon est en réalité une inflammation de la bourse séreuse, qui peut devenir infectieuse. Il s'accompagne habituellement de douleur dans l'articulation du gros orteil et d'une gêne à la marche. Essayer de corriger la déviation du gros orteil en insérant des tampons d'ouate ou de caoutchouc entre les deux premiers orteils n'est d'aucune efficacité. Il reste recommandé de choisir des chaussures plus confortables et mieux adaptées à la forme du pied. Une intervention chirurgicale peut corriger la désaxation de l'orteil.

Verrues plantaires 283

Les verrues plantaires, petites excroissances de couleur jaunâtre, sont considérées comme étant d'origine virale, le virus pénétrant par une légère lésion de la peau. Elles entraînent souvent une gêne et une douleur à la marche, car contrairement à d'autres types de verrues, elles ne forment pas une simple couche cornée indolore. Elles sont susceptibles de guérir spontanément mais, le plus souvent, un traitement est nécessaire.

L'ablation chirurgicale est déconseillée car elle entraîne des cicatrices douloureuses à la pression. Les rayons X sont également contre-indiqués en raison des brûlures qu'ils peuvent occasionner à la plante du pied. Le traitement le plus adéquat consiste à appliquer un pansement spécial légèrement renfoncé en son centre afin de ne pas comprimer la verrue. La couche cornée recouvrant celle-ci est soigneusement retirée à l'aide d'un scalpel, et la base est cautérisée à l'aide d'un acide ou par électrocoagulation. Ce traitement doit se prolonger pendant au moins six semaines à raison d'une séance hebdomadaire. La cautérisation ne laisse généralement pas de traces, à condition de respecter scrupuleusement les prescriptions thérapeutiques.

Ongle incarné 284

L'ongle incarné atteint principalement le gros orteil. La cause en est une chaussure trop étroite sur un ongle taillé obliquement ou trop court (les ongles doivent être coupés droit, jamais de biais). Le bord de l'ongle s'enfonce dans le tissu adjacent, qui s'infecte et devient granuleux, douloureux et purulent. Un morceau de coton imprégné d'huile de ricin permet, en l'insérant sous l'ongle, d'en relever légèrement les bords extérieurs. L'ongle doit être protégé par un tampon de coton et ne pas être comprimé.

Le traitement comprend des bains d'eau chaude salée, l'enlèvement des tissus morts à l'aide de ciseaux et l'application locale d'une solution à 1 p. cent de violet de gentiane. Faire tomber l'ongle est une procédure relativement aisée, mais les récurrences sont extrêmement fréquentes. L'ablation de la matrice est une opération extrêmement efficace.

16. Les allergies et la peau

Herbert John Spoor

L'allergie est une réaction exagérée de l'organisme à un stimulus habituellement considéré comme mineur. L'inhalation d'un pollen absolument inoffensif fait réagir certains sujets comme si ce pollen était une substance hautement toxique. Les réactions allergiques varient selon chaque individu. Le même plateau d'huîtres, que certains savoureront en toute quiétude, provoquera, chez d'autres, un malaise grave. Dans la mesure où une part significative de la population souffre à un degré ou à un autre d'allergie, les recherches dans ce domaine représentent un intérêt d'ordre général.

Les allergènes sont des substances extrêmement variées, présentes aussi bien dans les pollens de fleurs et de composées (allergènes par inhalation) que dans des aliments comme les fraises (allergènes par ingestion). De même que l'appareil respiratoire, les yeux et le système gastro-intestinal, la peau, cible de prédilection des allergènes, réagit à ces substances de plusieurs façons distinctes.

Les principaux allergènes sont les suivants :

• Allergènes inhalés : pollens de fleurs, de composées, d'arbres, squames et poils d'animaux (chiens et chats), fumées d'usines, poussières de maison, fragments de plumes, moisissures (dues au mildiou, à la nielle, au charbon des céréales).
• Allergènes de contact : laine, matières synthétiques, teintures, plantes, cosmétiques, bijoux, produits d'entretien, substances chimiques, etc.
• Médicaments : un grand nombre de médicaments essentiels comme la péni-

cilline ou le sérum animal provoquent, chez certains sujets ayant une hypersensibilité spécifique, des manifestations allergiques qui posent encore trop souvent des problèmes médicaux graves. Avant de prescrire un médicament, le médecin doit s'assurer qu'il ne causera pas une réaction allergique. Les effets bénéfiques de certains produits doivent toujours être appréciés en fonction des dangers potentiels qu'ils représentent, qui vont de troubles mineurs à des conséquences gravissimes entraînant la mort subite. Utiliser des médicaments sans discernement est une habitude à proscrire.

La plupart des substances médicamenteuses peuvent provoquer une urticaire chez des sujets sensibilisés. Les sulfamides, la phénacétine et les sérums antitoxiques comptent parmi les médicaments les plus souvent incriminés. Pratiquement tout médicament peut déclencher chez certains individus une manifestation allergique, qui parfois ne se révèle qu'à la deuxième prise, même beaucoup plus tardive.

• Produits chimiques : produits chimiques industriels, produits d'entretien ménager (désinfectants, insecticides, détergents).

• Aliments : presque tous les aliments peuvent provoquer une allergie, les plus connus étant le poisson, les fruits de mer, les fraises, les œufs, la farine, le chocolat, les tomates, les noix, et occasionnellement le lait, la viande de porc et certains fromages.

• Cosmétiques : ils sont une cause fréquente d'allergie (2,5 réactions allergiques par million d'unités vendues). Ils comprennent les teintures et décolorants pour les cheveux, les vernis à ongles, les rouges à lèvres, les fards à joues, les crèmes et les essences de parfum (0,2 réaction par million d'unités vendues).

• Soleil : une exposition excessive peut causer des dermatoses et dans de nombreux cas un cancer de la peau, en particulier chez les sujets à la peau très claire.

• Chaleur et froid : certains sujets ont parfois une réaction allergique au froid ou à la chaleur. L'immersion brutale dans l'eau froide provoque alors non seulement une urticaire, mais aussi un état de choc et une perte de conscience qui risquent d'entraîner la mort subite par noyade.

Le traitement des allergies comprend la prescription d'antihistaminiques et de corticoïdes ; la désensibilisation progressive par injections de l'allergène est particulièrement efficace dans les allergies respiratoires. Les tests allergologiques sont également utilisés avec succès. Ils consistent à placer l'allergène suspect en contact avec la peau au moyen d'un sparadrap, la même opération étant réalisée simultanément avec une substance non suspecte. La lecture du test se fait après vingt-quatre heures de contact. Une irritation locale provoquée seulement par l'allergène suspect permet de conclure à la sensibilité du sujet à cette substance.

N.B. : la suppression des allergènes potentiels (poussière, fleurs, couvertures de laine, oreillers en tissu caoutchouté) est impérative dans toute thérapie préventive.

Tout sujet souffrant d'une allergie est susceptible d'en développer plusieurs : le rhume des foins, par exemple, entraîne une sensibilité plus grande à l'inhalation d'autres allergènes. Il faut donc, dans ce cas, être particulièrement vigilant et prendre le maximum de précautions : en particulier, éviter de garder des fleurs dans sa chambre à coucher et y supprimer tous les « nids à poussières » (rideaux, tableaux, tapis), utiliser des couvertures et des oreillers en matière synthétique ou en coton, éviter les coussins en plume et en duvet d'oie, tenir les animaux domestiques à l'écart.

Il est impératif de signaler toute allergie à son médecin traitant afin qu'il puisse en tenir compte dans ses prescriptions de médicaments. Le sujet doit toujours avoir sur lui une plaque d'identification de son allergie : en cas d'accident, cette information peut lui sauver la vie.

Urticaire 285

Une éruption d'urticaire peut être due à des causes diverses : aliments (fraises, fruits de mer, noix), piqûre d'insecte, piqûre de méduse, médicaments, exposition au soleil, infection parasitaire, bactérienne ou virale provoquée par une hépatite ou une autre maladie sous-jacente. Le port d'une ceinture, d'un bracelet ou d'un collier métalliques entraîne parfois une urticaire accompagnée d'un œdème local. L'inhalation de poussière et les facteurs émotionnels sont également impliqués. Dans de nombreux cas, cependant, la cause est inconnue.

Danger : En de rares cas, l'éruption d'urticaire s'accompagne d'un œdème angioneurotique grave provoquant des difficultés respiratoires allant jusqu'à l'asphyxie.
Symptômes : Éruption de papules prurigineuses de la taille d'une pièce de monnaie formant des plaques étendues, rouges, légèrement en relief.
Traitement : Un traitement médical rapide est préconisé : administration d'antihistaminiques ou injections d'épinéphrine (adrénaline) en faibles quantités.

L'urticaire aiguë peut durer de quelques heures à plusieurs semaines. Le traitement dépend du degré de gravité de ses manifestations. La forme chronique est caractérisée par une récurrence des éruptions. La cause de l'allergie doit être identifiée et supprimée. Les médicaments contre les maux de tête, les sédatifs, les laxatifs et les somnifères doivent faire l'objet d'une attention particulière. La recherche de l'agent causal est souvent longue et difficile ; dans beaucoup de cas, le facteur déclenchant reste inconnu.

Dermite de contact 286
(eczéma de contact)

La dermite de contact est une manifestation allergique qui peut être provoquée par un grand nombre de substances. Elle atteint toutes les classes d'âge et survient en n'importe quelle partie du corps mise en contact avec un allergène. Toute personne active se trouve quotidiennement en contact avec des centaines d'agents chimiques potentiellement allergènes ; beaucoup d'ingrédients utilisés dans les cosmétiques sont susceptibles de provoquer des dermites ; les détergents domestiques et l'immersion trop fréquente dans l'eau favorisent la survenue d'un eczéma des mains, en particulier sur les peaux très sèches et chez les sujets sensibilisés ; les produits d'entretien des métaux et les objets en nickel sont très allergènes.

Danger : Souvent la réaction s'étend au-delà de la zone de contact par un processus d'auto-eczématisation entraînant une altération de l'état général pendant une période prolongée.
Symptômes : Au point de contact apparaît un eczéma d'abord rouge, puis œdémateux et prurigineux. De petites vésicules se forment en grappes qui s'étendent, s'ouvrent, suintent et desquament. Se gratter peut provoquer une infection bactérienne secondaire.
Traitement : Il comprend d'abord la recherche et la suppression de l'allergène responsable ; si nécessaire, une fois passé la phase aiguë, on procède à des tests cutanés avec les différents allergènes suspects.

Le traitement local comporte des applications de compresses d'eau salée (une cuillerée à café de sel dans un demi-litre d'eau froide) pendant dix à trente minutes trois fois par jour, associées à une pommade. Si l'eczéma s'infecte, une consultation médicale est nécessaire. De façon générale, l'intervention d'un dermatologue s'impose pour toute complication, même minime.

Sumac vénéneux 287

Le sumac vénéneux, ou *poison ivy*, que l'on trouve notamment en Amérique du Nord, contient une huile toxique extrêmement volatile qui provoque une irritation douloureuse au moindre contact, même indirect, avec la plante.

Danger : La dermite de contact due au sumac vénéneux provoque parfois une inflammation sévère nécessitant l'hospitalisation.
Symptômes : La réaction cutanée – qui n'apparaît pas toujours dès la première exposition, mais plutôt à la seconde, ou suite à des expositions répétées – se manifeste d'abord par une rougeur accompagnée de démangeaisons. Elle se transforme rapidement en bulles de taille plus ou moins importante, qui s'ouvrent et se dessèchent en formant des croûtes. Dans les formes graves, l'éruption bulleuse peut s'étendre sur tout le corps, bien au-delà de la zone de contact.
Traitement : Laver la zone atteinte dans les quinze minutes suivant l'exposition (passé ce délai, la substance toxique contenue dans la plante se fixe dans la peau). Nettoyer également tous les vêtements entrés en contact avec la plante. Dans les cas graves, le recours au médecin est nécessaire.

Maladie du sérum 288
(maladie sérique)

Réaction allergique survenant après l'administration de sérum animal (par exemple sérum équin antitétanique), la maladie sérique se manifeste par une éruption cutanée comparable à celle de la rougeole et par un prurit intense. Chez environ un tiers des patients, elle s'accompagne d'une fièvre modérée ; dans les formes sévères, la température peut cependant dépasser 40 °C et se prolonger pendant plus d'une semaine. Un œdème se forme habituellement au point d'injection. Les autres symptômes comprennent parfois une hypertrophie des ganglions lymphatiques et une inflammation des articulations.

La maladie sérique guérit en général spontanément, mais une consultation médicale est toutefois recommandée. Les antihistaminiques et les pommades aux corticoïdes sont efficaces.

Pour calmer les démangeaisons, on applique localement une pommade à l'oxyde de zinc.

Réactions allergiques aux médicaments 289

Une allergie médicamenteuse peut être due à un surdosage (en une seule ou plusieurs prises) ou au rejet instantané par l'organisme de la substance médicamenteuse. Les principaux médicaments susceptibles de provoquer des allergies sont les suivants :

- Barbituriques et sulfamides : éruptions cutanées diverses.
- Iodures (traitement des affections thyroïdiennes) : éruptions vésiculaires.
- Héparine (anticoagulant) : alopécie (chute des cheveux).
- Chlore, fluor, iode : éruptions cutanées de type acnéique.
- Chlorpromazine (tranquillisant) : jaunisse, atteinte hépatique.
- Médicaments mercuriels : atteinte rénale.
- Chloramphénicol (antibiotique), médicaments arsenicaux, analgésiques : anémie.

Le patient doit mener ses propres investigations pour identifier la substance responsable de l'allergie en passant en revue tous les médicaments qu'il a absorbés.

La réadministration du médicament suspect pour déterminer s'il est allergène ne doit être pratiquée que par un spécialiste confirmé et à la condition expresse que la réaction initiale ait été bénigne car, dans le cas contraire, les conséquences peuvent être catastrophiques.

Toute réaction allergique doit entraîner l'arrêt immédiat du médicament suspect. La corticothérapie peut être salvatrice.

Allergie physique 290
(hypersensibilité au froid et à la chaleur)

L'hypersensibilité au froid ou à la chaleur se traduit par l'éruption d'une *Urticaire* **285** limitée à la zone d'exposition (mains, visage, etc.). Une urticaire généralisée à l'ensemble du corps (par exemple en cas d'immersion dans l'eau froide) peut avoir des conséquences dramatiques : chute de la pression artérielle, accélération du pouls, perte de conscience. Il va sans dire que les sujets manifestant une hypersensibilité au froid doivent éviter de nager dans l'eau froide, même peu profonde. La sensibilité au froid peut être testée à l'aide d'un cube de glace placé sur le bras : une réaction positive se traduit quelques instants après par l'apparition d'urticaire au point de contact.

La sensibilité à la chaleur se manifeste par un prurit et une éruption d'urticaire.

Le traitement comporte des antihistaminiques, des pommades aux corticoïdes et la suppression de l'allergène physique (sous toutes ses formes : boissons, aliments, douches froides).

Eczéma atopique 291
(névrodermite disséminée)

L'eczéma atopique est une affection cutanée complexe de forme chronique, qui apparaît dès la petite enfance ; il survient souvent lorsqu'il y a des antécédents familiaux d'asthme, de rhume des foins ou de migraine. Il atteint essentiellement des sujets nerveux, à la peau sèche, particulièrement prédisposés à l'eczéma.

Symptômes : L'eczéma atopique apparaît habituellement aux plis des membres (coudes, genoux), au cou et au visage. L'éruption forme des plaques rouges, squameuses ; la peau est épaissie et recouverte de croûtes sanguinolentes dues au grattage. Le prurit est intense. Caractérisé par des rémissions fréquentes, l'eczéma atopique persiste généralement à l'âge adulte. Les poussées les plus sévères surviennent habituellement en hiver ; l'irritation cutanée constante entraîne un durcissement de la peau.

Traitement : La plupart des médications ont une efficacité seulement temporaire qui disparaît assez rapidement, nécessitant de fréquentes modifications du traitement ; celui-ci comprend l'application de pommades et de lotions aux corticoïdes et l'administration d'antihistaminiques pour calmer les démangeaisons.

Choc anaphylactique 292
(hypersensibilité aux piqûres d'insectes, à la pénicilline, à l'anesthésie et au sérum)

Le choc anaphylactique est une *urgence médicale.* Une piqûre d'abeille, de guêpe ou de frelon entraîne une douleur accompagnée d'une petite inflammation locale qui disparaît en général rapidement. Chez certains sujets, cependant, elle provoque une réaction violente se traduisant par le choc anaphylactique. On relève des cas où la piqûre entraîne rapidement la mort ; il en existe sans doute beaucoup d'autres, où la mort est attribuée, à tort, à une crise cardiaque ; il y a ceux, enfin, où une issue fatale n'est évitée que de justesse. Le choc anaphylactique peut être causé également par l'anesthésie, l'injection de pénicilline ou de sérum étranger. La réaction est si rapide et si violente qu'elle nécessite l'injection

urgente d'adrénaline pour éviter la mort.
Danger : Convulsions, perte de conscience et mort.

Le choc anaphylactique ne survient pratiquement jamais à la première piqûre, mais à la deuxième, voire même lors de piqûres ultérieures. Il se manifeste alors de façon fulgurante par une urticaire géante, une respiration pénible avec des accès de type asthmatique, des manifestations œdémateuses généralisées, un pouls rapide et un effondrement de la tension artérielle. La mort peut survenir en quelques minutes.
Traitement : Toute personne ayant une sensibilité particulière aux piqûres d'hyménoptères (guêpe, frelon, etc.) doit toujours avoir à portée de main un antihistaminique et porter en permanence sur elle une plaquette d'identification de ses allergies.

N.B. : Les produits utilisés contre les piqûres d'insectes ne sont d'aucune efficacité contre les piqûres d'abeilles. En effet, l'abeille pique toujours pour se défendre, jamais pour se nourrir.

Rhinite allergique

Voir **Rhume des foins et rhinite allergique 65.**

Asthme bronchique

Voir **Asthme 108.**

Conjonctivite allergique

Voir **Conjonctivite aiguë 21a.**

17. La peau et le tissu conjonctif

Herbert John Spoor

La peau, organe le plus étendu du corps, recouvre et protège les tissus, les autres organes et les os ; elle remplit les fonctions d'un thermostat, assure l'élimination d'une partie des déchets et la défense de l'organisme contre les agressions extérieures, et sert à stocker les graisses, les sucres et le sel.

La peau, qui absorbe la plupart des premiers traumatismes du monde extérieur, est de ce fait l'objet de nombreuses affections. Elle est également un indicateur de l'âge et, pour un œil exercé, de l'état de santé. Elle traduit souvent les premières manifestations de maladies systémiques survenant en d'autres points de l'organisme.

AFFECTIONS CUTANÉES GÉNÉRALES

Acné 293
(acné juvénile, acné vulgaire)

Bien que ne comportant aucune complication fatale, l'acné est loin d'être une affection mineure. Outre qu'elle peut défigurer un visage, elle altère parfois profondément la personnalité des sujets jeunes, particulièrement sensibles, qui en souffrent. L'acné atteint à des degrés variés plus de 80 p. cent des adolescents, frappant avec prédilection ceux qui ont la malchance d'avoir une peau grasse.

La cause essentielle en est l'augmentation des sécrétions d'androgènes (hormones mâles) et d'œstrogènes (hormones femelles) survenant chez les adolescents à l'âge de la puberté. Cette production hormonale stimule à son tour la sécrétion de sébum, substance grasse qui maintient l'élasticité de la peau. Le sébum, joint à d'autres éléments biochimiques, oblitère les pores, entraînant la formation de comédons (l'extrémité du comédon forme un « point noir » dû à l'oxydation des matières grasses qui le composent) et de pustules à pointe blanche. L'acné n'est aucunement liée à l'activité sexuelle, qui ne favorise ni n'entrave sa guérison. Bien que leur rôle ne soit pas aussi important qu'on a pu le croire, certains aliments comme le chocolat, les noix, le lait, etc., ont cependant une influence dans la majorité des cas. Chez les filles, les menstruations sont parfois un facteur aggravant.

Danger : L'acné laisse parfois des cicatrices et des marques définitives ; elle peut également entraîner des problèmes psychologiques affectant le développement social de l'adolescent.

Symptômes : L'éruption cutanée, qui apparaît au visage, au cou, aux épaules, à la partie supérieure du thorax ou au dos, comprend des comédons et des pustules dont la taille varie de celle d'une tête d'épingle à celle d'un petit pois. Certaines lésions se transforment en abcès et en kystes qui persistent pendant un mois ou davantage, puis s'ouvrent et cicatrisent en laissant des marques. La peau perd sa tonicité, devient flasque et huileuse.

Traitement : Le visage doit être lavé quotidiennement à l'eau et au savon, et soigneusement séché. Il existe quantité de savons astringents qui resserrent les pores de la peau. Le brossage doit être minutieux mais suffisamment doux pour éviter l'abrasion de la peau (sauf indication expresse du médecin).

L'expulsion des pustules ou des comédons par expression digitale ne fait qu'accentuer les lésions cutanées, favorisant l'infection et laissant des marques sur la peau.

Les rayons ultraviolets sont à utiliser uniquement sur prescription médicale en raison des effets néfastes qu'ils entraînent pour certains types de peau.

Les antibiotiques, en particulier la tétracycline (250 mg à absorber quotidiennement avant chaque repas pendant au moins un mois), sont souvent efficaces. Les traitements hormonaux sont parfois bénéfiques mais nécessitent une administration très prudente.

Un grand nombre de lotions et de pommades exfoliantes provoquant un peeling léger sont disponibles en vente libre. Les lotions et pommades au soufre, le résorcinol et l'acide vitaminique A donnent de bons résultats.

Pour obtenir un traitement plus efficace, il est nécessaire de recourir au dermatologue qui appliquera une thérapie comportant souvent des médicaments vendus uniquement sur ordonnance ; des réajustements fréquents sont en outre nécessaires en fonction de l'évolution de l'état général. De même que pour toute affection cutanée, le traitement doit être individualisé selon chaque patient.

Prévention : Il n'existe pas de prévention connue ; un traitement énergique et constant atténue toutefois sensiblement les symptômes. L'application de fards gras sur une peau sujette à l'acné est contre-indiquée.

Pronostic : Le patient a habituellement une mauvaise année à passer. L'acné finit toujours par disparaître. Il est rare qu'elle persiste après l'âge de vingt-cinq ans.

Couperose 294
(rosacée, acné rosacée, rhinophyma)

L'acné rosacée se manifeste par une érythrose (rougeur de la peau) affectant la partie médiane de la face (nez, pommettes, menton et front) et par un rhinophyma (nez à l'aspect tuméfié, bulbeux et rouge). Elle s'accompagne d'une dilatation des capillaires, caractéristique de la couperose, de pustules, de dartres et de pellicules, parfois d'une ulcération de la cornée.

Dans certains cas, le café, le thé, les noix, le chocolat, le poivre, l'alcool et les épices semblent jouer un rôle favorisant, mais ce point reste controversé. Certains pensent que l'acné rosacée a une origine digestive liée à l'hypochlorhydrie (diminution des sécrétions d'acide chlorhydrique gastrique).

Le traitement comporte l'administration d'antibiotiques (tétracycline à raison de 250 mg par jour), des médications locales et, dans les formes étendues, l'ablation du tissu par électrochirurgie.

Psoriasis 295

Affection cutanée tenace et récurrente, le psoriasis atteint environ 5 à 7 p. cent de la population, survenant le plus souvent chez l'adulte entre vingt et cinquante ans. Malgré de nombreuses recherches, sa cause reste inconnue. Ni grave, ni contagieux, le psoriasis n'en est pas moins une affection très déprimante par les manifestations inesthétiques et la gêne qu'elle occasionne.

Danger : Perturbations psychologiques et, parfois, complications rhumatismales.

Symptômes : Le psoriasis se manifeste d'abord par des petites taches rouges recouvertes de squames blanches, qui s'écaillent en laissant apparaître des hémorragies punctiformes. Il siège électivement aux coudes, aux genoux, dans la région sacrée, aux oreilles et au cuir chevelu. Les taches tendent à confluer pour former des plaques étendues. Les lésions cicatrisent sans laisser de marques. Parfois, elles s'accompagnent de démangeaisons. Le psoriasis atteint souvent les ongles, qui deviennent cassants, fissurés, pâles, et se détachent de leur lit.

Traitement : Le psoriasis peut être contrôlé, mais jamais guéri. Les rémissions, qui vont de plusieurs semaines à des années, surviennent dans près de 20 p. cent des cas. Plus de la moitié d'entre elles apparaissent en été, saison particulièrement favorable à la régression des symptômes.

Il n'existe pas de traitement spécifique mais un certain nombre de mesures générales, dont la plus bénéfique est sans conteste l'exposition au soleil. Les applications locales de crèmes corticoïdes et de pommades au goudron de houille sont souvent efficaces. Certaines médications dérivées des antimétabolites utilisés dans le traitement du cancer sont parfois administrées par voie interne, mais leur emploi est dangereux et nécessite impérativement l'intervention d'un spécialiste hautement qualifié. L'usage des corticoïdes par voie générale est contre-indiqué car il comporte fréquemment des effets secondaires néfastes.

Le psoriasis est une affection erratique qui évolue et réagit différemment suivant les individus : une médication efficace chez certains peut n'être d'aucun secours chez d'autres.

Pronostic : Les méthodes modernes de traitement ont quelque peu amélioré le pronostic. Les rémissions spontanées sont nombreuses et parfois prolongées, même après un psoriasis de plusieurs années.

Lichen plan 296

La cause du lichen plan, affection caractérisée par une éruption cutanée prurigineuse, reste encore mal connue. Il survient plus souvent entre trente et soixante ans, chez des sujets nerveux, hypertendus, en particulier après un choc émotif. Une origine virale est parfois évoquée, mais la cause psychologique reste l'explication la plus communément admise.

Danger : Aucun.

Symptômes : Les papules violines, planes, polygonales et brillantes dont la taille varie de celle d'une pointe d'épingle à celle d'une tête de clou confluent souvent pour former des plaques étendues siégeant aux poignets, au tronc, aux jambes, aux organes génitaux masculins, au vagin et à la muqueuse buccale (voir *Lichen plan buccal* **83**). Sur les jambes, l'éruption peut prendre la forme de placards verruqueux. La plus légère égratignure provoque de nouvelles lésions. Les démangeaisons sont parfois intenses et difficiles à contrôler.

Traitement : Applications locales de corticoïdes, associées à des tranquillisants légers ou à des antihistaminiques pour calmer les démangeaisons. En cas de lésions étendues, on procède parfois à des injections locales de corticoïdes.

Pronostic : Le lichen plan est une affection erratique à l'évolution souvent imprévisible, marquée par une alternance de rémissions et de poussées éruptives. Les lésions mettent souvent plus de six mois à disparaître mais ne laissent pas de marques indélébiles.

Pemphigus 297

Affection peu courante mais sérieuse, le pemphigus est caractérisé par une éruption cutanée bulleuse. Plus fréquente, semble-t-il, parmi la population juive, la maladie est également observée chez d'autres groupes de population, en particulier chez les Grecs, les Italiens, les Arabes et les Indiens.

Danger : Non traité, le pemphigus a une issue fatale.

Symptômes : Les bulles apparaissant à la bouche s'ouvrent rapidement, provoquant des érosions douloureuses. Sur le reste du corps, elles forment des placards de peau érodée. L'anémie est un symptôme habituel. Non traitées, les lésions évoluent vers une infection bactérienne ou une septicémie entraînant la mort. Un déficit important de protéines survient également en raison des pertes de fluides de l'organisme au niveau des bulles.

Traitement : La corticothérapie et/ou les antimétabolites, s'ils sont appliqués précocement, semblent être les seules médications efficaces. Une corticothérapie prolongée présente certains risques, mais il n'existe pas de traitement alternatif. Les corticoïdes entraînent parfois une guérison complète ; le plus souvent, cependant, ils ne font que stopper l'évolution de la maladie et permettent d'en contrôler les manifestations.

Vitiligo 298

Le vitiligo se manifeste par des taches de décoloration cutanée particulièrement vulnérables à l'exposition au soleil et aux brûlures qu'elle occasionne.

Il peut prendre la forme d'une seule ou de plusieurs taches nettement délimitées de tailles très diverses. Affection souvent définitive, le vitiligo connaît habituellement une progression lente.

Les médications spécifiques sont à peu près inexistantes, en dehors des crèmes ou lotions antisolaires.

Calvitie 299
(alopécie)

Le seul remède à la calvitie masculine (héréditaire) est de porter un postiche ou de procéder à une transplantation. Celle-ci est une opération déplaisante, pénible et coûteuse, nécessitant la réimplantation dans la partie chauve de chaque cheveu prélevé dans une zone plus fournie. Malgré les nombreuses recherches et les sommes considérables engagées dans l'espoir de « guérir » la calvitie, le seul résultat positif auquel on soit arrivé est de pouvoir affirmer qu'elle n'est pas une affection mais correspond à un trait familial – tout comme le fait d'avoir les yeux bleus, un long cou ou de grandes oreilles.

Il est des spécialistes pour affirmer (peut-être en guise de consolation ?) que les hommes chauves et pourvus d'une barbe fournie bénéficient d'une forte virilité, car ils ont en général une sécrétion élevée d'hormones mâles. Les eunuques, avancent-ils, ont la réputation d'avoir une chevelure profuse et une barbe rare. La validité de cette explication n'a cependant jamais été pleinement confirmée.

L'alopécie masculine peut débuter à l'âge mûr ou dans la jeunesse, parfois même vers la fin de l'adolescence.

La pelade, qui forme des plaques arrondies de la taille d'une pièce de monnaie, est une forme différente d'alopécie. Les cheveux repoussent au bout de quelques semaines ou de quelques mois, tout aussi mystérieusement qu'ils avaient disparu.

Les femmes ne souffrent pas de calvitie héréditaire. Chez elles, la chute des cheveux débute habituellement après la cinquantaine. L'alopécie peut cependant survenir à un âge plus jeune, mais elle est alors due à une cause spécifique, par exemple la grossesse (dans ce cas, la repousse apparaît après l'accouchement). Des alopécies plus ou moins marquées peuvent encore être provoquées, chez les deux sexes, par une fièvre élevée, la syphilis, la tuberculose et les maladies infectieuses. La repousse des cheveux survient habituellement avec la guérison de la maladie.

La chute des cheveux est très souvent due, chez la femme, à un abus de décolorations, de teintures et de permanentes dont l'action est toujours néfaste pour la chevelure.

AFFECTIONS CUTANÉES BACTÉRIENNES

Érysipèle 300

Infection streptococcique aiguë dont le foyer est souvent une plaie ouverte, l'érysipèle est devenu une affection rare depuis l'application de traitements par les sulfamides et les antibiotiques, mais elle s'observe encore occasionnellement chez les sujets âgés ou très affaiblis.

Danger : Le danger essentiel est la septicémie (empoisonnement du sang). Les autres complications graves sont la pneumonie, la néphrite, le rhumatisme articulaire aigu.
Symptômes : La peau est douloureuse et chaude, surtout à la face. L'éruption cutanée est caractérisée par une plaque rouge foncé à écarlate, tuméfiée et entourée d'un bourrelet qui constitue sa zone d'extension. Les points les plus sensibles se situent immédiatement audelà du bourrelet. L'éruption peut aussi apparaître sur les jambes. Elle s'accompagne d'une fièvre élevée, d'intenses maux de tête intermittents, ainsi que de nausées et de vomissements lorsque l'organisme s'efforce de combattre la septicémie. L'œdème s'étend alors à toute la face, maintenant les yeux pratiquement fermés. Les ganglions lymphatiques sont gonflés et douloureux.
Traitement : La pénicilline par voie orale permet un traitement efficace de cette maladie autrefois redoutable. L'application de compresses froides de sulfate de magnésium apporte un soulagement et favorise la guérison. L'érysipèle étant une affection hautement contagieuse, les vêtements doivent faire l'objet d'une désinfection.

Furoncles et anthrax 301

Lésions inflammatoires de la peau et du tissu sous-cutané, le furoncle et l'anthrax sont dus à une infection par le staphylocoque, germe souvent présent sur la peau mais ne devenant virulent que sur certains terrains fragiles (mauvais état général, affaiblissement).

Le furoncle est l'infection d'un follicule pileux ; il siège habituellement au cou, au visage, aux aisselles, au dos et aux fesses. L'anthrax est constitué de plusieurs furoncles rapprochés remplis de pus qui communiquent l'infection au tissu sous-cutané.

Danger : Les anthrax comportent le risque d'une septicémie fatale due à l'infection du sang par les staphylocoques et les toxines qu'ils sécrètent ; ils peuvent également provoquer une infection du tissu osseux (ostéomyélite). Les sujets débilités et les diabétiques sont particulièrement exposés aux complications. Les furoncles les plus dangereux sont ceux localisés à l'intérieur du nez et à la partie centrale de la face car ils peuvent provoquer une méningite et une septicémie.
Symptômes : Le furoncle et l'anthrax se manifestent par une tuméfaction rouge, dure, chaude et douloureuse. Non traité, l'anthrax finit par percer en laissant s'écouler du pus. Il s'accompagne d'une fièvre élevée et parfois d'une prostration due à l'infection du sang.
Traitement : Le germe staphylococcique doit être identifié en laboratoire afin de pouvoir appliquer une antibiothérapie spécifique. Tout anthrax nécessite impérativement l'intervention d'un médecin.

Un furoncle isolé peut être traité localement par des pulvérisations chaudes et des applications de pommade antibiotique. S'il siège à l'intérieur de la narine ou à la partie centrale de la face, le traitement local doit s'accompagner de l'administration d'antibiotiques par voie orale.

Habituellement, le médecin procède à l'incision de l'anthrax pour accélérer l'évacuation du pus. L'anthrax et la région avoisinante seront lavés avec un savon bactéricide et désinfectés à l'aide d'alcool à 70° pour éviter toute propagation de l'infection.

Impétigo 302

Infection cutanée atteignant principalement le nourrisson et l'enfant, et plus rarement l'adulte jeune, l'impétigo est dû au staphylocoque, combiné parfois au streptocoque.

Contagion : L'impétigo est extrêmement contagieux. Les enfants atteints doivent être tenus isolés. Le linge de toilette, les vêtements et même le lavabo et la baignoire doivent être scrupuleusement désinfectés et lavés avec un produit germicide. Une manifestation d'impétigo survenant dans un service pédiatrique hospitalier nécessite des mesures prophylactiques basées sur une hygiène rigoureuse afin d'éviter toute propagation de la maladie.

Danger : Non traité, l'impétigo peut provoquer une infection systémique chez le nourrisson ; chez l'enfant et l'adulte jeune, il entraîne parfois des ulcérations et de la cellulite.

Symptômes : Des taches rouges se transformant rapidement en bulles apparaissent au visage. Elles se forment en grappes autour de la bouche et des narines, cerclées d'un anneau rouge rappelant les lésions de la teigne. L'impétigo peut aussi survenir au cuir chevelu et sur les bras. Les ampoules grossissent, puis s'ouvrent, libérant un liquide jaune paille. Des croûtes tenaces de couleur jaunâtre se forment. En l'absence d'un traitement médical, leur arrachage entraîne immédiatement l'apparition d'une nouvelle croûte. Les démangeaisons peuvent être intenses.

Traitement : Les croûtes sont d'abord lavées avec un savon bactéricide. Si elles sont difficiles à retirer, on les ramollit avec une solution saline tiède. Lorsqu'elles sont tombées, on applique une lotion ou une crème antibiotique qui agira efficacement sur les bactéries.

Le traitement doit s'accompagner d'une hygiène rigoureuse comportant un usage abondant du savon et la séparation du linge de toilette ; tout contact direct doit être évité.

Les formes plus sévères nécessitent un traitement antibiotique général.

Pronostic : Habituellement, l'impétigo réagit bien au traitement.

AFFECTIONS CUTANÉES VIRALES

Zona 303

(herpes zoster)

Caractérisé par une éruption cutanée douloureuse de vésicules apparaissant sur un fond rouge le long du trajet d'un nerf, le zona est causé par le virus de la varicelle. Il survient à tout âge.

Danger : Chez les sujets âgés, la douleur peut persister pendant des mois, parfois une année entière, nécessitant des analgésiques puissants. La maladie laisse dans certains cas des cicatrices sur la peau.

Symptômes : L'éruption cutanée est parfois précédée de symptômes semblables à ceux de la grippe. L'éruption survient aussitôt après, formant d'abord une bande circulaire rouge et cuisante autour du thorax, du dos ou du cou, qui se couvre ensuite de vésicules douloureuses. La localisation de l'éruption est unilatérale, allant habituellement du dos à la ligne médiane de l'abdomen, le long du trajet d'un nerf. Les vésicules se dessèchent rapidement, se couvrent d'une croûte et disparaissent au bout de trois semaines.

Traitement : Dans les formes bénignes, le traitement se limite à des applications locales de solution antiseptique. Dans les formes plus sévères, l'idoxuridine est le traitement de choix. Les formes très douloureuses nécessitent la prescription de codéine ou de tout autre analgésique puissant. Le traitement vise d'abord à prévenir les infections secondaires ; les vitamines B_{12} en doses importantes entraînent parfois de bons résultats. Une éruption de zona confère en général une immunité.

Herpes simplex 304
(herpès labial, boutons de fièvre)

L'herpes simplex est une affection cutanée récurrente qui se manifeste par l'apparition d'une légère tuméfaction rouge sur laquelle se forment des vésicules groupées, localisées surtout au coin des lèvres ; l'éruption peut être déclenchée par une exposition prolongée au soleil, une infection respiratoire, une tension émotive ou physique, un trouble gastro-intestinal, qui réactivent le virus herpétique latent.

Danger : L'herpes simplex est une maladie grave chez le nourrisson lorsque le virus pénètre dans le flux sanguin, entraînant un empoisonnement du sang parfois fatal.

Les patients souffrant d'*Eczéma atopique* **291** sont particulièrement vulnérables à l'herpès, qui peut entraîner chez eux de sérieuses complications. Habituellement bénin, l'herpès provoque cependant dans certains cas des troubles visuels dus à une atteinte de la cornée.

Symptômes : L'éruption est précédée d'une sensation de picotements et de cuisson, puis se traduit par l'apparition d'une tache rouge au coin des lèvres, sur laquelle se forment de petites vésicules groupées. Au bout de quelques jours, les vésicules se dessèchent et se couvrent d'une croûte jaunâtre.

Traitement : L'humidité retarde la cicatrisation. Les lotions asséchantes (alcool à 70°, par exemple) sont efficaces. Des applications d'oxyde de zinc sur les croûtes favorisent la cicatrisation. À un stade très précoce, la poussée d'herpès peut être stoppée par des applications d'eau très chaude. L'herpes simplex est une maladie récidivante.

Pronostic : Favorable dans la plupart des cas. (Voir *Troisième partie, Signes précurseurs, Herpes simplex* **304**.)

Verrues 305
(verrues vulgaires)

Les verrues sont des petites excroissances de la peau dont la taille varie de celle d'une tête d'épingle à celle d'un grain de café. D'origine virale, elles sont assez contagieuses, survenant souvent chez les enfants, rarement chez les sujets âgés.

Symptômes : Habituellement de couleur grisâtre, de consistance ferme et rugueuse et de forme irrégulière, parfois presque planes, les verrues sont des lésions banales ne causant aucun trouble ou inflammation locale. Leur évolution est imprévisible ; elles peuvent disparaître spontanément ou persister pendant des années. La période d'incubation est de un à six mois. Indolore (à l'exception des *Verrues plantaires* **238**), elles siègent en général sur le dos des mains, les doigts, la plante des pieds et le coude.

Traitement : Les verrues indolores qui n'occasionnent pas de gêne notable ne nécessitent aucun traitement ; pour des raisons d'esthétique, elles peuvent être détruites par des acides, des médications locales, par électrocoagulation ou par cryothérapie à l'azote liquide (traitement par le froid). Curieusement, chez certains enfants les verrues sont susceptibles de disparaître par des méthodes de persuasion, par exemple en les dessinant et en les coloriant avec des peintures « magiques » ou en faisant intervenir un objet fétiche. Le traitement chirurgical n'est pas très efficace et peut entraîner la formation de nouvelles verrues.

Pityriasis 306
(pityriasis rosé)

Affection commune chez l'adulte jeune, le pityriasis rosé est généralement considéré comme étant d'origine virale, bien qu'aucun virus n'ait encore pu être isolé. Malgré son apparence parfois alarmante, c'est une affection bénigne qui disparaît en l'espace de deux mois.

Symptômes : Le pityriasis se manifeste par l'éruption soudaine d'une tache isolée de forme ovale ou annulaire, rouge, surélevée, légèrement squameuse, ressemblant à une lésion mycosique. Cette tache « mère » engendre en l'espace de cinq à dix jours une multitude de taches prurigineuses plus petites. L'éruption est dispersée sur le tronc et la racine des membres, s'étendant rarement sur le cou et au-dessous du coude et du genou. Elle s'accompagne parfois d'un mal de tête modéré et d'un léger malaise.
Traitement : Le pityriasis n'est pas une affection contagieuse ; les démangeaisons qu'il provoque sont tout à fait bénignes. Les crèmes aux corticoïdes ont un effet bénéfique ; le rétablissement est souvent favorisé par l'exposition au soleil.

AFFECTIONS CUTANÉES MYCOSIQUES

Mycoses 307

Toutes les formes de mycoses (cuir chevelu, peau, aines, ongles) sont hautement contagieuses. Le porteur peut être un homme ou un animal (chien, chat, cheval...). Les mycoses du cuir chevelu, appelées aussi « teignes », surviennent en général chez les enfants ; elles peuvent être transmises par une brosse, un peigne, un bonnet infectés, ou par un animal domestique, et entraînent une alopécie en plaques d'aspect inesthétique.

Symptômes : La mycose est aisée à identifier à son aspect circulaire, au centre un peu squameux entouré d'un anneau rouge, vésiculeux, qui s'étend vers l'extérieur ; la desquamation et le prurit sont parfois intenses. Les ongles, lorsqu'ils sont atteints (onychomycose), deviennent grisâtres, fragiles et cassants, et finalement se désagrègent.
Traitement : Le traitement local seul est insuffisant. La griséofulvine, antibiotique antimycosique, est un médicament efficace, qui s'administre par voie orale de façon systématique – pendant deux mois dans les cas les plus tenaces –, associé à des applications locales d'acide salicylique. D'autres antimycosiques sont également disponibles.

Mycose du pied 308
(pied d'athlète)

Le pied d'athlète atteint la majorité des hommes et n'épargne pas les femmes. Il est dû à un développement de champignons parasitaires entre les orteils favorisé par une humidité prolongée (sudation excessive, longs séjours dans l'eau). Marcher pieds nus dans des salles de sports ou dans les vestiaires expose particulièrement à la contamination. L'apparition d'une mycose du pied est cependant déterminée essentiellement par la susceptibilité de chacun aux infections par des champignons parasites.

Symptômes : Dans les formes bénignes, la peau est rouge, prurigineuse, légèrement craquelée. Dans les formes plus sévères, la peau se décompose, devient squameuse, fissurée, avec des taches blanches se transformant parfois en vésicules qui s'infectent. La mycose peut atteindre la plante du pied et les ongles.
Traitement : Toilette fréquente à l'eau et au savon, bains de permanganate,

séchage minutieux et poudrage des pieds et des chaussettes avec une poudre antiseptique et asséchante, applications locales de préparations d'acide salicylique et benzoïque. Le pied doit être exposé à l'air autant que possible ; le port de sandales est recommandé. Dans les formes sévères, le médecin prescrit habituellement de la griséofulvine par voie orale.

Toute personne vulnérable aux infections mycosiques doit veiller à avoir toujours les pieds secs et utiliser de temps en temps des poudres à l'oxyde de zinc, même en l'absence de tout symptôme.

AFFECTIONS CUTANÉES PARASITAIRES

Gale 309

Affection parasitaire hautement contagieuse, la gale est due à un acarien d'aspect peu engageant, difficile à observer à l'œil nu. La femelle creuse un sillon dans l'épaisseur de l'épiderme afin d'y déposer ses œufs, formant une traînée en zigzag. Une vésicule, ou bulle, apparaît au point d'introduction. Les œufs mettent quatre à huit jours pour éclore. Les localisations les plus fréquentes sont les faces latérales des doigts, les coudes, les plis cutanés, les organes génitaux, les fesses et les aisselles ; les acares siègent rarement à la face.

Symptômes : Prurit intense, vésicules, sillons grisâtres de un à deux cm. L'irritation provoque parfois une dermatite se surajoutant aux lésions initiales, en particulier si l'infestation se prolonge pendant deux semaines ou davantage.
Traitement : Il doit être précédé d'un bain chaud avec un savonnage abondant et un brossage minutieux afin d'ouvrir les sillons. Ensuite on applique sur tout le corps une pommade soufrée ou toute autre médication antiscabieuse : crotamitone (Eurax) ou hexachlorocyclohexane (hexachlorure de benzène gamma), qui nécessitent une prescription médicale. L'application est renouvelée huit à douze heures plus tard. Les vêtements et les draps devront être soigneusement lavés.
Prévention : Éviter tout contact physique avec les personnes à l'hygiène corporelle douteuse et aux vêtements peu soignés.

Pédiculose 310
(infestation par les poux)

L'infestation par les poux, rare dans les conditions normales d'hygiène, est favorisée au contraire par la promiscuité. Elle est fréquente en temps de guerre. Le pou se transmet par contact direct d'homme à homme ou par l'intermédiaire des vêtements ou des objets de toilette (brosse, peigne). Les œufs, ou lentes, qui sont solidement accrochés aux cheveux et aux vêtements, mettent trois à quatorze jours pour arriver à maturité.

Danger : Le pou de corps est l'agent vecteur du typhus.
Symptômes : La piqûre du pou provoque des petites marques rouges et des démangeaisons intenses, parfois une tuméfaction des ganglions lymphatiques et l'apparition de papules. Les poux et les lentes sont visibles à l'œil nu ou à l'aide d'une loupe.
Traitement : Appliquer une crème ou une lotion insecticide sur toutes les surfaces pileuses et sur le cuir chevelu pendant une nuit, puis faire un shampooing. Le traitement sera répété au bout d'une semaine pour détruire définitivement toutes les lentes.
Prévention : Rechercher toute trace de pédiculose sur les proches. Les vête-

ments, les chapeaux, les brosses et les peignes doivent être stérilisés ou détruits.

Pou du pubis 311

(phtiriase, « morpions »)

Le pou du pubis provoque des taches cutanées gris bleuâtre qui s'accompagnent de démangeaisons intenses. Les lentes sont agrippées à la base des poils. Le morpion, beaucoup plus trapu que les autres poux, est plus facilement visible.

La transmission se fait généralement par contact sexuel, mais aussi indirectement par le siège des toilettes et les vêtements. Le traitement consiste à appliquer localement un onguent ou une crème antiparasitaire : hexachlorocyclohexane, carbaryl ou malathion.

AFFECTIONS CUTANÉES PROVOQUÉES PAR UN AGENT PHYSIQUE

Gelure 312

La gelure est toujours une *urgence médicale.* Les parties du corps les plus vulnérables sont les orteils, les doigts, les oreilles et le nez, c'est-à-dire celles où la circulation sanguine est la plus ralentie. Les sujets particulièrement exposés sont les très jeunes enfants, les vieillards et les personnes souffrant de troubles circulatoires. L'exposition prolongée à un froid intense peut toutefois provoquer des lésions chez tout le monde.

Danger : Nécrose et amputation des parties atteintes.

Symptômes : Les signes précurseurs de la gelure sont des picotements et l'engourdissement du doigt ou de l'orteil. La peau devient douloureuse et rouge violacé. Les régions atteintes sont parfois cuisantes, prurigineuses et tuméfiées. Lorsque le doigt perd toute sensibilité et devient blanc, la gelure est totale. La douleur apparaît au réchauffement.

Traitement : Frotter l'extrémité atteinte avec de la neige (ou quoi que ce soit d'autre) est formellement contre-indiqué, car cela peut entraîner des lésions irréversibles. Le réchauffement à température ambiante est trop lent pour éviter la nécrose des tissus. La meilleure méthode consiste à immerger la gelure dans de l'eau chaude à une température comprise entre 39,5 °C et 41,5 °C : une température inférieure serait inefficace, et une température supérieure risquerait d'aggraver les lésions.

Les boissons chaudes (thé ou café) et l'alcool constituent un appoint non négligeable, de même que tout ce qui a un effet vasodilatateur (le tabac, qui est au contraire vasoconstricteur, est à éviter). Lorsque le réchauffement est atteint, stimuler la circulation en repliant et en dépliant successivement les doigts ou les orteils. Dans les formes sévères, on administre des anticoagulants afin de stopper une éventuelle évolution vers la nécrose. Éviter toute pression sur la partie gelée.

En attendant l'arrivée des secours, placer la main atteinte entre les cuisses ou sous l'aisselle pour favoriser le réchauffement. Un traitement rapide et adéquat peut éviter l'amputation.

Engelures 313

L'engelure est une lésion due au froid (mais pas nécessairement au gel) qui atteint plus particulièrement les sujets en mauvais état général ou souffrant de troubles circulatoires ; le fait de porter des vêtements serrés constitue un facteur aggravant, de même que certaines carences alimentaires. Lorsque le froid est très intense, l'engelure, si elle n'est pas traitée, peut évoluer vers la gelure.

Symptômes : Une sensation de brûlure et de démangeaisons apparaît dans les extrémités atteintes (habituellement les doigts, les orteils, les oreilles, le nez, le pied), puis la peau devient rapidement rouge et enflée. L'engelure s'accompagne parfois d'ampoules et de crevasses qu'il faut s'efforcer de prévenir, car les lésions dues au froid sont très longues à cicatriser.
Traitement : L'administration de lactate de calcium peut être bénéfique.
Prévention : Quelques règles simples contribuent à éviter l'apparition d'engelures : amélioration de l'état général, port de vêtements non serrés et suffisamment chauds, maintien de l'activité physique par temps froid.

Coup de chaleur grave 313a
(hyperpyrexie)

L'exposition prolongée à une température élevée ou un surmenage physique par une forte chaleur entraînent parfois un dérèglement des centres thermorégulateurs de l'organisme se traduisant par le « coup de chaleur ». L'exposition excessive au soleil peut produire les mêmes effets. Les sujets âgés y sont particulièrement exposés.

Danger : Le coup de chaleur grave est toujours une *urgence médicale.* La mortalité est élevée, en particulier si le traitement n'intervient pas immédiatement. Si la température du corps atteint 42 °C, les séquelles neurologiques sont inévitables, même en cas de survie.
Symptômes : Le coup de chaleur débute par des maux de tête, des étourdissements, une nausée, un collapsus ; il se caractérise par l'absence souvent totale de transpiration, une peau sèche, rouge et chaude, un pouls accéléré à 160 pulsations par minute, une fréquence respiratoire de 20 à 30 inspirations par minute et une température s'élevant à plus de 41 °C, une confusion mentale et des troubles psychomoteurs. Si la température n'est pas *rapidement* abaissée, le coup de chaleur entraîne un état de choc profond, des convulsions, le délire, le coma ; la mort peut survenir.
Traitement : On doit immédiatement faire appel à un médecin ou à une ambulance. En attendant l'arrivée des secours, il faut refroidir le malade en l'immergeant dans un bain d'eau glacée et en le massant jusqu'à ce que la température tombe. (Le massage avec une éponge imbibée d'alcool ou d'eau froide est insuffisant dans les cas graves.) Prendre la température rectale toutes les dix minutes jusqu'à ce que la fièvre tombe au-dessous de 39 °C, puis arrêter le refroidissement. Si la température continue néanmoins de s'abaisser, il faut alors *réchauffer le malade.* Continuer le massage afin de prévenir une vasoconstriction.

Le malade doit être placé dans une pièce fraîche bien aérée. Si sa température remonte de façon sensible, il devra être de nouveau immergé dans un bain d'eau froide.

Le danger immédiat une fois écarté, le repos au lit est nécessaire pendant plusieurs jours.
Prévention : En cas de forte chaleur, éviter tout effort physique intense avant que le corps ne se soit accoutumé à la température ambiante ; se couvrir la tête en cas d'ensoleillement excessif ; porter des vêtements légers et amples ; boire de l'eau en quantité abondante ; un apport supplémentaire de sel est recommandé.
Pronostic : Si un traitement approprié intervient rapidement, et si le sujet reste sous surveillance médicale pendant les quelques jours qui suivent, le rétablissement complet est habituel.

Coup de chaleur bénin 313b

Dans sa forme bénigne, le coup de chaleur s'accompagne également de maux de tête et d'étourdissement. Il se différencie néanmoins du coup de chaleur grave par une peau froide et moite, une transpiration profuse ; le pouls n'est jamais très rapide et la fièvre est peu élevée. Une soudaine sensation de faiblesse doit inciter le sujet à se mettre à l'ombre et à cesser ses activités. Les formes plus avancées s'accompagnent de faiblesse, de troubles visuels (vision floue), parfois de crampes musculaires. Le traitement consiste en une réhydratation salée (boire lentement de l'eau pendant une demi-heure en absorbant des tablettes de sel), associée à un repos au frais, la tête en contrebas du reste du corps. Le coup de chaleur bénin est un trouble passager. (Voir *Troisième partie, Signes précurseurs, Coup de chaleur bénin* **313b**.)

Coup de soleil 314

Une exposition modérée au soleil a sans nul doute des effets salutaires. Les amateurs inconditionnels des bains de soleil prolongés se font cependant beaucoup plus de mal que de bien. Les peaux claires sont davantage sujettes aux brûlures ; la plupart des sujets aux cheveux blonds ou roux, au lieu de bronzer, se couvrent rapidement de taches de rousseur.

Les coups de soleil peuvent se produire même par temps brumeux ou même nuageux. Des vêtements trop légers ne protègent pas des brûlures du soleil, à la différence d'un vitrage en verre ordinaire laminé, qui filtre les rayons ultraviolets. Les effets du rayonnement solaire sont multipliés par la réflexion sur l'eau ou sur la neige. La « cécité des neiges », brûlure de la cornée occasionnée par le soleil, peut être extrêmement douloureuse.

Danger : En dehors de la brûlure de l'épiderme, l'exposition exagérée au soleil entraîne l'apparition de rides et le vieillissement précoce de la peau, dont elle détruit la tonicité et l'élasticité. Une exposition chronique aux rayons solaires provoque également la formation de kératoses (épaississement grisâtre de la peau), qui constituent des lésions précancéreuses.

Symptômes : Dans les formes bénignes : épiderme légèrement rouge, douloureux et cuisant, ne nécessitant aucun traitement. Dans les formes sévères : la peau devient rouge vif, puis se couvre de bulles étendues ; le coup de soleil se manifeste également par des frissons, de la fièvre, des maux de tête, souvent des nausées et des vomissements, un affaiblissement et parfois un choc. Ces symptômes, qui se prolongent parfois pendant plusieurs jours, sont suivis d'une desquamation importante.

Traitement : Application locale de crème aux corticoïdes, d'une compresse de lait froid ou de solution saline. Les préparations contenant un anesthésique doivent être utilisées avec les plus grandes précautions car elles sont toxiques pour la peau.

Dans les formes sévères, les cloques dues à la brûlure de l'épiderme doivent être soignées par un médecin afin d'éviter toute infection.

Prévention : La première exposition au soleil ne doit jamais excéder une demi-heure ; on peut ensuite l'augmenter progressivement de sept à huit minutes par jour jusqu'à ce que la peau soit suffisamment épaissie et hâlée. La période d'ensoleillement maximum se situe entre 10 et 16 heures. Les lotions solaires, qui assouplissent et réhydratent la peau, ne constituent pas, cependant, une protection totalement efficace avant la première exposition.

Il existe une large variété de lotions et de crèmes solaires dont certaines sont efficaces et d'autres exagérément coûteuses. La *Table 18* propose quelques formules de produits solaires satisfaisants et bon marché qui peuvent être préparés par tout pharmacien. (Beaucoup de pharmaciens hésitent cependant à faire des préparations sans ordonnance médicale.)

AFFECTIONS CUTANÉES DIVERSES

Grains de beauté et taches de naissance 315

(nævi, angiomes)

Les angiomes plans, communément appelés « taches de vin », sont des taches de naissance inoffensives qui ne nécessitent aucun traitement et pour lesquelles il n'existe d'ailleurs pas de thérapie efficace.

Les nævi, ou grains de beauté, peuvent apparaître dès la naissance (forme congénitale) ou dans la petite enfance. Ils ont une grande diversité de taille, de forme et de couleur ; ils sont parfois de teinte pâle, mais le plus souvent marron foncé ; ils peuvent être plats ou légèrement en relief, mous, pileux ou verruqueux.

Les nævi deviennent rarement cancéreux (en particulier les nævi pileux) ; néanmoins, ils sont susceptibles, parfois, d'évoluer vers la malignité. Les signes précurseurs d'une cancérisation sont nombreux : accroissement soudain du nævus (phénomène normal, cependant, en cas de grossesse), ulcération, saignement, démangeaison, apparition d'un halo coloré ou de nodules à la base du nævus, tuméfaction ou induration d'un ganglion lymphatique situé au voisinage ; dans tous ces cas, une consultation médicale immédiate s'impose.

Si le nævus est particulièrement inesthétique ou situé en un point favorisant l'irritation (à l'aisselle ou sous le sein), l'excision chirurgicale est nécessaire.

Pellicules 316

(dermite séborrhéique)

Inflammation légère mais chronique du cuir chevelu, les pellicules sont un phénomène inesthétique mais inoffensif qui se traduit par de fines squames tombant sur les épaules.

Les traitements doux comprenant divers shampooings spéciaux sont de peu d'effet. Les préparations au sulfure de sélénium sont beaucoup plus efficaces : elles s'appliquent localement pendant cinq minutes en prenant garde à éviter tout contact avec les yeux ou la bouche en raison de leur toxicité. La préparation est ensuite rincée avec le shampooing habituel. Les mains et les doigts seront soigneusement brossés pour retirer toute trace des substances toxiques.

Cors et callosités 317

Les cors sont généralement causés par le port de chaussures étroites ; les callosités sont un épaississement cutané dû au frottement. Les cors, qui sont de forme conique, comportent une pointe s'enfonçant dans le derme. L'œil-de-perdrix est un cor siégeant entre les orteils, où il est ramolli par l'humidité ambiante.

Les cors et les durillons se traitent par des bains chauds prolongés (plus de quinze minutes) ayant une action émolliente, par des applications locales de collodion salicylé (renfermant 10 p. cent d'acide salicylique), puis d'un pansement à garder pendant quatre jours. On applique ensuite à nouveau un traitement émollient qui permet alors de retirer aisément le cor.

Les callosités sont traitées par applications locales de préparations d'acide salicylique à 10 p. cent, puis retirées par grattage en prenant garde à ne pas atteindre le derme. Si un saignement se produit, appliquer immédiatement un antiseptique local (teinture d'iode). Les cors et callosités présentant une gêne réelle doivent être traités, si possible, par un pédicure. Les diabétiques et les sujets souffrant de troubles circulatoires *ne doivent jamais* entreprendre de traitement par eux-mêmes mais laisser ce soin à un médecin.

Escarres 318

Les escarres sont des plaies étendues qui, en cas d'alitement prolongé, surviennent aux points d'appui du corps, c'est-à-dire aux fesses, aux talons, aux coudes, aux omoplates et aux tubérosités des os ; elles peuvent habituellement être évitées par un traitement préventif approprié.

L'escarre se manifeste d'abord par l'apparition de zones cutanées rougies et brillantes, accompagnée d'une perte de sensibilité au niveau de ces taches. A ce stade, l'évolution peut être stoppée en appliquant des soins préventifs attentifs : toilette, séchage et talcage des points menacés. Le malade doit être changé fréquemment de position ; des ronds de caoutchouc peuvent être placés sur la zone atteinte afin d'éviter tout contact avec la surface d'appui.

En l'absence d'un traitement préventif, la peau se couvre d'une croûte qui se détache, laissant une plaie étendue qui peut s'infecter et même se gangrener. Les escarres sont très longues à cicatriser ; une fois constituées, elles sont d'un traitement délicat, souvent plus difficile que celui de la maladie causale, nécessitant parfois plusieurs mois d'hospitalisation supplémentaires. Le traitement des escarres comprend diverses médications, l'excision chirurgicale des tissus nécrosés, la stimulation de la circulation, l'application de lotions antibactériennes et de pommades de protection.

Odeur corporelle 319
(bromidrose)

L'odeur corporelle est due à l'action des bactéries sur la sueur. Une toilette rigoureuse des aisselles jointe à l'application locale d'une pommade antibactérienne (néomycine à 0,5 p. cent) sont de loin la meilleure méthode de désodorisation.

Des bains quotidiens à l'eau et au savon ne sont pas aussi salubres qu'il le paraît. En effet, la toilette au savon fait disparaître le sébum naturel de la peau – qui lustre et protège l'épiderme – sans détruire les germes les plus tenaces. Un bain deux fois par semaine est largement suffisant pour assurer une hygiène corporelle satisfaisante. Les parties du corps nécessitant une toilette rigoureuse sont les organes génitaux, l'anus et les régions avoisinantes, ainsi que les pieds et les aisselles en cas de transpiration abondante. L'utilisation de déodorants qui préviennent la transpiration est comparable à l'emploi de médicaments empêchant les reins d'évacuer les déchets de l'organisme. Certains déodorants provoquent en outre l'apparition d'une dermite de contact.

L'odeur normale du corps, non modifiée par l'action des bactéries et des champignons sur la sueur, est non seulement agréable, mais aussi attractive pour le sexe opposé.

AFFECTIONS DU TISSU CONJONCTIF

Lupus érythémateux (discoïde et disséminé) 320

Le lupus érythémateux discoïde (fixe) et le lupus érythémateux disséminé constituent en réalité deux types distincts d'affection cutanée : alors que le premier est un trouble bénin atteignant uniquement la peau, le second est une maladie grave se manifestant aussi par l'atteinte de plusieurs organes vitaux : le cœur, les poumons, la rate et les reins.

La maladie atteint plus fréquemment les femmes. Sa cause reste inconnue. On considère actuellement qu'il s'agit d'une affection auto-immune dans laquelle l'organisme produit des anticorps attaquant ses propres tissus conjonctifs.

Aisément identifiable à ses manifestations cutanées, la maladie est souvent déclenchée par un coup de soleil, par une exposition aux rayons X ou une vive tension émotive. Elle peut être aussi due à l'administration de certains médicaments, notamment l'hydralazine (antihypertenseur provoquant un lupus érythémateux dans 10 p. cent des cas), l'isoniazide (l'un des médicaments majeurs de la tuberculose) et tous les antiépileptiques.

Danger : Le lupus érythémateux discoïde peut entraîner une alopécie (chute des cheveux) ; la mortalité due au lupus érythémateux disséminé a considérablement régressé depuis l'application des traitements médicamenteux modernes qui permettent de prolonger sensiblement la vie du patient.

Symptômes : Le lupus érythémateux forme des plaques rouges et prurigineuses siégeant « en ailes de papillon » sur les joues et l'arête du nez, ainsi qu'en d'autres points. Les plaques cicatrisent et desquament pendant que de nouvelles lésions se forment.

Dans le lupus érythémateux disséminé, les manifestations cutanées s'accompagnent d'arthrite et de douleurs articulaires sévères, d'inflammation pulmonaire (*Pleurésie* **118**) et d'une atteinte cardiaque. La complication la plus grave est l'inflammation des reins (*Néphrite* **197**), dont l'issue peut être fatale. Le malade est habituellement fiévreux, émacié et anémié. D'autres symptômes sans relation apparente avec la maladie peuvent également survenir brusquement.

Traitement : La forme bénigne (lupus érythémateux discoïde) sera traitée efficacement par les antipaludéens associés à une corticothérapie. Dans la forme disséminée, les antipaludéens sont moins efficaces, mais les corticoïdes, qui permettent de contrôler la maladie durant sa phase aiguë, sont d'une importance vitale.

La suppression du stress, de l'anxiété et du surmenage, recommandée dans le traitement de toute maladie, est ici particulièrement nécessaire. L'état d'affaiblissement du patient le prédispose aux infections. Les différents organes atteints doivent aussi faire l'objet d'un traitement spécifique.

Pronostic : L'évolution est souvent imprévisible. Elle dépend surtout du degré d'atteinte des organes : limitée aux manifestations cutanées et aux arthralgies, la maladie a meilleur pronostic que dans le cas d'une atteinte rénale ou pulmonaire. Le lupus érythémateux disséminé est une maladie chronique qui peut connaître plusieurs années de rémission, mais aussi beaucoup de rechutes. Cependant, il est rare qu'elle ait une évolution foudroyante aboutissant à la mort en quelques semaines. Les rémissions sont souvent durables, parfois permanentes.

Sclérodermie 321

La sclérodermie est caractérisée par une atteinte progressive du derme et des tissus conjonctifs entraînant un épaississement, une induration et une rigidité de la peau ainsi qu'une altération des viscères (appareil digestif, poumons, reins, cœur). Elle frappe plus souvent des femmes d'âge moyen.

L'apparition de la maladie est progressive, marquée par un gonflement de la peau qui devient rouge, amincie et prend un aspect moucheté ; l'atteinte commence par les mains et les pieds et s'étend ensuite au reste du corps. L'altération des tissus conjonctifs entraîne un faciès figé aux traits rigides ; les doigts sont contractés en flexion. Par la suite, les concrétions calcaires entraînent des douleurs articulaires. L'atteinte rénale peut provoquer une hypertension artérielle. La déglutition devient difficile. L'atteinte du cœur entraîne différents troubles cardiaques.

Il n'y a pas de traitement spécifique de la sclérodermie.

Si l'atteinte cutanée est localisée à une seule région, les chances de rétablissement sont excellentes. Les cas de guérison spontanée ne sont pas rares. L'évolution de la maladie est généralement très lente.

18. Maladies du sang et du système lymphatique

Julian B. Hyman

Anémie 322
(anémie ferriprive)

L'anémie se caractérise par une diminution, au-dessous des valeurs normales, du nombre de globules rouges et du taux d'hémoglobine dans le sang. Sans un taux d'hémoglobine adéquat, le sang ne peut plus transporter la quantité nécessaire d'oxygène aux cellules de l'organisme. Dans l'anémie ferriprive, le déficit en fer mène à une diminution du nombre des globules rouges et, par voie de conséquence, à une oxygénation insuffisante de l'organisme qui se traduit par des difficultés respiratoires (essoufflement) avec tous les autres symptômes de l'anémie.

Les deux causes principales de la maladie sont les suivantes : tout d'abord, déficit en fer dû à des carences nutritionnelles, qui s'observe essentiellement chez le nourrisson dont le régime lacté intégral est trop longtemps poursuivi, chez l'enfant en pleine croissance dont le régime alimentaire n'est pas assez diversifié et chez la femme enceinte ; ensuite, hémorragies chroniques (souvent occultes), par exemple en cas d'ulcère gastro-duodénal où les pertes de sang sont lentes et insidieuses mais persistantes. Parmi les autres causes plus apparentes, il faut citer les ulcères hémorragiques, les hémorroïdes, les règles abondantes, les diarrhées sanglantes, le ténia et l'ankylostome (qui sucent le sang de l'hôte), ou tout autre trouble provoquant des hémorragies. Un examen approfondi du malade est toujours nécessaire pour déterminer la maladie causale.

L'anémie ferriprive peut également se déclarer en cas de malabsorption du fer par l'organisme, lorsque celui-ci souffre d'un déficit en cuivre ou en cobalt, éléments indispensables à l'absorption du fer.

Danger : Un déficit en fer menant à l'anémie peut être la cause d'une insuffisance cardiaque. Lorsque l'anémie est grave, la pression artérielle peut chuter et provoquer un état de choc.

Symptômes : Outre les signes classiques de pâleur, d'essoufflement, de fatigue, de faiblesse et de palpitations, des troubles additionnels se manifestent, en fonction du degré et du type d'anémie. La pâleur du teint passe souvent inaperçue, car de nombreuses personnes sont naturellement pâles. On peut en revanche la détecter aux blancs des yeux qui peuvent avoir une touche de bleu, aux gencives et aux muqueuses décolorées, ainsi qu'aux lits des ongles et aux conjonctives (intérieur des paupières). Cette pâleur est le résultat d'une diminution du nombre des globules rouges dans le sang.

Le petit enfant est souvent irritable, souffre de difficultés respiratoires. Chez l'adulte, la langue s'élargit, devient flasque et pâle, laissant apparaître la marque de dents. Il peut y avoir somnolence, vertiges, tachycardie et bourdonnements d'oreille. Les ongles sont dits « en cupule » : rainés longitudinalement et de forme concave. Les cheveux deviennent ternes et secs, la perte de la libido est également fréquente.

Dans les cas graves, on observe une langue douloureuse, une jaunisse, un engourdissement des membres avec perte relative du contrôle musculaire, une soif excessive et le choc. Troubles de la mémoire, respiration faible et haletante, nausées et diarrhée sont également possibles.

Traitement : Il faut avant tout déterminer l'agent causal de l'anémie. Le traitement est fondé sur un régime riche en fer et en protéines. Les aliments contenant du fer en quantité sont les suivants : viande, en particulier le foie, œufs, épinards, raisins, bettes, fanes de radis, pain complet. Le cuivre, également essentiel, se trouve dans les mêmes aliments. Le cobalt, indispensable pour l'absorption du fer, se trouve principalement dans la vitamine B_{12}. Quant au zinc, également indispensable à l'absorption du fer, il se trouve dans les aliments riches en fer, en particulier les légumes verts à feuilles et le hareng. Outre la vitamine B_{12}, l'administration de sels ferreux, sulfate ferreux ou gluconate ferreux (0,3 g trois fois par jour après les repas), permet d'éviter les troubles abdominaux. Si le malade ne supporte pas le fer par voie buccale, on pratique des injections intramusculaires dont les dosages doivent être soigneusement calculés, car un excès est toxique.

L'anémie grave nécessite les transfusions sanguines, mais pas avant d'en avoir déterminé la cause.

Pronostic : Lorsque la cause de l'anémie est établie, le pronostic est excellent.

Anémie pernicieuse 323

L'anémie pernicieuse est due à un déficit en « facteur intrinsèque », enzyme sécrété par l'estomac, essentiel à l'absorption de la vitamine B_{12} et de l'acide folique. La maladie se caractérise également par un déficit en acide chlorhydrique normalement présent dans l'estomac et indispensable à l'absorption du fer.

L'anémie pernicieuse frappe autant la femme que l'homme adulte, mais rarement l'enfant ou l'adulte jeune. Elle peut être congénitale.

Il n'y a pas si longtemps, l'anémie pernicieuse était fatale. Actuellement, depuis la découverte de la cause de la maladie, cet enzyme manquant qu'est le facteur intrinsèque, le traitement palliatif par injection de vitamine B_{12} permet une espérance de vie proche de la normale.

Symptômes : Outre les caractéristiques classiques de l'anémie – pâleur, faiblesse, essoufflement et palpitations –, on observe les symptômes suivants : saignements de nez, engourdissement et picotements dans les extrémités, douleur généralisée, langue douloureuse, éveillant une sensation de brûlure, rouge et lisse, perte de l'appétit, amaigrissement important et teint jaune. En cas d'anémie pernicieuse grave, il peut y avoir une insuffisance cardiaque et une atteinte du système nerveux, qui se manifeste par des fourmillements en diverses parties du corps et par une incoordination à la marche, surtout dans l'obscurité. L'impuissance et la frigidité sont courantes. Il y a parfois nausées, vomissements et diarrhée. La confusion mentale est fréquente.

Traitement : Administration de vitamine B_{12} en doses relativement importantes, par injections intramusculaires deux fois par semaine jusqu'à disparition des signes cliniques essentiels, et par la suite deux fois par mois à la dose de 100 microgrammes. Ce traitement est véritablement miraculeux pour le malade : de très gravement atteint, il recouvre la santé et ne souffre pratiquement plus d'aucun symptôme.

Prévention : aucune.

Pronostic : Sans traitement, la maladie a une évolution fatale ; traitée, elle ne mérite plus son qualificatif de « pernicieuse ». Pour conserver sa santé retrouvée, le malade devra poursuivre le traitement à la vitamine B_{12} durant toute sa vie – faible prix à payer si l'on considère l'alternative.

Anémie hémolytique 324

La destruction des globules rouges par la rate plus rapide que leur production réalise l'anémie hémolytique. La maladie peut être congénitale, compliquer la malaria ou se déclarer après une transfusion sanguine défectueuse, une incompatibilité de facteur Rhésus et un grand nombre d'intoxications chimiques ou médicamenteuses : benzène, naphtaline, nitrites (conservateurs alimentaires), quinine (employée contre la malaria), sulfamides, phénacétine (analgésique et médicament contre la fièvre) et phénol (antiseptique extensif).

Danger : Non traitée, l'anémie hémolytique peut mener à l'état de choc et la mort.

Symptômes : Symptômes anémiques classiques avec jaunisse, syncope, vertige, pouls accéléré et faible, respiration rapide et essoufflement. On observe également des frissons, de la fièvre, des douleurs aux extrémités et dans l'abdomen et une rate élargie et douloureuse (splénomégalie). Le malaise peut être profond.

La forme congénitale présente des périodes de crise grave qui peuvent durer plusieurs jours et au cours desquelles les symptômes sévissent avec une violence particulière.

Traitement : Il faut autant que possible tenter d'éliminer le facteur causal. Des transfusions sanguines sont pratiquées en cas de nécessité absolue. La splénectomie (ablation chirurgicale de la rate) est souvent indiquée, surtout dans la forme congénitale de la maladie ; elle permet un contrôle définitif de l'anémie.

Dans la forme acquise de l'anémie hémolytique, les globules rouges portent une protéine anormale, anticorps qui provoque leur propre destruction par la rate. Dans la forme congénitale, c'est l'organisme lui-même (maladie auto-immune) qui s'autodétruit, comme s'il réagissait à l'invasion d'un corps étranger. Dans ce cas, l'ablation de la rate est rarement efficace. La corticothérapie peut donner des résultats.

Pronostic : Dans la forme acquise de la maladie, l'élimination de l'agent destructeur du sang peut mener à la guérison. La forme congénitale demeure chronique pour le restant de la vie.

Anémie à hématies falciformes 325

L'anémie à hématies falciformes frappe essentiellement les Noirs. C'est une maladie héréditaire lorsque le père et la mère y ont une tendance familiale. Il n'existe à ce jour aucun traitement spécifique capable de mener à la guérison, bien que quelques tentatives se soient révélées efficaces : les thérapies à base de cyanates offrent de bons espoirs.

Assez mystérieusement, les globules rouges, de forme habituellement ronde, prennent celle d'une faucille tandis que la viscosité du sang augmente, créant des occlusions capillaires et réduisant l'alimentation en sang des organes vitaux ainsi que l'oxygénation des cellules.

Danger : La mortalité en bas âge est forte et l'espérance de vie au-delà de cinquante ans est pratiquement nulle. Nombre de malades, affaiblis par l'anémie, succombent à des affections comme la tuberculose, l'embolie pulmonaire ou l'insuffisance cardiaque.
Symptômes : Ceux d'une anémie grave, accompagnés de jaunisse, de douleurs articulaires et de fièvre. Chez le nourrisson, les premiers signes de la maladie se manifestent à l'âge de six à douze mois sous forme d'œdèmes douloureux des mains et des pieds. Le développement est anormal : membres longs, tronc court, cœur élargi, crâne proéminent. En outre, dans la mesure où tous les organes vitaux sont atteints, le malade présente les symptômes d'une multitude d'affections. Cette forme d'anémie frappe par accès – série de crises graves et extrêmement douloureuses, qui simulent fréquemment les affections aiguës de l'abdomen.
Traitement : Le seul traitement existant à l'heure actuelle consiste à soulager par certaines mesures médicales la douleur et l'épreuve des crises. Il arrive qu'une transfusion sanguine soit nécessaire en cas de crise aiguë. La rate, dans cette maladie, est habituellement petite, son ablation n'est d'aucune utilité. Cyanates et uréides semblent être à la base d'une thérapie d'avenir.
Prévention : La seule prévention de cette maladie incurable est de s'assurer que deux sujets porteurs d'hématies falciformes ne procréent pas. Lorsqu'un seul des parents présente l'anomalie, mais sans pathologie, les enfants risquent d'en être atteints mais sans jamais manifester les symptômes de la maladie. En revanche, lorsque les deux parents présentent l'anomalie, dans 50 p. cent des cas, l'enfant naîtra simplement porteur d'hématies falciformes, dans 25 p. cent des cas, il sera normal, et dans 25 p. cent des cas, il souffrira de la maladie. On comprend qu'un tel couple soit incité à réfléchir avant de faire un enfant et doive considérer l'adoption comme une alternative.

Anémie aplastique 326

Aplasie signifie arrêt du développement. Dans l'anémie aplastique, la moelle osseuse perd sa capacité de régénérer les globules blancs et rouges et les plaquettes. Un certain nombre de substances chimiques sont en cause, parmi lesquelles le benzène, les composés de l'arsenic, les sels d'or, les fluorures, les sulfamides, la quinacrine (anti-malaria), le chloramphénicol (antibiotique), ainsi que certains insecticides (en particulier le DDT) et les radiations, surtout celles aux rayons X.

Danger : Si l'agent causal n'a pu être déterminé, l'issue est fatale. Les transfusions sanguines ne sont qu'une solution provisoire.
Symptômes : La maladie peut avoir un début insidieux, ne se manifestant que des semaines ou des mois après l'exposition à l'agent toxique, ou bien apparaître brutalement et avec violence. L'anémie aplastique présente tous les symptômes d'une grave *Anémie* **322**. Les signes secondaires sont les suivants : pigmentation brune sur une peau cireuse, saignements du nez et de la bouche, taches ecchymotiques. Les effets débilitants de cette anémie (déficit en globules blancs) ouvrent la voie à toute une variété d'infections.
Traitement : Les transfusions sanguines sont pratiquées aussi longtemps que la

moelle osseuse n'est pas en mesure d'assumer ses fonctions. La greffe de moelle osseuse est décevante en raison des phénomènes de rejet (l'organisme lutte comme s'il était envahi par des bactéries étrangères). Le seul traitement efficace repose sur la détermination de l'agent toxique et son élimination. L'anémie aplastique est souvent idiopatique, ce qui veut dire sans cause connue, mais de nombreux hématologues soutiennent qu'elle est toujours due à un agent toxique, parfois occulte.

L'administration de vitamine B_{12}, d'acide folique, de corticoïdes et de testostérone (hormone mâle) est utile. Les dérivés de la testostérone semblent être les plus efficaces.

Polycythémie 327
(maladie de Vaquez)

Opposé de l'anémie – c'est une prolifération des globules rouges –, la polycythémie frappe l'adulte d'âge moyen ou avancé, plutôt de sexe masculin et de race blanche, en particulier juive. Elle est souvent associée à la goutte et assez fréquemment à l'hypertension, bien que la cause demeure inconnue.

Danger : Maladie d'évolution lente dont les complications fatales sont l'hémorragie cérébrale ou la thrombose coronaire. Elle peut après de longues années mener à la leucémie.

Symptômes : Les symptômes initiaux sont les suivants : maux de tête constants, démangeaisons cutanées, vertiges, fatigue, essoufflement, coloration rouge pourpre de la peau, en particulier à la face et aux extrémités, lits des ongles souvent cyanosés, langue pourpre et bourdonnements d'oreille. Par la suite, des hémorragies surviennent dans les vaisseaux hypertrophiés du système digestif, provoquant des selles sanglantes. Un caillot peut se former dans les veines et entraîner une congestion.

Traitement : Il n'existe pas de traitement spécifique de la maladie, seulement quelques mesures permettant de contrôler les symptômes. Le nombre de globules rouges étant souvent deux fois supérieur à la normale, cette forme ancienne de traitement général qu'est la saignée est pratiquée régulièrement. La polycythémie est une maladie quasiment cancéreuse, aussi est-elle soumise à des traitements similaires à ceux employés pour les cancers : radiothérapie et moutarde azotée. Le phosphore radioactif peut contribuer à réduire la prolifération des globules rouges.

Pronostic : La polycythémie est contrôlable avec un traitement énergique. La survie moyenne des malades est de dix à quinze ans.

Purpura 328
(purpura thrombopénique idiopathique)

Le purpura, ou minuscules taches rouges qui apparaissent sur tout le corps et évoluent en taches ecchymotiques, est plutôt un symptôme qu'une maladie à proprement parler. Il s'agit d'une forme d'hémorragie sous-cutanée ou des muqueuses résultant d'une fragilité de la paroi des capillaires. Le purpura peut être le symptôme du scorbut, de la méningite, des septicémies à streptocoque, de la scarlatine, du typhus et d'autres maladies à fièvre élevée.

Toutefois, il existe un purpura spécifique, la thrombocytopénie idiopathique, caractérisé par une diminution anormale du nombre des plaquettes et dont la cause est inconnue. C'est une maladie auto-immune où la rate, de manière inexplicable, détruit ses propres plaquettes. (Les plaquettes sont des cellules sanguines incolores qui interviennent dans la coagulation, leur fonction étant de « tamponner » une blessure ouverte afin de prévenir l'hémorragie.) Lorsque la cause de ce phénomène est connue – intoxication chimique, surexposition aux rayons X, maladie entraînant le purpura --, il ne s'agit plus de thrombocytopénie idiopathique ; le purpura est alors qualifié de symptomatique ou de secondaire. La maladie s'observe le plus souvent chez la femme entre douze et vingt-cinq ans.

Danger : Des hémorragies mortelles surviennent occasionnellement, particulièrement chez les sujets non traités. L'hémorragie cérébrale est la complication la plus grave.
Symptômes : Des points rouges ou bleuâtres, se regroupant et formant de petites taches, apparaissent sur la peau. Hémorragies aux moindres lésions des muqueuses. douleurs abdominales et articulaires, coagulation lente du sang en cas de coupure ou de blessure et ecchymoses se manifestent rapidement. Les rémissions et les rechutes sont habituelles. Les selles présentent fréquemment des traces de sang.
Traitement : Lorsque l'hémorragie est sévère, la transfusion sanguine s'impose. Fer, calcium et vitamines sont administrés à larges doses. Si la cause de la thrombocytopénie est connue mais que la maladie persiste en dépit de traitement. l'ablation de la rate est nécessaire. La plupart des malades ayant subi une splénectomie sont guéris, et l'opération ne semble pas altérer les fonctions vitales et la longévité.

Hémophilie 329

Maladie héréditaire caractérisée par un retard de coagulation du sang, l'hémophilie frappe à des degrés très variables, allant de la simple gêne à l'affection mortelle où la moindre égratignure peut exiger l'hospitalisation. Les hémorragies spontanées constituent un danger permanent. L'hémophilie est due à un déficit dans le sang d'un agent de coagulation, la globuline antihémophilique (facteur A ou VIII). La femme est conductrice de l'anomalie et ne la transmet qu'à sa progéniture mâle.

Danger : Invalidité et hémorragie massive fatale.
Symptômes : L'hémophilie se caractérise par un retard ou une absence de coagulation du sang et une tendance aux hémorragies. Les hémorragies articulaires provoquent douleur, tuméfaction et, à la longue, difformité des articulations. Les hémophilies graves entraînent fréquemment la mort précoce du nourrisson par hémorragie incontrôlable ; lorsqu'il survit, le malade exige par la suite d'extrêmes précautions. Il peut y avoir des périodes de rémission.
Traitement : Dans les cas d'hémophilie bénigne, le malade peut lui-même contrôler ses hémorragies externes par application locale d'agents coagulants. Si cette intervention reste inefficace, il doit se faire injecter le facteur antihémolitique (substance coagulante). Toute éventuelle intervention chirurgicale doit être précédée de mesures préparatoires strictes.
Prévention : Pour l'hémophile, la meilleure des précautions en prévision d'un accident est de porter sur lui en permanence une carte ou un bracelet faisant mention de son état.
Pronostic : Les recherches actuelles permettent d'espérer une solution médicale dans un proche avenir.

Lymphangite 330

Infection streptococcique, la lymphangite s'étend à travers les canaux lymphatiques à partir d'une blessure infectée au doigt ou à l'orteil.

Danger : La septicémie est une menace grave. Des tissus nécrosés se développent souvent sur les contours des canaux infectés.
Symptômes : Frissons, fièvre élevée, hypertrophie des ganglions lymphatiques, douleur généralisée, mal de tête. Des traînées rouges apparaissent sur la peau, partant de la plaie dans l'axe du membre, vers les ganglions lymphatiques de l'aine ou des aisselles.

Traitement : L'infection doit être traitée sans délai par les antibiotiques. Il faut maintenir surélevée la partie du corps portant la plaie infectée et appliquer sur les traînées rouges des compresses chaudes, sèches ou humides.
Pronostic : Il dépend de la virulence du germe, de la capacité de résistance du malade et de sa réaction au traitement. L'affection est plus difficile à contrôler chez le jeune enfant, les personnes âgées ou de constitution affaiblie.

Lymphadénite 331

La lymphadénite, ou inflammation d'un ou plusieurs ganglions lymphatiques, est souvent une complication de la lymphangite. Mais elle peut survenir sans source primaire d'infection. En principe, tout micro-organisme est susceptible de provoquer l'infection (bactéries, virus, champignons), mais ce sont les streptocoques et les staphylocoques qui en sont le plus souvent responsables.

Symptômes : Il y a souvent septicémie. Les ganglions lymphatiques sont gonflés, palpables, sensibles, sinon douloureux. La peau à leur périphérie est également rouge et sensible ; un abcès peut se déclarer.
Traitement : Tout d'abord, éliminer l'agent causal, par antibiothérapie spécifique le plus souvent. L'application alternée de compresses chaudes sèches et humides soulage la douleur. Les abcès sont incisés et drainés. En règle générale, l'infection disparaît complètement, même en cas d'adénopathie (hypertrophie des ganglions) massive et importante. Mais il arrive que des malades gardent des cicatrices indélébiles de l'infection des ganglions.
Pronostic : Il dépend de la virulence du germe, et surtout des capacités de résistance du malade. Un traitement adéquat est salvateur.

19. Métabolisme et glandes endocrines

Benjamin N. Park

MÉTABOLISME

Diabète 332
(diabète sucré)

Le diabète est un état pathologique apparaissant lorsque les îlots de Langherhans dans le pancréas cessent de sécréter l'hormone appelée insuline, indispensable à l'organisme pour le métabolisme des hydrates de carbone, des lipides et des protides. Le diabète se caractérise également par un trouble de l'utilisation du glucose (sucre) qui s'accumule alors dans le sang (hyperglycémie) et est expulsé en abondance dans les urines (glycosurie). Enfin, les lipides et les protides sont assimilés avec excès par l'organisme, entraînant l'acido-cétose diabétique qui est une urgence médicale très grave.

Avec la découverte de l'insuline en 1922 par les scientifiques canadiens Sir Frederick Banting, Charles Best et John Macleod, le diabète a cessé d'être une maladie fatale, bien que le contrôle de l'acido-cétose ne signifie pas la guérison et que, à ce jour, le diabétique peut encore souffrir de redoutables complications : angine de poitrine, infarctus du myocarde, insuffisance rénale, cécité.

La maladie s'observe plus souvent chez la femme que chez l'homme, et les risques augmentent avec l'âge. On distingue deux types de diabète : celui du sujet jeune et celui de l'adulte.

Le diabète du sujet jeune est le plus grave. Il se caractérise par un déficit très important en insuline et aboutit rapidement à l'acido-cétose et à toutes les complications diabétiques graves. Son traitement requiert l'administration constante d'insuline.

Le diabète de l'adulte est une forme moins grave que la précédente, qui peut être contrôlée sans l'administration d'insuline. Le malade sécrète de l'insuline, mais en quantité insuffisante. L'obésité est, dans plus de la moitié des cas, à l'origine de la maladie.

Bien que la distinction de ces deux formes de diabète se justifie pleinement, il existe néanmoins des exceptions : certains diabètes juvéniles peuvent rester largement contrôlables, tandis que de nombreux adultes développent la forme grave.

La cause profonde du diabète demeure inconnue, bien qu'il soit généralement admis que l'insuffisance ou l'absence d'insuline en soit le mécanisme de base. L'hérédité est un facteur important, comme le démontre la fréquence du diabète au sein d'une même famille. Mais le mode de transmission héréditaire est inconnu.

Dans un petit nombre de cas, la destruction du pancréas par une tumeur, une inflammation, une infection ou l'alcoolisme s'est révélée être à l'origine du diabète. L'acromégalie, le syndrome de Cushing, une sécrétion excessive de l'hormone de croissance et des hormones cortico-surrénales (dont l'adrénaline) entraînent également le diabète par manque pathologique de réceptivité des tissus à l'insuline. Cette résistance des tissus à l'insuline s'observe aussi fréquemment chez les obèses prédisposés au diabète. Il faut enfin citer d'autres facteurs prédisposants, comme certains médicaments (corticoïdes, diurétiques thiazidiques), la grossesse (diabète de la grossesse), ou le stress.

Danger : Le diabétique court deux sortes de risques : les complications aiguës comme l'acido-cétose ou le coma hypoglycémique ; les complications chroniques comme une atteinte coronaire précoce, l'infarctus du myocarde, l'insuffisance rénale et la cécité.

Avant la découverte de l'insuline en 1920, l'acido-cétose était la cause de mort essentielle chez les diabétiques. Actuellement, la crise d'acido-cétose sans complications est rarement fatale, bien qu'elle nécessite l'hospitalisation immédiate et un traitement d'urgence. L'hypoglycémie grave, due à une administration excessive d'insuline ou d'agents hypoglycémiques, peut se traduire par une lésion cérébrale et aboutir au coma et à la mort. Tout diabétique et ses proches doivent en être avertis afin d'être en mesure d'intervenir en pareil cas. Les complications chroniques du diabète, décrites ci-après, sont généralement fonction de la durée de la maladie.

Symptômes : Les symptômes classiques du diabète sont les suivants : soif excessive, urines très abondantes (polyurie), faim excessive, et très souvent perte de poids malgré une alimentation accrue. Ils s'accompagnent couramment de faiblesse générale, de lassitude, d'une tendance aux affections cutanées, en particulier les furoncles, et aux infections vaginales chez la femme, en particulier d'origine mycosique. Vision trouble, engourdissement, sécheresse buccale, bourdonnements d'oreilles, crampes musculaires dans les jambes et impuissance sont des signes fréquents. La mise au monde d'un gros bébé constitue parfois le premier symptôme du diabète.

Lorsque la maladie est suspectée, il est facile de poser le diagnostic en vérifiant le taux de glucose dans le sang. Si ce taux à jeun est à la limite de l'anormalité, la réponse définitive s'obtient grâce à un test de tolérance au glucose. On administre oralement une forte dose de glucose (habituellement 100 grammes) puis on mesure la réponse du sang.

Traitement : Il repose fondamentalement sur un régime alimentaire adapté, l'exercice physique et le traitement médical (hypoglycémiants oraux et insuline), ce dernier ne s'imposant que pour la forme grave de diabète.

1. Régime alimentaire : il a pour but de restituer à l'organisme son poids idéal tout en maintenant l'équilibre nutritionnel. Les hydrates de carbone, en particulier sous forme de sucres raffinés, sont considérablement réduits car mal assimilés par le diabétique. Il est important d'obtenir un rétablissement du poids à la normale car l'obésité réduit l'efficacité d'action de l'insuline dans l'organisme. Chez les patients sous insuline, un faible apport d'hydrates de carbone entre les repas est indispensable afin de prévenir l'hypoglycémie.

2. Exercice physique : l'effort musculaire entraînant une utilisation accrue du glucose par l'organisme, de légers exercices physiques quotidiens contribuent à abaisser l'hyperglycémie et à réduire la nécessité d'un apport en insuline et en hypoglycémiants. Néanmoins, l'effort physique intense précipite l'hypoglycémie, aussi est-il recommandé dans ce cas d'apporter à l'organisme un faible supplément d'hydrates de carbone.

3. Hypoglycémiants oraux : lorsque le régime alimentaire et l'effort physique ne suffisent pas à contrôler les symptômes du diabète et que l'insulinothérapie reste inefficace, on recourt aux hypoglycémiants oraux. Il en existe de deux types : les sulfonylurées (tolbutamide, chlorpropamide, glibenclamide), stimulant la sécrétion d'insuline par le pancréas, et les biguanides, stimulant directement dans les cellules le métabolisme du glucose. On combine parfois un médicament de chaque groupe.

4. Insuline : si le diabète résiste au régime alimentaire et à l'administration d'hypoglycémiants oraux, l'insulinothérapie est indiquée. Il existe une grande variété de préparations à l'insuline dont l'action est plus ou moins rapide. En cas d'acido-cétose, par exemple, l'insuline d'action rapide (insuline ordinaire ou cristalline) est indispensable.

Un traitement efficace du diabète nécessite le contrôle quotidien de la glycosurie (présence de sucre dans les urines) par le malade lui-même. Si la présence de glucose est forte, il faut alors vérifier la présence de corps cétoniques. Le malade peut facilement procéder lui-même à cette détection en utilisant des réactifs commercialisés sous forme de bandelettes de papier ou de comprimés. Une présence importante de sucre et de corps cétoniques dans les urines exige l'intervention immédiate du médecin et l'administration d'insuline d'action rapide afin d'éviter la crise d'acido-cétose.

Prédisposition au diabète : tendance familiale, excès de poids chez les sujets de plus de quarante ans, mise au monde d'un gros bébé (plus de 4,5 kg), avortements spontanés à répétitions (ce qui ne veut pas dire que les avortements spontanés entraînent nécessairement le diabète, les causes en étant très diverses).

Acido-cétose aiguë *(coma diabétique)* : en cas d'absence de sécrétion d'insuline, le glucose s'accumule rapidement dans le sang, causant hyperglycémie et glycosurie. En outre, les graisses sont mal assimilées, et leurs produits métaboliques connus sous le nom de corps cétoniques (acides gras) s'accumulent dans le sang, entraînant l'acidose. Une importante fuite de glucose dans les urines s'accompagne d'une perte abondante d'eau et de sels (sodium, potassium, etc.), provoquant une déshydratation intense. Quant à l'acidose, elle se manifeste par une respiration rapide et profonde du malade, comme s'il manquait d'air. Nausées, vomissements, vertiges et douleurs abdominales sont habituels. Les yeux excavés, le teint défait et l'hypotension caractérisent une grave déshydratation, qui aboutit bientôt au choc, à la stupeur et au coma.

L'acido-cétose aiguë est une *urgence médicale* exigeant une hospitalisation immédiate et un traitement fondé sur l'administration massive d'insuline et le rétablissement de l'équilibre hydro-électrolytique. La crise, souvent déclenchée par une infection, un accident vasculaire ou un choc psychique, est tout à fait prévisible si l'on surveille régulièrement les urines. La cause immédiate la plus courante est l'incapacité du malade à retenir l'insuline dans l'organisme. Cela se traduit par une anorexie, des nausées et des vomissements. Or même si le diabétique refuse de s'alimenter, son organisme a un besoin vital d'insuline. Son administration ne doit en aucun cas être stoppée sans l'avis exprès du médecin.

Réaction à l'insuline (coma hypoglycémique) : les malades traités à l'insuline risquent toujours en cas de prise excessive une grave crise hypoglycémique qui s'annonce par la faiblesse, la confusion, la nervosité, des tremblements, des sueurs et une sensation de faim. Les signes aggravants sont les évanouissements, une perte de conscience prolongée et le coma. Les hypoglycémiants oraux, particulièrement la chlorpropamide, provoquent également l'hypoglycémie en cas de prise excessive. En raison des risques de complications cérébrales graves et parfois fatales, la prévention et un traitement d'urgence de l'hypoglycémie s'imposent. Tout diabétique, en particulier s'il est traité à l'insuline, devrait en permanence porter sur lui une carte mentionnant son état. Les réactions hypoglycémiques légères nécessitent simplement l'absorption d'un verre de jus d'orange ou de sucre. Mais en cas d'aggravation des symptômes, il faut pratiquer des injections de glucagon (hormone libérant le glucose du foie) ou administrer du glucose par voie intraveineuse.

Complications chroniques du diabète

Néphropathie diabétique : c'est une complication grave après plusieurs années d'évolution du diabète (quinze à vingt ans). L'insuffisance rénale est fatale dans 10 p. cent des cas de diabète juvénile.

Troubles oculaires : parmi les causes de cécité dans le monde occidental, le diabète est en troisième position. Il attaque la rétine et augmente les risques de cataracte et de glaucome, particulièrement à un stade avancé de la maladie.

Troubles cardio-vasculaires : le durcissement précoce des artères (athérosclérose) est une grave complication diabétique. La femme y est particulièrement vulnérable.

Gangrène : une mauvaise circulation sanguine dans les jambes prédispose le diabétique à la gangrène des orteils et des pieds, aboutissant parfois à l'amputation des membres inférieurs.

Troubles nerveux et moteurs : le diabète atteint les nerfs et les tissus musculaires, entraînant des douleurs, des troubles de la sensibilité dans les jambes et les mains et une perte du tonus musculaire. Ces troubles de la sensibilité exposent particulièrement le diabétique aux traumatismes et aux brûlures. Lorsque le système neurovégétatif est atteint, le malade souffre d'impuissance et de diarrhée chronique.

Infections : la prédisposition aux infections du diabétique s'aggrave en cas de traitement mal conduit. Infections cutanées, vaginales et urinaires sont alors très fréquentes.

Prévention : (Voir, en troisième partie, *Signes précurseurs, Diabète* **332**.)
Pronostic : Bien qu'actuellement le diabétique puisse espérer mener une vie à peu près normale, il reste néanmoins exposé à de graves infirmités en raison des complications chroniques de la maladie. Il n'existe pas à ce jour de traitement éliminant le risque de ces complications. Si un bon contrôle du diabète est souhaitable, il n'exclut pas une possible évolution vers les troubles rénaux, l'insuffisance cardiaque et la gangrène, qui sont alors traités en tant que tels. Aussi l'hypertension, l'hyperlipidémie et les infections urinaires doivent-elles être détectées à temps et promptement corrigées. Les pieds doivent faire l'objet de soins tout particuliers afin d'éviter la moindre ulcération qui pourrait conduire à la gangrène. Excès de poids et tabac sont à éviter.

Hypoglycémie 333

Le glucose est la principale source d'énergie de l'organisme. Il est essentiel au fonctionnement normal du cerveau dont il couvre presque exclusivement les besoins en énergie. Normalement, le taux de glucose dans le sang est remarquablement constant (de 60 à 100 mg pour 100 ml), en dépit de toutes les agressions auxquelles il est exposé. Une fois digérés, les hydrates de carbone sont convertis en glucose, dont l'excès est stocké dans le foie sous forme de glycogène. Ce glycogène est à nouveau reconverti en glucose et libéré dans le sang en fonction des besoins des nombreux tissus de l'organisme. Et lorsque l'apport en glucose à partir du glycogène est insuffisant, le foie transforme d'autres matériaux en glucose. Cette glycorégulation est assurée par les hormones. L'insuline en est le facteur essentiel ; c'est elle qui contribue à la formation du glycogène. Elle inhibe également la formation excessive de glucose dont elle abaisse le taux dans le sang. D'autres hormones, au contraire, comme le glucagon, l'adrénaline et l'hormone de croissance, élèvent la glycémie. Un défaut de fonctionnement dans le système de la glycorégulation entraîne l'abaissement du taux de sucre sanguin au-dessous de la valeur limite, phénomène que l'on appelle l'hypoglycémie.

Les causes de l'hypoglycémie sont très variées. Tout d'abord, excès de production d'insuline en cas de tumeur du pancréas ou surdosage d'insuline ou d'hypoglycémiants oraux chez un diabétique. Ensuite, déficience fonctionnelle des hormones hyperglycémiantes, en cas par exemple d'hypopituitarisme ou d'insuffisance surrénale. L'hypoglycémie apparaît également en cas de trouble hépatique grave, lorsque le foie n'est plus en mesure de produire du glucose ; ou bien chez l'enfant, en cas d'anomalies congénitales du métabolisme : déficit d'enzymes intervenant dans le métabolisme du glycogène (glycogénoses) ou intolérances au fructose (hydrate de carbone présent dans le miel et de nombreux fruits) et au galactose (hydrate de carbone largement présent dans les laitages) – ces anomalies tendent heureusement à disparaître avec l'âge. Le type le plus courant d'hypoglycémie chez l'adulte est dit fonctionnel, et se manifeste chez les sujets ayant subi une gastrectomie, par exemple, ou présentant un léger diabète précoce ; les crises surviennent de façon caractéristique après un repas riche en hydrates de carbone et s'expliquent par un dérèglement du système maintenant l'équilibre glycémique.

Toutefois, il arrive très fréquemment qu'aucune cause à l'hypoglycémie fonctionnelle ne puisse être retrouvée, particulièrement chez la jeune femme émotionnellement tendue.

Symptômes : Les manifestations de l'hypoglycémie sont polymorphes et dépendent de la rapidité et de l'extension du trouble. Faiblesse intense, palpitations, vertiges, tremblements, sueurs, vision trouble et maux de tête sont des signes courants. Des symptômes psychiques variés sont également fréquents : difficulté à se concentrer, bizarrerie du comportement. En cas de crise grave, les convulsions et le coma ne sont pas rares.

Le diagnostic de l'hypoglycémie est aisément posé en mesurant le taux de glucose dans le sang. En cas d'hypoglycémie fonctionnelle, on teste la glycorégulation par l'épreuve d'hyperglycémie provoquée (administration buccale de 50 g de glucose et étude de la courbe glycémique). Une fois posé le diagnostic d'hypoglycémie, il faut tenter d'en découvrir la cause.

Traitement : L'absorption d'hydrates de carbone soulage rapidement les symptômes hypoglycémiques. Un bonbon, un jus d'orange ou un biscuit suffisent dans les cas bénins. Lorsque la crise est grave, que le malade a perdu conscience et ne peut plus rien absorber par la bouche, l'administration de glucose par voie intraveineuse s'impose. Des injections de glucagon sont utiles lorsqu'on ne dispose pas sur place d'un équipement pour perfusions.

Une fois la crise passée, le traitement de fond de l'hypoglycémie dépend essentiellement de sa cause. S'il s'agit d'une tumeur du pancréas, la guérison n'est envisageable qu'après ablation chirurgicale. En cas d'hypopituitarisme et d'insuffisance surrénale, le traitement substitutif à base d'hormones corticosurrénales donne de bons résultats. L'intolérance au fructose et au galactose se traite en supprimant ces substances de l'alimentation. Quant au traitement des glycogénoses, il repose sur un régime riche en hydrates de carbone. L'hypoglycémie fonctionnelle, en revanche, exige un régime riche en protéines et pauvre en hydrates de carbone ainsi que le fractionnement des repas ; si elle à pour origine un surdosage d'insuline ou d'hypoglycémiants oraux, il faudra diminuer les doses dans l'administration de ces hormones.

Pronostic : L'hypoglycémie est une affection chronique dont le pronostic est réservé et dépend de la cause. Elle est toutefois parfaitement contrôlable.

Goutte 334

La goutte est une maladie relativement courante, connue depuis l'Antiquité. Elle s'observe habituellement chez l'homme adulte d'un âge moyen (5 p. cent seulement des goutteux sont de sexe féminin). En règle générale, c'est une maladie héréditaire.

La cause immédiate de la goutte est l'accumulation d'acide urique dans l'organisme, qui provient autant d'un trouble de la sécrétion que de l'excrétion. La leucémie, les lymphomes et la polycythémie augmentent la production d'acide urique et se compliquent de goutte.

Danger : L'insuffisance rénale, qui constitue la plus grave des complications, frappe environ 10 p. cent des goutteux. L'arthrite chronique et les destructions articulaires des mains et des pieds sont également redoutables.

Symptômes : Habituellement, la crise initiale survient brutalement chez un sujet par ailleurs en bonne santé. Dans neuf cas sur dix, c'est le gros orteil qui est atteint, bien que le poignet, la cheville ou le pouce soient d'autres localisations possibles. Le gros orteil se tuméfie, devient rouge vineux, luisant et atrocement douloureux, au point d'y rendre insupportable le poids des couvertures. (L'arthrite ordinaire provoque des douleurs assez sévères, mais celles de la goutte sont incomparablement plus aiguës, agonisantes même.)

Il peut y avoir des frissons, de la fièvre et une accélération du pouls. La crise initiale dure de un à quatre jours ; les suivantes, moins aiguës, sont plus longues et ont tendance à devenir plus fréquentes avec l'évolution de la maladie. Les arthropathies sont dues aux concrétions d'acide urique dans l'articulation de l'orteil.

Ces concrétions d'acide urique peuvent également siéger aux oreilles ou dans diverses articulations, formant des tumeurs dures et indolores (tophi). L'accumulation d'acide urique dans les reins mène à de graves lésions, et, dans les urines, contribue à la formation de calculs (10 à 20 p. cent des cas). Les manifestations de la goutte sont facilement identifiables, que ce soient les tophi ou les crises d'arthrite aiguës. La présence de cristaux uratiques dans le liquide synovial (des articulations) ou les urines et un taux élevé d'acide urique dans le sang confirment le diagnostic.

Traitement : Un exercice physique soutenu et régulier contribue à abaisser le taux d'acide urique dans le sang. La partie du corps affectée sera enveloppée dans du coton et maintenue immobile.

La colchicine, aux effets spectaculaires, est une substance obtenue à partir de la colchique. Elle fut découverte par un Égyptien génial et inconnu en 500 av. J.-C. et n'a cessé depuis d'être employée. Personne n'en connaît les mécanismes d'action, mais elle apporte un réel soulagement dans un court laps de temps. De plus, comme elle n'agit sur aucune autre maladie, elle permet de confirmer le diagnostic de la goutte. Mais c'est un médicament très fort qui s'accompagne souvent de nausées, de vomissements et autres effets secondaires. En cas d'intolérance à la colchicine, on lui substitue le phénylbutazone, un peu moins « toxique ».

Le probénécide, qui active l'excrétion d'acide urique, est largement employé en cas de tophi proéminents. Plus récemment, l'allopurinol, qui inhibe la production d'acide urique, a démontré son efficacité. L'alcalinisation des urines par l'absorption de bicarbonate de soude est indiquée pour prévenir la formation de calculs urinaires (l'acide urique est soluble dans un milieu alcalin). Il est également recommandé de beaucoup boire et de consommer avec modération des aliments favorisant la production d'acide urique, comme le foie et les rognons. Contrairement à une idée répandue, l'alcool est plutôt bien toléré lorsqu'il est pris sans excès.

Prévention : (Voir, en troisième partie, *Signes précurseurs, Goutte* **334**.)

Pronostic : La goutte est une maladie chronique dont on peut néanmoins venir à bout à condition de suivre avec une vigilance particulière les prescriptions du médecin. Les intervalles entre les crises, asymptomatiques, constituent pour le goutteux des périodes critiques où il peut facilement négliger le régime alimentaire et le traitement médical prescrits. Or c'est précisément à ces moments-là que la goutte réalise ses pires dommages. Le pronostic de la maladie ne dépend plus alors que du malade lui-même.

Hyperlipidémie 335
(hyperlipémie, hypercholestérolémie)

Le taux de lipides dans le sang a fait l'objet d'une attention accrue ces dernières années en raison des risques d'athérosclérose (durcissement des artères) que provoque son augmentation. Les atteintes coronaires et les accidents cérébro-vasculaires sont beaucoup plus fréquents chez les sujets ayant un taux élevé de cholestérol et de triglycéride dans le sang. On reconnaît cinq types d'hyperlipidémie :

Il peut s'agir d'une maladie héréditaire (hyperlipidémie familiale, hyperlipidémie primaire) ; ou bien d'une complication d'autres maladies (hyperlipidémie secondaire), comme le diabète, l'obésité, l'hypothyroïdisme, la cirrhose et certaines atteintes rénales (syndrome néphrotique et insuffisance rénale chronique). La pilule contraceptive, l'abus d'alcool sont aussi source d'hyperlipidémie chez les sujets prédisposés.

Les facteurs diététiques jouent un rôle important dans le taux de lipides sanguins. Les aliments riches en cholestérol et en graisses animales contribuent à augmenter le taux de cholestérol, tandis qu'un régime alimentaire riche en hydrates de carbone augmente celui de triglycéride.

Danger : L'affection mène le plus souvent à l'artério-athérosclérose, avec son cortège de complications.
Symptômes : L'hyperlipidémie ne manifeste pas de symptômes spécifiques évidents. Certains signes, néanmoins, témoignent d'un taux élevé de lipides dans le sang. Des dépôts de cholestérol sous forme de grosseurs jaunâtres (xanthomes et xanthélasma) siègent autour des paupières, sur les paumes, les genoux, les coudes, les fesses et les tendons des jambes et des mains. Un taux très élevé de triglycéride peut entraîner une inflammation aiguë du pancréas. Il n'est pas rare que des signes d'athérosclérose se manifestent à un âge précoce (atteinte coronaire, accidents cérébro-vasculaires, troubles de la circulation dans les jambes).

La *Sénilité précoce* 42 est un autre symptôme possible, mais il n'est significatif que s'il frappe avant l'âge de quarante ans.
Traitement : Le régime alimentaire est le traitement essentiel de toutes les formes d'hyperlipidémie. La réduction de l'excès de poids permet souvent à elle seule la diminution du taux de lipides sanguins à un niveau proche de la normale.

Les œufs, le lait et les produits laitiers, riches en cholestérol, ainsi que les graisses animales doivent être évités ou sérieusement réduits. En revanche, les huiles végétales, de maïs ou de tournesol, pauvres en cholestérol, sont recommandées. Un taux élevé de triglycéride dans le sang entraîne une sensibilité accrue aux hydrates de carbone (particulièrement les sucres raffinés) ; le régime dans ce cas repose sur une diminution conséquente de ces substances. Chez certains malades, les graisses sont absolument contre-indiquées.

Lorsque l'hygiène diététique ne suffit pas à diminuer le taux de lipides sanguins, il faut recourir au traitement médical. L'administration des médicaments est fonction du type d'hyperlipidémie. Le clofibrate et la cholestyramine sont les médications les plus employées.

Dans l'hyperlipidémie secondaire, le seul traitement efficace est celui de la maladie causale.
Prévention : Les risques d'artério-athérosclérose justifient une détection précoce de l'hyperlipidémie. Tout sujet présentant d'évidents symptômes d'athérosclérose, toute tendance familiale à l'hyperlipidémie ou toute maladie comportant un risque d'hyperlipidémie secondaire imposent une vérification du taux de lipides sanguins.

GLANDES ENDOCRINES

Les glandes endocrines sont des petites glandes à sécrétion interne réparties dans tout l'organisme. Elles ont comme propriété fondamentale de sécréter des hormones qui se déversent directement dans le sang. Bien que, à elles toutes, elles ne pèsent pas plus de 50 g, leur fonction est vitale. En effet, les hormones interviennent largement dans la croissance, la reproduction, la sexualité, le métabolisme général et les fonctions mentales. Toute augmentation de sécrétion d'une hormone ou sa diminution se traduit par d'importantes perturbations organiques.

Dans le système endocrinien, les glandes principales sont l'hypophyse, la thyroïde, les quatre parathyroïdes, le pancréas, les deux surrénales et les glandes génitales (testicules et ovaires).

L'hypophyse est la glande maîtresse

de l'organisme. Non seulement elle sécrète ses propres hormones, l'hormone de croissance, l'hormone antidiurétique (contribuant à maintenir la pression sanguine et l'équilibre hydraulique de l'organisme) ou d'autres, mais encore elle contrôle l'activité des autres glandes endocrines, la thyroïde, les surrénales, les glandes génitales et, dans une moindre mesure, le pancréas. Grosse comme une noisette, l'hypophyse est localisée à la base de cerveau. Elle est constituée de deux lobes : le lobe antérieur (adénohypophyse), où sont sécrétées la plupart des hormones hypophysaires, et le lobe postérieur, plus petit (posthypophyse).

Il y a interaction de l'hypophyse et des glandes situées sous son contrôle.

La thyroïde est une glande en forme de papillon située à califourchon sur la trachée-artère. Ses hormones sont produites à partir de l'iode et exercent une action essentielle sur la consommation en oxygène de l'organisme et sur le métabolisme basal.

Les glandes parathyroïdes (localisées autour de la thyroïde) sont toutes petites, pas plus grosses que des grains de riz. Elles jouent un rôle très important dans le métabolisme du calcium et du phosphore.

Les glandes surrénales siègent au sommet de chaque rein et ne pèsent chacune pas plus de 5 g. Leur partie extérieure (le cortex) sécrète les hormones corticoïdes : les glycocorticoïdes et les minéralocorticoïdes. Les premières (principalement la cortisone) agissent plutôt sur le métabolisme général de l'organisme, tandis que les secondes (aldostérone) ont une action plus spécifique sur le métabolisme du sel. La portion interne des glandes surrénales (médullo-surrénales) sécrète, quant à elle, deux hormones : l'adrénaline bien connue et l'hormone qui lui est associée, la noradrénaline. L'adrénaline procure en cas de besoin un brusque sursaut d'énergie, augmentant à la fois les rythmes cardiaque et respiratoire et élevant le taux de sucre sanguin pour un surplus d'énergie ; elle a également une action vasoconstrictrice et stimule la coagulation du sang, prévenant ainsi les hémorragies en cas de blessure.

Le pancréas est une glande unique dont la fonction est double : endocrine (à sécrétions internes, déversant ses hormones directement dans le sang) et exocrine (acheminant ses sécrétions externes par des canaux vers le duodénum). Le pancréas endocrine, ou ensemble de cellules connu sous le nom d'îlots de Langerhans, sécrète l'insuline et le glucagon, hormones jouant un rôle important dans le métabolisme des hydrates de carbone, des protéines, et des graisses.

Les glandes génitales sont les ovaires et les testicules. Elles sécrètent respectivement les hormones féminines (œstrogène et progestérone) et les hormones masculines (testostérone), contrôlant par là même les fonctions sexuelle et de reproduction. Les maladies des glandes génitales sont décrites aux *Chapitres 13* et *14*.

(Hypophyse)

Acromégalie et gigantisme hypophysaire 336

L'acromégalie et le gigantisme hypophysaire (acromégalie prépubertaire) sont dus à une production excessive de l'hormone de croissance, liée la plupart du temps à une tumeur bénigne de l'hypophyse.

Danger : Lorsque la tumeur grossit, elle risque de détruire les tissus périphériques situés à la base du crâne et entraîner des troubles de la vision. L'hypertension et l'insuffisance cardiaque sont également des complications possibles de la maladie. L'hormone de croissance inhibant l'action de l'insuline, le diabète se manifeste chez environ la moitié des malades.

Symptômes : L'hormone de croissance stimule une croissance linéaire chez l'enfant. Aussi, lorsqu'elle est produite avec excès, l'enfant grandit-il trop vite pour atteindre parfois, dans de rares cas, le gigantisme. Certains géants légendaires souffraient indubitablement de gigantisme hypophysaire, ce qui ne signifie pas que tout gigantisme provient d'un excès d'hormone de croissance. Survenant chez l'adulte, la maladie, qui prend alors le nom d'acromégalie, se manifeste par des altérations morphologiques. La face s'élargit, les traits deviennent grossiers avec un nez et des mâchoires proéminents, les mains et les pieds deviennent massifs et trapus. Les organes internes sont également frappés : le cœur, le foie et les reins grossissent. En outre, une perte des capacités intellectuelles et l'impuissance affectent le malade. L'épaississement des cordes vocales altère la voix qui devient basse et rauque. Maux de tête intenses, sueurs profuses et douleurs articulaires sont des signes courants. L'acromégalie se reconnaît facilement à l'aspect physique du malade. Le diagnostic est confirmé par le dosage d'hormones de croissance dans le sang.

Traitement : Radiothérapie ou ablation chirurgicale de la tumeur constituent les formes habituelles de traitement.

Hypopituitarisme 337

(maladie de Simmonds, syndrome de Sheehan, syndrome de Lorain-Lévi)

L'hypopituitarisme est caractérisé par le dysfonctionnement ou la destruction de l'hypophyse et l'insuffisance des glandes endocriniennes normalement stimulées par l'hypophyse : la thyroïde, les glandes surrénales et les glandes génitales.

Un accouchement difficile compliqué d'une grave hémorragie constitue la cause la plus fréquente de destruction de l'hypophyse. Les tumeurs, les infections et les kystes hypophysaires sont d'autres causes possibles.

Danger : Si le traitement n'est pas immédiatement entrepris, l'enfant souffrira d'un retard de croissance aboutissant au nanisme. Même s'il est rare (10 p. cent des cas d'hypopituitarisme), le nanisme est une menace suffisante pour toujours déterminer la cause exacte d'un retard de croissance chez l'enfant. Chez l'adulte, le diagnostic et le traitement sont généralement tardifs en raison du caractère insidieux de la maladie. Une hypoglycémie grave et le choc au moment d'un stress peuvent être des complications fatales.

Symptômes : Chez l'enfant, retard de croissance et nanisme harmonieux sans altération des capacités intellectuelles.

Chez l'adulte, les symptômes de l'hypopituitarisme se développent lentement. Apparaissent d'abord la fatigabilité, l'intolérance au froid, les règles peu abondantes, la diminution de la libido. Le malade a peu d'appétit, perd du poids et devient apathique. Dans l'hypopituitarisme du post-partum, l'impossibilité d'allaiter est le premier signe. La peau devient mince, froide, pâle et finement ridée. Les poils pubiens et axillaires tombent peu à peu. Le pouls est lent et faible, la pression sanguine basse. On peut observer une diminution du métabolisme basal et l'hypoglycémie. Lorsque les signes montrent une atteinte glandulaire multiple, parallèlement au dosage d'hormone de croissance dans le sang, on vérifie les fonctions des glandes surrénales, génitales et thyroïde.

Traitement : Les tumeurs sont traitées par la chirurgie ou la radiothérapie. L'hypofonctionnement des glandes thyroïde, surrénales et génitales est corrigé par l'administration d'hormones de substitution. Chez l'enfant, l'hormone de croissance est indiquée pour stimuler la croissance, mais malheureusement, elle est chère et pas toujours disponible en raison des difficultés de son extraction.

Diabète insipide 338

Le diabète insipide (qui n'a rien à voir avec le diabète sucré) est dû à une carence de l'hormone antidiurétique ou pitressine, sécrétée normalement dans l'hypothalamus et stockée dans l'hypophyse avant d'être libérée dans le sang. Cette hormone assure l'équilibre hydraulique dans l'organisme, contrôlant la formation de l'urine dans les reins. Toute lésion destructive de l'hypothalamus ou de l'hypophyse (tumeur, infection ou traumatisme) peut être à l'origine du diabète insipide. Dans de rares cas, c'est une maladie héréditaire. Enfin, dans 10 p. cent des cas, la maladie est due non pas à un manque d'hormone antidiurétique, mais à une résistance des reins à l'action de cette hormone.

Symptômes : Le symptôme cardinal est une excrétion très abondante d'urine (polyurie) plus diluée que la normale. Le volume peut atteindre plusieurs litres par jour. Le malade se lève souvent la nuit pour uriner (nycturie). A la différence du diabète sucré, il n'y a pas de fuite de sucre dans les urines et le taux de glucose sanguin est normal. Cette polyurie entraîne chez le malade une soif excessive qui doit toujours être étanchée pour éviter les risques d'une grave déshydratation et du choc.

Traitement : Administration d'hormone antidiurétique par injection ou sous forme de spray nasal. Dans les cas bénins, on utilise la chlorpropamide.

Pronostic : Maladie chronique contrôlable mais pas guérissable.

(Thyroïde)

Hypothyroïdie 339

(myxœdème, crétinisme)

L'hypothyroïdie est une insuffisance de la fonction thyroïdienne. Si elle survient pendant la vie intra-utérine ou dans l'enfance, elle se traduit par de graves troubles dans le développement physique et mental de l'enfant (crétinisme). La maladie frappe davantage la femme que l'homme. Elle peut être primitive (insuffisance de la thyroïde elle-même) ou secondaire (insuffisance hypothalamo-hypophysaire), la forme primitive se rencontrant le plus souvent. La carence en iode en est une cause importante, particulièrement chez l'enfant ; on observe une incidence plus grande de l'hypothyroïdie dans les régions intérieures où l'apport en iode est limité.

Les maladies héréditaires qui affectent la production d'hormone thyroïdienne se compliquent également d'hypothyroïdie.

Chez l'adulte, la cause la plus courante d'hypothyroïdie spontanée est une nécrose de la glande thyroïde d'origine inconnue. Il s'agit peut-être d'une déficience immunologique de l'organisme, hypothèse confirmée par la découverte d'anticorps thyroïdiens dans le sang des malades. La destruction de la glande thyroïde peut aussi être consécutive au traitement de l'hyperthyroïdie par radiothérapie ou intervention chirurgicale. Un excès d'iode peut paradoxalement entraîner l'hypothyroïdie.

Enfin, dans de rares cas, certains médicaments ou certains aliments (chou et soja) sont facteurs d'un hypofonctionnement de la thyroïde chez les sujets sensibles.

Danger : Si le crétinisme n'est pas diagnostiqué et traité précocement, il en résulte une arriération physique et mentale irréversible. Dans la forme grave de l'hypothyroïdie, la psychose (folie myxœdémateuse) ou le coma (coma myxœdémateux) sont fréquents, et se compliquent d'insuffisance cardiaque, d'occlusion intestinale et d'hypoventilation (troubles respiratoires graves).

Symptômes : L'hypothyroïdie entrave le développement physique et mental de l'enfant, qui reste petit, trapu, hébété, avec parfois un goitre et un œdème des pieds. Les traits du visage sont grossiers, les lèvres épaissies, les yeux saillants, le nez épaté ; la peau est sèche et rugueuse et le tonus musculaire diminué, ce qui entraîne la hernie ou la distension de l'abdomen. La température du corps est plus basse que la normale (35,5 °C, parfois moins). Le développement physique et mental est retardé, menant à l'idiotie.

Chez l'adulte, formation d'un goitre élastique s'accompagnant d'apathie, de torpeur intellectuelle et d'une intolérance au froid. La peau devient sèche, froide et rugueuse, les cheveux cassants, la voix basse et voilée. Les mains, la face et les paupières sont souvent bouffies, les ongles décolorés, les muscles atoniques. Le pouls et les réflexes se ralentissent. Le malade prend du poids, souffre de constipation et d'anémie, la femme a des règles abondantes. La température du corps s'abaisse à 35,5 °C. Lorsque les symptômes sont marqués, la maladie est facilement identifiable. Mais dès qu'il y a suspicion de la maladie, le dosage d'hormones thyroïdiennes dans le sang ainsi que de la capacité de la glande thyroïde à absorber l'iode confirme le diagnostic. Un métabolisme basal diminué et un taux élevé de cholestérol dans le sang sont également des signes révélateurs. L'hypothyroïdie secondaire se manifeste par l'insuffisance des autres glandes endocrines (surrénales et génitales)

Traitement : Hormonothérapie substitutive à poursuivre indéfiniment. Dans les régions pauvres en iode, des apports quotidiens en iode ont considérablement réduit l'incidence de la maladie.

Pronostic : Décelée et traitée à temps, la maladie ne sera plus un obstacle à la croissance normale de l'enfant, tandis qu'on pourra espérer une amélioration très sensible de ses facultés intellectuelles.

Hyperthyroïdie 340
(maladie de Basedow, thyréotoxicose)

Affection due à une hyperactivité sécrétoire de la glande thyroïde, l'hyperthyroïdie présente deux types : l'un est associé à la tuméfaction diffuse de la glande thyroïde (goitre exophtalmique, maladie de Basedow), l'autre au développement d'un ensemble de petites tumeurs (goitre multinodulaire toxique, maladie de Plummer). L'hyperthyroïdie est cinq fois plus fréquente chez la femme que chez l'homme, et frappe davantage la femme jeune. Son origine demeure inconnue. Bien que l'hypophyse stimule la thyroïde, l'hyperthyroïdie n'est pas due à l'hyperfonctionnement de l'hypophyse.

Danger : La crise thyréotoxique est une complication grave de l'hyperthyroïdie. Elle se traduit par une fièvre élevée, la déshydratation, le choc et le coma. C'est une *urgence médicale* qui requiert une hospitalisation immédiate. La crise survient généralement pendant une opération chirurgicale, lors d'un traumatisme ou d'une infection. Elle est fatale dans la moitié des cas.

En cas d'exophtalmie (saillie de globes oculaires), le malade risque une infection de l'œil, une ulcération de la cornée et la protrusion grave des globes oculaires.

Rythme cardiaque rapide et irrégulier et insuffisance cardiaque sont des complications fréquentes lorsque la maladie évolue sans être contrôlée.

Symptômes : Les signes habituels sont les suivants : hypertrophie de la glande thyroïde, irritabilité, accès de colère, sueurs profuses, bouffées de chaleur (intolérance à la chaleur) et hyperactivité ; baisse du tonus musculaire, fatigue et perte de poids malgré un appétit accru ; les règles se raréfient et deviennent peu abondantes, les cheveux se clairsèment, la constipation s'installe ; peau chaude, moite et très lisse ; tremblement des mains qui devient évident lorsque le malade tient les bras tendus en avant, instabilité émotionnelle ; tachycardie intense. La saillie des yeux (exophtalmie) s'accompagne de troubles oculaires ; elle est parfois telle (donnant au regard du malade un aspect de peur ou de rage) que les paupières ne peuvent plus se fermer complètement, entraînant un risque de lésion ou d'infection. A un stade avancé, la maladie est facile à identifier tant les symptômes sont caractéristiques. Dès que l'hyperthyroïdie est suspectée, le diagnostic est confirmé par différents tests de laboratoire, entre autres le dosage d'hormones thyroïdiennes dans le sang, ou encore la mesure de la fixation de l'iode au niveau de la thyroïde (l'iode, élément de base pour la production de l'hormone thyroïdienne, est fixé en trop grande quantité en cas d'hyperthyroïdie)

Traitement : Radiothérapie et traitement chirurgical. Pratiquée par un chirurgien compétent, l'opération chirurgicale ne comporte pas de risque. On enlève habituellement les trois quarts de la glande. La radiothérapie est plutôt pratiquée chez l'enfant, la femme qui désire avoir un enfant et les personnes âgées. L'iode radioactif est employé, car il a la propriété de détruire le tissu thyroïdien hyperactif. Les suites médicales sont importantes.

Prévention : (Voir en troisième partie, *Signes précurseurs, Hyperthyroïdie* **340**.)

Goitre 341

Le goitre est une tuméfaction thyroïdienne qui s'accompagne soit d'hyperthyroïdie (goitre toxique), soit d'hypothyroïdie, ou bien apparaît sans troubles de la fonction thyroïdienne (goitre non toxique). En cas de très gros goitre, la compression de l'œsophage et de la trachée-artère entraîne des difficultés respiratoires et une gêne à la déglutition qui imposent souvent l'intervention chirurgicale. Un petit goitre se résorbe habituellement de lui-même après administration d'hormones thyroïdiennes.

(Glandes parathyroïdes)

Hyperparathyroïdie 342

Due à une sécrétion excessive de l'hormone parathyroïdienne, l'hyperparathyroïdie primaire a généralement pour origine une tumeur bénigne des glandes parathyroïdes et, plus rarement, un développement excessif de toutes les parathyroïdes ou une tumeur maligne. Par ailleurs, l'insuffisance rénale chronique stimule les sécrétions parathyroïdiennes et offre alors le tableau clinique de l'hyperparathyroïdie (hyperparathyroïdie secondaire).

Danger : L'insuffisance rénale est la complication la plus grave de cette affection ; elle naît de la présence de calcium dans les reins et d'infections répétées de l'appareil urinaire. L'ulcère gastro-duodénal et l'inflammation du pancréas ne sont également pas rares.

Symptômes : La formation de calculs rénaux est un signe fréquent d'hyperparathyroïdie. Une hypersécrétion de l'hormone parathyroïdienne entraîne une mobilisation excessive du calcium qui s'accumule alors dans le sang (hypercalcémie) et passe dans les urines en laissant dans les reins des dépôts calciques qui se transforment en calculs. Cette élimination excessive de calcium entraîne rapidement une destruction des os.

Une autre forme d'hyperparathyroïdie entraîne la faiblesse musculaire, la perte de l'appétit, les nausées, la constipation, une soif excessive et des urines très abondantes.

Le dosage de la calcémie (mesure du calcium dans le sang) permet de poser le diagnostic. L'hypercalcémie n'est pas obligatoirement le signe de l'hyperparathyroïdie, mais en l'absence de tout autre signe, le diagnostic ne pose pas de doute.

Traitement : L'ablation chirurgicale de la tumeur est le traitement le plus efficace. Lorsqu'il s'agit d'une hypertrophie diffuse des glandes parathyroïdes, l'exérèse de trois des quatre glandes est indiquée.

Pronostic : Il dépend de l'atteinte rénale ; si le traitement chirurgical a été entrepris précocement, la guérison est assurée.

(Glandes surrénales)

Maladie de Cushing 343

(syndrome de Cushing)

Ce syndrome, décrit la première fois en 1932 par un éminent neuro-chirurgien, le Dr Harvey Cushing, est dû à une sécrétion excessive d'hormones cortico-surrénales. L'affection a pour origine soit une tumeur (généralement bénigne) des glandes surrénales, soit l'hypertrophie diffuse de ces mêmes glandes lorsqu'elles sont stimulées avec excès par l'hypophyse. Dans ce dernier cas, c'est habituellement une tumeur de l'hypophyse qui est responsable du dérèglement hormonal. L'emploi abusif d'hormones corticoïdes peut également provoquer le syndrome de Cushing.

Danger : L'amenuisement des lamelles osseuses (ostéoporose) fait naître une fragilité des os qui mène à des fractures parfois graves (colonne vertébrale). Hypertension et diabète sont également à craindre. Le malade est particulièrement sensible aux infections.

Symptômes : Le symptôme cardinal de la maladie est une prise de poids qui mène à une obésité localisée de façon caractéristique au tronc, au dos et à la face (face de lune). Acné et pilosité excessive, vergetures, ecchymoses, irrégularité des règles chez la femme et faiblesse musculaire constituent les autres symptômes.

Le dosage des hormones surrénales dans le sang et de leurs produits métaboliques dans les urines permet de poser le diagnostic. Des tests de laboratoire sophistiqués ont été mis au point pour déterminer si la maladie provient d'une tumeur des glandes surrénales ou d'une hyperactivité de l'hypophyse.

Traitement : En cas de tumeur unique, l'ablation chirurgicale mène à la guérison. S'il s'agit d'un dysfonctionnement hypophysaire, avec hyperplasie surrénale (développement anormal des glandes), l'exérèse des deux glandes surrénales est indiquée, mais elle impose par la suite un traitement substitutif à vie qui consiste en une prise quotidienne d'hormones cortico-surrénales.

Insuffisance surrénale 344

(maladie d'Addison)

C'est en 1855 que Thomas Addison, éminent médecin londonien, décrivit pour la première fois l'insuffisance surrénale. Il s'agit d'un hypofonctionnement des glandes surrénales dont la cause était autrefois, dans la majorité des cas, la tuberculose, mais qui aujourd'hui s'explique le plus souvent par une atrophie spontanée des glandes surrénales, d'origine inconnue. Plus rarement, la destruction des glandes est due à une hémorragie, une tumeur ou une infection. L'insuffisance surrénale secondaire a pour cause une lésion hypophysaire. Enfin, un traitement stéroïdien prolongé risque d'entraîner une atrophie des glandes surrénales qui manifestent les signes de l'insuffisance au moment où l'administration des hormones est interrompue.

Danger : La crise addisonienne, ou insuffisance cortico-surrénale aiguë, est une *urgence médicale.* Elle survient généralement au cours d'une infection,

d'une opération ou d'un traumatisme et se manifeste par une faiblesse intense, la léthargie, les nausées, les vomissements, une douleur abdominale, une fièvre élevée, la déshydratation et une chute brutale de la tension artérielle ; la phase ultime de la crise est le collapsus vasculaire et un coma qui peut être fatal.
Symptômes : Le début de la maladie est insidieux : fatigabilité, brèves pertes de connaissance, perte de l'appétit, amaigrissement, nausées, vomissements et douleurs abdominales. Le malade devient irritable, dépressif, d'humeur instable. Le signe caractéristique de l'affection est une pigmentation brunâtre de la peau apparaissant aux genoux, aux coudes et aux plis des doigts. Les muqueuses sont également atteintes (lèvres et gencives). Les signes additionnels sont l'anémie, un besoin irrépressible de sel, l'hypotension artérielle et l'hypoglycémie (taux de sucre sanguin trop bas).

Comme pour la maladie de Cushing, le dosage des hormones surrénales dans le sang et de leurs produits métaboliques dans les urines permet de poser le diagnostic.
Traitement : Cortisone et prednisone administrées quotidiennement constituent le traitement substitutif le plus efficace. En cas de crise d'insuffisance cortico-surrénale aiguë, ces hormones sont administrées par voie intraveineuse, parallèlement à la réhydratation et à l'administration de sels. La corticothérapie ne doit jamais être interrompue. En cas de stress, le dosage doit être augmenté afin de prévenir la crise. Le malade a tout intérêt à porter en permanence sur lui une carte mentionnant son état et les coordonnées de son médecin traitant.

Aldostéronisme primaire 345
(syndrome de Conn)

L'aldostérone, une des hormones stéroïdes produites par les glandes surrénales, est responsable de la fixation du sel dans l'organisme. L'hypersécrétion de cette hormone réalise l'aldostéronisme primaire, maladie décrite en 1954 par le Dr Jerome Conn, endocrinologiste de l'université de Michigan.

Dans 80 p. cent des cas, la maladie est due à une tumeur bénigne des surrénales. Plus rarement, une tumeur maligne ou l'hyperplasie (développement anormal des glandes) en est responsable.

Symptômes : Faiblesse musculaire et fatigue constituent les signes les plus courants. Ils s'accompagnent d'un engourdissement des membres et de fourmillements, avec, occasionnellement, une soif et des urines excessives. L'élévation de la pression sanguine est fréquente.

L'hypertension est dans de rares cas (environ 1 p. cent) due à l'aldostéronisme primaire, cause dont il faut néanmoins toujours tenir compte car son traitement permet de guérir l'hypertension. Certains médicaments utilisés dans le traitement de l'hypertension (les diurétiques thiazidiques, par exemple) sont susceptibles d'abaisser le taux de potassium sanguin, aussi faut-il interpréter celui-ci avec précaution chez un malade utilisant ces médicaments, et le vérifier à plusieurs reprises une fois qu'il a cessé de les utiliser. Le dosage d'aldostérone et de rénine (hormone stimulant la sécrétion d'aldostérone) confirme le diagnostic.
Traitement : Ablation de la tumeur responsable de l'affection. Dans les cas bénins, administration d'un antagoniste de l'aldostérone (spironolactome).

Phéochromocytome 346

Les portions internes des glandes surrénales (médullo-surrénales) produisent de petites quantités d'adrénaline (épinéphrine) et de l'hormone qui lui est associée, la noradrénaline (norépinéphrine). La sécrétion excessive de ces hormones entraîne la formation d'une tumeur – bénigne dans la plupart des cas, mais occasionnellement maligne –, le phéochromocytome, localisé le plus souvent dans les médullo-surrénales, mais qui peut également siéger ailleurs, dans la cavité abdominale, le thorax ou la vessie, par exemple.

Symptômes : Maux de tête violents, sueurs, palpitations, tremblements, rougeur de la face, nausées et vomissements. Le symptôme caractéristique est l'hypertension artérielle, permanente ou paroxystique. Même si le phéochromocytome est une rare cause d'hypertension (0,1 p. cent), il faut en tenir compte car son traitement guérit l'hypertension. Le dosage des produits métaboliques de l'adrénaline et de la noradrénaline dans les urines permet de poser le diagnostic. Dans les rares cas où le phéochromocytome n'est actif que par intermittence, il est nécessaire de stimuler la tumeur afin de pouvoir procéder aux tests.

Traitement : Ablation chirurgicale de la tumeur. Avant l'opération, un traitement médical destiné à bloquer l'action des hormones est indiqué pour éliminer les symptômes. En cas de tumeurs inopérables ou cancéreuses, ce même traitement médical est pratiqué à long terme.

20. Troubles et carences alimentaires

Louis Arnold Scarrone

Obésité 347

On considère généralement comme obèse tout sujet dont le poids dépasse 20 p. cent du poids moyen d'un sujet de même taille, même sexe, même âge. Avant l'âge mûr, l'obésité est plus fréquente chez les femmes ; après la cinquantaine, son incidence est égale chez les deux sexes. Si, à partir d'un certain âge, prendre du poids est un phénomène naturel, éviter tout excès pondéral reste un garant de bonne santé et de longévité. Entre quarante et cinquante ans, la mortalité s'accroît de 8 p. cent pour un excès de poids de 4,5 kg, de 18 p. cent pour un excès de poids de 9 kg, de 28 p. cent pour un excès de poids de 14 kg, de 56 p. cent pour un excès de poids de 23 kg. Le taux de mortalité le plus faible s'observe chez ceux dont le poids est de 5 à 10 p. cent inférieur à la moyenne.

La cause la plus fréquente de l'obésité est d'évidence une alimentation excessive. La valeur du métabolisme basal est habituellement normale chez les obèses, attestant que l'obésité n'a pas une origine organique. Nous mangeons non plus pour apaiser notre faim mais pour satisfaire notre appétit.

L'obésité peut être aussi due à des troubles glandulaires, par exemple une diminution des sécrétions des hormones sexuelles, l'ablation des testicules ou des ovaires, l'hypercorticisme (hypersécrétion des hormones cortico-surrénales), et, plus rarement, l'hypothyroïdie. L'excès d'insuline, qui entraîne une hypoglycémie, provoque une sensation de faim et, par voie de conséquence, une alimentation excessive. L'obésité résulte souvent des facteurs suivants : mauvaises habitudes alimentaires acquises dans l'enfance (suralimentation), baisse des dépenses énergétiques due à un manque d'exercice ou à une longue période d'inactivité forcée (maladie), ingestion de nourriture pour apaiser une tension nerveuse, compensation alimentaire de certaines frustrations, notamment sexuelles, suralimentation consécutive à une grossesse (d'origine mal connue, psychologique ou hormonale).

Danger : L'obésité augmente considérablement l'incidence des affections cardiaques et rénales, du diabète, de l'hypertension, des troubles hépatiques, de l'arthrose et des varices. Les obèses sont davantage exposés à la maladie, en particulier aux troubles de la vésicule biliaire, à l'appendicite et aux complications postopératoires. Chez la femme, l'obésité entraîne souvent une grossesse difficile.

Symptômes : L'obésité se manifeste avant tout par une surcharge graisseuse. Dans les formes graves, elle s'accompagne d'essoufflement, de fatigue, de douleurs aux pieds, aux jambes et au dos, d'hypertension, d'insuffisance cardiaque, de diabète et d'arthrose.

Traitement : La ration alimentaire quotidienne doit correspondre à neuf calories par livre du poids idéal indiqué à la *Table 13*.

Les médicaments sont en général déconseillés. La plupart d'entre eux comprennent des amphétamines qui provoquent de l'insomnie, de l'hypertension et des troubles cardiaques. Les autres médicaments sont tout aussi nocifs et inefficaces à long ou à moyen terme. En l'absence d'un trouble thyroïdien avéré, toute thérapie thyroïdienne comporte des risques graves. Aucun traitement médicamenteux ne doit être entrepris sans consultation médicale.

Les régimes draconiens sont très dangereux. Un amaigrissement trop rapide peut entraîner une atteinte du cœur et du système digestif, et perturber gravement le métabolisme. Lorsqu'une perte de poids rapide apparaît essentielle pour le traitement, elle doit être envisagée de préférence en milieu hospitalier. Les écarts de poids incessants sont également néfastes car ils perturbent le métabolisme et favorisent sans doute l'artériosclérose.

Les innombrables régimes promettant une perte de poids accélérée sont avant tout nocifs pour la santé. Certains d'entre eux préconisent, par exemple, une consommation illimitée de graisses saturées et d'aliments riches en cholestérol et une suppression des hydrates de carbone. Or ceux-ci constituent une part essentielle de l'alimentation, alors que l'excès de graisses saturées et de cholestérol provoque des troubles cardiaques et vasculaires.

Le poids théorique indiqué à la *Table 13* ne constitue pas toujours le poids « idéal » de chacun. Certains sujets se sentent mieux avec un excès pondéral de 10 p. cent. De violents efforts pour maigrir peuvent dans ce cas faire beaucoup plus de mal que de bien.

Selon le Dr Jean Meyer, de Harvard, le meilleur moyen de déterminer l'obésité consiste à mesurer l'épaisseur du pli cutané sur le triceps (entre le coude et l'épaule), qui est en moyenne de 12 mm chez les garçons, 14 mm chez les filles, 23 mm chez l'homme et 30 mm chez la femme. L'épaisseur du pli cutané, mesurée à l'aide d'un pied à coulisse adapté à cet effet, est ensuite comparée aux valeurs précises établies pour chaque groupe d'âge.

Le meilleur régime est celui qui comporte non pas la suppression de certains aliments, mais la consommation en petites quantités de tous les aliments nutritifs. Un simple coup d'œil à la table des calories (*Table 24*) suffit pour savoir qu'une part de melon est quatre fois moins riche en calories qu'une banane, que les champignons sont près de trente fois moins riches que les pommes de terre frites, que la morue est un aliment non seulement plus sain que le hamburger mais entraîne aussi une prise de poids cinq fois moindre.

Des centaines d'ouvrages proposent des méthodes infaillibles pour maigrir sans peine. Malheureusement, les faits sont irréductibles. Le poids est affaire d'arithmétique : 2 plus 2 feront toujours 4.

Certaines des méthodes préconisées frisent la malhonnêteté. Par exemple, la sudation par la pratique du sauna, outre qu'elle entraîne une surcharge pour le cœur et abaisse le volume sanguin, ne provoque qu'une perte d'eau qui sera compensée en quelques jours. Aucun massage ne peut supprimer ne fût-ce qu'un gramme de poids. La réduction pondérale passe obligatoirement par la restriction calorique. Cependant, sauter un ou deux repas ne fait qu'exacerber la faim et entraîne de ce fait un effet inverse de celui escompté.

Le seul moyen efficace de réduire l'excès de poids de façon durable est une modification progressive des habitudes alimentaires. Manger deux toasts au lieu de trois au petit déjeuner ou mettre un sucre au lieu de deux dans une tasse de café n'exige pas des efforts insurmontables. Au restaurant, il est préférable d'attendre le plat de résistance devant des crudités plutôt que de se précipiter sur la corbeille de pain. Le régime de substitution doit être facile à suivre : manger du poisson blanc plutôt que du saumon, préférer le fromage blanc maigre au camembert, les grillades au bœuf bourguignon, prendre du thé à la place du chocolat ne présentent pas de difficultés majeures. Consommer davantage de poisson et moins de viande abaisse l'apport en calories et en cholestérol.

Six mois d'un régime astucieusement conduit permettent de réduire de 68 kg la consommation alimentaire sans même le ressentir. Une marche quotidienne d'un ou deux kilomètres aidera à perdre 2 à 3 kg. Cette méthode permet de réduire considérablement l'excès pondéral, de façon durable et sans recourir à des privations traumatisantes, tout en assurant l'apport vitaminique indispensable à tout régime alimentaire équilibré.

La réduction de l'obésité comporte d'immenses avantages : elle supprime la surcharge cardiaque et endocrinienne, facilite la respiration, atténue la fatigue, améliore l'aspect physique, diminue la sensibilité à la maladie, le risque du diabète, des varices, de l'hypertension et des complications de la grossesse.

Avitaminose A 348a

La vitamine A est peut-être l'élément nutritif le plus abondant dans la nature. Tout fruit ou légume de couleur, en particulier de couleur jaune (carottes), mais aussi verte ou rouge, contient une provitamine A ou carotène. La vitamine A se rencontre dans les œufs, le foie et les rognons. Sa source principale est cependant le foie de poisson. La vitamine A peut être détruite par l'ébullition, surtout en cas de cuisson prolongée à découvert.

La vitamine A joue un rôle essentiel dans la croissance, la vision, le fonctionnement cellulaire ; elle a une action sur la peau et les muqueuses.

La carence en vitamine A peut être due soit à un défaut d'apport alimentaire, soit à un défaut d'utilisation, lorsque l'organisme est incapable de l'absorber. Ce défaut d'absorption est causé par des maladies telles que la sprue, la fibrose kystique, la cirrhose du foie, la colite ulcéreuse, l'obstruction des voies biliaires, la pneumonie, la scarlatine, le diabète, l'hypothyroïdie.

Danger : Susceptibilité aux infections et troubles oculaires graves (comprenant parfois la destruction de la cornée) qui, non corrigés, mènent souvent à la cécité.
Symptômes : Retard de la croissance, cécité nocturne, inflammation des reins, épaississement de la couche cornée de la peau (hyperkératinisation), sécheresse de la conjonctive, ulcération de la cornée.
Traitement : Il comprend l'administration de vitamine A en doses thérapeutiques et la correction du régime alimentaire ; il doit être mené sous contrôle

médical afin d'éviter l'administration de doses excessives comportant le risque d'une *Hypervitaminose A* **348b**.
Pronostic : Habituellement excellent à condition que l'avitaminose soit diagnostiquée suffisamment tôt.

Hypervitaminose A 348b

Affection rare due à une consommation excessive de vitamine A (égale ou supérieure à 80 000 unités par jour) observée chez certains maniaques des régimes alimentaires, l'hypervitaminose A se caractérise par une perte d'appétit, une chute des cheveux et des poils, des douleurs articulaires, de l'irritabilité et des maux de tête. Un surdosage peut entraîner un retard de croissance chez l'enfant et s'accompagner de signes d'hypertension intracrânienne (hydrocéphalie) simulant parfois une tumeur cérébrale.

Le traitement consiste à réduire les doses excessives de vitamine A. Le besoin quotidien est de 1 500 UI chez le nourrisson, 3 500 UI chez l'enfant, 5 000 UI chez l'adulte, 6 000 UI chez la femme enceinte, 8 000 chez une mère qui allaite.

Avitaminose B_1 349
(béribéri, carence en thiamine)

Le béribéri, forme grave de la carence en thiamine, est une maladie devenue rare dans les pays industrialisés, bien que l'on observe encore parfois des cas isolés. Il se rencontre surtout parmi les populations dont l'alimentation est fondée sur le riz décortiqué (c'est-à-dire privé de la cuticule contenant la thiamine). Des formes bénignes de carence en thiamine sont cependant assez fréquentes chez les alcooliques, les malades atteints d'hypothyroïdie, de diarrhée chronique, de lésions hépatiques graves, ainsi qu'au cours de la grossesse et de l'allaitement, les besoins de l'organisme étant alors accrus.

L'avitaminose B_1 s'observe habituellement chez les sujets au régime alimentaire riche en glucides (sucres) et en céréales raffinées, et pauvre en protéines et en légumes frais. La vitamine B_1 se trouve en abondance dans les céréales complètes, dans la viande animale (en particulier dans les abats), les volailles, les œufs, les légumes verts, les noix.

Danger : L'avitaminose B_1 entraîne le béribéri et peut se compliquer d'une cardiopathie d'issue fatale en l'absence d'un traitement rapide.
Symptômes : Le béribéri débute par une perte d'appétit et un amaigrissement suivis de polynévrite (sensation de picotement et d'engourdissement dans les jambes, les pieds et en d'autres points du corps), d'instabilité émotionnelle, de crampes des mollets, d'une difficulté à marcher, de tachycardie, de difficulté respiratoire et de fatigue.

Les symptômes tardifs sont les œdèmes et les épanchements de liquide dans les tissus (béribéri humide) accompagnés d'insuffisance cardiaque, ou une perte d'appétit entraînant une émaciation sévère (béribéri sec).
Traitement : Vitamine B_1 par voie buccale (10 à 100 mg). En cas d'atteinte cardiaque grave, l'administration se fait par injection sous-cutanée.
Pronostic : Diagnostiquée à temps, l'avitaminose B_1 a un bon pronostic. Un régime alimentaire équilibré et des suppléments vitaminiques contribuent à supprimer les symptômes. Les besoins quotidiens en vitamine B_1 sont de 1,5 mg chez l'enfant comme chez l'adulte.

Avitaminose B_2 350
(ariboflavinose, carence en riboflavine)

La carence en vitamine B_2 est une affection rare qui se rencontre surtout en cas de dénutrition sévère, de troubles hépatiques ou de diarrhée chronique. La riboflavine a une action primordiale sur la peau, la vision, la croissance ; elle est essentielle à un bon état général. Elle se trouve en abondance dans le foie, la levure de bière, le lait, les légumes verts, la viande de bœuf et de porc, les volailles et les œufs.

Danger : Troubles oculaires graves.
Symptômes : La carence en vitamine B_2 se manifeste par une glossite (langue enflammée, rouge pourpre, fissurée), des lèvres gercées et des fissures aux commissures labiales, une peau sèche, squameuse et rouge autour des narines, des oreilles et du scrotum. Les symptômes oculaires sont cependant les plus significatifs : ulcération ou opacification de la cornée, diminution de l'acuité visuelle, photophobie, sensation de brûlure aux conjonctives. Ils s'accompagnent d'une faiblesse générale.
Traitement : Administration de riboflavine (10 à 25 mg par jour en plusieurs doses égales, puis réduction progressive à 3 mg jusqu'à rétablissement complet) associée à d'autres vitamines pour favoriser l'absorption. Les besoins quotidiens en vitamine B_2 sont de l'ordre de 2 mg chez l'adulte comme chez l'enfant.
Pronostic : Si le traitement intervient assez rapidement, la guérison complète est habituelle.

Pellagre 351
(avitaminose B_3, carence en niacine)

Bien que la niacine se trouve en abondance dans la plupart des aliments, la pellagre s'observe encore presque partout dans le monde, en particulier dans les pays où l'alimentation est essentiellement à base de maïs. La niacine existe dans le foie, les céréales complètes, les viandes blanches, le poisson, les volailles, les cacahuètes, le lait, les pommes de terre, les légumes à feuilles.

La niacine a un rôle essentiel dans l'absorption des hydrates de carbone et le métabolisme des tissus ; elle exerce également une action sur la peau et le système nerveux. Une carence grave en niacine entraîne la pellagre, qui se manifeste par des signes cutanés et des troubles neurologiques et digestifs.

Danger : Troubles digestifs graves et lésions cérébrales. Avant la découverte de la vitamine B_3, les deux tiers des patients atteints de pellagre mouraient.
Symptômes : Les symptômes précoces sont la faiblesse, la perte d'appétit et l'amaigrissement. Par la suite apparaissent des maux de tête, des troubles digestifs et une éruption cutanée de taches symétriques rouges siégeant sur les parties découvertes ; la peau se pigmente ensuite en brun, puis desquame. Le bord de la langue et la muqueuse buccale sont rouge écarlate, la salivation est augmentée. La diarrhée est un symptôme d'apparition précoce ; elle devient ensuite intense avec des selles sanglantes.

Les troubles psychiques peuvent se limiter à de l'insomnie, à des maux de tête et à des troubles de la mémoire, mais ils aboutissent souvent à des symptômes plus graves comprenant l'irritabilité, la dépression, un comportement irrationnel, l'agitation et la démence.
Traitement : Administration de niacine par voie buccale (300 à 1 000 mg par jour en doses fractionnées) associée à un régime alimentaire équilibré. En cas de diarrhée, la niacine doit être administrée par voie intraveineuse. Les résultats sont excellents.

Les besoins quotidiens en niacine sont d'environ 13 mg chez la femme, 15 à 20 mg chez l'homme et de 8 à 15 mg chez le nourrisson et l'enfant.

Avitaminose C 352
(scorbut)

Le scorbut était autrefois une maladie grave, fréquente sur les navires. Il faisait des ravages considérables parmi les marins anglais avant l'introduction du citron (*lime*) dans leur alimentation (d'où le nom de *limey* désignant le matelot anglais et, par extension, l'Anglais). Aujourd'hui, le scorbut est devenu une maladie rare. Les carences en vitamine C s'observent encore chez les nourrissons, allaités au biberon sans apport de jus de fruits, dans les classes défavorisées souffrant de carences alimentaires endémiques et dans certaines circonstances physiologiques (grossesse, allaitement) ou pathologiques (thyrotoxicose ou hyperactivité de la glande thyroïde) où les besoins de l'organisme sont accrus.

La vitamine C se trouve à l'état naturel dans la plupart des fruits, en particulier les agrumes, le melon et les baies, dans les tomates, le chou, les légumes vert foncé à feuilles (brocolis, poivrons, choux de Bruxelles). La vitamine C est un facteur capital pour la bonne santé des dents, des gencives et des vaisseaux sanguins ; elle joue un rôle essentiel dans la formation des os, du tissu conjonctif et de la structure cellulaire.

Danger : Anémie, hémorragies internes, coma ; non traité, le scorbut peut avoir une issue fatale.
Symptômes : Faiblesse, fatigabilité, inattention, hémorragies gingivales, déchaussement des dents, hémorragies sous-cutanées, hémorragies des muqueuses. Chez le petit enfant, le scorbut se manifeste par l'irritabilité, la perte d'appétit, l'arrêt de la croissance, une tuméfaction des gencives et des douleurs articulaires et osseuses ; le scorbut infantile n'apparaît pas avant l'âge de quatre mois.

Traitement : Administration de vitamine C en doses importantes (500 à 4 000 mg par jour), jus d'orange ou de pamplemousse frais. Les besoins quotidiens sont d'environ 70 mg chez l'enfant et l'adulte.
Pronostic : Le traitement est presque toujours efficace.

Avitaminose D 353a
(rachitisme, ostéomalacie)

A la différence des autres vitamines, la vitamine D est peu répandue dans la nature. On la trouve dans l'huile de foie de poisson (poisson gras surtout), le foie et les œufs. L'une des sources de la vitamine D est tout simplement l'action de la lumière solaire sur la peau. En cas d'exposition insuffisante au soleil ou de pigmentation foncée de la peau, des suppléments vitaminiques sont souvent nécessaires. La vitamine D régularise le métabolisme du calcium et du phosphore, essentiel au bon maintien des os et des dents.

Danger : Non traité, le rachitisme entraîne chez le petit enfant des déformations osseuses irréversibles.
Symptômes : Le rachitisme se caractérise par de l'agitation, un ramollissement et un amincissement des os du crâne, des déformations osseuses atteignant différents points du corps (thorax saillant, jambes arquées, genoux cagneux), des malformations dentaires. Il entraîne un retard de l'apprentissage de la station debout, de la station assise et de la marche. Plus tard apparaît une cyphose (courbure de la colonne vertébrale).

Chez l'adulte, et principalement chez la femme, l'avitaminose D entraîne l'ostéomalacie, qui se manifeste par des douleurs siégeant dans la région pelvienne, les membres et la colonne vertébrale, et par un affaiblissement progressif.
Traitement : Vitamine D, suppléments de calcium et de phosphore. Des doses trop élevées de vitamine D peuvent entraîner l'*Hypervitaminose D* **353b**.
Pronostic : Excellent, à condition que le traitement soit appliqué rapidement.

Hypervitaminose D 353b

Un excès de vitamine D entraîne une perte d'appétit, un amaigrissement, une polyurie (miction excessive), un affaiblissement, des nausées, la formation de dépôts de calcium sous la peau, une hypertension et une insuffisance rénale pouvant provoquer la mort. En cas de grossesse, l'hypervitaminose D présente un risque de rétrécissement de l'aorte chez le fœtus.

L'extrême gravité des symptômes doit inciter à respecter scrupuleusement les dosages préconisés. Les besoins quotidiens sont de 400 UI chez l'enfant et l'adulte. Certains sujets peuvent tolérer des doses importantes, d'autres pas. Des troubles graves ont été observés, chez l'enfant, avec des dosages relativement faibles (2 500 UI).

Traitement : Arrêt immédiat de la vitamine D, régime pauvre en calcium. Lorsque l'hypervitaminose atteint la phase de calcification et d'insuffisance rénale, les lésions sont souvent irréversibles.

Avitaminose K 354
(hypoprothrombinémie)

La vitamine K, qui est synthétisée par les bactéries intestinales, est indispensable pour la coagulation du sang. Chez le nourrisson, le tube digestif est stérile durant les cinq premiers jours de la vie, entraînant un phénomène de carence ; en raison du risque d'hémorragie, on évite donc de pratiquer la circoncision et d'autres interventions chirurgicales dans la première semaine suivant la naissance.

La vitamine K existe à l'état naturel dans le lait, le foie, le chou, le chou-fleur, les épinards et autres légumes verts à feuilles, les tomates, l'huile de soja.

La carence en vitamine K peut résulter de causes diverses : déficit de sels biliaires essentiels à l'absorption de la vitamine K par l'organisme ; traitement prolongé par les antibiotiques et les sulfamides perturbant la flore intestinale ; administration d'huile minérale (paraffine) en guise de laxatif entravant l'absorption de la vitamine K ; affections intestinales telles que la colite ulcéreuse, l'entérite régionale, la sprue, la maladie cœliaque ; obstacle à l'écoulement des sels biliaires, dû à une obstruction des voies biliaires ; traitement anticoagulant.

Danger : Hémorragies graves, en particulier gastro-intestinales et cérébrales.
Symptômes : Le déficit du facteur de coagulation entraîne une des hémorragies diverses : nez, gencives, vagin, estomac. Il peut y avoir aussi une hématurie (sang dans l'urine).
Traitement : Vitamine K à des doses de 2 à 15 mg par jour en fonction de l'absorption. Une injection de vitamine K, si elle est faite à temps, peut éviter des complications sérieuses. Les besoins quotidiens ne sont pas connus.

Carences alimentaires dues à un régime végétalien 355

Les végétaliens excluent de leur régime tous les produits d'origine animale, en particulier le lait et les œufs, ce qui entraîne chez eux et chez leurs enfants des carences alimentaires graves : vitamine B_{12}, iode, et souvent certains acides aminés essentiels inexistants dans les fruits ou les légumes.

La vitamine B_{12} est indispensable pour la formation des globules rouges. Une carence entraîne l'anémie, l'anémie pernicieuse, la glossite (inflammation de la langue) et certains troubles nerveux se traduisant par des engourdissements ou des contractures. La vitamine B_{12} se trouve dans la viande, le poisson, les œufs et le lait. Les besoins quotidiens sont de 5 microgrammes.

Le régime végétalien entraîne aussi une carence en iode, élément indispensable pour la fonction thyroïdienne.

Le régime végétarien, qui n'exclut ni le lait ni les œufs, peut être au contraire un facteur de bonne santé et de longévité.

Carence en sel 356

Les besoins de l'organisme en sel sont de 5 g par jour. Dans la plupart des pays européens, les apports alimentaires sont en moyenne de 12 g par jour (les préparations alimentaires, en particulier, contiennent toutes du sel) : en fait, nous mangeons trop de sel, ce qui n'est pas sans présenter des inconvénients pour la santé. Des déficits en sel peuvent cependant survenir, le plus souvent en cas d'activité physique excessive par forte chaleur entraînant une perte massive de chlorure de sodium par la sudation. Une diarrhée ou des vomissements chroniques auront les mêmes effets.

Les symptômes comprennent des douleurs gastriques, une peau flasque, une miction peu abondante, des contractures musculaires, un sentiment d'anxiété, un pouls faible et rapide et, dans les cas extrêmes, des convulsions. L'administration de tablettes de sel est un traitement efficace.

Carence en fer

Voir **Anémie 322.**

21. Maladies infectieuses

Randolph M. Chase Jr.

(*N.B.* : les maladies infectieuses absentes de la liste ci-dessus se trouvent dans le chapitre qui les concerne directement ; ainsi la *Méningite* est traitée dans *Le Cerveau et le Système nerveux*, la *Gonorrhée* dans les *Maladies vénériennes*, etc.)

Autrefois – et aujourd'hui encore dans de nombreux pays sous-développés – l'espérance de vie moyenne ne dépassait pas trente ans à cause des ravages effectués par les maladies vénériennes. De nos jours, grâce aux spectaculaires progrès de la médecine, la grande majorité atteint un âge respectable pour peu qu'elle ait accès aux soins nécessaires. La maîtrise des maladies infectieuses est peut-être la plus grande victoire de l'humanité dans sa lutte éternelle contre la maladie.

Toutes les maladies infectieuses découlent de cinq grandes sources : les bactéries, les virus, les parasites, les rickettsies et les champignons.

Bactéries : les antibiotiques et les sulfamides permettent d'en venir à bout.
Virus : une grande variété d'agents chimiques est disponible contre les maladies virales ; le progrès le plus marquant a été le développement des vaccins.
Parasites : la plupart des grandes maladies parasitaires ont été vaincues par de nouveaux médicaments qui neutralisent ou détruisent ces parasites.
Rickettsies : les antibiotiques et les sulfamides sont extrêmement efficaces contre les rickettsies.
Champignons : des médicaments récemment mis au point contrôlent et bien souvent guérissent la plupart des mycoses, mais certaines continuent à leur résister.

MALADIES BACTÉRIENNES

Coqueluche 357
(pertussis)

Provoquée par le bacille *Bordetella pertussis*, la coqueluche se caractérise par des quintes de toux convulsives. Infection très grave durant les six premiers mois de la vie, elle tue plus d'enfants que la diphtérie, la scarlatine et la polio réunies ; la moitié des cas se déclare avant l'âge de deux ans. Elle affecte cependant les personnes de tous âges, et présente un risque particulier pour les très jeunes et les très âgés.

Contagion : Hautement contagieuse, cette maladie se transmet par les gouttelettes qu'émettent les sujets déjà atteints, qui demeurent porteurs de l'infection pendant huit semaines.
Incubation : De cinq jours à deux semaines, avec un maximum de vingt et un jours.
Durée : Environ six semaines – deux semaines d'incubation, deux semaines de quintes, deux semaines de convalescence.
Danger : Risques d'asphyxie, de pneumonie et de complication cérébrale entraînant la mort pour les enfants en bas âge ; la coqueluche est la première cause de mortalité infantile. La bronchopneumonie peut être fatale aux personnes âgées. La coqueluche peut également provoquer des séquelles permanentes aux poumons sous forme de bronchite chronique ou d'emphysème. Elle est en général beaucoup

moins grave chez les enfants plus âgés.
Symptômes : La coqueluche commence comme un rhume avec le nez qui coule, des éternuements, des larmes, une petite toux sèche et une perte d'appétit (généralement peu ou pas de fièvre). La toux convulsive – une douzaine de quintes sur une seule expiration, suivies d'une inspiration bruyante qui évoque le chant du coq – se répète de nombreuses fois, avec quelques rares inspirations normales dans l'intervalle. Elle produit des mucosités épaisses et étouffantes, que les enfants avalent et qui sont à l'origine de leurs vomissements. Le nombre de globules blancs est élevé.

Il est souvent difficile de distinguer cette maladie de la bronchite et de la grippe, mais l'examen microscopique d'un frottis permet d'en discerner la cause.
Traitement : Chez l'enfant âgé de moins de deux ans ou sérieusement atteint, on obtient de bons résultats avec des piqûres intramusculaires d'immunoglobuline, de pair avec l'un des nombreux agents antimicrobiens (ampicilline, tétracycline).

L'enfant en bas âge gravement atteint étant sujet aux étouffements mortels, il faut l'hospitaliser si un traitement d'urgence est nécessaire : aspiration des sécrétions, inhalation d'oxygène, voire trachéotomie. Chez soi, on peut prévoir un dispositif d'aspiration électrique, si besoin est. Les médicaments contre la toux sont inutiles et peuvent même entraîner des vomissements supplémentaires.

Il arrive que la convalescence soit retardée par la persistance d'une forte toux. Durant cette période, l'enfant doit être surveillé de près et protégé contre les autres infections respiratoires.
Prévention : On doit éloigner les autres enfants et les personnes fragiles, et leur donner de l'immunoglobuline. Le vaccin triple (diphtérie, tétanos, coqueluche) est normalement administré à tous les enfants de quatre mois, avec deux rappels à un mois d'intervalle.
Pronostic : La mortalité des petits enfants, qui atteint parfois un taux de 25 p. cent, peut être ramenée à 1 p. cent par des soins rapides et efficaces. Une fois guéri, le sujet est en général immunisé pour le restant de ses jours. Chez les grands enfants et les adultes, la coqueluche est désagréable, mais bénigne.

Diphtérie 358

La foudroyante diphtérie, qui autrefois était fatale à un tiers de ses victimes, a presque entièrement disparu, mais elle représente encore une menace. Le *Corynebacterium diphteriae* produit l'exotoxine, poison mortel qui détruit les tissus et s'attaque aux muqueuses de la gorge, parfois même du nez et du larynx. Bien qu'elle touche le plus souvent les enfants de un à dix ans, les adultes ne sont pas immunisés.

Contagion : Extrêmement contagieuse, la diphtérie se transmet par l'air, par le contact avec les sécrétions du nez ou de la bouche d'un malade ou d'un porteur asymptomatique, ou encore par du lait contaminé. Tous les patients doivent observer la plus stricte quarantaine jusqu'à la guérison complète. Il faut éloigner les personnes fragiles, très jeunes ou âgées, et s'assurer de leur immunité.
Incubation : De deux à cinq jours.
Durée : Une semaine de symptômes actifs, suivie généralement d'une lente convalescence, celle-ci étant prolongée en cas de complications.
Danger : Si les antitoxines sont administrées trop tard, il peut y avoir des complications cardiovasculaires, une pneumonie ou une paralysie nerveuse. L'obstruction des voies respiratoires, la défaillance cardiaque et la paralysie des muscles respiratoires peuvent entraîner la mort.
Symptômes : La diphtérie commence souvent par un léger mal de gorge

insidieux, suivi par de la fièvre, des maux de tête, des vomissements et une haleine fétide. Le signe révélateur est l'apparition dans la gorge ou dans le nez de fausses membranes grisâtres, adhérant fermement, qui rendent la respiration pénible. La voix est enrouée, la respiration bruyante, la déglutition difficile, la gorge enflée. Dans les cas extrêmes, il peut y avoir prostration, difficultés respiratoires et cyanose. La paralysie peut gagner le palais, le nerf optique, le larynx et toutes les parties du corps où les toxines auront été portées par le flux sanguin.

Traitement : Dans les cas graves, le patient doit être hospitalisé dans un service d'urgence où l'on pourra traiter des complications aussi sérieuses que l'obstruction totale des voies respiratoires (qui nécessite une trachéotomie), une défaillance cardiaque due aux effets des toxines sur le cœur, une pneumonie ou une attaque du système nerveux central.

Les antitoxines (hyperimmunoglobuline) et la pénicilline doivent être administrées le plus tôt possible – dès le premier jour, même si le diagnostic de la diphtérie est encore incertain. On n'insistera jamais assez sur ce point. Si le vaccin n'est pas immédiat, le risque de décès augmente considérablement, même si par la suite on administre des doses massives. La pénicilline extirpe les bactéries ; les antitoxines neutralisent les toxines diphtériques isolées ou faiblement attachées.

Les antitoxines diphtériques sont disponibles sous la forme de sérum chevalin ou d'hyperimmunoglobuline humaine. Comme les réactions aux sérums animaux sont souvent violentes, il est essentiel de pratiquer des tests préliminaires. Si le patient réagit au vaccin, on peut l'administrer par plusieurs injections d'importance croissante.

La convalescence est longue. La reprise trop précoce d'une activité normale peut être fatale en cas de myocardite diphtérique (inflammation du muscle cardiaque). Au cours de la maladie, le patient doit être veillé en permanence afin de prévenir toute obstruction des voies respiratoires. L'alitement est indispensable.

Prévention : Les enfants en bas âge sont normalement vaccinés contre la diphtérie, le tétanos et la coqueluche par trois injections pratiquées à un mois d'intervalle et suivies d'un rappel au bout d'un an. D'autres rappels ont lieu au moment d'entrer à l'école. Le test de Schick permet de dépister les enfants réceptifs.

Le fait de ne pas vacciner un enfant peut avoir des conséquences tragiques : la plupart des issues mortelles résultent d'une négligence dans l'application de ces simples précautions.

Pronostic : Aucun patient n'est considéré comme guéri avant que deux ensemencements recueillis à deux jours d'intervalle se soient avérés négatifs. La guérison sans séquelles est la règle.

Scarlatine 359

Due au streptocoque groupe A, la scarlatine se caractérise par une éruption de couleur rouge sur l'ensemble du corps. Elle affecte les personnes de tous âges, de toutes races et des deux sexes, mais elle est la plus fréquente entre la fin de la petite enfance et l'adolescence ; elle est rare dans les pays tropicaux. La personne atteinte est en général immunisée pour le restant de ses jours. Bien qu'en baisse depuis quelques années, elle constitue toujours une maladie grave, surtout du fait des éventuelles complications.

Contagion : La scarlatine est très contagieuse, mais certains sujets présenteront un cas bénin, tandis que d'autres seront des porteurs asymptomatiques. Elle se transmet par inhalation de gouttelettes en suspension dans l'air ou par contact direct avec le patient. Les malades doivent donc être tenus à l'écart.

Incubation : De un à quatre jours, avec une apparition soudaine.

Durée : De une à deux semaines.
Danger : Les antibiotiques ont limité, mais non supprimé, les risques de complications – infection entraînant une surdité permanente, néphrite, pneumonie, méningite, encéphalite, rhumatisme scarlatin.
Symptômes : La maladie apparaît brusquement, avec des vomissements fréquents, une fièvre pouvant atteindre 40,5 °C, une angine rouge. Le symptôme caractéristique est une langue chargée et blanche, avec des papilles rouges hypertrophiées. L'enduit qui recouvre la langue disparaît assez vite, et celle-ci prend l'aspect d'une fraise rouge vif. Le palais déjà enflammé se couvre de taches écarlates. Des membranes d'un gris jaunâtre peuvent également se former sur les zones enflammées de la bouche ou du pharynx.

Le deuxième jour, une éruption très dense de petits points rouges, qui blanchissent quand on les presse, gagne tout le corps à partir du cou et de la poitrine. Des lignes d'un rouge plus sombre se dessinent par-dessus l'éruption dans les plis de la peau. Le visage est empourpré sauf autour de la bouche (caractéristique essentielle de cette maladie). Les ganglions lymphatiques se gonflent dans le cou.

Au bout d'une semaine, la peau commence à peler, processus qui peut se poursuivre durant plusieurs semaines. L'urine est très colorée et peu abondante, le nombre de globules blancs élevé.
Traitement : Il faut prescrire de la pénicilline avant même que le diagnostic soit définitif. *Point important :* même dans les cas bénins, les antibiotiques doivent être administrés pendant au moins dix jours afin de prévenir toute fièvre rhumatismale.

La durée de l'alitement est fonction de l'état du malade. Le rôle de l'alimentation est essentiel. On peut contrôler la fièvre avec une éponge imbibée d'eau tiède (avec de l'aspirine pour les personnes âgées). Si le cou est enflé et douloureux, des compresses chaudes ou froides apporteront un soulagement. Une surveillance constante est la meilleure garantie contre les complications infectieuses ou non infectieuses.
Prévention : Elle n'est pas entièrement possible car certains porteurs semblent être en parfaite santé. Il faut tenir les enfants d'âge scolaire à l'écart des patients. (Voir en troisième partie, *Signes précurseurs, Scarlatine* **359**.)
Pronostic : La scarlatine restera bénigne si l'intervention médicale est rapide.

Empoisonnement du sang 360

(septicémie, bactériémie)

L'empoisonnement du sang survient lorsque des bactéries gagnent différentes parties du corps après s'être introduites dans le flux sanguin. Il indique une incapacité de l'organisme à retenir les organismes étrangers sur le lieu de l'infection. L'empoisonnement du sang peut résulter d'une extraction dentaire, d'une opération des amygdales, d'un anthrax, ou même d'égratignures, de coupures ou de brûlures sans gravité. La plupart des décès consécutifs à un avortement illégal sont dus à un empoisonnement sanguin du fait des conditions d'hygiène déficientes.

Danger : Une septicémie non soignée ou bien qui ne réagit pas aux médicaments (défenses immunitaires mauvaises ou affaiblies) peut être mortelle, soit par la destruction d'organes vitaux, soit par une toxémie résultant de l'invasion de toxines dans le sang. La mort peut survenir en deux jours, en particulier chez les enfants et les personnes âgées. L'identification rapide des symptômes peut être capitale.
Symptômes : L'empoisonnement du sang se caractérise par des frissons violents ; une fièvre irrégulière, variable et intermittente ; des maux de tête violents ; une diarrhée forte et tempo-

raire ; des sueurs profuses, surtout au moment où la fièvre tombe ; des éruptions cutanées avec de multiples hémorragies très limitées qui donnent à la peau une couleur bleu-noir, ainsi que des pustules et des cloques. Il arrive aussi fréquemment que le cœur ne parvienne plus à fournir suffisamment de sang aux tissus organiques.

Traitement : On utilise de fortes doses d'antibiotiques bactéricides (généralement de pénicilline), de pair avec des méthodes annexes en fonction de l'état du patient. La guérison se manifeste par la disparition des bactéries dans les prélèvements sanguins et par la résorption du foyer infectieux.

Prévention : Toutes les blessures doivent être soignées sur-le-champ. En cas de purulence cutanée ou de rougeur inhabituelle autour d'une blessure, on doit immédiatement consulter un médecin.

Pronostic : les chances de guérison complète dépendent de la vigueur et de la promptitude du traitement médical.

Tétanos 361
(trismus)

Maladie aiguë due à la bactérie *Clostridium tetani*, le tétanos affecte le système nerveux central et provoque de violentes contractions musculaires, en particulier de la mâchoire et du cou. Les hommes sont trois fois plus touchés que les femmes.

Le *Clostridium tetani* est probablement le plus meurtrier des micro-organismes s'attaquant à l'homme, puisqu'il est aussi à l'origine du *Botulisme* **165** et de la *Gangrène gazeuse* **362**. On le trouve sur la terre entière, dans le sol, dans le fumier des herbivores et dans les selles de la plupart des mammifères. Les blessures reçues dans une ferme sont donc potentiellement les plus dangereuses. Les deux caractéristiques qui rendent cette bactérie particulièrement redoutable sont, d'une part, sa nature anaérobique, autrement dit sa capacité à prospérer en l'absence d'oxygène, d'autre part, ses toxines, le plus puissant des poisons connus. Toute blessure profonde, même d'apparence bénigne, provoquée par un clou, voire par une épine, empêche le contact de l'air en se refermant et crée ainsi un environnement favorable à la multiplication des toxines. Celles-ci attaquent les nerfs, provoquant spasmes et convulsions. Le tétanos est facile à prévenir mais difficile à guérir.

La croyance répandue selon laquelle le coupable est souvent un clou rouillé n'est juste que dans la mesure où elle accuse le manque de propreté, car c'est la saleté, et non la rouille, qui est en cause. Le tétanos est souvent une conséquence des blessures causées par des fragments d'obus, des plombs, des balles ; les jeunes mères sont particulièrement exposées après un accouchement difficile, de même que les toxicomanes qui se servent de seringues non stérilisées.

Incubation : Entre trois et douze jours, parfois même vingt ou davantage.

Danger : Les personnes correctement immunisées sont totalement à l'abri. 40 p. cent environ de celles qui ne le sont pas meurent d'une paralysie du diaphragme (défaillance respiratoire), d'une défaillance cardiaque, d'asphyxie, d'épuisement ou de faim.

Symptômes : La crise débute habituellement par une migraine, une fièvre légère, une certaine irritabilité, une certaine inquiétude. Le premier signe véritable du tétanos est la raideur de la mâchoire et la difficulté à ouvrir la bouche. La raideur musculaire gagne parfois le cou et au-delà. Les bâillements sont fréquents. La maladie peut se développer rapidement. Des spasmes peuvent affecter n'importe quel muscle. Le patient, qui reste cruellement alerte, ne peut plus ouvrir la bouche ni avaler. Les sourcils se haussent, les commissures des lèvres se raidissent, donnant l'impression d'un sourire permanent. A partir du troisième jour, le moindre bruit, le moindre choc imprimé au lit, le moindre contact peuvent déclencher des spasmes d'une violence terrible pendant une quinzaine de minutes. Comme nous l'avons dit, le patient demeure parfaitement conscient. (L'empoisonnement par la strychnine peut produire des symptômes similaires.)

Traitement : L'hospitalisation d'urgence s'impose car tout dépend de la rapidité avec laquelle on administre l'antitoxine tétanique (hyperimmunoglobuline humaine de préférence). Bien que l'antitoxine ne puisse neutraliser les toxines qui agissent déjà sur les nerfs, elle peut rendre inoffensives les toxines nouvellement produites.

Les réactions locales sont d'ordinaire inexistantes à l'emplacement de la blessure originelle. Si l'on parvient à la détecter, il faut la rouvrir et enlever chirurgicalement les tissus morts. On peut également atténuer les convulsions grâce à des décontractants musculaires et à des sédatifs. Les soins médicaux doivent être ininterrompus. La trachéotomie est très courante pour les cas moyens comme pour les cas graves.

Quoique sans effet sur les toxines, les antibiotiques sont prescrits simultanément pour faire disparaître les bactéries. Le médicament le plus employé est la pénicilline, sauf pour les patients qui y sont allergiques.

Prévention : De nos jours, le tétanos est la conséquence d'une négligence impardonnable, puisque le vaccin diphtérie-tétanos-coqueluche, administré aux enfants de quatre mois, est efficace à 100 p. cent.

Pronostic : Le manque de sommeil et les carences alimentaires prédisposent le malade à attraper d'autres maladies ; la surveillance doit être poursuivie durant la convalescence afin de prévenir d'éventuelles complications. Les survivants ne souffrent généralement pas de séquelles, mais ils ne sont pas pour autant immunisés : les mesures habituelles d'immunisation sont donc impératives.

Gangrène gazeuse 362

Comme le tétanos, la gangrène gazeuse est due à un germe *Clostridium (Clostridium perfringens).* Les bactéries anaérobiques pénètrent dans les tissus grâce à des blessures profondes et, une fois établies, se multiplient rapidement et produisent des toxines qui détruisent les tissus environnants et les globules rouges. La gangrène gazeuse se produit souvent après un accident d'automobile, lorsque les tissus sont endommagés par des morceaux de verre et infectés par des impuretés, ou à la suite d'un avortement illégal pratiqué dans un milieu non stérilisé. La maladie peut se déclarer très vite : il arrive que des patients entrent en état de choc et décèdent avant même que les médecins aient pu apprécier l'étendue de la blessure.

N.B. : la gangrène n'est pas par elle-même une maladie bactérienne : elle correspond à la mort des tissus et aux transformations physiques qui découlent de l'interruption de l'irrigation sanguine. Elle peut apparaître en cas d'étranglement herniaire, d'appendicite aiguë, de tumeur pédonculée, d'engelure, etc. La gangrène se distingue de la gangrène gazeuse, provoquée par des bactéries et des toxines extracellulaires, mais leurs effets sont identiques.

Incubation : L'attaque est rapide, souvent six heures après la blessure initiale.

Danger : Gangrène et gangrène gazeuse sont des maladies graves, qui se terminent souvent par une amputation ou par la mort. Elles doivent toujours être considérées comme des *urgences médicales.*

Symptômes : La région de la blessure devient molle et douloureuse. En pressant les lèvres de la plaie, on fait sortir des bulles de gaz émanant du liquide

rosâtre qui suinte de la blessure. On obtient un son craquant caractéristique en frottant ou en pressant la région avec les doigts (le gaz se déplace à l'intérieur des tissus). Autour de la plaie, la peau s'assombrit, vire au bronze, puis au noir. Dans les cas graves, il peut y avoir prostration, délire et coma.
Traitement : On se sert souvent d'une antitoxine polyvalente (sérum), bien que certains contestent sa valeur. Les méthodes en vigueur sont la chirurgie, les antibiotiques et, plus récemment, l'oxygène sous pression. Le traitement doit être immédiat. L'amputation, mesure désespérée, peut sauver la vie du patient quand on ne parvient pas à arrêter la progression de la maladie en retirant localement les tissus morts.
Prévention : Dans tous les cas de plaies profondes et sales, en particulier lorsque des vaisseaux sanguins sont endommagés, on doit avoir recours à un médecin.

Fièvre thyphoïde 363

Maladie grave et extrêmement contagieuse, la fièvre thyphoïde est due au bacille *Salmonella typhosa*, qui vit dans les selles humaines et se transmet par l'intermédiaire des mouches, des égouts contaminés et des manipulateurs de nourriture négligents. L'eau, le lait et les coquillages sont des sources de contamination, de même que les lieux d'aisances situés trop près des puits et des nappes d'eau potable.

Incubation : De une à trois semaines ; en moyenne deux semaines.
Durée : Trois semaines, voire davantage.
Danger : La plupart des décès sont dus aux complications : infection de l'oreille interne, bronchite, pneumonie, hémorragie intestinale, éventuellement accompagnée d'une perforation entraînant une *Péritonite* **179.** Bien loin d'indiquer une amélioration, une chute soudaine de la température intervenant au cours des deux premières semaines peut annoncer une perforation (urgence médicale).
Symptômes : Le début ressemble à une grippe, avec une migraine frontale ou bitemporale durant plus d'une semaine ; la fièvre monte quotidiennement, jusqu'à 40,5 °C, puis se stabilise à ce niveau pendant une semaine. Le patient est souvent dans un état semi-conscient, avec des murmures délirants. La fièvre a tendance à baisser le matin et à s'élever le soir. Les saignements de nez sont fréquents et des points roses apparaissent, surtout sur le tronc et sur l'abdomen ; ce dernier est très distendu, et l'on note souvent une légère toux, un pouls lent, une langue chargée d'une couche blanche ou brune avec les bords rougis ; la constipation est la règle, mais elle peut faire place à une diarrhée sanguinolente. L'apparition de la diarrhée peut indiquer, si elle se produit au moins six fois par jour, une complication gastro-intestinale ; on est alors en présence d'une *urgence médicale.* Les rechutes sont courantes, mais leur durée est généralement moins longue.

La déclaration brutale de la typhoïde, avec des symptômes immédiats et prononcés, est souvent la garantie d'une convalescence rapide. Lorsque au contraire les symptômes sont si mineurs que le patient refuse de rester alité, celui-ci est une cible rêvée pour la perforation intestinale.
Traitement : Il est à base d'antibiotiques (ampicilline, chloramphénicol), administrés pendant trois semaines complètes afin de limiter les risques de rechute. Il faut surveiller l'apparition de sang dans les selles et les urines, et veiller le malade en permanence pour prévenir les complications. Les hémorragies et les fortes diarrhées doivent sonner l'alarme et entraîner l'hospitalisation.

Le repos au lit est vital pendant la période d'état. Pour prévenir les escarres, on peut prévoir un matelas approprié (coussins d'air). Il faut empêcher les malades délirants de quitter le

lit, sous peine de complications. Il faut prêter une attention scrupuleuse aux vases de nuit et autres plats-bassins, et stériliser tous les vêtements et objets susceptibles d'être infectés.
Prévention : Aucun des vaccins disponibles n'apporte une protection totale. Les voyageurs se rendant dans des pays touchés par la fièvre typhoïde ont tout intérêt à s'abstenir de consommer de l'eau, de la glace, du lait non stérilisé et des fruits de mer.
Pronostic : Les traitements antibiotiques rapides ont ramené le taux de mortalité de 14 p. cent à moins de 1 p. cent. Le retour de la fièvre, en l'absence d'autres symptômes, peut être simplement le signe d'une légère tension, et non d'une rechute. Insistons encore une fois sur la nécessité de se garder des complications durant la guérison.

Choléra 364
(choléra asiatique, choléra épidémique)

Presque absent aujourd'hui du monde occidental, le choléra reste une maladie redoutable, toujours prête à exercer ses ravages dans les pays où les conditions sanitaires sont déficientes. Cette infection irrésistible, due à une bactérie en forme de virgule (*vibrio comma*), se caractérise par des diarrhées profuses, une déshydratation et un collapsus circulatoire.

Contagion : Extrêmement contagieux, le choléra est transmis par l'eau et les aliments contaminés par les selles des porteurs. Les personnes légèrement atteintes et les porteurs asymptomatiques jouent souvent un grand rôle dans la diffusion des épidémies.
Incubation : De quelques heures à six jours ; en moyenne trois jours.
Danger : La mort survient au bout de quelques jours, voire de quelques heures, dans 60 p. cent des cas non traités. Le traitement médical ramène le taux de mortalité à 5 p. cent. Pour que le malade soit capable de survivre à la déshydratation et à la carence en sel causées par les diarrhées et les vomissements, on doit y suppléer en administrant d'importantes quantités d'eau et de sel.
Symptômes : La crise est soudaine et extrêmement violente, avec des diarrhées permanentes (le patient peut perdre jusqu'à dix litres de liquide par jour). Les selles sont aqueuses et contiennent des « grains de riz ». Parmi les autres symptômes, citons de fortes crampes dans l'estomac et dans les jambes, des vomissements violents mais sans efforts ni nausées, une soif intense, une peau cyanosée, froide et moite, enfin un collapsus total.
Traitement : Bien que l'organisme soit capable de se débarrasser rapidement des bactéries, la survie dépend du remplacement des énormes quantités de liquide dont la perte est causée par les toxines, elles-mêmes produites par les bactéries. Les antibiotiques ayant des effets limités, on a surtout recours à des perfusions intraveineuses pour contrebalancer les pertes de liquide ; il arrive que celles-ci soient équivalentes au double du poids du patient. On donne aussi des boissons glacées, de fréquentes solutions de glucose, et l'on conserve la chaleur du corps avec des couvertures et une bouillotte.
Prévention : Il est conseillé de se faire vacciner avant de se rendre dans un pays où le choléra est endémique. La plus sûre protection, cependant, réside dans une hygiène méticuleuse.
Pronostic : Si l'on parvient à compenser les pertes de liquide de manière durable, la vie du malade peut être sauvée et la guérison assurée.

Peste 365
(peste bubonique, peste noire)

Cette maladie bactérienne terriblement dévastatrice tua cent millions de personnes en une seule épidémie, et une autre fois les trois quarts de la population française. Le taux de mortalité de la peste sous ses différentes formes varie entre 30 et 90 p. cent. La bactérie *Pasteurella pestis* est transmise à l'homme par les puces des rongeurs (en particulier du rat) ; dans le cas de la peste pulmonaire (pneumonie pesteuse), elle se transmet d'homme à homme. La maladie est très rare en dehors des pays tropicaux, à commencer par l'Inde, et des infections de laboratoire.

Incubation : De deux à cinq jours.
Danger : En l'absence de traitement, la mort est presque inéluctable du fait des ravages exercés par les bactéries sur le cerveau, les reins et les poumons, et de l'état de choc ; elle survient au bout de trois à six jours. La peste pulmonaire emporte pour sa part 90 p. cent des malades en trois jours, souvent même en quelques heures.
Symptômes : Le début est brusque, avec des frissons, une fièvre très élevée, une démarche chancelante, un état de stupeur, puis de prostration. Le symptôme majeur est le développement de bubons (ganglions enflammés) dans l'aine, sous les aisselles et dans d'autres régions. Ces bubons, dont la taille varie d'une petite pomme sauvage à une grosse golden, peuvent s'emplir de pus et suppurer. Les minuscules hémorragies qui apparaissent dans la peau et prennent une couleur noire ont donné à la maladie son nom de « peste noire ». Finalement, il y a état de choc puis coma.
Traitement : La thérapie habituelle emploie des antibiotiques (streptomycine et tétracycline). Pour les personnes particulièrement exposées, il existe un vaccin garantissant l'immunité.

Dysenterie bacillaire 366
(shigellose)

Maladie hautement infectieuse du côlon due à des bactéries du genre *Shigella*, la dysenterie bacillaire apparaît dans les bidonvilles et dans toutes les zones surpeuplées où les conditions sanitaires sont mauvaises.

Incubation : De un à quatre jours.
Durée : En général de quatre à huit jours, mais dans les cas graves de trois à six semaines.
Contagion : Les bactéries se trouvent dans les selles des sujets infectés. La contamination s'opère par l'intermédiaire des manipulateurs d'aliments porteurs et des mouches.
Danger : Chez les adultes en bonne santé, les risques sont très limités. Chez les enfants américains, le taux de mortalité est inférieur à 1 p. cent. En revanche, il s'élève dans les pays touchés par la malnutrition.
Symptômes : Le début de la maladie est brusque, avec une diarrhée persistante et des selles aqueuses. Les pertes de liquide sont considérables. Les autres symptômes sont les douleurs abdominales, la soif, les nausées, les vomissements et un besoin irrépressible d'aller à la selle, sans résultat. Le signe caractéristique est la présence de sang, de pus et de mucus dans les selles au bout de trois jours. Les rechutes sont fréquentes.
Diagnostics différentiels : Des maladies telles que la gastro-entérite à Salmonella, la colite ulcéreuse, la sprue, la maladie cœliaque et la dysenterie amibienne présentent des symptômes similaires. Pour identifier la maladie, on a donc recours à un prélèvement rectal pour culture.
Traitement : L'usage des antibiotiques est contesté puisque la maladie présente des risques limités. Néanmoins, l'ampicilline, le chloramphénicol et la tétracycline sont efficaces. On n'utilise plus les sulphonamides. La meilleure méthode pour remettre le patient sur pied est l'administration de solutions d'électrolytes. Les bouillottes et l'élixir parégorique sont également conseillés.
Prévention : Il faut mettre les aliments

à l'abri des mouches, disposer des moustiquaires aux fenêtres, désinfecter les vêtements et les serviettes susceptibles d'être contaminés, adopter une stricte hygiène personnelle.
Pronostic : Si le traitement est rapide et méthodique, la guérison est assurée.

Diarrhée des voyageurs 367
(tourista)

On ne sait pas grand-chose sur cette affection, généralement bénigne et d'origine bactérienne, qui touche davantage certaines personnes que d'autres. Les dangers sont infimes dans les pays développés, mais dans les pays pauvres, surtout dans les petites villes, les villages et les régions reculées, il est recommandé aux voyageurs d'éviter de consommer du yaourt, du lait, du fromage et des plats locaux très épicés. On échappe souvent à cette affection en se contentant d'aliments simples et peu abondants. Il faut faire bouillir ou traiter avec des tablettes l'eau que l'on boit, avec laquelle on se lave les dents, ou dont on fait des glaçons. Il est risqué de consommer des aliments crus, des fruits et des légumes non épluchés, ou encore des boissons contenues dans des bouteilles non capsulées.

Les voyageurs se rendant dans des pays exposés à cette maladie ont intérêt à se faire immuniser. Ils peuvent aussi se munir de préparations à base de kaolin et de pectine disponibles dans le commerce. Si le cas est sérieux, il est préférable de consulter un médecin.

Parmi les aliments sûrs, citons les viandes bien cuites, le pain, les fruits pelés, les boissons alcoolisées, la bière, le vin et l'eau minérale en bouteille.

Lèpre 368
(maladie de Hansen)

La lèpre n'est plus le mal redoutable d'autrefois. Elle est la moins contagieuse de toutes les maladies infectieuses : seul un contact intime et prolongé avec une personne atteinte par la forme active de la lèpre est susceptible de transmettre l'infection. Le bacille *Mycobacterium leprae* est semblable au germe de la tuberculose et, comme ce dernier, possède une enveloppe « cireuse » qui le rend difficile à tuer. La lèpre, présente dans le monde entier, se rencontre rarement dans les pays développés.

Incubation : De quatre à vingt jours ; elle demande habituellement un contact prolongé.
Danger : Défigurement, perte des sensations, destruction des tissus et des os, chute des cheveux. La mort peut survenir du fait d'infections annexes (tuberculose ou pneumonie) au terme de longues années de maladie.
Symptômes : Le début est insidieux. Des taches rouges ou brunes, avec un centre blanc, apparaissent sur la peau. Elles s'agrandissent et gagnent souvent tout le visage, défigurant le patient. Des petits nodules durs apparaissent sur les jambes, les pieds ou le visage. On observe une perte des sensations dans différentes parties du corps après l'apparition d'un traumatisme, dans les régions couvertes de taches de couleur, souvent aussi dans une extrémité entière (pied ou main). La voix devient rauque, les poils tombent, en particulier les sourcils et les cils. Il peut y avoir en outre une névrite douloureuse, une atrophie osseuse, des plaies ouvertes pénétrant profondément dans les tissus et entraînant des difformités et la perte spontanée de doigts ou d'orteils, des saignements de nez, une atrophie musculaire (si elle affecte la main, celle-ci prend une forme de pince).
Traitement : Les personnes ayant longtemps vécu avec des lépreux doivent être soigneusement examinées afin de déceler la présence éventuelle des bactéries. Il est cependant fréquent que le germe demeure indécelable et que les symptômes soient alors les seuls moyens d'identification. Les chances de guérison

sont proportionnelles à la rapidité de l'intervention médicale.

Le dapsone est efficace mais ne donne pas entièrement satisfaction ; il est souvent recommandé de l'utiliser en conjonction avec la rifampicine.

Prévention : L'isolation du porteur non traité est conseillée. Bien que les règles prophylactiques n'aient pas été entièrement établies, il semble qu'il ne soit plus nécessaire d'isoler les enfants de leurs parents malades une fois le traitement commencé.

Fièvre récurrente 369

La fièvre récurrente existe à l'état endémique dans le sud de l'Europe, en Afrique, en particulier en Éthiopie, au Moyen-Orient, dans le nord de l'Inde, en Amérique latine, dans l'ouest des États-Unis et du Canada. Il s'agit d'une fièvre infectieuse et récurrente transmise par des poux ou des tiques. Les bactéries spirochètes (de la famille de la syphilis) pénètrent dans la peau écorchée par le biais du sang ou des fluides organiques résultant d'un pou écrasé ou d'une piqûre de tique.

Danger : Le taux de mortalité global est inférieur à 5 p. cent, mais il s'élève chez les petits enfants et les personnes âgées ou affaiblies.

Symptômes : La maladie se caractérise par des frissons, une fièvre élevée, une accélération du rythme cardiaque, de violents maux de tête, des vomissements, des douleurs musculaires et articulaires, des suées abondantes et une éruption de couleur rose sur le tronc et les extrémités. Il arrive aussi qu'une jaunisse se déclare.

Le symptôme qui permet de distinguer la fièvre récurrente des maladies similaires telles que la malaria, la fièvre jaune, la variole et le typhus, est celui dont elle tire son nom, à savoir la nature récurrente de ses attaques. La fièvre atteint une température normale, puis reprend de la vigueur, jusqu'à atteindre des niveaux élevés. La durée des accès varie entre deux et trois jours, celle des intervalles tourne autour d'une semaine. La fièvre se comporte comme une balle dont les rebonds perdent progressivement de leur puissance. La maladie s'éteint d'elle-même au bout de trois rechutes.

Traitement : L'alitement et l'administration d'antibiotiques (tétracycline) accélèrent la guérison. La codéine est recommandée en cas de violents maux de tête.

Prévention : Toute piqûre de tique doit être considérée comme dangereuse car elle peut être à l'origine d'une maladie grave. Il faut jamais retirer une tique par la force (*voir Table 19, Tiques : comment les retirer*). La prévention contre les tiques et les poux limitera bien sûr les risques de maladie.

MALADIES VIRALES

Rougeole 370

La rougeole n'est pas une maladie aussi bénigne qu'on le croit souvent. Elle consiste en une affection généralisée, hautement contagieuse et caractérisée par une éruption s'étendant sur tout le corps. Les enfants sont les plus touchés mais, contrairement aux idées reçues, les adultes ne sont pas épargnés.

Contagion : Très contagieuse, la maladie se transmet par le biais des gouttelettes émises par le nez, la gorge et la bouche du porteur.

Incubation : De sept à quatorze jours.

Durée : Dix jours à compter des premiers symptômes de catarrhe.

Danger : Quoique la maladie ne soit pas très sérieuse par elle-même, elle peut ouvrir la voie à d'autres affections virales ou bactériennes telles que la pneumonie, la tuberculose, l'infection de l'oreille moyenne et la redoutable encéphalite morbilleuse. L'*Encéphalite aiguë* **8** est une complication grave, pouvant entraîner de lourdes séquelles, voire la mort ; elle n'apparaît que dans un cas de rougeole sur 1 000. L'encéphalite se déclare surtout entre le deuxième et le sixième jour suivant l'éruption, parfois aussi dans la période pré ou post-éruptive. La plupart des autres complications interviennent après la disparition de l'éruption, ce qui doit inciter à la méfiance si la maladie se prolonge au-delà de la durée indiquée plus haut.

Symptômes : La maladie commence comme un rhume, avec le nez qui coule, une montée rapide de la température, qu'il est difficile de faire redescendre, et une toux rauque. Le deuxième jour, les yeux s'injectent de sang, la conjonctivite apparaît et le malade souffre de la lumière. Le troisième jour, on assiste à l'apparition du premier signe caractéristique, les taches de Köplik (points blancs entourés d'une auréole rose sur la face interne des joues). Le quatrième jour (plus exactement entre le troisième et le cinquième), l'éruption se déclare sur le cuir chevelu et les tempes, puis sur le cou et le reste du corps. Les points légèrement saillants, d'un rose brunâtre, commencent à disparaître au bout de deux ou trois jours, bien que la pigmentation brunâtre puisse persister plus longtemps.

Traitement : Il n'existe pas de médicaments spécifiques. Le patient doit être complètement isolé pendant deux semaines et sa fièvre combattue au moyen d'éponges tièdes ou d'aspirine. Des lunettes de soleil apporteront un réconfort au patient qui ne peut supporter la lumière. Toute infection bactérienne doit être traitée avec des antibiotiques. La surveillance des parents est indispensable pour prévenir d'éventuelles complications. Les gamma-globulines humaines (sérum de convalescence) peuvent entraver ou atténuer la maladie quand on sait qu'une personne a été contaminée.

Prévention : Il existe un vaccin efficace, de même qu'une immunoglobuline à l'usage des enfants non vaccinés. L'enfant atteint par la rougeole doit rester à la maison quatorze jours à compter de l'éruption ; celui qui a été en contact avec la maladie doit pour sa part attendre seize jours avant de retourner à l'école.

Pronostic : Une fois guéri, le patient est d'ordinaire immunisé pour le restant de ses jours.

Rubéole 371

Cette maladie virale caractérisée par une éruption très reconnaissable est bénigne chez les enfants mais peut avoir des conséquences graves chez les femmes enceintes (*Rubéole chez la femme enceinte* **244**). 70 p. cent des cas environ concernent les enfants de sept à douze ans, 25 p. cent les personnes de douze à quarante ans.

Contagion : Cette maladie très contagieuse se transmet par l'intermédiaire des gouttelettes émises par le nez et la bouche.

Incubation : De quatorze à vingt et un jours.

Durée : Une semaine environ. L'éruption disparaît habituellement au bout de trois jours.

Danger : Lorsqu'une femme attrape la rubéole au début d'une grossesse, il est préférable d'y mettre fin du fait des risques élevés de fausse couche, de malformation cardiaque, de retard mental, de surdité permanente et de cataracte.

Symptômes : Le début est marqué par une légère fièvre et un nez qui a tendance à couler, après quoi apparaît une éruption de couleur rose clair sur le visage et le cou, puis sur tout le reste du corps. Le signe caractéristique est la présence de ganglions enflés derrière les oreilles et dans le haut de la nuque. On constate parfois une certaine raideur articulaire. Les adultes sont fatigués et légèrement fiévreux.

Traitement : Aucun traitement n'est nécessaire, sauf pour les femmes qui n'ont jamais eu la rubéole et qui y ont été exposées durant les trois premiers mois de leur grossesse. Le médecin peut prescrire des injections de gammaglobulines et, si besoin est, interrompre la grossesse.

Prévention : On devrait vacciner contre la rubéole toutes les jeunes filles bien avant qu'elles soient en âge de procréer. Une femme adulte doit attendre deux mois après avoir été vaccinée pour entamer une grossesse.

Varicelle 372

Maladie virale sans gravité caractérisée par une éruption sur l'ensemble du corps, la varicelle affecte surtout les enfants, mais aussi les adultes. Les enfants sont immunisés jusqu'à l'âge de six mois, après quoi ils ont 75 chances sur 100 d'être atteints avant l'âge de quinze ans.

Contagion : La varicelle est l'une des maladies infectieuses les plus contagieuses. Les risques de contamination sont élevés depuis l'apparition du mal jusqu'après l'éruption vésiculaire (cloques minuscules). La maladie se transmet par le contact direct avec un porteur ou par l'intermédiaire de gouttelettes émises par le nez ou la bouche.

Incubation : En moyenne de treize à dix-sept jours, parfois jusqu'à vingt et un jours.

Durée : Deux semaines environ.

Danger : Des infections sérieuses peuvent se produire si l'on gratte les vésicules. Il arrive que les oreilles soient affectées et les reins enflammés.

Symptômes : L'éruption et les démangeaisons commencent par des petits points (macules), qui deviennent bientôt des boutons saillants (papules), puis des cloques pleines de liquide, avant de se transformer en croûtes. Il arrive que ces différentes phases soient superposées. Il faut compter quatre jours entre l'éruption et les croûtes. L'une des particularités de cette maladie est de provoquer des troubles sérieux chez les adultes : migraine, mal de dos, fièvre élevée, frissons et risques certains de complications.

La varicelle guérit spontanément.

Traitement : Le repos est prescrit jusqu'à ce que toutes les vésicules aient séché. Lorsqu'il ne reste que des croûtes, le patient n'est plus contagieux, et l'isolement ne se justifie donc plus. Il faut éviter de se gratter ; les jeunes enfants ne pouvant s'en empêcher, on doit maintenir leurs mains extrêmement propres et leurs ongles très courts.

Le traitement habituel atténue les démangeaisons avec un mélange d'oxyde de zinc, de bicarbonate de soude et d'amidon dissous dans l'eau. On peut aussi prendre des bains additionnés d'amidon (l'eau n'aggrave ni les démangeaisons ni l'état des cloques).

Il faut appeler un docteur si la température dépasse 39 °C ou si les lésions cutanées s'infectent ou saignent. Il n'existe aucun vaccin contre la varicelle, qui confère une immunité à vie.

Prévention : (Voir en troisième partie, *Signes précurseurs, Varicelle* **372**.)

Pronostic : La guérison est toujours assurée.

Variole 373

Cette maladie virale très contagieuse, potentiellement épidémique, affecte les sujets de tous âges et de toutes races. Au Moyen Age, des épidémies tuèrent un quart de la population européenne. Elle est assez rare aujourd'hui dans les pays industrialisés mais constitue toujours une menace sérieuse dans le Tiers-Monde. Les survivants sont immunisés pour le restant de leurs jours.

Contagion : Le patient reste contagieux tant que la dernière croûte n'a pas disparu. La transmission s'opère par l'intermédiaire de gouttelettes émises par le nez et la gorge, par un contact direct avec le patient, ou par le maniement d'un objet touché par celui-ci : vêtements, livres, couverts, etc. Seules les personnes immunisées ou vaccinées sont donc autorisées à s'approcher.
Incubation : De une à deux semaines.
Durée : De deux à trois semaines pour la période d'état, autant pour la convalescence.
Danger : Les cas sérieux et non traités ont souvent une issue fatale. Le risque de défigurement est grand car les plus grosses pustules sont à l'origine des visages grêlés. Le taux de mortalité reste élevé chez les petits enfants et les personnes âgées. Parmi les complications, citons la gangrène de la peau, la néphrite et la pneumonie.
Symptômes : La maladie débute brusquement par une fièvre très élevée, une violente migraine frontale, une douleur intense dans le dos, des douleurs musculaires, des convulsions (chez les enfants), éventuellement des nausées, des vomissements, un état de délire et un pouls rapide.

Le troisième jour, de grandes quantités de petits points d'un rose rougeâtre (macules) s'étendent sur le visage, les avant-bras et le reste du corps. Dans les cas les plus sévères, la présence des macules est massive. En quelques heures ils se transforment en boutons (papules). Vers le cinquième ou le sixième jour, ceux-ci deviennent de véritables cloques (vésicules) grosses comme une tête de clou, entourées d'une auréole rouge, à fossettes, résistantes aux pincements. Le neuvième jour, le liquide contenu dans les cloques prend une allure pustuleuse, après quoi les cloques sèchent rapidement et donnent naissance à des croûtes malodorantes et toujours contagieuses, qui disparaissent finalement au bout de trois à quatre semaines.

La variole se distingue aisément de la varicelle, parce que dans la seconde les quatre phases de l'éruption peuvent être superposées, alors que dans la première elles se succèdent dans un ordre nettement délimité ; de plus, la variole a tendance à épargner le tronc et à se concentrer sur les extrémités, la tête, la paume des mains et la plante des pieds.
Traitement : La variole constitue une *Alerte médicale.* Le patient doit être maintenu à l'écart de se proches dans un service hospitalier qui lui offrira les meilleures chances de guérison. On utilise couramment des antibiotiques pour empêcher l'infection bactérienne des cloques de produire des cicatrices supplémentaires. Tous les objets mis en contact avec le malade doivent être considérés comme contaminés. Le traitement se contente d'éviter une aggravation de la maladie au moyen d'une surveillance constante. La vaccination précoce assure de cinq à sept années d'immunité.
Prévention : La seule véritable prévention est la vaccination. Cependant, celle-ci ne peut être pratiquée en cas de grossesse, de maladie virale ou d'éruption cutanée diffuse. L'utilisation de stéroïdes ou d'immuno-suppresseurs est également une contre-indication.

L'immunoglobuline, lorsqu'elle est disponible, doit être utilisée en conjonction avec la vaccination. Pour les personnes exposées à la contamination qui ne peuvent être vaccinées, on se sert parfois dans un but prophylactique du méthisazone (Marboran).
Pronostic : La maladie est devenue si rare que la vaccination systématique a été abandonnée. En Europe occidentale, les risques liés à la vaccination dépassent les chances d'être atteint par la variole.

Poliomyélite 374
(paralysie infantile)

Maladie virale due à l'un des trois types de polio-virus qui s'attaquent au système nerveux central et peuvent entraîner une paralysie musculaire, la poliomyélite affecte les personnes de tous âges, quoique les plus touchés soient les enfants. Il existe deux formes de maladie : d'une part, la forme mineure (polio abortive), non paralytique, qui présente des symptômes légers et ne dure que quelques jours, d'autre part, la forme aiguë, qui provoque des atrophies et des paralysies musculaires. Beaucoup de gens sont atteints par la première sans même s'en rendre compte ; ils ont alors l'avantage d'être immunisés comme s'ils avaient souffert d'une polio paralytique.

La polio est présente à l'état endémique dans le monde entier. Elle est moins violente sous sa forme épidémique que dans les cas isolés. Les vaccins de Salk et de Sabin ont pratiquement ramené à zéro le taux de mortalité pour les personnes qui font appel à cette thérapie.

Contagion : On pensait autrefois que la polio se transmettait par l'intermédiaire de gouttelettes émises par le nez, mais on a aujourd'hui la preuve que la polio emprunte la voie anale-orale, par l'intermédiaire de l'eau, des aliments, des mouches et des autres insectes contaminés par des selles.
Incubation : En moyenne de sept à douze jours, mais la fourchette peut aller de trois jours à un mois ou davantage.
Danger : La moitié des patients atteints par la forme aiguë de la maladie souffrent d'atrophie et de paralysie musculaires, et certains décèdent à cause de la paralysie des muscles respiratoires. On prévient la mort grâce à un traitement rapide – éventuellement une trachéotomie – et à une surveillance vigilante des voies respiratoires.
Symptômes : L'attaque est soudaine – fièvre élevée, sévères migraines, maux de gorge, irritabilité. Dans la polio abortive, les symptômes peuvent s'en tenir là et les parents ne pas s'inquiéter outre mesure. Pourtant, cette période est parfois critique : si on laisse le malade se lever et vaquer à ses occupations habituelles, il peut être atteint par la forme aiguë de la polio. L'alitement est d'une importance vitale car la corrélation est étroite entre l'activité physique au début de la maladie et les risques ultérieurs de paralysie.

Les symptômes sont plus spécifiques le deuxième jour : raideur du cou, sévères douleurs musculaires, grande faiblesse, prostration, tremblements et crispations musculaires, paralysie des bras, des jambes et du corps. Les signes précoces du syndrome bulbaire sont les difficultés à avaler et la voix nasale.
Traitement : Une fois la maladie établie, il n'existe pas de traitement spécifique. Certaines méthodes permettent de limiter la détérioration des muscles, telles l'utilisation de compresses d'eau chaude sur les muscles atteints et la kinésithérapie précoce ; plus on commencera tôt, plus vite on retrouvera l'usage de ses muscles. Le recours à la respiration artificielle s'impose souvent en cas d'attaque des muscles respiratoires. On emploie parfois la trachéotomie lorsque la défaillance du muscle du pharynx provoque une obstruction des voies respiratoires ou lorsqu'il devient impossible de tousser du fait d'un affaiblissement musculaire.
Prévention : La polio se prévient mais ne se soigne pas. Deux vaccins administrés durant la petite enfance confèrent l'immunité : le vaccin Salk (inactivé) ou Sabin (vivant atténué). La vaccination universelle pourrait entièrement prévenir ce fléau.

Oreillons 375
(parotidite épidémique)

Cette infection virale aiguë, très commune, affecte les glandes salivaires et éventuellement, chez les adultes, les testicules et les ovaires. Maladie bénigne chez les enfants, qui sont le plus exposés entre 5 et 13 ans, les oreillons peuvent devenir sérieux au-delà de la puberté.

Contagion : Elle est forte et s'effectue par l'intermédiaire des gouttelettes de salive infectée – éternuement, toux, respiration – ou du contact avec n'importe quel objet touché par le patient.
Incubation : Dix-sept ou dix-huit jours en moyenne, la fourchette s'étendant de douze à vingt-six jours.
Durée : Environ trois semaines à compter de l'apparition du premier symptôme.
Danger : Chez les sujets masculins ayant dépassé le stade de la puberté, les oreillons peuvent être à l'origine d'une *Orchite* **253,** avec atrophie des testicules. Ils peuvent aussi avoir un effet très nocif sur d'autres organes comme le cœur, la glande thyroïde et le système nerveux central, et prédisposer à une *Pancréatite aiguë* **166.** Pendant les quatre premiers mois de la grossesse, les oreillons peuvent provoquer une difformité du fœtus.
Symptômes : Une fièvre modérée ou élevée se déclare peu après que les glandes salivaires ont commencé à enfler sous la mâchoire ou devant l'oreille, ou encore sous l'oreille, bilatéralement ou unilatéralement. L'enflure et la douleur sont parfois considérables.

On dispose d'un test très simple avant même l'apparition des symptômes caractéristiques : il suffit de donner un cornichon ou un citron au patient ; le test est positif si celui-ci ressent une douleur. Le fait d'ouvrir la bouche ou d'avaler augmente souvent la souffrance.

La salive est d'ordinaire peu abondante, mais il arrive aussi également qu'elle soit excessive ; de toute manière, elle n'est jamais normale. La bouche est sèche, la langue chargée, les ganglions du cou hypertrophiés. L'enflure disparaît généralement vers le dixième jour.
Traitement : Il n'existe pas de traitement spécifique. Le patient doit être mis à l'écart et au repos pendant huit jours. Une bonne hygiène de la bouche est conseillée, de même qu'un régime à base d'aliments tendres ou liquides évitant la mastication et les déglutitions douloureuses. Les compresses chaudes ou froides apportent un certain réconfort aux régions affectées. Si les testicules sont touchés, voir le traitement approprié à *Orchite* **253.**
Prévention : Il est souhaitable que les enfants contractent les oreillons de bonne heure. Au-delà de la puberté, il faut immuniser les garçons qui n'ont jamais eu la maladie s'ils y ont été exposés. L'effet de l'immunisation passive au moyen des immunoglobulines est discutable. Le vaccin vivant atténué confère une immunité passagère (quatre ans) mais ne doit être administré ni aux femmes enceintes ni aux personnes allergiques aux œufs ou à la néomycine ; il est associé de manière satisfaisante aux vaccins contre la rougeole et la rubéole.
Pronostic : La maladie confère une immunité à vie à plus de 95 p. cent des sujets.

Grippe 376
(influenza, grippe intestinale)

Maladie sérieuse mais d'ordinaire de faible durée, la grippe est une infection respiratoire due à trois groupes de virus identifiés par les lettres A, B et C (la grippe asiatique est du type A). Chacun des trois groupes comporte un certain nombre de variantes, mais les résultats sont similaires, la seule différence résidant dans l'intensité de la maladie. Les jeunes enfants échappent habituellement aux épidémies, alors que les jeunes adultes en bonne santé semblent particulièrement exposés. Les épidémies de grippes sont susceptibles de surgir n'importe où et à n'importe quel moment.

Contagion : Très forte. La grippe se transmet par l'intermédiaire des gouttelettes émises durant les éternuements et les toux.

Incubation : De un à trois jours.
Durée : La période aiguë dure entre quatre et cinq jours, mais la fatigue peut persister durant plusieurs semaines, voire plusieurs mois.
Danger : Les complications les plus fréquentes sont la pneumonie chez les personnes âgées ou affaiblies par une maladie chronique ou débilitante, ainsi que la bronchite, la sinusite et l'infection de l'oreille interne.
Symptômes : La grippe se déclare brusquement par des frissons, une fièvre élevée, une migraine sévère, des douleurs dorsales, musculaires et articulaires. On observe couramment une faiblesse pouvant aller jusqu'à la prostration, une fatigue excessive et des suées. Les symptômes plus légers propres aux refroidissements sont aussi fréquents : nez qui coule, éternuements, gorge irritée, toux sèche ou pénible, conjonctivite et rougeurs faciales.

En présence de symptômes gastro-intestinaux tels que les vomissements et la diarrhée, on parle de grippe intestinale.
Traitement : Bien qu'il n'existe aucun traitement spécifique, l'alitement diminue l'intensité et la durée de la maladie. L'isolement est recommandé dans toute la mesure du possible du fait des risques élevés de contagion. Des vaccins sont disponibles, mais ils ne s'appliquent qu'à un virus particulier. Comme chaque épidémie est annonciatrice de l'émergence d'un nouveau type de virus, la grippe est assez difficile à enrayer.

Si la fièvre, la toux et l'irritation de la gorge durent plus de trois ou quatre jours, la présence d'une pneumonie bactérienne est très probable, auquel cas la toux risque de s'aggraver et de s'accompagner d'un essoufflement et d'autres signes d'insuffisance respiratoire. Il peut s'agir d'une forme particulièrement dangereuse de pneumonie, avec un taux de mortalité très élevé chez les personnes âgées atteintes par une maladie cardio-vasculaire ou pulmonaire.

Aucun sujet ne peut être considéré comme guéri avant la disparition complète de toute faiblesse et de toute fatigue.
Prévention : Les personnes âgées, affaiblies ou atteintes par des maladies cardio-vasculaires, pulmonaires ou chroniques devraient être systématiquement vaccinées contre le type de grippe prédominant. Cette précaution demande souvent des injections annuelles, mais elle peut être vitale. Au cours des épidémies, les personnes fragiles ont tout intérêt à éviter la foule et à s'octroyer beaucoup de repos afin de ne pas prêter le flanc à la maladie.

Si l'on doit demeurer en contact étroit avec un malade, il faut stériliser systématiquement les vêtements, les serviettes, la vaisselle, etc.
Pronostic : En cas de grippe sans complication, la guérison est assurée. Si une pneumonie bactérielle se développe, la prescription des antibiotiques appropriés assure presque toujours le rétablissement du sujet.

Mononucléose infectieuse 377
(fièvre ganglionnaire)

Cette maladie virale d'apparence bénigne, qui affecte surtout les jeunes gens de quinze à vingt et un ans, est rare après trente-cinq ans. Elle est difficile à diagnostiquer car ses symptômes peuvent être à peine perceptibles ou au contraire indiquer une grave maladie débilitante. On recherche donc des lymphocytes atypiques (type de globules blancs) et l'on pratique la réaction sérologique de Paul et Bunel.

Contagion : On sait peu de choses sur la transmission de cette maladie, souvent appelée « maladie du baiser » bien que la justesse de cette désignation ne soit pas certaine. Le patient reste contagieux durant les sept jours qui suivent

la chute de la température et la résorption des ganglions.
Incubation : De cinq à quinze jours après le contact.
Durée : Entre deux semaines et deux mois. La fièvre peut persister pendant trois semaines, la fatigue et la faiblesse pendant des semaines et même des mois.
Danger : Il faut avertir le malade de la vulnérabilité de sa rate, exposée à une rupture par traumatisme. Les efforts physiques sont donc interdits durant la phase aiguë de la maladie.

Il arrive que la mononucléose affecte le foie et ressemble à une hépatite infectieuse.
Symptômes : Le début est soit soudain, soit insidieux, avec de la fièvre, des maux de tête et de gorge. Le symptôme principal est le gonflement douloureux des ganglions situés sous la mâchoire qui survient d'ordinaire le deuxième ou le troisième jour. Les ganglions de l'aisselle et de l'aine peuvent également s'enflammer et enfler. La faiblesse et la fatigue sont caractéristiques de la mononucléose. Le patient est apathique, sans appétit, il souffre quotidiennement de migraines récurrentes et de petites poussées de fièvre, ceci pendant des semaines, voire des mois. Ce malaise peut persister de deux à six mois.
Traitement : Il n'existe pas de traitement pour la maladie proprement dite, mais seulement pour chacun des symptômes. Lorsque la mononucléose est sévère et s'accompagne d'une thrombocytopénie (diminution anormale du nombre des plaquettes sanguines), l'emploi de stéroïdes se justifie.
Pour éviter les rechutes, l'alitement est recommandé pendant la phase active.
Prévention : La mononucléose est plus fréquente chez les personnes coutumières des excès physiques ou épuisées. Bien qu'aucun organisme n'ait été isolé, on estime que la responsabilité incombe à un agent viral.
Pronostic : La guérison complète est assurée.

Rage 378
(hydrophobie)

La rage est une redoutable maladie virale transmise soit par la morsure d'un animal rendu fou par la maladie, soit par le léchage d'un animal domestique caractérisé par un excès de salive. Dans le second cas il n'y a pas morsure, mais *le résultat est exactement le même.*

Incubation : Environ quarante jours, la fourchette allant de six à cent quatre-vingts jours.
Danger : La rage non traitée est mortelle à 100 p. cent.
Symptômes : La morsure se cicatrise habituellement, mais la peau reste rouge et enflammée. Le patient, d'abord déprimé et irritable , devient bientôt extrêmement excité. La salive est abondante et, compte tenu de l'impossibilité d'avaler, se transforme en bave. Malgré sa soif, le patient ne parvient pas à boire à cause de douleurs terribles. La maladie doit son nom d'hydrophobie (peur de l'eau) à la réaction du malade en présence d'une boisson. La paralysie, le coma, puis la mort sont inéluctables.
Traitement : La meilleure méthode est la vaccination.

Outre un lavage local à l'eau et au savon, une désinfection superficielle au benzalkonium et un nettoyage en profondeur de la plaie, il faut procéder à des infiltrations de sérum antirabique afin de détruire mécaniquement les particules virales.

Le traitement antirabique systématique consiste à administrer soit un vaccin préparé à partir de cellules diploïdes humaines, soit un vaccin à base d'embryon de canard. Dans les deux cas on pratique quatorze injections journalières suivies de deux rappels dix jours et vingt jours après la série de deux semaines. Le vaccin a de sérieux effets secondaires, les réactions étant moins marquées avec le second type (embryon de canard).

Les morsures situées sur la tête, le cou ou le visage doivent entraîner une vaccination immédiate puisque le virus a une faible distance à parcourir pour atteindre le cerveau.

Fièvre jaune 379

Ce terrible fléau qui autrefois décimait des villes entières aux quatre coins du monde a été combattu avec succès, mais il est encore présent dans les régions tropicales et subtropicales.

La fièvre jaune est transmise par le moustique Aedes aegypti (du grec aēdēs, déplaisant).

Incubation : De trois à six jours après la piqûre, parfois davantage.
Danger : La maladie est relativement bénigne dans les cas isolés, mais elle peut tuer de 50 à 85 p. cent des sujets lors d'une épidémie.
Symptômes : On distingue deux phases. Le début est brutal, avec de la fièvre, une prostration, une migraine sévère, des douleurs dans le dos et les membres, un visage enflammé et une urine peu abondante. Autour du deuxième jour, la fièvre tombe et la convalescence semble s'annoncer, mais la maladie reprend le lendemain avec tous les symptômes, auxquels s'ajoutent une jaunisse et des vomissements de sang noir. Le pouls est lent si l'on tient compte de la fièvre. Les symptômes persistent parfois une semaine entière. Dans les cas extrêmes, on assiste à des saignements du nez, de la bouche et du trajet gastro-intestinal.
Traitement : Il n'existe pas de traitement spécifique. L'alitement et les soins vigilants sont capitaux. En cas de vomissements abondants, il faut maîtriser les nausées et remplacer les liquides perdus par des perfusions. En cas d'hémorragie, on a recours à la vitamine K.
Prévention : La vaccination confère l'immunité pour dix ans. Elle est recommandée aux voyageurs se rendant dans certains pays situés au sud du Sahara ou en Asie du Sud-Est.

Dengue 380

Maladie virale commune dans les pays chauds, la dengue est transmise par un moustique et s'avère rarement mortelle.

Incubation : De cinq à six jours, la fourchette allant de trois à seize jours.
Durée : Plusieurs semaines ; la phase aiguë est suivie par une période de faiblesse et de fatigue.
Symptômes : L'apparition est soudaine, avec des frissons, une fièvre élevée et une migraine sévère. On ressent une douleur au fond des orbites quand on remue les globes oculaires. Les douleurs musculaires et articulaires sont telles qu'elles provoquent souvent la prostration. La fièvre chute et les symptômes disparaissent pendant environ 24 heures, après quoi on note une fièvre modérée et une éruption ressemblant à la rougeole.
Traitement et pronostic : Il n'existe pas de thérapie spécifique. Le traitement consiste à consommer de grandes quantités de liquide, à rester alité et à prendre de l'aspirine à volonté. La guérison complète est de règle.

Rhume de cerveau

Voir **63**.

Rubéole pendant la grossesse

Voir **244**.

MALADIES PARASITAIRES

Malaria 381
(paludisme, fièvre des marais)

Maladie infectieuse extrêmement répandue, la malaria a un taux de morbidité et de mortalité élevé. Elle est causée par quatre espèces de parasites du genre *Plasmodium* dont dépendent la variété et le degré d'atteinte de la maladie. L'infection est transmise à l'homme par la piqûre d'un moustique femelle, l'anophèle, lui-même infesté. Il y a en permanence dans le monde plusieurs centaines de millions de personnes atteintes. La malaria s'observe souvent chez les militaires ou les voyageurs revenant de régions tropicales.

Contagion : La malaria est due à un protozoaire s'installant dans les globules rouges du sang humain. La vie du parasite est assez compliquée. Le premier cycle débute dans l'abdomen de l'anophèle : le parasite, dans sa forme non développée (sporozoïte), migre ensuite dans les glandes salivaires du moustique porteur. Lorsque celui-ci pique l'homme, le sporozoïte passe dans le flux sanguin, subit une seconde phase de développement dans le foie, puis s'installe dans un globule rouge pour s'y multiplier. Le cycle de vie du parasite se continue lorsque la personne infectée est piquée par un autre moustique anophèle.

La malaria peut aussi être contractée au cours d'une transfusion sanguine, lorsque le donneur n'a pas signalé des antécédents de l'infection, ou encore par l'usage de seringues non stériles (les toxicomanes atteints de malaria transmettent la maladie de cette manière).

Incubation : De dix à trente-cinq jours après la piqûre du moustique.

Danger : La malaria est rarement mortelle, sauf celle due à l'espèce *Plasmodium falciparum* ou lorsque la maladie se complique d'une autre maladie infectieuse.

Symptômes : La malaria connaît trois phases distinctes : frissons intenses à faire claquer des dents pendant dix à trente minutes ; poussées de fièvre très élevée, atteignant 41 °C, et s'accompagnant de forts maux de tête, de vomissements, de diarrhée, d'une accélération du pouls et de la respiration, cela pendant quatre à six heures ; après la tombée de la fièvre, sueurs profuses.

Ces accès de fièvre surviennent à intervalles réguliers, tous les deux à quatre jours suivant le type de parasite qui est à l'origine du mal. La malaria peut devenir chronique ; les rechutes sont fréquentes, particulièrement avec le parasite de l'espèce *Plasmodium virax*. La fréquence ou l'intensité des crises peuvent déclencher progressivement l'anémie. Il arrive que la maladie disparaisse d'elle-même.

Traitement : La chloroquine est le médicament le plus efficace. La forme grave et résistante due à *Plasmodium falciparum* exige l'emploi de la quinine ou la priméthamine. La primaquine est également recommandée.

Prévention : La prophylaxie est autant individuelle que collective. L'Organisation mondiale de la santé a démontré qu'il était possible d'exterminer le moustique, ce qui est déjà fait dans de nombreux pays. Il faut pour cela employer d'énergiques mesures d'éradication : pulvérisations des lieux où se propagent les anophèles et drainage de toute pièce ou étendue d'eaux stagnantes.

Dysenterie amibienne 382
(amibiase)

La dysenterie amibienne est causée par l'amibe pathogène *Entamoeba histolytica* se propageant dans l'intestin. L'amibe existe sous deux formes, en kystes ou à l'état libre pathogène, que l'on retrouvent expulsées dans les selles. 10 p. cent de la population mondiale, estime-t-on, sont porteurs de ce parasite. Bien qu'elle soit typiquement une maladie des régions tropicales, la dysenterie amibienne est davantage le fait de mauvaises conditions hygiéniques et sanitaires que du climat.

Contagion : Présente dans l'eau potable contaminée par un équipement sanitaire

déficient, l'amibe est transmise des selles humaines aux aliments par l'intermédiaire de mouches et d'insectes, ou de personnes dont les habitudes d'hygiène sont plus que douteuses. Cette infection est devenue très rare dans les pays occidentaux.
Danger : Lorsqu'elle est grave, la dysenterie amibienne constitue une sérieuse menace pour la vie. Non traitée, elle peut se compliquer d'un abcès au foie, tandis que la diarrhée intense risque de mener à la perforation des intestins, et à une péritonite fatale.
Symptômes : Dans sa forme bénigne, la maladie se caractérise par une défécation irrégulière, des maux de tête, des nausées et des flatulences. Les ulcérations de la paroi intestinale provoquent des troubles d'intensité variable, le plus courant étant une diarrhée très sévère (dix à vingt selles par jour). Les selles sont liquides ou molles, avec en abondance du mucus, du pus et du sang. Parmi les autres signes, on note une douleur abdominale localisée au côté droit, une perte de poids, des périodes de prostration et une profonde fatigue s'accompagnant souvent de fièvre.
Traitement : Dans les cas graves, le repos au lit et un rééquilibrage hydro-électrolytique pour compenser les pertes dues à la diarrhée sont nécessaires. Il existe toute une panoplie d'amœbicides, dont le plus efficace reste le métronidazole : c'est le traitement recommandé en cas de complication extra-intestinale comme l'abcès au foie, qui impose souvent par ailleurs une intervention chirurgicale.

La dysenterie amibienne a tendance à récidiver. On ne peut se considérer guéri qu'après trois examens des selles successifs prouvant l'absence totale d'amibes.
Prévention : L'élimination de la dysenterie amibienne dépend d'un contrôle sanitaire strict et de mesures d'hygiène personnelle rigoureuses. Le système d'évacuation des eaux sales doit être adéquat et éloigné de l'arrivée d'eau potable. Les personnes séjournant dans les pays où sévit cette maladie ont intérêt à faire bouillir l'eau qu'elles consomment et à éviter les fruits et les légumes crus. Seuls les fruits à peler sont acceptables. Il faut être particulièrement vigilant dans les pays où l'on utilise comme engrais les excréments humains.

Bilharziose 383

Maladie parasitaire humaine répandue dans le monde entier, la bilharziose s'observe particulièrement au Proche-Orient, en Afrique, aux Caraïbes et en Amérique du Sud. En Europe, il n'y a pas de risque de transmission, mais la maladie peut toutefois y être importée. La bilharziose est causée par un minuscule ver plat qui passe la première moitié de son cycle de vie chez un mollusque et l'autre chez l'homme. La contamination se produit en milieu aquatique au cours d'un bain dans des cours d'eau, des rivières ou encore des rizières infestés de ces mollusques. Les cercaires, libérées des mollusques, pénètrent dans l'organisme de l'homme, traversant la peau pour aboutir au foie où elles se développent et se reproduisent. Les femelles fertiles passent alors dans les veines mésentériques pour y déposer leurs œufs, qui se disséminent au travers des parois intestinales et dans la vessie. On les retrouve dans l'urine et les selles.

Danger : Des infections répétées provoquent des ulcérations de l'intestin et du foie, des complications du système biliaire et l'anémie.
Symptômes : Rougeur légère et passagère là où le ver a pénétré dans le corps, suivie environ un mois plus tard de douleurs abdominales, d'une éruption cutanée et d'un œdème de la face, des membres et des parties génitales. Par la suite, la présence des œufs dans différents organes entraînent des manifestations liées à l'anémie (perte de sang), la

fatigue chronique et l'altération de l'état général.

Traitement : Un certain nombre de médicaments à base d'antimoine agissent contre le parasite, mais ont des effets secondaires parfois graves. Le niridazole est une nouvelle substance qui s'est révélée efficace. La guérison est confirmée lorsqu'il n'y a plus trace d'œufs dans les selles, les urines et les tissus.

Prévention : Un équipement sanitaire décent constitue la base de la lutte contre le péril fécal. Il faut pouvoir briser le cycle infectieux. La lutte contre les mollusques n'a cependant pas donné jusqu'à présent les résultats escomptés.

Maladie du sommeil 384
(trypanosomiase africaine)

Observée essentiellement en Afrique, la maladie du sommeil est une affection parasitaire causée par le trypanosome, transmis à l'homme par la piqûre de la mouche tsé-tsé. Elle entraîne une atteinte du système nerveux central et se manifeste par une hypertrophie des ganglions lymphatiques, de la fièvre, un affaiblissement général, une perte de poids, des éruptions cutanées, des tremblements et des contractions musculaires. Le malade est alors plongé dans un état léthargique caractéristique, proche du coma, d'où le nom de « maladie du sommeil ». Au stade du coma, les guérisons sont rares. Tous les médicaments susceptibles de détruire le trypanosome sont très toxiques.

Toxoplasmose 385

Maladie parasitaire affectant le système nerveux central, les ganglions lymphatiques et la rate, la toxoplasmose se manifeste après ingestion de viande infestée de porc, de bœuf ou de mouton insuffisamment cuite. Le *Toxoplasma gondii*, protozoaire responsable de la maladie, est très souvent présent chez le chat, mais aussi chez les rongeurs et le bétail d'élevage. Tous risquent de transmettre la maladie à l'homme.

Danger : La forme congénitale de la maladie est la plus grave. Elle risque d'entraîner la mort du petit enfant.

La femme enceinte contractant la toxoplasmose s'expose soit à l'avortement spontané, soit à la mise au monde d'un enfant souffrant de lésions cérébrales, mentalement retardé, hydrocéphale ou aveugle.

Symptômes : Éruption cutanée, frissons et fièvre, inflammation du muscle cardiaque, tuméfaction des ganglions lymphatiques, maux de têtes plus ou moins intenses, hépatite et splénomégalie (augmentation du volume de la rate). La forme subaiguë de la maladie simule la *Mononucléose infectieuse* **377**.

Traitement : La pyriméthamine associée à la sulphadiazine est le traitement recommandé.

Pronostic : Bon lorsque la maladie a été détectée et traitée précocement. Beaucoup plus réservé lorsque le malade a atteint le stade chronique.

Trichinose 386

La trichinose est due au parasite *Trichinella spiralis*, petit ver effilé visible à l'œil nu. L'homme se contamine en ingérant de la viande de porc infestée mal cuite. Dans l'organisme humain, les vers se développent rapidement, se reproduisent et se disséminent dans le système circulatoire, pour finir par s'arrêter dans un muscle strié.

Incubation : De sept à quinze jours après ingestion de la viande de porc contaminée.

Danger : En cas d'atteinte sévère, la trichinose peut se compliquer de pneumonie, de troubles auditifs, de méningite et, plus grave et souvent fatal, d'une invasion du cerveau, ou bien encore du muscle cardiaque entraînant une insuffi-

sance cardiaque. Mais la plupart des infections demeurent bénignes, parfois même ne développant aucun symptôme.
Symptômes : Œdème de la face, localisé surtout aux paupières ou au pourtour des yeux, accompagné de fièvre élevée, douleur sourde ou aiguë et tuméfaction des muscles envahis par les parasites (en particulier les muscles du cou ou de la respiration). Sueurs profuses et mal de tête sont fréquents. Le stade précoce de la maladie se caractérise par des désordres gastriques, nausées ou diarrhée. Lorsque les parasites envahissent les muscles respiratoires (diaphragme et paroi thoracique), il y a troubles respiratoires graves.
Traitement : Le thiabendazole et un antihelmintique à large spectre peuvent apporter quelque soulagement, mais ils restent inefficaces contre les larves enkystées. La corticothérapie est plus appropriée pour les formes graves de l'infection, surtout celles atteignant le système nerveux. Toutefois, la maladie s'auto-limite dans la plupart des cas.
Prévention : Éviter à tout prix la viande de porc insuffisamment cuite. Avec un contrôle vétérinaire strict des viandes de porc, la trichinose peut être éliminée.
Pronostic : Tout à fait favorable, dans la majorité des cas.

Ankylostomiase 387
(anémie des mineurs)

L'ankylostomiase existe à l'état endémique dans les régions sub- et intertropicales. La larve de l'ankylostome pénètre chez l'homme par voie cutanée, généralement à la plante du pied, puis atteint l'intestin grêle où s'achève sa maturation. Les vers s'accrochent à la muqueuse duodénale et se nourrissent de sang. L'infection, qui peut comprendre plusieurs centaines d' ankylostomes, entraîne une perte importante de sang – chaque ver ingère quotidiennement jusqu'à 1 cm^3 de sang – qui dépasse largement la capacité de l'organisme à fabriquer de nouvelles cellules sanguines.

Les œufs sont éliminés dans les selles. L'absence d'installation sanitaires ou de latrines favorise la pénétration des larves par le pied, et le cycle recommence.

Danger : Anémie due à la perte de sang, troubles cardiaques, retard du développement physique et mental chez l'enfant. Dans les formes sévères, la mort par dénutrition peut survenir.
Symptômes : La phase initiale se traduit par des manifestations cutanées au point de pénétration des larves : ulcérations, bulles ou papules accompagnées d'un purit intense (« gourme des mineurs »).

Anémie, faiblesse, fatigue, pâleur, selles noires, faim excessive (l'organisme s'efforçant de compenser les pertes de sang dues au parasite), essoufflement à l'effort et palpitations sont des symptômes habituels ; la perte continue de sang entraîne une surchage de travail pour le cœur afin de maintenir l'organisme en vie.
Traitement : On utilise divers anthelminthiques, tous très efficaces. Les médicaments de choix sont le pyrantel (pamoate) ou l'hydroxynaphtoate de béphénium. Sans traitement, la maladie peut durer plusieurs dizaines d'années.
Prévention : Dans les zones d'endémie, la mise en place d'installations sanitaires d'évacuation des fèces humaines et le port de chaussures peuvent contribuer à éliminer l'ankylostomiase.

Ascaridiose 388

L'agent pathogène de l'ascaridiose est un des plus grands parasites, un ver de 15 à 25 cm de long. Il a l'aspect d'un lombric aux extrémités aplaties. L'ascaridiose a pour origine la contamination du sol par des engrais organiques infestés. Les larves contaminent les plantations et sont ingérées avec les légumes crus ou l'eau de boisson. En manipulant le sol contaminé, on risque également de contribuer à transmettre la maladie. Une fois dans l'organisme de l'homme, le parasite se développe dans les intestins pour y atteindre sa taille définitive, puis il se reproduit.

Incubation : De six semaines à trois mois dans l'organisme humain ; un an dans la terre.
Danger : L'ascaris peut chez l'enfant entraîner l'arriération mentale.
Symptômes : La maladie se caractérise par des douleurs abdominales, une perte de poids et la dénutrition. Fatigabilité, irritabilité, éruption cutanée, ballonnement abdominal et diarrhée sont également possibles, ainsi que des troubles pulmonaires en cas d'accident de la migration du ver.
Traitement : Soit la pipérazine, soit le béphénium en une seule dose.
Prévention : Hygiène personnelle et équipement sanitaire décent permettent très souvent d'éviter la contamination. Mais l'usage comme engrais d'excréments humains reste un problème dans beaucoup de pays. Les chiens domestiques atteints de la maladie doivent être tenus éloignés des enfants jusqu'à leur totale guérison.

Oxyurose 389
(entérobiase)

C'est une affection parasitaire répandue dans le monde entier et due à la présence dans les intestins d'oxyures, petits nématodes de 2 à 10 mm de longueur. Ils vivent d'abord dans la partie inférieure de l'intestin grêle, puis dans la partie supérieure du côlon. Les femelles fécondées forcent la nuit le sphincter anal et pondent leurs œufs – pas loin de 10 000 – autour de l'anus, causant un prurit intense.

Incubation : De trois à six semaines.
Danger : Bien que soutenue par de nombreux médecins, la théorie selon laquelle les oxyures provoqueraient l'appendicite reste encore à prouver.
Symptômes : L'infection se caractérise par un prurit douloureux perturbant le sommeil, un petit appétit et un ralentissement dans la prise de poids. Les oxyures sont visibles dans les selles.
Traitement : Les 10 000 œufs que pond la femelle, microscopiques et volatiles, se disséminent très facilement et rendent de ce fait l'affection difficile à contrôler. Les démangeaisons, intenses, incitent l'enfant à se gratter ; les œufs se logent alors sous les ongles, et il suffit que l'enfant porte les doigts à la bouche pour que le cycle infectieux recommence. Les œufs se disséminent également dans les vêtements, les draps et les couvertures et même dans l'atmosphère.

La pipérazine ou le mébendazole, tous deux à administrer en une seule prise, sont très efficaces. Il est également essentiel de prendre des douches quotidiennes et de se laver les mains et se nettoyer les ongles après chaque repas pour éliminer toute trace d'œufs.
Prévention : Hygiène personnelle rigoureuse. Draps, vêtements de nuit et sous-vêtements devraient être nettoyés à l'eau et au savon tous les jours.

Ténia 390
(ver solitaire)

Pas aussi commune que l'infestation aux oxyures, celle au ténia reste toutefois assez répandue. Elle survient après l'ingestion de viande (bœuf ou porc) insuffisamment cuite ou de poisson (d'eau douce) contaminés par des larves. Le ver, qui mesure 3 à 8 m de long, s'installe dans les intestins, y absorbe les aliments digérés et suce le sang.

Danger : L'anémie pernicieuse (avitaminose B_{12}) est une grave complication due au ténia présent dans la chair de poisson.
Symptômes : Douleurs abdominales, diarrhée, toxémie légère, fatigue intense

et perte de l'appétit (contrairement à l'idée répandue d'une augmentation de l'appétit). Les anneaux du ver sont visibles dans les selles.
Traitement : Une dose unique de niclosamide permet d'éliminer le ténia. Elle doit être suivie par une purge aux sels de magnésium (30 ml).
Prévention : Contrôle vétérinaire, et cuisson suffisante des viandes de porc et de bœuf et des poissons surtout dans les régions d'endémie.

Fièvre tachetée des montagnes Rocheuses 391

La fièvre tachetée des montagnes Rocheuses est une maladie de certains rongeurs tels que le rat, l'écureuil ou la marmotte, qui est transmise à l'homme par une tique. Elle est propre au continent américain : États-Unis, Canada, mais aussi Mexique, Panama, Brésil, etc.

Période d'incubation : De deux à cinq jours après la piqûre.
Danger : Non traitée, ou traitée tardivement, la maladie a un taux de mortalité élevé.
Symptômes : Apparition progressive d'un syndrome grippal – fièvre modérée, malaise, perte d'appétit – suivi, deux à trois jours plus tard, d'une fièvre très élevée et d'un mal de tête sévère. L'éruption pétéchiale, qui apparaît vers le troisième jour de la maladie, s'étend rapidement à l'ensemble du corps.
Traitement : Un traitement énergique doit intervenir aussitôt que possible. Les antibiotiques à large spectre tels que la tétracycline sont efficaces.
Prévention : Il peut s'écouler plusieurs heures, après la piqûre par une tique, avant que la rickettsie ne pénètre dans le flux sanguin ; il est donc important d'examiner quotidiennement les personnes exposées afin de pouvoir extraire les tiques avant que l'infection ne se propage (voir *Table 19, Comment se débarrasser de tiques*). Les personnes devant séjourner un certain temps dans une zone d'endémie peuvent se prémunir contre la maladie par un vacin antirickettsie.

MALADIES DUES AUX RICKETTSIES

Les rickettsies sont des agents pathogènes occupant une place intermédiaire entre les bactéries et les virus.

Typhus 392
(typhus exanthématique, typhus à poux, typhus endémique ; également typhus murin)

Terrible maladie répandue dans le monde entier, le typhus fut un véritable fléau pendant la Première Guerre mondiale, exterminant près de trois millions de personnes. Il fait peser en permanence la menace de l'épidémie dans les régions où sévissent pauvreté et famine, dans les pays dévastés par la guerre ou toute autre catastrophe. L'infection est transmise à l'homme par le pou. (Le typhus murin est une maladie des rats transmise par la puce du rat, autant à l'homme qu'aux rats.)

Incubation : De six jours à deux semaines.
Danger : La mortalité du typhus exanthématique est très élevée, celle du typhus murin beaucoup moins. Pneumonie et néphrite peuvent en être les complications.
Symptômes : La maladie débute par une fièvre élevée (plus de 40 °C) durant une dizaine de jours, des maux de tête sévères, des courbatures, une congestion de la face, une langue chargée, une injection conjonctivale et une fatigue extrême. Le quatrième ou le cinquième jour, l'exanthème apparaît sous forme

de petites taches rosées, puis rouge sombre, à tendance purpurique, envahissant progressivement tout le corps à l'exception de la face. Après la tombée de la fièvre, le malade transpire abondamment.

Le pouls est rapide et faible, le mal de tête persistant (c'est une des caractéristiques de la maladie) ; l'état de stupeur peut évoluer en délire et en coma. Les contractures musculaires entraînent un rétrécissement des pupilles et les urines deviennent sombres et peu abondantes. L'insuffisance cardiaque ou l'urémie sont des issues souvent fatales.

Traitement : Les antibiotiques à large spectre (en particulier la tétracycline) sont très efficaces à condition d'être administrés précocement. Le chloramphénicol est indiqué pour les malades gravement atteints. Pour soulager la fièvre, il faut éponger constamment le malade, qui doit rester totalement isolé. Tous ses vêtements doivent être désintoxiqués.

Prévention : Hygiène personnelle rigoureuse dans les zones d'endémie, et épouillage. Une vaccination à base de cultures de rickettsies tuées peut être utile, mais elle ne constitue pas une protection à 100 p. cent.

Pronostic : Lorsque le traitement est précoce, le pronostic est favorable. Il n'y a pas de séquelles, mais la convalescence peut être très longue.

MYCOSES PROFONDES

Souvent bénignes, mais parfois mortelles, les mycoses profondes ont pour agents pathogènes des champignons microscopiques, des moisissures et des levures.

Toutes réagissent au traitement à l'amphotéricine B, même celles que l'on considérait autrefois comme sans espoir. Il faut toutefois tenir compte des effets secondaires de ce médicament.

Histoplasmose 393
(maladie des caves)

Les excréments de pigeons, de poulets ou de chauves-souris constituent un milieu de choix pour le développement des spores du champignon *Histoplasma capsulatum*. L'histoplasmose, transmise par l'inhalation de ces spores, s'observe plus souvent dans les zones rurales et humides.

Danger : La forme aiguë de la maladie dans les régions endémiques peut rester pratiquement asymptomatique ou se manifester par une affection respiratoire banale. En revanche, la forme grave disséminée de l'histoplasmose est souvent fatale et frappe davantage le nourrisson des deux sexes et l'homme âgé.

Symptômes : Un tiers des malades environ développent des ulcérations de la langue, du palais, du larynx ou autres localisations gastro-intestinales, accompagnées d'une fièvre intermittente. Lorsque les ulcérations atteignent l'estomac, elles s'accompagnent de vomissements et de diarrhée avec selles goudronneuses. La faiblesse et l'amaigrissement sévères, ainsi que la tuméfaction des ganglions lymphatiques et l'hépatosplénomégalie (gros foie et grosse rate) sont des signes cliniques fréquents.

La forme chronique ressemble à la tuberculose pulmonaire cavitaire.

Traitement et pronostic : La forme bénigne est facilement curable, mais la forme grave disséminée est fatale si elle n'est pas correctement traitée. L'amphotéricine B en réduit considérablement la mortalité.

Coccidioïdomycose 394
(fièvre de Saint-Joaquim, fièvre du désert)

La coccidioïdomycose est loin d'être aussi complexe que ne le laisse supposer sa dénomination imprononçable. Mycose profonde hautement infectieuse, elle est transmise par inhalation de l'agent pathogène et connaît une incidence maximum dans les chantiers de construction ou tout autre lieu où le sol contaminé est remué. Il existe deux formes de coccidioïdomycose : la forme primaire, infection respiratoire bénigne, et la forme généralisée, chronique et maligne, dont l'issue est très souvent fatale.

Incubation : De une à trois semaines.
Danger : Non traitée, la forme généralisée est mortelle, mais le traitement ne garantit pas toujours la survie.
Symptômes : La forme primaire, asymptomatique dans 60 p. cent des cas, est souvent incidemment détectée. Lorsqu'elle manifeste des signes cliniques, il s'agit d'une fébricule avec épanchement pleural, toux et altération de l'état général. La forme généralisée de la maladie est beaucoup plus rare. Elle se manifeste par une faiblesse intense, une perte de poids, la cyanose et la dyspnée (difficultés respiratoires) ; il arrive que le malade crache du sang.
Traitement : Un traitement précoce à l'amphotéricine B, malgré le danger de ses effets secondaires, est la seule chance de survie dans la forme généralisée.
Pronostic : La forme primaire est bénigne, mais la forme généralisée connaît une mortalité élevée.

22. Maladies infantiles

Charles-Henry Bauer

(Pour toute autre maladie de l'enfance, se reporter aux chapitres consacrés aux catégories spécifiques des maladies : la *Varicelle*, par exemple, se trouve répertoriée au chapitre *Maladies infectieuses*.)

Dans le monde animal, le nouveau-né humain est sans doute l'être le plus faible, ou, plus exactement, le plus fragile et le plus longtemps dépendant de l'adulte. Le nombre de troubles et d'obstacles susceptibles d'affecter sa croissance est considérable. Et pourtant, des millions d'enfants se développent harmonieusement, devenant des adultes sains et en pleine possession de leurs moyens. Ce chapitre est consacré aux troubles majeurs de l'enfance qui ne peuvent être classés ailleurs (les maladies infectieuses de l'enfant, par exemple, se trouvent répertoriées au *Chapitre 21*).

Une pédiatrie bien comprise est autant préventive que curative. Aussi est-il très important, pour la bonne santé de l'enfant, de respecter en priorité les règles suivantes : *une alimentation adéquate* (régime riche en protéines pour assurer la croissance, et en hydrates de carbone et en graisses pour favoriser l'énergie, mais bien entendu sans excès afin d'éviter l'obésité) ; *des activités physiques et ludiques* (pour stimuler la croissance, développer la capacité de résistance à la maladie et acquérir adresse et maîtrise du corps) ; *des activités intellectuelles stimulantes* (jouets, jeux éducatifs, contacts avec les choses et les gens, bonne scolarisation, livres, etc.) ; *une protection constante contre les accidents et une surveillance médicale vigilante* (examen général régulier chez le médecin, vaccinations, traitement rapide des maladies et traumatismes, soins urgents lorsque c'est nécessaire) ; enfin, *l'équilibre affectif qu'apportent l'affection, le calme, le repos et l'éducation.*

Le nourrisson. Il faut consulter un médecin dans les cas suivants : lorsque l'aspect ou l'activité d'un nourrisson ne sont pas normaux ; s'il est pâle, s'il a le teint jaunâtre ou violacé ; si son comportement est inhabituel : apathie, léthargie, somnolence, perte de conscience ou bien irritabilité excessive ; s'il a des convulsions ou bien souffre de manière évidente sans qu'il soit possible de le soulager ; s'il souffre de façon persistante de diarrhée, de vomissements ou de toux ; s'il saigne du nez, des oreilles, de la bouche ou du nombril ou bien s'il y a présence de sang dans ses urines, ses selles ou ses vomissements ; s'il ne manifeste pas d'appétit plusieurs repas de suite ; si, blessé à la tête, il ne retrouve pas son état normal au bout de 10 à 15 mn.

L'enfant. Il faut consulter un médecin dans les cas suivants : si l'enfant saigne abondamment ou s'il est impossible de stopper une hémorragie ; s'il souffre de vertiges ou s'évanouit de manière inexplicable ; s'il a une fièvre élevée (plus de 39 °C) et perd l'appétit plus d'une journée ; s'il souffre d'une brûlure sévère et relativement étendue ; s'il souffre depuis plus d'une semaine de troubles respiratoires ; s'il manifeste un changement radical de comportement, hyperactivité, inactivité, conduite anormale, inhabituelle ; s'il a un accident assez grave, même sans blessure visible ou symptôme évident (voir *Accidents* **408**).

Orthopédie infantile. Les signes caractéristiques des troubles orthopédiques sont les suivants : torsion du cou ; courbure manifeste de la colonne vertébrale ; thorax malformé ; bosse sur la colonne vertébrale ; plis fessiers inégaux ; raideur ou souplesse inhabituelle des articulations ; tension de la peau en certains endroits ; rougeur, enflure ou douleur d'une ou plusieurs articulations ; malformations évidentes telles que le pied-bot.

S'ajoutent à ces signes classiques : les troubles de la marche (pointe du pied en dedans ou en dehors, pieds plats, genoux cagneux, jambes arquées, boiterie, rotation de la hanche) ; les mauvaises postures (une épaule plus haute que l'autre, le dos courbé, un affaissement constant) ; douleurs dans les pieds, les épaules, les jambes, les hanches ou le dos ; chutes trop fréquentes, incoordination des mouvements, développement musculaire insuffisant, blessures fréquentes ; impossibilité de se toucher les orteils, de se pencher ou de s'étirer normalement, ou tout autre signe de faiblesse musculaire ; traumatismes fréquents des pieds malgré le port de chaussures bien adaptées (les chaussures pour enfant doivent être larges et souples, et assurer aux pieds une protection qui ne fasse pas obstacle à leur croissance normale). Lorsqu'un enfant marche « les pieds en dedans », il peut s'agir d'une anomalie des os des jambes, aussi doit-on dans un tel cas consulter au plus vite un orthopédiste.

Anomalies congénitales 395

Ce terme générique d'anomalies congénitales recouvre une étonnante variété de troubles structurels ou métaboliques, malformations, syndromes ou autres, constatés dès la naissance, et dont l'origine est soit génétique, soit liée à la période de la grossesse. Ces anomalies comprennent les dystrophies musculaires, les becs-de-lièvre, les encéphalopathies, les fibroses kystiques, les pieds-bots, les luxations congénitales de la hanche, le mongolisme (syndrome de Down), les lésions cérébrales et certaines formes de cécité, de surdité et d'arriération mentale. La recherche médicale moderne a prouvé qu'un dépistage rapide et un traitement précoce de ces anomalies congénitales offraient, dans pratiquement tous les cas, les meilleures garanties d'une correction complète des troubles ou d'une réduction conséquente de leur gravité. Par ailleurs, il existe un grand nombre de mesures préventives, analyses ou examens divers, que tout éventuel parent ne devrait plus ignorer.

Les conséquences d'une anomalie congénitale sont de gravité très variable. Il peut tout autant s'agir de troubles orthopédiques mineurs ou de séquelles esthétiques insignifiantes que de complications redoutables telles que la paralysie ou la dégénérescence des tissus et des organes. Les dangers, les symptômes et le traitement spécifiques de ces diverses anomalies seront décrits séparément plus bas. Mais la prévention est la même pour toutes et consiste en un ensemble de mesures indispensables à connaître.

Prévention : Avant d'avoir un enfant, chacun des parents devrait se renseigner quelque peu sur le passé génétique de sa famille, s'informer des antécédents familiaux, troubles héréditaires ou anomalies congénitales. L'âge idéal de la femme pour concevoir un premier enfant se situe entre vingt et vingt-cinq ans, les risques d'anomalies congénitales étant augmentés avant dix-huit ans et après quarante ans. *Il est impératif que la femme s'assure d'avoir contracté auparavant la rubéole, et, dans la négative, qu'elle se fasse vacciner au moins deux mois avant d'être enceinte.* La rubéole chez la femme enceinte peut en effet entraîner de graves troubles pour l'enfant à venir, tels que la surdité, la cécité, l'arriération physique et mentale et des atteintes cardiaques. Ces troubles frappent *50 p. cent* des nouveau-nés dont la mère a contracté la rubéole dans les premiers mois de sa grossesse, sans même parfois s'en apercevoir (voir *Rubéole chez la femme enceinte* **244**).

Les femmes dont le facteur Rh est négatif doivent s'assurer avant chaque grossesse que le médecin a pris toutes les mesures nécessaires pour éviter l'incompatibilité des facteurs Rh à la naissance, chose désormais possible grâce à un vaccin pratiqué après chaque naissance Rh positif ou chaque avortement ou fausse couche. Cette prévention permet d'éviter pratiquement tous les troubles entraînés par l'incompatibilité des facteurs Rh.

La surveillance prénatale est essentielle. La femme enceinte doit conserver une excellente santé toute la durée de la grossesse et s'efforcer d'éviter les maladies contagieuses, en particulier pendant les trois premiers mois. Le régime alimentaire est important : il doit être riche en protéines, en vitamines et en minéraux, et constituer un apport calorique suffisant. Le gain de poids idéal en bout de course doit tourner autour de 9 kg. *Aucun médicament d'aucune sorte* ne doit être pris sans prescription expresse du médecin traitant, et cela concerne tout autant l'aspirine, les somnifères, les tranquillisants ou les laxatifs. Il faut également éviter d'inhaler des insecticides. Toutes ces substances peuvent en effet être transmises au fœtus durant la très fragile période prénatale et être à l'origine des troubles irréversibles pendant sa croissance et son développement. Pour ne pas s'exposer à la toxoplasmose, la femme enceinte consommera de la viande bien cuite et se tiendra éloignée des chats. Les radiographies ne seront pratiquées qu'en cas d'absolue nécessité. En réalité, toutes les précautions doivent être prises pour éviter la prématurité, un *Poids faible à la naissance* **396** augmentant la probabilité de la plupart des anomalies congénitales majeures. Une prévention un peu tatillonne contre la maladie est une des garanties de mener l'enfant à son terme.

Pour l'accouchement, le choix d'un hôpital ou d'une clinique parfaitement équipés et assurant une bonne assistance obstétricale est de première importance. On sait que nombre d'anomalies de naissance sont provoquées ou associées à un accouchement long et difficile, ou un retard respiratoire du nouveau-né. Un équipement moderne et des soins professionnels réduisent considérablement les risques d'anomalies congénitales telles que les encéphalopathies, l'arriération mentale ou les troubles neurologiques.

Pronostic : La médecine accomplit depuis une dizaine d'années des progrès spectaculaires en matière de prévention et de traitement des anomalies congénitales. Grâce aux possibilités de la chirurgie néo-natale, au dépistage et au contrôle des troubles métaboliques, au développement des vaccins et de l'amniocentèse (prélèvement d'une infime quantité du liquide amniotique où baigne le fœtus pour détecter précocement des anomalies graves) et aux recherches de plus en plus poussées, le pronostic des anomalies congénitales s'est très largement amélioré.

Poids faible à la naissance 396

(prématurité)

Il n'y a pas si longtemps, la prématurité n'était définie que par le poids de naissance, égal ou inférieur à 2,5 kg, sans tenir compte de la durée de la grossesse. Aujourd'hui, c'est l'inverse : le temps de gestation détermine la maturité de l'enfant, indépendamment de son poids de naissance. L'histoire de la mère, les divers examens pratiqués durant sa grossesse et l'examen des différentes fonctions du nouveau-né permettent d'établir avec précision cette maturité. Si la période de gestation est inférieure à 38 semaines, le nouveau-né est considéré comme un prématuré ; si elle est supérieure à 42 semaines, le bébé est né après terme ; entre 38 et 42 semaines, le nouveau-né est à terme.

Lorsque le poids du nouveau-né est inférieur à celui que laisse présager la période de gestation, il s'agit d'un enfant de poids faible à la naissance, né à terme mais ne pesant par exemple guère plus de 1,200 kg. Il faut alors faire très attention à son taux de sucre sanguin qui risque de chuter dangereusement après la naissance.

Environ 7 à 10 p. cent des nouveau-nés sont de poids faible à la naissance. Ce sont des bébés particulièrement exposés aux infections, aux anomalies et aux troubles de toutes sortes. Ce faible poids de naissance est imputable à la mère pour diverses raisons : maladie chronique (tuberculose, diabète, affection cardiaque) ; infection aiguë pendant la grossesse ; dénutrition ou malnutrition ; mère trop jeune ou trop âgée ; naissances trop rapprochées ; facteurs héréditaires ; abus de tabac ou de médicaments (analgésiques, sédatifs, stimulants, etc.) ; toxémie gravidique ; mauvaises conditions de vie pendant la grossesse ; décollement prématuré du placenta ; grossesse multiple. Un nouveau-né de petit poids peut avoir un développement tout à fait normal, ou bien perturbé à divers degrés : cela va du léger retard dans l'apprentissage à l'arriération mentale, la cécité ou l'infirmité graves.

Danger : Les nouveau-nés de faible poids sont extrêmement vulnérables à l'environnement. Leur avenir est directement fonction de leur degré de maturité. Lorsque le poids de naissance est inférieur à 1,500 kg, la survie reste aléatoire, et les risques de troubles de la vision, de l'audition et de retard intellectuel sont très élevés. Les prématurés sont particulièrement exposés aux complications neurologiques, aux retards d'apprentissage et aux anomalies congénitales. En moyenne, leur quotient intellectuel est inférieur à la normale. L'immaturité entraîne en outre des difficultés respiratoires, un manque de résistance aux infections, une tendance au rachitisme et à l'anémie, des troubles de la nutrition, un faible appétit et une diathèse hémorragique (réaction excessive à une blessure légère).

Symptômes : Inertie, faiblesse, cri faible, respiration irrégulière, tête large, yeux proéminents, abdomen saillant, tissu graisseux sous-cutané peu abondant sont les caractéristiques communes d'un nouveau-né prématuré ou de faible poids à la naissance.
Traitement : Afin de faciliter le difficile passage de la vie intra-utérine à l'environnement extérieur, on place momentanément le nouveau-né prématuré ou de faible poids dans un milieu qui tente de reconstituer les conditions de vie utérine. *Chaleur* (un incubateur maintenu à une température constante de 30 à 32 °C), *humidité* (55 à 65 p. cent), *alimentation adaptée aux faibles capacités de digestion du bébé* (parfois administrée par cathéter), *oxygénation adéquate* (voies respiratoires régulièrement désobstruées, oxygénation artificielle si nécessaire) et *prévention contre les infections* (aseptie de l'incubateur) constituent les garanties de base de la survie du prématuré. A cela s'ajoute un minimum de manipulation et d'exposition à l'air libre, des soins prodigués par des infirmières-puéricultrices expertes et un supplément de vitamines spécialement dosé. Les 48 premières heures de la vie sont les plus critiques.
Prévention : Une bonne protection prénatale implique la surveillance de la santé et de l'alimentation de la mère, des conditions de vie favorables pendant la grossesse, la suppression du tabac et de l'alcool et le moins de médicaments possible.
Pronostic : Les chances de survie d'un nouveau-né de faible poids sont directement liées à son degré de maturité. La mortalité reste élevée chez les grands prématurés. La croissance et le développement d'un prématuré sont plus lents que pour un nouveau-né normal. Il conserve pendant deux ans un léger retard psychomoteur qu'il rattrape par la suite sans difficulté dès qu'il atteint l'âge de la maternelle. Des soins médicaux compétents et un entourage affectif équilibré sont essentiels pour permettre au prématuré de devenir un enfant en tous points normal.

Bec-de-lièvre 397

Le bec-de-lièvre est une malformation de la lèvre supérieure consistant en une fente provoquée par l'absence de soudure des deux parties de la lèvre. Il s'accompagne souvent d'un fissure de la voûte palatine (dans 45 p. cent des cas environ). Certains cas sont héréditaires, d'autres provoqués par un anomalie précoce du milieu intra-utérin. La malformation est apparente dès la naissance. Grâce à la chirurgie moderne, il est maintenant possible d'atténuer considérablement cette forme de défiguration et les graves conséquences physiologiques qu'elle entraîne chez le nouveau-né.

Danger : L'alimentation est le premier problème qui se pose, car le nouveau-né affecté d'un bec-de-lièvre ne peut téter et avaler correctement. Par la suite, surviennent des difficultés d'élocution et des problèmes d'audition dus aux très fréquentes infections de l'oreille moyenne qu'entraîne cette malformation. La pneumonie, la bronchite, les infections respiratoires et les problèmes dentaires sont également des complications à craindre.
Symptômes : Malformation manifeste, difficultés à la succion et à la déglutition, problèmes dentaires et voix nasonnée.
Traitement : Chirurgical avant tout. Dans le cas d'un bec-de-lièvre n'affectant que la lèvre, une première opération destinée à simplement refermer la fente est pratiquée immédiatement après la naissance, ou lorsque l'enfant a atteint un poids de 3,5 à 4,5 kg. Une seconde intervention, esthétique cette fois, n'aura lieu que vers l'âge de dix-huit mois. En cas de fissure de la voûte palatine, le traitement chirurgical n'est entrepris qu'à partir d'un an. Outre la chirurgie, le traitement consiste égale-

ment : à aider l'enfant à s'alimenter par divers moyens (incluant l'emploi de certaines prothèses) ; à entreprendre une rééducation de la parole ; à pratiquer des examens réguliers de l'oreille ; enfin à lutter contre les infections rhino-pharyngées. Cette malformation congénitale exige donc l'assistance d'un pédiatre, d'un oto-rhino-laryngologiste, d'un chirurgien, d'un orthodontiste et d'un orthophoniste.
Prévention : Voir *Anomalies congénitales* **395**, *Prévention.*
Pronostic : Avec un traitement chirurgical et une assistance médicale précoces, l'enfant peut atteindre l'âge scolaire avec un minimum de séquelles esthétiques ou fonctionnelles.

Mort subite du nourrisson 398

La mort subite d'un bébé apparemment normal et en parfaite santé demeure à ce jour un mystère. Malgré ce qu'en disent les parents, il est extrêmement rare que la cause de la mort soit la suffocation ou l'étouffement. La mort subite frappe un ou deux nourrissons sur mille, plutôt de sexe masculin et issus de milieu défavorisé, la plupart du temps en hiver ou au printemps et habituellement la nuit. L'accident survient rarement après six mois, et le plus souvent entre deux et quatre mois. Il existe tout de même quelques indications qui ont valeur d'explication mais restent sujettes à caution : les victimes de cette mort subite sont pour un tiers des nourrissons de faible poids à la naissance ; par ailleurs – mais c'est une hypothèse qui demande à être confirmée – une carence en magnésium pendant la grossesse pourrait créer chez le nourrisson les conditions d'un choc histaminique qui surviendrait quelque temps après la naissance, provoquant cette mort subite. Mais la recherche en ce domaine est encore à l'état d'investigation.

On comprendra dès lors que la surveillance étroite du nourrisson pendant les six premiers mois de la vie est une règle impérative.

Toutefois, les parents n'ont pas à se sentir responsables de cette étrange maladie dont le seul et unique symptôme est la mort.

Roséole infantile 399 *(sixième maladie, exanthème subit)*

Affection aiguë de l'enfance caractérisée par de la fièvre et une éruption de taches roses apparaissant après la tombée de la fièvre, la roséole infantile est due à un virus qui n'a pu jusqu'à présent être pleinement identifié.

La maladie débute par une fièvre élevée (39 à 40 °C) qui dure trois à quatre jours. La fièvre chute ensuite brutalement et l'éruption gagne progressivement le thorax et l'abdomen, épargnant la face et les extrémités. Pendant cette phase éruptive, qui dure quelques heures à quelques jours et peut même passer totalement inaperçue, l'enfant ne ressent plus aucun malaise.

Le seul traitement requis est une réduction de la fièvre.

Allaitement maternel 400

L'allaitement maternel est, bien entendu, le moyen le plus naturel d'alimenter un nouveau-né. Il est en général fortement recommandé, excepté dans certains cas mentionnés ci-dessous.

Avantages

- L'allaitement maternel est l'alimentation idéale du nouveau-né pendant les premiers mois de la vie.
- Le lait de la mère est immédiatement disponible, ne coûte rien, est à une température idéale et exempt de contamination bactériologique. Les problèmes nutritionnels sont beaucoup moins fréquents chez les bébés nourris

au sein que chez ceux nourris artificiellement.

• L'allaitement maternel crée un lien très fort entre la mère et l'enfant et procure au tout-petit la sécurité, le contact charnel et l'affection dont il a besoin.

Contre-indications à l'allaitement maternel

• Maladie grave de la mère (tuberculose, anémie, maladie cardiaque, cancer).

• Mère toxicomane ou contrainte de prendre des médicaments dangereux pour l'enfant, mère sous-alimentée.

• Fissures ou crevasses des mamelons, mastite (contre-indications temporaires).

• Inaptitude du nourrisson à la succion (prématurité, bec-de-lièvre).

• Troubles mentaux graves de la mère ou aversion d'ordre psychique pour l'allaitement maternel.

Hygiène des seins pendant l'allaitement

• Les mamelons doivent être nettoyés à l'eau avant et après chaque tétée, et les seins lavés à l'eau et au savon une ou deux fois par jour.

• Si une crevasse apparaît, il faut garder le sein bien au sec et enduire la lésion avec de la vaseline.

• Il est conseillé de porter un soutien-gorge adapté pendant toute la période d'allaitement.

Facteurs favorisant une bonne lactation

• La mère doit se sentir calme et détendue. L'anxiété et la dépression contribuent à réduire, sinon à empêcher complètement la lactation.

• La mère doit être en parfaite santé, suivre un régime alimentaire très équilibré (riche en protéines, en vitamines et en minéraux, surtout le calcium, et constituant un apport calorique et liquide suffisant), bien se reposer et prendre de l'exercice. Toute affection, même bénigne, doit être traitée immédiatement.

• Pour stimuler au mieux la lactation, la mère doit vider complètement le sein après chaque tétée, au besoin manuellement ou par des moyens mécaniques.

• Les médicaments ou les drogues passent dans le lait, il faut éviter ceux qui sont nuisibles au nourrisson. Parmi eux, la nicotine, les salicylates, la quinine, l'iode, les barbituriques, les opiacées, les hormones (celles de la pilule contraceptive, par exemple), les sulphanomides et l'atropine.

• L'insuffisance de la lactation peut être provoquée par : les troubles hypophysaires ; la maladie ; les facteurs émotionnels ; une mastite ; la sous-alimentation ; l'anémie ; une interruption dans l'allaitement ; la pilule contraceptive.

Hygiène de l'allaitement

• Le meilleur horaire des tétées est celui qui se régule sur la demande de l'enfant. Toutefois, s'il n'est pas conforme aux disponibilités de la mère, on respecte en principe des intervalles de trois à quatre heures entre chaque tétée.

• Il ne faut pas chercher à donner au bébé plus qu'il ne le désire, car lui-même connaît parfaitement ses besoins. Il faut également le laisser dormir autant qu'il le veut entre les tétées et ne pas le réveiller pour le nourrir.

• Au moment de la tétée, l'enfant doit avoir faim et être au sec. La mère doit s'installer le plus confortablement possible en position semi-assise, de façon à pouvoir maintenir pendant toute la durée de la tétée le buste du nourrisson surélevé.

• Lorsque l'allaitement au sein est sans problème, l'enfant semble satisfait, dort au moins trois heures après une tétée, ne demande pas trop souvent le sein et paraît en pleine santé.

• En revanche, lorsque l'allaitement au sein est insuffisant, l'enfant réclame encore après avoir vidé les deux seins, tète avec voracité, a un sommeil agité, dort de courtes périodes entre les tétées et cesse de prendre du poids, alors que par ailleurs il semble en pleine santé.

• Le nourrisson doit éructer après chaque tétée ; il faut alors le tenir verticalement contre l'épaule, et le frictionner doucement ou lui donner de toutes petites tapes dans le dos.

Sevrage

• L'âge le plus favorable pour le sevrage se situe entre six et neuf mois, mais il faut éviter de sevrer un nourrisson en période de grosse chaleur.

• Il faut progressivement remplacer les tétées au sein par des biberons de lait chaud, en commençant par intercaler sein et biberon. On peut tenter d'introduire la nourriture solide plus tôt que de coutume si l'enfant paraît particulièrement affamé.

• Après un an, le lait maternel seul ne suffit plus à nourrir correctement l'enfant, qui risquerait de souffrir de graves carences (y compris l'anémie) s'il ne bénéficiait pas, au moins en partie, de l'apport d'autres aliments.

Coliques 401

Les coliques ne sont pas véritablement une maladie, mais plutôt un ensemble de symptômes, ou syndrome, survenant chez le nourrisson de moins de trois mois. Elles se manifestent par une douleur abdominale et des cris frénétiques et prolongés qu'il ne faut pas confondre avec l'agitation et les pleurs habituels d'un bébé de cet âge. Les coliques ont pour causes la suralimentation ou, à l'inverse, la sous-alimentation, l'intolérance à l'alimentation, une mauvaise position pendant les tétées, un horaire qui ne convient pas, l'aérophagie, ou encore des facteurs émotionnels tels que l'inquiétude, l'excitation ou la colère, qui ne sont bien souvent que le reflet de l'anxiété même des parents.

Danger : Les coliques peuvent être le signe d'une occlusion intestinale, d'une infection péritonéale, d'une carence alimentaire ou d'autres maladies qui n'ont pas été détectées.

Symptômes : Les coliques se caractérisent par des pleurs frénétiques et prolongés, des hurlements et une agitation excessive impossibles à calmer par les moyens habituels. Diarrhées, vomissements, gaz et ballonnement abdominal suivent très rapidement. Les jambes du nourrisson sont relevées et repliées sur le ventre, les poings serrés, les extrémités froides et moites, le teint violacé et tacheté.

Traitement : Il existe divers moyens de soulager le nourrisson, mais la guérison n'est jamais garantie. On recommande souvent de lui administrer certains médicaments calmants prescrits uniquement par le médecin, de lui appliquer sur le ventre des bouillottes bien chaudes, de l'aider à éructer, de le réconforter, de le bercer, de lui donner des tétées plus nombreuses et moins abondantes. En cas d'aggravation, il faut consulter le médecin. On conseille également aux parents de prendre des tranquillisants.

Prévention : Une alimentation adéquate, qui tienne compte des règles élémentaires de contenu, de quantité et d'horaires, sans oublier l'éructation indispensable après les tétées, est de règle. On peut rechercher également une éventuelle allergie du bébé à son propre régime ou, s'il est nourri au sein, au régime de la mère. Un environnement calme, équilibré et heureux constitue enfin l'une des meilleures préventions.

Pronostic : Les périodes de coliques sont habituelles chez nombre de nourrissons, et prennent généralement fin vers l'âge de six mois. Le meilleur des conseils reste la persévérance.

Diarrhée infantile 402

La diarrhée se manifeste par l'augmentation du nombre des selles et leur aspect indiquant un trouble digestif. Les causes en sont variées : aliments contaminés par des virus ou des bactéries, suralimentation, intolérance à certains produits alimentaires, fibrose kystique, gastro-entérite, troubles émotionnels ou fatigue, maladie cœliaque (syndrome de malabsorption), dysenteries ou autres infections ou irritations intestinales, complications d'une quelconque infection infantile. Notons que des selles abondantes et liquides peuvent être tout à fait normales chez l'enfant nourri au sein, alors qu'elles sont toujours suspectes chez l'enfant nourri artificiellement.

Danger : En cas de diarrhée sévère ou prolongée, il faut craindre la déshydratation dont les conséquences peuvent être très rapidement mortelles. Il arrive fréquemment que la diarrhée soit le signe de troubles infectieux graves (comme la gastro-entérite, par exemple), aussi est-il recommandé de consulter un médecin, sauf si la diarrhée paraît vraiment bénigne.

Symptômes : La diarrhée infantile se caractérise par l'augmentation du nombre des selles, qui sont liquides, nauséabondes, souvent de couleur verdâtre et contenant du sang et du mucus. Elle s'accompagne fréquemment de vomissements et de fièvre.

Traitement : Il est essentiel de maintenir une bonne hydratation de l'enfant (pour compenser les pertes de liquide), de ne pas irriter l'appareil gastro-intestinal (changement de régime) et de combattre l'infection (au moyen des antibiotiques). La diète comprend généralement une brève période (qui peut dans les cas les plus sévères durer quelques jours) au cours de laquelle toute nourriture solide est éliminée et remplacée par des liquides légèrement sucrés (thé ou tisane sucrés, jus de pomme ou de carotte). On réintroduit ensuite les aliments solides progressivement en multipliant le nombre de repas, qui restent très légers et à base de lait écrémé. Les fruits sont réintroduits en dernier.

Toutefois, si la diarrhée est intense, s'accompagnant de fièvre élevée, de vomissements, de pus ou de sang dans les selles, ou bien si l'enfant ne réagit pas au traitement dans les vingt-quatre heures, il faut *absolument* consulter un médecin. Une déshydratation grave exige l'hospitalisation d'urgence et la mise sous perfusion de l'enfant.

Pronostic : Tout à fait favorable à condition que le traitement soit entrepris immédiatement.

Arriération mentale 403
(oligophrénie)

L'arriération mentale n'est pas un simple trouble ni même un ensemble de troubles. Il s'agit plutôt d'une insuffisance des facultés intellectuelles, qui se trouvent être sensiblement inférieures à la normale. Cette déficience a généralement des répercussions sur le *développement moteur* de l'enfant (retard dans la position assise, la marche et la parole), sur ses *possibilités d'instruction* (difficultés à conceptualiser, à compter, à lire, retard scolaire) et sur son *intégration sociale* (difficulté à mener une vie indépendante, à travailler, à vivre en société). Le quotient intellectuel, facteur évoluant au cours de la vie d'une même personne et déterminant également les différents types d'intelligence, permet de diagnostiquer la débilité lorsqu'il est inférieur à 75. Comme tout un chacun, l'arriéré mental connaît divers degrés d'incapacité ou d'incompétence. Un enfant aux possibilités extrêmement réduites peut, grâce aux méthodes modernes d'éducation et aux progrès médicaux réalisés en ce domaine, améliorer ses capacités de façon spectaculaire après un traitement approprié. L'arriération mentale n'est jamais stationnaire ou totalement incurable, elle n'est que l'appréciation des performances intellectuelles d'un enfant à un moment donné de son existence.

Le retard intellectuel d'un enfant a pour origine divers facteurs : troubles héréditaires du cerveau ; traumatismes cérébraux subis avant, pendant ou après la naissance ; handicaps physiques tels que la cécité, la surdité et la dyslexie ; environnement affectif et familial défavorable (manque de stimulation intellectuelle, pauvreté intellectuelle dans l'entourage proche de l'enfant, climat affectif perturbé, insuffisance des moyens éducatifs). Il apparaît à l'évidence que nombre de ces facteurs peuvent évoluer, aussi est-il impossible de considérer pour acquis le niveau d'intelligence d'un enfant.

Les causes physiologiques de l'arriération mentale d'un enfant sont les suivantes : rubéole, syphilis, toxoplasmose ou toxémie gravidique contractées par la mère pendant sa grossesse ; sous-alimentation de la mère ; traumatisme à la naissance, blessure, intoxication ou asphyxie du nourrisson ; troubles héréditaires du métabolisme (phénylcétonurie, maladie de Tay-Sachs) ; anomalie chromosomique (mongolisme ou syndrome de Down). Cette anomalie congénitale, d'origine inconnue, est incurable. Elle marque l'enfant de traits mongoloïdes, yeux obliques, front fuyant, nez aplati, physique de nain, débilité mentale. Grâce à l'amniocentèse, ou prélèvement inoffensif pour la grossesse d'une petite quantité du liquide amniotique dans lequel baigne le fœtus, on est désormais en mesure de détecter une anomalie des enzymes, indiquant soit la maladie de Tay-Sachs, soit le mongolisme. Dans de tels cas, l'interruption de grossesse s'impose.

La majorité absolue des enfants souffrant d'arriération mentale sont des débiles légers (QI de 52 à 67) dont les troubles ne se manifestent qu'à l'âge scolaire, par de réelles difficultés à suivre l'enseignement. En dehors de cela, ils ne diffèrent pas des autres enfants de leur âge et, devenus adultes, se réinsèrent souvent dans la société et le monde du travail. La plupart d'entre eux n'ont pas d'anomalies du système nerveux central, ils ne sont en réalité que « socialement » ou « fonctionnellement » retardés, ce qui signifie que, malgré une intelligence normale, leur développement intellectuel s'est heurté à des obstacles d'ordre socioculturel ou affectif.

Un petit pourcentage d'arriérés mentaux, dont le QI va de 31 à 51, est considéré comme « moyennement » retardé. S'ils bénéficient d'une éducation appropriée, d'une bonne surveillance médicale et d'un entourage social favorable, ils peuvent mener une vie à peu près normale et travailler, cependant leur développement intellectuel n'atteindra jamais la moyenne adulte normale.

Enfin, le dernier degré d'arriération mentale, le plus profond et le plus grave (QI inférieur à 30), touche environ 5 p. cent des enfants retardés. Outre leur intelligence très peu développée, ces enfants sont souvent atteints de malformations et d'infirmités physiques. Ils peuvent néanmoins acquérir quelques rudiments d'instruction et progresser s'ils bénéficient de programmes éducatifs et de thérapies adaptés.

Danger : Existence dépendante vis-à-vis de l'entourage, internement dans des institutions, santé précaire, troubles psychiques variés.

Symptômes : A la naissance : accouchement difficile et anormal, taille anormale de la tête, jaunisse, convulsions, poids faible, test d'Apgar à cinq minutes lent. Dans les premiers mois de la vie : léthargie, manque de vivacité et de réaction vis-à-vis du monde environnant, retard dans le développement des habitudes alimentaires ou autres étapes de la maturité. Un enfant normalement constitué sourit et tient sa tête en moyenne vers 3 mois, atteint un objet avec ses mains vers 5 mois, se tient seul assis quelques secondes vers 7/8 mois, prononce « papa » ou « mama » vers 10 mois, marche vers 14 mois, boit à la tasse vers 16 mois, lance une balle en l'air vers 2 ans et demi, dessine un cercle vers 3 ans et demi, tient en équilibre sur une seule jambe vers 4 ans, reconnaît trois couleurs différentes vers quatre ans.

Il ne s'agit là que de moyenne, et des différences parfois sensibles existent d'un enfant à l'autre. Mais, lorsqu'un nourrisson manifeste un retard *significatif* par rapport à cette moyenne, on peut suspecter une forme d'arriération.

Traitement : Dans certains cas comme l'insuffisance thyroïdienne ou la phénylcétonurie, par exemple, le traitement, entrepris précocement, permettra d'éviter le développement de l'arriération mentale. La phénylcétonurie est caractéristique à cet égard : après l'âge de trois ans, le traitement ne peut plus être d'aucun secours. Quant aux cas d'arriération incurables, ils peuvent être considérablement améliorés par l'application de traitements et de programmes éducatifs adaptés généralement dispensés dans des institutions spécialisées. Mais il faut par la suite, lorsque c'est possible, s'efforcer de réintégrer l'enfant dans une école normale afin de ne pas compromettre son adaptation sociale. Il faut accorder une attention particulière à la santé physique d'un enfant retardé et lui assurer un climat affectif et une vie familiale équilibrés, tout en évitant la surprotection. Seuls les cas extrêmement graves d'arriération mentale, nécessitant des soins très spécialisés, justifient l'internement dans une institution pour handicapés. Toutefois, cet internement ne doit jamais être considéré comme une exclusion totale, mais plutôt comme une phase du traitement destinée à favoriser la réinsertion de l'enfant dans la société. De nombreux programmes éducatifs adaptés à l'âge et au degré d'arriération mentale ont été mis au point et sont appliqués dans des maternelles ou des externats spéciaux, des classes de perfectionnement au sein des établissements scolaires, des centres de formation professionnelle, des ateliers spécialisés et des foyers pour jeunes adultes déjà réinsérés dans la vie normale. Le médecin doit dresser un bilan complet de l'enfant avant d'établir le traitement et le programme éducatif adapté à son état, en tenant compte non seulement de ses capacités intellectuelles, mais également de son développement moteur et de ses besoins affectifs.

Prévention : On estime que la moitié des cas d'arriération mentale peuvent actuellement être évités à condition de mettre en application tous les moyens à ce jour disponibles. Une protection prénatale bien conduite, la surveillance étroite de la santé de la mère avant, pendant et après la grossesse, la prévention de la prématurité et des anomalies congénitales, une bonne surveillance médicale de l'enfant en pleine croissance, la lutte contre la négligence des parents, un milieu éducatif favorable et une vigilance extrême de la part des parents et du corps médical sont autant de facteurs qui contribuent largement à réduire l'incidence de l'arriération mentale.

Conseil à la mère : l'enfant n'est pas une poupée que l'on peut manipuler à souhait. Le secouer trop fort peut provoquer chez lui une lésion cérébrale entraînant l'arriération, surtout dans les six premiers mois de la vie.

Pronostic : Très prometteur. Une forte majorité d'enfants retardés bénéficiant d'une éducation et de soins adéquats deviennent des adultes autonomes bien intégrés à la société. Parmi ceux qui n'acquerront jamais une totale indépendance, beaucoup ont des chances de mener une existence heureuse à condition d'exercer une activité dans un milieu protégé. De nombreux enfants gravement arriérés, que l'on croyait incurables et sans espoir, réussissent, avec l'aide d'autrui mais aussi d'eux-mêmes, à croître, à se développer, à acquérir des connaissances et à exercer de menus travaux. La recherche en matière de traitement, mais surtout de méthodes éducatives, a avancé de manière spectaculaire ces dix dernières années, améliorant très sensiblement le pronostic de l'arriération mentale.

Dysfonctionnements mineurs du cerveau 404
(dyslexie)

Le retard scolaire a diverses origines, parmi lesquelles principalement les problèmes affectifs, une intelligence en dessous de la normale, des handicaps physiques (audition ou vision défectueuses, maladie) ou une incapacité à s'adapter au milieu scolaire. Mais certains enfants souffrent d'une dyslexie que l'on ne peut attribuer à aucune de ces déficiences, et qui provient d'un dysfonctionnement mineur du cerveau. Il s'agit là de lésions bénignes du système nerveux central d'origine héréditaire ou survenues à la suite d'un traumatisme ou d'une maladie de naissance. L'enfant dyslexique à une intelligence normale et ses troubles du comportement ne sont pas imputables à une carence affective ou à un environnement défavorable à son développement.

On entend par dysfonctionnements mineurs du cerveau les troubles de la perception, du langage, de la conceptualisation, de l'apprentissage, de l'attention et de la motricité.

Un fort pourcentage d'enfants scolarisés (7 à 15 p. cent environ) manifestent des difficultés d'apprentissage et des troubles du comportement liés à un dysfonctionnement mineur du cerveau. Ces déficiences ont pour origine la prématurité, les complications pré ou postnatales, les infections ou la malnutrition de la mère pendant la grossesse, les facteurs génétiques, etc. Enfin, tout traumatisme cérébral ou toute atteinte du système nerveux central, de la conception à la petite enfance, peut être responsable d'un dysfonctionnement mineur du cerveau.

Danger : Échec scolaire, troubles caractériels, inadaptation sociale.

Symptômes : Les troubles sensoriels (troubles de l'orientation dans l'espace et de la latéralisation) ; difficultés spécifiques d'apprentissage (résultats scolaires très inégaux, avec de façon caractéristique des matières excellentes et d'autres catastrophiques) ; troubles du langage (acquisition lente, mauvaise prononciation, bégaiement, difficulté de compréhension) ; troubles de l'attention (distraction, manque de concentration, faible capacité d'attention) ; troubles du comportement (hyperactivité, sommeil agité ou réduit, impulsivité, insouciance, comportement imprévisible, instabilité émotionnelle, crises de colère) ; incoordination motrice (maladresse, indistinction de la gauche et de la droite, mauvaise coordination entre la vision et le toucher).

Traitement : L'établissement du diagnostic est un véritable travail d'équipe impliquant la collaboration des parents, des professeurs, du psychologue, du pédiatre et du neurologue. La rééducation est la base du traitement ; elle nécessite souvent l'élaboration d'un programme individualisé, l'assistance d'un orthophoniste et des conseils permanents de la part des différents spécialistes chargés de suivre l'enfant. Certains médicaments sont parfois indiqués pour réduire l'hyperactivité. Mais ce qui est essentiel pour la réussite du traitement, c'est l'entourage affectif de l'enfant, l'équilibre de la vie familiale et la compréhension et la bienveillance des rééducateurs.

Prévention : Voir *Anomalies congénitales* **395**, *Prévention*.

Pronostic : Avec une rééducation bien menée, un diagnostic précis et la collaboration efficace et la compréhension des parents, la plupart des enfants dyslexiques ou souffrant de troubles du comportement ont toutes les chances de devenir des adultes parfaitement intégrés et capables de mener une vie tout à fait normale.

Dystrophie musculaire 405
(myopathie primitive)

La dystrophie musculaire appartient à un groupe de maladies progressives, héréditaires et non contagieuses, caractérisées par la dégénérescence de la force musculaire menant à l'atrophie et à la mort. L'origine de l'affection est encore inconnue, mais l'on suppose qu'il s'agit d'une anomalie du métabolisme des fibres musculaires.

Danger : Faiblesse, paralysie, invalidité et mort précoce.
Symptômes : Le type Duchenne de la maladie, qui touche exclusivement le sexe masculin, survient au moment où l'enfant commence à marcher : il a d'abord du mal à se tenir debout, puis à avancer, souffrant visiblement d'une faiblesse des jambes, et marchant en canard. Ses chutes sont trop fréquentes, sa colonne vertébrale est affectée (scoliose et lordose), il a des difficultés à se redresser. Outre des crampes douloureuses, la dimension des muscles, en particulier les mollets, augmente sensiblement.

Dans le type facio-scapulo-huméral, ce sont les épaules et les bras qui sont davantage touchés : le malade ne peut lever les bras. Les muscles de la face sont également atteints (faciès figé, sans expression, tel un masque). Débutant habituellement à l'adolescence, l'affection s'étend par la suite au bassin et aux jambes.
Traitement : Il n'existe actuellement aucun traitement susceptible de guérir ou de stopper les ravages de la maladie. Il est toutefois possible de prolonger le fonctionnement musculaire par l'exercice physique, la chirurgie, les appareils orthopédiques et une activité assistée.
Prévention : Aucune. Toutefois, la maladie étant héréditaire, il est important d'en informer les familles concernées.
Pronostic : Le degré de dégénérescence peut varier. Plus l'atteinte est précoce, plus la dégénérescence est rapide. Dans le type Duchenne de la maladie, la mort survient habituellement dix ans après les premiers symptômes. Dans le type facio-scapulo-humoral, l'espérance de vie est de 20, parfois 30 ans, mais le malade finit par succomber à une insuffisance respiratoire ou à une complication cardiaque. La recherche en ce domaine permet quelque espoir.

Encéphalopathie infantile 406

L'encéphalopathie infantile n'est pas une simple maladie, mais un ensemble de troubles affectant la motricité musculaire. Ils sont la conséquence d'une lésion des centres moteurs du cerveau survenue soit pendant la vie intra-utérine (hémorragie, toxémie, diabète, complications placentaires, infections rénales de la mère), soit à la naissance (asphyxie, naissance par le siège, accouchement difficile), soit enfin, dans une moindre mesure, à la suite d'une incompatibilité rhésus, d'une rubéole contractée par la mère en début de grossesse, d'une naissance multiple, de radiographies trop fréquentes aux rayons X, de malformations congénitales du cerveau, d'une lésion cérébrale après une encéphalite contractée pendant la petite enfance, d'une méningite ou d'un traumatisme. Le dépistage précoce des troubles est essentiel au traitement de la maladie : 68 p. cent des cas sont repérés vers l'âge de 12 mois.

Danger : Les troubles moteurs, plus ou moins graves, vont parfois jusqu'à la paralysie totale d'une partie du corps. Par ailleurs, un fort pourcentage d'enfants atteints de cette maladie souffrent également soit d'arriération mentale, soit d'épilepsie, soit de troubles de l'audition, de la vision, de l'élocution ou de l'apprentissage, soit enfin de troubles du comportement.

Les mouvements du malade sont arythmiques, incontrôlés, extrêmement laborieux ; les troubles du langage apparaissent dans plus de la moitié des cas ; quant aux difformités physiques et aux problèmes orthopédiques, ils sont inévitablement liés à cette déficience musculaire. L'autonomie et l'adaptation sociale de ces enfants posent donc en général de gros problèmes.
Symptômes : Lorsque l'atteinte est grave, les signes sont évidents dès la naissance : vomissements, irritabilité, alimentation difficile, fragilité aux infections, jaunisse, test d'Apgar à cinq minutes lent, besoin d'oxygène, convulsions des membres, apathie, physique frêle. Mais souvent, l'affection n'est décelable que par le retard du développement moteur de l'enfant (station assise pas avant 20 mois, marche vers 2 ans et demi). Les symptômes généraux se manifestant dans la petite enfance sont les suivants : convulsions, contractures et spasticité des membres, léthargie, agitation, cris perçants, paralysie partielle de la face, manque d'éveil et de vie, lenteur sensible du développement. On distingue trois types d'encéphalopathie infantile, en fonction de la partie du cerveau qui a été atteinte : la *paraplégie spastique* (raideur et mouvements extrêmement difficiles) ; l'*ataxie* (perte du sens de l'équilibre et de la profondeur de l'espace) ; l'*athétose* (mouvements involontaires et arythmiques, flexion constante des mains et des pieds). Il arrive fréquemment que les trois types se confondent et s'accompagnent de tremblements des membres, de rigidité du corps et d'atonie (perte totale du contrôle musculaire). Toutefois, c'est la spasticité qui est le symptôme le plus courant, atteignant davantage les jambes que les bras. Déformations et œdèmes articulaires sont également fréquents. La majorité des enfants atteints d'encéphalopathie manifestent à l'évidence une arriération mentale qui s'explique bien davantage par leurs difficultés à communiquer que par une réelle déficience de leurs capacités intellectuelles.
Traitement : Il est essentiel de déceler précocement la maladie. Le traitement varie bien entendu selon le degré et la nature de l'atteinte, mais, d'une manière générale, il comprend la kinésithérapie (rééducation musculaire, corrections orthopédiques, exercices divers de contrôle et de coordination des mouvements) ; l'enseignement et la formation professionnelle spécialisés ; la psychothérapie, destinée à assurer l'équilibre psychique et la santé mentale de l'enfant ; l'orthophonie ; la stomatologie spécialisée. Les relations familiales sont de la plus haute importance pour l'enfant : ce sont elles qui déterminent son autonomisation et son équilibre psychiques. Afin d'élever leur enfant dans les meilleures conditions, les parents se doivent de l'accepter avec réalisme, de l'assister en permanence, de le sécuriser et de le respecter. Les très nombreux centres de traitement et ateliers spécialisés sont là pour parfaire cette difficile éducation.
Pronostic : Il s'est largement amélioré ces dernières années et bénéficie des progrès constants de la recherche médicale, mais surtout de la mise au point de nouvelles méthodes de traitement. L'enfant atteint d'encéphalopathie exige une très grande assistance et une attention soutenue de la part de ses parents pour lui permettre de contrôler ses déficiences et de communiquer correctement avec le monde extérieur. S'il bénéficie de soins appropriés, on peut espérer le voir s'insérer sans difficultés majeures dans la société.

Fibrose kystique 407
(fibrose pancréatique)

La fibrose kystique est une maladie du jeune âge (de la petite enfance à la post-adolescence), non contagieuse et héréditaire, causée par un dysfonctionnement généralisé des glandes exocrines (celles qui sécrètent la salive, le mucus et la sueur). Les mucosités visqueuses, sécrétées en trop grande quantité, obstruent les poumons et font obstacle au flux de certains enzymes pancréatiques vers les intestins. La fibrose kystique constitue la première cause d'affection pulmonaire chronique chez l'enfant.

Danger : Trois complications majeures sont associées à la maladie : 1) affection pulmonaire chronique, fragilité aux infections respiratoires, difficulté progressive à guérir des troubles pulmonaires ; 2) déficience pancréatique, entraînant des troubles digestifs variés : diarrhée, perte de poids, dénutrition, retard de croissance et de développement ; 3) sueur anormalement salée, pouvant entraîner la déshydratation, la prostration et même la mort.
Symptômes : 95 p. cent des enfants atteints de la maladie naissent normaux et apparemment en pleine santé, mais les premiers symptômes se manifestent bientôt par une difficulté du nourrisson à reprendre son poids de naissance et à croître normalement. L'enfant a un appétit vorace, ses selles sont abondantes, grasses et nauséabondes, il souffre d'une toux chronique, sa respiration est rapide et sifflante, il a constamment le nez qui coule. Il est très vite atteint d'affections respiratoires récidivantes et de pneumonie. Très irritable, il semble souffrir d'asthme, d'allergie ou de la maladie cœliaque. Son physique est frêle et son abdomen saillant.
Traitement : Il comprend quatre étapes : 1) désobstruction des poumons au moyen d'inhalations, d'aérosols, de drainage postural (voir, en troisième partie, *Table 8*), et de kinésithérapie respiratoire (*Table 9*) ; 2) traitement des infections respiratoires par une antibiothérapie vigoureuse et la prévention de toute contagion possible ; 3) correction de l'insuffisance pancréatique par l'administration à chaque repas d'extraits pancréatiques ; 4) régime diététique riche en calories, pauvre en graisse et en amidon, avec des suppléments polyvitaminés et des suppléments de sel, surtout en période de chaleur.
Prévention : Aucune. Toutefois, les antécédents familiaux de fibrose kystique ne doivent pas être ignorés : un sujet sur vingt est porteur de cette maladie. Le dépistage et le traitement précoces de la maladie sont essentiels pour prévenir et minimiser les complications.
Pronostic : Il y a une quinzaine d'années, la plupart des enfants atteints de cette maladie ne dépassaient pas l'âge scolaire. Aujourd'hui, les traitements appliqués permettent de prolonger sensiblement l'espérance de vie. Grâce au traitement précoce des troubles pulmonaires et à un régime diététique adéquat, le malade peut espérer mener une vie à peu près normale. Il faut encourager l'activité physique et, si le médecin le permet, la fréquentation normale de l'école.

Accidents 408

Ce sont les accidents qui constituent la cause de mort la plus fréquente dans la petite enfance. La majorité d'entre eux surviennent malheureusement à la maison. Le premier devoir des parents est donc de s'informer afin de prendre toutes les précautions nécessaires contre l'éventualité de telles catastrophes à l'intérieur de leur foyer. Il faut toutefois reconnaître que c'est en se confrontant aux mille obstacles de leur environnement que les enfants se développent et se forment, acquérant ainsi l'indispensable confiance en soi qu'impose l'adaptation au monde extérieur. Un enfant trop couvé et surprotégé risque d'être excessivement craintif et malhabile pour n'avoir pu expérimenter ces bosses et ces nez qui saignent, en définitive fort utiles à l'apprentissage de la vie. Il faut donc savoir faire la part des choses, ce qui n'empêche nullement d'éviter à tout prix les risques d'accidents graves.

Voici la liste des accidents les plus

fréquents auxquels est exposé l'enfant en bas âge : les chutes ; les intoxications par ingestion de médicaments, de produits de nettoyage, de cosmétiques ou de pesticides ; les brûlures (liquides bouillants, coups de soleil, électricité) ; les coupures et les blessures ; les commotions cérébrales ; les pertes de conscience ; l'étouffement, l'asphyxie ou la strangulation ; la déglutition de corps étrangers (os, épingles, pièces de monnaie, boutons) ; les explosions (feu d'artifice et armes à feu) ; l'électrocution ; la noyade ; les accidents de voiture.

Danger : Paralysie, défiguration, handicap à vie, traumatisme psychique, douleur et mort.
Symptômes : Outre les signes bien connus – bosses, brûlures, douleur, pleurs, hémorragies, évanouissements, vomissements, difficultés respiratoires, enflures, etc. –, certains accidents provoquent un changement brutal et radical du comportement. Par ailleurs, les parents ne devraient jamais prendre à la légère un enfant faisant état d'une blessure accidentelle ou racontant qu'il a avalé un corps étranger ou un poison quelconque, même s'il ne manifeste sur le moment aucun symptôme. Une blessure interne, comme une hémorragie abdominale, par exemple, peut ne pas être apparente, mais se révéler absolument redoutable (voir, p. 543, *Le nourrisson. Il faut consulter un médecin dans les cas suivants...*).
Traitement : Il est bien entendu fonction de la nature et de la gravité de l'accident. Cela peut aller du Tricostéril accompagné d'un baiser à l'hospitalisation immédiate. Les parents ont tout intérêt à se familiariser avec les premières mesures d'urgence en cas d'accident, afin d'être capables d'évaluer la gravité des éventuels traumatismes ou blessures. En règle générale, il est essentiel de savoir pratiquer la respiration artificielle (voir, en troisième partie, *Table 22*) et de pouvoir prévenir ou traiter l'*État de choc* **133**. Il devrait être naturel pour les parents d'apprendre les règles élémentaires du secourisme. Savoir quoi faire en cas d'urgence peut sauver la vie d'un enfant.
Prévention :

1) Les substances toxiques (produits de nettoyage, alcool à brûler, essence, pesticides, médicaments) doivent toujours se trouver hors de portée d'un enfant.

2) Il faut éliminer tout fil de fer apparent, tenir l'enfant éloigné des prises électriques et adapter des cache-prises sur toute prise électrique vacante.

3) Ne pas laisser à portée de la main de l'enfant des couteaux effilés, des ciseaux, des outils, du verre cassé ou tout autre instrument coupant ou pointu dangereux pour lui.

4) Garder à disposition une trousse d'urgence, la liste des antidotes de poisons et celle des numéros de téléphone d'urgence (médecins, hôpitaux ou police-secours).

5) Prendre garde aux liquides bouillants, aux allumettes et aux briquets. Ne jamais laisser l'enfant seul près d'un feu quelconque (cuisinière, foyer, feu de jardin, etc.).

6) Inculquer à un enfant les règles élémentaires de sécurité. Il est impossible de surveiller un enfant en permanence, mais, en lui apprenant avec beaucoup de fermeté à éviter les objets ou les situations dangereuses pour lui, on diminue considérablement les risques de le voir s'exposer à de graves accidents.

23. Cancer

David L. Levin

Toute excroissance cellulaire anormale dans l'organisme peut être appelée « tumeur » ou « néoplasme ». La plupart du temps, il s'agit de simples tumeurs locales, dites « bénignes » car n'ayant aucune conséquence sérieuse. Les verrues vulgaires en sont un exemple. Cependant, dans certains cas les tumeurs deviennent malignes, évoluant de façon anarchique et réalisant alors le tableau redoutable du cancer.

Les spécialistes et les profanes ont longtemps cru que le terme de cancer recouvrait un seule et même maladie. Cela n'est vrai que dans la mesure où, en effet, toute forme de cancer se caractérise par une prolifération cellulaire aboutissant à la formation de tumeurs qui compriment, envahissent et détruisent les tissus sains et qui, non traitées, conduisent habituellement à la mort. Quel que soit le cancer, toutes les tumeurs malignes comportent un certain nombre de traits communs : 1) taux de prolifération cellulaire plus élevé (ou taux de destruction cellulaire inférieur) à celui des tissus normaux dont elles dérivent ; 2) tendance à l'envahissement des tissus et organes sains avoisinants ; 3) à l'examen au microscope, apparence rappelant davantage celle des tissus incomplètement formés que celle des tissus définitifs ; 4) tendance à diffuser dans l'organisme en des points éloignés du cancer originel. Toutes les tumeurs malignes ne correspondent pas toujours intégralement à cette définition, qui est néanmoins caractéristique de la plupart des formes de cancer.

Malgré ces similitudes, la majorité des observateurs sont davantage frappés par les profondes différences existant entre les divers types de la maladie. A bien des points de vue, il semble préférable de considérer le cancer comme un nom générique donné à un ensemble d'affections variées : cancer de la peau, cancer des poumons, leucémie, etc. Toutefois, ces termes plus spécifiques, fondés sur la localisation de la tumeur primitive, recouvrent eux-mêmes plusieurs formes distinctes de la maladie.

Un individu sur quatre peut être atteint du cancer – un sur trois si on tient compte des cancers de la peau. Les risques sont plus élevés chez les hommes que chez les femmes, chez les Noirs que chez les Blancs.

Toutes les tumeurs ne sont pas cancéreuses, pas plus que tous les cancers ne sont inéluctablement fatals. Le cancer vient cependant en deuxième position dans les causes de mortalité après les affections cardio-vasculaires, arrivant en première place chez les femmes de vingt-cinq à cinquante ans et chez les sujets âgés de cinq à vingt-cinq ans.

Les risques d'apparition d'un cancer dépendent des facteurs les plus divers :

Age et sexe : le cancer est une maladie prédominant à l'âge moyen et à la vieillesse ; il est rare chez l'enfant et l'adulte jeune (plus de la moitié des malades sont âgés de plus de soixante-cinq ans). Chez la femme, il est d'apparition plus précoce : entre vingt et quarante ans, il est trois fois plus fréquent dans la population féminine que dans la population masculine. Entre cinquante et quatre-vingts ans, il frappe davantage les hommes. Les femmes survivent généralement plus longtemps que les hommes après l'apparition du cancer. La fréquence globale du cancer est en augmentation chez l'homme ; après avoir diminué chez la femme, elle tend maintenant à se stabiliser, voire même à s'accroître en raison de l'extension du tabagisme et de l'accès plus large aux activités professionnelles.

Race et pays : la fréquence du cancer est globalement plus élevée chez les Noirs que chez les Blancs, mais elle varie selon les différents types de la maladie. Les cancers du côlon et du rectum, de la vessie, du sein, de l'utérus, de l'ovaire, la leucémie et les lymphomes ont une incidence plus forte chez les Blancs, alors que les cancers de l'œsophage, du pancréas, de l'estomac, de la prostate, du poumon et du col de l'utérus, qu'ils soient localisés ou généralisés à l'ensemble de l'organisme, sont plus fréquents chez les Noirs.

Une étude portant sur vingt-cinq pays montre que les États-Unis viennent en tête pour la leucémie, le Japon pour le cancer de l'estomac, les Pays-Bas pour le cancer du sein, l'Écosse pour le cancer du poumon, et qu'Israël a le taux le plus bas de cancer utérin.

Facteurs socio-économiques : les couches pauvres de la population sont en général plus exposées, peut-être en raison de certaines activités professionnelles à risques et d'un environnement défavorable. Il existe cependant des cancers plus fréquents parmi les couches aisées, par exemple le cancer du sein et, peut-être, les leucémies et la maladie de Hodgkin.

Environnement : les cancers sont plus fréquents dans les zones urbaines que dans les régions rurales. Le développement considérable de l'industrie moderne s'accompagne d'un accroissement des diverses substances carcinogènes, dont la plupart sont associées à des activités professionnelles.

L'utilisation toujours croissante d'un grand nombre de substances chimiques est sans aucun doute une source de contamination de l'environnement, tant professionnel que privé, comportant un risque pour la santé.

Tendance familiale : l'incidence familiale du cancer a depuis longtemps attiré l'attention. Chacun peut avoir un jour ou l'autre connaissance, dans son entourage, de cas de cancer atteignant plusieurs membres d'une même famille. Cependant, le cancer est une maladie si courante que de telles occurrences semblent relever plutôt du hasard. Il peut y avoir néanmoins un certain facteur de risque « familial » pour la leucémie et les cancers du sein, de l'estomac, du poumon et du côlon. Les sujets ayant déjà été atteints par la maladie sont en outre exposés à une récidive qui survient fréquemment au même endroit.

Le risque familial, ou héréditaire, qui n'est peut-être que la conséquence de certaines conditions de vie communes aux membres d'une même famille, est loin d'être démontré. Les facteurs de l'hérédité et de l'environnement jouent probablement chacun un certain rôle, mais la tendance « héréditaire », si elle existe, n'est pas réellement significative.

Mariage : les gens mariés sont généralement moins exposés à un grand nombre de maladies, y compris le cancer. L'incidence du cancer du sein et de l'utérus n'est pas la même chez la femme mariée et la femme célibataire.

Contagion : il n'y a aucune certitude à l'heure actuelle sur la contagiosité du cancer. De nombreuses recherches sont menées sur la « théorie des virus ». Elles montrent que s'il y a une interaction entre le cancer et certains virus, ceux-ci sont d'un type tout à fait particulier et que le risque de contagion, s'il existe, est extrêmement faible, voire même nul. Le rôle des virus dans la genèse du cancer humain reste en réalité encore mal connu.

Tabac : le tabac joue un rôle incontestablement favorisant. Il accroît le risque de cancer du poumon, mais aussi d'autres cancers (vessie et peut-être pancréas et œsophage).

Alimentation : le régime alimentaire peut affecter la santé de multiples façons. Bien que la relation entre l'alimentation humaine et le cancer soit très complexe, on peut cependant dégager certains facteurs de risque. Ainsi, la consommation d'alcool peut favoriser le cancer de l'œsophage et de la bouche. Certains aliments, en particulier la viande, sembleraient accroître le risque de cancer du côlon. Des spécialistes recommandent d'éviter, dans le mesure du possible, l'utilisation de colorants, d'arômes et de conservateurs artificiels.

Que faire en cas de présomption de cancer ? La peur de la maladie joue un rôle important dans le retard du diagnostic et du traitement, le sujet préférant souvent « ignorer » ses symptômes et nier l'existence du danger plutôt que d'admettre l'éventualité d'une tumeur maligne. Dans son refus de la réalité, il persiste parfois dans des activités ou des habitudes qu'il sait lui être néfastes, et ne se résout à consulter un médecin que lorsque les douleurs deviennent insupportables. Or, tout retard dans la détermination clinique de la maladie rend les possibilités de guérison plus aléatoires. Dans bien des cas, le cancer suspecté s'avère être une maladie beaucoup moins grave et bien moins terrifiante. Les chances de guérison sont d'abord fonction d'un diagnostic précoce. *Beaucoup de cancers peuvent être guéris à condition d'être détectés à temps.* Le cancer *in situ* est la plupart du temps curable. Un examen médical précoce et approfondi de toute tumeur suspecte est nécessaire pour poser un diagnostic précis et déterminer le traitement adéquat.

S'il n'y a pas de prévention absolue du cancer, il existe quantité de moyens d'en limiter les risques de survenue. Le meilleur traitement reste un dépistage précoce, au stade où le cancer a encore toutes les chances d'être enrayé ou guéri.

1. Le tabagisme représente un risque mortel, directement lié à plusieurs localisations de cancers, avant tout aux poumons. En outre, il accroît le risque d'affections cardiaques et respiratoires. Si l'on ne peut arrêter totalement de fumer, il faut au moins éviter au maximum les cigarettes ayant un taux élevé de goudrons.

2. L'exposition au soleil peut être nocive. Un hâle prononcé, pris généralement pour un signe de bonne santé, comporte parfois un risque de cancer de la peau lié directement à l'exposition aux ultraviolets. Éviter des bains de soleil prolongés permet de limiter le risque d'une cancérisation.

3. Les conditions de travail nécessitent une vigilance particulière. L'exposition aux agents cancérigènes doit être évitée. Un changement d'activité professionnelle est parfois nécessaire. Tout travail comportant la manipulation de substances nocives impose le port de vêtements de protection appropriés (masque, gants, etc.). Limiter les risques de pollution nécessite les efforts de chacun.

4. L'hygiène personnelle est un facteur essentiel. Les cancers de la bouche ont une corrélation étroite avec une mauvaise hygiène buccale. La pratique de la circoncision diminue le risque de cancer de la verge en partie, semble-t-il, en raison d'une meilleure hygiène.

5. Une consommation excessive et prolongée de boissons alcoolisées est associée à un taux élevé de cancers de l'œsophage, du pharynx, du larynx et de la cavité buccale.

6. L'exposition aux rayons X et aux substances radioactives est dangereuse. Bien que les rayons X constituent un outil thérapeutique remarquable, chacun doit être averti des risques de cancer liés à une surexposition.

7. Certaines conditions précancéreuses peuvent être évitées : dent cassée ou prothèse dentaire défectueuse, nævi (grains de beauté) constamment irrités par un vêtement, négligence de lésions provoquées lors de l'accouchement sont autant de facteurs qui, non corrigés, sont susceptibles de conduire à un cancer.

8. Une activité sexuelle modérée est préconisée. L'incidence du cancer du col de l'utérus est liée à des rapports sexuels précoces et sa fréquence est d'autant plus grande que le nombre de partenaires a été élevé.

9. Toute prévention véritable passe par la vigilance. La moindre suspicion de cancer doit inciter à consulter un médecin. Le frottis vaginal, effectué régulièrement tous les ans, permet un diagnostic précoce du cancer du col utérin. Toute femme peut apprendre à pratiquer un auto-examen des seins pour détecter un signe éventuel de cancer (voir *Table 20* et *Tumeur bénigne du sein* **228**). Les signes avertisseurs d'un cancer peuvent être les suivants :

- Modification du transit intestinal ou de la miction
- Défaut de cicatrisation d'une plaie
- Saignement ou écoulement inhabituels
- Apparition d'une induration ou d'une grosseur dans le sein ou en tout autre point du corps
- Troubles digestifs, difficultés de déglutition
- Modification d'aspect sensible d'une verrue ou d'un grain de beauté
- Toux persistante, enrouement.

Chacun de ces symptômes suffit à motiver une consultation médicale.

Le cancer chez l'enfant : la mortalité est faible dans l'enfance, et le risque de mort par cancer y est par conséquent très peu élevé. Parmi les maladies frappant les enfants, le cancer n'en reste pas moins la cause majeure de mortalité. La leucémie en est la forme prédominante, constituant la moitié de tous les cas mortels. Cependant, elle est beaucoup plus fréquente chez les adultes que chez les sujets très jeunes. D'autres formes de cancer (*Tumeur de Wilms* **428**) ne s'observent que chez l'enfant.

Cancer de la peau 409
(épithélioma baso-cellulaire, épithélioma spino-cellulaire)

De tous les cancers humains, le cancer de la peau compte parmi les plus courants et les plus facilement guérissables. Les cancers cutanés surviennent généralement en des points clairement visibles, occasionnant des lésions dont il n'est pas difficile de détecter le caractère anormal. Le diagnostic peut ainsi être posé à temps. Deux types majeurs de cancers cutanés, les épithéliomas baso-cellulaires et les épithéliomas spino-cellulaires, sont entièrement guérissables. Le troisième type, représenté par le *Mélanome malin* **410**, est une affection rare mais parfois mortelle.

Les sujets à la peau claire, aux cheveux blonds et aux yeux bleus ont une susceptibilité plus forte à la maladie. Les Orientaux, les Latins, les Amérindiens et les Noirs semblent au contraire pratiquement immunisés. La lumière solaire, et en particulier certaines longueurs d'onde des ultraviolets, paraissent être directement liés à l'apparition des cancers cutanés. L'incidence de ceux-ci s'accroît en fonction de l'intensité des rayons du soleil ; elle est particulièrement élevée dans les régions voisines de l'équateur et diminue à mesure qu'on s'en éloigne.

Les cancers cutanés sont également favorisés par des surdosages de rayons X, l'exposition prolongée aux goudrons de houille, au béryllium et au nickel. Ils surviennent habituellement chez des sujets d'âge mûr. La kératose sénile, caractérisée par une peau sèche, rugueuse et cornée, est généralement considérée comme une dermatose précancéreuse.

Les épithéliomas baso-cellulaires, qui représentent plus des trois quarts des cancers de la peau, ne métastasent pratiquement jamais (les métastases sont la diffusion à distance de la maladie), contrairement aux épithéliomas spino-cellulaires, notamment ceux du dos de la main et de l'oreille, qui ont souvent tendance à envahir d'autres organes.

Symptômes : Toute lésion cutanée ne cicatrisant pas rapidement doit faire l'objet d'un examen médical. Toute modification soudaine de couleur, d'aspect ou de taille d'une tache cutanée existant depuis des années est particulièrement suspecte de cancérisation.

L'épithélioma baso-cellulaire apparaît d'abord comme un nodule pâle, translucide, en forme de perle qui grossit lentement, puis s'ulcère. L'épithélioma spino-cellulaire est constitué d'une petite élevure de couleur foncée ou rouge et de consistance dure. Après une période pouvant aller de quelques mois à des années, l'épithélioma grossit et forme une croûte ulcéreuse. La localisation la plus fréquente est la lèvre inférieure. L'épithélioma spino-cellulaire peut se développer aussi en peau saine.

Traitement : La plupart des innombrables affections cutanées ne sont pas cancéreuses ; une biopsie (prélèvement d'un fragment de tissu pour analyse au microscope) permet de déterminer la nature de la lésion. Les épithéliomas spino-cellulaires nécessitent une excision chirurgicale plus large. Les rayons X et la chimiothérapie sont également efficaces.

Lorsque le traitement intervient tardivement, on utilise conjointement ces trois thérapies, mais le succès est alors beaucoup plus difficile à atteindre.

Prévention : Éviter les expositions excessives au soleil, celles inutiles aux rayons X et à d'autres agents cancérigènes. Toute lésion cutanée apparaissant après la cinquantaine doit immé-

diatement faire l'objet d'un examen médical.
Pronostic : Dans les deux formes d'épithéliomas, le pourcentage de guérison est élevé. Le pronostic est cependant meilleur pour l'épithélioma basocellulaire.

Mélanome malin 410

Affection rare, le mélanome malin est de loin le cancer cutané le plus dangereux. Sa cause est inconnue. L'évolution de la tumeur est imprévisible : elle peut s'étendre et métastaser très rapidement ou évoluer lentement. Les sujets roux et blonds y sont particulièrement exposés. La plupart des mélanomes malins se développent à partir d'un nævus. Ils s'observent dans toutes les classes d'âge, avec toutefois une incidence maximale entre quarante et soixante-dix ans.

Danger : L'évolution est très souvent mortelle en raison de la formation rapide de métastases.
Symptômes : Le mélanome malin se traduit par une soudaine extension d'un nævus, l'apparition d'une pigmentation foncée et d'une ulcération accompagnée de saignement. La couleur des nævi peut se modifier, passant de rougeâtre à bleu-noir. Toute inflammation ou halo pigmenté apparaissant à la base d'un grain de beauté est également suspecte.
Traitement : Excision chirurgicale aussi précoce que possible du nævus et des tissus avoisinants. Les tumeurs de la face sont parfois traitées par irradiations afin d'éviter au maximum les cicatrices inesthétiques. Le traitement peut nécessiter l'intervention sur un ganglion local.

Dans les mélanomes du bras et de la jambe comportant une atteinte locale d'un ganglion lymphatique, de nouvelles techniques basées sur l'utilisation de l'hydroxyrée, de l'actinomycine et du BCNU ont été bénéfiques dans 25 à 30 p. cent des cas.

Prévention : Toute modification d'aspect d'un grain de beauté nécessite un examen médical immédiat.
Pronostic : Non traité, le mélanome malin évolue rapidement vers une issue fatale. Les régressions et les cicatrisations spontanées sont rarissimes. Pour les mélanomes sans métastases, des rémissions de plus de cinq ans s'observent dans 60 p. cent des cas à condition de suivre un traitement adéquat. En cas de métastases, le pronostic est très réservé.

Cancer du poumon 411
(cancer broncho-pulmonaire)

C'est le cancer le plus fréquent chez l'homme, mais son incidence augmente également chez la femme ; c'est aussi celui qui peut sans doute être le plus facilement évité. Le cancer du poumon atteint principalement des hommes de plus de quarante-cinq ans, gros fumeurs, exposés à des poussières ou à des polluants dans leur travail et vivant dans de grandes agglomérations. Toutefois, personne ne peut considérer être à l'abri de la maladie.

Symptômes : Les symptômes initiaux du cancer du poumon ne semblent souvent ni graves ni alarmants, et n'incitent que très rarement à consulter ; ils comprennent une douleur thoracique légère, une toux modérée ou une respiration légèrement sifflante, et une mauvaise haleine. Les personnes âgées, en particulier les fumeurs, pensent souvent qu'un certain essoufflement est un phénomène normal qui ne nécessite pas d'examen médical.

Par la suite, la toux devient persistante et pénible, accompagnée d'une respiration sifflante et de fièvre ; il y a souvent une douleur rétrosternale sourde ou lancinante. A mesure que la maladie progresse, elle s'accompagne de perte de poids, de fatigue, d'enrouement, de sueurs nocturnes.

L'hémoptysie (crachements de sang) est habituellement un signe tardif, mais, dans un faible nombre de cas, elle apparaît dès le début. Des accès répétés de bronchite ou de pneumonie constituent aussi des signes annonciateurs précoces.

Traitement : Le cancer du poumon est une maladie difficile à traiter. Le traitement, lorsqu'il est possible, nécessite généralement une pneumonectomie (ablation du poumon) ou une lobectomie (ablation d'un lobe du poumon). Cependant, seuls 30 p. cent environ des cas sont opérables. La radiothérapie et la chimiothérapie sont appliquées lorsque la maladie se diffuse à l'extérieur du poumon ou lorsque l'intervention chirurgicale semble trop risquée. Les médicaments le plus souvent utilisés sont les suivants : thiotépa, cyclophosphamide, et parfois fluorouracil-5, associés aux irradiations. La régression de la tumeur s'observe, au mieux, chez un tiers des patients ; les périodes de rémission sont de brève durée.

Le diagnostic est établi à l'aide d'un examen radiologique complet, de l'examen des expectorations, d'une bronchoscopie et d'une biopsie.

Prévention : La dose létale est d'environ vingt cigarettes par jour pendant trente ans. Quarante cigarettes ou plus par jour représentent un risque trente fois plus élevé chez le fumeur que chez le non-fumeur. Dans 80 p. cent des cas, le cancer broncho-pulmonaire peut être attribué au tabagisme (fumeurs de cigarettes essentiellement).

Les agents cancérigènes industriels et la pollution atmosphérique (résidus de combustion provenant des systèmes de chauffage, fumées industrielles non traitées, gaz d'échappement, poussières, amiante des routes asphaltées) sont un facteur évident de l'augmentation des cancers broncho-pulmonaires, dont l'incidence est plus élevée dans les grandes cités industrielles.

Ceux qui inhalent dans leurs poumons à la fois la fumée de cigarette et l'air pollué des villes sont de loin les plus exposés.

La prévention passe par des mesures visant à limiter la pollution atmosphérique et industrielle. (Voir *Troisième partie, Signes précurseurs, Cancer du poumon* **411**.)

Pronostic : Lorsque le patient se décide à consulter, le cancer est généralement déjà très avancé et a déjà formé des métastases. La survie à cinq ans (après l'établissement du diagnostic) ne dépasse par 5 à 10 p. cent. Dans les cas détectés précocement, le taux de survie est nettement supérieur. Le pronostic est légèrement meilleur chez la femme que chez l'homme, mais la différence est minime. La survie moyenne est largement inférieure à une année ; chez l'homme, elle est inférieure à six mois. Certaines formes de la maladie ont un taux de survie légèrement supérieur à d'autres (ainsi, les « adénocarcinomes », plus fréquents chez la femme).

Cancer du cerveau 412

Le cancer du cerveau constitue 1 à 2 p. cent de l'ensemble des cancers. Il est légèrement plus fréquent chez l'homme, avec un pic d'incidence à l'âge mûr. Chez l'enfant, il est responsable de 25 p. cent des morts dues au cancer avant l'âge de quinze ans ; la forme la plus fréquente est l'astrocytome, tumeur d'évolution lente, éminemment guérissable. La cause est inconnue.

Danger : Toutes les tumeurs du cerveau sont des maladies sérieuses. La durée de survie dépend avant tout de la nature du cancer et du traitement entrepris. Dans certains cas, elle atteint vingt-cinq ans ou plus après l'exérèse chirurgicale de la tumeur ; parfois, elle est inférieure à un an.

Symptômes : La pression exercée par la tumeur sur le cerveau entraîne une grande diversité de symptômes : maux de tête, vomissements, faiblesse mus-

culaire (souvent unilatérale), troubles visuels, perte de l'équilibre et de la coordination, modification de la personnalité, somnolence, léthargie, troubles du comportement, épisodes psychotiques. La diplopie (vision double) est un symptôme fréquent.
Traitement : Exérèse chirurgicale, accompagnée ou non de radiothérapie et parfois de chimiothérapie.
Pronostic : Les chances de survie sont meilleures chez la femme que chez l'homme. Globalement, près de 20 p. cent des patients survivent dix ans ou plus. Un diagnostic et un traitement précoces améliorent le pronostic.

Tumeur maligne du système nerveux 413
(neuroblastome)

Tumeur infantile particulièrement meurtrière, le neuroblastome est dû à une prolifération des cellules souches du système nerveux, le plus souvent au niveau des glandes surrénales. Dans la moitié des cas, elle survient avant l'âge de deux ans, et dans les trois quarts des cas, durant les quatre premières années de la vie. La cause en est inconnue.

Symptômes : La grosseur, qui siège habituellement au centre de l'abdomen, est ferme, indolore et de contour irrégulier. Les symptômes sont dus pour une large part à la pression exercée sur les autres organes par la tumeur primitive ou les métastases. La pression sur l'appareil urinaire peut provoquer une obstruction des voies urinaires. Les tumeurs thoraciques entraînent une difficulté respiratoire. Des métastases apparaissent souvent dans les os. Il y a parfois une douleur périorbitale accompagnée d'une décoloration caractéristique des paupières. Le premier symptôme peut être l'hypertrophie des ganglions lymphatiques. Les autres signes sont un amaigrissement rapide, l'anémie et la fièvre.
Traitement : Le traitement le plus efficace est chirurgical. La radiothérapie et la chimiothérapie sont également appliquées avec des résultats souvent appréciables.
Pronostic : La précocité du diagnostic est d'une importance capitale, le neuroblastome étant une tumeur d'évolution extrêmement rapide. Le taux de survie à deux ans après le diagnostic varie de 8 p. cent pour la tumeur des glandes surrénales, relativement fréquente, à 61 p. cent pour la tumeur pelvienne, beaucoup plus rare. Les enfants âgés de moins de deux ans ont de meilleures chances de survie. Des rémissions spontanées ont parfois été observées.

Cancer de la rétine 414
(rétinoblastome)

Le rétinoblastome est une tumeur rare qui apparaît presque exclusivement chez l'enfant. L'âge moyen au diagnostic est de dix-huit mois. Lorsque les deux yeux sont atteints, il s'agit d'une tumeur d'origine héréditaire ; l'atteinte bilatérale concerne un tiers des cas.

Symptômes : Les parents sont souvent les premiers à noter une anomalie se traduisant par l'apparition d'un reflet blanchâtre à la pupille ; ce symptôme s'accompagne souvent d'une perte d'acuité visuelle qui n'est détectée, chez l'enfant, que lors d'un examen approfondi. Le globe oculaire est parfois hypertrophié.
Traitement : A un stade avancé, il consiste dans l'énucléation de l'œil. Si la lésion est diagnostiquée suffisamment tôt, on peut appliquer la radiothérapie sans recourir au traitement chirurgical. La chimiothérapie est également utilisée.
Prévention : Étant donné que la tumeur est souvent d'origine héréditaire, l'information des parents et le contrôle des naissances sont recommandés. La vigilance des parents à l'apparition des

symptômes entraîne un diagnostic précoce favorisant la guérison. (Voir *Troisième partie, Signes précurseurs, Cancer de la rétine* **414**.)
Pronostic : La mortalité se situe autour de 15 p. cent de l'ensemble des cas. Un diagnostic et un traitement précoces permettent de sauvegarder la vision et d'éviter une issue fatale.

Leucémie 415

Les leucémies sont un groupe de maladies caractérisées par une prolifération anormale et une altération des leucocytes (globules blancs). A cette prolifération des globules blancs correspond une réduction des autres éléments constitutifs du sang, en particulier les hématies (globules rouges) et les plaquettes, entraînant respectivement un syndrome anémique et un syndrome hémorragique. La leucémie atteint souvent les enfants, chez qui elle vient au premier rang des cancers ; elle est cependant beaucoup plus fréquente chez les adultes.

La leucémie peut être aiguë ou chronique. Bien que les deux formes frappent à tout âge, la leucémie aiguë est surtout une maladie de l'enfance, alors que la leucémie chronique s'observe davantage chez l'adulte, habituellement après la cinquantaine. Les leucémies sont également classées selon le type de globules blancs en cause (leucémies monoblastique, lymphoïde, myéloïde).

Chez certains animaux, on connaît des leucémies dues à des virus ; il n'est pas exclu qu'une telle origine existe pour les leucémies humaines mais, malgré les recherches en cours, elle n'a pas encore été démontrée.

Symptômes : Chez l'enfant, la leucémie aiguë débute habituellement de façon soudaine par des symptômes similaires à ceux d'un coup de froid, par de la fatigue et une altération de l'état général. La maladie progresse ensuite rapidement. Il y a parfois une hypertrophie des ganglions lymphatiques, du foie et de la rate, qui sont douloureux et sensibles à la palpation. La réduction des globules rouges provoque une anémie se traduisant par une pâleur très marquée. La diminution des plaquettes entraîne le syndrome hémorragique : hémorragies nasales et gingivales, purpura avec ecchymoses et hématomes sous-cutanés. (L'enfant est parfois couvert de « bleus » comme s'il avait été battu.) Les anomalies des globules blancs provoquent une susceptibilité accrue aux infections. L'amaigrissement est fréquent. La maladie s'accompagne parfois d'un mal de gorge et de sueurs nocturnes. Souvent, elle est mise en évidence par une hémorragie prolongée consécutive à des soins dentaires. Les signes plus tardifs sont un pouls rapide, des douleurs articulaires avec des poussées fébriles et une faiblesse générale. La leucémie chronique, d'apparition plus progressive, se manifeste par des symptômes pratiquement similaires. Le signe de début est souvent la fatigue. Dans nombre de cas, la maladie est découverte lors d'un examen sanguin pratiqué pour une toute autre raison. Le diagnostic de la leucémie, qu'elle soit aiguë ou chronique, repose sur l'examen de la moelle osseuse.
Traitement : La mise au point de nouvelles substances chimiques a permis d'améliorer considérablement le traitement de la leucémie. Outre la chimiothérapie, on utilise également la radiothérapie.
Prévention : Certaines leucémies étant secondaires à une exposition aux radiations, celles-ci sont à éviter dans la mesure du possible. L'action de substances chimiques industrielles peut également être à l'origine de la maladie. Toutes ces substances n'ont cependant pas encore été complètement identifiées.
Pronostic : La leucémie reste une maladie grave et meurtrière, mais le pronostic est sans cesse amélioré par

l'application de nouvelles thérapies chimiques. Dans la forme aiguë, la survie était, il y a encore peu de temps, de trois à quatre mois dans 50 p. cent des cas, d'un an dans 20 p. cent des cas et dépassait un an dans seulement 3 p. cent des cas. A présent, les chances de survie se sont sensiblement améliorées ; on obtient des rémissions de cinq ans dans plus de 50 p. cent des cas, et certains médecins parlent de guérison. La leucémie chronique a un meilleur pronostic : la survie est supérieure à dix-huit mois dans 50 p. cent des cas ; des rémissions de dix ans sont obtenues dans 8 p. cent des cas.

Maladie de Hodgkin et autres lymphogranulomatoses 416 *(lymphogranulomatose maligne, lymphomes)*

Les lymphogranulomatoses malignes, telle la maladie de Hodgkin, sont caractérisées par une prolifération du tissu lymphatique se traduisant par une hypertrophie des ganglions lymphatiques (adénopathie). Un peu plus fréquentes chez l'homme que chez la femme, elles représentent globalement 3 à 5 p. cent des cancers. La maladie de Hodgkin est une affection rare, mais qui vient au premier rang des cancers de l'adolescent et de l'adulte jeune.

Bien qu'on ait pu évoquer une possibilité de contagion, la transmission de la maladie d'un individu à un autre n'a pas été démontrée. La cause de la maladie de Hodgkin est inconnue ; un traitement médical rapide permet toutefois d'obtenir de bons résultats.

Danger : Sans traitement, la maladie de Hodgkin évolue progressivement vers une issue fatale, de même que les autres lymphomes, dont l'évolution est plus rapide.

Symptômes : Dans la maladie de Hodgkin, le premier symptôme est le plus souvent une augmentation de volume des ganglions lymphatiques, qui sont indolores et peuvent atteindre des tailles diverses. Dans certains cas, l'anémie constitue le seul symptôme initial. Les adénopathies dues au lymphome atteignent différents points de l'organisme, entraînant différentes manifestations : mal de dos, œdème des jambes, respiration et déglutition difficiles. Les symptômes plus tardifs comprennent un prurit intense, la faiblesse, l'amaigrissement, la fièvre.

Traitement : Traitement chirurgical dans certains cas mais, le plus souvent, radiothérapie seule ou associée à la chimiothérapie.

Prévention : (Voir *Troisième partie, Signes précurseurs, Maladie de Hodgkin,* **416**.)

Pronostic : Les femmes réagissent mieux au traitement que les hommes. Globalement, 50 p. cent des patients atteints de la maladie de Hodgkin survivent près de trois ans. Chez les patients âgés de vingt-cinq ans, la moitié survivent plus de cinq ans. La plupart des autres lymphomes ont un pronostic similaire. Les progrès récents dans le traitement de la maladie laissent augurer une augmentation sensible de la durée des rémissions.

Cancer de la thyroïde 417

Le cancer de la thyroïde représente un peu plus de 1 p. cent de l'ensemble des cancers. Près de trois fois plus fréquent chez la femme que chez l'homme, il survient à tout âge. La présence d'un goitre expose davantage à la maladie. (Il a été démontré qu'une exposition même modérée aux radiations de la bombe atomique pouvait entraîner un cancer thyroïdien.)

Symptômes : La plupart des tumeurs thyroïdiennes ont une évolution lente

qui peut s'étendre jusqu'à vingt-cinq ans. Le premier signe en est une augmentation de volume de la thyroïde, découverte souvent fortuitement par le patient lui-même. Par la suite apparaissent l'enrouement, des difficultés à déglutir et à respirer, une sensation de compression du cou, la paralysie vocale, l'amaigrissement et les crachements de sang.
Traitement : Il est le plus souvent chirurgical, consistant dans l'exérèse de la thyroïde et des ganglions adjacents. On applique aussi avec efficacité le traitement par l'iode radioactif.
Prévention : Éviter autant que possible l'exposition aux radiations chez l'enfant, qui accroît le risque de cancer thyroïdien. Pour l'une des tumeurs thyroïdiennes, le carcinome médullaire, souvent associé avec le phéochromocytome de la surrénale, il existe une forme héréditaire qui nécessite un suivi médical attentif des familles concernées.
Pronostic : La presque totalité des patients âgés de moins de vingt ans survivent plus de dix ans. La lenteur d'évolution du cancer de la thyroïde lui confère un pronostic particulièrement bon, avec des taux de survie parmi les meilleurs.

Cancer des os 418

Les tumeurs malignes des os peuvent être soit secondaires à un autre cancer, soit primitives ; ces dernières sont rares et surviennent habituellement chez l'enfant ou l'adulte jeune. La plus fréquente des tumeurs primitives de l'os est l'ostéosarcome. La cause en est inconnue.

Danger : Le cancer des os a une mortalité très élevée, en particulier le sarcome d'Edwing, d'évolution souvent grave.
Symptômes : Le symptôme le plus fréquent du cancer des os est la douleur, souvent intermittente, parfois diminuant à l'effort. Elle peut survenir en n'importe quel point du squelette, les localisations prédominantes étant cependant le genou, la cuisse, le bras, les côtes et le bassin. Les douleurs osseuses s'accompagnent souvent d'une tuméfaction importante.
Traitement : En dépit des conséquences psychologiques d'une amputation, le traitement chirurgical est celui qui offre les meilleurs espoirs de guérison. Dans certaines localisations et pour certains types de cancer, on utilise également la radiothérapie associée à la chimiothérapie.
Prévention : Un dépistage précoce est vital pour une guérison éventuelle.
Pronostic : Il dépend avant tout du type de la tumeur. Le pronostic du réticulosarcome après exérèse est relativement favorable, celui de la tumeur d'Edwing et de l'ostéosarcome beaucoup plus réservé. 50 p. cent des patients atteints d'un cancer des os survivent plus d'un an et demi ; chez l'enfant, la survie est légèrement inférieure ; elle est meilleure dans les cas diagnostiqués entre l'âge de vingt-cinq et quarante-quatre ans.

Myélomatose diffuse 419
(cancer de la moelle osseuse, maladie de Kahler, myélome multiple)

La myélomatose diffuse est une maladie de la moelle osseuse caractérisée par des tumeurs multiples affectant essentiellement la formation des globules sanguins (tous les globules sanguins sont fabriqués par la moelle osseuse). C'est une affection à prédominance masculine qui s'observe surtout entre cinquante et soixante-dix ans, rarement chez l'enfant et l'adolescent.

Danger : La maladie est presque toujours fatale.
Symptômes : Les douleurs osseuses intermittentes, localisées, profondes et aiguës constituent un signe précoce. La douleur s'aggrave à l'effort et, à mesure

que la maladie progresse, elle peut survenir en accès intenses suivis d'affaiblissement, et s'étendre à d'autres régions. Il peut y avoir des œdèmes dans la région des côtes et du crâne, des fractures spontanées, un amaigrissement et une anémie sévère. Les localisations les plus fréquentes sont la cuisse, le bassin et le bras.
Traitement : Radiothérapie et chimiothérapie.
Pronostic : La mort survient rapidement. Le myélome localisé à une seule région (tumeur unique) a un pronostic meilleur et un taux de survie plus long, mais à terme, l'évolution est fatale.

Cancer du sein 420

C'est le cancer le plus fréquent chez la femme dans les pays occidentaux. Cancer presque exclusivement féminin, son incidence est inférieure à 1 p. cent chez l'homme. Il est la cause de mortalité majeure chez la femme entre trente-cinq et cinquante-quatre ans. Une femme sur vingt peut en être atteinte, et une femme sur trente peut en mourir. Le cancer du sein est plus répandu dans les pays à niveau de vie élevé, où les femmes ont peu d'enfants et où l'alimentation est riche en graisses. La fréquence la plus élevée a été observée aux Pays-Bas, en Angleterre, dans le pays de Galles, au Danemark, en Écosse et au Canada.

Bien qu'il puisse y avoir une certaine « tendance familiale », le cancer du sein n'est pas héréditaire, en ce sens qu'un cancer chez la mère n'entraîne pas une forte probabilité d'une atteinte chez la fille, mais tout au plus un risque légèrement plus élevé que dans le cas d'une famille totalement exempte de la maladie. Le cancer du sein s'observe davantage chez les femmes mariées tardivement ou célibataires, chez les femmes sans enfants ou ayant eu leurs grossesses après la trentaine et, selon certains spécialistes, chez les femmes obèses dont le régime alimentaire est riche en graisses animales (viande, beurre, fromage).

L'allaitement maternel ne semble avoir aucune incidence sur le risque de cancer du sein, tant chez la nourrice que chez l'enfant. Un traumatisme ou un choc reçu sur le sein ne paraît pas davantage lié à l'apparition de la maladie.

La cause du cancer mammaire n'est pas connue. Certaines expériences menées sur des animaux ont pu mettre en évidence le rôle d'un virus. Dans le

Variables associées au risque de cancer du sein chez la femme

Variable	*Risque de cancer du sein*	
	Plus faible	*Plus élevé*
Situation familiale	Mariée	Célibataire
Première grossesse	Précoce	Tardive
Nombre de grossesses	Plus élevé	Plus faible
Apparition des règles	Tardive	Précoce
Ménopause artificielle	Présente	Absente
Affection bénigne du sein	Absente	Présente
Antécédent familial de cancer du sein	Absent	Présent
Niveau socio-économique	Bas	Élevé
Obésité (consommation élevée de beurre, de fromage, de lait, de sucres, de graisses)	Absente	Présente

cancer humain, le virus, si toutefois il existe, est d'un type différent de ceux que nous connaissons habituellement, c'est-à-dire des virus infectieux ou susceptibles de transmettre la maladie. Il n'existe aucun cas documenté d'une quelconque « transmission » du cancer du sein d'un individu à un autre. L'influence de l'action hormonale sur le développement de la maladie est connue, mais sa nature exacte est encore mal élucidée. L'utilisation de la pilule contraceptive (à base d'hormones) ne semble pas augmenter le risque de cancer mammaire. Une étude menée en Angleterre a montré que ses utilisatrices semblaient moins exposées aux affections bénignes (non cancéreuses) du sein.

Danger : Les cas non traités sont généralement d'issue fatale. Un dépistage précoce et un traitement immédiat peuvent être salvateurs, les patients devant en outre être vigilants aux récidives, qui sont fréquentes.

Symptômes : Le cancer du sein est le plus souvent découvert par la femme elle-même. Bien que plus de 80 p. cent des grosseurs ou tumeurs du sein *ne soient pas* cancéreuses, leur découverte doit toujours inciter la femme à consulter. La tumeur cancéreuse est plutôt dure, ferme, peu mobile, située habituellement dans le quadrant supéro-externe du sein, près de l'aisselle, où elle grossit lentement.

Une rétraction anormale du mamelon, une dépression inhabituelle de la peau, un épaississement du sein et, bien sûr, tout écoulement de sang ou de liquide par le mamelon requièrent également un examen médical immédiat.

Traitement : Traité précocement, le cancer du sein peut presque toujours être guéri. Le traitement majeur est chirurgical : il comprend l'ablation du sein, des muscles pectoraux et des ganglions axillaires. Certains opposent qu'un traitement conservateur, moins mutilant, inciterait davantage les femmes à consulter précocement, à un stade où un traitement plus simple serait suffisant. Les partisans d'un traitement chirurgical radical soutiennent au contraire que la maladie, qui s'étend par la voie des ganglions lymphatiques, doit être enrayée en excisant au maximum tous les tissus risquant d'être atteints.

Le traitement complémentaire comprend la radiothérapie ou la cobalthérapie pour favoriser la « stérilisation » des tissus et détruire toute cellule cancéreuse qui aurait échappé à l'intervention chirurgicale. Dans les formes plus avancées, ou en cas de récurrence, on applique différentes méthodes qui vont de la castration (ablation des ovaires) chez la femme préménopausée à l'utilisation de médicaments et substances chimiques (hormones masculines et féminines, cyclophosphamide, thiotépa, méthotrexate et autres). De nombreuses recherches sont en cours pour déterminer le meilleur traitement du cancer du sein.

Prévention : La seule prévention consiste en un dépistage précoce, favorisé par un auto-examen mensuel (voir *Table 20*) et des check-up réguliers.

La mammographie (radiographie du sein) et la thermographie (examen du sein faisant apparaître les différences de température) font partie des moyens de diagnostic précoce offrant les meilleures chances de guérison. La mammographie, en particulier, peut être extrêmement utile dans le dépistage du cancer du sein chez les femmes ménopausées, qui constituent la tranche d'âge la plus exposée. (Voir *Troisième partie, Signes précurseurs, Cancer du sein* **420**.)

Pronostic : La réaction au traitement est bonne ; dans 80 p. cent des cas traités à un stade précoce (lorsque le cancer est encore circonscrit au sein) par une mastectomie radicale, les patients vivent bien au-delà des cinq ans nécessaires pour établir la guérison. Les cas traités à un stade plus évolué, lorsque le cancer s'est étendu à d'autres organes, sont d'un pronostic moins favorable. La survenue d'un cancer du sein lors de la grossesse ou en période d'allaitement représente un risque supplémentaire. Le tableau ci-dessus est extrait de la brochure *Taux et risques de cancer* diffusée par l'administration de la santé publique des États-Unis.

Cancer du col de l'utérus 421

Le col de l'utérus peut être le siège d'un cancer d'évolution lente qui vient en deuxième position parmi les cancers de la femme. Sur quarante pays étudiés, Israël enregistre le taux le plus faible de cancer du col utérin. C'est un cancer rare chez les religieuses, les femmes juives et celles dont les partenaires ont été circoncis. La fréquence la plus élevée s'observe chez les prostituées et dans les couches défavorisées de la population.

Le cancer du col de l'utérus semble lié de diverses façons aux comportements sexuels. C'est une maladie de la femme jeune, qui survient presque exclusivement avant la ménopause. Les femmes les plus exposées semblent celles qui ont eu des rapport sexuels précoces, un nombre élevé de partenaires et des grossesses fréquentes.

Danger : Le cancer du col de l'utérus a l'un des taux de mortalité les plus faibles (environ un cas sur quatre).

Symptômes : Il se manifeste au début par un écoulement génital aqueux ou sanguinolent, en particulier après les rapports sexuels, et des pertes de sang survenant en dehors des règles.

Les symptômes plus tardifs sont les douleurs lombaires, les vomissements, la constipation, les troubles de la miction et l'amaigrissement.

Traitement : Dans les cas détectés suffisamment tôt, chez des femmes jeunes désirant avoir des enfants, on procède à une intervention chirurgicale limitée. Chez les femmes plus âgées, le traitement par hystérectomie (ablation de l'utérus) est généralement nécessaire, complété parfois par un excision chirurgicale plus étendue. Les radiations (radium, rayons X, cobaltothérapie) sont largement utilisées ; en effet, les cellules cancéreuses de l'utérus semblent être plus réceptives aux radiations que les cellules normales et sont de ce fait plus facilement détruites.

Prévention : Elle passe par une hygiène intime stricte (toilette à l'eau et au savon), et par la vigilance devant tout signe suspect. Il est recommandé de procéder à un frottis cervical annuel, qui permet le dépistage dans 95 p. cent des cas. Le cancer du col utérin est facilement décelable, même à un stade précoce, ce qui favorise un traitement efficace.

Pronostic : Dans une grande majorité de cas, les patientes ayant subi un traitement approprié vivent au-delà des cinq ans indiquant la guérison. Décelés à temps, les cancers du col de l'utérus peuvent être guéris dans la presque totalité des cas.

Cancer de l'utérus 422

Le cancer de l'utérus est un cancer relativement fréquent, facile à déceler dès son début, à guérir et probablement à éviter. Survenant principalement après la ménopause, il est étroitement lié avec la fonction hormonale ; sa fréquence est associée à une ménopause tardive, à l'obésité, à l'hypertension, au diabète, à l'absence de grossesse, à un traitement antérieur aux rayons X et aux radiations, et à une stimulation des œstrogènes (hormones féminines). Un antécédent familial peut aussi être un facteur prédisposant. Le cancer de l'utérus n'est pas lié aux rapports sexuels. *N. B. :* la plupart des tumeurs de l'utérus sont des fibromes bénins (voir *Fibrome de l'utérus* **226**).

Danger : La plupart des cancers de l'utérus peuvent être facilement décelés et traités efficacement ; il en existe cependant une forme particulièrement grave, quoique rare : le chorio-épithéliome, tumeur maligne pouvant survenir durant la grossesse ou après un avortement.

Symptômes : Chez la femme préménopausée, il peut y avoir une succession de règles très abondantes suivie d'aménorrhée, puis de pertes de sang. De façon générale, tout saignement anormal survenant en dehors des règles nécessite un examen médical approfondi. La constipation est un symptôme habituel.

Les signes les plus fréquents sont les pertes de sang et un écoulement génital aqueux et nauséabond. Par la suite, il peut y avoir des troubles de la miction et des douleurs lombaires ou localisées dans la région inférieure de l'abdomen.

Traitement : Si le cancer reste circonscrit à l'utérus, l'hystérectomie (ablation de l'utérus) constitue le traitement de choix, associé parfois à une radiothérapie préopératoire. Les cas inopérables sont traités uniquement par les radiations, qui permettent souvent d'obtenir de très bons résultats, car les cellules cancéreuses en cause semblent leur être particulièrement réceptives.

Prévention : L'hypertrophie de l'endomètre (tissu tapissant la cavité utérine) et les polypes de l'endomètre sont considérés comme étant précancéreux ; ils nécessitent une surveillance médicale attentive. A un stade précoce, ils peuvent bénéficier d'un traitement efficace.

Une hygiène intime adéquate (toilette à l'eau et au savon uniquement) peut jouer un rôle préventif.

Un frottis cervical effectué régulièrement tous les ans permet dans 95 p. cent des cas de déceler la maladie suffisamment tôt ; chez les femmes de plus de trente-cinq ans, il doit être pratiqué systématiquement.

Cancer de l'ovaire 423

Le cancer de l'ovaire représente 5 p. cent des cancers chez la femme. Il peut survenir à tout âge, mais est particulièrement fréquent entre quarante-cinq et soixante-quatorze ans.

La cause des tumeurs de l'ovaire est très mal connue.

Symptômes : Généralement, les tumeurs de l'ovaire évoluent silencieusement et peuvent atteindre une taille importante avant de provoquer des symptômes suffisamment marqués pour inciter la patiente à consulter. Leur diagnostic tardif les rend inopérables dans 50 p. cent des cas. Les manifestations les plus fréquentes de toute tumeur de l'ovaire, y compris les tumeurs bénignes (cinq à six fois plus fréquentes), comprennent des douleurs dans la partie inférieure de l'abdomen, des douleurs lombaires, une distension abdominale, une masse dans la région pelvienne et des pertes de sang anormales. A mesure que la tumeur grossit, on peut observer une modification du transit intestinal et de la miction, provoquée par la compression des voies intestinales et urinaires. Chez l'enfant, les tumeurs de l'ovaire peuvent entraîner une puberté précoce.

Traitement : Il dépend de l'évolution de la tumeur et comprend habituellement l'ablation de l'utérus, des trompes de Fallope et des ovaires, complétée par la radiothérapie. La chimiothérapie est parfois utilisée.

Prévention : Inconnue.

Pronostic : Les statistiques de survie varient en fonction du type de la tumeur et de la précocité du diagnostic. Elles sont meilleures chez les patientes jeunes. Globalement, 50 p. cent des malades survivent pendant un an et demi ou davantage.

Cancer de la prostate 424

Le cancer de la prostate est une tumeur de l'homme âgé, qui survient dans plus de 80 p. cent des cas après soixante-cinq ans.

Il entraîne la même symptomatologie

que l'*Adénome de la prostate* **250**, bien que celui-ci soit une tumeur bénigne, non susceptible d'évolution maligne.

Symptômes : Ils varient en fonction du siège de la tumeur ; certaines tumeurs restent longtemps asymptomatiques, alors que d'autres, comprimant les nerfs, entraînent des douleurs lombaires et une miction douloureuse. La prostate entourant l'urètre, les manifestations les plus significatives sont des troubles de la miction : miction devenant progressivement difficile, diminution de la force du jet, augmentation de la fréquence des mictions, impossibilité de vider complètement la vessie. L'impuissance est un signe caractéristique. Dans certains cas, il peut y avoir une hématurie (sang dans les urines). Chacun de ces symptômes pouvant aussi résulter d'un adénome de la prostate, un examen médical approfondi est donc particulièrement important pour déterminer le traitement adéquat.

Le toucher rectal, la biopsie et l'examen radiologique permettent de poser le diagnostic. Les examens du sang déterminent avec un degré d'exactitude satisfaisant s'il y a des métastases.

Traitement : L'ablation de la prostate offre les meilleures chances de guérison lorsqu'il n'y a pas extension de la tumeur. La plupart des cas sont traités par la chirurgie, associée à la chimiothérapie. L'orchiectomie (ablation des testicules sécrétant les hormones masculines, ou androgènes) et l'hormonothérapie (administration d'hormones féminines ou œstrogènes), appliquées dans les formes évoluées, permettent parfois de soulager sensiblement les symptômes ; ces traitements comportent toutefois des effets secondaires, tant physiques que psychologiques, et ne sont à utiliser qu'en cas d'échec de toutes les autres thérapies.

Prévention : Le cancer de la prostate est la sanction de l'âge. Le dépistage précoce est la clé d'une survie plus longue.

Pronostic : Globalement, plus de la moitié des patients survivent trois ans ou davantage. Le cancer de la prostate étant une maladie de l'homme âgé, les taux de survie prolongée indiquent qu'un grand nombre de patients ont une durée de vie relativement normale.

Cancer du testicule 425

Le cancer du testicule, qui ne représente que 1 p. cent de tous les cancers chez l'homme, est cependant celui qui est le plus fréquent entre vingt et trente-quatre ans ; 75 p. cent des cas s'observent entre l'âge de vingt et quarante-neuf ans.

Le cancer du testicule est associé à l'ectopie testiculaire, sans que l'on sache avec exactitude s'il s'agit d'un lien de cause à effet ou si tous deux résultent d'un déséquilibre hormonal. Les traumatismes, souvent invoqués comme facteur initial, ne font peut-être que révéler la présence d'une tumeur déjà existante. Bien que l'on ne connaisse pas de prévention, la vigilance devant tout symptôme suspect et une surveillance médicale constante des patients ayant une ectopie testiculaire peuvent permettre un dépistage précoce.

Danger : Il existe plusieurs formes de cancer du testicule, la plus grave étant le chorio-épithéliome ou chorio-carcinome, tumeur rare mais au taux de mortalité élevé, qui frappe aussi la femme, chez laquelle elle représente l'une des formes du cancer de l'utérus.

Symptômes : Le cancer du testicule est souvent d'évolution lente et silencieuse, les manifestations précoces se limitant alors à une sensation de pesanteur due à la tumeur. Il se caractérise par l'apparition d'une masse testiculaire molle ou dure. Il peut y avoir une douleur scrotale, parfois des douleurs lombaires. Les tumeurs entraînant une modification hormonale peuvent causer une puberté précoce chez l'enfant ou une féminisation chez l'adulte.

Traitement : Ablation des testicules, habituellement associée aux radiations et, souvent, à la chimiothérapie.
Pronostic : Le pronostic, amélioré par les progrès récents des méthodes thérapeutiques, dépend dans une large mesure du type de la tumeur : il varie d'une survie de cinq ans dans plus de 70 p. cent des cas pour le séminome à une évolution rapide et fatale pour le chorio-carcinome.

Cancer de la vessie 426

Le cancer de la vessie est près de quatre fois plus fréquent chez l'homme que chez la femme. Il survient surtout après la cinquantaine, avec une incidence maximale chez l'homme de plus de soixante-dix ans.

Le tabagisme et l'exposition à certains agents chimiques cancérigènes, en particulier ceux utilisés dans la fabrication des colorants industriels, sont des facteurs prédisposants. Le cancer de la vessie est aussi parfois associé à la *Bilharziose* **383**, infection parasitaire de la vessie.

Danger : Non traité, ou traité tardivement, le cancer de la vessie est d'issue fatale.
Symptômes : Le premier signe est habituellement l'apparition soudaine de sang dans les urines. Une hématurie importante peut être occasionnée même par de petites tumeurs. La présence de sang dans l'urine n'indique pas nécessairement l'existence d'une tumeur maligne, mais elle doit inciter à consulter immédiatement un médecin. Les mictions sont douloureuses, urgentes et fréquentes.
Traitement : Le traitement est le plus souvent chirurgical. On utilise fréquemment les radiations, y compris l'implantation interne de sources radioactives ; la chimiothérapie n'est appliquée qu'occasionnellement.
Prévention : Éviter une exposition prolongée (plus de trois ans) à la fabrication des colorants industriels. Éviter le tabagisme.
Pronostic : Le résultat du traitement dépend dans une large mesure du stade de la tumeur ; la survie peut atteindre jusqu'à 85 p. cent des cas dans certaines formes. Globalement, la moitié des patients survivent plus de trois ans.

Cancer du rein 427

Le cancer du rein représente moins de 2 p. cent de l'ensemble des cancers et environ 20 p. cent des cancers de l'enfant (*Tumeur de Wilms* **428**). Il est deux fois plus fréquent chez l'homme que chez la femme et survient un peu plus souvent chez les Blancs que chez les non-Blancs. Dans près de 60 p. cent des cas, il s'observe entre cinquante et soixante-quatre ans.

Le cancer du rein peut être associé avec des calculs rénaux et une infection rénale ; ceux-ci nécessitent donc une vigilance particulière devant l'apparition de tout symptôme pouvant le faire suspecter.

Danger : Non traité, le cancer du rein est fatal pratiquement dans tous les cas.
Symptômes : Le cancer du rein, qui métastase rapidement en d'autres points de l'organisme, peut se manifester par des symptômes trompeurs suggérant divers autres troubles. Des douleurs lombaires associées à la présence d'une masse abdominale et à une hématurie (sang dans l'urine) constituent souvent les manifestations les plus significatives. La perte de poids est inévitable. La fièvre et l'anémie sont des symptômes moins fréquents.
Traitement : Environ la moitié des cas sont traités uniquement par la chirurgie. Dans 10 p. cent des cas, on utilise également les radiations. Certaines tumeurs réagissent à l'hormonothérapie.
Prévention : Inconnue.
Pronostic : Chez les patients de moins

de quinze ans, la survie à cinq et à dix ans représente respectivement 41 et 40 p. cent des cas, indiquant que, si le malade survit pendant cinq ans, il survivra presque certainement jusqu'à dix ans. Chez l'adulte, les taux de survie sont plus faibles : entre cinquante-cinq et soixante-quatre ans, la survie à cinq et à dix ans représente respectivement 37 et 28 p. cent des cas. Globalement, la moitié des patients atteints d'un cancer du rein ont une survie dépassant un an et demi.

Tumeur de Wilms 428
(néphroblastome)

Le néphroblastome, l'un des cancers principaux de l'enfance, est une tumeur rénale d'évolution lente, débutant probablement avant la naissance ; son incidence maximale se situe dans la troisième année de la vie. Les garçons y sont un peu plus exposés que les filles. La cause et la prévention en sont inconnues, mais la guérison est souvent possible à condition que la tumeur ait été détectée suffisamment tôt.

Danger : Un diagnostic et un traitement tardifs entraînent une issue fatale.
Symptômes : La perception d'une masse abdominale limitée à une moitié de l'abdomen constitue habituellement le premier symptôme, accompagné souvent d'une miction douloureuse et d'hématurie (sang dans l'urine). La douleur, l'anémie et l'amaigrissement sont des symptômes plus tardifs.
Traitement : Réceptive aux médicaments et aux radiations, la tumeur de Wilms bénéficie d'un traitement combinant la chirurgie, la radiothérapie et la chimiothérapie.
Prévention : Inconnue.
Pronostic : La survie peut atteindre jusqu'à 90 p. cent des cas, la tumeur de Wilms étant l'un des cancers les plus réceptifs au traitement.

Cancer de l'œsophage 429

La mortalité due au cancer de l'œsophage montre des variations remarquables suivant les pays, avec des taux élevés en Iran, en Chine et en France. La fréquence selon le sexe est également variable : aux États-Unis, par exemple, l'incidence est trois fois plus élevée chez l'homme que chez la femme. Le cancer de l'œsophage s'observe plus souvent chez les Noirs que chez les Blancs. Dans 90 p. cent des cas, il survient après cinquante ans. Enfin, il représente 1 à 2 p. cent de l'ensemble des cancers.

Bien que plusieurs facteurs prédisposants soient suspectés, aucune cause n'a encore pu être démontrée avec certitude. Les recherches actuelles mettent en cause l'excès d'alcool et de mets fortement épicés, la pollution de l'air, le tabagisme et certaines carences alimentaires.

Danger : Le cancer de l'œsophage a un taux de mortalité élevé.
Symptômes : Les symptômes précoces, souvent négligés, comprennent des difficultés de déglutition et une vague gêne ou pesanteur rétrosternale. Ils sont habituellement suivis d'un amaigrissement rapide, d'émaciation, de déshydratation, de soif excessive, de toux, d'hypersalivation, de flatulences et, parfois, de douleurs thoraciques. L'extension de la tumeur peut s'accompagner d'anémie, de dysphonie, de fièvre et d'une haleine fétide.
Traitement : La radiothérapie et la cobaltothérapie constituent actuellement les formes majeures du traitement. La chirurgie donne parfois de bons résultats, en particulier pour les tumeurs du tiers inférieur de l'œsophage.
Prévention : Éviter le tabac, réduire la consommation d'alcool. Toute gêne de la déglutition persistant pendant plusieurs jours, surtout si elle s'accompagne d'un amaigrissement, requiert une consultation médicale immédiate. (Voir *Troisième partie, Signes précurseurs, Cancer de l'œsophage* **429**.)

Pronostic : Moins de la moitié des patients survivent plus de cinq mois ; 3 p. cent seulement ont une survie dépassant cinq ans. Le pronostic est meilleur chez les femmes que chez les hommes ; il dépend également de la localisation de la tumeur et de son extension au moment du diagnostic.

Cancer de l'estomac 430

Deux fois plus fréquent chez l'homme que chez la femme, le cancer de l'estomac survient essentiellement après la cinquantaine, avec un pic de fréquence après soixante-dix ans. Il est en diminution depuis plusieurs décennies dans certains pays, l'incidence ia plus faible s'observant chez les Blancs des États-Unis. Au Japon, où sa fréquence est particulièrement élevée, on n'observe pas de diminution sensible chez l'homme, et seulement une tendance à l'infléchissement chez la femme. Chez les populations immigrées, son incidence est généralement à mi-chemin entre celle relevée dans le pays d'origine et celle du pays d'accueil.

Les sujets du groupe sanguin A et ayant eu une anémie pernicieuse ou une achlorhydrie (absence d'acide chlorhydrique dans les sécrétions de l'estomac) semblent être particulièrement exposés. Les ulcères, dont on ne pense pas qu'ils puissent causer le cancer, en retardent cependant le diagnostic. Le régime alimentaire est considéré comme un facteur important. Celui des pays occidentaux, riche en fruits et en légumes frais, en laitages, etc., semble avoir des qualités préventives, contrairement à l'alimentation japonaise.

Danger : A moins d'une détection précoce, le pronostic est très réservé. **Symptômes :** Les signes précoces, trop souvent attribués à d'autres causes, sont les brûlures d'estomac, le ballonnement abdominal, une vague sensation de pesanteur épigastrique et une satiété précoce aux repas. Les symptômes plus tardifs comprennent la fatigabilité, physique et mentale, un dégoût soudain pour certains aliments, en particulier la viande, l'amaigrissement et l'anémie. Occasionnellement, la maladie se manifeste d'emblée par une douleur brutale, des vomissements sanglants ou des selles noirâtres, goudronneuses. En général, le cancer est alors déjà largement évolué. **Traitement :** Dans près de la moitié des cas, l'évolution avancée de la tumeur au moment du diagnostic n'autorise qu'un traitement partiel. La chirurgie représente l'unique moyen d'éliminer totalement la tumeur, bien que la gastrectomie partielle ou totale (ablation de l'estomac) soit une intervention difficile. **Prévention :** Éviter les régimes riches en aliments fumés (viandes) et en conserves vinaigrées. Les troubles gastriques d'apparence bénigne, qui peuvent masquer un cancer de l'estomac, requièrent une vigilance particulière, surtout après cinquante ans. (Voir *Troisième partie, Signes précurseurs, Cancer de l'estomac* **430**.)
Pronostic : Un diagnostic précoce améliore les chances de survie. La moitié seulement des patients ont une survie dépassant six mois. Cependant, si la tumeur reste localisée au moment de l'intervention chirurgicale, la survie de cinq ans est supérieure à 30 p. cent.

Cancer du pancréas 431

L'incidence du cancer du pancréas est en augmentation. Presque toujours fatal, il figure au quatrième rang de tous les cancers, avec une incidence particulièrement élevée chez les Noirs des États-Unis. Plus fréquent chez l'homme que chez la femme, il survient surtout à un âge avancé (près de la moitié des cas s'observent après soixante-dix ans). Sa cause est inconnue.

Danger : Le cancer du pancréas compte parmi les tumeurs malignes les plus meurtrières.

Symptômes : Les tumeurs se développant près des voies biliaires peuvent entraîner une jaunisse, des selles claires (couleur d'argile), des urines foncées et d'autres symptômes simulant une affection de la vésicule biliaire. Cependant, les tumeurs évoluent souvent de façon silencieuse, ne produisant aucun symptôme jusqu'à un stade avancé de la maladie. Le symptôme majeur, en dehors de la jaunisse, est habituellement une douleur constante s'étendant vers le dos. La plupart des autres symptômes ne sont pas spécifiques : amaigrissement, faiblesse, troubles digestifs, constipation.
Traitement : Au moment où le cancer est diagnostiqué, 20 p. cent seulement des cas sont susceptibles d'un traitement radical consistant habituellement dans l'intervention chirurgicale ou la chimiothérapie. Les tumeurs les plus éloignées de l'intestin et des voies biliaires, diagnostiquées à un stade avancé de la maladie, comportent un risque opératoire élevé. On pratique également des opérations palliatives (par exemple, désobstruction intestinale).
Prévention : Inconnue.
Pronostic : La gravité de la plupart des tumeurs au moment du diagnostic entraîne un pronostic des plus défavorables. Globalement, moins de 2 p. cent des patients ont une survie de trois ans ; dans la moitié des cas, la mort survient dans les deux à trois mois qui suivent le diagnostic. Le pronostic est meilleur chez les patients, peu nombreux, dont la tumeur est opérable, avec une survie de cinq ans pouvant atteindre 10 p. cent des cas sélectionnés.

Cancer de la vésicule biliaire 432

Le cancer de la vésicule biliaire est une tumeur rare, observée trois à quatre fois plus souvent chez la femme que chez l'homme, plus fréquente chez les Blancs que chez les Noirs. Il survient la plupart du temps à un âge avancé, rarement chez le sujet jeune.

Bien que le cancer de la vésicule biliaire soit associé aux calculs biliaires, les liens entre les deux maladies sont mal élucidés. Souvent, il n'est découvert qu'après la mort ou n'est décelé qu'au cours d'une intervention chirurgicale pour une maladie bénigne de la vésicule ; le risque de cancer explique donc la nécessité de l'ablation de la vésicule dès l'apparition des premiers symptômes de lithiase biliaire (calculs).

Danger : En raison d'un diagnostic presque toujours tardif, le cancer de la vésicule biliaire a un taux de mortalité élevé.
Symptômes : Souvent non spécifiques, les symptômes ressemblent trompeusement à ceux de la lithiase biliaire : douleur diffuse ou aiguë dans la région supérieure droite de l'abdomen, jaunisse, impossibilité de digérer certains aliments, perte d'appétit, affaiblissement progressif. Il peut y avoir des vomissements.
Traitement : Le traitement est essentiellement chirurgical, consistant dans l'ablation de la vésicule biliaire ; les radiations et la chimiothérapie sont parfois appliquées.
Prévention : Inconnue.
Pronostic : Maladie de la vieillesse, le cancer de la vésicule biliaire, diagnostiqué toujours très tardivement, a un pronostic très défavorable. Globalement, moins de 5 p. cent des patients ont une survie de quatre mois après le diagnostic.

Cancer du foie 433

Relativement peu répandu en Occident, le cancer du foie s'observe fréquemment dans certaines régions d'Afrique et d'Asie. Dans la plupart des pays, son taux de mortalité est près de quatre fois plus élevé chez l'homme que chez la femme. Le cancer du foie survient à tout âge, mais il est plus fréquent après cinquante ans.

Parmi les facteurs prédisposants connus, on peut citer la cirrhose du foie, ainsi que certaines infections parasitaires fréquentes en Orient et dans d'autres régions du monde ; certaines substances chimiques et des toxines produites par des moisissures sur les céréales et les cacahuètes sont également incriminées.

Symptômes : Les symptômes du cancer du foie ressemblent à ceux des troubles gastriques : nausée et vomissements, sensation de pesanteur abdominale, jaunisse, constipation, amaigrissement et anémie.
Traitement : Si la tumeur est diagnostiquée suffisamment tôt, le traitement chirurgical peut être efficace. Dans les trois quarts des cas, cependant, l'évolution avancée du cancer rend toute chirurgie impossible, le traitement majeur étant alors la chimiothérapie. Parfois, on applique également la radiothérapie.
Prévention : Des mesures de santé publique visant à limiter les formations de parasites et de moisissures et à assurer un meilleur contrôle des pesticides et de diverses substances chimiques nocives pour le foie peuvent contribuer à diminuer l'incidence de ce cancer. L'alcoolisme est un facteur prédisposant reconnu.
Pronostic : Le cancer du foie a un pronostic très défavorable ; dans la moitié des cas, la mort survient en deux à trois mois. Les patients de moins de vingt-cinq ans ont une survie plus longue, mais 6 p. cent des cas seulement sont diagnostiqués à cet âge précoce.

Cancer du côlon et du rectum 434

Aux États-Unis, les cancers du côlon et du rectum viennent en deuxième position chez la femme et en troisième position chez l'homme, alors que dans d'autres pays, comme le Japon, leur incidence est beaucoup plus faible. Chez les populations immigrées, on relève des fréquences similaires à celles du pays d'accueil. La plupart de ces tumeurs s'observent après l'âge de cinquante ans ; les hommes y sont légèrement plus exposés que les femmes.

Les sujets ayant un antécédent personnel ou familial de colite ulcéreuse, de polypose ou de déficit immunitaire (défaillance du système immunitaire à produire des anticorps) présentent un risque accru. Cependant, les facteurs liés à l'environnement sont probablement plus importants ; l'alimentation joue peut-être un rôle décisif, mais les facteurs exacts n'en sont pas encore démontrés. Certains spécialistes préconisent une alimentation riche en fibres végétales et en substances augmentant le volume des selles, d'autres pensent que l'accroissement de la fréquence de ces cancers est liée à une consommation élevée de viande (viande de bœuf surtout).

Danger : Non traités, les cancers du côlon et du rectum sont d'issue fatale.
Symptômes : Une modification persistante du transit intestinal et des selles (en particulier un rétrécissement des selles), une gêne ou une douleur ne disparaissant pas à la défécation, une hémorragie rectale, une anémie inexplicable, une défécation difficile ou douloureuse, une alternance de constipation et de diarrhée sont autant de symptômes pouvant faire suspecter un cancer. Les douleurs, l'amaigrissement et l'occlusion intestinale caractérisent le stade avancé de la tumeur.
Traitement : Les tumeurs du côlon et du rectum nécessitent un traitement chirurgical radical. Bien que les parties saines de l'intestin soient très sensibles aux radiations, la radiothérapie et la chimiothérapie sont parfois associées à la chirurgie.

Prévention : (Voir *Troisième partie, Signes précurseurs, Cancer du côlon et du rectum,* **434.**)
Pronostic : 50 p. cent de l'ensemble des patients ont une survie dépassant deux ans après le diagnostic. La moitié des patients âgés de moins de quarante-cinq ans au moment du diagnostic ont une survie dépassant dix ans. Ces résultats attestent la guérison véritable des cas diagnostiqués suffisamment tôt pour être traités efficacement.

Cancer de la lèvre 435

Le cancer de la lèvre, localisé habituellement à la lèvre inférieure, est nettement plus fréquent chez l'homme que chez la femme et s'observe surtout à partir de l'âge mûr. Il est rare chez les Noirs. La cause majeure en est l'exposition au soleil. Les fumeurs de pipe et de cigare y sont également prédisposés.

Danger : Les rares cas de morts dues au cancer de la lèvre sont imputables à un traitement inadéquat.
Symptômes : La plupart des cancers de la lèvre débutent par une ulcération persistante, qui ne cicatrise pas et saigne facilement. Ils siègent habituellement au bord de la lèvre, au point de contact entre celle-ci et la peau. Ils peuvent se développer sur des lésions préexistantes, ou apparaître sous la forme d'une fissure, d'un nodule induré ou d'une élevure calleuse de relief et de contour irrégulier. Ces symptômes sont souvent négligés.
Traitement : La chirurgie est le traitement le plus efficace. On utilise aussi les radiations, seules ou associées au traitement chirurgical.
Prévention : Chez les sujets âgés de plus de cinquante ans, l'exposition excessive au soleil ou au froid est déconseillée. Les fumeurs de pipe courent également un risque au-delà d'un certain âge. Toute lésion de la lèvre qui ne cicatrise pas au bout de quelques jours nécessite un examen médical.
Pronostic : Ces tumeurs sont très accessibles au traitement, suivi habituellement d'une survie très longue ou d'une guérison totale.

Cancer de la langue 436

Survenant surtout chez l'homme âgé, le cancer de la langue est l'un des principaux cancers de la bouche. Les causes majeures en sont une mauvaise hygiène buccale, l'abus d'alcool, le tabagisme, une irritation chronique (due par exemple à un chicot dentaire). Le cancer de la bouche peut être aussi associé à la syphilis. Dans certaines régions du monde, on a incriminé l'habitude de mâcher du bétel.

Danger : Non traité, ce cancer de la bouche évolue vers une issue fatale.
Symptômes : En général secondaire à une irritation située habituellement au bord de la langue, la tumeur apparaît sous la forme d'une petite élevure ou d'une zone légèrement douloureuse. À mesure que le cancer évolue, apparaissent des nodules indurés et des ulcérations accompagnées de vives douleurs et de mauvaise haleine. Un cancer situé sur le dos de la langue entraîne des douleurs dans la gorge ou dans l'oreille.
Traitement : Le cancer de la langue est traité essentiellement par irradiation. On fait aussi largement appel à la chirurgie, seule ou associée aux radiations.
Prévention : Éviter les irritations de la langue dues à l'ingestion prolongée de substances irritantes (tabac, alcool) ; veiller au bon état des prothèses dentaires. Prendre les mesures prophylactiques nécessaires pour éviter de contracter la syphilis, maladie aux complications graves comportant en particulier le cancer de la langue.

Cancer de la bouche 437

Le cancer de la bouche comporte plusieurs localisations différentes : gencives, glandes salivaires, plancher buccal, palais, mâchoire. Chacune d'entre elles présente un caractère distinctif et une évolution clinique particulière nécessitant un traitement spécifique et appelant un diagnostic différent selon les cas. L'ensemble de ces tumeurs représente près de 2 p. cent de tous les cancers ; elles s'observent à tout âge, mais surtout chez les sujets âgés, et sont deux fois plus fréquentes chez l'homme que chez la femme.

Les facteurs prédisposants sont le tabagisme (cigarettes, pipe, cigare), une mauvaise hygiène bucco-dentaire et l'abus d'alcool. En Inde et dans plusieurs autres pays d'Asie, une fréquence élevée de cancers de la bouche a pu être associée à l'habitude de mâcher du tabac et du bétel.

Danger : Non traités, ces cancers sont d'issue fatale.
Symptômes : Le cancer lui-même est souvent précédé de l'apparition de taches blanchâtres et épaissies sur la muqueuse buccale, accompagnée d'une induration. Découvertes parfois fortuitement au cours d'un examen dentaire, ces taches ne sont pas nécessairement malignes mais requièrent impérativement une surveillance médicale. A un stade plus évolué, il se forme des saillies irrégulières ou des ulcérations profondes accompagnées de douleurs, de saignements, d'une mauvaise haleine et d'une raideur de la mâchoire.
Traitement : Traitement chirurgical associé aux radiations.
Prévention : Observer une hygiène bucco-dentaire rigoureuse (surtout chez les sujets âgés) ; éviter les agents irritants (tabac, abus d'alcool) ; réagir rapidement dès l'apparition des symptômes précoces.
Pronostic : Diagnostiquées souvent très tôt, ces tumeurs ont un taux de survie et de guérison élevé. Chez les sujets qui, par crainte ou par négligence, tardent à consulter un médecin, l'évolution du cancer assombrit le pronostic.

Cancer du pharynx (gorge) 438

Le pharynx, qui s'étend de la cavité nasale au début du larynx et de l'œsophage, est sujet à des atteintes d'origine tant respiratoire que digestive. Les tumeurs du naso-pharynx s'observent habituellement vers l'âge de quarante à quarante-cinq ans, alors que les autres tumeurs du pharynx surviennent à un âge plus avancé. Ce cancer est plus fréquent chez l'homme que chez la femme. Les tumeurs du naso-pharynx ont une incidence particulièrement élevée chez les Chinois.

Le tabagisme a été incriminé dans l'apparition de ce cancer ; certains virus, qui font l'objet de recherches en cours, jouent peut-être aussi un rôle. Les mesures préventives comportent la suppression du tabac et une détection rapide des premiers symptômes.

Danger : Lorsque le cancer de la gorge a formé des métastases, l'évolution est généralement fatale.
Symptômes : Le cancer du naso-pharynx, souvent asymptomatique au début, est difficile à détecter, restant ignoré jusqu'à un stade évolué, entraînant alors une adénopathie (ganglions agrandis). Lorsqu'il existe des symptômes précoces, ils comprennent l'apparition d'une masse visible dans la gorge, des hémorragies nasales, une élocution nasonnée, une mauvaise haleine, des difficultés de respiration et de déglutition et un mal de gorge, la douleur pouvant ensuite s'étendre à tout un côté de la face. Les symptômes des autres tumeurs du pharynx varient selon le siège initial du cancer : une tumeur de l'amygdale se traduit souvent par une difficulté de déglutition, il y avoir une atteinte des

cordes vocales, une douleur d'oreille et un mal de gorge. Les manifestations avancées comprennent une atteinte des nerfs faciaux conduisant à la paralysie, des modifications sensorielles et de vives douleurs.
Traitement : La radiothérapie offre les meilleures chances de guérison pour ces cancers, souvent trop étendus pour pouvoir bénéficier d'un traitement chirurgical.
Pronostic : Plus de la moitié des patients ont une survie dépassant un an après le diagnostic. Une survie de dix ans est observée dans 10 p. cent de l'ensemble des cas, et dans plus de 20 p. cent des cas traités à un stade où la tumeur est encore localisée.

Cancer du larynx 439

Le cancer du larynx s'observe dans 90 p. cent des cas chez l'homme, survenant en majorité entre cinquante et soixante-neuf ans. Cette fréquence est liée au tabagisme et à la consommation d'alcool.

Danger : Comme dans la plupart des cancers, les cas non traités ont une évolution fatale.

Symptômes : Le symptôme précoce le plus fréquent est un enrouement persistant qui s'aggrave progressivement en quelques semaines. Selon le siège de la tumeur, il peut y avoir une difficulté de respiration ou de déglutition, une mauvaise haleine, et souvent un mucus épais et visqueux nécessitant des expectorations fréquentes. La toux n'est pas un symptôme courant, mais elle est parfois présente. L'extension de la tumeur et l'infection des tissus cancéreux peut entraîner une hypertrophie des ganglions du cou et des douleurs localisées à la gorge ou s'étendant à l'oreille.
Traitement : Le traitement repose habituellement sur la chirurgie, associée aux radiations. Il requiert une expérience et une technique éprouvée en raison de la proximité du larynx avec d'autres organes vitaux.
Prévention : Supprimer le tabac et limiter la consommation d'alcool, surtout chez les sujets âgés.
Pronostic : La moitié de l'ensemble des patients ont une survie dépassant quatre ans. Dans 50 p. cent des cas diagnostiqués avant quarante-cinq ans, la survie est de plus de dix ans. Un diagnostic précoce offre les meilleures chances d'un pronostic plus favorable.

Sida

Syndrome d'Immunodéficience Acquise

AIDS des Anglo-Saxons (Acquired Immune Deficiency Syndrom)

Les premiers cas de sida ont été décrits au mois de juin 1981 aux États-Unis. Il s'agissait de pneumonies à Pneumocystis carinii et de sarcomes de Kaposi chez de jeunes homosexuels. Cette infection chronique est due au virus VIH (virus d'immunodéficience humaine découvert par Luc Montagnier) dont on connaît actuellement deux modèles : VIH-1 et VIH-2. Ces rétrovirus humains ont divergé et évolué parallèlement depuis très longtemps, bien avant l'épidémie actuelle. Ils ont comme particularité biologique essentielle d'infecter certaines cellules de l'immunité, les lymphocytes T4 et les monocytes macrophages, en se regroupant dans les organes lymphoïdes et les ganglions.

Au 1er janvier 1993, il y avait 611 589 cas recensés de sida dans le monde.

On compte dans le monde 10 à 13 millions de sujets atteints par le virus (séropositifs) alors qu'il y en avait 100 000 en 1981 quand le sida a été découvert.

En France, on estime qu'il y avait au 1er janvier 1993 entre 28 000 et 31 000 cas de sida avec la répartition suivante :

- Homosexuels ou bisexuels : 50 %
- Toxicomanes par voie IV : 22 %
- Homosexuels et toxicomanes : 2 %
- Transfusés : 5 %
- Hémophiles : 1,4 %
- Hétérosexuels partenaires de sujets infectés ou à risque : 11,8 %
- Hétérosexuels indéterminés ou de sexualité inconnue : 6,2 %

4 000 personnes sont mortes du sida en France en 1992. Le nombre de séropositifs en France en 1993 varie entre 70 000 et 170 000 selon les méthodes de calcul.

En 1995, 20 millions de personnes seront infectées par le VIH dans le monde (17,5 millions d'adultes et 2,5 millions d'enfants). De 1992 à 1995, 3,8 millions de personnes développeront le sida. D'ici à l'an 2000, entre 38 et 110 millions d'adultes et plus de 10 millions d'enfants seront infectés par le VIH à travers le monde. 24 millions d'entre eux développeront un sida.

Les modes de transmission

Ils sont bien connus et permettent d'envisager la prévention, seul traitement possible actuellement.

• La transmission par le sang

La transmission par la transfusion sanguine a été reconnue dès le début de l'année 1982. L'obligation du test de dépistage en juillet 1985 a permis de juguler ce mode de transmission bien qu'il persiste un risque infime de transmission lié à un résultat faussement négatif (1/100 000 à 1/1 000 000).

Le risque de transmission pour le personnel médical ou paramédical (blessures accidentelles par aiguilles et seringues souillées) a été étudié et se révèle très modéré puisqu'il est inférieur à 0,5 %.

La transmission par le sang est en revanche très fréquente chez les toxicomanes utilisant les drogues intraveineuses. L'utilisation de matériel jetable ou la stérilisation réduisent énormément ce risque. Le rôle du médecin est de conseiller au toxicomane d'utiliser des seringues à usage unique, de ne jamais ni prêter ni emprunter de seringue, de ne jamais partager le filtre, le coton ou la cuillère qui servent à la préparation de la drogue, de diluer la poudre avec du liquide stérile, de désinfecter la peau avant et après l'injection, d'emballer les seringues utilisées et de les jeter dans un endroit adapté.

• **La transmission sexuelle**

C'est le mode de contamination le plus fréquent. Le virus peut être transmis au cours des rapports hétéro ou homosexuels lors de tout contact du sperme, des sécrétions vaginales et du sang avec les muqueuses (bouche, anus, gland, vagin). Toutes les pratiques sexuelles impliquant une pénétration ou un tel contact (pénétration vaginale et anale, cunnilingus, fellation) sont susceptibles d'être contaminantes.

Une vie commune avec relations sexuelles non protégées pendant plus de six mois lorsqu'un des partenaires est séropositif et l'autre pas comporte un risque de contamination de 9 à 60 %.

L'utilisation correcte des préservatifs réduit de plus de 90 % le risque de transmission du virus.

Le *safer sex* ou « sexe plus sûr » permet d'empêcher, lors des relations sexuelles, que le sang, le sperme ou les sécrétions vaginales d'un individu infecté par le virus VIH passe dans le corps du partenaire par les plaies et les muqueuses (lèvres, bouche, yeux, anus, gland, canal urinaire, vulve).

• **La grossesse**

La mère séropositive peut contaminer son enfant lors de la grossesse ou de l'accouchement. Le risque est de l'ordre de 20 %.

30 000 à 40 000 femmes en âge de procréer sont contaminées en France par le VIH. Environ 800 par an mènent une grossesse à terme et 160 à 200 enfants contaminés voient le jour.

Il n'y a aucun moyen d'établir un diagnostic de contamination fœtale avant l'accouchement.

L'allaitement est un facteur de contamination possible, il est donc déconseillé, du moins en Europe.

Deux groupes d'enfants contaminés lors de la grossesse de la mère ont été mis en évidence : dans 85 à 90 % des cas, les enfants séropositifs sont atteints par une forme lente de la maladie, et 70 % sont encore en vie et en bonne santé à l'âge de sept ans. Dans 10 à 15 % des cas, en revanche, il s'agit d'une forme grave, mortelle dans les deux premières années.

Certains symptômes sont particuliers chez l'enfant : la pneumopathie interstitielle lymphoïde et l'atteinte du muscle cardiaque par le VIH. Les complications infectieuses bactériennes sont fréquentes : pneumopathies, infections ORL, méningites, septicémies...

Les enfants doivent avoir une intégration normale dans les crèches et dans les écoles. Un enfant contaminé ne présente aucun risque de contamination pour les autres enfants d'une collectivité.

L'évolution de l'infection chez les parents conduit souvent au décès prématuré de la mère, et on commence à parler du calvaire affectif et psychologique des « orphelins du sida ».

Beaucoup de situations un moment incriminées dans la transmission du virus sont maintenant innocentées.

Les insectes, le personnel médical (médecins, chirurgiens, dentistes...) n'ont aucun rôle dans la propagation virale.

Les très nombreuses études effectuées sur des dizaines de milliers de cas par des équipes différentes dans de nombreux pays ont montré que les échanges réguliers de lit, d'affaires de toilette, de cuisine, de bain, de brosses à dents et de rasoirs ne jouaient aucun rôle dans la transmission du virus.

Les symptômes

• La phase aiguë de primo-infection

Lorsqu'elle se manifeste cliniquement, elle survient quinze jours à trois mois après la contamination chez 20 à 50 % des sujets contaminés quel que soit le mode de contamination (sang, sexe, etc.). Les signes cliniques comprennent des ganglions cervicaux et axillaires, une fièvre prolongée, des courbatures, des douleurs musculaires, des éruptions cutanées, des douleurs articulaires, des douleurs en avalant. Un muguet buccal, des ulcérations dans la bouche sont fréquents. Des troubles neurologiques ou psychiatriques sont possibles (troubles de la conscience, de la personnalité, désorientation, perte de mémoire, comas, méningites, paralysies, etc.).

Ces symptômes disparaissent en quelques semaines et le patient entre dans la phase silencieuse d'infection chronique. Les examens biologiques montrent un syndrome mononucléosique. L'apparition des anticorps (séroconversion) apparaît durant cette période : la personne devient « séropositive ».

• La phase d'infection chronique

Toutes les personnes infectées par le VIH et donc séropositives ne développent pas le sida. Les études épidémiologiques les plus récentes montrent que moins de 5 % des adultes infectés par le VIH développent le sida les deux premières années de l'infection. Sans prise en charge médicale, 20 à 25 % développent le sida dans les six ans et 50 % dans les dix ans qui suivent l'infection.

• Les formes mineures de l'infection chronique par le VIH

Plusieurs symptômes peuvent survenir durant la phase d'infection chronique par le VIH et ne font pas partie des symptômes du sida :

- La dermite séborrhéique : éruption au niveau des ailes du nez et du front.
- Impétigo, folliculite, onyxis, zona, candidose génitale ou anale.
- Lésions de la muqueuse buccale : muguet, leucoplasie chevelue, gingivite, ulcérations aphtoïdes...
- Chez la femme : candidoses vaginales persistantes, dysplasie du col de l'utérus.
- Parotidites, syndromes secs de Gougerot-Sjogren, de Raynaud, polymyosites, arthrites réactionnelles...
- Anomalies de la formule sanguine (thrombopénies...).

D'autres symptômes sont dits « constitutionnels » : il s'agit de l'altération de l'état général avec fièvre, sueurs nocturnes, perte de poids, diarrhée chronique. Ces symptômes étaient en relation avec l'ARC (Aids Related Complex) dans l'ancienne classification.

La lymphadénopathie généralisée persistante est un syndrome caractérisé par la présence de ganglions de plus de 1 cm dans différentes aires ganglionnaires (cou, creu axillaire, nuque). Ce syndrome ne semble pas jouer de rôle péjoratif sur le pronostic général.

• Comment prévoir le passage de cette phase de latence à la maladie sida ?

C'est l'une des questions fondamentales que pose le VIH. Il semblerait que plusieurs cofacteurs interviennent pour déclencher le processus de dégradation de l'immunité : l'âge auquel le virus a été contracté, survenue concomitante de MST et d'infections intercurrentes (mycoplasmes...), réinfestation par le VIH, certains VIH ont un phénotype plus virulent que d'autres, facteur temps... Le système immunitaire se détruirait d'autant plus vite qu'il est stimulé.

Cliniquement, l'apparition d'une candidose orale, d'une leucoplasie chevelue, d'un zona ophtalmique représente un risque de passage au sida de 50 % dans les deux ans. L'apparition d'une fièvre, d'une diarrhée prolongée, d'une perte de poids et d'une altération de l'état général augmente encore ce risque.

Les anomalies biologiques indiquant un risque d'évolution vers le sida sont la chute du nombre des cellules sanguines (anémie, neutropénie, lymphopénie), l'augmentation de la VS, la diminution du nombre des lymphocytes T4, l'augmentation de la bêta-2-micro-globuline et des IgA, la diminution ou la disparition de l'anticorps anti-p25, l'apparition d'une antigénémie positive.

• **Le sida-maladie**

Les deux principales manifestations du sida sont les tumeurs et les infections opportunistes.

Le sarcome de Kaposi est la tumeur la plus fréquemment retrouvée mais d'autres sont possibles (lymphomes non hodgkiniens cérébraux et viscéraux, cancers du col de l'utérus, cancers de la bouche et du rectum...).

Les infections opportunistes peuvent toucher tous les organes mais essentiellement le poumon, le système nerveux et le tube digestif. Ces infections sont dites « opportunistes » car elles surviennent sur un terrain fragilisé.

La pneumonie à Pneumocystis carinii est la maladie inaugurale la plus fréquente (50 % des cas). Elle se révèle par une toux sèche, une gêne respiratoire croissante et une fièvre. Malgré le traitement curatif, l'infection rechute dans 20 % à 40 % des cas. Il existe actuellement des traitements de prévention. D'autres germes peuvent atteindre les poumons au cours du sida : le cytomégalovirus, les mycobactéries atypiques, le bacille de Koch (tuberculose), le pneumocoque, l'haemophilus, etc.

Les manifestations neurologiques peuvent être dues à des infections opportunistes, des tumeurs ou à l'action directe du virus VIH. Les encéphalites sont surtout provoquées par le cytomégalovirus, les méningites par Cryptococcus neoformans. La toxoplasmose cérébrale est l'atteinte neurologique la plus fréquente en France. Elle se révèle comme un abcès du cerveau reconnu sur le scanner cérébral. Les lésions de rétine reconnues au fond d'œil sont très fréquentes (rétinite à cytomégalovirus). En l'absence de traitement, la rétinite évolue vers la cécité. La choriorétinite toxoplasmique voit sa fréquence augmenter avec l'allongement du temps de vie des patients. L'atteinte de la moelle épinière se manifeste par des troubles moteurs, toniques et sensitifs au niveau des membres avec troubles sphinctériens (incontinence d'urines).

Les manifestations digestives hautes sont le muguet buccal, l'œsophagite à Candida. La diarrhée est un des symptômes les plus fréquents au cours du sida. Différents germes peuvent être en cause : cryptosporidiose, protozoaires divers, virus, Campylobacter, salmonelles, Clostridium difficile, etc.

L'atteinte du foie est fréquente.

• **Le diagnostic de l'infection par le VIH est avant tout sérologique**

Il est réalisé grâce au test ELISA confirmé par la méthode de Western Blot. D'autres techniques sont parfois nécessaires : détection d'antigènes viraux circulants (Agp24), détection de matériel génétique viral à partir de cellules infectées par PCR (Polymerase Chain Reaction). Très peu de cellules sont infectées dans le sang (1 lymphocyte sur 10 à 100 000).

L'appréciation de l'état immunitaire du patient est la base de la surveillance biologique et guide les thérapeutiques. Les examens de pratique courante sont le typage des sous-populations lymphocytaires CD4 et CD8, le dosage des immunoglobulines, de la bêta-2-microglobuline, la recherche d'anticorps anti-p25, la mesure de l'antigénémie p24.

Le rôle des associations est fondamental. (Citons l'AFLS : Agence française de lutte contre le sida – tél. : [16-1] 46.62.44.10 et Sida-Info-Service – tél. : 05.36.66.36.)

Dr Lyonel Rossant

Troisième partie

INDICATIONS GÉNÉRALES

Signes précurseurs
Tables, tests et conseils pratiques
Conseils de santé et de longévité

Signes précurseurs

Beaucoup de maladies se manifestent par des signes annonciateurs précoces permettant souvent sinon de prévenir, du moins de réduire les atteintes du mal. Certes, nous avons parfois connaissance de morts brutales dues à une crise cardiaque ou d'attaques d'apoplexie que rien ne laissait présager, mais dans l'immense majorité des cas, ces accidents dramatiques sont précédés de symptômes apparaissant souvent des mois, voire des années, avant leur survenue.

Le glaucome, par exemple, qui évolue dans nombre de cas de façon insidieuse, présente tout aussi souvent des signes avant-coureurs précoces. La tuberculose peut être enrayée suffisamment tôt, avant qu'elle ne provoque des dommages irréversibles. De même, l'entérite régionale peut être détectée souvent plusieurs années avant qu'elle ne se transforme en une maladie invalidante. La plupart des cancers présentent des symptômes à un stade où le traitement et la guérison sont encore possibles.

Décelés précocement, la majorité des maladies peuvent être enrayées dans leur évolution, sinon guéries.

Signes précurseurs
(maladies présentant souvent des symptômes prémonitoires précoces)

Épilepsie **2a** (grand mal)
Sclérose en plaques **6**
Méningite **7**
Encéphalite **8**
Tumeur du cerveau **9**
Migraine **13b**
Glaucome **23a** et **23b**
Surdité chez le nourrisson et l'enfant **48** et **49**
Artérite temporale **33**
Tuberculose pulmonaire **112**
Affection cardiaque **123, 124, 125, 126**
Attaque **139**
Entérite régionale **168** (maladie de Crohn, iléite)
Appendicite **178**
Sprue **180**
Urémie **207**
Prolapsus génital **224**
Toxémie gravidique **246** (prééclampsie)
Prostatite **249**
Rhumatisme articulaire juvénile **260**
Herpes simplex **304** (herpès labial, boutons de fièvre)
Coup de chaleur bénin **313b**
Diabète **332** (coma diabétique)
Goutte **334**
Hyperthyroïdie **340** (maladie de Basedow)
Scarlatine **359**
Varicelle **372**
Cancer

Cancer du poumon **411**
(cancer broncho-pulmonaire)
Cancer de la rétine **414**
Maladie de Hodgkin **416**
Cancer du sein **420**
Cancer de l'œsophage **429**
Cancer de l'estomac **430**
Cancer du côlon et du rectum **434**

Épilepsie 2a (grand mal) : les signes prémonitoires, qui apparaissent quelques heures, parfois même quelques minutes avant la survenue de la crise, comprennent la perception d'éclairs lumineux, des bourdonnements d'oreille, des picotements ou une sensation de chaleur en certains points du corps, des troubles olfactifs et gustatifs (le malade « sent » la chaleur du soleil ou le goût de la pluie). Certains facteurs émotifs sont connus pour favoriser le déclenchement d'une crise.

La connaissance de ces signes précurseurs permet, par un traitement précoce (administration de Dilantin ou de tout autre antiépileptique), d'éviter ou de freiner la crise d'épilepsie.

Sclérose en plaques 6 : les signes précoces peuvent apparaître des mois, voire même des années avant l'installation de la maladie : troubles émotifs inexplicables, vertiges, troubles sphinctériens, fatigue inhabituelle d'un membre, difficulté à la marche. Il peut y avoir également de légers troubles visuels ou une paralysie oculaire fugitive. La présence de plusieurs de ces symptômes doit inciter le patient à consulter rapidement un médecin.

Méningite 7 : un léger mal de gorge ou une infection des voies respiratoires supérieures sont parfois des signes annonciateurs de la méningite. Les symptômes plus caractéristiques comprennent une sensibilité extrême à la pression sur la nuque et une flexion des jambes (cheville, cuisse, genou) provoquée par la flexion de la nuque.

Dans la méningite cérébrale, une tape légère sur l'un des os des extrémités provoque une contracture douloureuse. Dès l'apparition de ces signes précoces, le malade doit impérativement consulter un médecin.

Encéphalite 8 : l'encéphalite débute par des douleurs musculaires généralisées, une sensation de fatigue, voire d'abattement, une douleur d'estomac et une fièvre persistante. Ces symptômes peuvent aussi indiquer, bien sûr, la présence d'un virus bénin ; l'encéphalite se signale toutefois par une sensation de fatigue extrême.

Tumeur du cerveau 9 : l'apparition de maux de tête sévères et persistants chez une personne n'en ayant jamais souffert auparavant doit inciter à consulter un médecin le plus rapidement possible.

Migraine 13b : la migraine est souvent précédée de signes annonciateurs se manifestant quelques minutes ou plusieurs heures avant la survenue de la crise : picotements dans les membres, bourdonnements d'oreille, troubles visuels (scotomes scintillants, perception de taches de couleurs vives et variées), dépression, modification brutale de l'humeur.

La crise migraineuse peut être évitée par l'administration d'ergotamine (sauf en cas de grossesse), ou par différents moyens adaptés à chaque cas individuel : par exemple, se livrer à un exercice violent, se forcer à éternuer. Beaucoup de femmes réussissent à prévenir la crise en utilisant une telle « thérapie de choc » personnelle.

Glaucome 23a et 23b : le glaucome survient souvent de façon insidieuse, mais il peut être aussi précédé de signes annonciateurs : la perception de halos colorés autour des lumières (« arcs-en-ciel ») est un symptôme caractéristique qui doit inciter le malade à consulter immédiatement un ophtalmologiste. Les chances de sauvegarder la vision sont d'autant meilleures que le traitement intervient rapidement.

Artérite temporale 33 : les signes précoces en sont parfois une douleur à la mastication, un mal de dents, une douleur d'oreille et un mal de tête occipital.

Surdité chez le nourrisson et l'enfant 48 et 49 : un nombre surprenant d'enfants souffrent dès la naissance d'une audition déficiente, souvent non décelée par les parents.

Nourrissons de moins de six mois : si l'enfant ne pleure pas, ne manifeste aucune appréhension et ne réagit pas à un bruit soudain, il faut faire examiner son audition.

Enfants de plus de neuf mois : tout enfant anormalement calme qui reste sagement dans son lit et continue de dormir en milieu très bruyant souffre peut-être d'une perte d'audition. Essayez le test suivant : sans que l'enfant vous voie, faites un bruit se détachant du bruit de fond habituel – pas trop fort, pour ne pas l'effrayer, mais assez pour attirer son attention. À cet âge, l'enfant est capable d'identifier la direction du bruit et se tournera donc vers vous, à moins qu'il n'ait une audition déficiente. Un apprentissage de la parole plus lent que la normale peut aussi être le signe de troubles auditifs. Si votre enfant semble manquer de vivacité d'esprit ou de capacité d'attention, n'en concluez pas qu'il souffre d'un retard mental. L'enfant apprend par imitation ; il ne peut donc reproduire ou comprendre un son qu'il n'entend pas.

Les enfants en bas âge ayant eu la rougeole, les oreillons, la scarlatine, la diphtérie, la varicelle ou la coqueluche doivent subir un examen pour déceler une perte d'audition éventuelle.

Un enfant souffrant de surdité partielle ou totale peut voir son état s'améliorer considérablement si ses parents, connaissant cette déficience, le dirigent vers une école spéciale où des soins médicaux appropriés lui permettront souvent de guérir sa surdité.

Tuberculose pulmonaire 112 : la tuberculose se développe parfois de façon asymptomatique et insidieuse ; elle peut aussi débuter trompeusement par des symptômes relativement bénins, par exemple un syndrome grippal ; si celui-ci se prolonge plus de quatre à cinq jours et s'accompagne d'une fièvre persistant plus d'une semaine, il s'agit peut-être d'un début de tuberculose.

Les autres facteurs pouvant faire suspecter la maladie sont les suivants : courbe de poids stationnaire chez l'enfant, amaigrissement et fatigue grandissante chez l'adulte, pleurésie et douleurs thoraciques modérées, respiration rapide, superficielle et douloureuse, fièvre modérée persistante (autour de 38 °C), diminution de la capacité vitale, présence d'un liséré rouge sur les gencives.

Si l'examen radiologique est négatif, mais le test tuberculinique positif, le patient doit être immédiatement soumis, même en l'absence de toux, à un traitement à l'isoniazide et aux autres médicaments antituberculeux.

Affection cardiaque 123, 124, 125, 126 : un grand nombre des symptômes cardiaques indiqués ci-après peuvent aussi traduire des affections bénignes ; toutefois, si plusieurs d'entre eux se manifestent simultanément, il est vivement recommandé de procéder à un examen médical approfondi.

Dyspnée : si gravir une faible déclivité entraîne un essoufflement inhabituel, une consultation médicale s'impose.

Fatigue : une fatigue qui semble s'intensifier progressivement pendant des semaines et des mois doit inciter à consulter.

Premier effort matinal : une douleur thoracique, même vague, apparaissant fréquemment au premier effort matinal est un symptôme significatif.

Pouls irrégulier ou rapide : un pouls irrégulier ou rapide se manifestant sans motivation nécessite généralement un examen médical.

Taches jaunes ou nodules cutanés : localisés le plus souvent aux paupières, ce sont des dépôts intradermiques de cholestérol, appelés xanthomes, qui sont dus à un trouble du métabolisme des graisses. Des dépôts de cholestérol peuvent également se former sur la paroi interne des artères, réalisant alors l'athérosclérose.

Œdème des chevilles et des jambes : il peut se manifester de façon intermittente.

Étourdissements : s'ils apparaissent de temps à autre durant une certaine période de temps, une visite médicale est recommandée.

Transpiration : une transpiration anormalement abondante est dans certains cas un signe annonciateur de trouble cardio-vasculaire.

Saignement de nez : en l'absence de rhume ou de sinusite, un saignement de nez inhabituel peut être un signe d'artériosclérose ou d'hypertension artérielle. Parfois, cependant, il se manifeste sans raison aucune.

Cyanose (taches cutanées bleuâtres) : souvent symptomatique d'une cardiopathie, la cyanose peut également apparaître en cas de gelure, d'engelure et d'affection respiratoire.

Âge mûr et sédentarité : une personne d'âge mûr ne pratiquant aucun exercice physique est une cible privilégiée pour une attaque cardiaque.

Tendance familiale au diabète ou à l'hypertension artérielle : il s'agit d'une catégorie à haut risque ; un bilan annuel s'impose.

Personnes de constitution forte sujette à l'excès de poids depuis l'âge de vingt-cinq ans : les statistiques montrent qu'elles sont beaucoup plus exposées aux affections cardiaques.

Abus d'aliments riches en cholestérol : œufs, laitages (lait, beurre, fromage), chocolat, viandes grasses, sucreries.

Tabagisme : l'un des facteurs majeurs des affections cardiaques.

Ménopause : passé l'âge de la ménopause, la femme n'est plus à l'abri d'une crise cardiaque, le risque devenant alors le même que chez l'homme.

Obésité prolongée : elle entraîne une surcharge pour le cœur.

Troubles rénaux : les affections rénales augmentent le risque d'affection cardiaque.

Diabète : les crises cardiaques sont plus fréquentes chez les diabétiques.

Pouls ne ralentissant pas en position couchée : normalement, le pouls est plus rapide en position debout qu'en position couchée ; si le rythme est le même dans les deux cas, ce peut être le signe d'un trouble cardiaque.

Rythme cardiaque après l'effort : une minute après un effort, qu'il soit soutenu ou de courte durée, le rythme cardiaque doit décroître de façon significative. Un ralentissement de quelques points seulement peut être le signe d'une diminution de l'adaptation cardiaque.

Attaque 139 : les facteurs prédisposants sont l'hypertension, les troubles vasculaires, un taux élevé de cholestérol, un antécédent familial de diabète, ainsi que l'obésité et le tabagisme.

La connaissance des symptômes précurseurs d'une attaque permet, en appliquant immédiatement un traitement médical, d'éviter l'accident cérébro-vasculaire ou d'en limiter les effets pendant plusieurs années. L'attaque n'a pas un caractère inéluctable.

Les symptômes qui suivent sont tous caractérisés par leur brièveté. Ils ne durent que quelques instants, parfois une minute à peine, et n'entraînent pas d'effets secondaires, maintenant le patient dans l'illusion qu'ils ne sont pas significatifs et l'incitant à les oublier rapidement. Ce sont pourtant des signes avant-coureurs d'accidents pouvant être gravissimes.

Perte d'audition partielle ou totale pendant un bref instant (parfois, quelques minutes seulement).

Nausée, surtout si elle survient et disparaît rapidement.

Engourdissement ou fourmillements localisés au visage, au bras et à la jambe, en particulier s'ils atteignent un seul côté du corps.

Chutes survenant sans cause apparente, avec ou sans perte de conscience. Le retour à la conscience est rapide et total.

Difficulté temporaire à la déglutition survenant sans cause apparente.

Difficultés d'élocution passagères (bégaiement ou obstruction dans la gorge ou sur la langue).

Mal de tête pulsatile au rythme des pulsations cardiaques, survenant sans raison et disparaissant rapidement.

Brefs accès d'amnésie (quelques secondes seulement).

Diplopie (vision double) de courte durée.

Difficulté à comprendre certains mots écrits ou parlés, disparaissant au bout de quelques minutes.

Perte passagère du contrôle musculaire volontaire (de quelques secondes à une ou deux minutes).

Insensibilité à la douleur ou à la température, limitée habituellement à un côté du visage et du corps et disparaissant rapidement.

Brefs accès de perte de la coordination musculaire affectant le bras, la jambe ou tout un côté du corps.

Paralysie ou faiblesse de courte durée atteignant les deux jambes ou les deux bras.

Étourdissement : impression fugitive d'avoir « la tête qui tourne ».

Incapacité de courte durée à reconnaître les personnes ou les objets.

Un traitement précoce peut prévenir une attaque.

Entérite régionale 168 (maladie de Crohn, iléite) : l'entérite régionale est une maladie de l'âge mûr, mais les premiers signes peuvent en être décelés entre l'âge de vingt et trente ans, à un stade où elle peut encore être contrôlée ou même guérie, ce qui, par la suite, devient difficile, voire impossible.

La plupart des spécialistes considèrent que l'entérite régionale frappe surtout des sujets émotifs, tendus, facilement irritables et rancuniers, mais incapables d'extérioriser ou d'assumer leur ressentiment et donc amenés au contraire à l'intérioriser. Les symptômes précoces en sont l'anémie, la dénutrition, les arthralgies fugitives et migratrices, des abcès et des fistules périanales et l'amaigrissement.

Appendicite 178 : les signes précoces en sont une difficulté ou une incapacité à lever la jambe droite et une douleur vague dans la région médiane de l'abdomen, se concentrant ensuite progressivement dans le quadrant inférieur droit. L'association de ces deux symptômes doit inciter le patient à consulter un médecin.

Sprue 180 : la sprue est précédée d'une longue période d'installation progressive de la maladie, marquée uniquement par des diarrhées mousseuses et nauséabondes qui doivent inciter le sujet à consulter. Un traitement précoce, entrepris avant que la maladie ne se manifeste réellement, peut dans bien des cas entraîner une guérison complète.

Urémie 207 : les affections rénales se manifestent souvent des mois ou des années avant l'évolution conduisant progressivement à l'urémie. Une analyse de sang habituelle peut révéler, chez un sujet apparemment sain, une légère hyperazotémie (augmentation de l'urée sanguine) ; si elle est associée à divers autres symptômes peu significatifs tels que des mictions fréquentes, de la lassitude et une fatigue générale, l'hyperazotémie est un signal d'alerte du risque d'urémie.

Prolapsus génital 224 : les symptômes précurseurs du prolapsus (chute) de l'utérus sont une pesanteur dans la région pelvienne, des douleurs lombaires s'accentuant à la station debout ou à l'effort et des mictions fréquentes. L'apparition de tels symptômes doit inciter la femme à consulter, un traitement précoce permettant dans bien des cas d'éviter l'intervention chirurgicale, qui consiste le plus souvent dans l'hystérectomie.

Toxémie gravidique 246 (prééclampsie) : vagues et mal définis, les symptômes précoces doivent néanmoins être pris au sérieux car leur évolution ultime, l'éclampsie, est un trouble violent et grave d'issue trop souvent fatale.

Les symptômes précoces sont la perte d'appétit, une faiblesse persistante et inexplicable, des maux de tête et, de façon plus significative, une pénible sensation de malaise impossible à soulager. L'association de plusieurs de ces symptômes peut se révéler bénigne, mais si elle traduit une prééclampsie, l'« hypocondrie » de la patiente se trouvera justifiée.

Prostatite 249 : les signes avant-coureurs de la prostatite sont une fièvre modérée, une certaine fatigue, une augmentation de la fréquence des mictions (en particulier, mictions nocturnes) et une impossibilité à vider entièrement la vessie. Ces symptômes, surtout lorsqu'ils se manifestent chez un homme de plus de cinquante ans, doivent inciter à consulter un médecin. Un traitement précoce pourra dans bien des cas éviter une évolution sérieuse de la maladie.

Rhumatisme articulaire juvénile 260 : parfois annoncé par des poussées fébriles inexplicables, une éruption passagère et, de façon plus significative, par une certaine forme d'iritis, le rhumatisme articulaire juvénile peut souvent être évité grâce à un traitement médical précoce.

L'iritis peut survenir des semaines, des mois, voire même des années avant l'apparition des symptômes articulaires.

Herpes simplex 304 (herpès labial, boutons de fièvre) : affection d'origine virale caractérisée par une éruption cutanée autour des commissures labiales, l'herpes simplex se manifeste au début par des picotements, des démangeaisons et d'autres symptômes variant souvent selon chaque individu. La connaissance de ces symptômes permet d'éviter l'éruption herpétique par des applications d'eau très chaude ou de collodion.

Coup de chaleur bénin 313b : résultant d'une exposition prolongée à la chaleur (activité physique excessive par temps chaud, bain de soleil, etc.), le coup de chaleur est précédé de nombreux signes annonciateurs : étourdissements, vertiges, faiblesse soudaine, nausées, troubles visuels (vision floue, affaiblissement de la vue), et, souvent, légères crampes musculaires. Dès l'apparition de ces symptômes, il faut s'allonger dans un endroit frais, boire de l'eau *à petites gorgées* pendant une demi-heure et absorber une tablette de sel.

Diabète 332 : les sujets prédisposés au diabète sont ceux nés de parents diabétiques, les femmes obèses âgées de plus de quarante ans, celles ayant mis au monde des enfants pesant plus de 4 kg à la naissance, celles qui ont eu des fausses couches répétées et, enfin, les personnes souffrant de troubles thyroïdiens. Les crampes dans le mollet sont parfois un signe précoce de diabète ; chez les sujets prédisposés, il doit inciter à consulter un médecin. Un diagnostic précoce peut réduire considérablement les effets de la maladie.

Coma diabétique : le coma diabétique ne survient jamais de façon brutale ;

il est habituellement précédé d'une augmentation du volume des urines, d'une soif excessive, de nausée, de somnolence, de vertiges, d'une respiration profonde (comme si le malade manquait d'air) ; la face est congestionnée mais froide ; l'odeur douceâtre de l'haleine et une température inférieure à la normale sont également des symptômes évocateurs.

Goutte 334 : au bout de deux ou trois accès de goutte, le patient en reconnaît habituellement les signes précurseurs (par exemple, des fourmillements dans les articulations). L'administration immédiate de colchicine entraîne souvent une suppression totale ou du moins une diminution sensible de la douleur. L'attaque de goutte peut être aussi précédée de signes dépressifs aisément décelables par l'entourage du malade.

Hyperthyroïdie 340 (maladie de Basedow) : les signes précurseurs de l'hyperthyroïdie sont une lassitude et une fatigue inexplicables, la nervosité, l'agitation et l'irritabilité. Un cou anormalement gonflé confirme le diagnostic.

À ce stade précoce, la maladie reste stationnaire ; la crise addisonienne peut alors être provoquée par un facteur déclenchant tel qu'un traumatisme, un choc émotif, un stress. Un examen médical précoce devra s'attacher à déceler tous les symptômes éventuels. Des taches blanches de décoloration cutanée et, chez l'homme, l'hypertrophie mammaire constituent également des manifestations d'apparition précoce.

Scarlatine 359 : un traitement précoce peut atténuer les effets de la maladie.

Varicelle 372 : des diarrhées surviennent habituellement dans les deux semaines qui précèdent l'éruption de varicelle.

Cancer : les signes précoces peuvent être les suivants :
• Modification du transit intestinal ou de la miction ;
• Absence de cicatrisation d'une plaie ;
• Saignements ou écoulements anormaux ;
• Grosseur, tumeur ou épaississement dans le sein ou en un autre point du corps ;
• Troubles digestifs ou difficulté de déglutition ;
• Modification d'aspect importante d'une verrue ou d'un grain de beauté ;
• Enrouement ou toux persistante.

Cancer du poumon 411 : les symptômes précoces sont trompeusement discrets : vague douleur thoracique, toux modérée, respiration un peu sifflante, tendance à l'essoufflement. La présence de l'ensemble de ces symptômes doit inciter à consulter un médecin.

Cancer de la rétine 414 : le premier symptôme est l'apparition d'un reflet blanchâtre à la pupille, habituellement décelé par les parents de l'enfant atteint.

Maladie de Hodgkin 416 : un prurit intense et persistant précède de plusieurs mois l'hypertrophie des ganglions lymphatiques, symptôme caractéristique de la maladie.

Cancer du sein 420 : une grosseur dans le sein (bien que 80 p. cent d'entre elles ne soient pas cancéreuses), une rétraction inhabituelle du mamelon, une dépression de la peau, un saignement ou un écoulement par le mamelon nécessitent un examen médical immédiat.

Cancer de l'œsophage 429 : les symptômes précurseurs, souvent négligés, sont une difficulté à la déglutition et une vague pesanteur rétrosternale.

Cancer de l'estomac 430 : les signes précurseurs, en général modérés – brûlures d'estomac, ballonnement abdominal, vague pesanteur épigastrique, satiété précoce aux repas – sont souvent attribués, à tort, à d'autres troubles.

Cancer du côlon et du rectum 434 : les symptômes précoces peuvent inclure ceux d'une colite ulcéreuse chronique ainsi qu'une modification du transit intestinal (en particulier, un rétrécissement des selles), des hémorragies rectales et une alternance de constipation et de diarrhée.

Tables, tests et conseils pratiques

Table 1 : Le sel dans notre régime

Aliments à éviter dans les régimes désodés :

Toute conserve, à moins qu'elle ne porte l'indication « sans sel ».

Toute margarine *(idem).*

Tout assaisonnement ou sauce préparés.

Toute viande préparée (charcuteries, plats en conserve ou surgelés).

Toute sauce tomate (ketchup comprise).

Tout aliment fumé.

Toute marinade ou saumure.

Un certain nombre de légumes, comme les betteraves, le céleri, le chou ou les épinards.

Les préparations pâtissières ou boulangères : pains, pâtisseries, gâteaux, biscuits.

Toute farine, tout dessert préparé, et presque toutes les céréales préparées

Tout aliment préparé comportant plus d'un ingrédient, tel que bouillons en cubes, laits maltés, potages, moutardes, chips ou pommes frites, etc.

Bières et sodas.

Certains protides comme les abats, le

caviar, les olives et tous les fruits de mer Le fromage et le beurre ne portant pas l'indication « sans sel ».

Les aliments sont beaucoup plus salés qu'on ne le pense généralement. Il est donc essentiel de lire attentivement les indications portées sur les étiquettes (même si elles sont parfois difficiles à déchiffrer) de tous les aliments emballés ou préparés. En outre, on peut fort bien consommer du sel sans le savoir en prenant des sédatifs, des laxatifs, ou même en buvant tout simplement de l'eau.

Il ne faut jamais entreprendre un régime désodé sans avis médical. Car l'absence totale de sel dans une alimentation peut s'avérer dangereuse ; seul un médecin peut fixer la ration individuelle indispensable.

La teneur en sodium des aliments cités ci-dessous est évaluée en milligrammes pour cent grammes. Ces données sont empruntées à la liste plus exhaustive établie par B.F. Watt et A.L. Merrill et qui a paru dans leur ouvrage publié par le Département américain de l'Agriculture, *Composition of Foods*.

Raisins	0,4	Gélatine	318
Maïs	0,7	Potage (poulet)	382
Pommes	1	Crêpes	425
Abricots	1	Préparations pour bébés, (flocons d'avoine)	437
Bananes	1	Beignets	401
Myrtilles	1	Pain	400 à 600
Pamplemousses	1	Sauce (préparation pour salades)	500 à 1300
Asperges	2	Beurre de cacahuète	607
Froment	3	Chocolat	615
Pommes de terre	4	Pizza	702
Arachides	5	Thon (conserve à l'huile)	800
Laitues	9	Son	925
Oignons	10	Margarine	987
Confitures	12	Crabe (en boîte)	1 000
Brocolis	15	Cornflakes	1 005
Noix de cajou	15	Bacon (cuit)	1 021
Champignons	15	Gaufres (la préparation)	1 029
Haricots	19	Saucisses de Francfort	1 100
Crème (légère)	43	Fromage (pâtes dures)	1 136
Carpe	50	Biscuits	1 300
Poulet	50	Pickles (fenouil)	1 428
Lait	50	Bretzels	1 680
Betteraves	60	Corned-beef	1 740
Porc	70	Pop-corn	1 940
Maquereau	74	Caviar	2 200
Hareng (frais)	74	Olives vertes	2 400
Agneau	75	Bacon canadien (cuit)	2 555
Œufs	122	Olives noires	3 288
Asperges (en boîte)	236	Bœuf (haché)	4 300
Haricots (en boîte)	236	Harengs (marinés)	6 231
Gâteaux	200 à 400	Sauce de soja	7 325
Petits pois (en boîte)	236	Morue (salée)	8 100
Tarte aux pommes	301	Bouillon cubes	24 000
Préparations pour bébés (légumes et poulet)	307		

Il a été prouvé qu'un excès de sel peut provoquer une hypertension ou des œdèmes. La ration nécessaire est de 5 grammes par jour. Mais l'individu moyen en consomme près de 20, réduisant ainsi son espérance de vie et compromettant sa santé.

Table 2 : Le régime pauvre en cholestérol

Sont autorisés :

Presque tous les poissons.
Poulet et autres volailles.
Fromage blanc.
Lait écrémé (le lait normal ou lait entier se compose de 1 à 3 % de lipides ; le lait écrémé de moins d'1 %).
Le blanc d'œuf (le jaune est, de tous les aliments, celui qui contient le plus de cholestérol).
Yaourts (de préférence sans matières grasses).
Viandes très maigres.
Céréales.
Fruits.
Légumes.

Nota Bene :

Yaourt : bien que préparé à partir de lait entier, et donc à forte teneur en cholestérol, le yaourt est, paradoxalement, l'un des meilleurs aliments que l'on connaisse contre le cholestérol. Selon de récentes études, il semblerait qu'il existe une substance dans le yaourt qui abaisse le taux de cholestérol dans l'organisme humain [1].

Champignon : cet aliment agit non seulement sur le cholestérol, mais également sur les virus. De récentes études ont établi qu'il peut prévenir ou faire récéder la polio ou la grippe chez l'animal [2]. Les Japonais ont isolé une substance chimique dans le champignon appelée « éritadénine » qui abaisse le taux de cholestérol dans le sang.

Table 3 : Les aliments riches en cholestérol

Jaune d'œuf.
Presque tous les abats (et surtout la cervelle).
Graisse animale.
Viande normalement grasse.
Huiles végétales hydrogénées.
Matière grasse (lard en particulier).
Bacon.
Fruits de mer.
Coquillages.
Tous les produits laitiers, à l'exception du lait écrémé et de ses dérivés.
Chocolat.
Cacao.
Toutes les préparations pour cuisson.
Tous les aliments préparés.
Les préparations de café au lait.
L'huile de palme (couramment utilisée pour les produits emballés).
L'huile de noix de coco.

Table 4 : Les graisses saturées

Est dite « saturée » toute graisse qui se solidifie à température normale, comme le beurre, le gras du lard ou celui du bacon. Les graisses poly-insaturées sont, pour la plupart, liquides à cette même température.

Toute matière grasse qui a été hydrogénée, terme que l'on utilise pour la margarine, est saturée. Si elle ne l'a été que partiellement, elle n'est bien entendu que partiellement saturée. Les fabricants de margarine ne se soucient pas de quantifier l'hydrogénation, il est donc impossible d'estimer le degré de saturation de leurs produits.

À l'exception de l'huile de noix de coco, toutes les huiles végétales ou de noix sont peu saturées et riches en acides gras poly-insaturés. Il en est de même pour les huiles extraites à partir du poisson. L'huile de foie de morue, par exemple, se compose, pour les trois

1. Selon le Dr George V. Mann du National Heart and Lung Institute, USA.
2. Selon le Dr Kenneth W. Cochran, professeur d'épidémiologie à l'Université du Michigan et à la School of Public Health, USA.

quarts, de graisses poly-insaturées, et pour un quart de graisses saturées, ce qui peut expliquer le faible pourcentage de troubles cardiaques chez les Esquimaux.

Les laits de brebis et de bisonne ont la plus forte teneur en graisses saturées (deux fois plus que de graisses insaturées). Le lait de vache en comporte plus de 40 %, tandis que la proportion se répartit aux alentours de 50/50 pour le lait de femme.

Les graisses saturées (cholestérol inclus) jouent un rôle dans le développement de l'artériosclérose.

Table 5 : Exercices pour vérifier l'état cardio-vasculaire
Nouveaux tests permettant d'évaluer la condition physique :

Test A : montez et descendez d'un tabouret ou d'une caisse de 20 cm de hauteur, à raison de 48 fois par minute (soit 24 allers et retours), pendant trois minutes consécutives. Puis asseyez-vous et, après avoir attendu une minute, prenez votre pouls.

Le tableau qui suit vous indiquera votre état physique :

	Vitesse du pouls	
Forme	**Hommes**	**Femmes**
Excellente	67	75
Très bonne	79	85
Normale	90	95
Insuffisante	160	110

Test B : un test plus simple mais moins précis consiste à relever votre pouls de base, c'est-à-dire à prendre votre pouls au réveil, après une nuit de sommeil, dès que vous ouvrez les yeux et avant de vous lever. S'il bat aux alentours de 40 (par minute), vous êtes du genre athlétique et parfaitement capable de pratiquer un sport de compétition. Aux alentours de 50, votre forme est excellente et vous pouvez envisager des sports sérieux comme la course à pied, l'escalade, le ski et autres. À soixante, votre pouls bat normalement.

Exercices cardiovasculaires : la gymnastique n'est pas ce qu'il y a de mieux. L'alpinisme, le jogging et la natation sont nettement supérieurs. Pour ceux qui mènent depuis longtemps une vie sédentaire, la prudence est recommandée en ce qui concerne les exercices violents, qu'il est dangereux de pratiquer sans avis médical.

Le meilleur résultat s'obtient, sur le plan cardiovasculaire, lorsque l'effort fait transpirer. Le cœur doit battre aux alentours de 120 (mais pas au-delà de 145 si vous avez passé la quarantaine). Parcourir à petites foulées un kilomètre et demi chaque jour en une dizaine de minutes constitue l'idéal.

Les signes qui doivent vous inquiéter après un exercice car ils indiquent une déficience physique sont les suivants : évanouissement, étourdissement, insuffisance respiratoire ou pâleur anormale. Dans ce cas, consultez un médecin. Il vous aidera, progressivement, à retrouver une bonne condition physique.

Après un jogging normal d'un kilomètre et demi, on ne doit pas ressentir de fatigue particulière. Le cœur et les poumons retrouvent en principe leur rythme normal en moins de 10 minutes. Contrôlez donc votre pouls avant et après. Une course de cette durée est censée tonifier et procurer un certain bien-être. Un individu en bonne santé y puise d'ordinaire un regain d'énergie.

Table 6 : Hygiène buccale

1) *Vérifications :* il est conseillé de se rendre régulièrement chez son dentiste pour faire retirer le tartre qui se forme entre les dents et la gencive sous l'action

de la salive, et de se faire examiner deux fois par an pour détecter d'éventuelles caries ou lésions de la bouche, de la langue ou des gencives.

2) *Sucre :* limitez votre consommation de bonbons. Il est préférable d'absorber en une seule fois une grande quantité d'aliments sucrés qu'une moindre en plusieurs prises au cours de la même journée. Si vous mangez des bonbons, rincez-vous la bouche aussitôt après. Il est important de faire disparaître le sucre qui s'est déposé sur vos dents dans les minutes qui suivent. Car les bactéries qui s'attaquent à vos dents grâce à ce film sucré atteignent une virulence maximum en moins d'un quart d'heure. Évitez de sucer des bonbons (et d'en donner aux enfants). Si vous ne pouvez vous en passer, remplacez-les par des figues, des dattes, des raisins secs ou n'importe quel autre fruit.

3) *Rinçage :* il est vivement conseillé de se rincer la bouche non seulement après avoir consommé du sucre, mais également des aliments acides – le jus d'orange, par exemple, attaque l'émail.

4) *Entre les dents :* pensez à vous servir d'un fil dentaire pour extraire les particules alimentaires qui se glissent entre les dents et que la brosse ne parvient pas à enlever. Le plus souvent possible. Les cure-dents souples en forme de coin et le water-pic sont également des techniques efficaces.

5) *Fluor :* si l'eau courante dont vous disposez n'a pas été enrichie en fluor, demandez à votre dentiste de vous prescrire des bains de bouche, un dentifrice ou des cachets qui en contiennent.

6) *Brossage :* on accorde aujourd'hui moins d'importance à la nécessité de se brosser les dents, car on ne juge plus cette forme d'hygiène buccale aussi efficace que par le passé. Aucun brossage n'est en mesure de prévenir une dégradation ou une maladie des gencives. De nombreuses ethnies qui ne se brossent pas les dents ont moins de cas de caries que celles qui le font. Le brossage, cependant, peut être utile dans la mesure où on le pratique avec modération. Trop vigoureux, il risque d'abîmer l'émail qui est fragile.

Demandez à votre dentiste ou à votre pharmacien des comprimés qui, lorsque vous les aurez mâchés, feront apparaître la plaque dentaire, sorte de film constitué de sucre où abondent les bactéries, à la fois gommeux, transparent et très adhésif, et qui se colorera sous l'effet de ces pastilles inoffensives. Insistez sur les endroits ainsi teintés avec une brosse en poil souple et naturel (et non en nylon dur).

7) *Dents blanches :* les dents sont rarement véritablement blanches ; elles tirent légèrement sur le jaune contrairement à ce qu'annoncent les publicités pour les pâtes dentifrices. Vous ne les rendrez jamais blanches en les brossant ; vous risquez seulement d'abîmer l'émail et de faire apparaître l'ivoire situé en dessous et qui est encore plus jaune. Aucun dentifrice ne peut blanchir les dents. Si les vôtres sont ternies, prenez conseil auprès de votre dentiste.

8) *Bain de bouche :* deux rinçages par jour avec de l'eau, qu'elle soit pure ou salée, suffisent à maintenir une bonne hygiène buccale. Il n'est pas nécessaire d'y ajouter un produit pharmaceutique quelconque, à moins qu'on ne souhaite une haleine parfumée aux plantes aromatiques (clou de girofle ou autre). Les produits pour bains de bouche vendus dans le commerce, qu'ils soient agréables ou non au goût (certains fabricants les rendent délibérément déplaisants pour convaincre le consommateur d'une meilleure efficacité), ne stérilisent pas plus la bouche, en réalité, qu'ils ne font disparaître une mauvaise haleine ; tout au plus dissimulent-ils cette dernière – et seulement pour quelques minutes.

9) *Mâcher :* mastiquez le plus souvent possible des aliments fermes ou résistants, qui tonifieront vos gencives

tout en nettoyant vos dents et en confortant leur assise. (Ne font partie de cette catégorie, bien entendu, ni caramels ni nougats durs.)

Table 7 : Test de surdité

On teste la perte de l'acuité auditive à l'aide d'un audiomètre, appareil qui permet de progresser décibel par décibel. Avec une perte de 20 décibels il vous est difficile, par exemple, de suivre une pièce de théâtre. Et avec une perte de 30 décibels, vous avez besoin d'un appareil pour participer à une conversation de salon. À partir de 50 décibels, vous entendez très mal, même au téléphone.

Testez-vous vous même en répondant par oui ou non aux questions suivantes :

• Entendez-vous mieux au téléphone que dans le cadre d'une conversation normale ?

• Avez-vous souvent des difficultés à suivre un commentaire télévisé ?

• Éprouvez-vous fréquemment le besoin de porter la main à votre oreille pour mieux entendre ?

• Vous arrive-t-il souvent de cesser d'écouter votre interlocuteur parce que vous avez du mal à saisir ce qu'il dit ? (Cela ne vous arrive que depuis peu.)

• Vous arrive-t-il de comprendre de travers ?

• Placez le tic-tac d'une montre près de votre oreille, puis derrière, contre l'os. L'entendez-vous mieux quand il est contre l'os ?

Si vous avez répondu par l'affirmative à l'une des questions ci-dessus, vous souffrez d'une perte d'acuité auditive et devriez consulter.

Table 8 : Drainage postural

Le drainage postural est une méthode permettant l'évacuation des sécrétions pulmonaires. Elle consiste à faire prendre au malade une position dans laquelle il a la tête plus bas que les épaules, ce qui a pour effet de provoquer ou d'aggraver sa toux, le résultat désiré étant d'assurer une meilleure expectoration des mucosités. Cinq minutes environ suffisent. Les séances sont à renouveler matin et soir.

La position classique, qui consiste à s'allonger sur un lit et à laisser glisser la tête et le buste vers le sol, n'est pas conseillée. On risque de tomber ou de se trouver en contact avec de la poussière, ce qui peut provoquer une réaction allergique chez un individu sensible.

La meilleure méthode consiste à placer un gros coussin sous l'aine du malade. Ce dernier, ainsi allongé, posera le visage sur une serviette. On lui glissera sous la poitrine d'autres coussins plus petits, si nécessaire, afin qu'il puisse se détendre en étant confortablement installé.

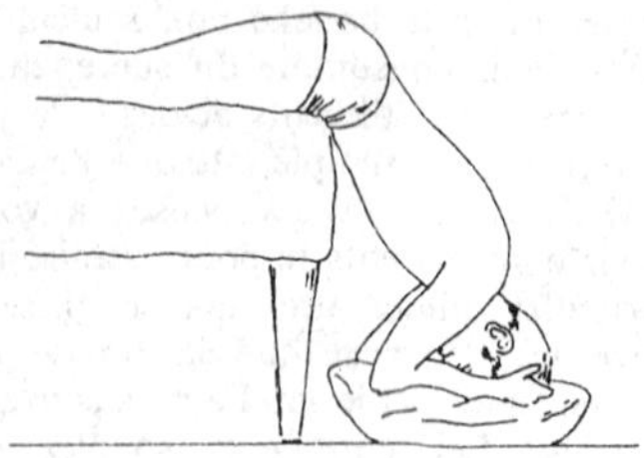

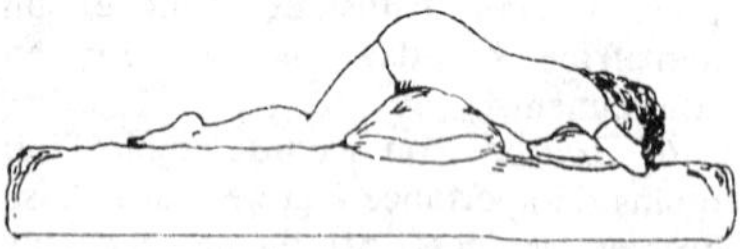

Table 9 : Respiration yoga modifiée

Exercice A : tenez-vous droit, debout face à un miroir, les bras le long des côtés, après avoir ouvert la fenêtre en grand.

Inspirez longuement par le nez, en emplissant d'air vos poumons, d'abord par l'abdomen, puis le bas de la poitrine et enfin le haut presque au maximum. Tandis que vous inspirez, glissez lentement vos mains au-dessus de votre tête de manière à ce qu'au moment où vous finissez elles se rejoignent. Cette manière de respirer oblige la partie la plus basse des poumons à travailler (alors qu'elle est négligée d'ordinaire). Retenez votre souffle en gardant les mains au-dessus de votre tête pendant quelques secondes. Expirez lentement en laissant redescendre vos bras. Répétez quatre fois cet exercice.

Exercice B : inspirez comme dans l'exercice A, mais expirez rapidement, complètement, en soufflant par la bouche, tout en faisant redescendre rapidement vos mains le long de vos côtés. Répétez cet exercice quatre fois.

Exercice C : inspirez comme dans l'exercice A, mais expirez lentement et *vigoureusement* par la bouche en ne laissant qu'une petite ouverture, comme si vous vouliez siffler, ou gonfler un ballon qui résiste. Répétez cet exercice deux ou trois fois.

Les exercices A, B, et C sont à exécuter successivement et trois fois par jour.

Table 10 : Tests de capacité pulmonaire

Test d'expiration : il est nécessaire d'utiliser une montre marquant les secondes.

Inspirez profondément ; puis, en ouvrant grand la bouche, videz vos poumons aussi vite et aussi complètement que possible. La durée normale de l'opération est de trois à quatre secondes (légèrement inférieure pour un individu jeune, légèrement supérieure pour une personne d'un certain âge). S'il vous faut 6 secondes ou plus, vos poumons sont obstrués, ce qui peut être le signe d'une bronchite chronique, d'un emphysème ou autre maladie pulmonaire.

Dilatation de la poitrine : mesurez votre tour de poitrine avec un mètre souple après une expiration normale – cette mesure se prend, pour les hommes, en faisant passer le mètre directement sur les mamelons, et pour les femmes en le glissant immédiatement sous les seins. Mesurez de nouveau au moment de la dilatation la plus complète, au point culminant de l'inspiration. La dilatation doit être au minimum de 3 à 5 centimètres. Si elle est inférieure, vos poumons ont perdu de leur élasticité. Faites-vous examiner par un médecin.

Test de l'allumette : allumez une allumette et tenez-la à une quinzaine de centimètres de votre bouche. Prenez une profonde inspiration ; puis, en gardant la bouche largement ouverte, soufflez sur la flamme pour l'éteindre. Une insuffisance pulmonaire rendra l'opération difficile, voire impossible. Si vous n'y parvenez pas, cela signifie que votre capacité vitale est très amoindrie.

Table 11 : Comment éviter la constipation

Prenez vos repas à heures régulières.

Présentez-vous chaque jour à la selle à la même heure en vous imposant délibérément cette habitude. Le meilleur moment est environ une demi-heure après le petit déjeuner.

Donnez-vous une dizaine de minutes. Et ne vous forcez pas. Soyez détendu. Occupez-vous, par exemple, en lisant le journal, ou un magazine.

Prenez de l'exercice.

Buvez un demi-verre d'eau chaude quotidiennement une demi-heure avant le petit déjeuner. Buvez au moins huit verres de liquide par jour, dont au moins deux de jus de fruits.

Les laxatifs sont absolument déconseillés. Consommez des fruits, des crudités, du son, des aliments riches en cellulose, du pain à base de farines complètes et des céréales.

Si tous ces efforts ne suffisent pas, ajoutez un aliment inerte augmentant le volume des déchets (n'importe quelle préparation à base de psyllium ou autres mucilages). Les graines de plantain sont également efficaces et meilleur marché (on se les procure sans ordonnance). Vous pouvez aussi essayer d'utiliser un laxatif doux.

Si vous avez encore des difficultés, une cuillerée à soupe d'huile de paraffine prise avec un jus de fruit au coucher peut aider. Une telle pratique ne doit cependant jamais devenir une habitude car l'huile de paraffine prévient l'absorption des vitamines liposolubles telles que A et K.

Après le retour à la normale, supprimez doucement les adjuvants utilisés en quelques semaines.

La rééducation demande d'une dizaine de jours à un mois.

Table 12 : Comment éviter d'avaler de l'air (aérophagie)

1) *Soupirer :* la plupart des gens soupirent au bureau ou pendant les périodes de stress, souvent sans s'en rendre compte. Et quand on soupire on avale de l'air. Si vous ne pouvez échapper au stress, essayez de prendre conscience que vous soupirez et de vous en empêcher.

2) *Manger :* n'avalez pas le contenu de votre assiette à toute vitesse et ne mangez pas quand vous êtes énervé : dans ces deux cas vous absorbez aussi de l'air. Expirez pendant que vous mâchez ou juste avant de déglutir.

3) *Boire :* ne buvez pas trop en mangeant. Mais à la fin du repas. Prenez des gorgées normales, ni trop petites ni trop grandes. Servez-vous d'un verre ou d'une tasse et plongez votre lèvre supérieure dans le liquide en inclinant le récipient.

4) *Aliments et boissons :* évitez toutes les boissons contenant du gaz carbonique, qu'il s'agisse de sodas ou de champagne, ainsi que toutes celles dans lesquelles on a introduit de l'air (laits maltés, milk-shakes, beurre frappé, tout ce qui a été battu, les gâteaux poreux, par exemple). Si vous souffrez d'aérophagie, évitez les légumes connus pour provoquer la flatulence comme les haricots, le chou, et les choux de Bruxelles. N'absorbez pas non plus de liquides très chauds, car inconsciemment vous aspirez de l'air pour les refroidir.

5) *Tabac :* fumer fait saliver, l'excès de salive oblige à déglutir et ce mouvement augmente l'absorption d'air.

6) *Avaler :* il est courant, quand on souffre d'aérophagie, d'avaler de l'air dans l'espoir d'expulser celui qui gêne ; mais on en absorbe plus qu'on n'en renvoie ; par conséquent, chaque tentative de ce genre ne fait qu'aggraver le malaise.

7) *Intestins :* ne retenez jamais un besoin de défécation ; satisfaites-le immédiatement. Quand on se retient, les gaz qui se trouvent normalement dans le côlon se réunissent et provoquent des ballonnements.

Table 13 : Tables du poids idéal de l'homme et de la femme

Âge : 25 ans et plus. Talons : 5 cm pour les femmes ; 2,5 cm pour les hommes. Vêtements : d'intérieur. Pour connaître le poids sans vêtements : déduire 2 ou 3 kg pour les hommes, 1 ou 2 pour les femmes.

Hommes			
cm	ossature fine	ossature moyenne	ossature forte
157	51 kg	56 kg	64 kg
160	52	58	65
163	54	59	67
165	55	60	69
168	56	62	71
170	58	64	73
173	60	65	75
175	62	67	77
178	64	69	79
180	65	71	81
183	67	74	84
185	69	75	86
188	71	78	88
191	73	80	90
193	74	82	93
196	76	85	95

Femmes			
cm	ossature fine	ossature moyenne	ossature forte
147	42 kg	46 kg	54 kg
150	43	47	55
152	44	49	57
155	45	50	58
157	46	51	59
160	48	53	61
163	49	54	63
165	50	56	65
168	52	58	66
170	54	59	68
173	55	60	70
175	57	62	72
178	59	63	74
180	61	65	76
183	63	67	79
185	64	68	81

Table 14 : Gymnastique matinale quotidienne

Le sretching quotidien vaut pour toutes les classes d'âge, mais il est spécialement essentiel pour les gens sédentaires et à partir de la quarantaine.

Le stretching yoga se pratique le matin avant de quitter le lit. Dès que vous ouvrez les yeux, avant d'avoir attaqué les activités de la journée, commencez le premier exercice.

1) Étirez d'abord une jambe. Elle devient plus longue que l'autre. (Vous devez ressentir cette élongation dans vos mollets, vos chevilles et vos doigts de pied.) Faites de même avec l'autre. Et recommencez alternativement avec l'une et l'autre quatre ou cinq fois de suite.

2) Allongez ensuite un bras jusqu'à ce qu'il dépasse l'autre ; aussi loin que possible jusqu'à ressentir une tension dans les épaules, les poignets et les doigts. Puis relevez le bras en l'air. Faites le même exercice avec l'autre bras. Et recommencez quatre ou cinq fois de suite.

3) Étirez le cou, en forçant tantôt d'un côté, tantôt de l'autre, le plus loin possible ; arquez alors le dos au maximum. Détendez-vous. Reprenez l'exercice autant de fois qu'il vous semble nécessaire.

4) Sortez du lit. Avant de courir vers la salle de bains ou de sauter dans vos vêtements, étirez-vous (étirez toutes les parties de votre corps qui vous tentent). Ne vous dépêchez pas. Votre corps, à présent détendu, va également vous aider à vous détendre l'esprit.

Table 15 : Comment soulever un objet lourd

Tenez vos pieds écartés à une trentaine de centimètres l'un de l'autre et placez-vous près de l'objet. Pliez les genoux, attrapez l'objet et relevez-vous lentement en poussant sur les jambes (et jamais en forçant sur le dos) jusqu'à ce que vos jambes soient tout à fait tendues.

Les hernies apparaissent lorsqu'on fait appel aux muscles du dos au lieu d'utiliser ses jambes.

Table 16 : Tests et signes supplémentaires de grossesse

Glandes de Montgomery : non remarquables d'ordinaire, les glandes de Montgomery, petites protubérances situées sur les aréoles (ces cercles de couleur plus foncée qui entourent le bout des seins), s'élargissent durant la grossesse.

Signe de Jorissen : la grossesse se révèle lorsque le pouls ne s'accélère pas alors qu'on passe de la position horizontale à la position verticale.

Signe de Jacquemier : après la quatrième semaine de grossesse, une tache de couleur violacée apparaît sur la muqueuse vaginale immédiatement au-dessous de l'orifice urétral.

Table 17 : Méthode Semans contre l'impuissance et la frigidité

Les techniques suivantes, destinées à améliorer le fonctionnement sexuel, ont été conçues par le Dr James Semans de la Duke University, U.S.A.

Impuissance : cette thérapie traite à la fois l'impuissance et l'éjaculation précoce. Le principe est d'établir une relation sexuelle sans qu'elle se concrétise par l'acte lui-même.

L'expérience va s'étendre sur plusieurs jours, plusieurs semaines ou même plusieurs mois. En ce qui concerne le mode même des rapports, on ne prescrit rien de particulier. Les partenaires conservent leur pleine et entière liberté. On leur demande simplement d'être nus pour les séances.

L'homme est stimulé et excité jusqu'à approcher l'orgasme. Au dernier instant, sa compagne saisit le pénis entre le fourreau et la tête en plaçant le pouce dessous et deux doigts dessus, et le maintient ainsi fermement pendant trois à six secondes. Pour une raison que nul ne sait encore expliquer, cette simple pression prévient l'orgasme et provoque souvent le relâchement du pénis. On renouvelle l'opération plusieurs fois. Éventuellement on autorise l'éjaculation, mais seulement en fin de séance.

Après un certain temps, on développera l'approche On encouragera alors par exemple le contact génital entre les partenaires mais sans permettre encore la pénétration. On demande à la femme de rester en mesure, à tout moment, de contrôler la montée de l'orgasme en réprimant manuellement l'éjaculation.

Aucune tentative de pénétration ne doit avoir lieu avant que les deux partenaires ne se sentent également prêts. Le moment venu, l'introduction du pénis dans le vagin doit se faire posément. L'homme restera ensuite immobile pendant un moment. Ce n'est qu'après avoir recouvré une certaine maîtrise qu'il pourra, avec circonspection, s'autoriser des mouvements lents.

Cette méthode, naturellement, peut connaître des échecs. Mais elle a fait ses preuves, tant en milieu hospitalier qu'auprès de simples particuliers. Et nombreux sont ceux qu'elle a aidés.

Tout le mécanisme repose sur l'idée d'éliminer, chez l'homme, la crainte, que ce soit celle de ne pas avoir d'érection, ou, s'il en a, d'éjaculer précocement. Il n'éprouve plus l'angoisse d'un éventuel échec puisqu'il n'a ni prouesse à accomplir ni d'autre partenaire à satisfaire que lui-même, l'acte sexuel étant proscrit. Il peut ainsi se décontracter et goûter simplement le plaisir de faire l'amour. Il apprend de cette manière à se détendre par la suite également pendant l'acte.

Frigidité : comme dans la thérapie précédente, l'acte sexuel s'efface ici au profit de l'activité ludique. Ni limite dans le temps ni horaire à respecter. Le jeu se poursuit jusqu'à ce que la femme éprouve une forme durable de plaisir, ce qui ne signifie pas nécessairement un orgasme. Dans ce cas également, aucune pénétration n'est amorcée pendant la phase d'acclimatement, devrait-elle durer des semaines ou des mois.

Le temps consacré au jeu durant cette période préliminaire est indéniablement plus long que dans le cadre de rapports dont l'aboutissement normal est l'orgasme masculin. On ne se soucie pas ici de conclure. Seules importent la détente et la satisfaction de la partenaire féminine – sans tensions, astreintes, ni angoisses. Une seule recherche pour elle, celle de son plaisir. Les rôles sont ainsi distribués qu'elle ne peut plus se limiter à rester simple spectatrice du désir de son compagnon. Elle est la seule raison d'être, la seule justification de cette séance. Elle ne peut rester neutre car il lui est difficile de ne rien ressentir.

Il convient naturellement de témoigner quelques égards au partenaire masculin à la fin de la séance afin d'éviter qu'il ne se trouve trop frustré.

La frigidité peut avoir de multiples causes : crainte, sentiment d'incompétence, ignorance en matière d'anatomie et de la fonction du clitoris, refoulement, traumatismes divers (viol, tentative de viol, expériences malheureuses). Elles peuvent pour la plupart être surmontées grâce à ce mode de thérapie.

Table 18 : Lotions solaires protectrices et bronzantes

Aussi efficaces que les produits vendus dans le commerce, et beaucoup moins onéreuses, les préparations suivantes peuvent être réalisées par un pharmacien sans ordonnance :

Pour se protéger du soleil :

Acide aminobenzoic N.F. 0,20 g.

Dioxide de titanium U.S.P. 0,40 g.

Onguent hydrophile (quantité suffisante pour 2 g).

Ou : Vaseline rouge.

Crème apaisante après soleil :

Oxyde de zinc (suffisamment pour en faire une pâte)

Lotion de calamine

Glycérine (dans la proportion de 20 %)

Eau de rose.

Lotion bronzante :

Huile de paraffine 45 %

Huile de sésame 45 %

Essence de wintergreen 10 %

Ajoutez un parfum de votre choix si vous souhaitez un mélange aromatisé.

Table 19 : Les tiques : comment s'en débarrasser

Les tiques abondent dans les broussailles et les régions boisées pendant tout l'été. Marron, ou couverts de taches brunes, ces insectes ont une forme plate et sont recouverts d'une sorte de carapace extrêmement résistante. Ils mesurent environ 3 millimètres de long.

Ils se fixent dans les vêtements ou dans la fourrure des animaux, puis se dirigent vers la peau sous laquelle ils s'enfoncent en pratiquant une ouverture indolore, choisissant de préférence les endroits pileux comme le pubis, le dessous des bras et particulièrement le crâne. En un jour ou deux, nourris de sang et de fluides tissulaires, ils atteignent un centimètre.

Il faut noter cependant que toutes les tiques ne sont pas obligatoirement des agents infectieux, pas plus que tous les moustiques ne sont forcément porteurs de maladies.

Il ne faut *jamais* toucher les tiques sans s'être protégé les mains. Il ne faut pas non plus les *écraser* sur la peau car on risque de la contaminer en libérant les fluides dont se compose l'insecte. La meilleure méthode pour les extraire consiste à verser une goutte de kérosène, de térébenthine ou d'essence dessus. Si vous n'avez aucun de ces produits à votre disposition, remplacez-les par une substance grasse ou par une huile quelconque (ce qui gênera sa respiration). Après application du liquide, retirez doucement la tique à l'aide d'une pince à épiler. En agissant brutalement ou trop énergiquement, on court le risque de laisser la tête ou des crochets incrustés dans la peau, ce qui nécessiterait par la suite l'intervention d'un médecin. Il faut en dernier lieu nettoyer la région contaminée à l'eau et au savon, et, dans la mesure du possible, la désinfecter.

Table 20 : Comment dépister le cancer du sein

Une fois par mois, et de préférence une semaine après les règles, vérifiez que vous n'avez pas de tumeur au sein. Ce simple examen ne prend que quelques minutes et peut vous sauver la vie. On peut guérir le cancer du sein si on le prend à temps.

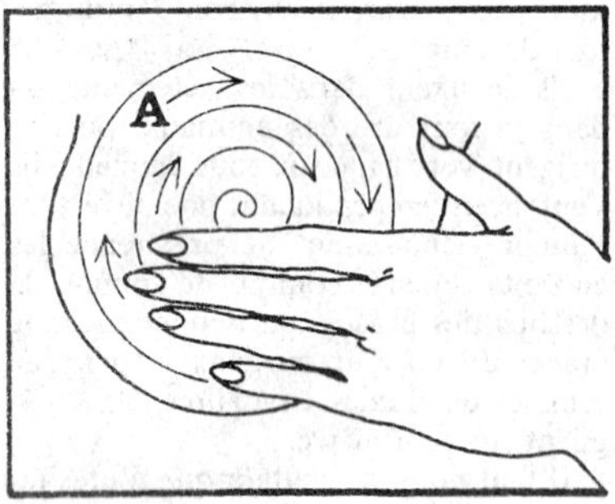

Ce dessin décrit la méthode qui permet à une femme de dépister elle-même le cancer du sein. Sous la douche ou dans votre bain, pendant que la peau est encore humide et glissante, palpez attentivement vos seins, en partant du point A comme sur le dessin reproduit ici et en suivant le sens des flèches. Gardez les doigts à plat et recherchez doucement une grosseur ou un épaississement.

Si vous découvrez un endroit où la peau s'est épaissie, bosselée, ou une anomalie quelconque, consultez votre docteur. Ces troubles sont la plupart du temps bénins, mais seul un médecin pourra l'affirmer.

Table 21 : Aspirine

L'aspirine est un médicament merveilleux, susceptible de provoquer cependant des réactions secondaires, dont certaines peuvent être graves, particulièrement sur les organismes sensibles.

Voici quelques notions à retenir à propos de l'aspirine :

• Prendre plus de deux cachets à la fois n'ajoute rien sur le plan de l'efficacité.

• Les asthmatiques et les personnes souffrant d'allergie sont particulièrement sensibles à l'aspirine. Un individu sur cinq en moyenne y réagit mal.

• Ce médicament est dangereux pour ceux qui prennent des anticoagulants car c'en est un dans une certaine mesure. Il provoque fréquemment des saignements de l'estomac.

• L'aspirine est dangereuse pour ceux qui ont un ulcère ou ceux qui y sont prédisposés.

• L'aspirine est dangereuse pour les femmes enceintes ; elle est nuisible pour le fœtus.

• L'aspirine est dangereuse pour ceux qui suivent un traitement antidiabétique ou antigoutteux.

• L'aspirine peut occasionner des brûlures d'estomac, des nausées, des vertiges, des bourdonnements d'oreille, une surdité, une stupeur et même la mort.

• L'aspirine peut être trop ancienne pour être utilisée. Si le flacon dégage une odeur vinaigrée, ou si les cachets ont un aspect boursouflé ou velu, jetez-les.

• Prendre quarante cachets d'aspirine dans la même journée peut s'avérer mortel.

L'aspirine bon marché comme la plus chère sont identiques sur le plan de l'action, de la pureté et de l'efficacité. En outre, quoi qu'affirment de coûteuses publicités, il n'y a aucune différence entre les produits tamponnés, composés et dragéifiés. L'Alka-Seltzer et les préparations similaires offrent un certain intérêt dans la mesure où l'aspirine est aussitôt dissoute dans l'eau. (C'est quand on prend l'aspirine avec de l'eau tiède qu'elle agit le plus rapidement.) L'Alka-Seltzer, cependant, a une forte teneur en sodium, ce qui est contre-indiqué pour ceux qui souffrent d'hypertension ou autres troubles cardiaques, et pour les obèses.

L'aspirine est un bon médicament sur le plan général. Ne l'utilisez qu'en cas de besoin véritable. Et n'en abusez en aucun cas. C'est une drogue puissante : respectez-la.

Table 22 : Secourisme : ranimation cardiaque et pulmonaire

(Respiration artificielle et massage cardiaque externe)

Les secondes comptent. Tandis que vous attendez le docteur ou l'ambulance, la victime d'une crise cardiaque peut être maintenue en vie si vous agissez rapidement. Tout le monde est

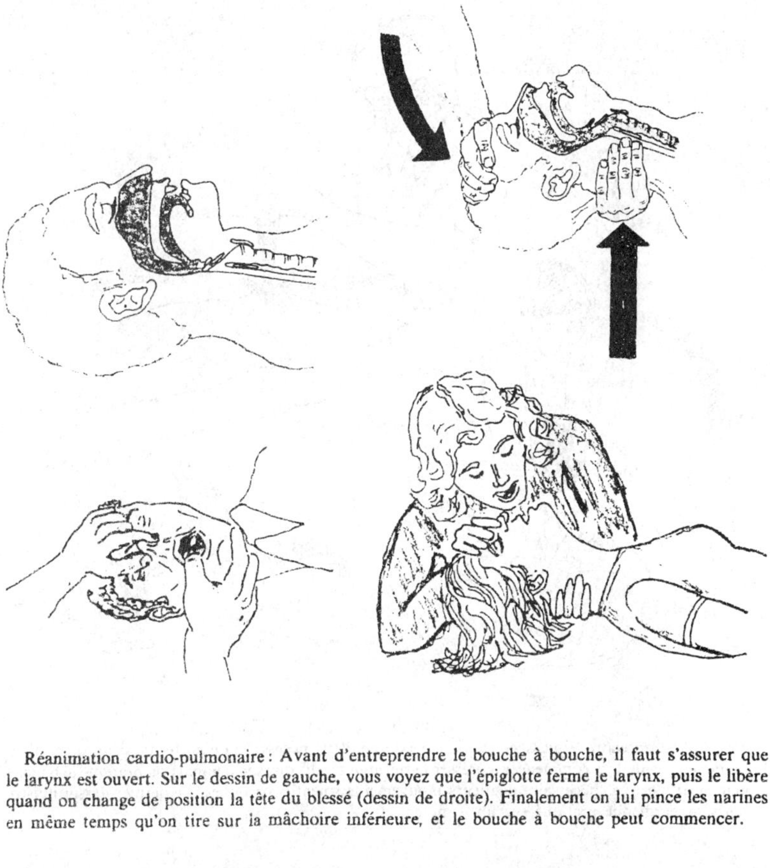

Réanimation cardio-pulmonaire : Avant d'entreprendre le bouche à bouche, il faut s'assurer que le larynx est ouvert. Sur le dessin de gauche, vous voyez que l'épiglotte ferme le larynx, puis le libère quand on change de position la tête du blessé (dessin de droite). Finalement on lui pince les narines en même temps qu'on tire sur la mâchoire inférieure, et le bouche à bouche peut commencer.

capable de pratiquer les soins d'urgence que nous allons vous décrire, qui impliquent cependant de faire preuve de calme et de détermination.

Dans ce type de problème, il est courant que non seulement le cœur de la victime s'arrête, mais sa respiration également. Il est plus facile d'opérer la ranimation si l'on est deux, l'un pratiquant la respiration artificielle tandis que l'autre exerce le massage cardiaque. Il convient d'allonger le malade sur le dos sur une surface dure, sur le sol par exemple (un lit ou un divan seraient trop souples). Redressez-lui le menton. Assurez-vous que ni son nez ni sa gorge ne sont obstrués. Pincez-lui les narines de manière à ce que l'air ne puisse s'en échapper lorsque vous allez lui souffler dans la bouche au rythme minimum de douze respirations par minute. (Une respiration toutes les cinq secondes ; pour un enfant, toutes les trois secondes.) (Comptez mentalement « une seconde, deux secondes, trois secondes, quatre secondes, cinq secondes »

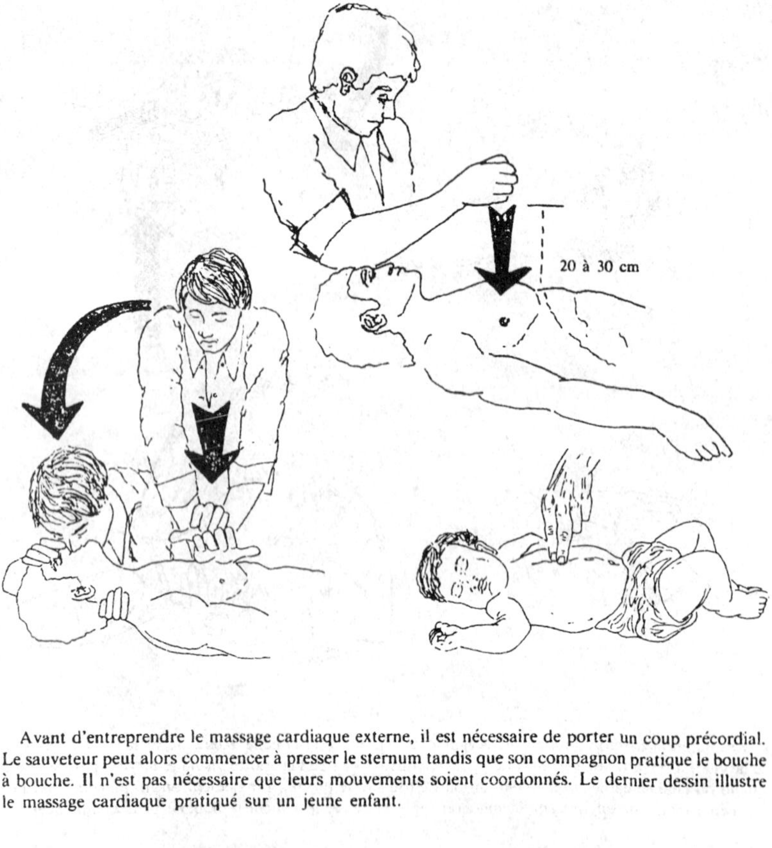

Avant d'entreprendre le massage cardiaque externe, il est nécessaire de porter un coup précordial. Le sauveteur peut alors commencer à presser le sternum tandis que son compagnon pratique le bouche à bouche. Il n'est pas nécessaire que leurs mouvements soient coordonnés. Le dernier dessin illustre le massage cardiaque pratiqué sur un jeune enfant.

pour évaluer une durée de cinq secondes.) La poitrine du malade va se gonfler modérément à chaque fois que vous soufflez ; que cela ne se produise pas est signe d'une obstruction que vous devez rechercher sans tarder. Après chaque expiration, libérez la bouche du malade pour laisser l'air en ressortir. Il faut poursuivre la respiration artificielle jusqu'à ce que le malade recommence à respirer de lui-même, ou jusqu'à l'arrivée des secours.

L'autre sauveteur pendant ce temps (la coordination n'est pas nécessaire) exercera le massage cardiaque. Il pose une paume vers le bas du sternum (l'extrémité même du sternum est située trop bas), et il place son autre main en croix sur la première. Il se laisse alors peser de tout son poids sur ses deux mains, en gardant les bras en extension, au rythme de soixante à soixante-dix pressions par minute (moins d'une pulsion par seconde n'offre que peu d'intérêt). Pour un enfant, le rythme doit s'établir aux alentours de deux pressions à la seconde. Le sternum va s'abaisser de 4 à 5 cm. Si vous n'enregistrez aucune réaction après plusieurs minutes, essayez de donner un coup sec sur le sternum – cela s'avère parfois efficace. Quel que soit le cas, poursuivez le massage cardiaque jusqu'à l'arrivée des secours.

Il n'est pas très facile, pour une seule personne, de pratiquer ces deux opérations en même temps, mais c'est cependant réalisable. Gardez à l'esprit que la respiration est prioritaire. On commence donc par insuffler de l'air au malade, cinq fois de suite, puis on passe au massage cardiaque. On prend ensuite un rythme d'une insufflation pour cinq pressions sur le sternum. Il ne faut jamais interrompre le massage du cœur plus de cinq secondes consécutives.

Passez outre votre sensibilité et ne vous laissez pas décourager. Continuez même si vous avez le sentiment que c'est sans espoir. La liste est longue de ceux qui ne sont revenus à la vie qu'après plus d'une heure d'efforts.

Table 23 : Que faire en cas de saignement du nez

Faites asseoir le malade sur une chaise en lui demandant de tenir la tête droite ; la renverser en arrière fera seulement couler le sang dans la gorge. Aussi étrange que cela puisse paraître, le simple fait de se moucher vigoureusement stoppe parfois l'hémorragie ou du moins peut la freiner considérablement – il faut débarrasser le nez des caillots qui l'encombrent sinon le flot ne s'arrête pas.

Une fois la narine nettoyée, comblez-la avec un tampon de coton que vous presserez de l'extérieur avec le doigt pendant cinq à six minutes.

Si, après que vous avez procédé selon ces indications, le sang continue à couler dans la gorge, il est probable que l'origine du saignement se situe plus en arrière. Le cas est rare. Faites sans délai appel à un médecin.

Table 24 : Table des calories

Toutes les données établies ci-dessous valent pour 100 g d'aliments.

Fruits	*Calories*
Melon	25
Pamplemousse	30
Orange	33
Fraises	37
Pêche	46
Ananas	52
Pomme	60
Poire	60
Myrtilles	61
Pêches (au sirop)	68
Raisin	70
Ananas (en boîte)	80
Banane	90
Figues sèches	270
Dattes	285

Produits laitiers	*Calories*
Lait écrémé	36
Lait	70
Fromage blanc	95
Œufs (2)	150
Crème liquide	204
Crème solide	325
Fromage à pâte molle	370
Gruyère	370
Cheddar	400
Beurre	720
Margarine	720

Féculents	*Calories*
Pâtes	150
Pain complet de froment	240
Pain de seigle	250
Pain blanc	275
Biscuits	342
Riz	360
Cornflakes	372
Beignets	425

Légumes	*Calories*
Champignons	11
Concombre	12
Laitue	15
Courgette	16
Tomate	20
Épinards	20

Aubergine	24
Poivron vert	25
Haricots verts	25
Chou	25
Carottes	30
Broccoli	30
Oignon	32
Petits pois	70
Maïs	85
Haricots en grain	95
Pomme de terre (vapeur)	100
Avocat	245
Pois chiches	290
Conserve de porc aux haricots	290
Lentilles	290
Frites	300
Chips	540

Boissons	*Calories*
Café	0
Thé	0
* Panaché	35
* Coca Cola	46
* Jus de pomme	50
* Bière	50
* Cacao	90
• Gin, vodka	135
• Scotch whisky	140
• Blended whisky	145
• Rhum	150

Viandes, volailles, poissons	*Calories*
Poisson (morue, haddock)	70
Palourdes	81
Langouste	88
Flétan	126
Foie de bœuf	140
Hareng	190
Sardines	215
Corned beef	216
Jambon de Parme	225
Thon (en boîte)	250
Saucisses (type Francfort)	250
Mouton	260
Dinde	265
Poulet	285
Saumon (en boîte)	290-325
Bœuf	325
Huîtres	350
Bœuf haché	360
Jambon de Paris	400
Bacon	610

Desserts	*Calories*
Gélatine (non sucrée)	65
Glaces	205
Tartes	250
Confiture	275
Bretzels	360
Chocolat (en plaque, au lait, avec des noix)	530

Divers	*Calories*
Sucre	285
Cacahuètes grillées ou nature	560
Beurre de cacahuète	576
Mayonnaise	696
Saindoux	900

* Moins d'une demi-tasse ou d'un verre
• 1 dose.

Conseils de santé et de longévité

La santé qu'on définit volontiers comme l'absence de maladie est plus précisément synonyme de vitalité, de forme et d'énergie. L'Occidental moyen est vieux physiquement avant de l'être chronologiquement. Nous sommes fiers de nous-mêmes, de ces inventions et de ces techniques qui nous facilitent tellement la vie en nous la rendant plus agréable. Malheureusement, le confort ne va pas de pair avec la santé ; d'une manière générale une vie plus facile est aussi une vie plus courte.

Prenons l'homme moyen avant la trentaine. Son organisme accuse déjà un certain âge, il n'est plus tout jeune. Soumettons-le à un test, pour voir s'il a du ressort – ce qui devrait être le cas. Peut-il courir sur 200 mètres ? Grimper à toute vitesse deux étages sans s'arrêter et sans trop s'essouffler ? Faire à la nage plusieurs longueurs de bassin ? En réalité, non. Le pourcentage est minime de ceux qui parviennent à surveiller et à préserver leur jeunesse et leur santé en entretenant leur forme physique.

L'organisme mène un combat permanent, de la naissance à la vieillesse, contre l'environnement, contre des bactéries, des virus et des microbes en tous genres. Pour lutter, il doit être en bonne condition physique. Que sa forme fléchisse, il devient vulnérable à n'importe quelle maladie. Car toutes restent là, à portée, prêtes à saisir l'occasion.

Notre civilisation semble vouer un culte à la paresse. Nous prenons la voiture pour aller travailler et l'ascenseur pour monter au bureau, avant de nous asseoir à notre table de travail et également pour déjeuner. Nous reprenons la voiture pour rentrer, et nous restons toute la soirée assis pour dîner puis regarder un film ou la télévision avant d'aller nous coucher. Nous sommes spectateurs au lieu de participer. Il en va de même pour la femme ayant une activité professionnelle, quoique celle qui reste à la maison se comporte mieux. Elle mène une vie beaucoup plus active, entre le ménage, le lavage, les courses, tout ce qu'elle doit transporter ou soulever et le fait de s'occuper des enfants. Physiquement elle est en meilleure forme que son mari plus sédentaire, et les statistiques le prouvent.

L'idée qu'une vie facile contribue à nous préserver est complètement fausse. L'être humain n'est pas une machine – contrairement à la voiture, qui ne s'use que si l'on s'en sert. En ce qui le concerne, moins il utilise son corps, et *moins ce dernier a de chances de durer.* Un entraîneur sait que son cheval doit courir et prendre de l'exercice quotidiennement. Tous les animaux, l'homme compris, ont besoin de bouger.

Physiquement, l'homme est un animal : chez lui, les jambes occupent près de la moitié de la hauteur ; il est fait pour marcher, courir, grimper et même, effectivement, lutter le cas échéant avec ses mains, ses pieds et son cœur. Il a besoin de s'entraîner chaque jour, constamment et vigoureusement, sur le plan physique pour se tonifier et rester en bonne santé.

Notre civilisation a contribué à la réalisation de toutes sortes de progrès merveilleux, mais nous ne devons pas la laisser nous écraser. La vie, par définition, fait de nous des convoyeurs d'énergie : plus nous en dépensons, et plus nous en avons.

La pollution de l'air

La pollution atmosphérique qui sévit désormais dans le monde entier est certainement en partie responsable de la brusque augmentation du nombre de cancers du poumon et de cas d'emphysèmes, de bronchites et autres maladies respiratoires, et ce dans des proportions difficiles à évaluer mais que nous savons prodigieuses. On a déterminé plus d'une quarantaine de substances dans l'atmosphère de nos grandes villes qui s'échelonnent de simplement nocives à hautement toxiques (hydrocarbures, oxydes d'azote, dioxydes d'azote, fumées, poussières épaisses, oxydes sulfureux, monoxyde de carbone, etc.).

Les communautés rurales ne sont pas non plus épargnées – certaines régions sont durement touchées, celles en particulier où sont implantées des exploitations minières, des fonderies ou des cimenteries. Le plomb, le zinc, l'antimoine, toutes sortes de poisons provenant de métaux et bien des résidus d'autres substances sont là, rejetés dans l'air, et le polluent mortellement.

Que ce soit à la ville ou à la campagne, chacun de nous inhale des fibres d'amiante (provenant des garnitures de freins d'automobiles) dont on a découvert récemment le danger qu'elles constituent car elles peuvent provoquer des maladies respiratoires progressives.

Comment parer à cela ? Comment échapper à ce péril qui nous guette ? Les personnes sensibles des poumons, de santé fragile ou d'un certain âge devraient, dans la mesure du possible, quitter les zones polluées. Si leur mode de vie ne le leur permet pas, qu'elles fassent régulièrement des séjours dans des régions plus saines. C'est capital si elles veulent éviter de donner prise à toute une gamme de maladies diverses qui, pour beaucoup, écourtent la vie.

La pollution de l'eau

La pollution de l'eau, que ce soit celle des lacs, des rivières ou des fleuves, constitue désormais un risque réel.

Nos océans, dont la vie sur terre dépend étroitement, ne sont pas non plus épargnés. On y déverse des agents de pollution tels que le mercure, le plomb, des pesticides toxiques, des résidus et du minerai radioactif, et autres poisons. Il est peu que nous puissions faire, sur le plan individuel, pour nous prémunir contre un tel danger, si ce n'est lutter pour préserver notre environnement et empêcher une industrialisation sans cesse croissante de nous écraser.

La pollution par le bruit

Péril plus récent mais réel pour notre santé, la sonorisation excessive et prolongée peut fragiliser l'organisme, augmenter sérieusement le stress, occasionner des ulcères, élever la tension, provoquer des maux de tête, des accidents, accroître le taux de cholestérol et, naturellement, conduire à une surdité. Passer des heures à écouter de la musique rock est très mauvais pour l'ouïe, mais peut entraîner aussi bien d'autres désordres sur le plan physique. Une sonorisation excessive et prolongée doit être reconnue comme un véritable danger pour la santé ; elle peut rendre malade.

En réponse à cette menace, chacun d'entre nous devrait faire l'effort de protéger sa maison des sons gênants en installant de la moquette et d'épais rideaux et en faisant appel à toutes les techniques d'insonorisation dont il dispose. Chacun de nous, d'une manière générale, peut lutter à son niveau contre le bruit.

Les excès de la consommation médicale

Il est tout aussi préjudiciable de ne pas consulter lorsque c'est nécessaire que de le faire à n'importe quel propos. Rester enroué pendant des semaines ou découvrir du sang dans ses urines et ne pas voir un médecin constituent une faute grave à l'égard de soi-même. Mais l'autre excès ne vaut guère mieux.

Drogues et médicaments

Dans la mesure du possible, évitez d'en prendre, même de l'aspirine. Tous ces produits sont dangereux, et représentent un risque calculé en ce sens que les bienfaits qu'on espère de la prise d'un médicament contrebalancent les risques qu'elle comporte. Si l'affection dont vous souffrez est mineure, et vos symptômes légers, essayez plutôt de les supporter. Ne vous droguez pas inutilement. Beaucoup de ces substances produisent, en même temps qu'elles guérissent, des effets secondaires qui parfois s'éternisent et risquent à long terme de compromettre véritablement l'état de santé.

La découverte des antibiotiques a permis de faire des progrès prodigieux dans le traitement de nombreuses maladies. Mais ce type de produit, si on ne le prend pas à bonne dose, risque de ne pas tuer toutes les bactéries et de laisser au contraire une souche résistante dans l'organisme. En outre, les antibiotiques provoquent parfois de graves réactions allergiques, et occasionnellement des complications. On ne doit donc jamais les utiliser sans avis médical.

Les rayons X

Nul ne songe à contester le rôle primordial des rayons X dans la détection d'une maladie, le diagnostic d'une fracture ou le traitement d'un cancer. Leur utilisation comporte cependant certains dangers. Les autorités médicales américaines et russes ont lancé une mise en garde, considérant que le brusque développement de la leucémie récemment enregistré est directement lié à une plus grande exposition que par le passé aux rayons X. Les mères d'enfants leucémiques ont été, pour la plupart, plus longuement soumises à des radiations (avant la conception comme durant la grossesse) que les mères d'enfants normaux. Les radiologues eux-mêmes sont huit fois plus touchés par cette maladie que les autres catégories de médecins.

Il est vrai que nous sommes exposés à la radiation cosmique du soleil et des minéraux radioactifs que recèle le sol ; mais ce rayonnement est généralement minime, sauf dans le cas des ultraviolets solaires susceptibles de provoquer des cancers de la peau.

Une intensité de 450 à 600 r (*r* signifie Roentgen, et représente l'unité de mesure des rayons X ; on utilise quelquefois *rem* qui est son équivalent appliqué à l'être humain) serait fatale dans un cas sur deux. Ce qui signifie qu'un premier individu mourrait immédiatement de contamination radioactive, tandis qu'un second survivrait, mais pour succomber probablement à son tour par la suite d'une leucémie ou d'une maladie quelconque.

Certains pensent que les rayons X agissent comme n'importe quelle blessure ou brûlure, se cicatrisant sans laisser de séquelles, tandis que d'autres considèrent que la cicatrisation n'est jamais totale. Naturellement, personne ne connaît avec certitude les effets précis des radiations sur l'organisme humain.

Parmi les dangers à long terme, outre la leucémie, l'anémie, ainsi qu'une plus grande sensibilité à l'infection, citons la stérilité, aussi bien par atteinte de l'embryon chez la femme enceinte que détérioration du sperme.

On n'utilise plus la radiologie du poumon pour détecter la tuberculose ; et l'équipement hospitalier s'est beaucoup perfectionné. Les appareils utilisés aujourd'hui sont aussi précis et nettement moins dangereux que ceux d'autrefois. On évite cependant d'y avoir recours sans nécessité.

L'isotope du strontium de masse 90 est la seconde menace radioactive qui pèse sur nous. On le trouve dans l'alimentation humaine renfermant du calcium (le lait, par exemple) et il n'épargne aucune région du monde à présent. Ce produit, qui se stocke pour la vie dans nos os, résulte des expérimentations nucléaires effectuées par des nations de plus en plus nombreuses. Et le péril qu'il représente ne cesse de croître.

Le strontium 90 est, de par sa composition, très proche du calcium. Lorsqu'elles manquent de ce dernier, les plantes absorbent à sa place du strontium. Et nombre d'autorités médicales affirment que nous pouvons nous attendre à constater dans les dix ans qui viennent une nette progression de la leucémie qui sera directement imputable à ce produit.

Nutrition, vitamines et obésité

Il n'est pas toujours vrai que nous sommes ce que nous mangeons, mais ce que nous mangeons peut influer considérablement sur notre organisme, ainsi d'ailleurs que sur notre esprit.

La viande n'est pas essentielle, la volaille et le poisson sont nettement plus intéressants, contenant beaucoup moins de graisses saturées (voir *Table 4*) et de cholestérol. Ce dont manque souvent un régime, c'est de fluor, de fer, de vitamine A, et de calcium. Le fluor, constituant indispensable des dents et du squelette, devrait être consommé en cachets si l'eau que vous avez à votre disposition n'en contient pas suffisamment.

La vitamine A est présente en abondance dans tous les légumes frais et de couleur, qu'ils soient verts, jaunes ou rouges. Aucun supplément sous forme de pilule n'est nécessaire. Le fer, source d'énergie indispensable et qui favorise l'oxygénation, se trouve dans les raisins secs, la mélasse et les pois secs ; 50 g de raisins secs par jour procurent une ration suffisante. Le calcium, minéral essentiel du squelette et de la coagulation sanguine, se trouve dans le lait écrémé, le poisson, les noix, les fruits, les céréales complètes, et dans les arêtes friables du saumon en conserve. Le lait entier n'est pas un aliment indispensable à l'adulte ; il n'est en général pas très bien toléré par une large partie de la population, malgré la croyance populaire dans sa valeur nutritionnelle. Il constitue l'aliment idéal pour les nourrissons, mais pas pour l'adulte. La graisse qu'il contient est nocive ; le lait écrémé, cependant, est non seulement plus digeste, mais constitue également une excellente source de calcium.

La taille, le poids et l'intelligence des enfants dépendent souvent de leur mère. Si elle s'alimente mal ou trop peu durant la grossesse, l'enfant peut s'en trouver affecté le reste de son existence.

Le régime végétarien est un excellent régime, à condition d'y inclure du lait et des œufs. Sinon, les enfants de parents s'alimentant ainsi souffriront d'un manque de calcium et d'iode que leur procurent aussi les fruits de mer et la plupart des poissons dans un régime normal.

Pris modérément, le café, le thé, le chocolat et les eaux minérales ne sont pas nocifs, bien que ces trois premières boissons contiennent également de la caféine.

Les aliments produits à l'aide d'engrais organiques sont intrinsèquement meilleurs, mais qu'ils le soient véritablement, quand on constate combien il est difficile de s'en procurer et que leur coût est souvent double ou triple, demande peut-être réflexion. Et s'il vaut effectivement mieux consommer des aliments qui n'ont pas été traités avec des produits chimiques ou des pesticides, on est bien obligé de reconnaître que, malheureusement, dans ce domaine, la production est loin d'être en mesure de satisfaire les exigences de la consommation.

Les vitamines sont des éléments essentiels à la vie humaine, mais notre alimentation quotidienne suffit amplement à satisfaire nos besoins sur ce plan. Les suppléments synthétiques ne présentent aucun intérêt, sauf indication spécifique. La préservation de la valeur vitaminique des aliments, cependant, nécessite qu'on s'y attarde. Le mot clé, à ce sujet, est « moins » : moins longue la durée de stockage, moins longue celle de cuisson (la chaleur détruit la vitamine C), et moins d'eau pour la cuisson.

Les vertus que l'on conférait à la vitamine E ne se confirment pas réellement. Ce n'est pas un aphrodisiaque ; il n'y a aucune preuve qu'elle combatte l'impuissance ni soigne la stérilité. Personne ne connaît réellement ses effets, mais puisqu'on la trouve partout en abondance – dans le germe du blé et d'autres céréales, dans les œufs, les légumes à feuilles, les noix –, il est difficile de croire qu'un habitant d'un pays développé puisse venir à en manquer.

Il en va différemment de la vitamine C, cependant. Le docteur Linus Pauling soutient fermement que la vitamine C à hautes doses peut arrêter ou prévenir un rhume. Cette affirmation ne peut être simplement rejetée, elle a donné lieu à de nombreuses recherches. On a découvert qu'elle se vérifie juste chez un grand nombre d'individus – la vitamine C agit sur certains comme une cure miraculeuse et sur d'autres n'a aucun effet. Elle mérite assurément qu'on lui accorde une certaine attention. Le dosage préconisé pendant un rhume est de 1 à 4 g. La vitamine C demande à être renouvelée quotidiennement, puisqu'elle ne peut être ni stockée ni produite par l'organisme.

A noter en ce qui concerne l'alimentation : le sucre a très mauvaise presse depuis quelques années. On le rend responsable de la plupart des maladies (ce qui pourrait fort bien être exact). On peut lui substituer le miel qui reste tout de même du sucre, quoique légèrement différent et probablement meilleur sur le plan de la santé. Quand vous achetez du miel, assurez-vous que l'étiquette sur le pot ou le bocal spécifie la fleur dont il provient. Car si cette mention n'est pas précisée, il est vraisemblable qu'il arrive d'un rucher industriel où l'on nourrit les abeilles avec de l'eau sucrée.

La véritable obésité, cependant, est un danger pour la santé ; elle élève la tension artérielle, accentue le diabète et les maladies de cœur, diminue l'espérance de vie. On peut le comprendre facilement : le corps a dix à vingt kilos de plus à porter, un réseau sanguin plus étendu qui fatigue le cœur, tandis que les glandes et autres organes sont soumis à une pression supplémentaire.

Les régimes fantaisistes sont toujours dangereux. Certains font effectivement perdre du poids, mais sont très nocifs.

La bonne démarche pour perdre du poids consiste à manger de tout, mais en quantité moindre. De deux tartines au petit déjeuner, on peut passer à une ; de deux cuillerées de sucre dans le café, à une et demie. Et au bout de six mois à un an, la perte de poids est considérable.

La vraie cause de l'obésité est parfois le manque d'exercice, et non une alimentation trop riche. Le jogging, la natation ou simplement une marche rapide pratiqués régulièrement ne brûleront peut-être que 50 g par jour, mais cela signifie éventuellement aussi une perte de dix kilos au bout de six mois.

L'obésité débute généralement à cause des parents. Gaver un enfant de nourriture, l'encourager à un mode de vie sédentaire comme ne pas l'encourager à s'activer pourraient bien être la cause la première et la plus révélatrice de cette maladie (voir *Obésité* **347**).

Les additifs

Des additifs qui se trouvent maintenant dans notre alimentation, un grand nombre n'a jamais été testé. Nous en consommons tous 2,5 kg en moyenne par an.

Les colorants sont pour la plupart dérivés de goudron de houille (dont on annonce régulièrement qu'il est un agent carcinogène). Le glutamate de sodium, d'usage courant, détruit les cellules du système nerveux. Les nitrates ou nitrites, que l'on introduit presque systématiquement dans les viandes traitées et les poissons fumés, peuvent se transformer dans l'estomac en produits cancérigènes.

Le BHT, produit conservateur largement utilisé, reste dans les tissus pendant des années. Et quand le corps maigrit, cet additif est libéré dans l'organisme sans que l'on connaisse exactement ses effets. L'administration d'antibiotiques aux volailles et au bétail pour réduire l'infestation bactérienne et permettre ainsi à l'animal de prendre du poids signifie en fin de compte qu'un fermier quelque part prescrit des antibiotiques au consommateur.

On donne du stilbœstrol aux volailles et au bétail pour les faire grossir. Comme il s'agit d'une hormone sexuelle féminine, très puissante, ce stilbœstrol détruit également la vitamine B dans l'organisme. On peut également se demander si les hommes apprécient d'être ainsi alimentés en hormones féminines sans leur consentement.

Le tabac

Le tabac multiplie les risques de :
- cancer du poumon (taux neuf fois plus élevé chez le fumeur que chez le non-fumeur) ;
- emphysème (directement lié à la consommation de cigarettes, d'ordinaire) ;
- crise cardiaque (deux fois plus fréquentes chez ceux qui fument quotidiennement un paquet et plus) ;
- aggravation des troubles gastro-intestinaux (les ulcères cicatrisent plus difficilement ou deviennent chroniques) ;
- bébé plus petit à la naissance (fumer pendant la grossesse affecte le fœtus) ;
- aggravation des troubles circulatoires (fumer constitue un risque grave pour ceux qui souffrent d'une maladie cardiaque ou vasculaire ; le tabac élève la tension, rétrécit les vaisseaux sanguins de la jambe, des doigts de la main et du pied, et s'avère une cause directe de claudication intermittente (douleur à la marche en raison d'un rétrécissement des vaisseaux) et de gangrène de la jambe).

De nouvelles recherches viennent sans cesse confirmer la dramatique incidence du tabac sur la maladie.

Comment s'arrêter de fumer :

1) Pourquoi fumez-vous ? Dressez la liste de vos raisons. Faites-le honnêtement, et par écrit.

2) Si, entre autres raisons, vous fumez parce que vous avez besoin de tenir un objet, remplacez votre cigarette par un substitut : crayon, stylo, allumette...

3) Est-ce par habitude ? Dans ce cas, glissez un carton dans votre paquet. Et notez chaque cigarette que vous fumez. Vous ne cesserez pas définitivement, mais vous en consommerez moins.

4) Vous craignez de prendre du poids en arrêtant ? Ne vous inquiétez pas. Chaque problème en son temps. Quand

vous aurez réglé celui-ci, il vous semblera beaucoup plus facile de vous débarrasser ensuite de quelques kilos superflus.

5) Vous avez besoin d'une cigarette dans un moment de stress ? Essayez l'exercice physique. Le jogging, la natation, n'importe quel sport un peu vif réduisent mieux la tension mentale que ne le procure le tabac.

6) Vous vous croyez dépendant du tabac ? Rappelez-vous que vous n'avez pas forcément envie de toutes les cigarettes que vous portez à vos lèvres. On fume souvent plus par anticipation du plaisir que par désir réel. On peut donc supprimer un certain nombre de cigarettes. Efforcez-vous d'abord de ne fumer que celles dont vous sentez ne pas pouvoir vous passer, et vous découvrirez probablement que vous avez réduit votre consommation de moitié. Essayez ensuite, au bout d'une semaine ou deux, d'arrêter complètement. Si vous n'y arrivez pas, demandez l'aide d'un médecin. Beaucoup de gens également ont réussi à se débarrasser de cette mauvaise habitude grâce à l'hypnose, en consultant un psychologue, ou par la thérapie de groupe, en se réunissant avec d'autres fumeurs pour discuter du problème.

Si l'on désire vraiment abandonner le tabac, on trouve toujours un moyen.

Cœur

Toutes indications à ce sujet sont données dans la deuxième partie au chapitre 8 et dans *Signes précurseurs*, dans la troisième partie, *Affection cardiaque*, p. 591.

Santé de l'œil

Tous les enfants devraient avoir leur vision vérifiée pas plus tard qu'à leur entrée à l'école, qu'ils éprouvent ou non des troubles.

Les symptômes aigus nécessitant une investigation sont les suivants : intolérance à la lumière vive, clignements continus, flou de la vision, et passage de taches devant les yeux.

Les symptômes moins inquiétants qu'il convient également d'explorer sont : aversion à la lecture, fatigue anormale sans usage excessif, nombre d'erreurs anormales quand on écrit, difficultés de concentration, maux de tête, particulièrement ceux qui irradient d'un œil à l'autre.

Les règles à respecter :

Quand on lit, qu'on écrit ou pour toute autre activité obligeant à voir de près, la source lumineuse doit être fixe, non éblouissante de manière à faciliter la lecture, et se trouver derrière soi.

Les montures de lunettes doivent être incassables ou du moins en plastique.

Évitez les lumières qui brillent directement dans les yeux. Choisissez de préférence des éclairages indirects, des ampoules blanches de même que des lampes à abat-jour.

La pièce entière doit être éclairée, et non seulement le coin dans lequel vous travaillez.

Lorsqu'on lit ou écrit beaucoup, il faut se reposer les yeux une minute de temps à autre en les fermant ou en regardant des objets éloignés.

Le port de verres teintés la nuit ou dans des lieux sombres n'est pas conseillé. Même de jour, le port de ce genre de lunettes devrait être réservé aux lumières vives, sauf indication médicale (voir *Syndrome des lunettes noires*, p. 243).

Santé de l'oreille

Les personnes sujettes aux infections de l'oreille devraient s'efforcer de ne jamais y laisser pénétrer d'eau.

Se gratter l'oreille à l'aide d'un cure-dents ou d'une allumette est une excellente façon de se crever le tympan et d'infecter l'oreille moyenne. La membrane du tympan n'est pas placée très loin dans le conduit auditif et peut être facilement blessée.

Toute douleur d'oreille se poursuivant au-delà de vingt-quatre heures nécessite une consultation.

Toute sonorisation excessive doit être soigneusement évitée car la surdité partielle qu'elle provoque peut s'avérer définitive.

Il faut extraire la cire produite par l'oreille. C'est un milieu que les microbes adorent, idéal pour leur croissance.

La streptomycine, la quinine, comme une forte consommation régulière de boissons alcoolisées peuvent provoquer une altération définitive de l'oreille.

Des maladies comme une amygdalite, les oreillons, la rougeole, les infections streptococciques, la grippe, la pneumonie, la méningite et la syphilis sont susceptibles d'occasionner une perte de l'acuité auditive et des troubles de l'oreille.

Il est risqué de pratiquer la natation dans des piscines mal entretenues ou des eaux polluées.

Mouchez-vous convenablement. Si vous soufflez mal, vous risquez de provoquer une infection de l'oreille interne qui pourra durer des mois. Aussi, quand vous soufflez par le nez, gardez une narine libre et ouvrez la bouche.

Fatigue et stress

L'une des principales causes de la fatigue, indépendamment de la maladie, est le stress. Toute forme de tension nerveuse sape l'énergie. On estime que la fatigue est psychologique à 75 p. cent. L'anxiété, la dépression, un défaut d'adaptation, une situation de conflit, l'ennui sont susceptibles de provoquer une grande fatigue. Le surmenage, quoiqu'on s'en plaigne beaucoup, en est rarement la cause.

Quelle que soit la fatigue qui nous accable, elle disparaît comme par magie sitôt qu'on se trouve en présence d'un danger. De même l'annonce d'un événement excitant tire de sa léthargie celui qui s'ennuie.

Il y a cependant quelques maladies susceptibles de provoquer une intense fatigue : une insuffisance d'insuline, dans le cas du diabète, un trouble cardiaque compromettant la circulation sanguine, une insuffisance thyroïdienne, et sans doute l'obésité (en ce sens qu'elle oblige à porter une surcharge pondérale).

La fatigue ne peut pas être soignée par des excitants, un supplément de vitamines, des fortifiants ou un supplément de sels minéraux. Si sa cause n'est pas organique, faire du sport contribuera à la dissiper dans de nombreux cas. L'exercice physique active le fonctionnement des glandes surrénales et améliore la circulation en oxygénant mieux l'organisme.

La paresse est une autre cause importante. Quand les animaux sauvages sont domestiqués, l'inactivité qui leur est ainsi imposée par la vie en cage réduit l'activité de leurs glandes surrénales. Il en va de même pour l'homme quand il vit volontairement dans l'inertie physique.

On accuse volontiers le stress de tous les maux qui nous accablent. Il a sans doute sa part de responsabilité, mais la nature nous a cependant dotés des glandes et des hormones nécessaires pour lutter physiologiquement contre l'angoisse et affronter les périls de l'existence. Le stress aussi fait partie de la vie. L'homme des cavernes qui se battait pour abattre un mammouth afin d'assurer sa subsistance et celle de sa famille ou de sa tribu était probablement tout aussi angoissé que l'homme moderne qui lutte pour surnager dans son univers professionnel.

Notre attitude fondamentale, vis-à-vis du stress, a des incidences profondes sur notre santé et nos espérances de longévité. Un animal qui se trouve en danger, un chat, par exemple, qui se voit brusquement confronté à un gros chien hostile, miaule, sort ses griffes, crache et se bat, mais s'il parvient à survivre à l'affrontement, les effets du stress cessent. Le chat, en quelques minutes, redevient parfaitement lui-même, comme si l'incident ne s'était jamais produit.

Pour beaucoup d'entre nous, il en va différemment. Il arrive qu'on revive l'événement avec les mêmes angoisses pendant des jours et même des semaines par la suite.

Le stress peut provoquer ou aggraver certains troubles. Les maux de tête, la fatigue chronique et les dérangements d'estomac sont supportables, mais d'autres, comme l'hypertension, les ulcères ou l'asthme, prennent parfois, sous l'effet du stress, des proportions redoutables.

Lorsqu'on n'est pas capable de s'adapter aux pressions normales du monde extérieur, une remise en question s'impose. Il est bon de discuter de ce problème avec sa femme ou son mari, avec ses amis, ses proches, ou d'avoir recours éventuellement à un thérapeute.

Relaxation

Véritable bénédiction, la relaxation nous permet de nous reposer, de nous rééquilibrer, de nous rétablir, de nous décontracter complètement de manière à pouvoir affronter de nouvelles tensions par la suite avec une énergie renouvelée. Elle joue un rôle essentiel sur le plan de la santé. Il y a des gens incapables de se détendre : ils continuent à courir et à se battre en esprit, même au repos lorsqu'ils sont assis ou couchés.

Il y a deux façons excellentes de se relaxer : la première est de faire du sport ; la seconde, une merveilleuse méthode qui nous vient d'Orient.

Se lancer dans une activité sportive nécessitant une concentration d'esprit totale procure une grande détente. Le ski, l'équitation, le tennis, le jogging et la natation présentent, de ce point de vue, un intérêt remarquable. Il est pratiquement impossible de s'inquiéter d'un problème professionnel en même temps qu'on négocie un virage sur une pente, qu'on retourne le service d'un adversaire ou qu'on endure le supplice de pousser son corps au-delà de ses limites, comme c'est le cas dans la course à pied. Lire un livre, regarder un match de football ou écouter de la musique est loin d'être aussi efficace.

La technique orientale nécessite qu'on s'allonge à plat ventre sur un lit, un divan ou le sol, bras et jambes légèrement tendus ; en partant de la tête on va détendre chaque élément du corps tour à tour en travaillant tantôt sur la moitié droite et tantôt sur la gauche.

On commence par les yeux, en relaxant les globes oculaires l'un après l'autre. Relaxer signifie relâcher, comme un muscle se relâche après avoir été contracté. On passe ensuite au cou, dont on dénoue les muscles l'un après l'autre, au maximum. Ensuite le bras droit en partant du haut pour descendre vers l'avant-bras, le poignet et la main. De même avec l'autre bras. On se concentre alors successivement sur la poitrine, l'abdomen, les hanches, l'aine, les jambes à tour de rôle, les chevilles et ainsi jusqu'aux pieds... Il suffit d'une dizaine de minutes pour détendre le corps entier.

A la fin de cet exercice qui est une sorte de massage mental du corps, il convient de rester au repos complet pendant un bon quart d'heure, et si possible un peu plus. Les deux phases prennent à peine une demi-heure en tout et s'avèrent, sur le plan de la relaxation, aussi efficaces qu'une bonne nuit de sommeil.

Vie sexuelle

La frustration sexuelle peut occasionner des troubles importants, aussi bien sur le plan psychique que physique. Elle agit comme une sorte de stress et provoque, entre autres, des désordres similaires. Chacun doit donc s'accommoder de cette pulsion qui existe en lui et ajuster ses besoins personnels à la réalité, ce qui signifie y consacrer le temps et l'énergie nécessaires.

Un bon mariage serait peut-être la solution idéale, mais lorsque l'occasion ne se présente pas dans l'immédiat, chacun doit s'efforcer de trouver un mode de relation qui lui convienne. Car nous sommes, pour la plupart, incapables de rester en bonne santé si nous n'éprouvons pas un minimum de satisfaction sur ce plan.

La santé et les voyages

On devrait toujours porter sur soi une carte constituant une sorte de dossier médical, et indiquant, par exemple, que l'on souffre d'une allergie (à la pénicilline ou autre), ou qu'on est diabétique, ou épileptique. En cas d'accident ou d'évanouissement, un document de ce genre peut sauver la vie.

Si vous voyagez dans des pays tropicaux, gardez toujours avec vous un produit antimoustique, et ne vous hasardez pas à vous baigner dans un lac ou une rivière. L'eau de beaucoup de ces pays est suspecte. En boire présente des dangers. Mieux vaut se limiter au vin, à la bière ou aux boissons gazeuses. La glace n'est pas plus fiable car, si les bactéries et autres microbes ne survivent pas à l'ébullition, ils supportent par contre très bien le froid. Seuls les fruits et les légumes que l'on pèle peuvent être consommés crus. Évitez le porc, et le bœuf s'il n'est pas très cuit.

Il est vivement conseillé de prendre beaucoup de repos lorsqu'on franchit un ou plusieurs fuseaux horaires. Pour compenser les effets du décalage, buvez un verre d'eau (ou un autre liquide) toutes les heures. L'organisme se déshydrate lors d'un long voyage.

Il est utile d'emporter une pharmacie de voyage. Elle doit contenir de l'élixir parégorique (contre la diarrhée), des médicaments contre le mal des transports et les affections respiratoires, des somnifères, une lotion antimoustique, du bicarbonate de soude, de l'aspirine, des cachets pour purifier l'eau, un manuel de secourisme et divers antibiotiques. En outre, certains médecins préconisent de se munir également de Chlorox (50 mg) qui, à raison d'une goutte pour un litre, tue en dix minutes toutes les bactéries foisonnant dans l'eau.

Exercice et condition physique

De gros muscles n'indiquent pas nécessairement une bonne condition physique ; cette dernière se définit plutôt par la santé cardiovasculaire, la capacité de résistance et d'endurance et le tonus général. L'haltérophilie développe la masse musculaire, mais sans plus. La gymnastique serait sans doute préférable, mais il est rare qu'on persévère suffisamment pour en obtenir de réels bienfaits. Reste le sport. Si vous voulez avoir la forme, pratiquez le jogging, la natation, la bicyclette, la marche ou toute autre activité de votre choix.

Seule la marche rapide est un véritable, exercice, et encore à condition qu'on la pratique au minimum une demi-heure par jour. Aucun rapport avec la promenade.

Pour le jogging, attendez deux heures après un repas. Pensez également à vous décontracter de temps à autre les bras et les épaules afin d'éviter l'engourdissement. Inspirez profondément quand vous le pouvez pour vous détendre et vous oxygéner. Soyez souple. Vous devez avancer en posant d'abord le talon, puis la plante du pied, avant de prendre appui sur les orteils. Si cela vous semble un peu pénible, essayez alors de poser le pied en entier (en vous efforçant de porter légèrement le poids du corps sur la plante), et évitez les mouvements saccadés. Vous allez ressentir une tension douloureuse dans les muscles de la jambe et du pied.

Un jogging quotidien d'un kilomètre et demi à deux kilomètres abaisse le pouls au repos d'une dizaine de pulsations, ce qui correspond à une épargne de 10 000 battements de cœur environ (soit deux à trois heures de repos supplémentaire pour le cœur).

Le corps humain risque beaucoup plus de se rouiller que de se fatiguer ; plus on s'en sert, mieux il fonctionne. Si on néglige de l'entretenir en l'exerçant, il se dégrade. La musculature se détériore, mais aussi les glandes, le cœur, les poumons et autres organes vitaux. Dans la mesure du possible, marchez au lieu de prendre votre voiture, montez l'escalier plutôt que d'emprunter l'ascenseur, et remuez pour ne pas rester assis des heures d'affilée. Allez, par exemple, au bureau à pied ou, s'il est trop éloigné de votre domicile, faites du moins une partie du trajet à pied.

Une demi-heure de marche rapide chaque jour est non seulement très bénéfique sur le plan physique car elle augmente l'oxygénation, réduit la tension nerveuse, développe le réseau capillaire, mais fait également fondre la graisse. On peut ainsi brûler jusqu'à 5 kilos par an.

On garde difficilement la forme si on ne fait pas un peu de sport tous les jours. Mais il n'est pas nécessaire que ce soit là une tâche désagréable. Tirer le corps de son inertie demande certes un effort. Car relever ce défi quotidien et vaincre cette passivité plus culturelle que naturelle comportent aussi leur récompense qui est de nous redonner une grande joie de vivre (voir *Tables 5, 9 et 14*).

La longévité

La Suède détient l'espérance de vie la plus longue : 72 ans pour les hommes. Les nations africaines ont la plus basse : 32 ans pour la Haute-Volta, et 25 ans pour le Gabon qui se trouve ainsi au dernier degré de l'échelle.

Les femmes vivent en moyenne quatre à sept ans de plus que les hommes.

Voici quelques règles et indications qui, si on les observe, sont susceptibles de prolonger l'existence d'au moins une dizaine d'années :

1) Le mariage : aussi curieux et incroyable que cela puisse paraître, les gens mariés vivent plus longtemps que les célibataires. Ils passent également moins de temps à l'hôpital, jouissent d'une meilleure santé, réussissent mieux et sont, généralement, plus heureux.

2) La vie sexuelle : l'âge ne doit jamais l'interrompre. En réalité, plus on la poursuit et plus on reste en mesure de la faire. Son maintien est un facteur de longévité.

3) Se connaître sur le plan physique : à chacun de définir ses propres limites, aussi bien en ce qui concerne la nourriture, la boisson, l'activité que ses éventuelles allergies et sa façon de répondre aux agressions de la vie, et de s'organiser pour vivre en fonction de ses limites. Il faut entretenir son corps si l'on veut jouir d'une bonne santé, mais sans exagérer pour autant.

4) La retraite : l'être humain, comme son cœur, doit conserver une activité. Faute de quoi il meurt. Bien que la retraite soit souvent obligatoire quand on arrive à un certain âge, l'oisiveté qui peut s'ensuivre est souvent fatale. Les statistiques indiquent que les gens vivent mal l'absence totale d'activité. Il faut donc trouver une nouvelle occupation, de préférence moins éprouvante, mais ne pas cesser de travailler.

5) Le pessimisme : un pessimisme chronique est susceptible d'écourter la vie aussi sûrement qu'une maladie mortelle. Le grand secret des gens qui vivent longtemps est leur joie de vivre.

6) Cholestérol et graisses saturées : nous avons abordé ce sujet à de multiples reprises dans ce livre. Peu d'entre nous ignorent les conséquences que ces substances peuvent avoir au niveau du cœur et de la circulation (voir *Tables 2, 3 et 4*).

7) Nutrition : une alimentation saine peut prolonger la vie de plusieurs années. Avoir des notions de diététique, c'est se rendre à soi-même, ainsi qu'à sa famille, un signalé service. Car on choisit alors des aliments complets et

riches en principes nutritifs, de préférence à des produits préemballés et enrichis d'additifs. Pensez à regarder les étiquettes. Vous éviterez ainsi les aliments reconnus comme dangereux, ou ceux qui « sont trop avancés », grâce aux dates de conservation indiquées sur le pain, le lait et les jus de fruits frais. Qui a des notions de diététique s'aventure dans un supermarché comme en pays ennemi.

8) Le sel se dissimule dans toutes les préparations alimentaires, comme dans un grand nombre de produits laitiers (beurre, fromage et margarine). Il est également présent dans les céréales pour petit déjeuner et les sucreries. Consommé à l'excès, il écourte la durée normale de vie. Comme nous vous l'avons déjà conseillé à diverses reprises, pensez à lire les étiquettes.

9) Les femmes, surtout à partir de 45 ans, devraient demander une fois par an l'examen d'un frottis vaginal, de même que surveiller attentivement leurs seins (voir le test de la *Table 20*). Suggérons à celles qui ont des antécédents familiaux de cancer du sein de passer une mammographie une ou deux fois par an.

10) L'obésité : n'est pas un facteur de longévité. Mais les régimes fantaisie ou censés faire perdre rapidement du poids sont également dangereux (voir *Obésité* **347**).

11) Alcool : pris modérément, il peut être bienfaisant ; mais il écourte la vie lorsqu'on en abuse.

12) Drogues et médicaments : la règle fondamentale est de les fuir au maximum. Évitez même l'aspirine (voir *Table 21*), les antiallergiques, les tranquillisants, les somnifères, à moins qu'ils ne vous soient prescrits par un médecin.

13) La relaxation : il faut lutter contre les tensions de la vie. Une pratique quotidienne de la relaxation est un facteur de longévité (voir *Relaxation* ci-dessus).

14) Tension : il est mauvais d'être trop tendu car cela peut entraîner diverses maladies qui elles-mêmes écourteront la vie (voir *Fatigue et Stress* ci-dessus).

15) Exercice : consacrez au moins vingt minutes quotidiennement (plus si possible) à la pratique d'une activité sportive telle que le jogging, la natation, l'alpinisme, le tennis, la bicyclette, le ski ou la marche à pied (5 à 6 km/h). Faites-le tous les jours et non seulement le week-end.

16) Vacances : si vous ne pouvez pas prendre de vacances aussi souvent que nécessaire, coupez au moins votre rythme de travail en vous reposant un jour ou deux de temps à autre.

17) Air pur : si vous résidez dans une région envahie par des fumées, partez de temps à autre pour permettre à vos poumons de respirer. L'absorption permanente d'air pollué constitue une menace pour la longévité des poumons et compromet d'autant la longévité tout court.

18) Symptômes : tout symptôme indéfini ou déplaisant doit être signalé au médecin.

Certains signes cependant indiquent plus particulièrement un état de risque. Si vous constatez l'un des symptômes suivants, vous devez absolument consulter un médecin, ne serait-ce que pour vous rassurer :

- Apparition de sang, que ce soit dans les urines, les selles, ou accompagnant un vomissement ou une toux ;
- Apparition d'une grosseur ou d'une boule, ou gonflement anormal des nodules lymphatiques ;
- Respiration oppressée, douleur dans la poitrine, perte de poids anormale, et suées nocturnes ;
- Globes oculaires voilés ou injectés de sang, yeux enfoncés, perte d'acuité visuelle, flou ou rétrécissement du champ visuel, pupilles dilatées, vision de halos autour des lumières ou mouches qui passent devant les yeux ;
- Pousse anormale ou décoloration des ongles, jambe blanche avec veine proéminente, peau noircie, dépôts jaunes

sous la peau, peau blanchâtre et insensible, corps cyanosé, et crispation des doigts

• Enrouement persistant, anémie récurrente, fièvre permanente, vertiges, évanouissement, changements de personnalité, et maux de tête si on n'en est pas coutumier

19) Rayons X : demandez toujours : est-il absolument nécessaire de faire cette radio ? Les radiations écourtent la vie.

20) Accidents : si vous suivez les directives énumérées ci-dessus et si vous êtes fondamentalement insouciant au volant d'une voiture, si vous négligez d'attacher votre ceinture de sécurité et si vous traversez les rues sans regarder, vous mourrez aussi bien que si vous n'aviez observé aucune de ces règles.

Le corps humain demeure pour nous un incommensurable mystère. Et bien que nous en apprenions chaque jour un peu plus à son sujet, ses secrets les plus importants nous restent encore à découvrir. On peut le comparer à une lumière dans l'obscurité : plus la zone illuminée est grande, et plus la zone d'ombre qui l'entoure paraît large.

Le corps humain défie notre logique ; il fonctionne avec une sagesse qui nous rend perplexes. Comment expliquer que certains puissent mourir d'une simple piqûre de guêpe quand d'autres survivent à la morsure d'un cobra ?

L'organisme veut vivre et se relève de chocs incroyables, mais il n'assure bien sa défense qu'en plein accord avec l'esprit. A moins d'un accident, le postulat qui voudrait que personne ne meure sans y consentir se révèle généralement exact. Mais on peut consentir par insouciance, intrépidité, ou indifférence.

Une vie longue n'est pas nécessairement une vie sujette à de nombreuses maladies. Il est souvent possible de les éviter. Une bonne santé, il est vrai, est plus difficile à maintenir à partir d'un certain âge. Elle suppose du moins plus d'efforts, mais ceux qui travaillent dans ce sens vivent incontestablement plus longtemps.

On est tous, un jour, la proie de ce sinistre chasseur qu'est la mort. Mais quand on reste actif et qu'on bouge, on offre une cible moins précise. Il est plus difficile de nous prendre.

Lexique des termes médicaux

Ce lexique recense les termes médicaux employés dans le livre. Ceux qui n'y apparaissent pas ont été pour la plupart longuement expliqués dans le cours de l'ouvrage.

Abcès : Amas de pus collecté aux dépens des tissus environnants.
Acétone : Substance sucrée, fruitée (cétone) qui se trouve normalement dans l'urine, et en plus grande quantité dans celle des diabétiques.
Achlorhydrie : Absence de sécrétion d'acide chlorhydrique dans le suc gastrique.
Acido-basique (équilibre) : Mécanisme régulateur de la répartition des acides et des alcalis dans l'organisme ; la rupture de cet équilibre provoque une acidose ou une alcalose.
Acidose : Diminution de l'alcalinité du sang.
Acoustique : Relatif au son et à l'ouïe.
Acupuncture : Ancienne médecine chinoise qui consiste à introduire des aiguilles sous la peau en des points précis du corps (il en existe environ 300) visant à soigner ou anesthésier. Si on ne sait pas expliquer par quel processus elle intervient, on reconnaît cependant ses fréquents succès thérapeutiques.
Adénoïdes (végétations) : Hypertrophie du tissu adénoïde qui constitue l'amygdale pharyngée.
Adhérence : Union anormale de surfaces contiguës à la suite d'une inflammation, d'un accident ou d'une opération chirurgicale.
Aérosol : Pulvérisation utilisée pour stériliser l'atmosphère, ou solution atomisée pour inhalation.
Aiguille (hypodermique) : Tige métallique effilée et creuse servant aux injections.
Albumine : Protéine qui se trouve dans le blanc d'œuf, certaines plantes et animaux ; sa présence dans l'urine indique ordinairement une maladie.
Alcalose : Alcalinité excessive du sang ou des fluides tissulaires.
Allergène : Toute substance étrangère à laquelle l'organisme réagit par une hypersensibilité.
Allergologue : Médecin spécialisé dans le traitement des allergies.
Alvéoles : Petits groupes de minuscules poches d'air composant la majeure partie du tissu pulmonaire.
Amphétamine : Médicament qui est un puissant excitant du système nerveux et qui inhibe l'appétit.
Amylase : Enzyme pancréatique qui transforme l'amidon en sucre, et que l'on trouve également dans la salive.
Anaérobie : 1) S'il s'agit de gymnastique, qualifie une énergie qui ne provient pas de l'oxygène inspiré ; 2) sans oxygène (les *bactéries anaérobies* peu-

vent vivre dans un milieu privé d'oxygène).

Analgésique : Médicament qui atténue la sensibilité à la douleur.

Anaphylaxie : Réaction brutale de l'organisme mis en présence d'un allergène, tel que le sérum animal, une piqûre de guêpe, etc.

Androgène : Hormone qui provoque l'apparition des caractères sexuels masculins (testostérone).

Anesthésie : Privation partielle ou générale de la faculté de sentir, ordinairement provoquée par l'administration d'un médicament dans le but de procéder à des opérations douloureuses.

Anévrisme : Légère dilatation d'une partie d'une artère (souvent l'aorte) qui risque de se rompre.

Angine : Gêne respiratoire avec douleurs constrictives (angine de poitrine : douleurs et constrictions violentes dans la poitrine).

Anoxie : Diminution de la quantité d'oxygène distribuée dans l'organisme.

Aorte : La plus grosse artère du corps, qui reçoit tout le sang qui vient du cœur avant d'être redistribué dans l'organisme.

Antibiotique : Médicament qui empêche ou perturbe le développement des bactéries et des micro-organismes.

Anticoagulant : Médicament qui s'oppose à la coagulation.

Anticorps : Substance produite par l'organisme et qui circule dans le sang pour le défendre contre les micro-organismes propagateurs de maladies et les antigènes qui ont réussi à y pénétrer.

Antiémétique : Médicament ou substance qui prévient le vomissement.

Antigène : Substance étrangère à l'organisme (bactéries, toxines de bactéries, cellules de sang étranger, etc.) qui provoque chez ce dernier la formation d'un anticorps.

Antihelmintique : Vermifuge.

Antihistaminique (médicament) : Qui s'oppose aux effets de l'histamine dans l'organisme ; s'utilise pour soigner les allergies (comme le rhume des foins, l'urticaire) et également pour soulager les symptômes du rhume.

Antipyrétique : Qui combat la fièvre.

Antirhumatismal : Qui combat le rhumatisme.

Antispasmodique : Médicament qui combat l'état spasmodique (contractures, crampes).

Antitoxine : Substance capable de combattre ou de neutraliser les effets des toxines ou des poisons qui ont pu s'introduire dans l'organisme.

Apgar score : Système permettant d'évaluer la vitalité d'un nouveau-né une minute après la naissance (rythme cardiaque, respiration, tonicité musculaire, couleur, réponse aux stimuli).

Aphasie : Perte ou altération de la faculté de parler et de s'exprimer par des mots.

Apicectomie : Ablation par la chirurgie du haut de la racine d'une dent.

Appétit, faim : L'appétit est le besoin acquis de nourriture ; la faim, le besoin spontané.

Aréole : Zone pigmentée encerclant un point central, celle par exemple qui entoure le bout du sein.

Artériole : Minuscule artère qui conduit aux capillaires.

Artériosclérose : Épaississement et durcissement des artères.

Articulaire : Relatif aux articulations.

Arythmie : Anomalie du rythme cardiaque.

Ascite : Accumulation anormale de fluide dans la cavité abdominale.

Aspiration : Enlèvement de fluides ou de gaz dans un organisme par succion ; inhalation d'un produit étranger dans les poumons.

Aspiration par aiguille : Voir **Aiguille.**

Asymptomatique : Sans symptômes.

Athérosclérose : État général des artères caractérisé par la présence de plaques graisseuses (cholestérol et autres graisses saturées) et de calcifications dans la tunique interne des artères (la combinaison artério-athérosclérose désigne le durcissement et la perte d'élasticité des artères résultant de la formation

de ces plaques graisseuses rigidifiées).
Atrophie : Diminution notable du volume ou du poids d'un tissu, d'un muscle ou d'un organe.
Audiologie : Science de l'audition.
Aura : Sensation prémonitoire qui précède une crise d'épilepsie ou de migraine.
Australie (antigène d') : Antigène découvert chez quelques personnes souffrant d'hépatite virale ; connu également sous la dénomination d'antigène associé à l'hépatite.
Autoimmunitaire (maladie) : Recouvre plusieurs maladies d'origine inconnue au cours desquelles l'organisme est bizarrement incapable de faire la distinction entre les corps étrangers qui l'envahissent et ses propres tissus, si bien qu'il produit des anticorps contre lui-même, ce qui comporte souvent de graves conséquences.
Autonome : Spontané, qui se régit lui-même.
Autonome (système nerveux) : Désigne la partie du système nerveux qui fonctionne sans contrôle conscient, celle qui innerve les vaisseaux sanguins, le cœur, les glandes, le foie, etc.
Bactéricide : Médicament qui tue les bactéries.
Bactériémie : Infection caractérisée par la présence de bactéries dans le sang.
Bandage herniaire : Appareil servant à maintenir une hernie en place.
B12 : Vitamine extraite du foie et qui joue un rôle essentiel dans la formation des globules rouges ; médication spécifique de l'anémie pernicieuse.
Bénin : Ni récurrent, ni malin.
Bifocales (lentilles) : Deux lentilles soudées ensemble ; celle du haut pour voir au loin, celle du bas pour lire de près.
Bile : Sécrétion alcaline du foie aidant la digestion et stockée dans la vésicule biliaire.
Biliaire : Qui a rapport à la bile.
Biliaire (canal) : Conduit permettant à la bile de passer du foie et de la vésicule à l'intestin.

Biliaire (colique) : Douleur provoquée par les calculs de la vésicule biliaire.
Biopsie : Ablation chirurgicale de minuscules morceaux de tissu cellulaire qui seront examinés au microscope.
Bi-temporal : Les deux tempes ; ou de tempe à tempe.
Bourse : Cavité en forme de sac contenant un fluide collant qui sert à lubrifier les protubérances osseuses et prévient les frictions.
Bovin : Qui a rapport au bétail.
Bronchodilatateur : Se dit d'une substance qui a la propriété de dilater les bronches.
Bubon : Gonflement douloureux des ganglions lymphatiques situés dans l'aine et sous le bras.
Buccal : Qui se rapporte à la bouche.
Calcification : Durcissement des tissus résultant d'un dépôt de calcaire.
Calcul : Concrétion pierreuse qui se forme dans la vessie, le rein ou la vésicule biliaire. *Calcul dentaire :* tartre qui se dépose sur les dents.
Canal déférent : Canal excréteur des testicules.
Capillaire : Petit vaisseau sanguin.
Cardiovasculaire : Tout ce qui concerne à la fois le cœur et les vaisseaux.
Cardioverter : Appareil permettant de relancer les battements du cœur.
Cardite : Inflammation du cœur.
Carotène : Pigment jaune qui se trouve dans les légumes, les fruits et les œufs, et qui se transforme en Vitamine A.
Carotide : Artère du cou.
Cartilage : Tissu qui recouvre les surfaces osseuses et favorise le fonctionnement des articulations.
Cathéter : Tube destiné à être introduit dans l'organisme pour injecter un liquide ou vider une cavité.
Cérébrovasculaire : Tout ce qui concerne les vaisseaux du cerveau.
Cervical (*cervix* = cou, col) : Qui a rapport à la région du cou, ou au col d'un organe (l'utérus, par exemple).
Chambre antérieure : Partie aqueuse de l'œil située entre la cornée, l'iris et le cristallin.

Chancre : Ulcération caractérisant la syphilis primaire.
Cheyne-Stokes (respiration de) : Variété de rythme respiratoire qui s'observe surtout dans les maladies cardiaques, rénales et vasculaires. La respiration est lente et profonde dans une première phase, puis s'accélère et augmente en amplitude jusqu'à atteindre un maximum, avant de décroître pour aboutir à une nouvelle pause d'une vingtaine de secondes, puis recommence selon le même schéma.
Chimiothérapie : Thérapeutique par les substances chimiques.
Chiropracteur : Personne qui traite par diverses manipulations en considérant que certaines affections sont dues à un pincement des nerfs spinaux qu'il faut corriger en conséquence.
Cholestéatome : Tumeur se développant dans l'oreille moyenne.
Cholestérol : Substance grasse et cireuse, nécessaire au fonctionnement du corps humain, qui se trouve dans le cerveau, le sang et la bile, et produite par le foie. Lorsqu'elle existe dans l'organisme en trop grande quantité, ce qui est dû à une consommation excessive de graisses animales, de jaunes d'œufs ou de produits laitiers, elle s'avère dangereuse pour le système circulatoire, car elle se dépose alors sur les parois internes des artères qu'elle rétrécit.
Choline : Vitamine du groupe B jouant un rôle important dans le métabolisme des graisses.
Chordée (« corde dure ») **:** Incurvation douloureuse de la verge en érection, congénitale ou à la suite d'une blennorragie.
Chorée (danse de Saint-Guy) : Maladie du système nerveux qui se traduit le plus souvent par des contractions brusques et rapides de la face, des jambes et des bras.
Chorio-épithéliome : Cancer extrêmement rare mais malin, en principe de l'utérus et des testicules.
Circulation collatérale : Réseau sanguin auxiliaire qui se développe et assure la relève lorsqu'une artère se bloque de manière à alimenter en sang la région déshéritée (ordinairement celle du cœur).
Cirrhose du foie : Durcissement, épaississement et sclérose des cellules du foie provoquant une prolifération conjonctive aboutissant à la destruction du foie.
Clitoris : Petit organe érectile situé au-dessus du vagin, correspondant au pénis chez l'homme.
Colique : Douleur intermittente et spasmodique, ordinairement abdominale.
Colique biliaire : Douleurs paroxystiques occasionnées par des calculs de la vésicule.
Collodion : Solution liquide visqueuse hautement inflammable, utilisée principalement en chirurgie pour sceller les blessures. Se transforme en séchant en film résistant et transparent.
Colostomie : Création chirurgicale d'un anus artificiel à l'intérieur du côlon.
Comédon : Point noir.
Concussion : Commotion. Lésion du cerveau à la suite d'un coup reçu sur la tête.
Congénital : Existant à la naissance.
Conjonctive : Membrane muqueuse qui joint le globe de l'œil aux paupières.
Contracture : Contraction prolongée d'un muscle sous l'effet d'un spasme ou d'une paralysie.
Cortisone : Hormone sécrétée par les glandes surrénales, également produite synthétiquement, ayant de multiples applications médicales.
Coryza : Rhinite, rhume.
Cosmétique : Produit servant à préserver ou à améliorer l'apparence ou la beauté.
Crise : Changement rapide qui se produit dans l'état d'un malade ; période critique ou paroxystique d'une maladie.
Croûte : Masse de cellules mortes rejetées par un tissu vivant.
Cyanose : Coloration bleue de la peau due à une insuffisance d'oxygène dans le sang.

Cytoscope : Instrument permettant l'examen interne de la vessie et qui est introduit par l'urètre.
Défibrillation : Arrêt de la fibrillation cardiaque et rétablissement du rythme normal par une médication ou électriquement.
Démence : Diminution irréversible du cerveau et par conséquent des facultés intellectuelles, de la volonté et de la mémoire ; se traduit par des troubles du comportement et de la raison.
Dent barrée : Dent dont les racines recourbées rendent l'extraction difficile.
Dent de sagesse : Molaire placée à l'une ou l'autre extrémité des deux mâchoires.
Déshydratation : Rupture de l'équilibre en eau de l'organisme considérée comme un trouble grave.
Diaphragme : Muscle qui sépare la poitrine de l'abdomen. Disque en caoutchouc qui se place à l'entrée du col de l'utérus pour assurer la contraception.
Diastole : Intervalle entre deux battements cardiaques, indiquant l'état des artères au repos ; le plus bas des deux chiffres permettant de noter la tension (ex. : 12/8).
Diathermie : Traitement visant à développer des effets thermiques dans les tissus de l'organisme en utilisant des courants électriques de haute fréquence.
Diète Lactée : Usage exclusif du lait comme aliment et comme boisson.
Digitale : Médicament extrait des feuilles de la digitale pourprée, utilisé dans le traitement des troubles cardiaques.
Dilatation : Augmentation d'un vaisseau, d'un organe ou de la pupille d'un œil.
Dilatation et curetage (D & C) : Opération chirurgicale au cours de laquelle le col de l'utérus est dilaté et ensuite raclé avec une curette.
Disque : Coussinet cartilagineux séparant deux vertèbres.
Diurétique : Médicament favorisant l'accroissement de l'élimination urinaire s'accompagnant, souvent, d'une régression de l'œdème des tissus.
Diverticule : Cavité terminée en cul de sac (comme un petit ballon) communiquant avec un organe creux, comme l'œsophage ou le côlon.
Down (Syndrome de) : Mongolisme. Maladie congénitale se caractérisant par une arriération mentale et un faciès oriental, avec un visage rond, un front et un nez plats.
Duodénum : Début de l'intestin grêle relié à l'estomac.
Dyslexie : Difficulté particulière à lire, écrire ou apprendre.
Dyspepsie : Digestion difficile.
Dyspnée : Difficulté de la respiration.
Eclampsie : Affection convulsive.
Eclampsie puerpérale : Affection pouvant survenir dans les trois derniers mois de la grossesse et caractérisée par de l'hypertension, de l'œdème, des troubles rénaux et pouvant aller jusqu'au coma.
Endocrine : Se dit des glandes dont les sécrétions sont déversées directement dans le sang.
Enzyme : Substance organique sous l'effet de laquelle un corps se décompose en constituants plus simples ; catalyseur.
Épididyme : Petit corps allongé reposant sur le bord extérieur du testicule qui contient le sperme.
Épigastrique : Qui a rapport à la région située au-dessus du creux de l'estomac.
Érythème : Affection cutanée caractérisée par une rougeur de la peau.
Étranglement (d'un organe) : Constriction d'un organe avec arrêt de la circulation.
Étrier : Troisième osselet de l'oreille moyenne qui a la forme d'un étrier.
Trompe d'Eustache : Canal étroit reliant l'oreille moyenne à l'arrière de la gorge et qui sert à maintenir une circulation d'air normale à l'intérieur de l'oreille.
Exolphtalmie : Saillie ou propulsion du globe oculaire hors de l'orbite.
Exotoxine : Toxine (poison) sécrétée par des bactéries.
Exsudat : Liquide organique qui coule ou qui suinte.

Extrasystole : Contraction prématurée du cœur.
Fallope (trompes de) : Conduits reliant chaque ovaire à l'utérus, par lesquels l'œuf descend de l'ovaire dans l'utérus.
Fécal : Qui a rapport aux excréments.
Fibrillation : Trémulation désordonnée des fibres musculaires cardiaques.
Fibrinogène : Substance du plasma sanguin fabriquée par le foie.
Fibrose : Transformation fibreuse de certains tissus.
Fissure : Ulcération allongée, fente, crevasse.
Fistule : Canal anormal conduisant d'un organe creux à une surface ouverte.
Flatuosité : Gaz existant dans le tube digestif.
Fœtus : Nom donné à l'enfant après le troisième mois de la vie utérine ; jusqu'au troisième mois, on parle d'embryon.
Folique (acide) : Vitamine du groupe B intervenant dans la formation du sang, essentielle pour le traitement de certaines formes d'anémie. Elle existe dans les légumes verts, la levure, le foie et les champignons.
Fontanelle : Espace membraneux compris entre les os du crâne du jeune enfant qui ne s'ossifiera que par la suite.
Forceps : Pinces à branches séparables dont on se sert en chirurgie et dans les accouchements difficiles en les plaçant sur la tête du bébé.
Foudroyant : Qui se déclenche avec la brutalité et la violence de la foudre, susceptible d'empirer rapidement.
Fusée (vomissements en) : Projection de la nourriture, généralement subie sans effort par le malade (par exemple dans les cas de méningite).
Galop (rythme de) : Bruit du cœur ressemblant au galop d'un cheval, indiquant une anomalie.
Gamma-globuline : Protéine qui se trouve normalement dans le sang et qui participe à la production d'anticorps.
Gangrène : Mortification locale d'un tissu résultant d'une mauvaise irrigation sanguine.
Gastrectomie : Ablation partielle ou totale de l'estomac.
Gastrique (lavage) : Lavage d'estomac.
Gène : Partie d'un chromosome, unité de base qui définit les caractères héréditaires d'un individu.
Gingivite : Inflammation des gencives.
Givre uréique : Dépôts d'urée de couleur blanche et floconneux apparaissant sur la peau lors d'une urémie avancée.
Gland : Extrémité antérieure du pénis ou du clitoris.
Glucose : Tout sucre (comme le dextrose) apporté à l'organisme par les amidons, aliments très énergétiques.
Glucose (test de tolérance au) : Test permettant de déceler le diabète.
Gluten : Albumine végétale qui existe dans le blé et autres céréales.
Glycogène : Substance fabriquée à partir de la dextrose par le foie qui la stocke pour la reconvertir ensuite en glucose (le sucre du sang) et au fur et à mesure des besoins de l'organisme.
Glycosurie : Présence de sucre dans les urines.
Goitrigène : Se dit d'une substance qui se trouve dans certains aliments (notamment dans les plantes de la famille du chou) et qui provoque le goitre.
Gomme : Sorte de tumeur caractérisée par un écoulement ; apparaît dans la phase tertiaire de la syphilis.
Gonade : Glande sexuelle (ovaire ou testicule).
Gramme (g) : Unité de poids du système métrique.
Granulation : Formation d'une substance en petits grains ronds ; se produit généralement avec de la chair au début d'une cicatrisation ; *grain, granule* : lésion organique consistant en tumeurs de la taille d'un grain, de structure variable.
Gynécologie : Médecine de la femme.
Hématologie : Étude du sang.
Hémodialyse : Extraction des déchets toxiques du sang par diffusion à travers une membrane spéciale ; méthode utilisée couramment dans le cadre du rein artificiel.

Hémolyse : Destruction des globules rouges.
Hernie : Tumeur molle formée par un organe totalement ou partiellement sorti de sa cavité musculaire normale ; se produit couramment à l'aine chez l'homme *(hernie inguinale)* ; ou à l'œsophage *(hernie hiatale).*
Hippocratique (faciès) : Altération profonde de la face après une longue maladie et annonçant une mort prochaine ; caractérisée par une coloration marron foncé de la peau avec teint plombé, l'enfoncement des yeux, le relâchement des lèvres, des traits tirés et une contraction anormale des oreilles.
Hippocratisme digital : Déformation des doigts qui grossissent ou gonflent à la suite d'une maladie cardiaque ou pulmonaire.
Hormone : Substance élaborée par une glande endocrine et qui exerce une action spécifique sur un tissu ou un organe.
Hydropsie : Ancienne dénomination de l'œdème = infiltration de fluides dans les tissus.
Hyperkinésie : Motilité excessive.
Hyperlipémie : Augmentation de la quantité des lipides contenus dans le sang (cf. *Hyperlipidémie*).
Hypertension : Tension excessive.
Hyperthermie : Élévation de la température du corps au-dessus de la normale ; traitement consistant à élever la température.
Hyperthyroïdisme : Hyperactivité des glandes thyroïdes.
Hypertrophie : Augmentation anormale d'un organe ou d'un tissu.
Hypnurie : Émission excessive d'urine durant la nuit.
Hypodermique : Sous la peau.
Hypoglycémie : Diminution anormale de la quantité de glucose contenue dans le sang.
Hypothyroïdisme : Insuffisance de la glande thyroïdienne.
Iatrogène : Qui est provoqué par le médecin (erreur de médication ou surdosage).
Idiopathique (maladie) : Maladie qui existe par elle-même, indépendante de tout autre état morbide, souvent spécifique au malade.
Iléostomie : Création par la chirurgie d'un anus artificiel au niveau de la dernière partie de l'intestin grêle.
Impuissance : Incapacité physique d'accomplir l'acte sexuel normal et complet, pour l'homme. Dans la grande majorité des cas, d'origine psychosomatique. Impuissance n'est pas synonyme de stérilité.
Incontinence : Émission involontaire de matières fécales ou d'urine.
Incurie : Manque de soin ou négligence.
Infarctus : Nom donné à un territoire vasculaire où cesse la circulation quand il se produit une infiltration du tissu par un épanchement sanguin ; *infarctus du myocarde* : hémorragie à l'intérieur du myocarde (cœur).
Infiltration : Envahissement des tissus par des gaz ou un liquide, comme il s'en produit avec le sang, par exemple, dans le cas d'un infarctus.
Inositol : Vitamine du groupe B tenue pour freiner le développement d'une tumeur.
Insuline : Hormone produite par le pancréas et jouant un rôle essentiel dans le métabolisme des sucres.
Intercurrent : Se dit d'une complication ou d'une maladie survenant au cours d'une autre maladie.
Intra-abdominal : Dans l'abdomen.
Intussusception : Télescopage interne d'une partie de l'intestin ; susceptible de provoquer un étranglement si on ne le corrige pas.
Iris : Partie colorée de l'œil, située entre le cristallin et la cornée et percée en son centre d'un orifice, la pupille.
Jugulaires (veines) : Veines situées de chaque côté de la gorge.
Kératose : Épaississement dur et grisâtre de la couche cornée de l'épiderme, comme une verrue ou un cal.
Kyste : Cavité contenant une substance liquide ou molle.

Labyrinthe : Ensemble des cavités sinueuses de l'oreille interne.
Lavage : Nettoyage d'un organe au moyen d'irrigations, de l'estomac par exemple.
Lésion : Changement localisé d'un organe sous l'influence d'une maladie ; exemple : éruption, brûlure, ampoule, abcès, blessure, etc.
Leucorrhée : Écoulement vaginal visqueux et blanchâtre.
Lèvres (grandes) : Replis de l'épiderme situés de part et d'autre de la vulve.
Lèvres (petites) : Replis de la membrane muqueuse situés à l'intérieur des grandes lèvres.
Libido : Désir, pulsion sexuelle consciente ou inconsciente.
Lobaire : Relatif à un lobe.
Lobe : Partie arrondie et saillante de divers organes (oreille, cerveau, poumon).
Lordose : Déviation de la colonne vertébrale caractérisée par l'avancée de l'abdomen et le rejet en arrière des épaules ; on observe une lordose passagère à la fin de la grossesse.
Lymphatiques (ganglions) : Nodules de forme ovoïde situés le long des vaisseaux lymphatiques filtrant les microbes et les corps étrangers.
Lymphe : Liquide incolore ou ambré qui remplit les vaisseaux lymphatiques ou qui draine les cellules.
Malabsorption (syndrome de) : Dénutrition grave.
Malaise : Sensation pénible et souvent vague d'un trouble dans les fonctions physiologiques.
Malin, igne : Se dit d'une maladie susceptible d'amener la mort du malade ; qualifie communément le cancer.
Méat : Ouverture ou conduit, comme l'orifice de l'urètre, par exemple.
Mélanome : Tumeur extrêmement maligne de la peau, à partir d'un grain de beauté par exemple.
Membrane : Mince tissu qui tapisse une cavité, recouvre un organe ou sépare deux organes.
Ménarche : Apparition des premières règles.
Méningocoque : Bactérie provoquant la méningite cérébro-spinale.
Métabolisme : Ensemble des transformations chimiques qui s'accomplissent en permanence dans l'organisme, concourant entre autres à la nutrition des cellules et à la libération de l'énergie.
Métabolisme de base : Évaluation de la quantité d'énergie consommée par l'organisme au repos en mesurant la consommation d'oxygène.
Microgramme (mcg) : Millième partie du milligramme.
Micro-organisme : Bactérie ou protozoaire non décelable à l'œil nu.
Milligramme : Millième partie d'un gramme.
Mitrale (valvule) : Valvule située dans la partie gauche du cœur, permettant l'arrivée du sang oxygéné dans le ventricule gauche.
Moelle épinière : Cordon nerveux qui du cerveau descend vers le bassin abrité par le canal rachidien.
Mucoïde : Dont la structure ressemble à celle d'une muqueuse.
Mucus : Sécrétion liquide de la muqueuse, normalement fluide mais qui peut changer de consistance en raison d'une infection.
Muqueuse : Membrane lubrifiée par des sécrétions liquides et qui forme l'enveloppe d'organes creux, comme le nez, la bouche, l'estomac, l'intestin et le vagin.
Naso-pharynx : Arrière de la gorge, situé au-dessus du voile du palais.
Nécrose : Mortification localisée des tissus.
Neurochirurgie : Chirurgie du système nerveux.
Nitroglycérine : Liquide explosif, communément employé comme médication dans le traitement de l'angine de poitrine, de l'asthme et de l'apoplexie.
Nodule : Petite excroissance dure, petite nodosité.
Nystagmus : Mouvements oscillatoires ou rotatoires involontaires du globe oculaire ; souvent saccadés ou horizontaux ; caractérisent de nombreux troubles nerveux.

Obstétrique : Partie de la médecine relative aux accouchements.
Obstruction : Blocage d'un conduit de l'organisme empêchant son fonctionnement normal.
Occiput : Arrière de la tête.
Occlusion : Obstruction ; position que prend la mâchoire quand on serre les dents.
Occlusion dentaire défectueuse : Mauvaise position prise par la mâchoire quand on serre les dents.
Oculiste (ophtalmologiste) : Médecin spécialiste des troubles de la vision.
Œdème : Infiltration de fluides dans les tissus.
Œstrogène : Hormone féminine ; également produite synthétiquement.
Ophtalmique : Relatif à l'œil.
Opiacé (médicament) : Narcotique contenant de l'opium, préparation à base d'opium.
Opticien : Fabricant ou vendeur de lentilles et de lunettes.
Optométriste : Personne qualifiée et diplômée pour examiner l'œil et prescrire le port de lunettes.
Orthodontiste : Dentiste spécialisé dans la prévention et la correction des dents barrées, irrégulières ou malocclusées.
Orthopédiste : Médecin spécialisé dans la prévention ou la correction des difformités du corps (os, colonne vertébrale, articulations, muscles).
Ostéopathie : Traitement par la manipulation et le massage.
Ovulation : Formation puis libération de l'ovule, se produisant une fois tous les vingt-huit jours chez la femme adulte.
Oxygénation : Saturation d'une substance par de l'oxygène.
Pacemaker : Région du cœur où prend naissance l'excitation motrice ; à l'état normal, nœud sinusal cardiaque. *Pacemaker électronique* : appareil implanté dans la poitrine destiné à relancer le cœur en cas d'absence ou de défaut de la stimulation normale.
Palais mou : Voile du palais.
Palliatif : Qui soulage des symptômes d'une maladie, généralement sans soigner la maladie elle-même.
Palper : Examiner en touchant, en tâtant avec la main.
Pancardite : Inflammation des tuniques cardiaques.
Papille : Petite éminence sur une surface en forme de bouton.
Papillome : Lésion bénigne de la peau ou d'une muqueuse.
Papule : Lésion de la peau formée par un gonflement superficiel de couleur rouge, rose ou brune.
Parentérale (introduction) : Introduction dans l'organisme d'une substance par une autre voie que la voie digestive.
Particulaire : Constitué de particules séparées.
Parulie : Abcès des gencives.
Pathogène : Qui détermine une maladie.
Pédicure : Personne qui soigne les affections du pied.
Peptique : Qui a rapport à la digestion, ou à la pepsine, enzyme qui digère les protéines et se trouve dans l'estomac.
Perforation : Ouverture accidentelle dans un organe, souvent provoquée par un ulcère.
Péricarde : Membrane dure en forme de sac qui enveloppe le cœur.
Périnée : Région entre l'anus et les parties génitales.
Périodique (maladie) : Affection caractérisée par l'apparition à répétition pendant de nombreuses années de crises brutales disparaissant spontanément, c'est-à-dire sans traitement.
Périodontal : Localisé autour d'une dent.
Périphérie : Contour, pourtour.
Péristaltique : Se dit des contractions qui poussent la nourriture de l'œsophage vers l'intestin.
Péritoine : Membrane qui tapisse la paroi abdominale.
Pernicieux : Destructeur, dangereux, susceptible d'entraîner la mort.
Pessaire : Instrument que l'on introduit dans le vagin pour maintenir l'utérus en place ou pour empêcher la conception.
Phénylcétonurie : Maladie congénitale

du métabolisme entraînant des troubles mentaux suivis de mort précoce lorsqu'elle n'est pas soignée à temps.

Phimosis : Étroitesse de l'anneau préputial situé à l'extrémité du pénis rendant l'érection impossible ou extrêmement douloureuse.

Phlébite : Inflammation d'une veine pouvant provoquer l'oblitération par un caillot.

Phlegmatia alba dolens : Thrombose d'une veine principale, forme aiguë de phlébite se manifestant par un œdème blanc particulier et l'impotence du membre.

Photophobie : Intolérance à la lumière, et particulièrement à la lumière vive.

Phrénique : Qui concerne le diaphragme ; qui concerne l'esprit.

Physiothérapie : Traitement mettant en œuvre des éléments physiques et mécaniques.

Pituite : Mucus, crachat.

Plaque : Tache, ou film dont l'origine n'est pas naturelle, comme celui qui se dépose lors de l'athérosclérose sur la paroi interne des artères.

Plaquettes : Petits éléments incolores du sang, se présentant sous forme de petits disques équivalant par la taille à un quart de globule rouge, et jouant un rôle important dans la coagulation sanguine.

Pneumocoque : Bactérie de forme allongée, entourée d'une capsule protectrice. On en dénombre plus de soixante-quinze types différents qui sont autant d'agents responsables de la pneumonie, de la méningite, de l'otite, et de dizaines d'autres maladies graves.

Polype : Tumeur bénigne pédonculée.

Polypnée : Augmentation de la fréquence respiratoire.

Ponction lombaire : Prélèvement d'une petite quantité de liquide céphalo-rachidien dont l'analyse permettra d'établir le diagnostic d'une maladie.

Post-partum : Survenant après l'accouchement.

Prématurée (éjaculation) : Trouble psychogénique provoquant l'éjaculation avant l'entrée du pénis dans le vagin.

Proctite : Inflammation des membranes du rectum.

Proctoscope : Tube muni d'une source lumineuse permettant l'examen interne du rectum.

Progestérone : Hormone féminine dont le rôle consiste à préparer l'utérus pour la fixation et le développement de l'œuf fécondé.

Prolapsus : Chute ou abaissement d'un organe qui n'est plus retenu normalement.

Prophylaxie : Traitement préventif.

Prothrombine : Substance du sang qui forme la thrombine qui, à son tour, permet la coagulation.

Protozoaires : Êtres vivants unicellulaires ayant la plus petite taille du règne animal, comme l'amibe ou la paramécie ; pour certains, agents transmetteurs de maladies.

Prurit : Démangeaison.

Psychogène : D'origine psychique.

Psychonévrose : Affections mentales légères ou moyennement graves que caractérise une défense exagérée à l'égard de conflits émotionnels non résolus.

Psychosomatiques (troubles) : Maladies déclenchées par des facteurs émotionnels.

Psychothérapie : Thérapeutique des troubles nerveux par des procédés psychiques (hypnose, analyse, etc.).

Psychotique (crise) : Accès confusionnel.

Pulmonaire : Qui a rapport aux poumons.

Pulpe : Intérieur d'une dent, partie molle qui renferme des nerfs et des vaisseaux sanguins.

Purulent : Qui renferme du pus, qui suppure.

Pylore : Orifice musculaire faisant communiquer l'estomac avec le duodénum et qui s'ouvre ou se referme en fonction du passage des aliments.

R (abréviation de Roentgen) : Unité de radiation.

RAA : Rhumatisme articulaire aigu.

Rad : Sigle utilisé en radiologie signifiant

Unité de dose absorbée (Radiation Absorbed Dose). Le traitement par radiation fait intervenir une substance radioactive, ainsi les rayons X.
Râles : Bruits anormaux que produit, pendant l'acte respiratoire, le passage dans les bronches.
Régurgitation : Retour des aliments non digérés, fréquent chez le jeune enfant. Ce rejet est en fait moins sérieux que le vomissement. Qualifie également un dégorgement du sang dans l'oreillette gauche en raison d'un orifice mitral insuffisant.
Rem *(initiales de « Roentgen equivalent in man », « Equivalent Roentgen chez l'homme »)* : Dose de rayonnement absorbé.
Rémission : Affaiblissement des symptômes d'une maladie sans traitement médical.
Rémittent : Présentant tantôt des symptômes, tantôt des rémissions.
Résection : Opération qui consiste à couper ou à retrancher un organe ou un tissu.
Résorption : Suppression ; disparition (d'un organe ou d'un produit pathologique repris par la circulation sanguine ou lymphatique).
Respirateur : Poumon d'acier, appareil permettant d'assurer artificiellement la ventilation pulmonaire d'un malade atteint de paralysie pulmonaire.
Retard : Dont l'effet se produit après un délai ou se prolonge ; déficience mentale.
Rétinopathie : Affection non inflammatoire de la rétine.
Révélateur (cachet) : Pastille que l'on suce et qui en fondant colore la plaque dentaire.
Rhésus (facteur) : Facteur sanguin héréditaire qui peut induire des complications si la mère est Rhésus négatif et le fœtus Rhésus positif.
Sac : Cavité ou enveloppe en forme de poche, de sac.
Saignement comme des têtes d'épingle : Petits vaisseaux sanguins éclatant dans la peau ou une muqueuse en occasionnant des tâches violacées.
Saint-Guy (danse de – voir Chorée) : Maladie nerveuse caractérisée par des contractions.
Salivation : Sécrétion excessive de salive.
Salmonella : Bactérie provoquant l'empoisonnement alimentaire.
Scoliose : Déformation de la colonne vertébrale.
Sébacées (glandes) : Petites glandes de l'épiderme sécrétant la matière sébacée (le sébum) qui est une substance grasse.
Semence : Liquide physiologique produit par la prostate qui renferme le sperme et qui est libéré dans l'urètre au moment de l'orgasme.
Séminales (vésicules) : Poches situées en arrière de la vessie, reliées à la prostate et qui, entre autres fonctions, ont celle d'emmagasiner le sperme et de produire un liquide physiologique de consistance épaisse et visqueuse qui constitue en partie la semence.
Septicémie : Empoisonnement du sang par un organisme infectieux.
Septique : Se dit des accidents causés par les microbes et par les toxines qu'ils sécrètent ; qui produit l'infection.
Sérum : Partie aqueuse du sang, liquide jaunâtre apparaissant après la coagulation et qui renferme les anticorps ; également vaccin préparé à partir de ce liquide prélevé chez un animal immunisé et qui possède par conséquent l'anticorps nécessaire au malade souffrant de la même maladie et auquel on l'injecte.
Siège (bain de) : Bain où seul le milieu du corps est immergé, utilisé pour soulager les douleurs de la région pelvienne.
Sinus : Espace vide et fermé, désigne en particulier plusieurs cavités situées dans la tête, remplies d'air et reliées au nez ; anfractuosité.
Spasme : Contraction violente et involontaire d'un muscle, invalidante et douloureuse.
Spasticité (spasmodicité) : Disposition aux contractures ; agitation convulsive.

Sphincter : Muscle en forme d'anneau disposé autour d'un orifice dont il contrôle l'ouverture et la fermeture à la manière d'une valve (exemple : sphincter de l'anus).
Sphygmomanomètre (ou sphygmotensiomètre) : Appareil servant à mesurer la tension artérielle.
Spirochète : Bactérie à corps spiralé, parfois inoffensive, mais souvent virulente et à l'origine de maladies diverses (*spirochète de la syphilis,* par exemple).
Spontané : Qui se produit indépendamment d'une cause extérieure ; *fracture spontanée :* fracture due à une fragilité inhérente à l'os.
Spore : Forme inactive de micro-organisme de nature particulièrement résistante et susceptible de se régénérer rapidement.
Sputation : Action de cracher de la salive presque continue.
Staphylocoque : Bactérie de forme arrondie se groupant en grappes, porteuse de diverses infections et très résistante aux antibiotiques.
Stellaire (angiome, naevus, vaisseaux) : Étoilé ; qui rayonne à partir d'un point central.
Sternum : Os situé au milieu de la face antérieure du thorax.
Stéroïdes (hormones) : Groupe d'hormones, naturelles ou synthétiques, similaires à la cortisone et produisant les mêmes effets.
Strangulation : Voir *étranglement.*
Strangurie : Miction douloureuse en raison de contractions spasmodiques de l'urètre et de la vessie.
Streptocoque : Bactérie groupée en chaînettes, porteuse de nombreuses maladies.
Stricture (striction) : Rétrécissement d'un conduit ou d'un canal à la suite d'une inflammation, d'une lésion ou d'une obstruction.
Subaigu : Légèrement aigu (intermédiaire entre chronique et aigu).
Suppurer : Produire du pus.
Surdité de perception : Surdité occasionnée par une atteinte du nerf, par opposition à la surdité de conduction lors de laquelle le son est stoppé avant d'avoir atteint le nerf.
Syndrome : Ensemble de symptômes qui se retrouvent dans des pathologies différentes, ne permettant donc pas à eux seuls de déterminer la maladie.
Systémique : Qui se rapporte à l'ensemble de l'organisme plutôt qu'à un point précis.
Systole : Contraction du muscle cardiaque, indiquant le potentiel cardiaque maximum et la limite supérieure de la résistance artérielle ; le plus élevé des deux chiffres indiquant la tension (12/8).
Tache noire (mycosique) : Maladie fongique des plantes ; la poussière noire produite par cette maladie.
Tachycardie : Accélération du rythme des battements du cœur.
Tay-Sachs (maladie de) : Forme infantile de dégénérescence mentale aux conséquences fatales.
Ténesme : Tension douloureuse avec brûlures et envies continuelles d'aller à la selle ou d'uriner.
Testostérone : Hormone mâle.
Thorax : Poitrine, torse.
Thrombose : Formation d'un caillot obstruant un vaisseau sanguin.
Tintement d'oreilles : Bruit résonnant dans la tête comme un son de cloches.
Tonomètre : Appareil servant à mesurer la tension oculaire, permettant d'étudier le glaucome.
Topique : Local, relatif à un lieu donné.
Tourniquet : Garrot.
Toux avec mucus : Toux s'accompagnant d'expectoration.
Toxémie : Empoisonnement du sang dû à une bactérie agissant en un lieu précis et occasionnant fièvre, diarrhée, vomissements, troubles cardio-pulmonaires et collapsus.
Toxine : Poison sécrété par des bactéries.
Trachéotomie : Incision chirurgicale de la trachée au-dessous du niveau du larynx en cas d'obstruction provoquant l'asphyxie.

Trauma : Blessure ou lésion.
Tremblement : Agitation involontaire du corps en totalité ou en partie ; peut se manifester au repos *(tremblement statique),* à propos d'un mouvement *(tremblement kinétique),* surtout s'il est dirigé dans un but défini *(tremblement intentionnel).*
Triglycérides : Substances graisseuses transformées par le foie, jouant un rôle important au niveau du métabolisme, et dont on pense qu'elles pourraient favoriser l'apparition des maladies cardiaques.
Tubercule : Petite masse arrondie, protubérance ; caractérise en particulier une formation de cellules due au bacille de Koch qui est le bacille de la tuberculose.
Ulcérogène : Qui produit un ulcère.
Urée : Substance contenue par l'urine, produit de la combustion des matières azotées dans l'organisme.
Uretère : Canal qui conduit l'urine du rein à la vessie.
Urètre : Canal qui conduit l'urine de la vessie à l'extérieur.
Uvée : Membrane de l'œil qui comprend l'iris, le corps ciliaire et la choroïde.
Vaginite : Inflammation du vagin, gênante et s'accompagnant de pertes.
Vasoconstriction : Diminution du calibre d'un vaisseau.
Vasodilatation : Dilatation d'un vaisseau.
Vecteur : Intermédiaire transmettant une maladie, par exemple un insecte ou un animal.
Veineux : Qui a rapport aux veines.
Vénérienne (maladie) : Maladie sexuellement transmissible.
Ventricule : Chacun des deux compartiments inférieurs du cœur, d'où le sang part vers les artères ; petite cavité.
Vermiforme : En forme de ver.
Virémie : Présence de virus dans le sang.
Vitale (capacité – C.V. ou Capacité Pulmonaire vitale) : Volume maximum de l'air recueilli dans les poumons lors d'une inspiration forcée.

Index des symptômes

Index des maladies

ACHEVÉ D'IMPRIMER
SUR BOOKOMATIC
PAR MAURY EUROLIVRES
45300 MANCHECOURT

Imprimé en France